超声诊断精品系列

疑难疾病超声诊断

——全身超声显像病例精析

YINAN JIBING CHAOSHENG ZHENDUAN
——QUANSHEN CHAOSHENG XIANXIANG
BINGLI JINGXI

主　　编　富京山　富　玮
副 主 编　左文莉　陈福林　章红利　张素敏
编　　务　张　彬　王亚宁

人民軍醫出版社
PEOPLE'S MILITARY MEDICAL PRESS

图书在版编目(CIP)数据

疑难疾病超声诊断：全身超声显像病例精析／富京山，富　玮主编．－北京：人民军医出版社，2010.1

（超声诊断精品系列）

ISBN　978－7－5091－3294－4

Ⅰ．①疑…　Ⅱ．①富…②富…　Ⅲ．①疑难病－超声波诊断－病案－分析　Ⅳ．①R445.1

中国版本图书馆 CIP 数据核字(2009)第 224189 号

策划编辑：郭　颖　**文字编辑**：于晓红　**责任审读**：余满松

出 版 人：齐学进

出版发行：人民军医出版社　**经销**：新华书店

通讯地址：北京市 100036 信箱 188 分箱　**邮编**：100036

质量反馈电话：(010)　51927290；(010)　51927283

邮购电话：(010)　51927252

策划编辑电话：(010)51927300－8153

网址：www.pmmp.com.cn

印刷：北京天宇星印刷厂　**装订**：恒兴印装有限公司

开本：787mm × 1092mm　1/16

印张：53　**字数**：1301 千字

版、印次：2010 年 1 月　第 1 版　第 1 次印刷

印数：0001～2600

定价：298.00 元

内容提要

本书集作者多年临床与超声诊断经验，精选各科疑难病例 183 例，汇全身超声诊断与鉴别诊断技巧。全书共分 2 篇 14 章，论述了超声诊断程序及原则、超声诊断的基础知识及新发展，系统地介绍了头颈部、甲状腺、甲状旁腺、乳腺、胸部、腹部、肝、胆囊、胰、脾、胃肠、泌尿系统及男性生殖系统、女性生殖系统及血管、肌肉、淋巴结等全身各部位疾病的超声诊断病例，对各科疑难病例都有精辟深入的分析，并配有质量上乘的超声图像。本书立足于临床实践，突出了疑难病、少见病的超声诊断分析，反映了超声诊断领域的新进展，语言精练，图像精美，内容实用，是各级医院超声科医师、影像科医师及临床各科医师的理想参考书。

阅读指南

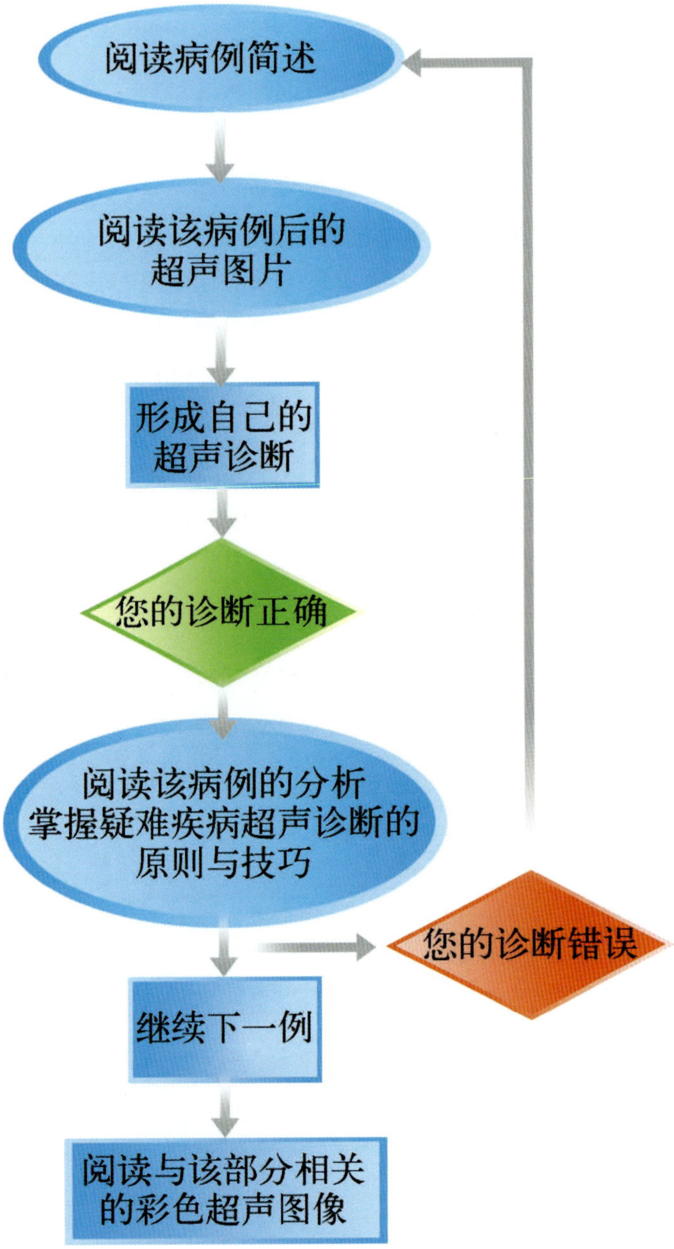
阅读病例简述
阅读该病例后的超声图片
形成自己的超声诊断
您的诊断正确
阅读该病例的分析
掌握疑难疾病超声诊断的原则与技巧
您的诊断错误
继续下一例
阅读与该部分相关的彩色超声图像

主编简介

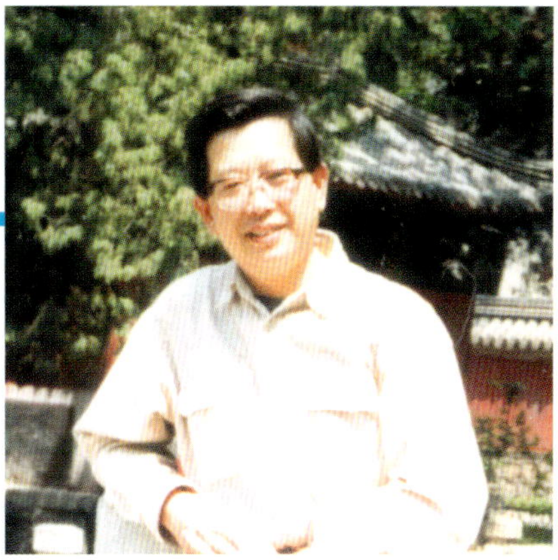

富京山　男，1944 年出生。资深 B 超专家，原北京大学人民医院超声科主任、主任医师。1962 年考入北京医学院医疗系，从事内科工作多年。自 1980 年起一直从事全身超声诊断的临床与科研工作，具有扎实的理论基础和丰富的实践经验，并积累了大量的临床和超声诊断资料，特别强调理论联系实际、超声诊断结合临床与基础的重要性。擅长全身各部位尤其是跨学科疑难疾病的超声诊断。自1980年以来发表学术论文数十篇，培养了各级超声医师数百名，主编出版了《全身超声诊断学》《临床超声鉴别诊断学》和《实用腹部超声诊断图谱》。

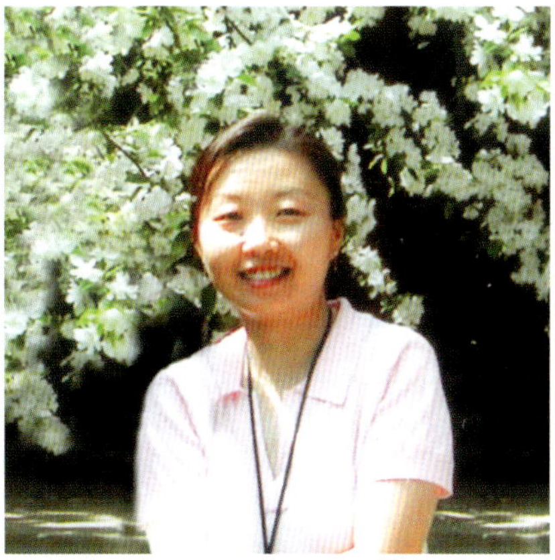

富　玮　女，1971 年出生。自 1992 年开始从事临床超声诊断工作，对全身超声诊断进行了多年的临床实践与研究。积累了大量临床与超声影像资料，曾先后在北京大学人民医院超声科和北京大学第一医院妇产科进修学习超声诊断技术，并参与多项科研协作课题。在全身超声诊断工作中积累了丰富的经验，强调理论结合临床实践，其诊断范围较广，超声诊断正确率较高，发表超声医学论文多篇，是《全身超声诊断学》《临床超声鉴别诊断学》和《实用腹部超声诊断图谱》三本学术著作的副主编。

序

二维超声显像及彩色多普勒超声是20世纪80年代研发的新技术，近年来发展十分迅速，已成为临床各科疾病诊断不可缺少的检查手段，其具有无创、方便、实时和可重复性的特点，起到了其他诊断技术无法替代的作用，现已成为临床各科首选的检查方法。

《疑难疾病超声诊断——全身超声显像病例精析》一书的特点是突出临床和超声显像诊断思路与程序，荟萃各科疑难疾病的临床和超声鉴别诊断要点与方法。超声检查应以临床为本，并以症状、体征为纲，以疾病为目，通过超声扫查以及逻辑思维和辩证推理，从超声图像的主要特征出发，结合临床所见，进行细致、深入的分析、比较与鉴别，在鉴别中做出诊断。本书作者根据临床实践提出对疑难疾病超声首诊一次诊断的观念，对临床十分重要，应予推广。

本书是一部专业水平较高、科学性和实用性较强的学术专著。作者基于丰富的临床实践和扎实的理论基础，结合国内外超声领域的最新进展，配以大量的实际病例的精选图像，对全身各部位疑难疾病的临床概况、病理、超声表现及鉴别诊断均做了系统阐述。本书内容全面、资料翔实，具有很强的临床指导作用和学习参考价值，适于各级医院超声科、影像科及临床各科医师、研究生、进修生和实习生学习阅读。

我祝贺《疑难疾病超声诊断——全身超声显像病例精析》的适时出版并愿作序。相信本书能成为广大超声医师和临床医师有价值的参考书，并能推动我国的超声诊断工作。

于北京大学第一医院

2009年10月

努力做一名优秀的超声医师

（代前言）

超声医师与临床医师一样，正确诊断疾病是最重要的基本功，也是诸多医师终生追求的目标。作为一名优秀的超声医师，在日常工作中就要做到跨学科的“一站式”服务（同时可进行多器官、多系统的检查）和“全天候”即时检查（不要求条件，随时可检查），力争对全身各科疾病做到首诊一次即能明确诊断。首诊一次确诊对病人有利，能节约时间，使病人尽快得到治疗，甚至挽救其生命，并能节省病人的多项费用，减少种种麻烦。

各科疾病种类繁多，各种疑难疾病在日常工作中随时可遇，而且今后还可能出现新的病种，其临床表现也可能更复杂。超声医师如何做到正确诊断众多疑难疾病呢？一位优秀的超声医师应该具备：

1. 良好的医德，有同情心，富于仁爱并能摆脱商业行为，潜心研究专业。

2. 深厚扎实的理论基础和渊博的知识。

3. 过硬的临床功底和丰富的经验。

4. 正确的思维方法和从相似中寻找特异性的鉴别诊断能力。

5. 对疑难疾病有追寻到底的决心和毅力。

这样，在面对复杂疑难疾病时就能够做到心中有底，有条不紊地进行规范的超声检查，经过缜密、严格的逻辑思维并进行合理的分析、推断，从而把握疾病的发生发展及其演变规律，清楚认识并系统阐述疾病的本质，最后才能确定诊断和制定正确的处理方案。这些思维、推断、鉴别诊断、系统表述的能力要经过长期的艰苦学习和临床磨练才能获得，还要有深厚的语言文字功力。

日常超声检查（每例病人）应该在短时间内完成，对于疑难疾病首诊一次诊断时间应在半小时左右。所谓疑难疾病就是病情复杂的常见病（涉及多器官多系统病变）和疑难的少见病。超声医师比临床医师多一项技能即超声检查，比临床医师多一双“眼睛”观察人体内部结构和病变，因此在疑难疾病检查中理应做到首诊一次就能明确诊断。但要做到一次明确诊断并非易事，超声医师必须多进行检查操作，努力实践，在长期的临床实践中总结经验，从失败中汲取教训，并善于向高年资医师（包括各科临床医师）学习，可以认为这是一条继续教育的捷径。另外，在超声检查过程中应与临床密切结合，对病变进行综合分析、综合判断，这是超声医师提高诊断正确率的有效方法。

我们总结了多年从事超声诊断实践与研究经验，收集了大量疑难病例的临床与超声图像资料，结合国内外超声领域的最新进展，编著了《疑难疾病超声诊断——全身超声显像病例精析》。本书内容包括超声诊断基础、全身各系统疑难疾病183例的超声检查与鉴别诊断。全书逾100万字，黑白及彩色图像1 000余幅，力求反映现代超声诊断的先进技术和科研成果，立足于临床实践，以大量的超声图像为基础，系统阐述疑难疾病的超声检查与鉴别诊断的思维特点和规律，特别强调超声显像诊断与临床结合的重要性。

业师北京大学第一医院著名内科学家张树基教授热情鼓励、支持本书撰写和出版，并亲笔作序。人民军医出版社的领导、编辑等工作人员为本书的出版给予了大力支持，在此一并表示衷心感谢！

由于我们学识有限，错误之处恳请读者批评指正！

富京山

2010年1月

目 录

第一篇 超声诊断基础

第二篇　全身超声诊断疑难病例及分析

第一篇

超声诊断基础

第1章 超声诊断程序及原则

Chapter 1

一、超声诊断程序

近年来由于高新电子技术和计算机技术的引入，包括超声显像诊断在内的影像学诊断技术的迅速发展及其在临床上的广泛应用，积累了丰富的经验，现代诊断技术水平有了很大提高，不但使各科医师认识了许多新的疾病，也使大家对一些比较经典的病症有了更深入的了解。但在临床日常工作中呈现在我们面前的仍然是许多常见的最为普通的病症，如发热、水肿、胸痛及腹痛等。如何从这些常见的疾病表现中或从其他疑难复杂的疾病中推导诊断出更为接近疾病本质的结果，是我们每一位超声医师的责任。

超声显像诊断和鉴别诊断思维方法是临床医学研究方法中的重要内容，通过对其思维方法的探讨，提高超声显像诊断和鉴别诊断的能力，对积累诊断经验和提高超声诊断和鉴别诊断水平、推动超声医学发展，均具有重要作用。

通常各类疾病的发生、发展及临床表现都应有其一般（常见）的特征和规律，但在不同患者的具体表现可有很大差别，因此在超声显像诊断过程中应力求诊断的个体化。临床超声显像诊断和鉴别诊断思维程序可以说是将一般的诊断思维规律应用于个体之过程。临床诊断思维能力的高低经常表现在对认识疾病个体化的把握上。

患者进行超声显像检查前一般先出示超声检查申请单。其实超声诊断科和医院其他临床科室之间的日常工作是疾病会诊性质。临床医师提出检查器官和会诊目的，超声医师通过超声显像检查做出检查结果及报告，明确回答临床医师所提出的问题，这就首先要求临床各科医师提供有规范内容的超声显像检查申请单，要求临床医师逐项认真填写超声检查申请单，但此项工作常常困难很大。临床医师往往由于工作繁忙或其他原因而忽视认真填写申请单，有的是初诊病例或急诊病人，临床资料相对不完整、不充分，时间也具有紧迫性。临床常见有相当数量的超声检查申请单填写不满意，这就要求超声医师在学习超声检查的同时，努力学习临床知识（尤其是初学超声或缺乏临床工作经验的超声医师），学习问诊和搜集完整的病史。根据笔者的经验，以往所做的疑难病和少见病的超声诊断大多由笔者亲自问诊，搜集完整的病史，甚至要做体格检查，有的病例还要测量四肢血压及听诊杂音，努力搜集完整的临床资料，抓住重点阳性体征，以症状鉴别诊断为纲，不断深入分析，结合超声显像结果，最后才使诊断得以确定。

患者就诊时一般先要讲述身体的不适，往往述说的某一个症状或几个症状，如发热、咳嗽、胸痛、腹痛及腹泻等，超声医师要根据病人讲述的症状去搜集病史，进行必要的体格检查并参考实验室检查和其他检查结果，然后进行规范、完整的超声显像检查，对于诊断往往达到事半功倍的效果。在做超声显像检查过程中，一般的步骤（思维程序）是先考虑患者患哪几种疾病的可能性较大，然后进行分析判断，边操作边思考，抓住重点，从超声显像图像特征出发，以异常图像为依据，进行深入细致的分析、比较与鉴别，从鉴别中做出诊断（超声显像鉴别诊断是得出正确判断的关键）。此时应优先考虑一种常见病或多发病或当时的流行病。如果不能满意解释患者所患疾病的症状、体征、化验及其他临床表现时，再考虑患者可能患有两种或多种疾病，或有并发症存在，也可能患有少见病或罕见病。这样根据超声显像图像特征性表现，再结合病史、临床表现、实验室检查和其他影像学检查结果，最后做出超声显像诊断。规范完整的超声显像检查若无异常发现时，即明确排除了器质性疾病，才能考虑功能性疾病。对疑难病例更应结合临床，进行深入细致的分析、比较、鉴别及动态观察，进行反复检查或进行经超声引导下组织细胞学检查，或经诊断性治疗，最后才能得出正确的诊断。有了正确的诊断，治疗才能有的放矢，甚至可以指导临床手术方式和过程（如肿瘤部位、大小与重要脏器和血管的距离以及转移的部位，应切除哪些淋巴结等），这对病人来说是极为重要的。

总之，在进行超声检查过程中，应以症状鉴别诊断为纲，一边检查，一边思考，一边重点询问病史，并结合体格检查和实验室检查，进行全面分析和判断。在检查过程中，超声医师首先进行患者有病或无病的判定；在进行规范仔细的超声检查以后，若该扫查部位（器官）未见异常时，当即可以做出无病的判断，若患者有临床症状或实验室检查异常，则可对患者适时随诊。超声检查结果若有异常发现，下一步应做定位（部位、脏器）和定性诊断；若判断为恶性病变，则需进一步做出原发性或继发性的判定；若是原发性则要寻找转移灶（包括各级淋巴结），若是继发性病变，则需进一步寻找原发灶（脏器）。以上就是完整的超声诊断程序（图 1-1-1）。

二、超声诊断原则

对病人的正确处理基于对病症和病情的正确判断，即在对病人处理之前，首先要对疾病进行正确诊断。比较简单的疾病如此，复杂疑难疾病的正确诊断更为重要。超声显像诊断实际上是为解决各科疑难疾病诊断服务的。超声医师所面对的是临床各科疾病，因此，超声医师需要大量阅读临床各科有关书籍，丰富理论，努力实践，不断提高自己的超声诊断水平。并把医学基础与临床知识与日常超声诊断工作结合起来。

确定临床诊断是一个复杂的认识过程，超声显像诊断亦是如此。诊是诊察，断是判断，诊断过程就是通过诊察，然后进行判断。疾病的诊断过程是一个富有探索性的能动的思维过程。超声显像诊断过程和原则是熟悉正常、辨别异常、结合临床、综合判断。超声显像诊断过程就是超声医师根据超声图像的特征、结合病史和体征，参考实验室检查和其他影像检查结果，进行综合分析和鉴别，最后以超声图像作为主要依据，提出诊断意见。即通过超声显像检查，揭示疾病的本质（病变形态和功能的变化），提出带有诊断性的结论。

1. *熟悉正常*　所谓熟悉正常，就是要求超声医师熟悉正常的解剖结构，熟悉人体各个器

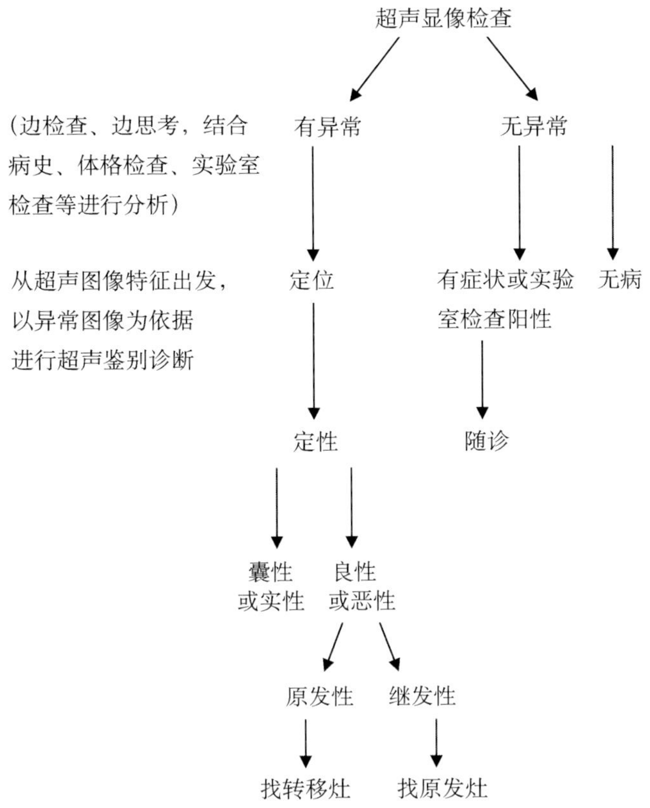

图 1-1-1　超声显像诊断程序

官的正常位置、形态、大小及其变异。要求超声医师熟悉大体解剖、局部解剖、人体断面解剖和超声断层解剖。有一超声误诊病例便说明了熟悉正常解剖结构的重要性。一位 34 岁女性病人患有胆总管囊肿伴结石，超声医师误诊为胆囊结石，外科又以此为依据错误地把正常胆囊切除，说明这位超声医师不熟悉正常解剖，不知道胆囊和胆总管的正常位置及如何寻找之，也不知道胆总管可以发生囊肿，以及囊肿可以伴有结石，因此把胆总管囊肿伴结石误诊为胆囊结石。

2. *辨别异常*　在熟悉正常以后，超声显像诊断就要辨别异常，即在超声检查中寻找异常回声，寻找病灶。异常回声表现多种多样，但也有其规律性的基本表现，各种病变的声像表现就是这些基本表现的不同程度的组合。超声医师在诊断过程中要掌握异常回声的各种基本表现：如实质性肿物包括良性、恶性肿物的声像表现；炎性包块的声像表现；各类囊肿、脓肿、血肿、胃肠积液、胸腔积液和腹水等含液性病变的声像表现；气体、骨骼、结石的声像表现等。另外，还应熟悉超声显像诊断中常见伪差的识别。超声医师应具有病理解剖学和各科临床知识。超声显像诊断分定位诊断和定性诊断。腹部超声显像诊断一般定位于腹壁、腹腔和腹膜后，要判断病灶是在器官内还是器官外，还要定位病灶具体在某一器官及在该器官的部位、数目及与重要血管和相邻脏器的关系（浸润、挤压、粘连、牵拉）。定性诊断包括物理性质——囊性、实性和混合性；病理性质——炎症、肿瘤（良、恶性）、外伤或先天畸形等；病变形态——弥漫性或限局性;病变来源——原发、继发;病灶转移——经血液、淋巴转移或直接浸润等。在给病人进行超声检查时,还应注意提高仪器操作的技术。超声医师必须熟悉超声诊断仪的性能,正确地调节各个控钮,充分发挥其功能,因此,在使用仪器前必须详细阅读技术操作手册,熟悉具体操作方法和程序。按规定程序给病人进行规范、全面、细致的检查,优化组合各控钮功能和条件,以获得理想的规范图像。

3. 结合临床,综合判断　这一点极为重要。例如,有一位20岁男性青年,外院B超报告为肾脏髓质海绵肾,临床要求做常规腹部检查。经笔者行超声检查判断不是髓质海绵肾(髓质海绵肾超声图像有特殊表现),而是肾脏钙质沉积症,考虑可能是高钙血症,当即做甲状旁腺超声检查,发现两个甲状旁腺腺瘤(原发性甲状旁腺功能亢进)。本例的正确诊断说明超声医师应具有钙、磷代谢和内分泌疾病的临床知识,并与超声检查结合起来。所以超声诊断需要密切结合临床,超声医师要有临床经验,临床经验在临床思维过程中占有着重要的地位。临床经验是医学知识和医疗实践相结合的产物,是从一般理论原则过渡到个别具体病理的认识过程中的中介或桥梁。临床思维作为把握个别的认识活动,与医生的临床经验有着直接的密切关系。在临床思维中,医生的临床经验如何,对于理解患者各种症状、体征的实际意义及其相互关系,对于充分运用类比方法,有已知去探索未知,对于把握疾病过程的本质演变,都有着重要的作用。对于临床思维来说,只有一般的理论和原则是不够的,还要借助于临床经验,对疾病过程的具有表现形式进行具体分析。医生临床经验是否丰富,是他临床思维能力的重要标志。当然还需要在反复验证中不断发展,才能使临床经验在临床思维过程中充分发挥其积极的作用。

4. 诊断全面、完整　超声显像诊断应力求全面完整。所谓全面完整就是除了形态诊断以外还应包括病因和病理诊断,这就是综合诊断的原则。除此之外还应遵循早期诊断和个体化原则。超声显像诊断应根据临床资料所提示的诊断思路,必须有意识地去发现病灶,同时也要注意阴性体征的意义,前者是赖以诊断的正面依据,后者是进行鉴别诊断的重要资料。实践机会多、重复次数多是超声显像诊断的重要特点。即使是同一患者的反复检查,也不是单纯的重复,而是在不同的病情下一次又一次的实践深化,促进对有关疾病在认识上的深化。超声显像诊断的另一个重要特点是对病人的许多问题都要及时做出判断。在其诊断过程中具有时间上的紧迫性和临床资料相对不完备性。要求超声医师立足于临床实践,并善于科学思维,在工作中敏锐地抓住基本的诊断线索,以便尽快确定诊断。

在这里笔者要推荐超声显像诊断的一种工作形式,即所谓“边做边想边说,边说边想边做”。昔日,北京协和医院内科张孝骞教授查房的独特形式是“边想边说,边说边想”很有功效。我们在日常超声显像诊断工作中,特别是在疑难疾病会诊时亦可以运用此种方法。这样可以把自己对病人的各种问题如何着手思考、如何层层剖析、反复推敲后如何做出判断、如何留有余地以便进一步探究等的全部思维过程阖盘托出。一方面使自己的头脑有清晰的思维,另一方面使下级医师和进修医师得以清楚理解,并直接学到分析问题的顺序和方法,进而提高和推动临床超声显像诊断工作。

三、关于疑难疾病超声首诊一次诊断

快速正确诊断疾病是各级医师一项重要的基本功,也是临床工作所追求的目标。作为一名优秀的超声医师在日常工作中就要做到跨学科的“一站式”服务(同时可进行多器官、多系统的全身检查)和"全天候"即时检查(不要求条件,随时可检查),力争对全身各种疑难疾病做到首诊一次即能明确诊断。对疑难疾病超声首诊一次确诊主要是对病人有利,能节约时间,使病人尽快得到治疗,甚至挽救其生命,并能节省病人的多项费用,减少病人往返次数和种种麻烦,缩短就诊时间,提高工作效率。

所谓疑难疾病就是病情复杂的常见病(涉及器官多系统病变)和疑难的少见病。超声显像检查对疑难病要做到首诊一次诊断绝非易事,要求超声医师具有认真负责的精神、过硬的基本功、周密而迅速的判断能力和对疑难病诊断追寻到底的决心。以下实例力图说明达到超声首诊一次诊断的要领和经验。

例1 患者,女性,32岁。3个月前因"感冒",出现发热、咳嗽、头痛,劳累后心慌、气短,渐加重。1个月来发生右眼视物模糊,来诊。超声显像检查心脏彩超显示心内结构未见异常,肝、胆、胰、脾、双肾超声显像检查未见异常。血管系统超声多普勒显像检查显示右颈动脉、右腋动脉、右桡动脉无血流频谱,右眼动脉及右视网膜中央动脉血流明显减低。左颈动脉、左腋动脉、左桡动脉、左眼动脉及左视网膜中央动脉血流正常。超声提示多发性大动脉炎。

例2 患者,男性,54岁。低热、腹痛近20年。患者于20年前感冒后逐渐发生低热、腹痛,查体无阳性发现,多次实验室检查血象正常,红细胞沉降率及各类酶数值在正常上限或略高,曾给予抗感染治疗无效。长期以低热、腹痛待查多次入院诊疗,曾开腹探查2次未有阳性发现,院内外多次会诊未能明确诊断。1989年10月18日再次住院,内科医师要求做肝、胆、胰常规腹部超声检查。患者体瘦,慢性病容,精神略差。超声显像检查肝、胆、胰、脾、双肾未见异常。笔者当时考虑患者长期低热、腹痛,应该有病灶存在于体内,只不过以往未能发现。为了排除血液病,对腹腔淋巴结进行检查(内科医师并未要求)。腹腔淋巴结应在动脉旁边寻找,此病人未发现有肿大淋巴结,但发现腹主动脉病变,显示为管壁不均匀增厚,回声增强,并有不规则斑块。"以往多位医师查体都没有发现异常吗?只有一位医师,马万森教授曾在左下腹听到血管杂音"笔者当即给患者进行了详细的血管超声检查,发现腹主动脉,腹腔动脉、肝固有动脉和脾动脉的起始部、肠系膜上动脉、左髂动脉均有异常,管壁节段性增厚、回声增强,以左髂动脉最明显,管壁呈现明显的双侧限局性增厚。笔者又进行了听诊,在患者左下腹(左髂动脉处)听到了柔和的微弱的吹风样血管杂音。超声提示多发性大动脉炎。

例3 患者,女性,68岁。10年前因肾脏恶性肿瘤行右肾全切除(病理报告为透明细胞癌)。2年前行常规B超检查发现右肾区有一肿物,其后逐渐增大,半年前CT检查证实右肾区有肿物,考虑肾癌复发?多次行B超检查均在右肾区发现肿物,但未能明确判定肿物的来源及性质,来我院行B超会诊。腹部超声显像检查示肝、胆、胰、脾未见异常;左肾略大(代偿性),右肾区显示一个8.7cm×7.2cm,边界清楚的中等回声区,向左上压迫下腔静脉,彩色多普勒超声显像显示肿物后方有一个彩色血流,可引出类似肾动脉的血流频谱。二维超声显像及彩色多普勒血流显像根据声像表现判定肿物为实性肿块,并位于腹膜后原肾脏位置。根据多普勒血流频谱图形为类似肾动脉频谱图形的肾上腺动脉而非新生血管。因此,该肿瘤为良性肿瘤,来源于右肾上腺。最后判断为右肾上腺无功能性良性肿瘤。

例4 患者,女性,53岁。因发热、口干、丙氨酸转氨酶(ALT)增高伴蛋白尿1个月入院。患者于1985年4月开始出现受凉后发热,体温38.4℃,伴乏力、食欲缺乏、出汗、眼干、口干。门诊检查:尿蛋白(+),白细胞5~7个/HP,红细胞3~5个/HP。抗菌治疗后热退,3周后又开始发热，其后上述症状渐加重。实验室检查血红蛋白 81g/L，红细胞 2.86×10^{12}/L，网织红细胞 0.006，尿红细胞 8～10 个/HP。尿蛋白定量 24g/24h。尿镜检红细胞形态异常，中段尿培养及尿抗酸杆菌均阴性。IgG32.7g/L，IgA 及 IgM 正常，抗核抗体(ANA)及类风湿因子均阴性，血碱性磷酸酶(ALP)、血脂及钙、磷均在正常范围。超声显像诊断肝脏增大，肝被膜不光滑，肝实质回声不均匀，弥漫性增强，门静脉正常，胆囊壁增厚，脾轻度增大，彩色多普勒血流显像示脾脏血流丰富，双肾形态大小正常，肾皮质回声轻度弥漫性增强。超声提示：肝脏弥漫性病变，脾轻度增大，双肾皮质轻度弥漫性病变(干燥综合征引起的肝、脾、肾病变)。

例 5 患者，男性，20 岁。外院 B 超诊断，双肾“髓质海绵肾”，要求我院 B 超会诊。超声显像检查肝、胆、胰、脾未见异常。双肾形态大小正常，肾被膜光滑，肾皮质、髓质分界清楚，皮质厚度、回声正常，肾髓质增大，回声增强，为均匀高回声的矩形体，肾盂肾盏不扩张。超声提示双肾肾钙质沉积症。当即给患者做了甲状旁腺检查，发现有 3 个甲状旁腺腺瘤。超声提示双肾钙质沉积症及甲状旁腺腺瘤。本例说明超声医师还应具备钙磷障碍的内分泌疾病知识。

例 6 患者，女性，34 岁。因“胆囊结石”行胆囊切除术，术后 2 个月复查 B 超，发现肝门区有限局性液体和斑块强回声，当时考虑斑块强回声可能为术中遗留物，进一步扫查肝门区，在门静脉前方未找到正常胆总管，而是有壁的无回声区，最后判定该无回声区为胆总管囊肿伴结石，而原手术误切了正常胆囊(术中发现其胆总管上端比正常胆总管宽 1 倍，但未继续向远端探查)，其根源在于超声检查误诊为胆囊结石。本例说明误诊的超声医师对于正常胆囊和正常胆总管的解剖位置不甚清楚，只知胆囊结石而不知胆总管囊肿结石，因此将胆总管囊肿结石误报为胆囊结石，说明超声医师应具备解剖学等基础知识的重要性。

例 7 患者，男性，37 岁。2 周来低热、头痛、腹胀、食欲减退，但无恶心、呕吐。在本市多家医院检查，丙氨酸转氨酶 50 U/L，多次检查甲、乙、丙、丁、戊型肝炎病毒学指标均为阴性，胆固醇 12.74mmol/L(490mg/dl)，三酸甘油酯 583mg/dl。患者既往无病毒性肝炎接触史，其父 10 年前死于肝内胆管癌。超声显像检查肝脏略增大，肝被膜不光滑，呈颗粒状，肝内血管不清晰，肝实质回声弥漫增强，门静脉 1.3cm，脾脏轻度增大。追问病史，患者 7、8 年来因工作原因饮酒过多，300g/d 以上，超声显像诊断为酒精性肝病、脾大。

例 8 患者，男性，51 岁。因复查肾囊肿来做腹部 B 超检查，发现肝、脾增大，追问病史，否认肝炎病史及接触史。近 5 年多次健康体检肝脏未见异常，双肾囊肿。丙氨酸转氨酶 60 U/L，乙型肝炎病毒学指标为阴性，胆固醇 12.74mmol/L(490mg/dl)，三酸甘油酯 583mg/dl，本次超声显像检查肝脏增大，肝被膜不光滑呈颗粒状，肝内血管不清晰，肝实质回声弥漫增强，门静脉 1.7cm，脾脏中度增大(厚度 6.8cm)，胆囊增大，胆总管 1.68cm。追问病史患者有 30 余年饮酒史，250g/d 以上。超声显像诊断为酒精性肝硬化、门脉高压，脾大、胆囊增大、胆总管增宽，双肾囊肿。

例 9 患者，女性，49 岁。食欲缺乏 2 周，皮肤黄染 1 周。患者自 2 周前开始出现头昏、乏力、胸闷、食欲缺乏、厌油、恶心、未吐。自 1 周前开始出现皮肤黄染，尿黄似浓茶，但尿量无明显减少。肝功能检查发现丙氨酸转氨酶及胆红素增高，门诊以黄疸待查收住院。患者无恶寒发热，无腹痛腹泻，大便颜色如常。实验室检查总蛋白 50.8g/L，白蛋白 33.6 g/L，丙氨酸氨酶 468U/L，天冬氨酸转氨酶 362 U/L，总胆红素 106μmol/L，直接胆红素 46μmol/L。尿素氮 5.36μmol/L，肌酐 64μmol/L。空腹血糖 5.4mmol/L，乙肝病毒标志物 HBsAg(－)，HBeAb

(—),HbcAb(—)。当地县医院拟诊“梗阻性黄疸、胆囊萎缩”,需手术切除胆囊。病人拒绝手术即转我院诊疗。超声显像检查肝脏形态大小正常,肝被膜不光滑,肝实质回声轻度不均匀增强,光点增粗。胆总管内径 0.6cm,胆囊 6.0cm×2.0cm,壁光滑,其内未见异常回声,胰、脾、双肾未见异常回声。超声诊断为:①弥漫性肝脏损害;②胆囊、胆总管、胰、脾、双肾未见异常。追问病史,患者为油漆工人,工作 20 余年,未有相应的劳动保护。根据超声显像特征并结合病史及临床表现判定该患者为中毒性黄疸性肝病。

例 10 患者男性,46 岁。因门静脉高压、脾大 5 年,多次发生上消化道出血,3 年前行脾切除术。1 周前又发生上消化道出血,急诊入院。临床一直以肝硬化、门脉高压、脾大、上消化道出血诊治。患者否认肝炎病史。其母患有相同病症,亦诊为肝硬化、门脉高压、脾大,切除了脾脏。

入院查体:血压 110/60mmHg,脉搏 100/min,呼吸 18/min,轻度贫血貌。皮肤、巩膜无黄染。面部及全身皮肤无出血点及蜘蛛痣,无肝掌。双肺呼吸音清,未闻及干、湿啰音。腹部膨隆,左肋下缘见手术切口瘢痕,脐部轻度膨出,肝脏下缘可触及,移动性浊音阳性。肠鸣音正常。实验室检查:血红蛋白 110g/L,白蛋白 39g/L,肝功能正常。HBsAg、HbeAg、HBcAb 及 HBVDNA 均呈阴性。超声显像检查显示肝脏失常态,略增大,被膜尚光滑,肝脏实质及血流甚少,肝内充满多个椭圆形囊性无回声,并互相联通。门静脉 1.6cm,脾已切除。超声显像诊断 Caroli 病(肝内胆管囊性扩张病,复合型)。Caroli 病复合型合并肝纤维化,可引起门脉高压、脾大及上消化道出血。其母患病病史、症状及临床经过与该患者相同。本例外科长期误诊为肝硬化、门脉高压、腹水、上消化道出血,并做了脾切除,说明本病种少见,而且以往的超声医师和临床医师对本病缺乏认识。

例 11 患者,女性,36 岁。发热、疲劳乏力半年,加重 2 周。患者于半年前无明显诱因开始发热,体温波动于 38.3～38.9℃,曾给予抗感染治疗无效。病程中患者自觉疲劳乏力,无咳嗽、气急、呕吐及尿频、尿急。自 2 个月前开始出现下颌部位疼痛,并伴皮肤发红。近 1 周发现尿黄,巩膜黄染,食欲明显减退,伴乏力。既往身体尚好,无肝病及黄疸史,无腹痛及肝炎接触史,亦无输血史。家族成员均身体健康。查体全身表浅淋巴结无肿大,无皮疹,皮肤黄染,下颌部位局部压痛,皮肤发红。全身各关节无红肿及功能障碍,四肢肌力检查近端肌力Ⅲ～Ⅳ级,远端肌力Ⅴ级。实验室检查:尿三胆阳性,丙氨酸转氨酶 136U/L(穆氏法),黄疸指数 62 U/L,血胆红素 109.44μmol/L,碱性磷酸酶 96U/L,γ-谷氨酰转肽酶 1.026U/L,甲胎蛋白 29μg/L,乳酸脱氢酶 1 460U/L。入院后行下颌部位局部活组织检查,病理诊断为皮肌炎。腹部超声显像检查胆总管为 1.4cm,胆囊为 7.1cm×3.1cm,胰腺形态大小正常,胰头区多个淋巴结肿大,对胆总管有挤压现象。双侧卵巢明显增大,回声减低。诊断为皮肌炎合并恶性淋巴瘤,淋巴结压迫胆总管引起梗阻性黄疸(非外科性黄疸)。经病理检查证实为 Burkitt 恶性淋巴瘤。用环磷酰胺、激素等治疗 2 周后,胰头区淋巴结及增大的卵巢明显缩小,黄疸减退。病人 1 个月后死亡。

例 12 患者女性,66 岁。发热、疲劳乏力半年,加重 2 周。患者于半年前无明显诱因出现发热,体温波动于 37.5～38.3℃,曾给予抗感染治疗无效。病程中患者自觉疲劳乏力,无咳嗽、气急、呕吐及尿频、尿急。近半月发现尿黄,巩膜黄染,食欲减退,伴乏力,既往身体尚好,无肝病、黄疸史,无腹痛及肝炎接触史,亦无输血史。家族成员均身体健康。查体全身表浅淋巴结无肿大,无皮疹,皮肤黄染。全身各关节无红肿及功能障碍。实验室检查:尿三胆阳性,丙氨酸转氨酶 128U/L(穆氏法),黄疸指数 52 U/L,血胆红素 109.44μmol/L。碱性磷酸酶 96U/L,γ-谷氨酰转肽酶 1.026U/L,甲胎蛋白 29μg/L,乳酸脱氢酶 1 460U/L。腹部超声显像检查胆总管为 1.46cm,胆囊为 6.5cm×3.1cm,胰腺形态大小正常,胰头区多个淋巴结肿大,对胆总管有挤压现象。诊断为恶性淋巴瘤,腹腔淋巴结肿大压迫胆总管引起的梗阻性黄疸(非外科性黄疸)。

由于胆道梗阻,胆汁反流引起的黄疸以往多数教科书均称为外科性梗阻性黄疸,其实在临床上还有多种疾病引起的梗阻性黄疸是非外科性的。笔者多年来所诊断的梗阻性黄疸病例有以下多种:

1. 肝门部胆管癌。
2. 胆总管结石。
3. 胆总管癌。
4. 胆总管转移癌。
5. 胰头癌。
6. 十二指肠 Vater 壶腹癌。
7. 先天性胆道闭锁。
8. 十二指肠憩室。
9. 慢性胆管炎。
10. 硬化性胆管炎。
11. 胰头区淋巴结肿大压迫胆总管(恶性淋巴瘤)。
12. 心力衰竭及肝硬化引起胃肠管壁淤血、水肿。

其中,前 8 种病变为外科性梗阻性黄疸(占梗阻性黄疸的大多数),后 4 种病变为非外科性梗阻性黄疸。曾有恶性淋巴瘤、胰头区淋巴结肿大引起梗阻性黄疸的患者被 CT 和临床误诊为胰头癌而行外科手术导致死亡的病例,应引起临床医师及影像学医师的重视。

例 13 患者,男性,36 岁。2 年前参加长跑比赛后于当天晚上出现发冷、发热,体温达 39.2℃。急诊发现尿隐血阳性,血肌酐 128μmol/L,次日血肌酐为 260μmol/L。当时按急性肾衰竭入院治疗,卧床,给予维生素 C、葡萄糖静脉滴注,1 周后恢复,血肌酐降至正常,出院。2 个月后又因游泳后出现酱油色尿,此后尿隐血均为阳性。1 周前查血肌酐 125μmol/L,尿隐血阳性。超声显像检查肝、胆、胰、脾未见异常;双肾形态大小正常,表面光滑,双肾皮质回声轻度弥漫增强,彩色多普勒血流显像显示肾脏血流速度减低,超声提示双肾皮质轻度弥漫性病变。

阵发性冷性血红蛋白尿(paroxysmal cold hemoglobinuria,PCH)为全身或局部受寒后突然发生的以血红蛋白尿(酱油色尿)为特征的一种罕见疾病。本病诱发因素多为受寒,表现为遇冷后再回到温暖的环境中几分钟至几小时内突然出现发热(可达 40℃)伴寒战、全身无力、腰腿酸痛、腹痛、头痛、恶心、呕吐,随后排出酱油色尿,但都持续时间较短,多为几小时,偶有几天者。患者伴有黄疸、脾大,反复发作者可有含铁血黄素尿。

例 14 患者女性,56 岁。低热、左胸痛 2 个月,临床要求做腹部超声检查。B 超检查示肝、胆、胰、脾、肾未见异常。病人诉说左侧胸痛比较明显,笔者当即给病人做了左胸超声检查,超声显像检查发现左侧第 6、7 肋骨有一直径 1cm 圆形、均匀低回声结节,判定为肋骨转移癌,追问病史患者 20 年前曾因甲状腺功能亢进行 ^{131}I 治疗。

例 15 患者男性,24 岁,建筑工人。于工作中从高空跌落致左肋骨骨折,急诊入院。骨科按骨折处理。入院后 2 周患者突然发生腹痛，不伴恶心、呕吐及腹泻。内外科急会诊未能明确诊断，要求行常规腹部超声检查。超声显像检查发现脾脏稍增大，于脾脏上段内缘发现不规则无回声区，其内未见彩色血流，同时在腹腔内发现片状液性无回声区，超声显像诊断为外伤迟发型脾脏破裂出血，腹腔积液(血腹)。本例提示凡有因外伤左侧肋骨骨折者，均应常规检查脾脏，尤其是对迟发型脾破裂更应注意。

例 16 患者，女性，36 岁。左侧乳房乳头上方有一直径 0.6cm 均匀低回声小结节，笔者根据结节位置和超声表现判定为乳腺癌，其后该病人在一肿瘤医院进行超声引导下穿刺，行病理检查未见癌细胞，但病人坚持要求做肿块切除术，术后病理报告为乳腺导管腺癌。

例 17 患者，男性，48 岁。超声显像检查发现右肝有一孤立的直径 1.5cm 的低回声结节，其周有声晕，当时判定为转移性肝癌(患者无肝硬化)。根据声像图表现考虑此转移癌来源于大肠，又根据右半结肠血流流入右肝和左半结肠血流流入左肝的同位素试验，最后判断其原发灶在升结肠，当即做了右半结肠超声显像检查，果然发现了升结肠癌。

例 18 患者，女性，59 岁。无不适，体检超声显像发现腹水，扫查肝脏发现数个直径 0.5cm 低回声结节，根据声像特点判定该低回声结节为肝转移癌，其来源应该是腺体，又根据中老年男性腹水的首位原因为肝硬化、肝癌，而中老年女性腹水的首位原因为卵巢癌的临床经验，当即给患者做了盆腔超声显像检查，结果发现左侧卵巢癌，据此明确了诊断(仅用时 20min)。

例 19 患者，男性，68 岁。腹胀 3 年，加重并伴双下肢水肿 2 个月来诊。患者于 2 年前无明显诱因出现腹胀，伴乏力、食欲缺乏、消瘦，无恶心、呕吐，无腹痛、呕血、黑便。近 1 个月自感腹部胀痛加剧，伴双下肢水肿、气短、尿少来本科检查。既往无肝炎、结核病史。家族无乙型肝炎病史。查体：腹部膨隆，肝、脾触诊不满意，肠鸣音正常，双下肢凹陷性水肿。实验室检查全血细胞下降。门诊以全血细胞下降收入院，住院 3 周未能明确诊断。超声显像检查示：肝硬化，肝左叶增大，尾叶明显增大，脾脏明显增大，腹水。超声提示肝硬化、脾大。考虑患者全血细胞下降为脾功能亢进所致。临床资料表明脾增大为正常脾 3 倍时，可发生程度不等的全血细胞减少。

脾功能亢进(hypersplenism)是一种临床表现为脾大，一种或多种血细胞减少，而骨髓造血细胞相应增生的综合征，切除脾脏后血象可恢复正常，临床症状缓解。另外，全血细胞下降亦可由再生障碍性贫血引起。再生障碍性贫血(aplastic anemia)简称再障，系由多种病因引起，以造血干细胞数量减少和质的缺陷为主所致的旱性障碍，导致红骨髓总容量减少，代以脂肪髓，骨髓中无恶性细胞浸润无广泛网硬蛋白纤维增生，临床上是以全血细胞减少为主要表现的一组综合征。

例 20 患者，女性，76 岁，在外院诊断为原发性胆汁性肝硬化。患者 3 年前因右上腹部闷痛不适，就诊时发现肝大在右肋下 2.5cm，肝功能检查 SGPT 50U/L，拟诊"肝炎"。经保肝治疗 3 个月，症状无明显改善。其后又反复发生疲乏无力，右肝区闷痛，食欲减退。于 1 年前逐渐出现尿黄、皮肤黄，大便色浅。在某三甲级医院消化科诊断为"原发性胆汁性肝硬化"。查体：体温、脉搏、呼吸及血压均正常。发育正常，营养中等，皮肤及巩膜轻至中度黄疸，未见肝掌及蜘蛛痣。心肺无异常，腹平软，无腹壁静脉怒张。肝下界在右肋下 2.5cm 处，质地中等，边缘钝。脾左肋下 3cm。腹水征(－)。双下肢无水肿。实验室检查：大便隐血(－)，尿胆红素

(＋),尿胆原(－)。胆固醇 12.64mmol/L(468mg/dl),三酸甘油酯 563mg/dl,凝血酶原时间正常。黄疸指数 38U/L,总胆红素 25.2μmol/L,直接胆红素 17.6μmol/L。A/G 为 3.6/3.1。SGPT40U/L,AKP36U/L(金氏)。免疫学检查 IgG 2 621mg/dl,IgA 216mg/dl,IgM 566mg/dl。类风湿因子试验(－)。乙型肝炎标志物(－),甲胎蛋白＜30ng/ml。抗核抗体 ANA(－)(＜1∶40),抗平滑肌抗体 AMSA(－)(＜1∶20),抗线粒体抗体 AMA 1∶640(＜1∶20),抗壁细胞抗体 PCA(－)(＜1∶20),抗肝肾微粒体抗体 LKM(－)(＜1∶20),抗心肌抗体 HRA(－)(＜1∶20),抗线粒体抗体 M_2(AMAM_2)＞200(0～20)。核包膜型 1∶640,包浆颗粒型1∶640,层黏蛋白 LN 108.00ng/ml(95.0～135.0 ng/ml),Ⅲ型前胶原肽 PⅢP 1.06ng/L(0.3～0.8ng/L)。超声显像检查:肝被膜不光滑,呈颗粒状,肝实质回声不均匀,弥漫性增强增粗,肝内血管不清晰,尾叶厚 2.9cm,门静脉 1.35cm,胆总管上段 1.0cm,胆总管下段 1.6cm(胰头部位)。胆囊 9.2cm×4.6cm。胆总管、肝总管壁增厚,回声增强。于肝固有动脉周围可见淋巴结肿大呈团块。超声诊断为:梗阻性黄疸(胆囊增大、胆总管增宽),肝硬化(继发性胆汁性),门脉高压、脾大。梗阻性黄疸梗阻部位判定在十二指肠乏特壶腹乳头处(良性狭窄)。胃肠双重造影为浅表性胃炎、胃底静脉曲张、十二指肠憩室,ERCP 证实十二指肠憩室压迫乏特壶腹乳头。

例 21 患者,男性,62 岁。活动后心慌气短 2 年,黄疸 2 个月,加重 1 周来诊。患者 4 年来经常在受凉后咳嗽、咳白色泡沫样痰,以冬季发作频。1 个月前因感冒出现发热、咳嗽、咳痰,经抗感染治疗后,病情时轻时重,走路快时出现心慌、胸闷、气急、腹胀,近 1 周黄疸及胸闷、心慌气短加重。患者有 10 年高血压及冠心病病史,吸烟史 40 余年,每日 15 支。家族史无特殊。查体:体温 37.3℃,脉搏 114/min,呼吸 30/min,血压 135/90mmHg,皮肤轻度黄染,无发绀;颈静脉怒张,双肺可闻及细湿啰音,以右侧较明显,心尖搏动不明显,无震颤,心率 112/min,心律不整齐,P_2＞A_2,心尖部可闻及 2/6 收缩期杂音,腹部膨隆,肝、脾触及不满意,移动性浊音(－),双下肢轻度凹性水肿。实验室检查:血红蛋白 116g/L,白细胞 8.9×10^9/L,中性粒细胞 0.79,淋巴细胞 0.15,嗜酸性粒细胞 0.04,单核细胞 0.02。尿蛋白(＋),白细胞 0～1/HP,透明管型 0～2/HP,肾功能、血脂及血钾、钠、氯等电解质均正常。血气分析:低氧血症。肝功能:丙氨酸转氨酶 35U/L,天冬氨转酸氨酶 40U/L,总蛋白 55g/L,白蛋白 25g/L,总胆红素(T-BIL)13.6μmol/L,直接胆红素(D-BIL)6.9μmol/L,凝血酶原时间 17.1s,活化部分凝血活酶时间 45.2s;HBsAg(－),抗 HCV(－),抗 HIV(－),癌胚抗原 7.2μg/L。在内科住院 1 个月黄疸病因诊断不清,要求行超声显像检查。超声显像显示肝、脾增大(中度),3 支肝静脉及下腔静脉增宽(中等度),尾叶轻度增大,门静脉、脾静脉增宽,肠系膜上静脉增宽达 1.36cm,胆囊增大,胆总管 1.0cm(胰头处胆总管亦 1.0cm),胰头及胆总管内未见占位性病变。超声诊断为淤血性肝硬化,门静脉和肠系膜上静脉增宽,胆囊增大,胆总管轻度增宽,其阻塞位置判定在十二指肠 Vater 壶腹乳头处(良性狭窄)。当即对病人进行心脏超声检查,发现病人左心房扩大明显,右心房、右心室、主肺动脉扩张,二尖瓣形态未见异常,但活动受限,开放幅度减小变慢(房室过血减少)。诊断为冠心病(心肌硬化型),左心房衰竭、右心衰竭。其胆囊和胆总管增宽胃肠道(壁)淤血水肿所引起。

例 22 患者,女性,63 岁。因消瘦、疲乏无力、怕冷、手心黄染、眉毛脱落 4 年曾在多家医院就医。患者近 5 个月来上述症状加重,终日疲劳,休息后不缓解,伴有怕冷、汗少、食欲欠佳、便秘、腹胀,继之手心黄染,脱毛脱屑等症。体格检查:体温 36.1℃,脉搏 66/min,呼吸

20/min，神志清，表情淡漠，语速较慢。全身皮肤呈暗蜡黄色，以手、足掌心为著，巩膜无黄染。皮肤粗糙，有鳞屑，指甲表面有裂纹，眉毛、睫毛、腋毛、阴毛稀疏。双肺呼吸音粗糙，心界稍大，心尖部可闻双期杂音。腹部稍膨隆，肝、脾未触及，双下肢轻度水肿。超声显像检查双侧甲状腺明显缩小，被膜不光滑，其内回声不均匀增强，未见限局性异常回声。甲状腺实质内彩色血流甚少。肝、胆、胆管、胰、脾、肾均未见异常。超声检查提示为甲状腺弥漫性萎缩性病变（桥本甲状腺炎）。心脏超声检查左心房、右心室、右心室流出道轻度增大。二尖瓣回声中度增强增粗，开放受限（中度）。心脏超声提示二尖瓣狭窄（风湿性心脏病）。本病为桥本甲状腺炎引起的甲状腺功能减低，甲状腺功能降低可引起多系统病变及相应症状。患者常就诊于多家医院多个科室，因未能明确甲状腺功能低下的诊断，因此经常诊断为“心脏病”等疾患。本例因面黄、手黄，长期误诊为黄疸、肝病，而实际面黄、手黄的原因为胡萝卜血症（假性黄疸）。其为甲状腺激素缺乏使皮下胡萝卜素转变为维生素 A 及维生素 A 生成视黄醛的功能减弱，以致血浆胡萝卜素的含量增高。

例 23 患者，女性，82 岁。全身水肿 8 个月，发热 3 周，在内科住院 1 个月不能明确诊断。超声显像显示胆囊增大，胆总管 1.54cm，肝门部胰头区及脾门处淋巴结肿大，双腋下淋巴结及双侧腹股沟淋巴结肿大融合成团，脾脏增大（临床查体均未发现），超声显像提示恶性淋巴瘤（非霍奇金病）。本例临床医师未能发现全身的浅淋巴结肿大和脾大，说明内科医师体检基本功的重要性。

例 24 患者，男性，48 岁。因肥胖、腹胀，血脂、血糖异常升高来诊。患者既往体健，工作繁忙，终日宴请，约有 20 年饮白酒史，每日饮白酒半斤以上。近 4 个月食量增加，饮酒更甚，渐发生明显肥胖，体重增加 15kg。自感疲乏无力，气喘、腹胀，双季肋部胀痛、不适。查体：血压 150/90mmHg，体胖、面红，腮腺部位明显肥大，心肺（－），腹部膨隆，肝、脾触诊不满意，移动性浊音（－），未扪及包块，双下肢（－）。实验室检查：血红蛋白 12.6g/L，白细胞 $8.36\times10^9/L$，中性粒细胞 0.73，血小板 $178\times10^9/L$，乳酸脱氢酶（LDH）291U/L，天冬氨酸转氨酶（AST）62U/L，肌酸激酶（CK）94U/L，肌酸激酶同工酶（CK-MB）8U/L，乳酸脱氢酶同工酶 1（LDH_1）33%，血胆固醇 7.9mmol/L，三酰甘油（TG）3.68mmol/L，血清 HDL1.49mmol/L，血清 LDL4.68mmol/L，血糖 8.9mmol/L。超声显像检查示肝脏增大，肝被膜不光滑，肝内血管不清晰，肝实质回声不均匀增强，门静脉 1.47cm，脾厚 6.78cm，肋下 2.5cm。胰腺及双肾未见异常。超声显像诊断：酒精性肝硬化，门静脉高压，脾大。

例 25 患者，女性，51 岁。发冷、发热（体温 39℃）4d，来做 B 超检查。患者于 4d 前无明显诱因出现发冷、发热、乏力，无咳嗽、胸痛、腹痛，无恶心、呕吐，腹泻，无尿频、尿急。门诊检查白细胞 $11\times10^9/L$，中性粒细胞 0.84，丙氨酸转氨酶 88U/L，天冬氨酸转氨酶 72U/L，碱性磷酸酶 115U/L，谷酰转肽酶 62U/L，尿蛋白（＋），尿红细胞 3～5 个/HP，尿白细胞 5～7/HP。查体：双眉部分脱落，以眉梢明显。甲状腺弥漫性对称性增大，较硬，无结节。心肺（正常），腹软，肝、脾未及，右上腹轻压痛。超声显像检查肝被膜不光滑，肝内回声不均匀，弥漫增强、增粗；脾稍大，血流丰富；胆囊壁增厚，胆囊内和胆总管内有点状、絮状回声；双肾皮质轻度弥漫性回声增强。超声提示：弥漫性肝病，急性胆囊炎（轻型），脾轻度增大，双肾弥漫性病变。再次追问病史，患者 10 余年前因甲状腺肿大怀疑桥本病（慢性淋巴细胞性甲状腺炎），但未能明确诊断，也未治疗，患者同时发生绝经（37 岁），亦未能明确诊断和治疗，近 2、3 个月双下肢膝关节疼痛，无红肿。无饮酒史、无服用避孕药及雌激素史。当即给病人行甲状腺超声显像检查，发现双侧甲状腺对称性弥漫性增大，回声增强，血流减少，超声提示：甲状腺弥漫性病变——慢性淋巴细胞性甲状腺炎（桥本病）。结合临床考虑病人有轻度甲状腺功能低下，其肝脏病变为自身免疫性肝炎。

例 26 患者，男性，62 岁。1d 前本单位体检行 B 超检查发现"腹水、右下腹肿物及肝血管瘤"，为进一步明确诊断，要求我院 B 超会诊。患者既往体健，无不适。平时工作繁忙，常年坚持长跑锻炼，并进行一种头低足高运动项目。每年体检 1 次（包括 B 超检查），均未发现异常。无烟酒嗜好。其父 40 年前死于肝癌。追问病史患者 3～4 个月来略有消瘦，但腹围有增加，并无明显腹胀、乏力、纳差。病程中无腹痛、腹泻、呕吐、血便、盗汗、黄疸及黏膜出血。否认肝炎和结核病史。查体：体温 36.4℃，脉搏 76/min，呼吸 18/min，血压 120/80mmHg。一般情况好，发育正常，营养中等。皮肤黏膜无黄染、蜘蛛痣及出血点，无肝掌。全身浅表淋巴结不肿大。心、肺无异常，腹部略膨隆。右下腹可触及约 6.0cm×5.0cm 大小的肿块，质地中等，略有活动，表面光滑，边缘尚清，无压痛。肝、脾未及，腹部叩之浊音。移动性浊音（－）。肠鸣音正常，双下肢正常。腹腔穿刺未抽出腹水。超声显像检查：腹腔内可见片状无回声区，于右下腹回盲部位可见一个 6.5cm×5.8cm 边界清楚的中低回声区，与肠道关系密切，其周边及内部彩色血流甚少。肿瘤周围可见片状无回声区。在肝与膈之间、脾与膈之间以及整个腹膜均可见形态相似、大小不等的囊性无回声区，并未见彩色血流。肝、胆、胰、脾、肾及胃未见异常。超声提示：①右下腹囊实性肿物，来源于阑尾（阑尾黏液囊腺瘤）；②黏液瘤腹膜广泛种植（腹膜假性黏液瘤）；③腹水；④肝、胆、胰、脾、肾及胃未见异常。

阑尾含黏液的囊性肿物有两种类型，一种是阑尾腔因严重闭塞而形成的潴留性囊肿，囊肿壁仅有单层上皮，不是真性肿瘤；另一种是囊壁上皮细胞呈乳突状排列的囊腺瘤。后一种黏液性囊腺瘤瘤壁破裂后，瘤细胞可在腹膜种植和生长，并分泌黏液，产生黏液性腹水。阑尾黏液性囊腺瘤十分少见，有报道说，国内一个有 500 张床位的医院，每年发现本病不超过 1 例。1901 年 Frankal 首次报道阑尾黏液囊腺瘤并发腹膜假性黏液瘤。本病临床表现无特异性，主要表现为腹胀、腹块、消瘦，虽有大量腹水，腹部外形不似蛙腹。浊音不在腹部两侧，移动性浊音也为阴性。腹部虽膨大，但患者一般健康情况良好。腹水难抽或以粗针抽出胶冻状物为本病特点。文献中本病误诊率为 70%以上。

例 27 患者，女，44 岁。右侧小腿肌肉疼痛 2 个月，加重 3 天。患者 2 个月来双下肢小腿肌肉疼痛，右侧严重。近 1 个月逐渐加重，不能行走。近 1 周出现低热、乏力、恶心，未吐。患类风湿关节炎十余年，双手指关节可见畸形。患者长期服用：爱若华、乐松、莫比可及德保松注射剂。患者右小腿腓肠肌肿胀、压痛、紧张感，皮温略高，皮肤颜色无改变。超声显像检查：右小腿腓肠肌中上段呈囊实性病变，肌肉损伤断裂，肌纤维回声不连续、排列紊乱，肌肉溶解病灶呈较均匀低回声，并有大量的液体无回声包绕其周，张力甚大。病灶穿刺抽出透明、无血性液体，即可与外伤性血肿及脓肿进行鉴别。首诊后第 3 天超声显像发现，双肾增大（左肾 12.3cm×5.3cm，右肾 11.6cm×5.2cm），肾皮质、髓质分界清楚，回声增强，厚度增加（左肾肾实质厚 3.0cm，右肾肾实质厚 2.6cm），肾盂肾盏不扩张。彩色多普勒超声显像显示肾脏血流中等度减少。超声显像诊断为：右小腿腓肠肌肌纤维溶解症，继发肾脏弥漫性病变（急性肾衰竭）。

急性横纹肌溶解症是一组由各种原因引起的骨骼肌损伤，细胞膜遭受破坏，细胞内容物（如酶类、钾、磷、肌酐和肌球蛋白等）释放入血液中而发生的临床综合征。临床表现为横纹肌肌痛、肿胀、无力、棕色尿（肌球蛋白尿），主要特征是血清肌酸激酶(CK)、肌球蛋白升高和肌球蛋白尿，并继发急性肾衰竭。早期病因治疗减少肌肉损伤、恢复其血流，防治急性肾衰竭对改善预后有积极作用。本病早期的症状轻微且无特异性，包括肌肉组织的无力、触痛，全身不适以及恶心，这些症状容易被患者忽视。临床上最重要的表现是肌红蛋白尿以及尿比重>1.025（尿中含有大量的肌红蛋白）。肌红蛋白尿色可以从最初的淡红色、深红色发展到酱油色。实验室检查最重要的指标为肌酸激酶急剧升高。

例 28 患者男性，58 岁。右肾结石行碎石术，术后半日即出现发冷、发热、腰胀痛、明显血尿。超声显像表现为右肾外形及结构均有明显改变，右肾明显增大，被膜不光滑，皮质、髓质分界不清，肾盂、肾盏亦不能显示。整个肾脏变为模糊不清的一团增大的不均质软组织回声团块。超声显像报告为右肾损伤及功能明显受损。许多疾病在发病过程中都可以引起弥散性血管内凝血(dessiminated intravascular coagulatcon，DIC)，主要是由于促凝物质进入血液循环，而引起广泛的血液凝固。临床主要出现两种症状，一方面由于血液凝固后形成微血栓堵塞血管，组织器官发生缺血性损害；另一方面由于在血液凝固过程中大量的凝血因子(包括血小板)被消耗，同时激活继发性代偿性的纤维蛋白(原)溶解而发生严重的大量出血。本病分为急性和慢性两类。急性病势凶险，病死率高；慢性者有时临床不易发现。本病临床主要表现为：出血、休克、内脏器官损害及溶血等。引起 DIC 的病因很多，其中以感染和肿瘤最为多见。

例 29 患者女性，68 岁，胸痛及心前区疼痛 6h，以冠心病、心绞痛，不除外心肌梗死收入院。查体：体温 37.8℃，脉搏 108/min，呼吸 23/min，血压 130/90mmHg，心音较弱，双肺(未见异常)，左中上腹有压痛，肝、脾未及，肠鸣音正常。心电图示：ST-T 改变，提示心肌供血不足，血谷草转氨酶(SGOT)86U/L，谷丙转氨酶(SGPT)74U/L，肌酸磷酸激酶(CPK)1 004U/L，乳酸脱氢酶(LDH)1 263U/L，淀粉酶(Amy)2 240U/L。胸部 X 线检查(未见异常)。经进食、抗感染、改善冠状动脉供血等处理后第 4 天复查 SGOT、SGPT、CPK、LDH 降至正常，10d 后淀粉酶恢复正常，检测心电图无动态变化。超声显像检查：肝、脾、双肾未见异常；胰腺增大，被膜不光滑并有破口处，胰腺内部回声不均匀增强，胰腺内外均有片状无回声区；胆囊壁增厚(0.7cm)，胆囊内可见多个结石回声。超声提示：急性胰腺炎、胆囊炎、胆石症。

本例患者为老年人，有冠心病、心绞痛病史，胸痛伴血清酶增高，心电图异常，警惕心肌梗死是必要的。血清酶短暂升高，4d 后降至正常，所以不考虑进行性心肌梗死，而是原有的疾病。本例患者胸部及中上腹痛，左中上腹有压痛，血淀粉酶明显升高，超声显像检查胰腺明显肿大，可明确诊断急性胰腺炎。

通过本病例可得到如下启示：

1. 部分中、重度急性胰腺炎患者不仅血清淀粉酶升高，也伴有 SGOT、SGPT、CPK、LDH 等异常升高。国内一组 52 例急性胰腺炎中有 67.3%的病例伴有血清酶学异常，其可能原因有：

(1)胰腺细胞坏死、损伤，细胞内的酶释放入血流，且组织酶活力远高于血清酶活力。

(2)乳酸脱氢酶除心肌损害可升高外，胰腺、肾脏损伤亦可升高。

(3)出血坏死型胰腺炎并发休克或多器官功能衰竭时可致心血管系统损伤，引起血清酶升高，乳酸脱氢酶、肌酸磷酸激酶则多在心肌损伤时升高。

2. 急性胰腺炎与急性心肌梗死血清酶变化规律不同，急性胰腺炎的血清肌酶升高是短暂的，治疗 3～4d 可恢复正常，而血清淀粉酶则需 1～2 周逐渐降至正常。急性心肌梗死的血清肌酶的恢复需数周，但不伴血清淀粉酶的升高。

3. 急性胰腺炎只有少数伴有心电图的异常，以 T、ST 改变为主，较少有类似心肌梗死的图形，待病情好转时可恢复，而心肌梗死患者多有典型的心电图演变过程。

4. 急性胰腺炎除血清酶学异常外，多有超声显像、CT 检查显示其胰腺的肿大或坏死的改变，而心肌梗死患者则无此改变。

5. 对中、重度急性胰腺炎，尤其是老年患者在综合治疗过程中注意监测和保护心脏是非常必要的。

（富京山）

第2章 Chapter 2 超声诊断物理学基础

目前临床广泛应用的各种类型超声显像诊断装置(ECHO CAMERA),包括二维超声显像和彩色多普勒血流显像以及三维超声显像都是以人体组织声学界面对入射超声波的反射或散射作为显像原理而设计制造的。因此学习一些超声学、电子学等有关学科的基础知识,熟悉超声成像原理和特点,有助于了解二维超声显像和彩色多普勒血流显像超声诊断仪的工作原理、仪器性能和操作技术,有助于日常超声诊断工作的开展,同时对于理解和分析超声诊断图像也会有很大帮助。

一、超声波的物理学特性

超声波是频率超过人耳听觉上限(20kHz)的一种振动波,是人耳听不见的声波。超声波和声波本质是一致的,即都是一种机械振动,属机械能,其可在弹性介质中以固有的速度传播。超声波在固体中的振动状态有纵波、横波和表面波 3 种,在液体和气体中只有纵波。医学诊断应用的是超声波的纵波。

超声波有 3 种物理量,即波长(λ)、频率(f)、声速(c)。下式可表达这三者之间的关系:

$$\lambda = c/f$$

超声波在弹性介质中传播时,在机械能量的作用下,介质产生压缩、稀疏的过程,压缩区加稀疏区的长度就是波长,即超声波在传播过程中介质的两个相邻和振动周期相同的质点间的距离。其物理量在医学诊断上以“mm”表达。超声波在介质中的传播速度就是声速,声速的快慢与介质的弹性成正比,与介质的密度成反比。其物理量以“m/s 表达”,在医学诊断中,超声波在人体组织中的平均传播速度按 1 500m/s 或 1 540m/s 计算。频率是超声波在单位时间内的振动次数,其物理量以“Hz”表达。

超声波在不同的介质中传播时,波长、声速会发生不同变化:相同频率的超声波,在不同的介质中传播时,因传播速度不同,其波长也不同。相同频率的超声波,在不同介质中传播时,因介质的弹性和密度不同,声速也不同。

超声波和声波在弹性介质中传播是一种能量的传播性质,而所不同的是超声波频率高,波长短,接近于理想的直线传播,具有良好的束射性和方向性。超声波在介质中传播时介质有一定的声阻抗(Z),介质的声阻抗等于其密度(ρ)与声速(c)的乘积[Z=(ρ. c)]。如果两种介质的声阻抗(Z_1、Z_2)相同,超声波可以全部透射过两种介质的分界面。如果两种介质的声阻抗不同,一部分超声波在两种介质的分界面上产生反射,反射声能的大小取决于两种介质声阻抗的差别,声阻抗差别越大,反射的声能越大。一般可用声强反射系数 I_R 表达。其公式为:

$$I_R=\frac{(Z_2-Z_1)^2}{Z_2+Z_1}$$

当反射角和入射角相同,超声波垂直入射时,在介质声阻抗差别相同的情况下,用同一超声探头能接收到最大的反射声强。两种介质的声阻抗不同,即超声波传播的声速不同,因传播速度有差别,在分界面上还可以产生折射,即超声波从第一种介质传播到第二中介质时,超声波入射角度发生了改变。这种改变了的角度称为折射角,折射角的大小决定于声速的比值,其公式为:

$$\frac{\text{入射角}\ \sin\theta}{\text{折射角}\ \sin\theta}=\frac{C_1}{C_2}$$

人体各种组织及空气、水的声阻抗值从大到小顺序为:骨骼>肌肉>肝、脾>血液、肾>乳腺>水(20℃)>脂肪>肺>空气。人体软组织的平均声阻抗值比肝略小,比肾略大。

超声波在弹性介质中传播时,弹性介质中充满超声能量的空间区域,称为超声场。超声场可分为两部分,即近场和远场。近探头处的超声束呈狭窄圆柱形,其直径略小于探头压电晶片的直径,此区域称近场。在距探头的远区,超声波束扩散变宽为远场。超声探头发射的超声波束呈狭窄的圆柱形,其横向分辨力高,但近场的声强分布不均,远场的超声波束扩散,横向分辨力下降,声强逐渐减小但比较集中。近场还存在旁瓣问题可造成伪差。但只要探头的设计使半扩散角足够小,当探头的压电晶片的半径大于或等于 8λ 时,指向性最好。因为近场指向性和横向分辨力好,超声显像诊断主要利用近场区域。

当超声波传播经过声阻抗不同的介质时,若其声阻抗差>0.1%,就可发生反射。当人体组织器官反射的超声波(界面反射)经过超声仪处理形成图像,这就是超声成像的物理学原理。人体内不同组织具有不同的声阻抗,即人体自体表至体内深层组织为一连续的众多界面,这样便产生了众多的界面反射,当声束扫描时便可获得一幅幅超声断层图像。界面反射的强弱即回声的强弱与介质之间的声阻抗差大小有关,阻抗差越大,反射越强。例如胆囊结石,结石与胆汁声阻抗差较大,结石则为强回声。气体和软组织,骨和软组织之间阻抗差更大,因而体内含气的器官,如肺和胃肠以及骨骼则呈现很强的反射,其深方结构不能显示,所以超声显像不能检查肺和骨骼等器官。

超声波在介质中传播时,其能量随传播距离增加而减弱的现象称衰减。人体内不同组织和物质的衰减特性不同,超声波经过液体时,几乎不衰减,经过胃、结石和气体时则有明显的衰减。病灶的衰减特性也不相同,一些含纤维结缔组织较多的病灶或某些恶性肿瘤组织衰减较为明显。衰减最为明显的可显示为"声影",如胆囊结石后方的声影。

二、声源、声束和分辨力

1. *声源*(sound source) 能产生超声波的物体称声源。超声波换能器即为超声声源,也就是一般所说的探头,其通常采用压电陶瓷(钛酸钡、锆钛酸钡及钛酸铅等)、压电有机材料

(PVDF、PVDF2)或混合压电材料(压电陶瓷和压电有机材料的混合物)组成。发射电脉冲后即可转发超声脉冲。

2. *声束*(sound beam) 是指从声源发出的超声波,通常在一定的立体角内做近似直线传播。声束的中心轴线名声轴(soundaxis),它代表超声波传播的主方向。沿声轴做切面,声束两侧边缘之间距离即为束宽,在邻近探头的一段距离内,束宽几乎相等,称为近场区 Fresnel zone(near field),远方为远场区 Fraanhoffer zone(far field),声束逐渐扩散。近场区和远场区随探头频率和发射时的有效面积变化而改变。就超声显像而言,超声波在传播过程中,波束一般较宽,故而常影响图像质量,因此需加用声束聚焦技术。

3. *分辨力*(resolution power) 分辨力是超声显像中极为重要的技术指标,尤其是横向分辨力对图像质量影响最大。分辨力一般分为基本分辨力和图像分辨力两类。

(1)基本分辨力:指在单一声束线上所测出的两个细小目标的能力。基本分辨力又分为3种。

①轴向分辨力(axisresolution):指沿声束轴线方向分辨两个细小目标的能力。分辨力佳则为轴向图像点细小、清晰。若用3～3.5MHz探头时,轴向分辨力在1mm左右。

②侧向分辨力(lateralresolution):指在与声束轴垂直的平面上,在探头长轴方向的分辨力。声束越细则侧向分辨力越好,其分辨力优劣受晶体形状、发射频率、聚焦效果及距离换能器远近等因素影响。在声束聚焦区内,3～3.5MHz探头的侧向分辨力一般为1.5～2mm。

③横向分辨力(transverseresolution):指在与声束轴垂直的平面上,在探头短轴方向的分辨力(又称厚度分辨力)。不管何种类型,超声探头均有一定厚度。超声切面显像是一个较厚的切面上信息的叠加图像。横向分辨力是探头在横向方向上声束的宽度,其与探头的曲面聚焦及与探头的距离有关。横向分辨力越好(小),图像上反映组织器官的微细结构越清晰而真实。

(2)图像分辨力:为构成整幅图像的目标分辨力。其中包括以下两种。

①细微分辨力:用以显示散射点的大小。细微分辨力与接受放大器通道数成正比。故先进的数字化超声诊断仪均采用128独立通道的发射-接受放大器,获得－20db的细小光点细微声像图。

②对比分辨力:用以显示回声信号间的微细差别。一般在－40～－60。在采用数字扫描变换技术(DSC)后,可获得良好的对比分辨力。

(3)多普勒超声分辨力:系指在多普勒超声技术中测定流向、流速等的分辨力。包括以下4种。

①多普勒侧向分辨力:是在与声束轴线垂直的平面上,在探头长轴方向上的分辨力。在聚焦区内,3MHz探讨应在1.5～2mm,5MHz探讨应在1～1.5mm。

②多普勒流速分布分辨力:指在声束轴线上,于距离选通门的取样区内,在瞬时内能对不同流速的同时处理能力。

③多普勒流向分辨力:指在声束轴线的距离取样区内,能敏感地显示血流方向的能力。有时在一瞬间,可同时存在两种相反方向的流向。则应在声谱图曲线上表现为同一时间零基线上下同时呈现的流速曲线。

④多普勒最低流速分辨力:指在脉冲式多普勒系统中能检测出最低流速的能力。在双功能超声仪中,这种低流速分辨力更为重要。一般4～5MHz多普勒超声低流速分辨力应为3～

10mm/s。

(4)彩色多普勒分辨力:彩色多普勒血流显像(CDFI)是将心脏管腔内血流状态用彩色编码并完全叠加在实时灰阶声像图上。彩色多普勒分辨力分为两类。

①空间分辨力:指彩色血流的边缘光滑程度,以及这种彩色血流能正确在人体血管管腔内显示的能力,还包括能同时正确地在空间清晰显示多条血管中的血流,以及流向、流速和血流状态的能力。

②时间分辨力:指彩色多普勒血流显像能迅速地反映实时成像中不同彩色及彩色谱的能力。时间分辨力即反映心动周期中血流的不同位相的能力。

三、人体组织的声学参数

1. 密度(P) 各种组织器官的密度是重要声学参数中声特性阻抗的重要组成之一。密度的测定应在活体组织保持正常血液供应的情况下进行。密度的单位为 g/cm^2。

2. 声速(C) 指超声波在介质中的传播速度。单位为 m/s 或 mm/μs。各种不同组织内声速不同:含固体成分多者声速最高;含纤维(主要为胶原纤维)成分多者声速次之;含水分较高的软组织声速较低;液体中的声速更低;气体中则声速最低。

3. 声阻抗(acousticimpedance)(Z) 为密度与声速的乘积。单位为 g/(cm^2 · s),其为超声诊断中最基本的物理量。超声显像图中各种回声均由声阻抗差产生。

4. 界面(boundary) 两种声阻抗不同物体相接在一起时,形成一个界面,界面小于超声波长时,称小界面;界面大于超声波长时,称大界面。成分复杂的病变经常有不同大小界面混杂,在声像图上表现为强回声。均质体和无界面区:在一个器官、组织中如由分布均匀的小界面组成,名均质体。液体区内则为无界面区。其内各小点的声阻抗完全一致。人体内无界面区在生理情况下见于血管内血液、胆囊内胆汁、膀胱内尿液、眼球玻璃体。在病变情况下可见于胸腔积液、腹水、心包积液、各脏器囊肿及肾盂积水等。

四、人体组织对入射超声波的作用

人体组织器官对入射超声波可产生以下多种物理现象:

1. 散射(scattering) 系指小界面对入射超声波产生散射现象。散射使入射超声波的能量中的一部分向各个空间方向分散辐射、散射,无方向性。如果散射回声是来自组织器官内部的细小结构,则有重要的临床意义。

2. 反射(reflection) 指大界面对入射超声波产生的反射现象。反射使入射超声能量中有较大部分在与入射超声波同一平面向一个方向发生折返,且反射角与入射角相等。如入射角过大之声束入射到光滑大平面上,则使反射声束偏离换能器,则回声失落而在声像图上不予显示。

3. 折射(refraction) 超声波声束经过不同的组织器官大界面时,因其声速不同而发生声束前进方向的改变,称为折射。折射可使测量及超声导向产生误差。

4. 全反射(total reflection) 如第二介质声速大于第一介质,则折射角大于入射角。当入射角大于 90°折射角(称临界角)时,折射声束完全返回至第一介质,名"全反射"。全反射发生时，超声波不能进入第二介质，该区可出现折射声影。

5. 绕射(diffraction) 又名衍射。当超声声束边缘邻近大界面1～2个波长时，声束传播方向发生改变，趋向这一界面，称为绕射现象。声束绕过大界面后又以原来的方向传播。

6. 衰减(attenuation) 超声波在介质中传播时因反射、散射、扩散以及人体软组织对超声能量的吸收，造成超声衰减。由于衰减现象的存在，故需在仪器上使用"深度增益补偿"(DGC)调节，以使声像图近、远场均匀一致。

7. 会聚(convergence) 声束经过圆形低声速区后，可致声束会聚。囊肿后方可见声束会聚后逐渐收缩变细，呈蝌蚪尾征。

8. 发散(divergence) 声束经过圆形高声速区，可至声束发散。实质性含纤维成分多的圆形肿块后方可见声束发散现象，呈"八"字形。某些肿瘤内含纤维较多，其后方常有发散现象。

9. 多普勒效应(Doppler effect) 入射超声波遇到活动的界面(血管内流动的红细胞)后散射或反射回声频率发生改变，称为多普勒频移。界面活动(流动的红细胞)朝向探头时，回声频率升高呈正频移。界面活动(流动的红细胞)背离探头则回声频移降低，呈负频移。频移大小与界面活动速度(流动的红细胞)成正比。利用多普勒效应可测算出血流方向和血流速度，彩色多普勒血流显像正是利用这一原理。

五、超声波对人体组织的作用

超声波携带能量，入射人体组织会产生生物学作用。超声显像技术应用的是医用脉冲式超声，通常有4种超声声强(acousticintensity)，分别为：①空间平均时间平均声强(SATAI)；②空间平均时间峰值声强(SATPI)；③空间峰值时间平均声强(SPTAI)；④空间峰值时间峰值声强(SPTPI)。以上4种超声声强均可对人体产生生物学效应，其中SPTAI在生物学效应中特别重要。1978年美国医用超声学会(AIUM)生物效应委员会根据W. Nyborg提出的声强与时间关系的安全剂量曲线，建议各类型超声诊断仪使用的超声波的SPTAI不得＞$100mW/cm^2$即超声显像技术安全阀值。但近年研究发现，当SPTAI≤$100mW/cm^2$时，仍可使细胞分裂时姊妹染色体互换率增加，使活体血小板计数增加并长出伪足，使红细胞膜抗原松解及氧结合力下降。在妇产科行超声显像检查时，可促使妇女提早排卵，胎儿出生体重降低及儿童诵读困难等。在人体组织中对超声波敏感的组织、器官有神经系统、视网膜、生殖腺、早孕期胚芽及孕3个月内胎儿等。因此，为了超声显像检查的安全，应对以上脏器超声检查在每一切面上观察时间不应超过1min，可做切面往返检查，使进入超声波能量平均下降。隔2～3min后可再扫查先前感兴趣的切面。时间仍以不超过1min为宜。需注意的是彩色多普勒显像比二维黑白超声所产生的SPTAI要大许多。例如二维超声显像探头发射SPTAI在$100mW/cm^2$时，在做彩色多普勒显像时SPTAI可达到$600～800mW/cm^2$，而做频谱多普勒检查时SPTAI可超过$1\,000mW/cm^2$。因此做超声检查时要求超声医师应熟悉仪器操作技术、缩短扫查时间、选用低度探头输出能量尤其是对超声敏感的部位进行检查时。

自1994年开始，国际规定在各类型超声诊断仪中应用新的参数即热指数(TI)和机械指数(MI)。TI为探头输出的声功率与从计算所得使受检组织升温1℃所需声功率之间的比值，又可分为以下几种。

(1)Tib:声束经软组织至骨骼表面条件下的 TI 值。

(2)Tic:声束经过探头近区的骨骼再进入体内软组织条件下的 TI 值。

(3)Tis:声束在单纯软组织中的 TI 值。

MI 为超声空化效应的重要参数,为声轴线上弛张期峰值负压除以声脉冲频宽的中心频率平方根值,即 $MI = P_R fc$。

六、超声成像原理

超声波的发生是利用逆压电效应原理,即由电信号转变为超声波。其接收是利用正电效应原理,即由反射回声转变为电信号。超声显像诊断仪的探头里安装具有压电效应性质的晶体片,由主机发生高频交变电场,电场方向与晶体压电电轴方向一致,压电晶体片沿一定方向发生压缩和拉伸,当交变电流在 20 000Hz 以上时可产生超声波,这种现象称为逆压电效应。当有回声时,作用到晶体片上,则晶体片产生电荷,这种现象称为正压电效应。超声波在介质中传播过程中,遇到不同声阻抗的介质,便可发生反射。反射波到达压电晶片,根据正压电效应的原理,回声的机械能转变成电能,主机再将其转变的电信号,经过处理放大在荧光屏上显示出来。当电信号显示为振幅高低不同的波形时,即为 A 型超声(Amplitude)。显示的点状回声为随时间运动的方式则是 M 型超声(Motion)。显示灰度不同的点状回声进而组成断层图像是 B 型超声(Brightness)。根据超声多普勒效应做成的多普勒超声仪用于心血管检查血流动力学为超声多普勒技术。A 型超声是一条超声信息线,物体前后界面的反射回声分别在荧光屏上以振幅显示。B 型超声则为许多信息线,前后界面反射回声分别以光点显示。由于正常组织与病变组织的声阻抗不同,病变组织则作为异常回声显示出来,从而帮助超声医师识别病灶的区域和性质(图 2-6-1)。

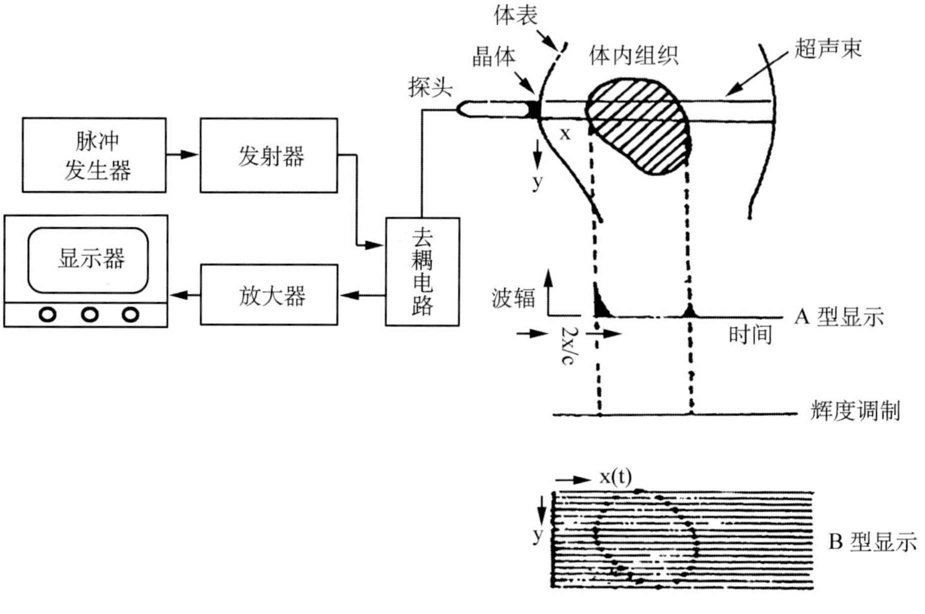

图 2-6-1 超声诊断仪工作原理

1. A型超声技术原理　A型超声诊断技术是一种出现最早的一维超声诊断技术。它用超声探头发射单束超声波至人体组织内。当超声波在人体组织器官内遇到声阻抗不同的界面时，就会产生反射。声阻抗差别越大，则反射回声波幅度越大。这些从组织器官反射回来的超声波被同一个探头接收，然后转换为相应的电信号，并在显示屏上显示。其用横轴表示声轴到达的时间，与反射的器官组织界面和超声换能器的距离成正比，通常用距离单位定标。纵轴表示反射回来的超声信号幅度的大小。这种将组织器官反射回来的超声信息按距离分布在显示屏上。以回波的幅度进行调制的显示形式称为A型超声显示，其不属于影像学范畴。虽然A型超声是一种最简单的脉冲回波技术，但其脉冲回波原理却是各种超声显像技术(二维超声显像、彩色多普勒血流显像、三维超声显像及超声CT等)的基础。各种复杂的超声诊断设备都是在A型超声诊断技术的基础上发展起来的。A型超声诊断仪主要由反射电路、高频放大电路、检波电路、视频放大电路、时间同步电路、时标电路、示波管和超声探头等组成。

虽然A型超声诊断现已不常应用，但这种最早出现的超声诊断技术在脑中线探测、眼球探测等方面还是有一定的临床意义的。在现代二维超声显像仪器中，在B型图像旁边设置的A型显示可以帮助医师对仪器进行调节，即STC(TGC)装置。

2. B型超声显像诊断技术原理　B型超声显像诊断技术是临床上最常用的诊断技术，它是在A型诊断技术上发展起来的，与A型超声诊断技术一样，都是应用超声反射回波原理，即向人体组织发射超声波，然后接收各层组织界面反射的回波进行信息处理和图像显示。但是与A型超声诊断技术不同的是：

(1)B型超声显像将A型超声的幅度调制改为亮度调制，即组织器官中某一部位的反射波越强，则图像中对应部位的亮度越亮，而不像A型超声那样用波形(幅度)显示。

(2)在B型超声显像中，与发射声束同步的时标是加在显示器的Y轴上的，同时显示器X轴上信息的取得需要靠声束在水平方向上的扫描。从而使组织器官切面上的超声信息能以二维分布的形式显示出来。因而B型超声显像所得到的是与声束传播方向平行的二维组织器官切面图像。

B型超声显像技术的工作原理与A型超声基本相同，主要是由超声探头、发射电路、高频放大电路、检波电路、视频放大电路、同步电路、时标电路、水平位置检测装置和显示器组成。

在B型超声显像诊断装置中，发射电路产生高频的电脉冲信号，控制超声探头产生相应的超声束。这些声束进入人体组织器官后，遇到声阻抗不同的界面就会产生回波。回波被超声探头接收后，经过高频放大器、检波器和视频放大器，最后加到显示器的Z轴，作为亮度调制。而显示器的Y轴则由与声束同步的时标电路控制。图像X轴方向的信息靠声束扫描获得，水平位置检测装置的作用是检测声束的水平位置，并控制显示器的X轴。这样显示器上便出现了二维超声切面图像。

要具体实现B型超声显像需要运用声束扫描和聚焦，超声显像诊断一般需要检测体内某一区域，因而必须进行声束扫描。声束扫描的方式主要有手动扫描、机械扫描与电子扫描。声束聚焦技术在超声显像诊断中有很大意义。在超声显像中通过聚焦可以解决声束在远场的扩散问题，从而提高图像分辨能力。在实现B型超声显像中还需运用信号放大、增益补偿、数字化和图像处理。

3. M型超声技术原理　M型超声诊断技术与B型超声诊断技术一样，都是亮度调制型，不同的是B型超声技术是利用声束扫描产生声束切面的图像，而在M型中，X轴上的信息不是探头水平的信息，而是与时间成线性关系的慢变化信号，进而显示运动器官（心脏）的运动状况。

M 型产生诊断技术也是利用超声波的回波原理，与 A 型超声诊断仪一样，主要由发射电路、高频放大电路、检波电路、视频放大电路、时间同步电路、时标电路、显示器、超声探头和慢变化时间信号电路等组成。

在 M 型超声诊断仪中，发射电路产生的高频电脉冲控制探头产生超声束，这些声束在人体组织器官中，遇到声阻抗不同的界面产生反射回波。回波被探头接收后，经过高频放大器、检波器和视频放大器，最后加到显示器的 Z 轴作为亮度调制。显示器的 Y 轴则由与声束同步的时标电路控制。这些与 B 型超声技术的工作原理基本相同。不同的是图像 X 轴方向的信息不是靠声束的扫描获得的，而是通过慢变化的帧扫描获得的以秒为单位的时间轴，显示脏器随时间运动的状况。这种诊断技术适用于运动器官的观察，常用于心脏疾病的诊断，也称为 M 型超声心动图。

七、超声诊断系统设备

A 型超声诊断仪的出现至今有 50 余年的历史，其后相继出现 M 型、B 型、D 型、CMF 型、C 型和 3D 型系统。各种类型的超声显像诊断仪在临床应用的范围日益广泛。目前我国拥有 30 多万台各类超声显像诊断仪。普及程度已超过 X 线诊断装置。目前 B 型超声显像已成为超声显像诊断的最基本技术，应用最为广泛。其成像技术先后经历了模拟、模拟/数字混合和全数字技术三个阶段。1990 年代以来，由于超高密度（192、256 振元）、超宽频（5MHz 以上）探头的发展，采用现代计算机技术和图像处理技术，已能产生高质量的声束（极高的组织细微分辨力），获取超宽频信号和细微变化的信息。高质量图像不仅提供了良好的空间分辨和对比分辨能力，而且提高了十分重要的组织鉴别能力，加强了超声诊断效果。C 型超声诊断仪很早出现，但直至 20 世纪 80 年代末才在临床应用。真正的发展是在 20 世纪 90 年代和三维（3D）超声结合在一起，才引起临床的重视，为医师提供更为丰富而详尽的解剖信息。

多普勒技术提供了人体血流及其动力学信息。20 世纪 80 年代和 B 超结合在一起组成双功系统，同时提供解剖学和血流信息，有利地促进超声诊断技术的发展。其后出现的彩色血流显像便成为三功能超声诊断系统，并首先应用在心脏和大血管的检查。20 世纪 90 年代随着高敏感度彩色多普勒血流显像（慢速血流）超声显像诊断装置的问世，大大扩展了彩色多普勒血流的应用范围，全身血流均可检测。

三维超声显像技术可包括两种，一种是静态三维超声显像（static three dimensional imaging），另一种是动态三维超声显像（dynamic three dimensional imaging），目前动态三维显像主要是应用计算机实现三维显像后，再以较高的帧频速度回放，显示为实时（real-time）的图像。实际上这并不是真正的三维显像，最新的三维显像技术是用特制的超声探头和计算机来实现直接的三维显像，而不是经过二维超声切面图像的采集，再用计算机技术把二维图像进行三维图像的重建，这才是具有真正意义的四维超声显像（four dimensional imaging）或实时三维超声显像。

八、超声多普勒技术

多普勒现象是1842年奥地利学者C. DOPPLER首先发现的一种自然界中广泛存在的现象，它是指当反射器与接收器发生相对运动时，接收到的频率与发生频率不同，即存在频移。人们通过检测频移，依据多普勒方程计算出两者之间相对运动的速度。这一技术称为多普勒技术。

超声多普勒检查是利用超声多普勒效应来观察心脏和血管内血流状态、方向、速度和流量，进而诊断血管疾病。其成像原理为，探头接收运动红细胞产生的向后散射信号而产生的超声血流回声。早期应用连续多普勒诊断仪检查，因不能选择检测目标，应用范围受到很大限制。20世纪80年代多普勒技术与实时超声显像结合(双功能Duplex)及快速傅利叶变换(FFT)技术的应用，可选择取样部位的血流频谱，这就是脉冲多普勒技术。它能取得以往只能用侵入性方法才能获得的心脏血管结构与血流动力学信息。其后脉冲多普勒技术和连续多普勒技术的联合应用，进一步提高了血流测定的准确性。彩色多普勒血流显像还能进一步获得人体血流的直观图像，是超声显像诊断的重大进展。其将超声显像诊断从解剖形态学诊断上升至形态-血流动力学功能联合诊断，诊断显像大大丰富，不但能提供解剖形态学图像，还能从血流动力学功能角度反映人体组织器官的生理和病理状况。1983年最早开始将彩色多普勒血流显像用于心脏疾病的诊断，近年来随着彩色多普勒血流显像技术的迅速发展，已经用于全身各个脏器血管的血流显像诊断。

彩色多普勒血流显像是一种应用多普勒技术原理，在二维切面显像和M型超声心动图基础上，用彩色实时显示血流的方向和相对速度，提供心脏和血管内血流的时间和空间信息的多普勒诊断技术。目前大多数彩色多普勒血流显像超声诊断仪，一般由运动目标显示器、自相关器、彩色编码及显示器等主要部分组成。人体组织器官和心脏血管血流的反射信号经结构分析和血流分析处理后，可在荧光屏上显现黑白的实时二维超声切面声像图上叠加彩色实时血流显像。彩色多普勒血流显像显示有：

(1)色强显示(流向显示)，以红蓝两种颜色表示迎向或背离探头的两种血流方向，颜色深浅表示平均血流速度。

(2)色彩显示(血流速度增加显示)，在色彩显示血流方向的基础上，以色彩亮度深浅反映血流速度。

(3)色差显示(湍流显示)，在色强显示基础上，掺和绿色表示平均血流速度差值，用于显示湍流。

高敏感度彩色血流显像(慢速血流)在很大程度上开拓了彩色多普勒血流显像的应用范围，已应用在临床各科疾病的诊断方面，为解决好检测快速血流和慢速血流的矛盾，在技术上采用了最大拟然法(maximum likelihood method, MLM)和最大熵法(maximum entropy method, MEM)。为了解决对组织运动的评价，新近发展了一种组织多普勒显像，并利用高频技术四重信号处理(quad signal proccessing, QSP)，可以提供组织运动速度和方向的信息，即它是从运动的心肌中采集多普勒频移信息，删除血流信息，用彩色多普勒编码心肌的运动，并可采用速度方式、加速度方式和能量方式，对快速检测和评价心肌灌注、心肌收缩舒张功能等特提供重要信息。

近年出现了一种利用运动粒子后散射回声能量的不同，在二维图像上利用颜色显示血管的彩色血管显像技术，称为能量图(power imaging)，也称超声造影(ultrasound angio)或彩色多普勒能量图像(color Doppler power imaging,CDPI)。彩色多普勒能量图像以多普勒信号的强度(振幅)为信息来源，以强度的平方值表示其能量而得到能量曲线(能量频率曲线)。该曲线有以下性质。

(1)呈高斯分布，峰位于平均频移位置。

(2)曲线形态表示取样范围内红细胞频移分布范围，受频移波动(variance)的影响。

(3)曲线下面积表示取样区域内红细胞多普勒散射能量的总和，与局部红细胞总数相关。

(4)声束入射角(Q)的改变，只改变该曲线形态但曲线下面为一定值，不受Q角影响。

CDPI将多普勒能量曲线下面积进行彩色编码，形成一幅二维彩色血流显像并叠加到二维断层图像上，因而从另一角度描述了体内血流状态。基于CDPI的原理，使之与彩色多普勒血流显像(color Doppler flow imaging,CDFI)相比，存在以下特点：

(1)提高了新的信息。CDPI中彩色表示血流的存在，彩色亮度表示多普勒散射能量的大小，即取样区域内红细胞数目。

(2)相对不依赖Q角的变化。Q角只改变能量曲线的形状，而作为CDPI彩色编码依据的曲线下面积为一定值，不受Q角影响。

(3)提高了信噪比。这是因为能量曲线下面积明显大于多普勒噪声线下面积，故CDPI可明显提高检测血流的敏感性，尤其有利于显示低流量、低流速血流。

(4)无混叠现象。CDFI所显示的平均频移大于PRF/2时，血流显示出现混叠。而CDPI不受平均频移的影响，只与能量曲线下面积有关。

(5) CDPI信号可覆盖平均频移为0的区域，此区域在CDFI无彩色信号。因红细胞运动方向不定，某一取样区域内红细胞平均频移为0时，红细胞能量不为0，故CDPI可显示。

(6)CDPI不显示血流方向及速度的信息。

(7)人体心脏搏动和呼吸运动对CDPI可造成闪烁伪像。

CDPI在显示肾皮质血流、阴囊病变的血流变化、卵巢的细小血管、胎盘内的细小血管、肌肉骨骼系统感染性病变局部灌流改变，以及准确描述动脉狭窄程度等方面，均优于CDFI。Allen等的研究表明，CDPI能提高诊断动脉狭窄的敏感性和特异性。CDPI还用于超声造影剂应用效果的评价。Bums等应用超声造影剂增强能量多普勒效应，使得在抑制闪烁伪像的同时，仍可以观察到细小血管。CDPI较CDFI能更敏感地显示细小血流而不受角度的影响，在临床实践中有着广泛的用途。其临床应用的广度和深度有待探索。

另外，最近又推出另一种彩色显像技术，即彩色速度显像/定量技术(color velocity imaging TM and quantification CVI TM/CVI - Q TM)时域CKI angio TM。超声血管造影技术能灵敏清晰显示不同方向的低速血流，并能清楚显示各级血管结构。CVI - Q TM彩色速度显像定量技术能准确测量出瞬间和平均血流容积速度并可同时测量血管直径。晚近又新研制出能量加方向的彩色显像技术，既能敏感显示细小血流又不受角度影响，还能定量检测血流速度等参数。

九、超声显像技术的安全性

前文已经讨论了超声波对人体组织的作用，即生物学效应。这种生物学效应能否在患者接受超声显像检查过程中或检查后的一段时间内对人体产生不良反应或者伤害，即超声显像技术的安全性。这是超声医师和患者十分关心的问题。

超声波是一种振动波，为一种机械性振动，属机械能，其在弹性介质中，如人体内的传播是一种能量的传播。作为一种能量，当达到一定剂量的超声波在人体内传播时，其对人体产生的作用可能会引起人体组织的某些变化，这就是超声生物学效应。随着超声显像技术的发展和其在临床医学的广泛应用，有关超声生物学效应的研究引起了超声界的关注。许多学者在动物体内就超声生物学效应问题进行了多层次深入研究，包括哺乳动物整体的超声生物学效应、组织与器官的超声生物学效应，以及细胞和生物大分子水平的超声生物学效应等许多方面系统的定性和定量研究，从而产生了超声剂量学。

超声剂量学的主要内容是超声声强(acoustic intensity)。超声辐射剂量是超声强度和辐照时间的乘积，所以考虑超声强度时，必须注意它的时间与空间特性。超声显像技术的超声为医用脉冲式超声，其有 4 种超声声强：①空间平均时间平均声强(SATAL)；②空间平均时间峰值声强(SATPI)；③空间峰值时间平均声强(SPTAI)；④空间峰值时间峰值声强(SPTPI)。其中以空间峰值时间平均声强在生物学效应中最为重要。

超声显像技术安全性问题的提出是在该项技术发展的早期。1977 年 W. Nyborg 对有关超声波引起哺乳动物组织生物学效应的报告进行总结分析后，提出了声强与时间关系的安全剂量关系的曲线，在安全剂量以下，超声波对人体组织不会产生可觉察到的生物学效应。1978 年美国超声学会生物效应委员会提出：只要空间峰值时间平均声强＜100mW/cm^{2}就不会对人体产生明显的有损的生物学效应。此后多年国际上多采用此数值作为超声显像技术安全的剂量标准，但近年来有报道指出，在临床超声显像检查中，即使应用此项安全的剂量标准，仍可使细胞分裂时姊妹染色体互换率增加及血小板计数增加，并长出伪足，使红细胞膜抗原松解及氧结合率下降。在妇产科的应用中，虽然大多数国内外文献及流行病学调查均未有对胚胎有影响的报道，但也有胎儿出生体重减低及儿童诵读困难等的报道。WHO 也发表了有关超声生物学效应的观点，特别强调指出，为商业目的研究和试验超声显像技术时，不应用于人体特别是孕妇。超声诊断仪的输出强度应以能获得良好的图像质量的尽可能低的强度为标准。在人体组织中对超声波敏感的组织器官有中枢神经系统、视网膜、视神经、生殖腺、早孕期胚芽及孕 3 个月内胎儿、胎儿颅脑、胎心等。对以上脏器行超声显像检查时，每一切面的观察时间不应超过 1min，可做切面往返检查，使进入的超声波能量平均下降。对先前有疑问的切面可在 2～3min 再行检查，时间仍以不超过 1min 为宜。需注意的是彩色多普勒血流显像比二维超声显像所产生的 SPTAI 要大许多，例如二维超声显像探头发射 SPTAI 在 100mW/cm^{2}时，在做彩色多普勒血流显像时 SPTAI 可达到 600～800mW/cm^2，而做频谱多普勒检查时 SPTAI 可超过 1 000mW/cm^2。因此，做超声检查时要求超声医师不断提高诊断水平，熟悉仪器操作技术，缩短扫查时间，选用低度探头输出能量，特别是对超声敏感的部位更应注意，这样可使人体组织的平均声能量下降，避免其可能的影响。总之，正确控制超声功率及辐照时间，超声医师不断提高操作技术和诊断能力，超声显像技术的应用是安全的。

（富　玮　王亚宁　富　亮）

第3章 超声诊断仪的种类和调试
Chapter 3

超声显像诊断技术现已广泛应用在外科、心血管、肿瘤、消化、眼科和妇产科等疾病的诊断。近年来，一方面超声显像诊断仪的发展不断开拓着临床各种新的应用领域，另一方面随着超声显像诊断经验的积累和对超声显像仪器性能的认识，医师对超声显像诊断仪的质量和功能又经常提出各种改进的要求和建议，这样，不仅促进超声显像诊断水平不断提高，而且促使其应用范围日益深入广泛，从而亦促进超声显像诊断质量不断提高。

20 世纪 80 年代初期使用的静态超声显像诊断仪的主要优点是可获得较大范围的超声显像断层图像。图像质量较早期实时超声显像诊断仪为佳，缺点是操作复杂，成像速度缓慢，而且不能对活动器官进行实时扫查。20 世纪 80 年代中期生产的实时超声显像诊断仪的优点是实时成像可观察活动器官和进行超声导向穿刺。其操作简便、节省时间、能尽快诊断，并且诊断装置体积小、可移动、便于床边检查。设备价格相对较低，适于普及。由于超声医师操作技术的提高和实时超声显像诊断仪的空间分辨力、对比分辨力和组织细微分辨鉴别能力的改进，实时超声图像质量有了明显进步，实时超声显像诊断仪现已广泛应用于临床。

一、超声诊断仪的种类

1. *复合扫查超声显像诊断仪* 目前有手动复合扫查和自动机械式复合扫查两种，均为早期产品。前者有美国生产的 TECHNICAREEDP1200 等机型。这种仪器可以得到躯干任何部位切面图，适用于对躯干巨大肿块和器官的扫查，但仪器价格昂贵、检查费时。自动机械复合扫查仪以澳大利亚的 OCTOSON 为代表。用 8 个单探头安装在水箱中，由计算机控制做复合扫查，其造价昂贵，不易推广。以上两种复合扫查仪现已不再使用。

2. *线阵超声显像诊断仪* 线阵超声显像诊断仪是超声显像检查中应用最普遍的一种机型。其特点是制造工艺相对简单，图像质量较好，价格较低。图像从浅至深为一宽大显示区。所以线阵超声显像诊断仪既可检查体内深层病灶，又可显示身体浅层结构。其缺点是由于探头较大，有时与体表不能完全接触，影响图像质量，某些部位甚至显示不清（改变手法、方向和方位，有可能部分解决此种困难）。

3. *扇形超声显像诊断仪* 根据探头的不同，这类超声显像诊断仪分为机械式和电子式。

电子式多为相控阵，是一种线列振元多晶片探头，采用延迟线，使声束方向偏转。做扇形扫查，一般为64振元，最多达128振元。机械式扇扫探头有摆动型和转动型两种。摆动型又分换能器(探头)摆动和反声镜摆动两种。机械式扇形扫查仪的优点是造价低，缺点是每个探头的焦点固定，不能随意调节，焦点以外横向分辨力差。近年有用环形相控阵探头替代单晶片探头，用于机械式扇形扫查的仪器，使焦点连续可变。扇形超声显像诊断仪的特点是探头与人体接触面小，深部视野广阔，便于通过较小的声窗探测深部脏器和结构，但身体浅层显示较差。适于做心脏、腹部、妇产科疾病的检查。

4. *凸阵超声显像诊断仪* 此为线阵晶片探头的一种变化。振元作凸弧形排列，可有不同曲率半径。声束随凸起的弧度做扇面扫查，兼有线阵与相控阵扫查两者的优点。但开角不如相控阵。它的近场范围和图像质量均优于扇扫探头，远场范围也大于线阵探头。而且凸阵探头比机械式扇扫探头使用寿命长，与相控阵扇形探头相比，造价较低，因此很受超声医师的欢迎。

5. *体腔内超声显像诊断仪* 体腔超声探头包括直接插入消化道、膀胱、阴道及子宫腔进行超声检查的探头，或与内镜或经皮穿刺导管组合制作的特殊探头。这种探头比普通探头小的多，近年已有血管内超声探头应用于临床，并获得高质量的超声显像图像。进行体腔内超声扫描，明显缩短了超声探头与靶器官之间的距离，避免了腹腔脂肪、肠腔气体和骨骼对超声波的影响和干扰。另外，采用高频探头可以获得分辨力更高的超声显像图像。体腔内超声显像诊断具备内镜和超声显像的双重功能，即通过内镜即可直接观察管腔黏膜表面的病变、形态，又可进行超声扫描，获得管壁各层组织结构及周围邻近器官的超声影像，扩大了内镜的诊断范围，弥补两者的不足，提高了内镜和超声显像诊断的能力和水平。体腔超声显像扫描的基本方式包括：机型扇形扫描、电子线阵和凸阵扫描，或将这几种方式进行不同组合，以实现多种方式的扫查。

6. *超声显像诊断仪的穿刺装置* 超声显像导向经皮穿刺的目标是病变组织。为了准确、快速选择最佳穿刺路线和皮肤穿刺进针点，这种装置最好有穿刺引导线的功能。穿刺时开启导线功能键，便可显示出带有穿刺导线的声像图。最常用的是线阵专用穿刺探头，这种探头设置楔形间隙以供穿刺针进退。扇形探头引导穿刺时，需安装穿刺导向支架，用于固定穿刺针，其穿刺角度在15°～40°可调。

超声引导自动组织学活检近年来有很大进展。自动活检装置(快速穿刺枪)与超声引导相结合，先后用于经皮、肝、肾和脾的检查。其后又有经直肠在超声引导下对前列腺进行自动活检和应用于乳腺、甲状腺和腹部多种病变的穿刺活检。

7. *多普勒超声显像诊断装置* 多普勒超声显像有两种方式，即频谱多普勒显像和彩色多普勒显像，后者亦称彩色多普勒血流显像(color Doppler flow imaging，CDFI)。近年又推出一种新的彩色多普勒血流显示方式——能量显示法，又称彩色多普勒能量显像(color Doppler power imaging，CDPI)。此方法目前已开始应用于临床。

频谱多普勒分为连续波多普勒(CW)和脉冲多普勒(PW)，前者又分非方向性和方向性连续型多普勒。非方向性连续多普勒不能提供目标运动界面运动方向的信息，为早期多普勒超声显像诊断仪，主要用于监测胎儿血流。此后由于电子技术的进步，生产出方向性连续多普勒超声显像诊断仪，采用信号处理技术可提供目标运动界面运动的方向和速度信息。但因无距离选通能力，缺乏距离分辨能力。其后又生产出距离选通脉冲多普勒显像诊断仪，多普勒频移信号随时间变化的特征，用曲线或频谱形式予以显示。这种装置与断层超声显像、M型超声心动图和心电图技术相结合，使二维或M型与多普勒频移曲线、心电图同步显示，这样就可以方便、准确地选择多普勒频移信号取样点，并可解释信号变化与时相的关系。以后又发展了多点选通多普勒控制技术，此类超声显像仪多用于心脏检查和大血管的血流检测。

彩色多普勒显像诊断仪是在多点选通式多普勒技术上发展起来的一种新型多普勒超声显像诊断装置。基本工作原理是超声波进入人体后的回波振幅信号和频移信号同步被换能器接收和识别。其振幅信号建立二维黑白断层图像，频移信号主要采用实时频谱分析技术，自相关技术和彩色编码技术处理，使多普勒信号转变成彩色信号，并与二维黑白声像图叠加，实现彩色血流显像，称为双功彩色多普勒显像诊断仪，使体外观察和评价血管内腔及实时血流状态成为现实。早期产品仅能检测心脏和大血管的高速血流，随着电子计算机技术的发展并引入超声系统，使多普勒信号的提取、分析和显示方式不断获得改进。对低速血流多普勒频移信号的检测敏感性已大为提高，从而可以对小到1mm直径的动、静脉的慢速血流实现彩色多普勒显像。新近推出的彩色多普勒能量显像较CDFI能更敏感地显示细小血流并不受角度的影响，在临床工作中有着广泛的用途。

8. *超声显像诊断仪的安装* 由超声波载回的信息，最终以图像的形式显示给医师并被其视觉所接受，图像内应包含尽可能多的有价值的诊断信息，这要取决于许多因素。如超声显像诊断仪的品质、性能、仪器调试、医师技能、检查手法及记录技术等。在仪器使用前应详尽阅读使用手册（operationmanual），了解仪器的结构、性能、安装要求、熟悉操作步骤和使用注意事项。

（1）仪器安装的环境要求：超声显像诊断仪尤其是高档彩色电脑超声显像诊断仪是一种价格较贵的高级设备。安装机器对环境有一定的要求。

①室温：仪器工作环境温度为10～40℃，最佳工作温度为22～27℃，因此，室内冬天要有供暖设备，夏天应开启空调，以保持合适室温。

②湿度：要求相对湿度要在30％～90％。湿度太大会使仪器受潮，易发生短路损坏电子元器件。若环境湿度过大，应使用去湿机降低房间湿度后再开机工作。

③避散开电磁信号干扰：仪器安装及供电线路应尽量避开电磁信号干扰，不宜与理疗机、CT等放射诊断机器距离太近，超声室应远离理疗科、放射科，甚至楼上楼下为邻也不相宜。

④防尘：超声室要清洁防尘，并防有害气体对仪器的损害。

⑤采光：超声室应设置遮光窗帘，光线宜暗，防止强光（阳光、日光灯等）照射荧光屏。强光照射荧光屏会干扰超声医师观看图像，另外，也易使荧光屏粉老化而影响图像质量。

（2）电源：首先应了解供电状况、城市电压是否稳定。在开启机器电源开关（POWER）之前，要核对超声仪和记录装置的电源是否与供电电压相符。国内供电电压AC220V，有的超声仪的电源电压是110V，必须将电源电压调至220V。为防止城市电压不稳，一般须配置性能良好可靠的交流稳压器，以保证仪器正常工作，避免损坏。稳压器的功率应大于超声仪的功率（3～5倍）。为保证安全，仪器应接地良好，使用时，稳压器应先开启，待电源电压稳定到AC220V后，再开启超声仪的电源开关。使用完毕，先关机，再关稳压器，切勿用稳压器开关代替主机关机。如关机后需即刻重新开机，间隔时间不得少于6s，以防瞬间反馈脉冲高压损坏主机。有部分超声仪的监视器与主机分开，或另接伪彩装置，须先打开主机后，再启动监视器及伪彩装置。

二、超声诊断仪的调试

1. 监视器调试　欲获得一幅有诊断价值的优质图像,需要各种条件。其中超声显像诊断仪监视的调试非常重要。在开启主机和监视器电源后,屏幕上即可显示初始图像。调试前先检查灰标带是否完全,并将后处理置于线性状态。监视器的对比度(contrast)和亮度(bright)均随意可调,至满意为止。调试监视器使之合适即使其能充分反映主机所提供的各种诊断信息,又能为诊断医师的视觉所接受。调试时以灰标为标准,使最低灰阶呈黑色隐约可见。最高灰阶呈白色字符亮度又不过亮,调节至各级灰阶丰富和均能显示。

2. 灵敏度调试　灵敏度是指超声显像诊断仪检出和显示界面反射的能力。由总增益(gain)、近场抑制(nearsuppresion)和远程补偿(farcompensation)或深度增益补偿(DGC)组成。总增益是用来调节超声诊断仪对接收信号的电压、电流或功率的放大倍数,总增益的高低直接影响图像的显示,其调试甚为重要。一般选正常成人肝脏作调试模型,做肋下斜切显示含有中肝静脉和右肝静脉的右肝实时图像,调节总增益,使图像中场(4～7cm 区域)肝实质回声强度尽量近灰标中段所显示的灰度(图 3-2-1)。深度增益补偿(DGC)又称时间增益补偿(TGC)、灵敏度时间调节(STC)。由于入射超声波在人体内传播过程中距离增加而减弱,所以一般近场信号强,远场信号弱。为了获得一幅深浅均匀一致的图像,必须进行近场抑止和远场补偿。各种超声仪一般采用两种补偿形式:分区调节型(斜率控制型)和分段调节型(距离控制型)。其目的都是使近场(浅层组织)和远场(深层组织)的回声都接近中场灰度,即获得一幅从浅至深灰度均匀一致的图像,这样便于医师的判读和诊断。如深度补偿(DGC)调节不当,将会影响图像质量。还应注意的是使用 16 灰阶超声仪时,水、胆汁为清晰无回声,但在高灰阶(64 灰阶以上)装置,水和胆汁的无回声区会有细点状低回声,这是由于扩大了动态范围使水和胆汁中的微小界面得以显示。如果除去这些点状回声,应调整动态范围,不宜降低总增益,以免损失诊断信息(图 3-2-2)。

3. 动态范围的调节　动态范围(用 DB 表示)是指超声显像诊断仪的放大器能放大最低至最高回声信号的范围。在图像上表示在最低限度以下的回声信号不显示,超过最高限度的回声信号也不再增辉。现在一般超声显像诊断仪最强与最低回声信号的动态范围在 60dB。ACUSONSEQUOIA 电脑超声仪可达 110dB。调节动态范围目的是对有重要诊断价值的回声信号给以充分扩展显示,对非重要的诊断信号则予以压缩或删除。动态范围应根据诊断的需要随意可调。合适的动态范围选择既要保证病灶内部低弱回声信号的显示,又要保证病灶边界、强回声的突出。一般腹部超声诊断所需动态范围是 50～55dB。但对病变组织进行仔细全面观察分析时可选用大动态范围并降低图像反差以丰富声像图显示的诊断信息量(图 3-2-3)。

4. 束聚焦功能的调节　经过聚焦的声束扫查人体组织,可以提高超声对聚焦区域(病灶)细微结构的分辨力,并可减少超声伪像的产生,从而提高图像质量。目前,超声聚焦主要采用实时动态电子聚焦与可变孔径、声透镜和凹面晶体等技术的组合,使得超声波的反射与接收无论在近、中、远场都能实现全程高度聚焦。对有分段聚焦选择功能的超声诊断仪,其聚焦深度可以由医师在操作中随时调控。

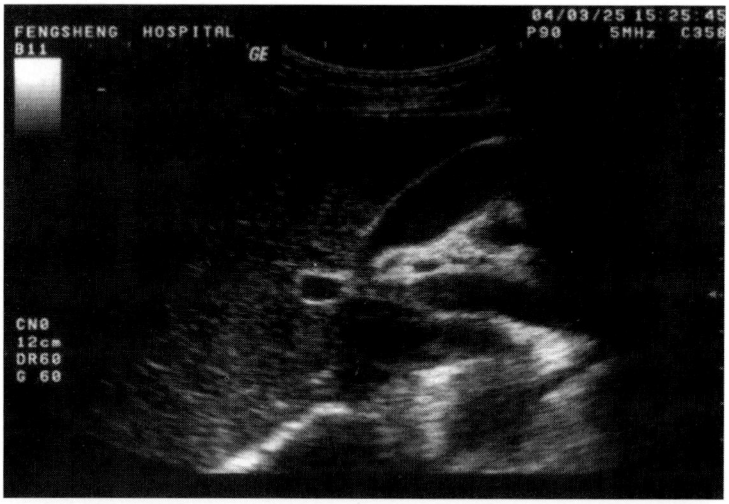

a. 增益过小

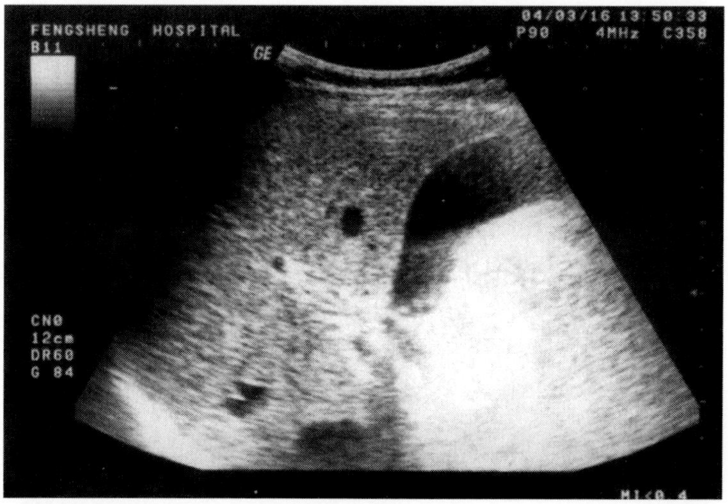

b. 增益过大

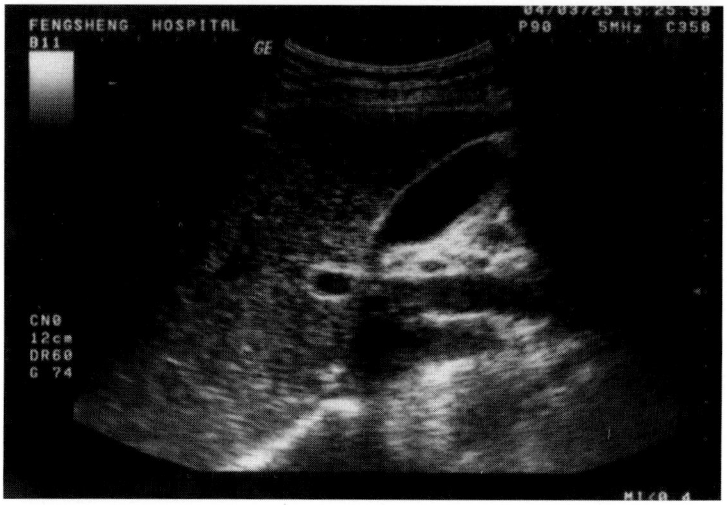

c. 增益适当

图 3-2-1 增益的调节

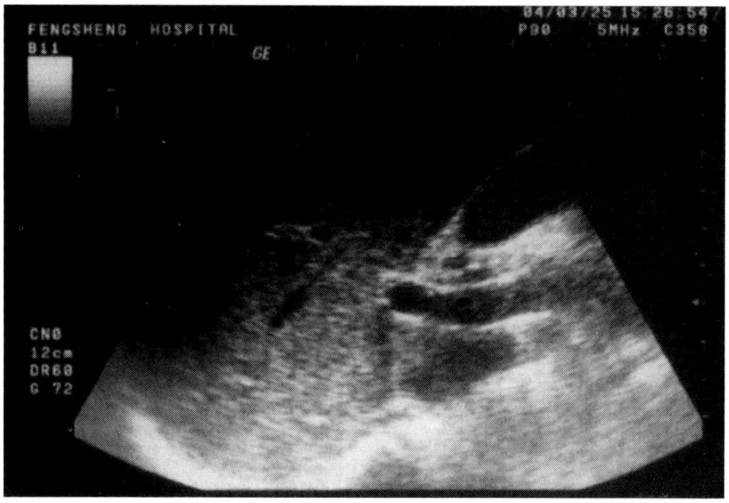

a. 近场抑制过大

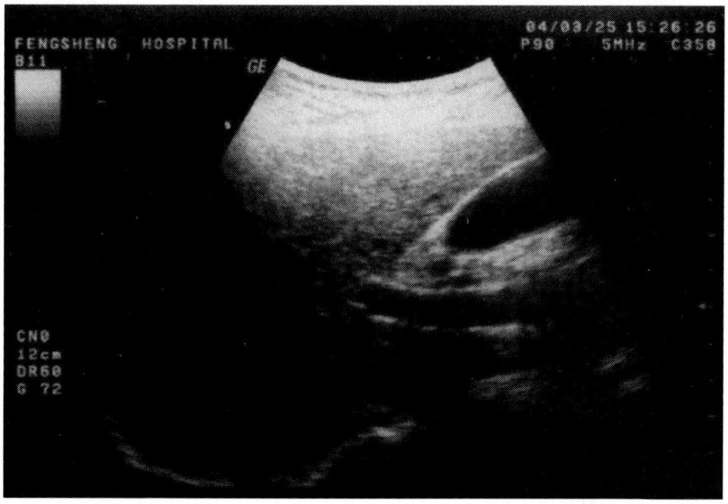

b. 远场补偿不足

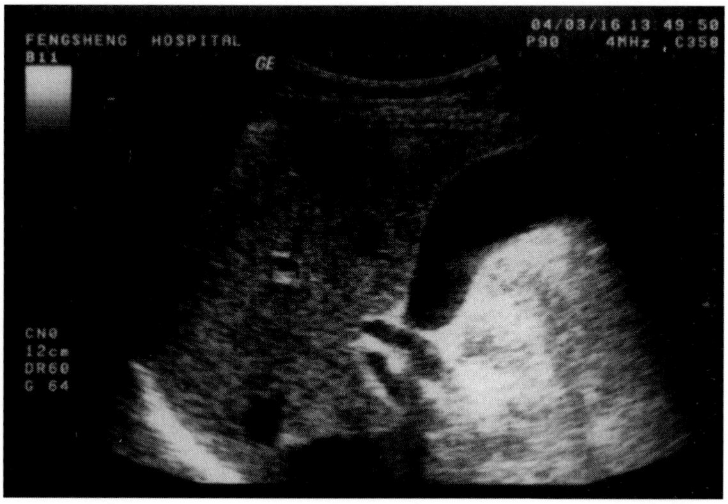

c. 深度增益补偿适当

图 3-2-2 深度增益补偿调节

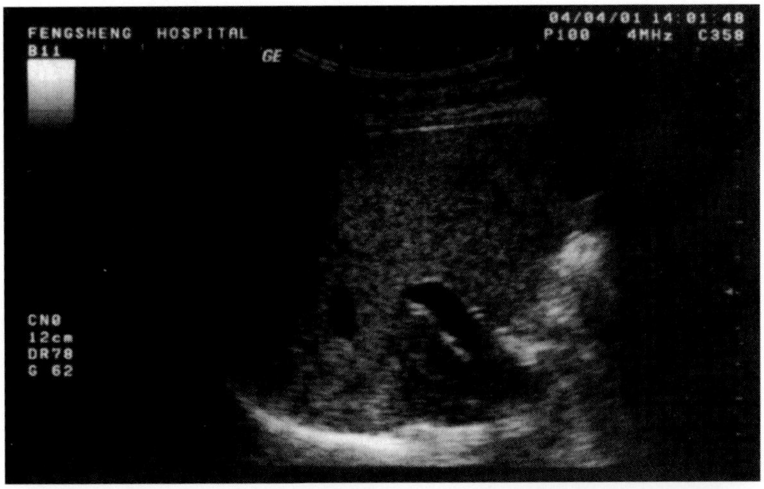

a. 动态范围过大

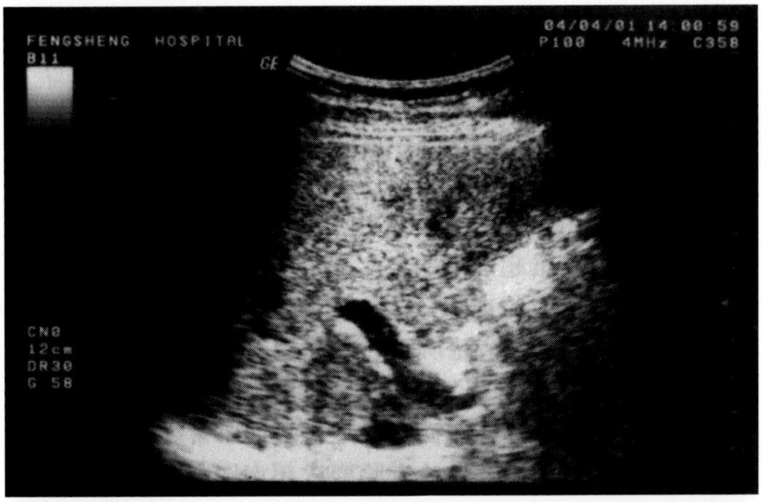

b. 动态范围过小

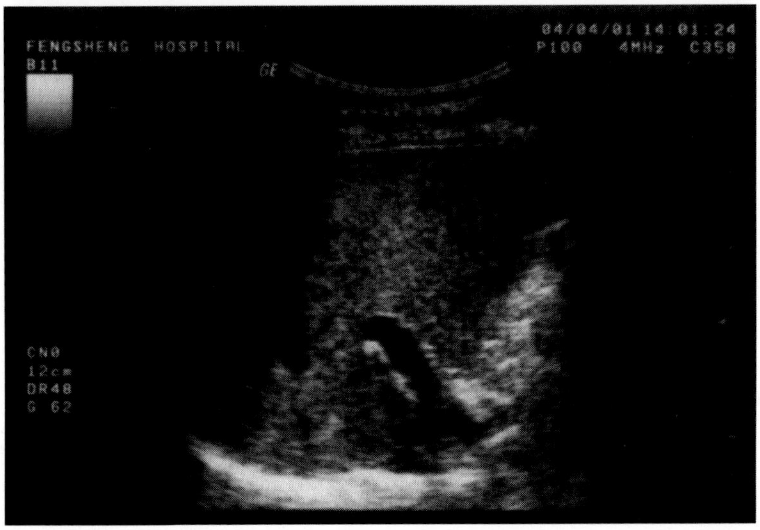

c. 动态范围适当

图 3-2-3　动态范围调节

5. *超声能量输出调节* 调节发射超声波的输出能量使之有足够的、合适的穿透力通过人体组织是获得高质量图像的方法之一。加大能量输出可使脉冲回声总增益提高。输出能量的单位是分贝(dB)、OdB 表示输出能量最大。－15dB 表示输出能量最小,(亦有用百分比表示)。操作时,对成年尤其肥胖者输出能量要大,对眼、睾丸等表浅器官,儿童或胎儿输出能量宜小。只要所用超声能量足以显示出良好的图像以获取必要的诊断信息,在此前提下尽可能降低超声能量输出。

6. *图像处理调节* 为提高图像质量,可对原始图像进行加工处理,包括数字和模拟处理。超声显像诊断仪中,通常在数字扫描转换器的主存储器的前、后所进行的数字图像处理分别称为图像前处理和图像后处理。前处理(preprocessing):比较简单的前处理有轮廓突出和增强两种。轮廓突出(relief)又称边沿增强,可使图像的轮廓清晰。增强(enhancement)一般分三档,使图像的光点不同程度增强,可供选择。后处理(postprocessing):在超声显像诊断成像中,对数字扫描转换器主存储器中读出的数字图像信号进行各种加工处理。一般有像素亮度后处理、时间后处理、空间后处理等技术,来实现对已建图像回声信号亮度显示的再加强或再抑止的控制,以及对其做噪声抑止、平滑和边缘加强等处理,是改善和提高图像质量的一种有效方法。

7. *超声多普勒技术调试* 对于心脏、血管的全面评价,包括形态学(解剖)和血流动力学(功能)评价两方面。形态学检查可用二维超声断层来实现,功能评价须用超声多普勒技术进行。后者又包括频谱多普勒和彩色多普勒血流现象。在做血管超声检查时,一般先做实时二维超声显像,了解血管及相关器官的结构,显示清楚所关心血管的长轴断面,使用 CDFI 显示血流二维分布和异常血流后,再进行频谱多普勒检查,对病变血流动力学进行定量分析。在进行多普勒检查时,须进行多方位二维超声观察,选择距探头最近,而且血管纵轴与声束尽量平行的位置,以保证频谱分析的可靠性。对血管的多普勒检查除要求超声医师应掌握的解剖、病理和临床知识外,还应通晓多普勒技术原理,另外,还要熟悉仪器的使用和调节,以保证获得有价值而且准确的多普勒信息。

(1)频率选择:为了诊断质量,超声断层显像和多普勒检查所要求的探头频率存有差别,前者尽可能用高频探头,后者宜选择低频探头。为了最佳效果,可选用高频探头做二维断层图像,再用低频探头做多普勒检查。

(2)增益调节:多普勒增益的高低可影响血流彩色和频谱的显示。增益过高,同一信号出现双相(镜像,Mirror Image)和杂波。CDFI 亦出现彩带增宽失真或出现杂乱彩斑。增益过低则易使低速血流信号丢失,色彩过淡,甚至不能显示。调节原则是保证彩色和频谱显示清楚为准。减低增益,最大限度减少噪声信号。

(3)壁滤波调节:如果检查低速血流,在能够抑制血管壁运动的前提下,尽可能使用低滤波频谱(50 ～100Hz),以避免使较弱的低速血流频移信号被滤除。若检查高速血流则应使用高滤波频率。

(4)速度范围调节:在检查低速血流时,最大压缩范围,有利于低速血流彩色和频谱的显示,但会使高速血流信号出现混叠,所以在用多普勒检查不同部位、不同速度的血流时应随机调节速度范围。

(5)多普勒取样线或取样容积调节:使用多普勒时,应使取样线位于血管腔中心,并尽量使取样线(声束的方向)与血流方向平行。使用脉冲多普勒(PW)时,调节取样容积位于血管腔内，并根据血管走行方向和内径调节取样容积的宽度。增大其宽度，有利于提高信噪比，减少通过时间效应所引起的频谱增宽，但不能超过血管壁外。

(6)角度矫正：根据二维断层图像显示的血管方向与取样容积方向进行矫正，使二者方向趋向平行或<60°锐角。矫正不准或夹角过大，其血流速度检测则易出现误差。

(7)零线位移：调节零线位置可扩大速度检查范围。消除折返混叠伪像，应根据检测情况随机调节。

(8)脉冲重复频率：用于调节多普勒检查深度与最大检查速度之间的关系，在满足检查深度需要的前提下，尽量增加脉冲重复频率。

(9)彩色多普勒血流显像(CDFI)调节：CDFI 在本质上属于二维显示的脉冲多普勒。所以上述关于频谱多普勒检查原则和调试均适用于 CDFI 检查。其中彩色增益、速度范围、取样部位深度和角度等调节最为重要，以获取满意的 CDFI 图像和增加检测的可信程度。

（富 玮 王晓媛 郭 罨）

第4章 超声诊断技术新发展
Chapter 4

一、二维超声诊断

二维超声诊断技术(two-dimensional ultrasonography)是超声诊断方法中最基本的技术，也是各级医院日常超声诊断工作的主要内容。近年来由于高新电子技术和计算机技术的引入，超声诊断技术取得了迅速的发展。全数字化声束形成技术和信号处理技术的进展，在很大程度上提高了图像的分辨力，减少了斑点噪声，提高了信/噪比，以获取更弱的组织信号。在探头技术方面，由于采用了超高密度和超宽频带技术，以及高效能的匹配层和强吸收力的背材，从而大大消除了近场干扰，已能清楚显示表层 0～3mm 的组织结构。另一方面由于减少了能量损失，穿透性能增加，能使用较高频率的探头探测深部组织。各种不同类型探头的出现满足了临床不同检查的需要，尤其是超高频探头的应用(20～40MHz)，应用 20MHz 频率的体表探头可以进行皮肤厚度、层次和弹性测定。外径仅 2mm 的导管式管腔微型探头可做心脏冠状动脉、胆管及胰管内超声显像，最新发展有在体外利用磁场控制微型探头转动进行管腔内无线超声显像。还有利用多声束同时接收以提高帧频的方法也取得了良好效果。以上这些新技术的应用已使二维图像的细致分辨力、图像均匀性及对比清晰度等有了显著提高，从而提高了临床诊断水平及扩大了应用范围。

二、双功能多普勒超声及彩色多普勒血流显像诊断

双功能多普勒超声(duplex Doppler ultrasound)诊断技术的发展可以实时提供解剖学形态结构和血流动力学信息。脉冲多普勒和连续多普勒技术提供的是一维血流信息和参数。CDFI 能实时进行二维血流显像，可直观地显示血管形态和血流方向、流速及血流性质。在 CDFI 彩色图像显示下，可同时以频谱方式记录血流信号，测定血流参数。彩色多普勒血流显像已广泛应用于心脏和血管疾病的诊断。近年来发展的一种彩色多普勒血流会聚法(proximal flow convergence method)，主要应用于检查心脏瓣膜狭窄、反流和心内分流病变和定量评估，显示了明显的优越性。数字化彩色多普勒血流显像的应用为研究心脏和血管解剖上的

血流速度分布提供了新的方法。由于彩色多普勒血流显像对低速血流检测能力的改进,已能显示最低 2～3mm/s 的流速和 0.2mm 直径的血管,因而对全身(包括内脏)小血管病变和肿瘤血供特点的研究也有了新的发展,揭示一些病变机制。除常规的彩色多普勒血流显像外,晚近又研制成功了一种新的彩色多普勒血流能量图(color Doppler energy, CDE)。其显示的参数不是速度而是红细胞能量信号。其克服了常规 CDFI 显示中对探测角度的依赖性,也不产生 Alias 伪像,且血流显示的灵敏度较 CDFI 高 3～5 倍,因此有助于低速血流的显示(如肾皮质血流灌注)。因其不依赖角度,故对血管的显示连续性好,特别是微小血管和盘曲纡回的血管亦能显示完整的血管床或血管树。新近问世的彩色多普勒速度能量图(convergent color Doppler,CCD),在提供彩色多普勒能量图的敏感度的同时,也提供了一般彩色多普勒血流显像所具有的方向和血流速度方面的信息,具有更好的临床应用价值。

彩色多普勒系统中另有一重要新技术发展:心脏运动速度的彩色多普勒显像,即组织多普勒显像。用彩色多普勒血流显像技术可以显示心肌的活动,即室壁成像,其他低频运动的组织如主动脉壁、心瓣膜等,都可以用彩色多普勒技术显像,这就是多普勒组织显像技术(Doppler tissue imaging,DTI 或称为 tissue Doppler imaging, TDI)。这是由英国 Edinburgh 大学的 Sutherland 和 McDicken 两位研究者于 1992 年首先报道的。心脏腔内血流和心肌收缩运动的差别是:血流速度快(10～100cm/s),心肌收缩舒张运动速度慢(≤10cm/s),血液流动的振幅(功率、能量)低,而心肌收缩舒张运动时的振幅高。

彩色多普勒技术就是依据这两方面的差别,采取如下一些技术措施,达到彩色多普勒组织显像。

(1)设置多普勒信号振幅阈值,减少全程增益,在此阈值以上的多普勒信号,被认为是组织(心肌)的运动信号。

(2)设置高通与低通滤波器,高通滤波器去除血流高速流动的多普勒信号,低通滤波器则提取组织(心肌)低速运动的多普勒信号。

(3)采用提高帧频的技术,使帧频在 25 帧以上,最高可达到 100 帧,以较高的速度分辨力(0.02m/s)即可实时显示室壁心肌运动。

彩色多普勒组织显像可采用速度方式、加速度方式和能量方式图显示。对快速检测和评估心肌的灌注和活性、传导及心肌收缩和舒张功能均能提供重要信息。应用二维 DTI 和 M 型 DTI 能有效地对室壁节段运动异常进行定性和定量分析,还可用于预激综合征的旁道定位和负荷超声心动图的研究。

三、腔内超声诊断

腔内超声(endoluminal ultrasound)诊断包括经食管心脏超声、经直肠超声、经阴道超声和胃十二指肠镜超声诊断。应用范围较为广泛,越来越受到临床的重视。近年来随着高频微型探头研制成功,管腔内超声更有了进一步发展。一种微小带导管的超声探头,不仅在血管腔内应用,还可用于非血管腔内诊断。导管式微型探头的频率一般为 20～40MHz,外径仅 2 mm。20MHz 频率探头的扫查深度为 2cm。利用微小超声探头,可以直接进入尿道进行扫查而不用扩张尿道,可以显示尿道内斑块、憩室、肿瘤及其侵犯的范围。还可在膀胱镜指引下,将导管探头插入输尿管内显示结石嵌顿的准确部位。腔内超声无论在诊断和治疗方面都将能起到重要作用。

四、超声造影诊断

超声造影(contrast-enhanced ultrasound)诊断随着各种新型经周围静脉途径注射超声造影剂的研制成功,其应用前景越来越广泛。如SHU-508系半乳糖微粒混悬液(乳浊液)注入人体后自行气化,变为许多微小气泡。微粒平均直径为4～8μm,小于血液红细胞(<10μm),经静脉注射后能够自由通过肺毛细血管。在动物实验中能显示到肿瘤血管,其能明确加强彩色多普勒血流信号和频谱多普勒信号。目前这种SHU-508造影剂已逐步过渡到临床试用阶段。另一类新型造影剂(carisomes)经静脉注射后,能被肝、脾、淋巴结的网状内皮系统摄取,实质器官的正常组织摄取了造影剂使正常组织成像对比增强,而肿瘤组织因未能摄取造影剂形成边界清楚的负性区,在实验研究中已能发现肝脏的小肿瘤。

应用微泡超声造影剂,利用所得到的后向散射的信号进行谐波成像,发射频率是f0,接收频率调谐为2f0。这种二次成像的信噪比显著提高,可明显增强造影剂区域,抑制周围组织,可形成清晰对比的谐波声像图。心肌超声造影的研究也有了不少新的进展。由于超声造影目前还只具有定性判断作用,尚未达到定量诊断、显影有效时间不够长、有的造影剂的微气泡有融合成较大气泡的可能,但其使血流加速及肺动脉压升高等副作用及价格昂贵而不利于推广使用。但随着新型造影剂的不断改进,超声造影也将成为超声诊断联合应用重要的手段之一。

五、三维超声诊断

20世纪60年代,在二维超声显像应用投入临床应用的同时,提出了三维超声(three-dimensional ultrasound)的理论,直到1986年才开始进行器官三维超声成像研究。早期的三维超声是将二维超声连续按一定角度和速度扫描所获得的图像传送入计算机内,计算机再将其以一定的顺序叠加起来,然后呈现在荧光屏上,常用于心脏疾病的诊断和研究。在20世纪90年代由于计算机技术高速发展和超声探头制作技术大幅度提高,真正的三维超声才得以问世。三维超声不仅可以用于心脏疾病的诊断,也可以进行腹腔脏器病变的诊断,尤其是胎儿畸形的诊断。近年来由于计算机技术的发展,三维超声显像技术有了新的进步,引起众多研究者的关注。在三维超声显像技术中,三维重建系统能提供人体组织、器官的立体影像,有助于空间立体定位,提高空间分辨力,并可使定量分析更精确(如对容积的测量等)。动态三维显像能从各种角度观察心脏立体动态的变化。现已成功地运用在先天性心脏病的诊断方面。静态三维超声显像已在胎儿、血管、肿瘤、乳腺及前列腺等器官中开展了临床应用研究。经过腔内超声的三维显像不仅应用在血管系统方面,而且还可以通过腔内导管式探头获得输尿管的三维超声图像。因为腔内超声能产生360°横断面图像,并可在一定距离内移动,将众多断面图像进行数字化存储,而后通过计算机重建构成三维图像,这样便能更好地显示血管、输尿管及周围的结构。近年来在三维超声显像扫描方式方面,已有不少新的改进,例如二维矩阵探头的应用,以及自由臂扫查技术(freehand scanning),即在信号的采集过程中探头的频移、扇扫及旋转移动,借助于一个空间位置感应系统,能够自动地组合起来,构成三维图像。这一新的改进使三维超声显像技术更为方便快捷。但三维超声显像的图像质量受到的影响因素比二维超声显像要多，三维超声显像因需要进行扇形或旋转扫查，骨骼、肺及其他含气脏器会对三维超声显像构成干扰。三维超声显像的操作比较复杂、耗时多，且价格昂贵，因此目前尚不能作为常规检查技术来应用。

六、超声显像分辨力的研究

超声显像图像的分辨力是超声显像诊断仪的主要性能参数之一。甚至可以说是最重要的指标。由于彩色多普勒超声显像的分辨力不如同机二维超声显像(即灰阶)图像分辨力，因此一般所说的超声图像分辨力指的是二维超声显像分辨力。二维超声显像图像的分辨力有空间分辨力和对比分辨力之分(对于彩色多普勒超声显像还有时间分辨力等)。对比分辨力是指对图像上不同灰阶所能分辨的不同组织或相同组织中的不均匀性的能力，这对于鉴别肿瘤的良性与恶性等情况十分有用。除了超声仪器电路设计方面的改进外(如采用变迹技术)，还可以采用图像的处理方法来改善对比分辨力，例如，图像的伪彩色处理、灰阶变换(可以增加感兴趣部分的灰阶层次而压缩不感兴趣部分的灰阶)等。

1. 显示器的极限分辨力　阴极射线管(CRT)显示器和液晶显示器都是采用行场扫描(也称光栅扫描)的原理进行显像，按电视机扫描的 PAL 制式，一帧图像由 625 行组成，除去消隐不显示图像的行，其有效显示行是 570 行左右，标准 PAL 制隔行扫描方式，即有效显示行是分成两场隔行扫描完成的。现有用逐行扫描的显示器消去因隔行扫描而带来的超声图像的闪烁感，但有效的扫描行数是一样的，而 NTSC 制式，其每帧图像的有效扫描行数只有 480 行左右。

中、低档超声诊断仪显示图像的有效行为 500 行左右，而每行显示的像素点也是 500 点左右。基于 PC 机的仪器，其图像的像素点也都是 500 点左右。高档超声诊断仪所显示的图像一般也不超过 640 像素点×640 像素点。

按 500 像素×500 像素矩阵来讲，对于显示深度为 R 的超声图像，其纵向极限分辨力为 D：

$$D=2R/500$$

横向的极限显示分辨力与上面相同，此时的 R 可用图像显示 500 个像素点的实际尺寸来代替。

研究显示，当使用显示深度为 20～24cm 的 3.5MHz 探头扫查时，其显示器的极限分辨力为 1 mm 左右。

2. 空间采样分辨力　空间采样分辨力是超声显像诊断仪中数字扫描变换器(DSC)的一项指标。图 4-6-1 为一个凸阵探头的扫查空间示意图。组成一幅超声图像的扫查线数目为 128 条、192 条或 256 条等。扫查线越多图像的横向(侧向)采样分辨力越高。

对于凸阵或相控阵探头，超声扫查线呈辐射状分布，一般 2 条扫查线之间的夹角是一个常数。所以图 4-6-1 中 A、B 两点之间的距离 W 被 N 条扫查线分隔为 N－1 个不相等的线段。作为采样分辨力的近似估算，可用以下公式来计算横向采样分辨力 D：

$$D=2W/(N-1)$$

如果 AB 之间有 255mm 距离，用 256 条扫查线时，相邻两线间(对应 2 个采样点)的距离为 1mm，则横向的空间采样分辨力为 2mm；若用 128 扫查线时，其横向的空间采样分辨力为

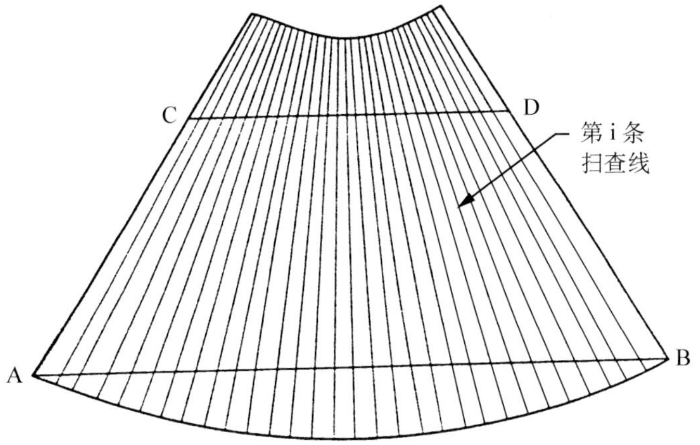

图 4-6-1　凸阵探头的扫查示意图

4mm。当C、D之间的距离为128mm时，同样系统的横向空间采样分辨力分别提高为1mm和2mm。扫查线越多，横向的空间采样分辨力越优。但扫查线越多，完成一帧扫查的时间越长，对运动脏器成像时会使时间分辨力变差。采用多声束形成技术可改善对运动器官的显像。

对于扫查角度>90°的时候，横向空间采样分辨力可能进一步降低。

纵向的空间采样分辨力取决于对每一条扫查线的采样率。在DSC中，这个采样率与显示器的显示行数相关。图像有500显示行，则一条扫查线的采样点也是500点左右。因此，纵向的空间分辨力的极限值与纵向的极限显示分辨力相同。

当对图像做实时放大时，通常会提高采样频率，因此纵向的空间采样分辨力会提高。除高档超声诊断仪外，一般超声诊断仪在放大时候不会增加扫查线密度。所以横向的空间采样分辨力不会提高。

3. *系统带宽决定纵向分辨力*　显示器的极限分辨力决定着系统的极限纵向分辨力，而实际系统的纵向分辨力主要是由成像系统带宽来决定的。对于低档的超声诊断仪，仪器实际的纵向分辨力明显低于上述的极限纵向分辨力。

决定成像系统的带宽的因素很多，它包含了探头中的换能器、前置放大器、电子聚焦系统、主放大器、对数压缩电路及检波电路等。在众多因素中，有3种因素对其影像较大。

(1)换能器的带宽：一般用换能器的相对带宽来衡量探头的带宽性能。如对于中心频率为3.6MHz的探头，其相对带宽为50%，则其工作频带为2.7～4.5MHz(带宽为1.8MHz)。相对带宽>50%时，带宽更大。对于中心频率较高的探头，在同样的相对带宽的条件下，其工作频带也更宽。

(2)放大器的动态滤波电路：动态滤波电路可有效抑制干扰和噪声，但使接收电路的总的带宽受到严重的压缩。因此，对此电路的应用应慎重。

(3)检波电路：二维超声显像是对反射信号的幅度成像，因此必须对脉冲回波信号做检波处理，所得到的视频信号才能送去DSC做进一步处理。检波电路中通常都有滤波器，它使视频回波信号频带压缩。

如果要分辨相距1mm的2个靶点，在回波信号中的这个强回声点相间1.3μs左右。为了能区分这2个点，检波后的视频回波信号必须表现出2个“峰”信号。中间有低回声的“谷”，并且在DSC中应该把“峰”和“谷”都采样到。从此可以计算出：DSC中的采样频率应不低于1.54MHz，探头带宽及动态滤波电路带宽均应高于1.54MHz。

4. 电子聚焦系统对图像的横向分辨力的作用　在图像横向分辨力决定因素中，空间采样分辨力是一个决定性因素，特别是大扫角而扫查线密度不高时。决定这一分辨力的另一个重要因素是电子聚焦。有很多的因素使电子聚焦系统性能下降，较为重要的有：

(1)应使用多个阵元发射超声波。各个阵元之间有一定的延迟，他们在空间干涉而形成电子聚焦效果。在接收时把多个阵元的接收信号按要求的延迟量延迟后相加，达到接收电子聚焦效果。由于各个阵元有一定的宽度，在发射超声波时所形成的波阵面为阶梯状，而不像光学透镜聚焦时的理想球面状波阵面，这使聚焦效果下降。当探头是高密度(如256阵元)时，每次发射和接收时所用的阵元也多，这就使波阵面的阶梯多，每一台阶也较小，聚焦效果比较好。探头的阵元越多，聚焦效果就越好。

(2)在发射和接收聚焦时都要使用电子延迟电路，不管是数字的还是模拟的超声诊断仪，其延迟量是被量化了的，例如以10ns为步长来量化，那么每个计算所得的延迟量经量化后可产生±5 ns以内的误差，步长越大，量化误差越大。这种延迟量化误差也会使聚焦效果下降。相同的延迟步长，对高频探头的聚焦效果影响更严重。

(3)高度方向的聚焦。通常二维超声也称为切面声像图，但探头发射的超声束除了在切面有一定宽度外，其切面也有一定厚度。因此一个回波采样点实际得到的信号是由一定厚度、一定宽度及旁瓣反射信号的综合反射回波。

(4)各种组织声速的差异业使聚焦效果变差。在对电子聚焦点所需要的延迟时间的计算时，都假设软组织的声波速度是一个常数(1 540m/s)，但实际上各种软组织的声速稍微有些差异，这也会引起电子聚焦效果下降，特别是对中远场影响更大。

总之，在决定分辨力的诸多因素中，成像系统的频带宽度是决定轴向(纵向)分辨力的主要因素；而电子聚焦系统的质量是决定侧向(横向)分辨力的主要因素。

七、数字声束形成技术

数字声束形成技术(digital beam former，DBF)和模拟声束形成技术(analog beam former，ABF)区别在于它们的声束形成及处理过程不同。图4-7-1显示数字声束形成技术采用的过程为采样(sampling)→延迟(delay)→求和(sum)→检测(detection)，即为SDSD过程。所以DBF是采用前端(射频信号)数字化技术，它对探头各阵元接收的回声信号先进行采样，并将采样数据存入存储器；而ABF是对接收的回声信号，通过放大和检波后取出的视频信号进行数字化的。此外，两者对信号采用的延迟技术也不一样，DBF采用数字延迟技术，而ABF采用的是模拟延迟线技术。ABF有如下特点：

(1)无法采用高通道数和多声束形成技术。

(2)无法实现连续动态聚焦。

(3)模拟延迟线参数漂移，不一致性以及失配等不可避免地使信号失真和影响仪器的稳定性。

(4)频带宽度受到限制，难以实现宽频技术和谐波成像技术。采用DBF技术可克服以上缺点，既可明显改善图像质量，又可采用更丰富的工作模式，有利于超声显像诊断技术的提高和发展。所以 DBF 成为现代超声显像诊断技术最先进、最基本的技术平台。

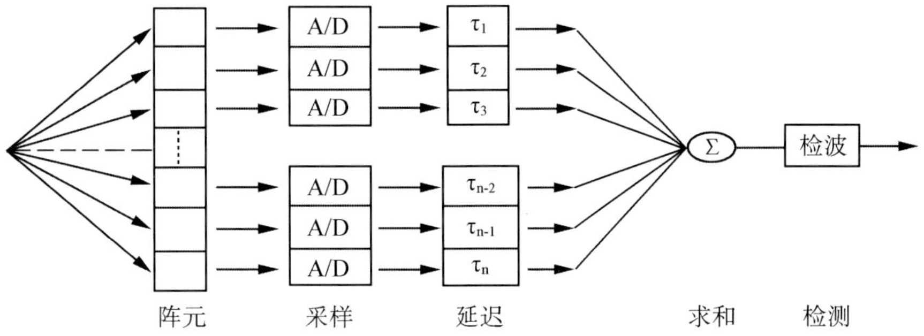

a. 数字式

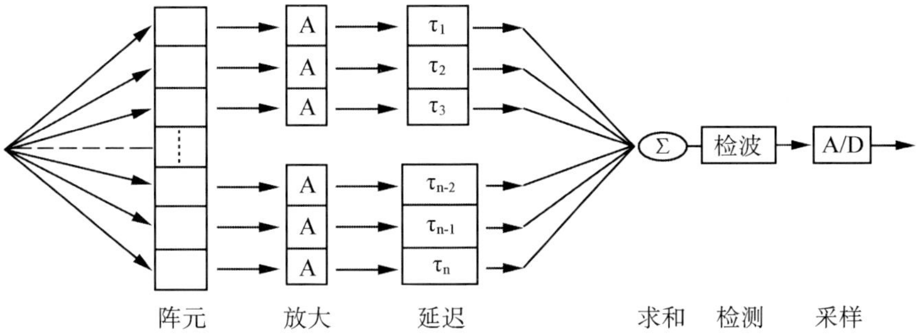

b. 模拟式

图 4-7-1　模拟式和数字式的原理流程图

八、谐 波 成 像

超声显像诊断技术，由二维超声显像发展到彩色多普勒超声显像是一次飞跃，而由基波成像（线性检测）发展到谐波成像（非线性检测）又是一次飞跃。利用人体回波中谐波的非线性现象所形成的声像图称为谐波成像（harmonic imaging，HI）。根据非线性因素的不同可分为组织谐波成像（tissue Harmonic Imaging，THI）和对比谐波成像（contrast harmonic imaging，CHI）。

1. 基波与谐波　对于探头发射的超声脉冲（图 4-8-1），都含有一定的频率范围，其中有一个幅度最大频率最低的基波，基波的频率称为基频 f_0（图 4-8-2），此外还有几个频率为基频数倍的谐波，如图 4-8-2 中的 $2f_0$，$3f_0$，$4f_0$ 等。这是由于超声波在弹性介质中传播时，声束非线性的改变而导致谐波的产生。谐波有两个突出的特点：

(1)谐波强度随深度的变化是非线性的。从如图 4-8-3 所示，其中基波的强度随深度是按线性衰减的，而谐波的变化则是非线性的。谐波在皮肤层的强度实际为 0，随着深度的增加而增加，直到深度因组织衰减作用超过组织的非线性参数 B/A 的作用时，该点（深度）成为幅度下降的转折点（图 4-8-3 箭头所指的位置）。然而，在所有的深度上，组织谐波的强度都低于基波。

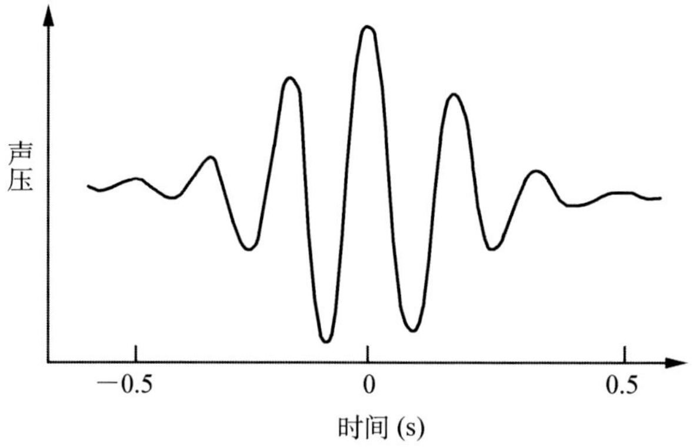

图 4-8-1　发射脉冲示意图

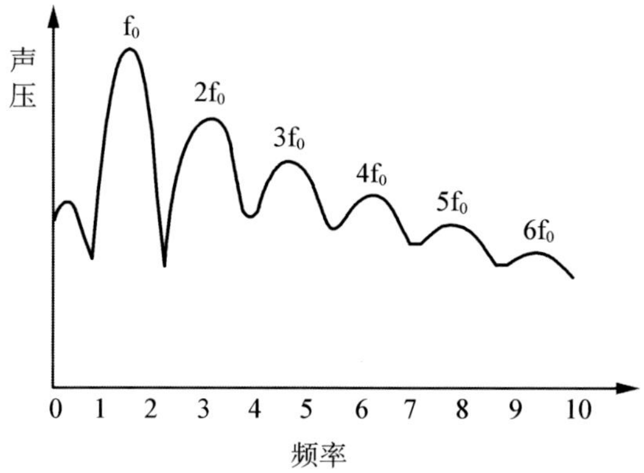

图 4-8-2　基础谐波示意图

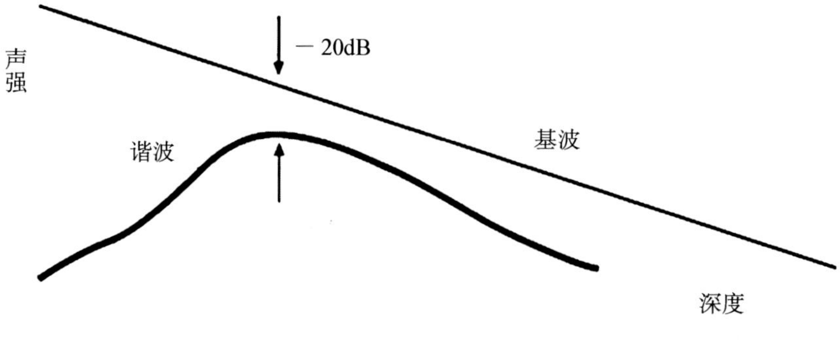

图 4-8-3　谐波非线性变化示意图

(2)谐波的能量与基波能量呈非线性关系。如图 4-8-4 所示,弱的基波几乎不产生谐波能量,而强的基波产生较大的谐波能量。因此,频率为中心频率的基波产生的谐波能量较强,而旁瓣产生的谐波能量就非常弱。

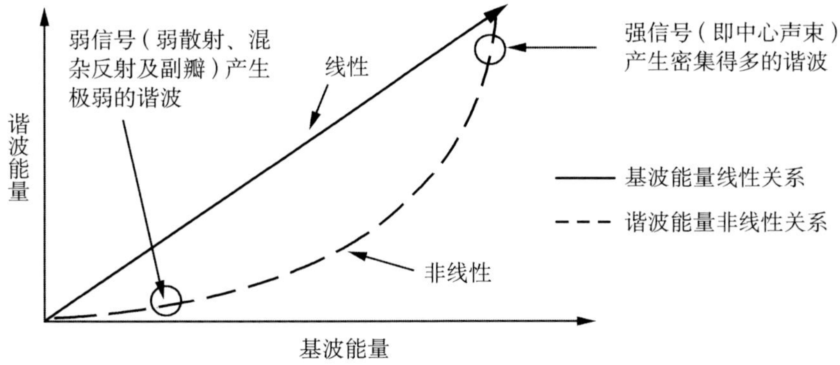

图 4-8-4 谐波与发射基波的能力关系图

2. 组织谐波成像 我们采用滤波技术,去除基波而利用组织谐波进行成像的方法,通常称为组织谐波成像(THI)。图 4-8-5 是基波和谐波通过滤波进行分离的示意图。由于组织谐波具有以上的特性,用这种方法可以消除近场伪像干扰和近场混响,明显改善声噪比,提高图像的质量和对病灶的检测能力。特别对传统基波成像显像困难的患者,组织谐波成像对心内膜和心肌的显示和腹腔深部血管病变边界的显示(心腔血流状态)、血栓的轮廓、腹部占位性病变、腹部含液性脏器内病变及囊性病变的内部回声有明显的改变。

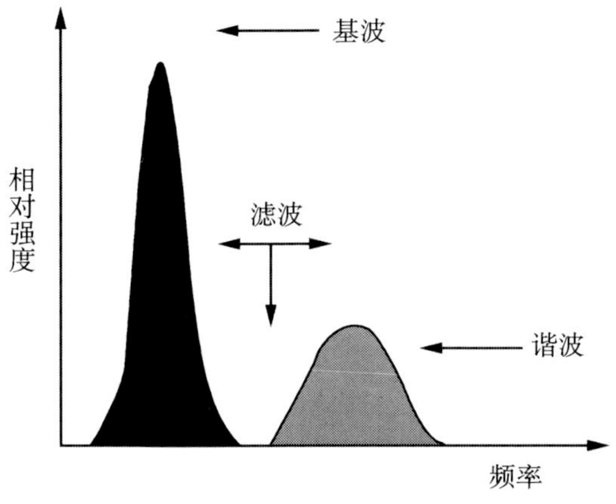

图 4-8-5 基波谐波的分离示意图

仪器组织谐波成像质量取决于:

(1)超宽频探头能否准确发射和接收宽频带信号,以及足够高的灵敏度。

(2)足够高的动态范围。

(3)滤波器的技术和性能。

(4)信号处理技术等。因此,不同仪器的组织谐波成像质量有很大的差异。由于要区分谐波成分和基波成分,需要限制发射脉冲的带宽,这将导致轴向分辨力的降低。所以,对于基波的信噪比较大,显像不困难时,就不必采用谐波成像了。

3. 对比谐波成像　对比谐波成像(CHI),也称造影谐波成像(agents harmonic imaging,AHI)。这是一种利用造影剂的非线性振动产生的谐波进行成像的技术。

九、内镜超声诊断技术新进展

内镜超声检查(EUS)于20世纪80年代初期应用于临床。由于内镜超声探头距离病变部位较近,且无腹壁及消化道气体的干扰,并可采用高频率的超声探头,从而获得比体表探头更为清晰的图像。经过20多年的不断发展,EUS在消化系统疾病的诊断和治疗中发挥着越来越重要的作用。内镜超声探头的频率多为5～30MH_Z,由于探头频率较高,其分辨能力较体表超声探头高很多,而且穿透距离较体表超声小。目前常用的内镜超声为扇形扫描和线形扫描,常用的有一般超声胃镜、超声十二指肠镜、超声大肠镜,还有可从一般内镜活检孔道插入的超声小探头,多用于消化管壁微小病变的诊断。也可通过十二指肠乳头进行胆、胰管内的超声检查。还有专用于在超声引导下进行穿刺细胞学及组织学检查的内镜超声显像。EUS所显示的胃肠道管壁均相似,通常显示为5层结构。最内层(第一层)为黏膜层;第二层低回声带为黏膜下肌层;第三层高回声带为黏膜下层;第四层低回声带为固有肌层;第五层高回声带为浆膜层,在食管及肠道则为管壁和周围组织之间的界面。在正常情况下消化管道壁的各层组织是连续的。任何部位回声中断均提示可能存在某种异常。EUS的早期应用时期发表的文章所报道病例的数量较少,主要关注EUS技术的内容。当一种新的超声检查技术出现时,这种情况也是正常的。研究者们已经开始集中在其实践方面评估目前的临床结果和评价其费用效益。

EUS的适应证如下所述。

(1)黏膜下病变:包括黏膜下层以及消化道管壁外组织肿块导致的外压性隆起的鉴别诊断。

(2)胃肠道肿瘤的分期:主要是观察侵犯胃肠道壁的深度及周围淋巴结状况。

(3)胰胆系统疾病:包括胰胆肿瘤、胰胆结石、胰腺炎等。

(4)纵隔肿块、肺癌淋巴结转移情况。

(5)穿刺诊断和治疗。

黏膜下肿瘤及部分常见病的诊断和鉴别:

黏膜下肿瘤(SMT)由于其表面有正常黏膜,内镜下活检难以获得阳性结果。EUS能准确地区分消化道壁内肿物与壁外压迫,壁外压迫的表面有5层正常的消化管壁覆盖。EUS可以准确地判断肿瘤大小、位置及管壁的起源层次。根据起源层次及超声显像特征,EUS可以明确诊断黏膜下肿瘤。来自于黏膜肌层或固有层的低回声肿块主要为间质瘤。

来自于黏膜下层的肿块常见为囊肿、异位胰腺、脂肪瘤,而类癌、嗜酸性肉芽肿、肌胚细胞瘤及肉瘤等则较少见。脂肪瘤为强回声,而囊肿则为边界清楚的无回声;异位胰腺的回声与正常胰腺相同,为中等回声,并呈颗粒状。有时异位胰腺还可透壁生长。但EUS对SMT的良恶性鉴别较为困难。EUS引导下的穿刺诊断,并对穿刺的组织行免疫组化检查能提高EUS

对SMT良、恶性的鉴别。

1. 食管癌　EUS对食管癌的术前局部分期具有很高的准确性(>80%),而且肯定优于CT、MRI等其他检查。EUS对判断肿瘤的分期和纵隔淋巴结转移较好,而CT和MRI优势在于判断纵隔其他脏器受侵及远处转移,因此,这些技术应相互补充,取其优点,弥补不足。

EUS在确定肿瘤侵犯深度方面是目前最准确的非手术技术。对食管癌,EUS能准确预测能否完全切除,也可进行肿瘤分期以指导治疗。当前EUS存在的问题包括:因严重狭窄分期不够完善;对T_1期病变区分黏膜和黏膜下浸润有困难;对术前辅助治疗后的重新分期、对纵隔淋巴结相对缺乏特异性;EUS在评价Barrett食管病人是早期癌或重度不典型增生还不够清楚。

T和N分期过高或过低仍是一个难题,这主要是由于肿瘤周围炎症、显微镜下的小结节或大的反应性淋巴结等造成的。所以尽管EUS被认为是食管癌TN分期的"金标准",但远不够完美。

目前对于较大或不能切除的食管癌,先行化学和放射治疗,以提高手术切除率。EUS对于放化疗前后的肿瘤分期效果不理想,但可判定是否能被手术切除。

EUS对于腹腔淋巴结转移的诊断优于螺旋CT,有研究指出,如果假设EUS发现的每个淋巴结,不管其镜下表现如何,都是高度可疑恶性的,EUS的阳性率为77%,特异性为85%,准确率为81%。对EUS发现腹腔淋巴结的患者行细胞学检查,EUS-FNA的阳性率为98%,特异性为100%,准确率达98%。

2. 胃癌　早期胃癌的内镜治疗开展得很广泛,但这种治疗必须是无转移的早期癌,因此,在治疗前应判定是黏膜癌还是癌肿已侵犯到黏膜下层,这直接影响到是内镜治疗还是手术治疗的选择。如果EUS显示第3层有改变,患者就不适合内镜黏膜切除,反之则适合。EUS对于Ⅰ型和Ⅱc型病变结果较好,但对于包括Ⅱa在内的其他型病变结果很不理想。这主要是由于人为伪像及鉴别癌浸润和非特异性溃疡或炎症有困难。

EUS能准确描述肿瘤对胃壁的侵犯深度,受累的胃周围淋巴结以及对周围脏器的直接浸润的情况,所以能非常准确地对胃癌进行分期。

3. 结、直肠癌　EUS对结、直肠癌的诊断和分期应用不多,早期结、直肠癌的诊断与内镜下治疗,也有赖于EUS的准确分期。对于较低位的直肠癌能否保留肛门,EUS能提供建设性的意见。

4. 慢性胰腺炎　同腹部超声显像一样,EUS可观察胰腺实质、大小、轮廓及导管系统的变化。胰实质通常表现为混合性回声,高回声区为实质纤维化所致,低回声区可能为炎性病变。

病变通常是遍布整个腺体,但也有10%～20%的患者病变仅局限在胰实质的一个部位,此种情况的慢性胰腺炎,仅依靠EUS有时候难以与胰腺肿瘤相区别。

胰实质呈小叶样改变是实质改变的一种特殊类型,常见于轻-中度慢性胰腺炎,胰腺呈低回声或混合型回声结构,有呈高回声的分隔。

胰腺假性囊肿在EUS下表现为边界光滑的无回声区或由坏死组织造成的混合回声区,有些病例还可见到分隔。

在钙化性胰腺炎中钙化点呈高回声并伴有声影,蛋白栓子也可呈高回声,但不伴有声影,这些病变包括胰管内的钙化性结石都可以在EUS下清晰地显示出来。

对于慢性胰腺炎患者,EUS可显示其胰腺实质、轮廓及胰管的改变,当这些改变都存在时，可肯定慢性胰腺炎的诊断。EUS对诊断慢性胰腺炎有重要价值。

5. 胰腺癌 超过80%的胰腺癌在EUS下表现为低回声肿块，常伴有无回声，由局部坏死所致。仅有15%左右的肿瘤呈高回声，有可能与周围胰腺组织难以区分。依据其大小，胰腺肿瘤可局限于胰腺组织，也可穿透胰腺组织，浸润邻近器官或血管。胰腺癌通常边界不规则，结节状或呈指状蔓延。小的肿瘤一般边界清楚，隆凸不明显。

炎症与肿瘤的鉴别诊断在临床是非常重要的，尽管许多学者做了大量工作，试图鉴别这两种病变，但现在认为EUS还不能完全鉴别炎症和肿瘤。因此EUS引导下的细针穿刺细胞学和组织学检查可提高对炎症和肿瘤的鉴别。但对单个病例来说，穿刺阴性并不能最后诊断。EUS检查中只有明确地显示邻近器官受到浸润或邻近血管受到浸润，才能最后明确诊断胰腺癌。

对于胰腺转移癌、恶性淋巴瘤、类癌及肉瘤，EUS也不能完全与胰腺癌相区别。肿瘤体积大小、淋巴结转移和癌浸润周围血管等是影响预后的主要因素。癌是否浸润门静脉和腹腔动脉干、肠系膜上动脉等是判定肿瘤能否手术切除的关键。胃周及胃底的静脉曲张，可能提示癌已经侵犯血管，是由于血管堵塞形成的侧支静脉曲张。EUS在扫查门静脉与脾静脉是否受到浸润方面非常敏感，准确率可达90%，比体表超声显像、CT、血管造影等准确率都高。

6. 胰腺内分泌瘤 胰腺内分泌瘤大多为单发，亦可多发。其可分泌特殊的激素，最常见者为胰岛细胞瘤和胃泌素瘤。胰腺内分泌瘤一般在肿瘤很小的时候通过超声显像检查而发现。超过90%的胰腺内分泌瘤其直径均<2cm，为边界清晰的低回声。

EUS在胰腺疾病的诊断中有如下特点：

(1) EUS能准确地区分胰腺实质性病变和正常胰腺组织的区别。

(2)在慢性胰腺炎的患者中，EUS能够准确地探查出假性胰腺囊肿及钙化病变、胰管结石和胰管扩张。

(3) EUS不能区分节段性炎性病变与肿瘤。

(4)对于怀疑为胰腺癌的局灶性病变可在EUS引导下做细针穿刺、细胞学和组织学检查，为了提高癌瘤检出率最好增加穿刺的次数。

(5) EUS能对胰腺癌进行分期。其诊断对于决定是否进行根治性手术是有临床价值的。

EUS是目前诊断直径<2cm的胰腺肿瘤的敏感技术，并可进行准确的定位。

7. 胆道疾病

(1)良性病变：EUS可发现胆道内微小结石，而内镜下逆行胆管造影(ERCP)往往看不到这些小的结石。但难以在EUS下行ERCP，所以其临床应用受到限制，我们期待通过仪器的改进，使得EUS下的ERCP变得容易。对于临床怀疑胆管结石的患者，先行EUS明确诊断后，再行乳头肌切开(EST)取石，可避免诊断性ERCP可能带来的并发症。由于腹部超声显像可以很好地观察胆囊，所以EUS观察胆囊疾患报道较少。EUS下胆囊胆固醇息肉呈高回声、颗粒状，腺瘤性息肉表现为边界清楚，由胆囊内壁向腔内突起，胆囊壁正常的3层结构无破坏。EUS可清晰地看到胆囊内结石，有些在腹部超声显像上呈球形的结石，在EUS下由于其高分辨率可证实为多发的小结石聚集。尽管如此，由于腹部超声显像探查胆囊结石几乎可达100%，加之其无侵袭性，所以EUS不常应用于胆囊结石的诊断。

(2)恶性病变

①胆囊癌：在EUS下，胆管癌通常表现为低回声团块，沿胆管壁向腔内生长，也可向外浸

润。在胆管癌的探查中应特别注意观察门静脉、肝动脉、胰头、十二指肠壁等是否受侵，周围是否有肿大的淋巴结，以利于术前分期。超声小探头可经十二指肠镜活检孔道，通过乳头进入胆管或经皮经肝穿刺（PTCD）进入胆管，胆总管及肝门部肿瘤应用小探头可较清晰地显示肿瘤的界限及周围淋巴组织情况。

②乳头癌（壶腹癌）：由于其位置较特殊，肿瘤在很小的时候就会引起阻塞性黄疸，比较容易发现，所以其手术切除率及生存率都相对较好。EUS下，肿瘤呈低回声或混合回声，可向十二指肠壁、胆管末端、胰头及周围血管等浸润。由于常在十二指肠壁内呈息肉样生长，加之处于扩张的胆总管末端，所以EUS能非常清楚地显示病变。

如果肿瘤无浸润性生长，EUS无法判断肿瘤为乳头腺瘤或癌。由于乳头癌向胰头部浸润或向壶腹部周围浸润，无法判断肿瘤原发于乳头或胰头，所以很多人将其统称为壶腹癌，因为两者转移行为相似，术前似无必要区分两者。由于内镜下能看到乳头肿瘤，所以EUS探查肿瘤准确率可达100％。明显优于BUS、CT，后者在探查壶腹小肿瘤中准确率分别为10％和30％。在术前TNM分期中，EUS判断壶腹部的T分期准确率为80％～90％，N分期准确率为54％～75％。

胆囊癌通常表现为低回声肿块，胆囊壁的正常3层结构破坏，肿瘤边界极不规则，有的呈指状突起。

十、内镜超声在胆道疾病诊断中的应用

胆管和胆囊的毗邻结构复杂，由于肥胖及肠气干扰，常规超声显像难以清楚显示胆总管下段。尽管目前内镜下逆行胆管造影（ERCP）、磁共振胆管胰管成像（MRCP）及超声显像已广泛应用于临床，但胆总管下段病变显示困难。自内镜超声检查术（EUS）和管内超声探头（IDUS）应用于临床以来，对胆管和胆囊疾病的诊断和鉴别诊断提供了一种有价值的新方法。

1. 仪器及选择　目前应用于临床的超声内镜及其辅助设备品种分为3类：诊断用超声内镜、微型导管式超声探头及特殊超声内镜。其中大部分可用于对胆道疾病的诊断与治疗，最常选用的为以下几种。

（1）超声内镜：内镜前端安装有微型超声探头的特殊内镜，它既能清楚观察消化管壁，又能显示毗邻消化管的结构。用于胆囊和胆管诊断的超声内镜，最好用单晶片机械扇形扫描探头，尤其是探头的直径和硬性部位都宜用小型，以便在十二指肠腔内能较自由地进行各种方向的切面扫查，特别是显示胆总管下段病灶时做横切和斜切扫查。探头频率首选变频探头，频率范围为5～20MHz。

（2）管内超声探头：此类探头用于经十二指肠乳头的胆管内超声或经PTCD扫查。目前较多选用带导丝的无囊型固定式探头，频率多为12～30 MHz，直径2mm左右，图像最大分辨力达到0.07～0.18mm。如用此类探头经十二指肠或胃内扫查胆囊和胆管，效果并不理想。

（3）彩色多普勒超声内镜（ECDUS）：新型的ECDUS已与穿刺超声内镜融为一体，以线阵扫描型为主，部分探头采取中央穿刺槽式，其优点是显示穿刺针道清楚，同时能显示扫描区血管和脏器的血流情况。主要用于胆管和胆囊占位性病变的诊断、鉴别诊断、穿刺活检和治疗。

（4）穿刺超声内镜：主要对胆管和胆囊病灶进行超声内镜引导下细针穿刺活检术（FNA）以及穿刺抽液、注药和置管引流术。机型有扇形扫描和线阵型扫描，前者显示胆管和胆囊清

楚，但针道和针尖显示较困难，后者穿刺容易，但难以显示胰腺和病灶全貌。目前，较先进的机型为线阵和凸阵扫描彩色多普勒穿刺超声内镜，有抬钳器适合支架的安置。常用的穿刺针有：Wilson-Cook 针，外径 22～23G，针长 4～8cm；GIP 针，外径 18～22G，针长 10～12cm，该针穿刺距离大，尤其适用于线阵扫描型穿刺超声内镜。

(5)三维管内超声(3D-IDUS)：3D-IDUS 已较多用于临床，主要适合胆管的形态显示及毗邻微小肿瘤的诊断，3D-IDUS 的最小切面间隔为 0.25mm，最大取样长度为 40mm，目前应用于临床的成像方式多为主切面双平面重建(DPR)图像。

2. 胆囊疾病

(1)胆囊癌：胆囊癌的预后与其浸润深度有关，对胆囊癌浸润深度判定最有用的诊断技术就是 EUS。Fujita 等根据胆囊肿瘤 EUS 回声特点以及胆囊壁之间的关系将胆囊癌分为 4 种类型，其中 A 型表面呈小结节状、有蒂、包膜完整，此型对应 Tis 期(原位癌)；B 型表面不规则，基底较宽，包膜完整，此型对应 T_1-T_2 期；C 型外包膜呈不规则型，对应 T_2 期；D 型包膜受侵犯而破坏，对应 T_3-T_4 期。这种 EUS 下的分类与胆囊肿瘤 T 分期的符合率为 92.3%。

(2)胆囊息肉：临床上胆囊息肉良恶性判断及治疗方法的选择主要依据其大小，直径＜5mm 多为良性，一般不需治疗，直径＞15mm 则要考虑手术治疗，而直径在 5～15mm 的胆囊息肉良、恶性判断比较困难。Choi 等采用 EUS 声像图特征参数对这类胆囊息肉进行评分，发现 6 分以上的胆囊息肉为恶性的可能性显著高于 6 分以下的胆囊息肉。

3. 胆管疾病

(1)胆总管结石：EUS 对肝胆管和胆总管的显示率达 95%～100%，因此 EUS 对胆总管结石的诊断非常有帮助。Salmeron 等前瞻性分析了 EUS 对胆总管结石的诊断价值，发现其敏感性、特异性、准确性均为 96%。Sugiyama 等回顾性分析了 142 例患者，发现 EUS 诊断胆总管结石的敏感性、特异性、准确性分别为 96%、100%和 99%。与 ERCP 相比 EUS 的敏感性阴性预测值更高，特别是对胆管微结石的诊断，EUS 明显高于 ERCP，其敏感性达到 96%，而 ERCP 下抽吸胆汁行微结石检查的敏感性仅为 67%。EUS 诊断胆总管结石有其固定的优点：初学超声内镜的医师即可做出正确诊断；EUS 对胆总管结石的诊断率不受结石的大小和胆管是否扩张影响。细径探头管内超声检查(IDUS)也可用于胆管结石的诊断，有报道 IDUS 诊断胆管结石的敏感性为 97%，高于 ERCP(81%)和 X 线检查(61%)，IDUS 尤其有利于直径＜5mm 小结石的检出，对胆石与胆泥和气泡的鉴别也优于 ERCP。

(2)胆道狭窄：在所有影像学检查方法中 IDUS 对胆道狭窄的鉴别最有价值。良、恶性胆道狭窄有不同的 IDUS 声像图特征。Vazquez 等对 30 例不同原因引起的胆道狭窄患者分别进行 IDUS 和 ERCP 联合组织学检查，结果 IDUS 对狭窄原因判断的准确性为 90%，高于 ERCP(67%)及组织学检查(68%)。对胆道狭窄病因的判断 IDUS 也优于 EUS，有报道显示 IDUS 诊断胆道狭窄的敏感性、特异性、准确性为 85%、86%和 87%，而同期进行 EUS 检查的敏感性、特异性、准确性为 54%、87%和 67%，各项参数均低于 IDUS。

(3)胆管癌：超声内镜显像检查对胆管癌的诊断价值主要在于其能对肿瘤分期做出准确判断。IDUS 对肝门部及中段胆管癌的诊断价值优于 EUS。IDUS 有助于对胆管癌纵向浸润以及对胰实质和门静脉、右肝动脉浸润的判断，Menzel 等报道其准确性为 77%，高于 EUS(54%)。IDUS 对判断胆管癌纵向浸润的价值最大，它可以在术前判定胆管癌的范围，确定手术切缘。Tamada 等报道 IDUS 对胆管癌肝脏方向侵犯范围的判断准确性为 84%，而胆道造影仅为47%;对向十二指肠侵犯的判断准确性为86%,也高于胆道造影(43%)。但是受IDUS频率的影响,不能对肿瘤远处转移(M分期)及淋巴结转移(N分期)情况做出准确判断,而EUS由于其频率低,扫查范围广,则有利于肿瘤M期和N期分期的判断。最近有报道将三维超声显像系统应用于IDUS,即3D-IDUS,它可以实时进行环形扫描和线阵扫描,通过计算机处理得出三维图像。Kanemaki等首次将3D-IDUS应用于胆、胰疾病的诊断,Inui等认为3D-IDUS在判断胆道肿瘤浸润范围特别是侵犯门静脉及胰腺的情况优于CT和血管造影,此外还可以计算出肿瘤的体积,从而判断预后及放射治疗的效果。也有学者认为3D-IDUS对胆管癌的诊断并不优于普通IDUS,由于目前这方面的文献报道较少,其确切的临床价值还需进一步研究。

(4)胆道支架:Tamada等应用IDUS对26例胆道狭窄金属支架置入术后的患者支架开放程度进行评估,并与胆道镜结果进行对比,结果发现IDUS显示在胆管壁与胆管内实质性回声之间存在光滑的低回声带时,表明阻塞胆管的成分为胆泥或组织碎片,这种情况下可采用气囊清洁胆道的方法使胆道再通,而不必更换支架;如果胆道内实质性回声与外部肿块相连,则表示治疗侵入胆管,此时需要重新插入支架。IDUS对于判断胆道支架开放度及选择相应的治疗手段有较大的价值。

(5) EUS引导下胆道-十二指肠置管引流术:梗阻性黄疸常规退黄治疗为在ERCP下放置胆道支架,但在3%～12%ERCP造影失败的患者则须手术治疗或行PTCD。PTCD并发症较多而且患者术后要携带外引流袋,十分不方便。近年来国外有学者尝试在超声内镜引导下进行胆道一十二指肠置管引流术。

十一、内镜超声介入技术进展

近年来内镜超声引导下的介入技术逐渐发展起来,尤其是先后上市的各种介入用超声内镜,如PENTAXEG3830U等,不仅在超声显像上可以精确引导穿刺针进行穿刺,同时也配备了超大工作管道,大大提高了可以进行内镜超声引导下介入诊疗的范围,使内镜超声由单纯检查方法成为集诊断和诊疗于一身的技术手段。内镜超声引导下的细针吸取细胞学检查和内镜超声引导下的各种穿刺治疗是临床上新的治疗方法。特别是近年内镜超声介入技术在国内蓬勃发展,大量新的技术得到快速推广应用,使许多疾病的诊断更准确、治疗方法创伤更小。

内镜超声介入诊疗技术主要有

1. *内镜超声引导下细针吸取细胞学检查* 内镜超声引导下细针吸取细胞学检查(EUS FNA),不同于体表超声引导下和CT引导下的穿刺,因EUS缩短了超声探头与病灶的距离,EUS FNA不仅可以穿刺体表超声不能显示的病灶,而且穿刺针穿过的正常组织少,大大减少了组织损伤。所以,EUS FNA造成的并发症很少,而且目前尚无因EUS FNA导致肿瘤种植的报道。此外,原因EUS较高的超声频率、分辨率明显优于体表超声,拥有熟练的操作技术就可以对直径<5mm的病灶进行EUS FNA,这是目前任何其他影像技术指导下的穿刺难以实现的。EUS FNA的应用范围包括:

(1)胰腺病变、左肾上腺病变。

(2)纵隔及肺部病变。

(3)直肠周围淋巴结及前列腺病变。

(4)上消化道周围的不明性质的肿块等。

如腹腔内不明原因的肿瘤、淋巴结、肝左叶病变和左肾上腺肿瘤、胆管癌、壶腹癌等，一般都可以行 EUS FNA。另外，对消化道周围的囊性病变的穿刺，也具有一定的鉴别诊断价值。针对消化道黏膜下肿瘤的 FNA，尤其是间质瘤，近年来争议较多，但应判断间质瘤转移灶和原发灶的关系时，进行 EUS FNA 是十分必要的。目前，超声引导下穿刺吸取材料的研究，向免疫组织化学和基因组织化学分析方向发展，使 EUS FNA 的诊断提高到一个新的水平。

2. *内镜超声引导下胰胆管造影技术及内引流诊疗* 内镜超声引导下胰胆管造影技术(EGCP)是内镜超声引导下细针穿刺术的一种，主要针对 MRCP 显示胆管病变不理想、ERCP 插管不成功的情况下，直接对胆管穿刺造影，以了解患者胰胆管狭窄严重程度的一种技术。通过穿刺造影不仅可以显示胆管结构，还可以实现梗阻性黄疸的内引流诊疗，目前国内外在此方面已有不少研究，通过内镜超声引导，可以有效避免梗阻性黄疸盲目开窗诊疗可能造成的并发症。此技术有很好的发展前景，甚至有学者预言，随着内镜超声引导下胆管诊疗技术的发展，EGCP 和 ERCP 有合而为一的趋势。

3. *内镜超声引导下胰腺囊肿的穿刺和引流* 内镜超声(EUS)引导下胰腺假性囊肿穿刺技术是胰腺假性囊肿的重要非手术治疗方法。在内镜超声的指导下，可以选择最佳的位置进行囊肿的穿刺造口，并放置内引流支架，将胰液和炎性液体引流至消化道，使囊肿在短时间内消退，从而降低复发率。除引流外，也有国内外专家开始应用囊肿内注射治疗，通过注射无水乙醇等方法来实现囊肿的消退。

4. *内镜超声引导下腹腔神经丛阻滞* 内镜超声引导下腹腔神经丛阻滞(EUS CPN)是应用线阵超声内镜将药物注射于腹腔神经节区域，用于治疗由胰腺癌、慢性胰腺炎等上腹部疾病引起的剧烈腹痛。EUS CPN 治疗特别适合于晚期胰腺癌的腹痛，是晚期胰腺癌安全、有效、经济的镇痛方法。

5. *内镜超声引导下注射肉毒杆菌素治疗贲门失弛缓症和奥狄括约肌功能失调* 应用线阵式超声内镜引导下准确地对食管括约肌注射肉毒杆菌毒素，最大限度地阻断神经肌肉接头，来达到治疗贲门失弛缓症的目的。该方法疗效好，是贲门失弛症安全、微创的治疗方法之一，可作为贲门失弛缓扩张治疗的补充。此外还可以应用内镜超声引导下注射肉毒杆菌毒素于肝胰壶腹括约肌，用于治疗奥狄括约肌功能失调(SOD)。

6. *内镜超声辅助黏膜下肿瘤的治疗* 通过内镜超声检查可以确定黏膜下肿瘤的性质和起源，对于表浅的良性病变，可以着急进行内镜下电切治疗，如同一般的息肉切除或内镜黏膜切除术。对于深层的病变，目前认为简单地在内镜下切除邻近于浆膜与外膜的病变，发生出血穿孔的概率很大。所以多年来，内镜下治疗深层的黏膜下肿瘤曾一直作为内镜治疗的禁忌证。近年来，有学者在内镜超声引导下注射辅助黏膜下肿瘤的切除和在内镜超声指导下平滑肌瘤的结扎诊疗。为提高黏膜下肿瘤切除诊疗的安全性，往往需要在病变的深层注射盐水，过去一般都采用硬化针盲目注射，有时会将盐水注于浅层，往往使隆起的病变更扁平，这样不仅不能提高黏膜下肿瘤切除的安全性，而且还给切除治疗造成困难。为了保证治疗的安全彻底则采用内镜超声引导下穿刺，使针尖进至病变深侧边界处注射盐水，在超声引导下观察病变与深部组织分离的情况，可以有效地分离病变与深部组织，使病变向上突出，易于圈套，增加病变与浆膜与外膜的距离，减少穿孔的发生率。但这种治疗方法不宜片面追求切除的彻底性，因为治疗的风险还是很大的，应当说内镜下切除黏膜下肿瘤的诊断意义大于治疗意义。对于直径＜

13mm 是良性黏膜下肿瘤也有采用结扎治疗的。

7. *内镜超声引导下注射治疗反流性食管炎* 在内镜超声引导下于贲门部黏膜下注射胶体(如 enteryx),实现黏膜隆起,减少食管反流。这种方法在国外已有较多研究,国内目前刚刚开始此方法,与内镜下缝合有异曲同工之处,但临床疗效有待进一步研究。

8. *内镜超声引导下肿瘤局部注射治疗* 应用内镜超声引导下细针注射技术(EUS FNI)行内镜超声引导下肿瘤的局部注射主要针对于失去根治手术机会或术后复发的上消化道及其周围的恶性肿瘤,如某些纵隔肿瘤、胰腺肿瘤等。免疫药物、化学药物、放射性颗粒、光动力治疗乃至基因药物等,采用局部注射的方式可以提高局部治疗的效果,减少毒性反应。近几年来,有较多关于内镜超声下的免疫治疗(淋巴细胞转移)、基因药物治疗、光动力治疗等取得了很大进展。现在有学者引入 EUS 三维成像技术,在三维条件下制定介入药物的剂量和范围,预计在这种治疗系统的帮助下,能更高效、安全地实现微创治疗。随着这些技术的发展,相信内镜超声介入治疗技术一定能在临床上起到更大、更好的作用。

十二、超声多普勒测定血流量准确性的研究

多普勒超声(Doppler ultrasonography)能否准确地测量器官血流量一直是超声和临床所关注的课题之一。目前多普勒定量血流量测量的参数较多,如峰值平均血流速度(TA peak)、时间平均血流速度(TA mean)及血流速度时间积分(VTI)等,虽然其准确性多有争议,但仍广泛应用于心脏、颅内血管、颈血管、腹部大血管及四肢血管的血流测定。由于以上血流量测量参数多有缺陷,如超声探头的脉冲重复频率和声速与血管的夹角问题,所测量的器官血流量尚不准确。从理论上讲 TA mean 定量血流量较 VTI 准确。因为,正常的血流动力学表现为血管内为层流血流,即血管内的血流速度呈空间梯形分布,血管中心的血流速度较快,而接近血管壁的血流速度则较慢。血管的每分血流量是指单位时间内通过血管截面上的血流多少。因此,准确定量血流量的参数应考虑到血管截面上的血流速度分布。而 TA mean 参数正符合上述要求。TA mean 含义有两层,即两次平均,包括空间血流平均速度和时间血流平均速度。前者即在某一时间点处多普勒取样门内,由血管周边至中心的各梯度血流速度的平均值。后者是将心动周期中每个时间点的平均速度相加再平均,则获得时间平均血流速度 TA mean。因此,它更准确地反映血管内实际的血流速度空间分布和速度范围。而 VTI 则是最大流速的血流束在单位时间内运行的距离,并没有考虑到血管内血流速度的分布梯度。因此,在血流速度分布梯度较大(频谱带宽)的血管血流量的测量中,VTI 会明显高估实际的血流量。研究表明定量血流相对较准确的血流参数是 TA mean,其回收率最接近 100%。回收率越接近 100%说明该方法准确度越高。其次是 TA peak(RR=91.6%)。而 VTI 准确性较差,RR 为 159.9%,其血流量较实际血流量高估约 60%左右。

图 4-12-1 可进一步说明 TAmean 和 VTI 定量血流量的差异。a、b 两谱的峰值流速变化曲线均相同,即二者测量的 VTI 相等;而血流速度分布范围(频带宽窄)不同,即 TAmean 不同。由图可见,两谱的实际血流量不同,Qa>Qb,而用 VTI 计算的每分血流量二者相同,测量出现误差,血流速度分布范围大(频谱带宽越大)测量误差越大,反之则误差较小。TAmean 则能较准确反映出二者血流量的差别。应用频谱多普勒计算每分血流量应首选 TA mean。目前仅有少数几种仪器可自动检测出 TA mean,若仪器不能检测 TA mean,可以用 0.57 倍的

TA peak 来代替。而 VTI 仅仅能用于血流速度分布范围较小的血流量测定，如心脏瓣口血流测量。

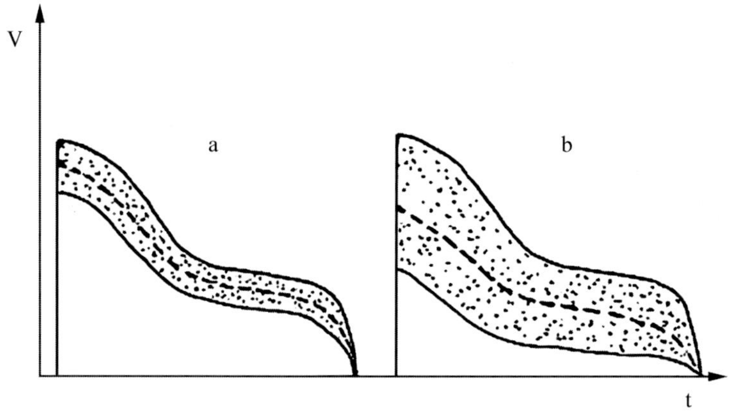

图 4-12-1 TAmean 和 VTI 示意图

"点"为多普勒频谱带宽，虚线为 TAmean 曲线，t 为时间，V 为血流速度

十三、超声内镜在非胰岛素瘤的胃肠胰神经内分泌肿瘤定位诊断中的应用

胃肠胰神经内分泌肿瘤(GEPETs)在临床比较少见。根据其激素分泌之不同，可分为胰岛素瘤、胃泌素瘤、胰高血糖素瘤。无激素分泌者则为无功能肿瘤。其中胰岛素瘤比较常见，其次为胃泌素瘤。GEPETs 发病率虽低，但所占的比例甚高，可达 50％以上。

临床上准确的定位诊断是治疗成败的关键。但是，GEPETs 中有部分存在于胰腺外部，采用常规方法进行定位诊断尚有很大困难。

超声内镜是近年来发展的一种影像技术，它可在十二指肠道腔内进行对胰腺及其周围组织的近距离超声检查，在探头频率较高时可提高病灶的分辨率。研究显示，EUS 对胰腺内分泌肿瘤的诊断敏感性可达 80％～90％。

国内有一组 11 例非胰岛素肿瘤研究，其中男性 4 例，女性 7 例，诊断时平均年龄为(51.4 ± 12.2)岁。胃泌素瘤 4 例(伴肝多发转移者 3 例)，恶性胰高糖素瘤 1 例，神经内分泌肿瘤 2 例，神经内分泌癌 4 例。除 3 例胃泌素瘤患者为临床检查诊断外，其他患者均经手术或组织穿刺得到病理诊断。

结果显示，EUS 诊断敏感性为 75.0％，其中 1 例患者因有胃大部切除术史，EUS 检查遇到困难，如将其除外，EUS 的诊断敏感性可达 90.9％。而腹部 CT 平扫＋增强检查的诊断敏感性为 56.3％，体表腹部 B 超诊断敏感性为 37.5％，生长抑素受体显像诊断敏感性为 66.7％，血管造影诊断敏感性为 57.1％。

研究认为，EUS 对 GEPETs 的定位诊断具有较高的敏感性，其诊断效果优于腹部 CT、生长抑素受体显像、血管造影以及体表腹部 B 超。

十四、肝纤维化的无创评估进展

肝纤维化是各种慢性肝病损伤修复过程的共同后果，最终可能发展成肝硬化。如得到及时治疗，肝纤维化，甚至早期肝硬化可达到逆转。因此，及时准确地判断肝硬化程度，对肝病治疗及预后有重要意义。虽然病理组织学检查是判断肝脏炎症及纤维化程度的“金标准”，但仍有局限性。近年来，国内外学者致力于研究无创性评估系统。理想的评估指标应具备以下条件：具有肝脏特异性，不受肝、肾和网状内皮组织功能改变的影响，可以测定纤维化程度和（或）细胞外基质沉积和降解，可以反映各种原因的纤维化，易实施以及能够区别不同程度的纤维化。目前的无创评估方法主要包括血清学指标、影像和肝脏弹性测定。

1．血清学指标　血液生化检查是临床常用的判断肝纤维化的方法。目前应用较多的一些组合，如PGA指数、FibroTest、Acti Test、Forns指数、天冬氨酸氨基转移酶-血小板比值指数APRI、Hepascore、ELF和FibroSpectⅡ。这些综合模型对无显著纤维化（0-1期）和早期肝硬化（4期）的判别作用良好，对于中间的肝硬化（2-3期）鉴别能力则不佳。因此，这些模型只能部分代替肝穿刺。

2．影像学

（1）超声显像：应用二维超声检查肝脏表面不规则改变是监测慢性肝病向肝纤维化进展过程的最有价值指标。我国学者的研究显示，脾长径、脾静脉内径在不同纤维化分级中有统计学意义。但以上结果仅局限于最低和最高纤维化分期之间的差别显著时。利用超声多普勒测量肝内血管血流动力学参数对肝纤维化程度的评估日益增多。Colli等采用超声与病理对照的方法发现肝静脉频谱异常与肝组织纤维化显著相关。各种半定量超声检测获得了更好的结果，Stefano等选择肝脏大小、形态、表面、实质回声、门脉内径、门脉平均血流速度、脾指数等7项参数构建评分体系，诊断肝硬化的准确度达80.4%；陈煜等筛选出肝脏表面平整度、肝脏边缘形态、肝实质回声强度、肝静脉清晰度、脾面积等5项与肝纤维化程度相关的超声指标，由此得出的超声总积分与肝组织纤维化分期的相关性达到0.822。

李汉英等测量了78例慢性乙型肝炎患者的二维超声图像的灰价值，并将其与肝穿病理纤维化分级进行对比，结果显示，肝纤维化So-S3各组之间灰价值有显著差异。

（2）CT和MRI：关于肝硬化的CT和MRI诊断已有大量文献，但有关肝纤维化的CT和MRI诊断的文献报道较少。应用肝脏CT成像的光学分析（Fibro-CT）预测慢性丙型肝炎纤维化的分期取得了比较好的结果。近来，有人用磁共振扩散加权成像的方法测定水分子表观扩散系数（ADC）来诊断慢性丙型肝炎患者有无肝纤维化。结果显示，这种方法与其他识别显著肝硬化的非侵入性方法效果相当。

3．肝、脾瞬时弹性成像（fibro scan）　肝脏弹性成像是目前受到广泛关注的一种无创诊断方法。2003年法国学者Sandrin等根据声波传导速率与组织硬度相关的原理，采用一种切变弹性探测仪，对106例慢性丙型肝炎患者进行瞬时弹性测定，结果显示，其硬度测定值与肝纤维化分期有显著相关性，且这种测定不受操作者影响，可重复性好，被认为是一种无创、无痛苦、快速、客观定量检测肝纤维化的方法。其工作原理如下：仪器上装备有一个探极，探极中有一个超声换能器，固定于振动器的轴上。振动器传出的小振幅低频振动通过超声换能器向组织传递。这种振动在通过肝组织时引起弹性剪切波。同时，一种脉冲-回波超声捕获装置跟踪这种波的产生并测量它的速度，波的速度与组织的弹性直接相关，组织硬度越高，波的速度越快。测得的结果用千帕表示。此后，人们又对该方法的效果进行了多次验证。Castera 等在 183 例慢性丙型肝炎患者中进行了前瞻性研究，并与两种重要的无创血清模型（FibroTest 和 APRI）进行了比较，结果验证了该定量测定有良好的诊断价值，且发现其与 FibroTest 联合的诊断效率最高，通过二者联合检测，可使 84%%～95%的慢性肝炎患者避免肝穿刺。这种方法也有其局限性，由于超声波在脂肪组织和液体中迅速衰减，因此不适于检测有脂肪变性或有腹水的患者。另外，在一项研究中发现，FibroScan 的误诊率为 6%～7%。假阳性和假阴性发生率相当，后者主要发生在大结节性和非活动性肝硬化的患者中。目前，FibroScan 测定肝纤维化的研究主要集中在慢性丙型肝炎、酒精性肝病以及原发性胆汁性肝硬化和原发性硬化性胆管炎等疾病，诊断肝硬化的界值基本为 14～17kPa。对于乙型肝炎病毒引起的纤维化或肝硬化的研究很少。现在，这种方法已经进入我国，对于乙型肝炎肝纤维化程度的诊断正在研究之中。

十五、肝脏声像图纤维化量化分析

超声诊断除了受主观性和诊断经验等人为因素影响外，检测频率、机器参数的设置等成像条件的变化也会对图像产生很大的影响，因而使肝脏纤维化的量化分析受到很大限制。有研究显示利用肝脏超声图像的纹理边缘共生矩阵（TECM）进行纤维化量化分析，首先 Canny 算子提取纹理边缘，并计算其共生矩阵的熵作为分类的特征值。通过用 leave-one-out 最近邻法和 Fisher 线性分类器进行分类试验，证明其分类精度优于分形维（FD）。而且，用 Fisher 线性分类器对 TECM 和差分盒计数法（DBC）组成的联合特征向量（J-DT）进行分类试验。当阈值为时、分类正确率（CCR）可以达到 95.1%；取阈值为时，灵敏性可以达到 100%。

经肝穿刺或经腹腔镜肝活检，进行组织病理学检查仍是肝疾病诊断的“金标准”。但是由于这些检查的入侵性，容易引起其他并发症。超声显像技术因其具有实时动态、灵敏度高、易操作、无创伤、无特殊禁忌证、可重复性强、费用低廉和无放射性损伤等优点，正逐渐成为临床各学科疾病的检查、诊断和介入治疗中所不可缺的重要手段之一。

利用超声图像的纹理特征进行肝脏组织分类的方法已经取得了一定进展：Ogawa 选择兴趣区（ROI）像素值的方差、变分系数、环形的傅立叶功率谱密度、纵向傅立叶功率谱密度和五个兴趣区均值的变分，以及灰度共生矩阵的角二阶矩和对比度等七个参数作为特征输入区分正常肝脏、肝炎和肝硬化；Wu 提出基于多分辨率分形特征向量和分形布朗运动模型的纹理特征区分正常肝脏、肝硬化和肝癌；Mojsibvi 运用不可分小波分解得到的变换图像，区分正常肝脏、肝硬化和脂肪肝；Yeh 用灰度共生矩阵和不可分小波变换进行特征提取，用支持向量机（SVM）作分类器，将肝脏纤维化进行性分级。

现存的研究方法都必须在成像条件标准化的条件下进行，即对所有的组织采用同样的机器参数，超声波的频率也要一样，以保证组织特征的保真度。因为超声波的衰减主要与频率大小有关，同时机器参数的设置，如时间增益补偿（TGC）、谐波组织增强（TEI）、焦距、增益（G）、对比度和图像缩放都会不可避免地改变整个图像的增益和回声强度。这就大大限制了其实际应用，有研究提出实现对任意条件下成像的肝纤维化进行有效的量化分析。

分析由图 4-15-1 所示的正常肝脏和纤维化肝脏超声图像可以发现，正常肝脏的肝实质内呈均匀弥漫的点状回声，而纤维化肝脏的光点粗大，回声粗糙不均匀而欠规则，表面凹凸不整，病情严重者甚至可见先用高斯滤波器进行图像平滑，滤除噪声；用有限差分近似式计算梯度幅值和方向；通过非极大值抑制梯度线上所有非屋脊峰值的幅值，来细化幅值图像阵列的梯度幅值屋脊，生成细化的边缘；用双阈值进行边缘检测并且连接边缘。

由 Canny 算子检测出的纹理边缘，利用灰度共生矩阵的分析方法，可以计算纹理边缘的共生矩阵。图像中相距的两个灰度像素为同时出现的联合斑形条索状回声或网络状图形。因此，可以从下面两个因素对纤维化进行分析：一是肝小叶的结构和分布，另一个就是肝实质表面的粗糙程度。

图 4-15-1，4-15-2 所示为不同成像条件下，不同的正常和纤维化肝脏图像上选取的 60×60 像素的图像块，以及相应的纹理边缘轮廓图和灰度直方图。超声成像的深度为 130mm，成像条件中的“B：4.5”指超声频率为 4.5MHz，“G：105”指增益为 105；“B：PEN”指运用组织谐波增强技术的深度增强(PEN)方式；“B：GEN”指运用组织谐波增强技术的普通(GEN)方式。第二行为纹理边缘轮廓图，是由 Canny 算子对第一行的图像块中的纹理进行边缘提取得到的。第三行的灰度直方图表示图像块中像素的灰度分布，其横轴代表灰度值(0～255)，纵轴代表出现同一灰度值的像素点是个数。

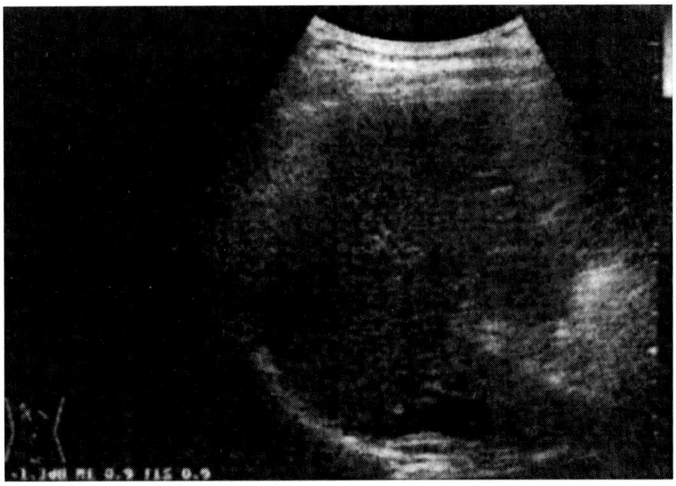

a. 正常肝脏

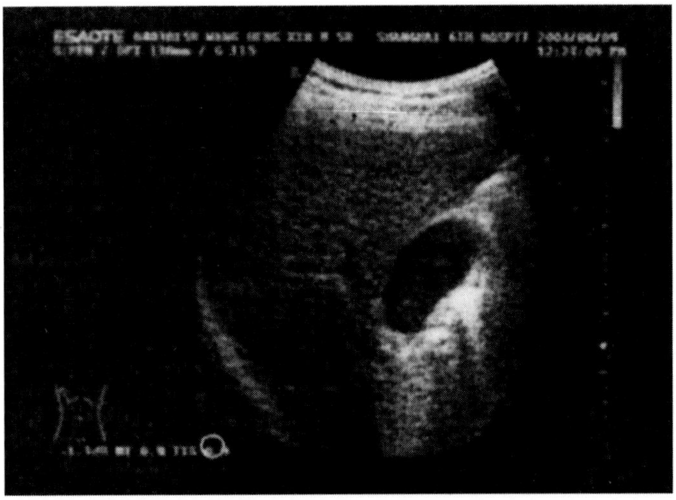

b. 纤维化肝脏

图 4-15-1 正常肝脏与纤维化肝脏图像

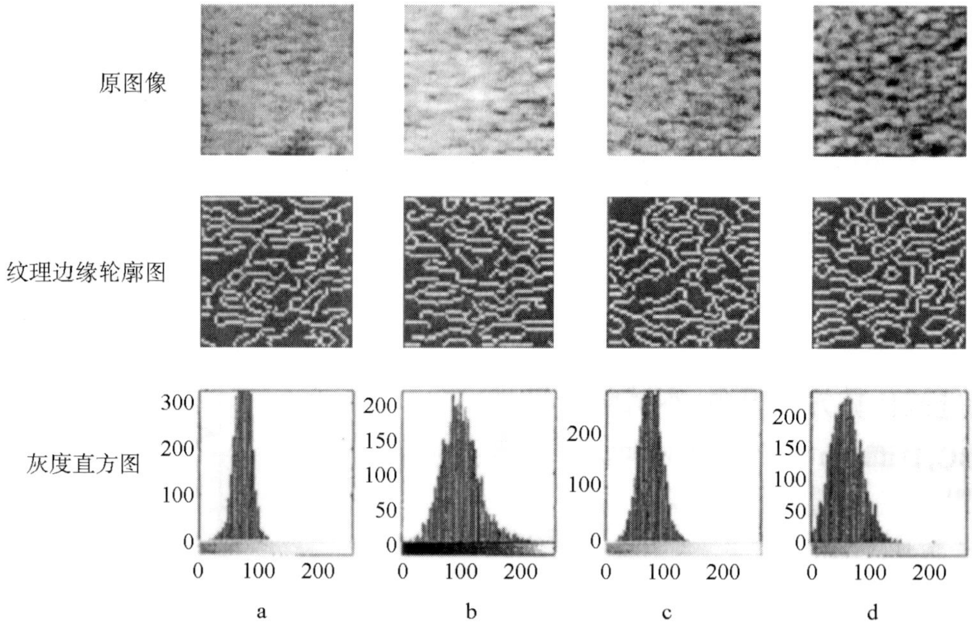

图 4-15-2 正常肝脏超声图像、纹理边缘轮廓图及其灰度直方图

成像条件：a. B：4.5，G：105；b. B：GEN，G：155；c. B：GEN，G：135；d. B：GEN，G：115

比较两类图像可以发现，正常图像的纹理轮廓分布比较紧密，而纤维化图像的纹理轮廓分布较稀疏和较不规则。正常肝脏图像的灰度分布比较集中，而纤维化肝脏图像的灰度分布范围比较宽。此项研究首先利用肝脏纹理的这些特点，用纹理的边缘共生矩阵和分形进行特征提取，再用分类器进行分类试验，最后得出试验结果和结论。

该研究提出了用边缘共生矩阵（TECM）进行肝脏纤维化量化分析的方法，并由最近邻法和 Ficher 线性分类器进行验证，其分类精度优于分形维（DBC 和变换法）。这是因为图像灰度（回声强度）受超声仪的很多机器参数的影响，而肝小叶的形状和分布在探测深度相近（深度为 130mm 或 147mm）的情况下变化较小。同时，图像中包含的高频噪声也会影响分形维数的计算，而我们采用的 TECM 方法经过 Canny 算子高斯滤波器可以去除部分噪声。

用 DBC 和 TECM 组成的联合特征向量（J-DT）进行分类的精度优于单独的 TECM。同时，Fisher 线性分类器对 J-DT 的分类精度优于最近邻法分类。当 Fisher 线性分类器的阈值为 Y0 时，分类正确率（CCR）可以达到 95.1%；取阈值为 Y0 时灵敏性可达到 100%。

图像中兴趣区（ROI）的选择对分类精度有非常重要的作用。首先，因为声波是能量衰减，即使有 TGC，浅表部位和深部对超声波的反射能力也是有区别的。其次，超声的诊断区域是扇形的，而我们所选取的 ROI 是正方形的，因而会受到血管和声学阴影的影响。另外，ROI 的选择是交互式的，虽然希望所选取的图像块只包含肝组织，不包含血管、噪声和其他声学阴影，由于视觉和人为因素，在实际应用中也很难实现。同时，选用合适的方法去除噪声、增强纹理边缘信息以提高分类精度也是今后研究的方向。

（富京山　富　玮　马克梅）

第5章 超声扫查技术和图像分析
Chapter 5

一、超声扫查技术

超声显像扫查分直接扫查和间接扫查，探头与皮肤仅涂有超声耦合剂进行检查为直接扫查，探头与皮肤间放置水囊或仿生块进行检查称为间接扫查。前者用于皮肤平坦地区扫查，后者是扫查身体表浅或不平坦部位。近年由于高密度超宽频探头的发展和采用现代电子计算机和图像处理技术，已能产生高质量的声束（极高的组织细微分辨力）和深浅部位均匀一致的断层图像，故渐已少用间接扫查，大多进行直接扫查。超声显像检查又分为系统性扫查和特殊部位扫查，即所谓声路死角、易漏区、复杂区扫查。

（一）系统性扫查

最基本、最常见的扫查为探头沿皮肤表面做规律性顺序滑移，或者其皮肤接触面不变，而依靠连续侧动探头角度改变体内声束切面的角度。系统性扫查可对被扫查部位进行立体的、连续的顺序切面观察，既可获得所查部位内部组织结构的空间概念，又可顺序扫查被检查部位，以显示病灶，达到系统扫查目的。

1. *连续滑行扫查*　探头沿皮肤做缓慢、规律性顺序滑移。又分弧形扫查和连续平移扫查。前者适用于扇扫探头，后者为线阵所常用，即用线阵探头做纵向、横向或任意方向（斜切）的连续平移扫查，在腹部体表形成矩形扫查区。这种扫查方法能帮助医师快速初步确定被扫查目标，特别是大的目标，如肝脏、肾脏、腹部和盆腔巨大肿瘤的形态、轮廓，明确其与相邻结构之间的关系（图 5-1-1）。

2. *声束交叉定位扫查*　在获得某部位占位病灶图像后，应再做与此切面垂直的超声扫查。凡在两个不同的声束切面（特别是两个接近垂直的声束切面）中都能显示某部位占位病变者，便可确定其诊断。

3. *立体扇形扫查*　扇扫探头和凸阵探头较适宜做立体扇形扫查，即探头与皮肤接触面不变，连续侧动探头，使声束面做扇形扫查。这种方法特点是利用小声窗避开身体浅层障碍，对特定目标做系统扫查，可显示立体概念，对诊断帮助甚大（图 5-1-2）。

4. *加压扫查*　在腹部检查时，对探头施加适当压力，可以排除肠气干扰，又可控制探头与

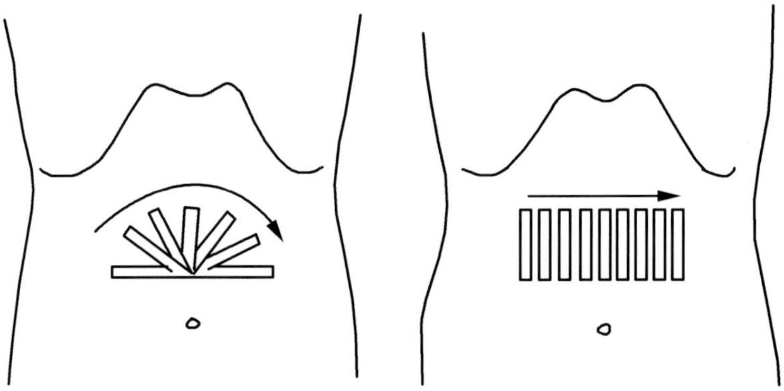

图 5-1-1 连续平滑扫查

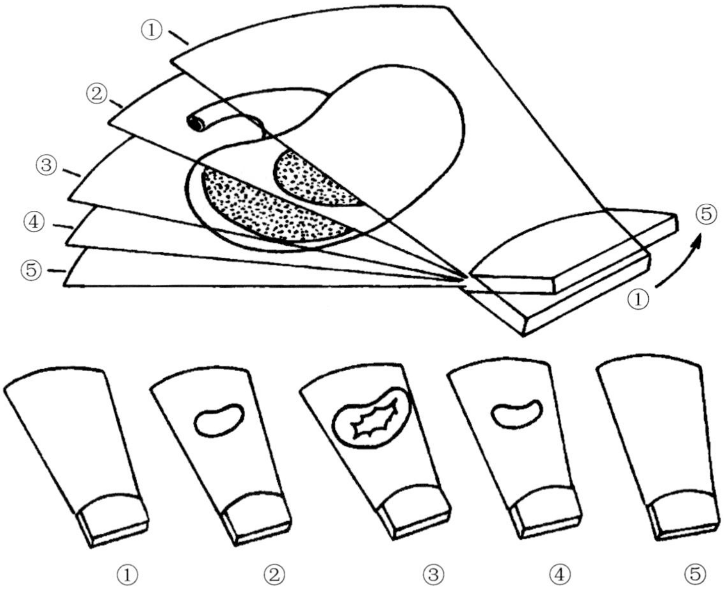

图 5-1-2 立体扇形扫查

被查目标距离，对图像显示可有帮助。对血管检查，加压亦可检查鉴别动脉、静脉及血栓形成。线阵探头一端加压，稍倾斜使之与血管、血流角度改变，以利彩色显示。

5. 对比扫查　检查人体对称性器官（如肾脏、卵巢等器官）应常规同时两侧对比扫查，可给临床提供更多信息。对比非对称性器官的病变也需与对侧部位进行对比检查，称为患一健侧对比扫查。对比患侧、健侧图像异同点对诊断很有帮助。

（二）特殊部位扫查

用常规系统性检查常有困难的部位，即对所谓声路死角、易漏区、复杂区、特殊部位的扫查。声路死角通常指肝脏、肺或骨骼所遮盖的区域，如肝右前叶上段及右后叶上段的膈顶部，左肝外叶侧角区及沿肝脏表面的肋骨下区，脾和肾上极、肾上腺、胰尾亦易为气体和骨骼所遮盖。肝右后上段的外侧区、尾叶等处在扫查中容易遗漏。复杂区系指解剖结构或病变比较复杂的部位，如第一肝门、第二肝门、胰腺、左上腹区域和盆腔等处。为解决上述检查中的困难，可以使用辅助办法，如改变体位，在做肝、胆、胆总管、胰腺、肾和肾上腺的检查时，均可改变体位，以利显示。在做以上器官扫查时亦可采取呼吸动作，使原来“死角”内病灶得以显示，如呼气后屏气：减少肺气，增加膈顶、脾、肾上腺区病灶的显示；呼气后屏气：使肝、肾下移，易于显示被肋骨遮盖部位。另外加大呼吸运动，运动中可观察被肋骨遮盖的组织。

二、超声诊断专业术语

超声显像诊断是一门专门的学科，不同于临床诊断，亦不同于病理诊断，超声显像诊断专业有自己的专业用语。超声显像诊断专业描述用语，力求简洁、明了、统一与规范，做到简明客观描述。

超声显像诊断专业描述用语一般描述原则如下。

（一）描述回声强度的术语

超声成像物理学原理是界面反射。回声（回波）强度在超声显像诊断装置上如以波形的高低（振幅 amplitude）来表示，称为 A 型超声；如用灰度（brightness）来表示则称为 B 型超声。B 型超声是用一个点（称像素 pixel）的亮度来表示回声强度，称为灰度调制。回声强，像素亮；回声弱，像素暗，从最亮到最暗的像素亮度等级称灰阶（grayscale），灰阶由超声显像诊断仪内的存储器容量决定，分为 16、32、64、128 及 256 灰阶。目前最多为 256 级。现在临床所用的多种类型 B 型超声诊断仪，均为灰阶超声显像诊断仪。在实际操作中，我们可以依据某一部分内的主要像素的明暗在灰阶上的相应位置来表示回声强度，使回声强度分级在一定程度上实现相对标准化。

1. *强回声*　反射系数＞50％以上，回声强度接近或等于灰标的最亮部位，后方常伴有声影，如胆囊结石或各种钙化灶。

2. *高回声*　反射系数＞20％，回声强度介于强回声和中等回声之间，后方不伴声影，如正常肾窦或肝血管瘤。

3. *中等回声*　又称等回声，正常成人肝脏实质回声一般为中等回声，其回声强度接近或等于灰标中等亮度部位，即灰标的中间部位。

4. *低回声*　回声强度介于中等回声和弱回声之间，如肾皮质的回声。

5. *弱回声*　回声强度接近或等于灰标的最暗部位，开大增益，回声点（像素）增多，如肾锥体或正常淋巴结。

6. *无回声*　均匀的液体内无声阻差异的界面，没有回声可见，增加增益也不出现噪声以外的回声，如正常充盈的胆囊和膀胱。

另外在日常工作中，对某些病灶回声强度的描述，有时需要与其病灶所在器官和部位的回声强度参照比较，如脂肪肝中的血管瘤，血管瘤应该是高回声，但比较脂肪肝可能是低回声或等回声，这样描述“肝脏呈弥漫高回声，其内可见与肝脏回声相等（或高于肝脏回声或低于肝脏回声）的回声区”较为客观妥当。

（二）描述回声形态特征

1. *点状回声*　与仪器分辨力接近的直径很小的回声点，一般直径为 2～3mm。

2. 片状回声 通常指大于点状回声的不规则的小片状回声，亦可指大片状回声，如胸腔积液、腹水为片状无回声区。

3. 团块状回声 占据位置较大的实性组织的回声。形态可规则亦可不规则，可大可小。小的又称斑块状回声。有人认为前者＞1cm，后者＞0.5 cm，可供参考。

4. 带状回声 形状似条带状的回声，较细条带在积液或囊肿中者又称分割光带。

5. 线状回声 很细的回声线，如肝脏被膜。

6. 环状回声 显示圆形或类圆形的回声环。

(三)形象化描述回声形态特征

1. 牛眼征(bull's eyesign) 又称靶环征(targesign)，酷似牛眼形状，主要见于肝转移癌。小圆形中高回声，其周围有环状低回声带，团块中央可有液化坏死的低-无回声区。

2. 结中结征(nodule in nodule sign) 为大结节中的小结节征象。在较大的肿瘤图像中有小的结节，边界清楚回声可高可低不等。

3. 驼峰征(hump sign) 肝脏肿瘤从肝被膜上呈圆弧形隆起的征象。

4. 血管绕行(blood vessel moves round sign) 肝脏肿瘤表现较为明显，肝内血管因肿瘤挤压，推移其正常行走方向。

5. 晕征(halo sign) 位于肿瘤周围的低回声环带，多见于转移性肝癌。

6. 提篮征(basket sign) 肝脏肿瘤彩色多普勒显像，肿瘤周围血管血流彩图形似花篮，对诊断肝癌有价值。

7. 彩色镶嵌征(mosaic pattern) 彩色多普勒显像，血管狭窄区高速血流形成的色彩混叠伪差。

8. 双层回声(double-layer echo) 又称双边影，指胆囊壁内出现低回声带，系胆囊壁水肿所形成，常发生在急性胆囊炎、肝硬化腹水的胆囊壁。

9. 彗星尾征(comet tailsign) 当声束遇到薄层强回声界面时，所产生的多重反射即混响声影。其特征是自强回声界面开始的逐渐内收并减弱的多条平行强回声线，酷似彗星的拖尾，见于体内气体、金属或胆囊胆固醇沉积症。

10. 壁-强回声-声影征(wall-echo-shadow，WES) 指萎缩、增厚的胆囊壁内包裹着结石的强回声以及后方有声影的征象，是诊断慢性胆囊炎伴结石的诊断依据。

11. 超声墨非征(ultrasonic Murophy's sign) 急性胆囊炎病人在做超声检查时，用探头压迫胆囊区，引起病人剧烈疼痛，意义与体检出现 Murphy's 征相同。

12. 重力转移征(gravity transfer sign) 液体中固体物随体位改变而移动的征象，如胆结石等。

13. “米老鼠”征(Mickey sign) 在肝门区横断扫查时所获得所谓“米老鼠”声像图，即下腔静脉为“米老鼠”的身体，门脉构成“米老鼠”的头，肝动脉为其左耳，肝外胆管为其右耳。“米老鼠”征可以帮助确认肝门区复杂结构，尤其有助于胆外胆管和肝动脉的鉴别。

14. 平行管征(parallel channel sign) 又称双筒枪管征(sign of double barreled gun)，扩张的胆管与伴行门脉形成两个直径相似的平行管状回声，为梗阻性黄疸的征象。

15. 通心面征(macaroni sign) 胆道蛔虫，虫体界面线状回声和体腔无回声带形成的图像，类似通心面状。

16. 假肾征(pseudo-kidney sign) 指较后的低回声环包绕强回声，类似肾脏的图像，多见于胃肠道肿瘤。

17. 脂液分层征(fat-fluid level sign) 肿物内含有液态脂质和积液,油脂在上,液体在下,构成油液平面,图像有水平间隔反射征象。多见于囊性畸胎瘤等。

18. 肝肾分离征(kidney separated from liver sign) 正常人肝脏和右肾紧邻,当出现腹水时,可出现肝肾分离征象。

三、超声显像的基本表现

超声显像诊断图像表现多种多样,但有其规律性的基本表现。不同部位的各种超声显像图像表现便是这些基本表现不同程度的组合。超声医师在超声显像诊断中既要掌握声像图的各种基本表现,又要结合解剖、病理、临床,具体问题具体分析。

(一)实质性组织的超声显像表现

通常将肝脏作为实质器官超声显像检查图像模式,其基本特征是有明亮的线状被膜回声,肝实质回声(背景回声)为中低回声。并且各级管道结构(门静脉及分支、肝静脉及分支和各级肝内胆管)均清晰可见。提高或降低总增益可使整个肝脏回声水平增高或降低。良性肿瘤包膜光滑完整,内部回声较为均匀,一般为中高回声。后方回声衰减不明显。恶性肿瘤大多边界不清,或有不完整包膜。内部回声多为不均匀低回声,边界多有浸润表现。瘤体常有球形立体感。体积较大的肿瘤内部回声强弱不等,表现复杂,有液化坏死,可有不规则无回声区,肿瘤后方回声常有衰减。炎性包块边界不清,可见厚壁包膜回声。内部回声依病变程度不同各异,演变过程一般由不均匀低回声(炎性反应)→不均匀高回声(组织变性坏死)→不规则无回声(组织液化)。由于病变过程不一致,炎性组织中常有高回声和无回声区同时存在。一般炎性包块后方出现增强效应。

(二)液体的超声显像表现

在人体超声显像诊断中,含液(体)性病变的诊断是最为直接而准确的,液体与周围结构之间有明显的分界,液体表现为无回声区,其后方增强效应明显。提高仪器灵敏度,液体仍然为无回声。

1. 囊肿 囊肿壁薄而光滑,其内为无回声,后方回声增强,提高仪器灵敏度,囊肿内仍为无回声。当囊肿有出血或感染时,囊内无回声可出现点状、斑块状中强回声。囊肿恶性变者,内壁可见乳头状回声,囊肿内可有分隔光带。

2. 脓肿 依病变过程不同超声显像图像差别很大。早期囊肿并不见液性无回声区,只是边缘有不规则不均匀低回声区。随病变进程,典型脓肿为不规则,但有完整的厚壁囊性无回声,其内可有点状、斑块状低回声,为组织碎屑,脓肿后方回声增强。

3. 血肿 可显示其边界,多不规则,其内为无回声,并可见点状、斑块状低回声(血肿内部回声信号多于单纯囊肿、少于脓肿),新鲜的出血可为高回声,机化后亦为高回声。血肿形成后期其内可见纤维条索状回声。

4. 腹水 是腹膜腔内积液,少量时仅在肝肾间隙、盆腔底部显示,大量积液可充满腹腔。腹水的图像表现为片状无回声区,但病种不同又有各自区别和表现。肝硬化腹水,即所谓干净无回声区。若有感染或化脓性腹膜炎者,则在无回声中有点状、斑块状无回声,与网膜、系膜有粘连则呈强回声,或形成包裹性积液。癌性腹水介于漏出液与渗出液之间,即无回声区内可见低回声影像。

(三)人体管道结构超声显像表现

人体管道结构必须有液体对比，才能显示管道结构。血管、胆囊、胆管、输尿管和膀胱因有天然的液体对比(血液、胆汁和尿液)，因此超声显像能清楚显示其二维管道结构，利用多普勒技术还能检查多种血流参数。

当胆系和泌尿系有梗阻时则更易显示其管道结构。消化道充盈液体时(饮水、灌肠或有梗阻病变时)超声亦可显示其腔内形态。但在无液体对比时，其声像图为薄壁的杂乱回声团。其内存有气体时则为强回声，无法观察其内部形态，也掩盖后方结构。

(四)气体回声表现

位于消化管腔中的气体，呈团块状强回声，其后常伴有不纯净的声影。位于胆管中的气体呈线状或条索状强回声，其后方常有"混响"伪差，呈"彗星尾"征。

(五)骨骼的回声表现

胎儿骨骼和成人软骨透声较好，超声检查可显示其内部形态结构，成人骨骼表现为条状强回声伴有完全的声影。

(六)结石和钙化灶的回声表现

结石常发生在胆囊和肾脏，其声像图表现为斑块状强回声伴声影。但结石较小或在聚焦区外可不发生声影。钙化灶常见于慢性胰腺炎、前列腺炎、结核及某些肿瘤。超声显像表现为不规则斑块状强回声伴声影，亦可无声影。

四、彩色多普勒血流显像和频谱多普勒观测的内容及参数

彩色多普勒血流显像成像原理是在多普勒超声诊断装置中，其频移信号采用实时频谱分析技术，用相关技术和彩色编码技术处理，使多普勒信号转变成彩色信号，并与二维黑白声像图叠加，实现彩色血流显像。以彩色信号的不同颜色表示血流方向，例如用红色表示血流朝向探头，蓝色则表示血流背离探头流动。彩色信号色调也能反映血流速度(平均速度)的快慢，色调越暗淡，表示血流越慢。还能以彩色信号显示方式标志血管属性，如动脉血流彩色信号有规律的搏动，静脉血流彩色信号则持续地显示。CDFI还能反映血流的性质，如层流(正常血流)的彩色多普勒血流显像，血流的彩色信号显示色彩比较均匀。用较低的速度标尺时，血管腔中央部位彩色亮度高于外缘近血管壁处。提高速度标尺时，彩色信号中的亮度在整个血管从中央到周边处均没有差别。病变时出现的高速射流(jet)如超过Nygusit频率极限，血流的彩色信号出现倒错(混叠)。在颈动脉分叉部位或在动脉瘤内，其边缘出现血流分离和旋流(血流方向翻转)，显示为管腔中央和近血管壁处的彩色信号颜色不同。如上所述，根据彩色多普勒血流显像的特点，对判断血流的方向、血流速度和血流的性质等有重要作用。另外，对血流解剖形态显示，如血管直径、走行、分布和分布多少及丰富程度等也有一定价值。现代高性能的彩色多普勒超声仪能显示直径为2mm以下的细小血管，以及2～3mm/s低流速、低流量血流，可以准确评价血流灌注与肿瘤血供特点。但由于脏器或肿瘤内的血管走行并不完全平直，CDFI血流显像又依赖探测角度，所以往往难以显示各个血管全貌。只能观察到某一段血管、某一断面或某一部分。因此，在声像图上其血管呈现彩点状、短线状或树枝状分布。评价其丰富与否就只能根据其彩点状、短线状或树枝状血管显示的多少而定，并无量化指标。较丰富的血流可

显示较多的短线状、树枝状血流或网状血流，甚至呈火球状表现。

对血流速度的定量研究，以及血流动力学参数测定需依据多普勒血流频谱曲线的检测。多普勒血流频谱曲线图显示随时间变化的多普勒差频(频移)大小及分布。其纵坐标为频移轴，如将声束和血流间的夹角校正(<60°)后，可直接表达血流速度大小；横坐标为时间轴。多普勒血流频谱曲线图所显示的曲线有一定的宽度，称频宽，代表不同流速的红细胞分布范围。曲线的上包络线代表最高流速的变化，下包络线代表最低流速的变化，曲线上的明亮度表示流速分布中的红细胞密集程度。通过多普勒血流频谱曲线，在人体血流动力学的检测中，常用下列参数：收缩期血流峰值速度(peak systolic flow velocity, Vman)、舒张末期血流速度(end diastolic flow velocity, Vmin)、平均血流速度(mean enveloped velocity, Vmean)、搏动指数(pulse index, PI)、阻力指数(resistance index,RI)、收缩期血流峰值速度和舒张末期血流速度比值(Vmax/Vmin)以及充血指数(CI)等。经研究，RI和PI两项参数能在一定范围反映被测血管的远端阻力和动脉管壁的弹性情况，反映动脉硬化及其他病理改变。而且排除了声束与血流夹角的影响，有较大的参考价值，其计算公式分别为：

$$RI=\frac{Vmax-Vmin}{Vmax}$$

$$PI=\frac{Vmax-Vmin}{Vmean}$$

$$CI=\frac{A}{Vmean}$$

Vmax为收缩期最大血流速度(峰值)，Vmin为舒张末期血流速度，Vmean为血管横切面积(cm^2)。血管内血液流动速度分布不呈活塞型，而且受心脏搏动、呼吸及其他多种因素影响。测定血流量需用专门设计的瞬时(10ms)流速剖面显示技术，并将流速剖面上分段截取流速数据，乘以对应的管腔内环面积，获得分区环流量。全部环流量的总和为瞬时血流量。100次连续瞬时血流量相加为每秒血流量，再乘以60，得出每分钟血流量。本法称CVIQ技术，符合流量测定原理。

五、超声扫查常见伪差

伪差(artifact)又称“伪像”或“假像”，系指由于成像系统或其他原因造成的图像畸变或假像，是超声断层图像和相应的解剖断层之间的差异，人为的因素(包括检查技术)、超声波的物理性质(反射、折射、散射等)、仪器的性能等多种因素均可造成伪像。伪像可使超声波图像畸变失真，干扰超声诊断，易造成误诊、漏诊。超声医师要了解常见伪像特征及其产生原因，并在实际操作中准确识别及设法消除，以帮助诊断。

(一)多次反射伪差

多次反射伪差(artifact from multiple reflection)又称“多重反射”或“多重回声”，是声束在体内衰减较小区域，垂直传播过程中遇到一个较平的界面，可在这个界面上将超声返回探头。由于反射回的声能较强，则又被放射回到体内，然后声能再次由界面反射到探头，并出现多次反复，直至反射声能完全衰减，这样就在第一次回声之后出现与两个反射界面距离相等的第二、三等多次强回声。在声像图上表现为脏器前壁下方的条状多层平行回声。多次反射伪差主要发生在声束垂直经过平薄组织结构的各种管壁、腹膜等处，尤其是与薄层气体所构成的界面上，例如，超声在肋间扫查肺组织所产生的这种多次反射声像图。此外，当声束经过声阻抗差相差很大的界面时，产生可以在目标内来回反射形成多次反射伪差。如超声扫查遇到子宫内节育器环所产生的“彗星尾”征。此种情况又称“银铃状伪差”“多次内部混响伪差”。

在超声检查中遇到多重反射问题，可以帮助判定气体或金属反射体，但对位于近场的多重反射，由于可掩盖其后方的低回声小病灶；如胆囊、膀胱前壁多重反射削弱超声诊断胆囊、膀胱前壁病变的能力。

以下 3 种办法可以帮助克服多重反射伪差：

1. 适当提高仪器近场抑制，降低近场信号回声强度。

2. 对浅层病灶检查时，采用水囊或仿生块进行间接超声检查，避免病灶在近场成像。

3. 适当加压或改变声束投射方向和角度可使多重反射减弱或消失。

（二）旁瓣伪差

旁瓣又称侧瓣，是探头反射超声波主瓣以外的声束。旁瓣的产生可以用声波运动的惠更斯原理来解释。其认为沿波前的每个点都是产生球状波前的独立声源，在波的中心，许多小子波叠加形成一个总波前即声束主瓣（main lobe），在声源的边缘从主声束轴向外呈辐射状传播的子波也形成波前旁瓣（side lobe），旁瓣对声像图影响很大，是产生图像伪差的主要原因之一，声源发生主瓣之外，存在数对旁瓣。其中，第一旁瓣振幅较大，为主瓣的 20%，处于主瓣轴的±10°～20°。当主瓣声束对物体检测时旁瓣亦同样向±10°～20°的物体进行检测。并将回声与主瓣回声重叠。超声检查声像图，根据主瓣轴线方向，而在系统时间，由旁瓣同步测得的旁瓣回声图，重叠在主瓣回声图上，这样就干扰和影响了主瓣的回声图像，因旁瓣回声图暗淡使在界面周围产生重影。实际上在所有较大界面均产生旁瓣伪差（artifact from side-lobe effect），只因其掩盖在主瓣回声之内而不予显示，在液性无回声区（如膀胱、胆囊）中，因无主瓣回声掩盖，便可显示旁瓣回声。一般旁瓣回声总在主瓣回声图附近形成浅淡的弧形延长线（带）。线阵探头扫描时，其凹面向下，扇形或凸阵探头扫描时其凹面向上。例如，膀胱结石强声像图可见结石强回声前缘两侧显示弧形线条，当声束斜向入射到胆囊与肠管相邻的界面时，胆囊腔内显示“披纱状”回声。

旁瓣回声不仅在二维图像上引起伪差，对超声多普勒检查也可造成影响，形成伪差，检查中应予注意。适当降低增益，或改变投射方向和角度，可使旁瓣伪差减小。

（三）部分容积伪差

部分容积伪差（artifact from partial volume effect）又称声束厚度伪差。探头反射的超声束具有一定的宽度（厚度），因此超声检查所获得的图像均是一定厚度以内空间回声信息的叠加。如一个 3MHz 的探头，理论上计算其声束厚度最窄处为 5cm，在扫查人体时，厚度在 5cm 以内的各目标均被相互叠加，构成一幅断层图像，造成图像所显示的相互结构关系失真或混淆。例如，超声导向穿刺时，紧贴胆管壁外的穿刺针显示已进入胆管内的假像。如要确立穿刺针是否进入目标需反复左右侧动探头，用不同角度观察和体会胆管与穿刺针头回声之间的关系。常见的部分容积效应伪差是导致小脓肿无回声区内出现细小光点而误诊为实质性肿物的原因。希望超声医师能引起注意。

（四）镜面伪差

镜面伪差（artifact from mirroreffect）又称“镜面效应伪差”或“镜面图像伪差”。其产生原理与光学镜像伪差产生的原理相似。表面光滑的强反射大界面，因超声波反射而产生镜面像

(虚像)的伪差。典型的镜面伪差例证便是由胸膜与肺构成的界面反射引起的,即在肺的部位可扫查出类似肝内病灶的回声图像,易引起医师对病灶位置判断的失误。这种镜像伪差不应被误解为肝癌的肺内转移。

消除镜面伪差的基本方法是改变探头角度,变化声束投射方向,镜面伪差虚像即可发生变化或消失。

(五)透镜效应伪差

人体的某些组织在超声检查时可起到透声镜的作用,使声束方向发生改变引起声像图伪差。透镜伪差(artifact from lens effect)的发生又与声束经过不同组织器官时引起的入射声波的折射有密切关系。例如,上腹正中横切扫查,图像由浅层至深层依显示皮肤、皮下脂肪、腹直肌、腹膜外脂肪、肝脏、胰腺和肠系膜上动脉等结构,当声束经过皮下脂肪进入腹直肌,因靠近腹白线的腹直肌边缘结构酷似透镜,可引起入射声波方向发生改变。由于超声波经过脂肪的声速比经过肌肉的声速快因而改变了方向的声束向腹正中线折射,折射后的声束遇到肠系膜上动脉发生反射形成肠系膜上动脉虚像,而未折射的声束则形成肠系膜上动脉实像,这样,在声像图上肠系膜上动脉便呈双重显示。克服透镜效应伪差,可以采用改变探头方向或通过探头对腹壁施加不同压力进行扫查,可以使透镜伪差消失。

(六)绕射效应伪差

因超声波的绕射效应,超声束经过较小界面目标时,声波将绕过目标,继续传播,致使目标后方组织内小界面的声像消失,或失去应有的特征,形成绕射效应伪差(artifact from diffraction effect)。例如,检查小的(2～3cm)胆囊结石,因绕射效应伪差便无声影显示,使结石失去特征性表现,容易造成判断失误。

(七)悬浮粒子效应

病灶内液体中悬浮粒子的散射作用可以使目标内回声弥漫性增多、增强形成悬浮粒子效应伪差(artifact from suspending particle effect),引起医师对病灶物理性质,如囊性和实性的判断失误。例如,卵巢巧克力囊肿内陈旧性积血,因悬浮粒子效应,无回声区内可出现弥漫性点状回声,易误诊实性肿物。

(八)侧壁回声失落

大界面产生的回声具有明显的角度依赖。有较大入射角的超声波入射大界面时,其回声偏转他侧,不反射回探头,则可产生回声失落现象。回声失落时,此界面不能在屏幕上显示。囊肿或有光滑包膜的肿瘤,超声显像常可显示其细薄的前、后壁,但侧壁不能显示。这就是因为超声波束对侧壁的入射角过大导致侧壁回声失落(lateral wall echodrop-out)。

(九)后壁回声增强

超声波声束在人体内传播过程中随深度的增加不断衰减,为了使超声显像图像深浅均匀一致,在超声显像诊断仪设备中必须加入深度增益补偿(DGC)调节系统。后壁回声增强是指在常规调节的DGC系统下所发生的图像显示效应,超声波在入射体内某一区域衰减特别小时,例如液体,则回声在此处的补偿过大,其后壁亦应补偿过大而较同深度的周围组织明亮,即为后壁增强效应(posterial wall enhancement effect)。这种后壁回声增强常出现在囊肿、脓肿和其他含液性病变的后壁,但不出现在血管腔的后壁。小肝癌和肝血管瘤的后壁亦可发生弱的后壁回声增强。

(十)侧后折射声影

侧后折射声影(posterial - lateral shadowing due to refraction)是超声波束入射周围有光滑包膜的圆形病灶,当入射角大于临界角时则产生全反射现象,而出现其界面下方第二介质内的失照射,即在圆形病灶的两侧侧后方出现直线形或三角形的声影。在胆囊纵切面中,胆囊底部和胆囊颈部经常发生侧后折射声影,不要误认为结石。

(富 玮 王雪曼)

第二篇

全身超声诊断疑难病例及分析

第6章 Chapter 6 肝脾疾病

第1例 腹胀、双下肢水肿——肝硬化失代偿期

例1

患者，男性，71岁。腹胀3年，加重并伴双下肢水肿2个月来诊。患者于3年前无明显诱因出现腹胀，伴乏力、食欲缺乏、消瘦，无恶心、呕吐，无腹痛、呕血、黑便。近1个月自感腹胀痛加剧，伴双下肢水肿、气短、尿少来本科检查。既往无肝炎、结核、糖尿病及丝虫病史，无外伤史。其子女有乙型肝炎病史。

查体：体温36.8℃，脉搏88/min，呼吸19/min，血压110/75mmHg。神志清楚，慢性病容。全身皮肤轻度黄染，无瘀点、瘀斑，表浅淋巴结无肿大，有肝掌，无蜘蛛痣。颈软、颈静脉无怒张，颈静脉回流(－)，甲状腺不大。右下肺呼吸音低，未闻及干、湿啰音，心脏检查(－)，腹部膨隆，可见腹壁静脉曲张，肝、脾触诊不满意，腹水征(＋)，肠鸣音正常，双下肢凹陷性水肿，腱反射正常，病理反射为引出。

实验室检查：红细胞3.56×10^{12}/L，血红蛋白120g/L，白细胞5.7×10^{9}/L，中性粒细胞0.69，淋巴细胞0.23，血小板116×10^{9}/L。尿常规正常。便隐血(＋)，凝血酶原时间17.6s(对照13.2s)。HBsAg(－)，HBsAb(－)，HBeAg(－)，HBeAb(－)，HBcAb(＋)，HCV Ab(－)。甲胎蛋白(AFP)＜10μg/L，癌胚抗原7.6μg/L，血氨170μmol/L。总胆红素8.5μmol/L，直接胆红素1.6μmol/L，间接胆红素6.9μmol/L。丙氨酸转氨酶(ALT)42U/L，天冬氨酸氨酶(AST)49U/L，γ-谷氨酰转移酶(GGT)74U/L，碱性磷酸酶(AKP)128U/L。钾3.25mmol/L，钠140.6mmol/L，氯110.6 mmol/L，钙2.21 mmol/L。尿pH7.43，尿素氮6.9 mmol/L，肌酐84μmol/L，血糖8.5 mmol/L，白蛋白(A)27.2g/L，球蛋白(G)40.6 g/L，A/G＝0.6。红细胞沉降率(血沉)18mm/h。外周血未检到微丝蚴。抗结核抗体(－)，PPD(－)。腹水常规、浅黄色，不透明，李凡他试验(－)，比重1.015，白细胞0.03×10^{9}/L(30个/mm^3)。腹水总蛋白36.4g/L，腹水涂片未见抗酸杆菌及瘤细胞，腹水培养无细菌生长，腹水结核杆菌PCR检测(－)，尿乳糜试验(－)。

胸部X线片检查：右肺少量积液，右下肺盘状不张。

心电图检查:窦性心动过速,肢体导联低电压。

上消化道钡剂造影检查:胃底、食管中下段静脉曲张。

胃镜检查:中度食管静脉曲张,中度红斑性胃窦炎。

超声显像检查:肝硬化,肝左叶增大,尾叶明显增大,胆囊炎、胆结石,腹水。

例 2

患者,男性,48 岁。患乙型肝炎 8 年,肝功能长期不正常,肝脏超声显像显示肝体积缩小,肝被膜不光滑,肝实质不均匀,回声增强,尾叶增大,门静脉增宽,脾大,腹水。超声提示:肝硬化、脾大、腹水。

例 3

患者,男性,49 岁。因右侧乳腺疼痛性包块月余来做乳腺超声检查。超声显像检查发现右侧乳腺发育。为寻找乳腺发育原因当即为患者行腹部超声扫查,发现肝硬化、脾大、少量腹水。超声提示男性乳腺发育、肝硬化。

分析

肝硬化(cirrhosis)为一种常见的慢性进行性肝病,是一种或多种病因长期反复损害肝脏所致。在病理组织学上有广泛的肝细胞变性坏死,纤维组织增生与间隔形成,以及肝细胞呈结节性增生,致使正常肝脏结构破坏,假小叶形成。肝内血管改建与血液循环紊乱,肝实质总量减少,肝脏萎缩变硬。临床上有多系统受累,主要有肝功能损害、代谢障碍、门静脉高压、内分泌和免疫功能异常。晚期出现上消化道出血、肝昏迷、肝肾综合征和继发感染等严重并发症。在我国病毒性肝炎是引起肝硬化的主要原因,其中主要是乙型肝炎。酒精中毒所致肝硬化目前也有上升趋势。其次,胆汁淤积、血吸虫病、药物及工业毒物、循环障碍、代谢紊乱、营养不良等亦是导致肝硬化的重要因素。

肝硬化按其形态结构分为 4 类:

1. 小结节性肝硬化　结节大小相仿,直径不超过 1cm,相当于门静脉性肝硬化,最为多见。

2. 大结节性肝硬化　结节粗大且大小不均,直径在 1～3cm,相当于坏死后肝硬化。

3. 大小结节混合性肝硬化　为以上两型的混合型。

4. 再生结节不明显　即不完全分隔性肝硬化,相当于胆汁性肝硬化。

我国肝硬化患者以 20～50 岁的男性多见。青壮年患病多与病毒性肝炎有关。肝硬化的发病和病程一般较慢,可能隐伏数年至十数年之久,平均 3～5 年。起病时可无症状,病情逐渐发展,到后期出现两大类主要症状即肝功能减退和门静脉高压。此时可出现黄疸、腹水、消化道出血及肝性脑病等并发症。临床以是否出现上述症状而将肝硬化划分为失代偿期和代偿期。无上述临床表现者为肝硬化的代偿期。无症状者占 30%～40%,常在超声体检或其他疾病手术时,甚至尸体解剖时才被发现。也有无特异性症状者,如低热、乏力、恶心、体重下降、血白细胞与血小板下降等,到医院求诊时被发现诊断。失代偿期肝硬化因胃肠淤阻性充血、胃肠道分泌和吸收功能紊乱造成食欲下降、恶心、乏力和体重下降。患者主诉腹胀,少量腹水常由超声显像检查发现,中等量以上腹水在临床体检时可发现,常伴下肢水肿。5%～10%腹水可合并胸腔积液,常见于右侧,占 70%,亦可有双侧或左侧胸腔积液及仅有胸腔积液而无腹水者。病人出现黄疸是由于肝细胞排泄胆红素功能衰竭,是严重肝功能不全的表现,病人常有发热,是肝脏灭活致热激素能力下降或继发感染所致。此外,病人还常有贫血及出血倾向、男性女性化及性功能减退。以上各类型肝硬化在临床和超声显像方面均有共同表现及各自特点。其共同的超声显像表现为：

1. 肝脏体积缩小，边缘变钝，尾叶有不同程度增大。

2. 肝脏被膜不光滑，可呈锯齿状。

3. 肝实质回声弥漫增强，可呈网状样改变(肝炎后肝硬化最为明显)。

4. 肝内血管不清晰，走行失常，扭曲甚至闭塞。

5. 门静脉主干内径大于1.4cm，可诊断门静脉高压。大于1.7cm的，表明2/3病人可于近期发生消化道出血。部分病人可有门静脉血栓。彩色多普勒血流显像表现门静脉血流依病情程度可显示流速减低、双向，甚至完全反流。

6. 胆囊壁水肿可呈双边影，胆囊内常合并结石及胆囊萎缩、胆囊壁增厚等慢性胆囊炎表现。

7. 脾脏增大，脾静脉增宽、扭曲呈串珠样改变。

8. 腹水。少量腹水存在于肝肾间隙及盆腔，呈液性无回声区；中等量腹水存在于上述部位和胆囊周围、网膜囊、脾周围，示液性无回声区；大量腹水在腹腔两侧、肝脾周围、肠管之间存在，呈大片液性无回声区，肠襻浮游于腹水中。

9. 侧支循环形成(脐静脉开放，胃左静脉增宽呈串珠状)。

10. 病毒性肝炎后肝硬化可发生原发性肝癌，呈现原发性肝癌的超声表现。

肝硬化是一种肝脏慢性、进行性、弥漫性病变，其特点是在肝细胞坏死基础上的纤维化，并代之以纤维包绕的异常肝细胞结节(假小叶形成)。其为严重的不可逆的肝脏疾病。但是，在肝硬化疾病的早期阶段，上述的肝脏组织学结构改变比较轻微，超声显像表现缺乏特征性，故超声显像诊断及鉴别诊断有一定的困难。在肝硬化失代偿期由于其肝脏组织病变特征明显，超声显像亦有特征性表现，因此超声显像诊断比较明确和可靠，正常的肝组织细微结构消失，肝实质回声不均匀增强，肝脏被膜回声不光滑，特别是肝脏形态改变对确定肝硬化诊断帮助甚大。肝脏硬化缩小，肝脏被膜不光滑，呈凸凹的锯齿状改变，门静脉增宽等是典型的晚期肝硬化表现。有研究报道肝硬化多有肝右叶缩小，肝尾状叶不同程度增大，当肝尾状叶和肝右叶比率≥0.65(正常比率＜0.6)时，其肝硬化诊断的敏感性为84%，特异性为100%，准确率达94%。亦有报道说肝尾状叶和肝右叶比率对乙型肝炎病毒引起的肝硬化的敏感性最高，而其他各型肝硬化的敏感性较低。超声显像在肝硬化的鉴别诊断中要注意以下内容：

1. 超声显像显示肝静脉和下腔静脉扩张则提示淤血性肝硬化　肝右叶缩小，特别是肝右后叶明显缩小，肝左叶相对增大或正常大小可提示为门脉性肝硬化。血吸虫病性肝硬化则表现肝右叶缩小左叶增大。肝右叶增大，在肝实质内可见多量粗大结节回声则提示为坏死性肝硬化。胆汁性肝硬化的超声显像除具有肝硬化的表现外，还应有胆道系统梗阻的表现，即在小儿为先天性胆道闭锁，在成人多为胆系结石或肿瘤。肝豆状核变性为大结节性肝硬化，小儿或青年时期发生的肝硬化无病毒性肝炎病史者，要高度怀疑本病的发生，临床应做进一步检查。

2. 复合型Caloli病　Caloli病为肝内胆管囊性扩张征，病理上分为单纯型及合并肝脏纤维化两种类型，前者肝组织无明显变化，后者合并肝脏纤维增生和门静脉高压。临床曾有误诊肝硬化病例。本病属家族性，可在儿童期发生，但最常在青年时期出现症状始被发现。本病病因一般认为是常染色体隐性遗传，肝内胆管增殖缺陷，引起肝内胆管囊性扩张。本病常伴有肾脏畸形，肾盂或上输尿管扩张及肾囊肿。

3. *骨髓纤维化症* 骨髓纤维化症是指骨髓中成纤维细胞增殖，胶原纤维沉积伴有肝脾等器官髓外造血特征的综合征，由于髓外造血引起相应器官的症状，几乎所有病人均有脾大，有报道脾增大的速度是每年 1cm，约有 50％的病人就诊时脾大已达盆腔。脾增大与脾血流量增加、肝内血流阻力增加及脾脏髓外造血有关。50％～70％的患者有肝大，多为轻到中度增大，少数可达脐下，质坚而不痛，表面光滑，有 10％～20％的病例合并肝硬化，由于肝窦周围血管阻塞及肝窦内髓外造血而引起门静脉血流量增加所致。因肝静脉及门静脉内血栓形成可导致 Budol-Chari 综合征。

4. *单发低回声小肝癌和肝硬化结节之鉴别* 有些肝硬化结节早期超声显像为低回声，原发性小肝癌亦为低回声，特别是当 AFP 检查为阴性时，二者的鉴别甚为困难。注意观察二者的区别；肝硬化结节边界不清楚，包膜较光滑，肝癌结节边界清楚，包膜回声较高。动态观察可发现肝硬化结节回声可增强，结节大小无变化而肝癌结节可突破包膜呈浸润性生长，结节回声增强，体积增大。CDFI 可发现肝癌结节内部和周边彩色血流增多，呈动脉频谱；肝硬化结节血流无改变。

超声显像图例见图 6-1-1～6-1-14。

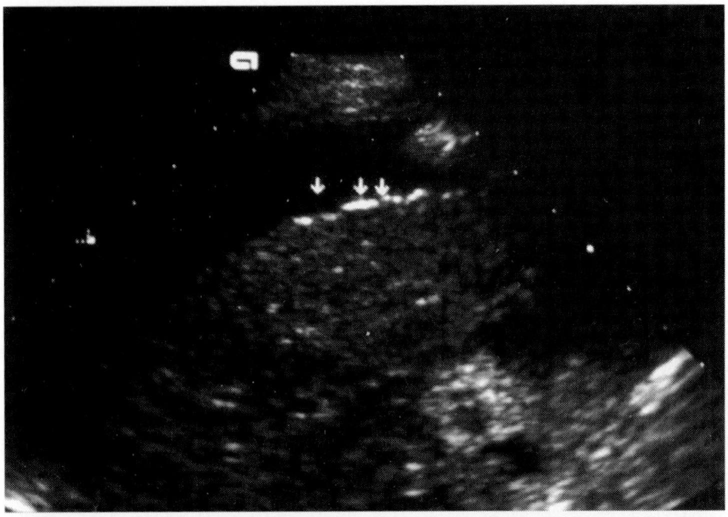

图 6-1-1 肝炎后肝硬化
示肝被膜不光滑，呈锯齿状

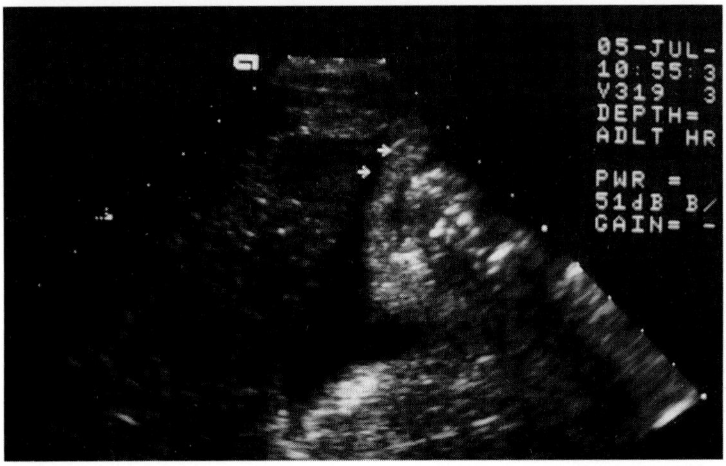

图 6-1-2 肝炎后肝硬化，腹水(一)

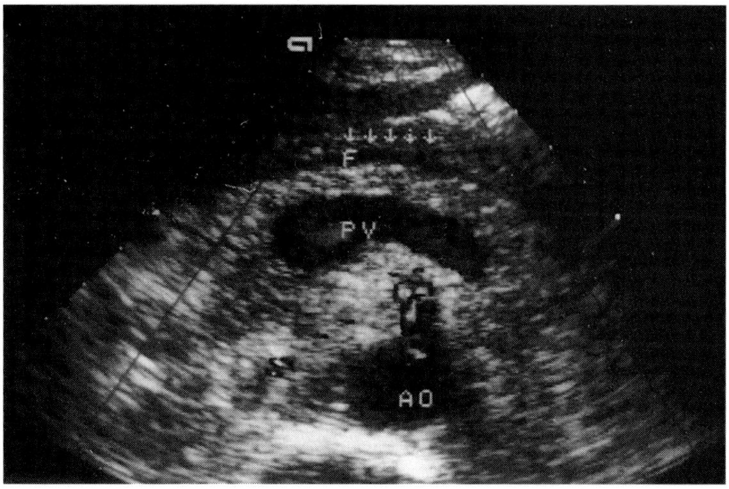

图 6-1-3 肝炎后肝硬化，腹水，小网膜囊积液

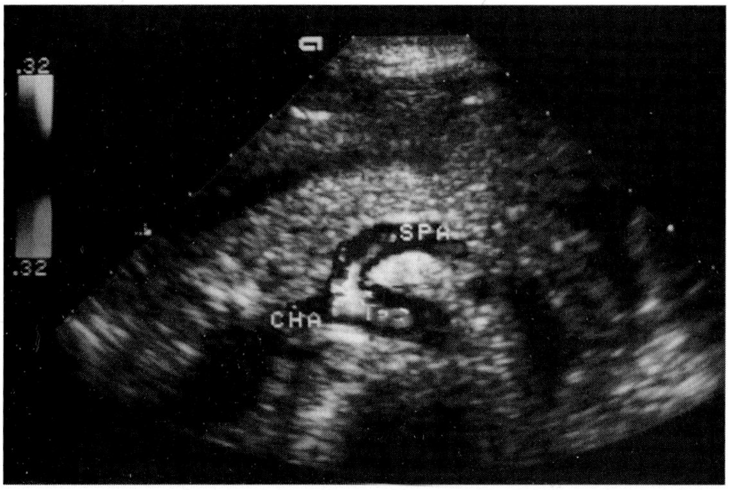

图 6-1-4 肝炎后肝硬化，腹水(二)

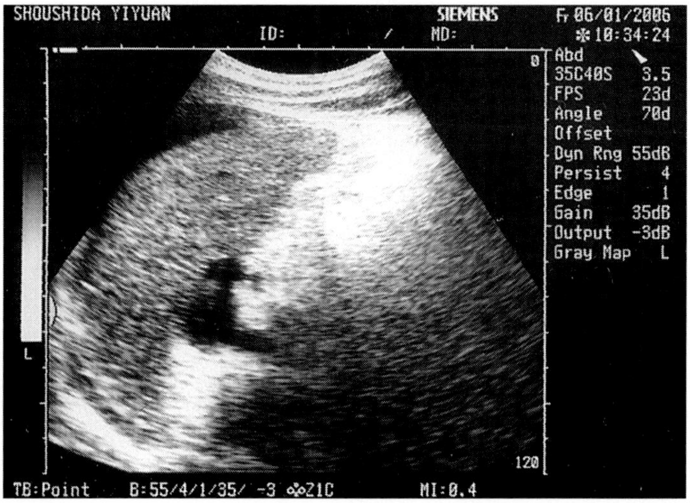

图 6-1-5 肝硬化，腹水(一)

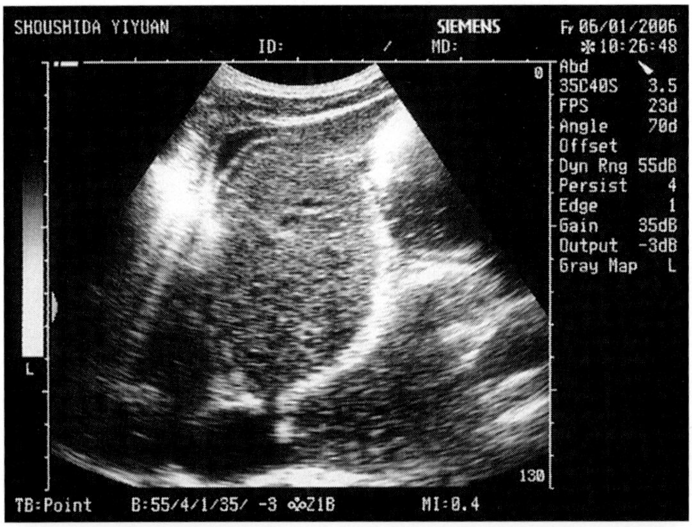

图 6-1-6　肝硬化，腹水(二)

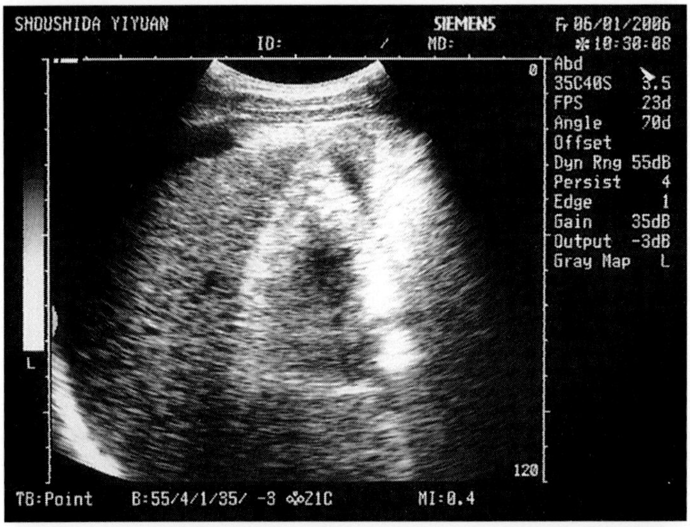

图 6-1-7　肝硬化，腹水(三)

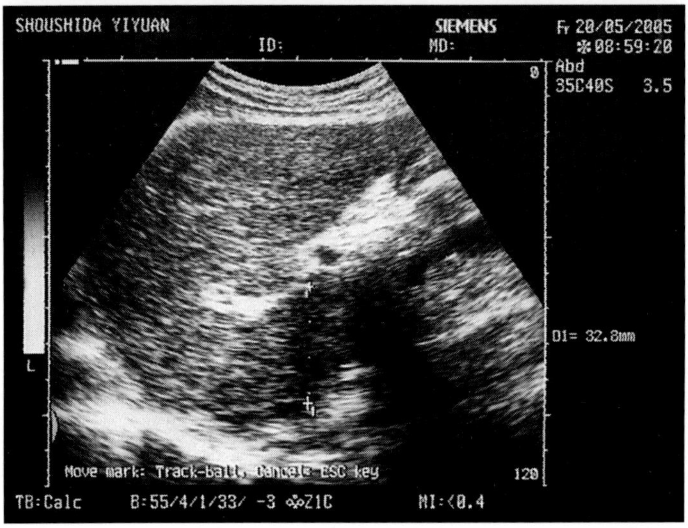

图 6-1-8　肝硬化，尾叶增大

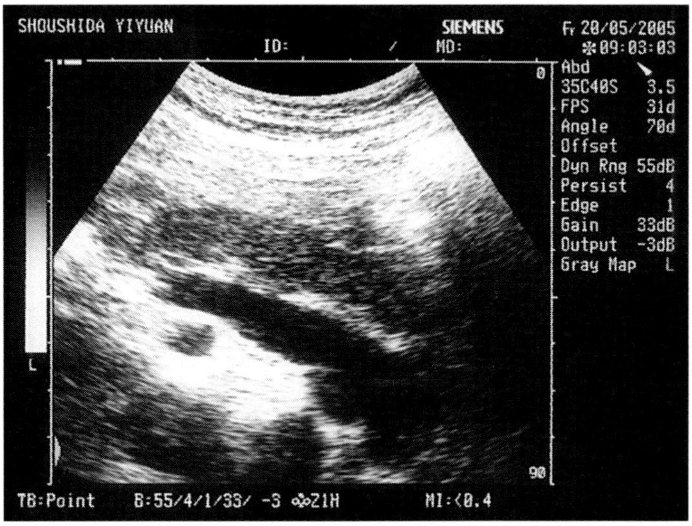

图 6-1-9　肝硬化，门脉高压(一)
图示脾静脉增宽

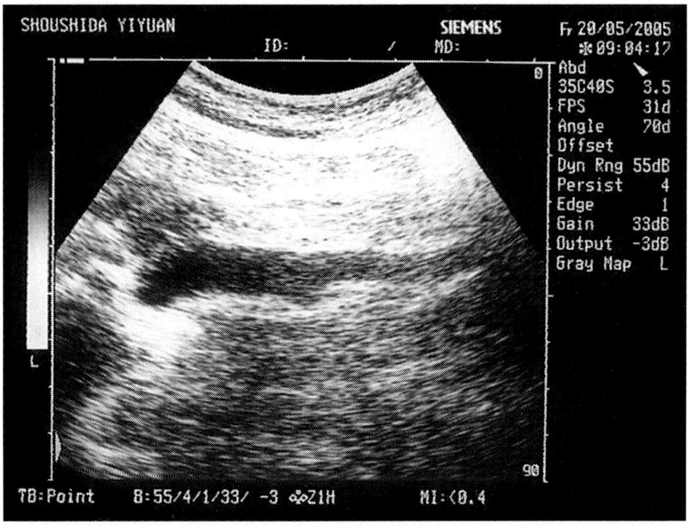

图 6-1-10　肝硬化，门脉高压(二)
图示肠系膜上静脉增宽

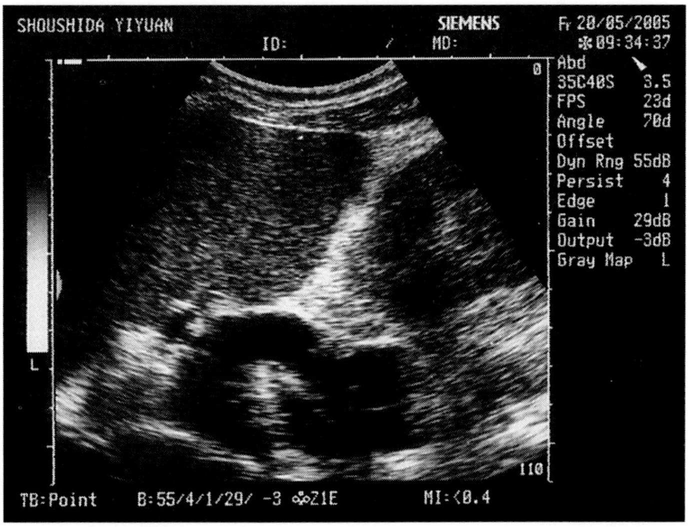

图 6-1-11　肝硬化，脾大，脾静脉增宽

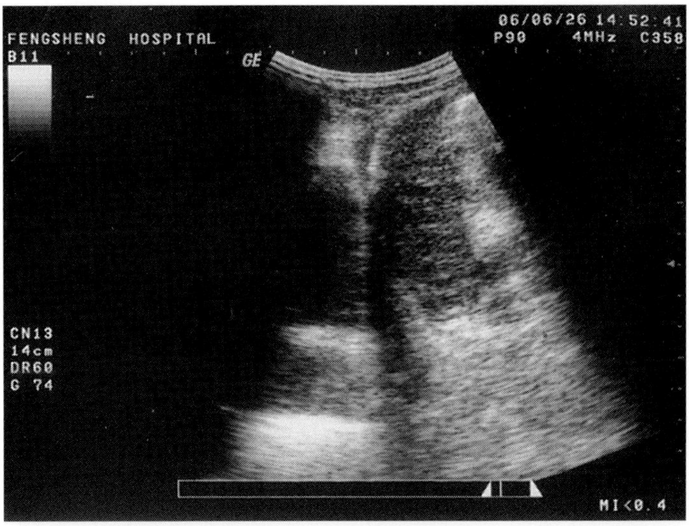

图 6-1-12　肝硬化，腹水(四)

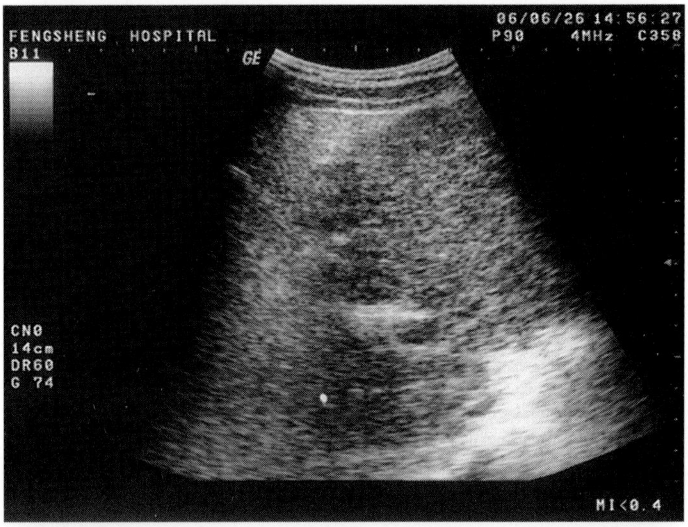

图 6-1-13　肝硬化(一)

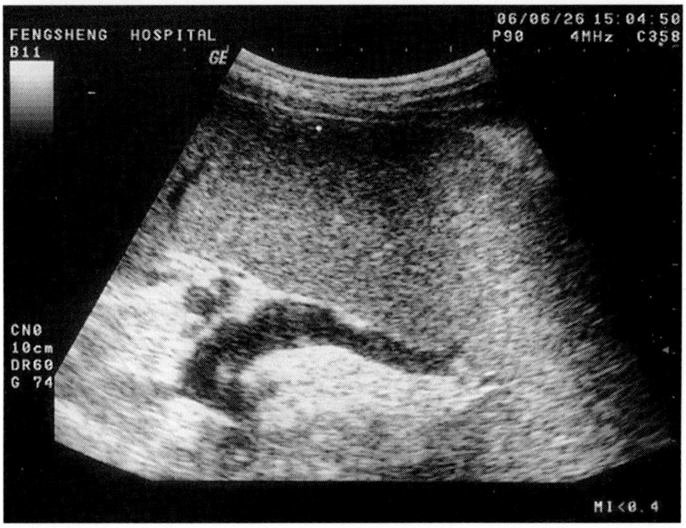

图 6-1-14　肝硬化，脾大

(富京生)

第2例 肥胖、腹胀、血脂及血糖明显升高——酒精性肝硬化、门脉高压、脾大

患者，男性，48岁。因肥胖、腹胀，血脂、血糖异常升高来诊。患者既往体健，工作繁忙，约有20年饮白酒史，每日半斤以上。近4个月食量增加，饮酒更甚，渐发生明显肥胖，体重增加15kg。自感疲乏无力、气喘、腹胀，双季肋部胀痛、不适。

查体：血压150/90mmHg，体胖、面红，腮腺部位明显肥大，心肺(—)，腹部膨隆，肝、脾触诊不满意，移动性浊音(—)，未扪及包块，双下肢(—)。

实验室检查：血红蛋白12.6g/L，白细胞8.36×10^9/L，中性粒细胞0.73，血小板178×10^9/L，乳酸脱氢酶(LDH)291U/L，天冬氨酸转氨酶(AST)62U/L，肌酸激酶(CK)94U/L，肌酸激酶同工酶(CK-MB)8U/L，乳酸脱氢酶同工酶1(LDH_1)33%，血胆固醇7.9mmol/L，三酰甘油(TG)3.68mmol/L，血清HDL1.49mmol/L，血清LDL4.68mmol/L，血糖8.9mmol/L。

超声显像检查：肝脏增大，肝被膜不光滑，肝内血管不清晰，肝实质回声不均匀增强，门静脉1.47cm，脾厚6.78cm，肋下2.5cm。胰腺及双肾未见异常。超声显像诊断：酒精性肝硬化、门静脉高压、脾大。

分析

酒精(乙醇)是酒精性肝病(alcoholic liver disease，ALD)的直接病因。酒精经过肝细胞胞质内乙醇脱氢酶催化氧化为乙醛。在乙醇氧化过程中产生大量的氢离子，并与辅酶1结合。辅酶1还原成还原型辅酶1使细胞氧化，还原反应发生变化，造成依赖于还原型辅酶1和辅酶1的物质代谢发生改变，这些改变成为代谢紊乱和致病的基础。乙醛对肝细胞有直接毒性作用。乙醛为活性化合物，能干扰细胞多方面的功能，如影响线粒体产生ATP、蛋白质合成及排泌、损害微管蛋白、脂肪排泌障碍，而在肝细胞内蓄积，引起肝细胞渗透、膨胀以致崩溃。酒精在肝内的氧化过程导致肝细胞代谢紊乱，它可促进脂肪合成增多，脂肪酸氧化减少，从而引起酒精性脂肪肝。酒精在代谢过程中引起高乳酸血症，通过刺激脯氨酸羧化酶的活性和抑制脯氨酸的氧化，使脯氨酸增加，而使肝内胶原形成增加，最终导致肝硬化。

近年来，研究认为，酒精性肝炎时，肿大的肝细胞不能排出微丝且在肝细胞内聚集形成酒精性透明小体，并引起透明小体抗体产生。自身的肝抗原和分离的酒精透明小体可刺激患者的淋巴细胞并产生多种淋巴因子，包括移动抑制因子、转移因子、成纤维因子和细胞毒因子等。其中，细胞毒因子和成纤维因子在导致肝细胞损害及纤维增生并使其病变持续发展的过程中都起着一定作用。

酒精性肝硬化是由于长期过度饮酒使肝细胞发生脂肪变性、坏死和再生，最终导致肝纤维化和肝硬化。酒精性肝炎及酒精性肝硬化多见于欧美地区，有报道其酒精性肝硬化占肝硬化发病率的50%～80%。美国因肝硬化病死者中50%为酒精性肝硬化。近年来，我国饮酒者明显增多，酒精性肝硬化发病率逐年增高，现可达20%。

酒精性肝病男性多见，但女性对酒精较男性更敏感。如每日饮用酒精在50～60g以上则饮酒人均会出现脂肪肝，但为可逆性病变，戒酒数周后肝脏可恢复正常。如每日饮用酒

精在 160g,可发生脂肪性肝炎,8 年便可发展成为酒精性肝硬化。酒精中毒其毒性作用可累及全身主要脏器,首先是引起肝脏损害。本病轻者可无症状,但一般多有食欲缺乏、恶心、呕吐和腹胀等症状。急性酒精性肝炎或有发热和腹痛,可酷似急腹症。肝大伴有触痛,血清胆红素可正常或中度升高,血清转氨酶可升高。重症者可出现腹水、黄疸、血中中性粒细胞计数升高,凝血酶原时间延长及肝昏迷。对长期大量饮酒者如出现以上临床表现,应考虑本病之诊断。

酒精性肝病因疾病发展的不同阶段超声显像表现各不相同,并无特异性表现,诊断需结合临床。在酒精性脂肪肝阶段其超声显像表现与一般脂肪肝相同,即肝脏弥漫性增大、肝被膜饱满膨胀、肝实质回声弥漫性增强且分布不均匀,近段(浅层)增强明显,由于整个肝区透声性差,其远段(深层)回声衰减,整个肝区有一层"薄雾"感。严重者肝内血管显示不清。酒精性肝炎有时呈急性但大多数为慢性复发性经过,其超声显像表现与其他慢性弥漫性肝病相似,即肝被膜不光滑,肝脏弥漫性增大,肝实质回声呈弥漫性不均匀增强,光点颗粒增粗,肝内血管欠清晰或不清晰。发展成酒精性肝硬化时其超声显像表现为门脉型肝硬化即典型小结节型肝硬化(超声显像表现见肝硬化章)。酒精性肝病之诊断需密切结合临床。超声导向肝穿刺肝组织学检查有助于本病的确诊。本病应与病毒性肝炎、药物性肝炎及中毒性肝炎相鉴别,应详细询问病史并做有关病毒性肝炎的血清学和免疫学检查。有发热、腹痛及白细胞数增高者应除外胆囊疾病、胰腺炎及消化性溃疡穿孔之可能。

超声显像图例见图 6-2-1～6-2-6。

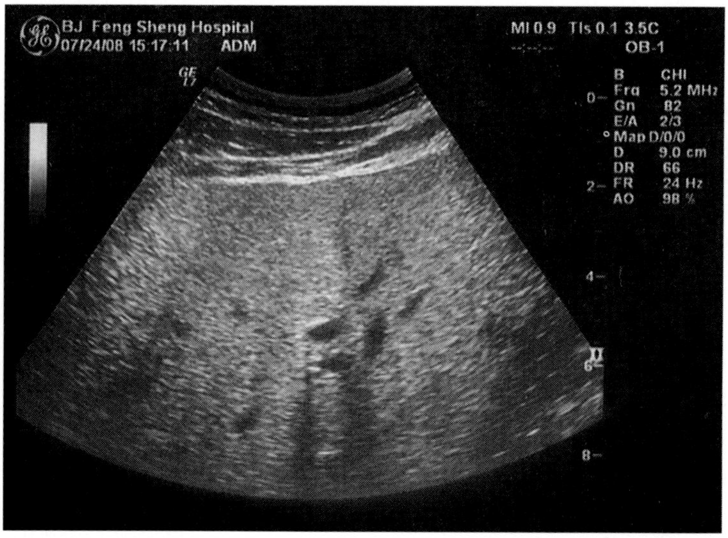

图 6-2-1 酒精性肝硬化(一)

肝被膜不光滑,肝实质回声不均匀增强(肝脏弥漫性损害)

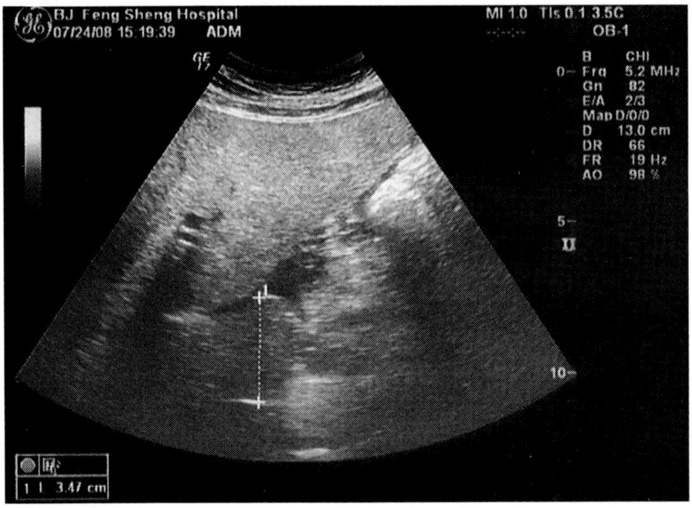

图 6-2-2 酒精性肝硬化(二)

肝尾叶增大

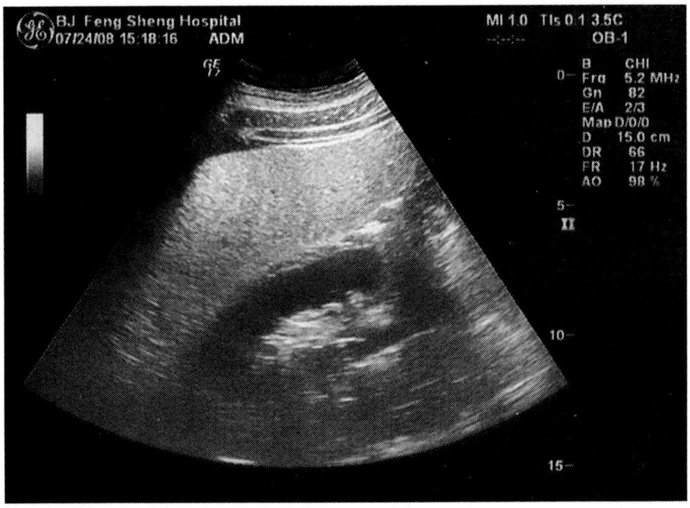

图 6-2-3 酒精性肝硬化(三)

肝实质回声弥漫性增强,与肾实质回声呈明显差异

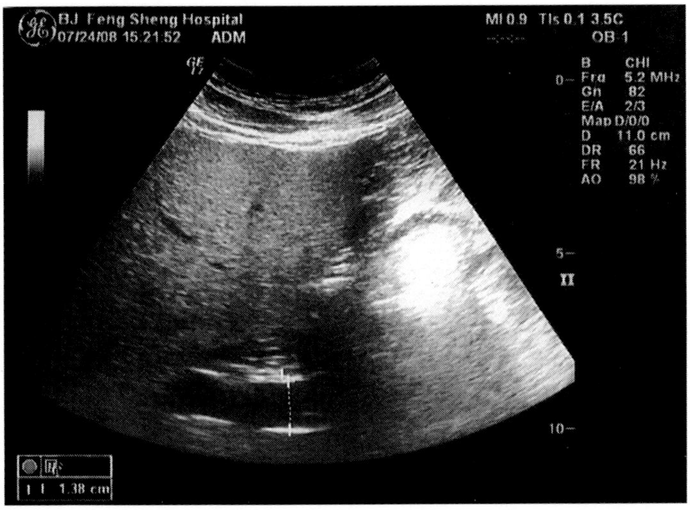

图 6-2-4 酒精性肝硬化(四)

门静脉高压

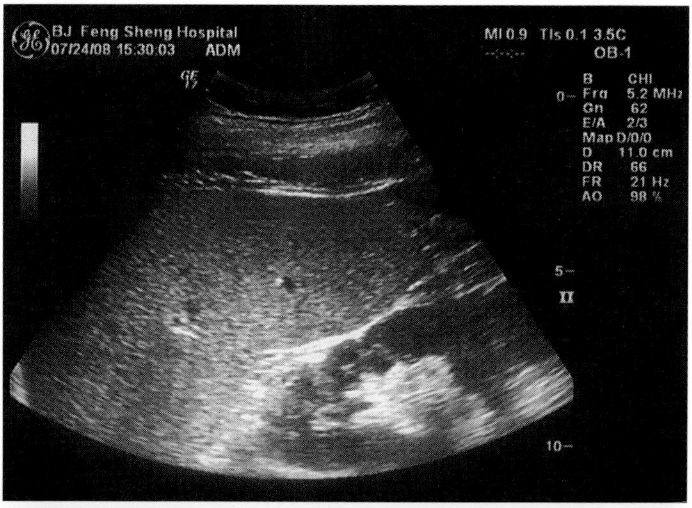

图 6-2-5 酒精性肝硬化(五)
脾大压迫左肾

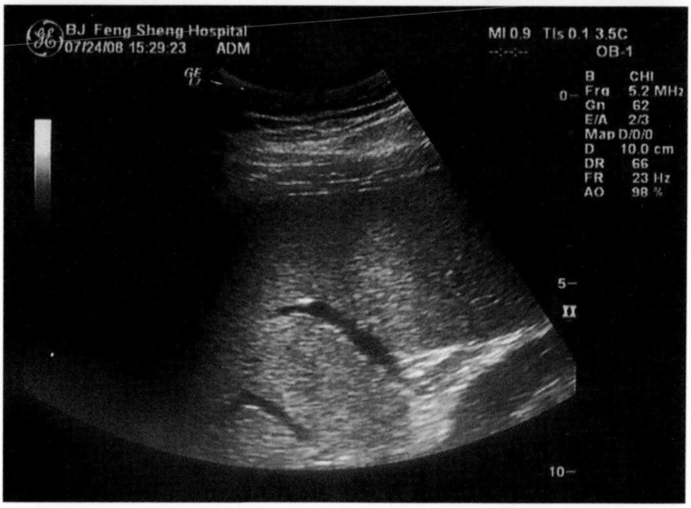

图 6-2-6 酒精性肝硬化(六)
脾脏增大

(富京山)

第 3 例 心慌、气短 2 年,黄疸 2 个月——淤血性肝硬化

患者,男,62 岁。活动后心慌、气短 2 年,黄疸 2 个月,加重 1 周来诊。患者 4 年来经常受凉后咳嗽、咳白色泡沫样痰,以冬季发作频繁。1 个月前因感冒后再现发热、咳嗽、咳痰,经抗感染治疗后,病情时轻时重,走路快时心慌胸闷、气急、腹胀。近 1 周黄疸及胸闷、心慌气短加重入院。患者有 10 年高血压及冠心病史,有吸烟史 40 余年,每日 15 支,家族史无特殊。

查体:体温 37.3℃,脉搏 114/min,呼吸 30/min,血压 135/90mmHg,皮肤轻度黄染,无发绀;颈静脉怒张,双肺可闻及细湿啰音以右侧较明显,心尖搏动不明显,无震颤,心率 112/min,心律整齐,$P_2 > A_2$,心尖部可闻及 2/6 收缩期杂音,腹部膨隆,肝脾触及不满意,移动性浊音(一),双下肢轻度可凹性水肿。

实验室检查:血红蛋白 116g/L,白细胞 8.9×10^9/L,中性粒细胞 0.79,淋巴细胞 0.15,嗜酸性粒细胞0.04,单核细胞0.02。尿蛋白(+),白细胞0～1个/HP,透明管型0～2个/HP,肾功能、血脂及血钾、钠、氯等电解质均正常。血气分析:低氧血症。肝功能:丙氨酸转氨酶35U/L,天冬氨酸转氨酶40U/L,总蛋白55g/L,白蛋白25g/L,总胆红素(T-BIL)13.6μmol/L,直接胆红素(D-BIL)6.9μmol/L,凝血酶原时间17.1s,活化部分凝血活酶时间45.2s;HBsAg(－),抗HCV(－),抗HIV(－),癌胚抗原7.2μg/L。

心电图检查:窦性心动过速,室性期前收缩,肢体导联低电压,左前分支传导阻滞,TⅡ、aVL～V_5低平及浅倒,提示冠状动脉供血不足。

超声显像检查:肝、脾增大(中度),3支肝静脉及下腔静脉增宽(中等度),尾叶轻度增大,门静脉、脾静脉增宽,肠系膜上静脉增宽达1.36cm,胆囊增大,胆总管1.0cm(胰头处胆总管亦1.0cm),胰头及胆总管内未见占位性病变。超声诊断为淤血性肝硬化,门静脉和肠系膜上静脉增宽,胆囊增大,胆总管轻度增宽,其阻塞位置判定在十二指肠Vater壶腹乳头处(良性狭窄)。当即对病人进行心脏超声检查发现病人左心房扩大明显,右心房、右心室、主肺动脉扩张,二尖瓣形态未见异常但活动受限,开放幅度减小变慢(房室过血减少)。诊断为冠心病(心肌硬化型),左心房衰竭、右心衰竭。

分析

严重的心脏病影响肝脏血液循环及供氧时可引起肝细胞损害并出现黄疸。肝静脉起始于肝小叶内静脉汇合成小叶下静脉进而形成三支肝静脉。肝静脉从肝脏注入下腔静脉的血液每分钟在1 500ml左右。右心衰竭时右心房压力增高,肝静脉回流障碍导致肝脏淤血。早期中央静脉及其临近的肝窦淤血、扩张,使肝细胞受到压挤损伤,严重时形成出血坏死灶。国内一组175例有充血性右心衰竭与肝功能异常的心血管疾病中,动脉硬化性心脏病占33%,风心病(二尖瓣狭窄)占35%,高血压性心脏病占20%,肺心病6%,缩窄性心包炎4%,其中淤血肝最严重者为风湿性二尖瓣狭窄伴三尖瓣关闭不全。20%～70%淤血肝患者出现轻、中度黄疸,黄疸的原因系肝细胞坏死、肝内胆汁淤积及溶血等因素的综合作用。其中以肝细胞性为主,70%～80%的患者凝血酶原时间延长,5%～50%病人的ALT及AST增高,但随着心功能改善,肝淤血减轻,血清ALT、AST及胆红素可在短期内降至正常。

淤血性肝硬化(stasis cirrosis)系由于肝内长期淤血缺氧,以致肝小叶中心区肝细胞坏死、萎缩和消失,网状支架塌陷及呈芒状纤维化所致。炎症反应较轻,肝功能损害不很严重。临床上又将心脏病引起的肝硬化称为心源性肝硬化(Cardiac cirrosis)。本病常见表现为肝脏大、下肢水肿及腹水等,同时具有原发病症的表现。发病早期肝脏显示为淤血肝,即肝脏增大、肝静脉及下腔静脉扩张,但均为可逆性。若病程在半年以上且病情发展,肝脏长期淤血,肝细胞缺氧,肝窦扩张后压力增加,挤压肝细胞,导致发生营养及代谢障碍,以致肝细胞变性、坏死、纤维增生而发生淤血性肝硬化。

淤血肝的超声显像十分清晰,表现为肝脏增大、肝实质回声减低、肝静脉与下腔静脉增宽。脾脏亦可显示为增大。淤血性肝硬化的超声显像则显示为比淤血肝小,但比一般肝硬化的肝脏为大,肝实质回声均匀增强,肝静脉与下腔静脉清晰、增宽,脾脏亦增大。

本例为心肌硬化型冠心病,二尖瓣开放受限,活动减低,左心房至左心室过血减少,其血流动力学改变,类似风湿性心脏病二尖瓣狭窄,其病理生理改变是舒张期血流由左心房流入左心室时受限,使左心房压力明显增高,左心房和左心室之间的压力差增高,以保持正常的心脏排血量。左心房压力的升高可引起肺静脉和肺毛细血管压力增高,继而扩张和淤血。此时患者在休息时无明显症状，但在体力活动时因血流加快，肺静脉和肺毛细血管压力进一步增高，即刻出现呼吸困难、咳嗽、发绀，甚至急性肺水肿。肺循环血量长期超负荷可导致肺动脉压力上升。长期肺动脉高压，使肺小动脉痉挛而硬化并引起右心室肥厚和扩张，继而可发生右心衰竭。本例病人由于胃肠淤血长期食欲缺乏，食量减少，胆汁淤滞，其黄疸有梗阻性原因（非外科性），即胃肠管壁淤血、水肿，ERCP 证实为十二指肠肠壁包括 Vater 壶腹乳头处水肿增厚。另外，由于肝脏淤血、缺氧导致肝细胞损伤而可引起肝细胞性黄疸。

超声显像图例见图 6-3-1～6-3-8。

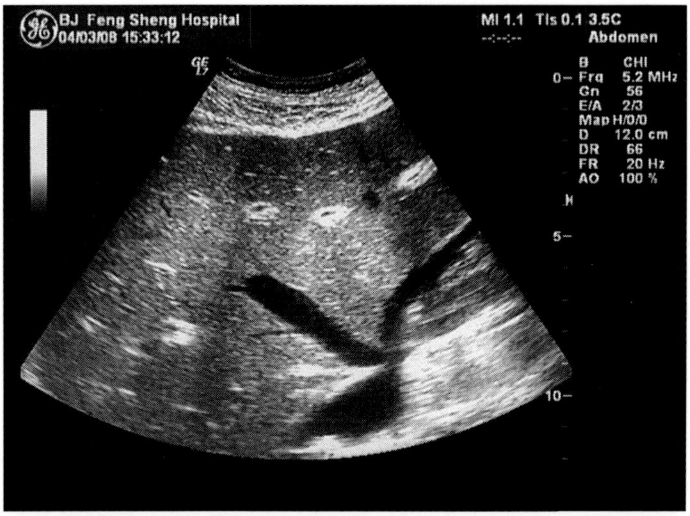

图 6-3-1 淤血性肝硬化（一）
肝脏增大，肝静脉增宽

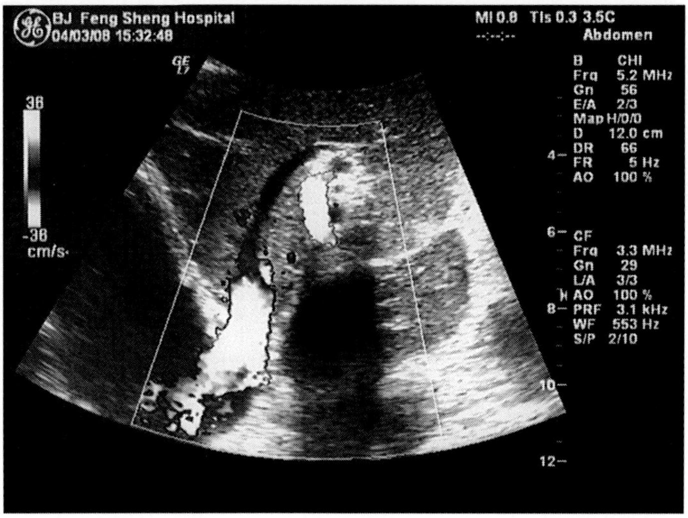

图 6-3-2 淤血性肝硬化（二）
肝静脉增宽

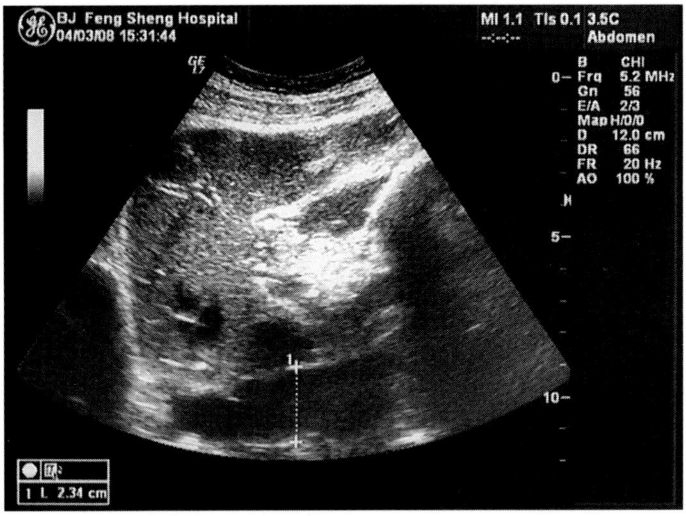

图 6-3-3 淤血性肝硬化(三)
下腔静脉增宽

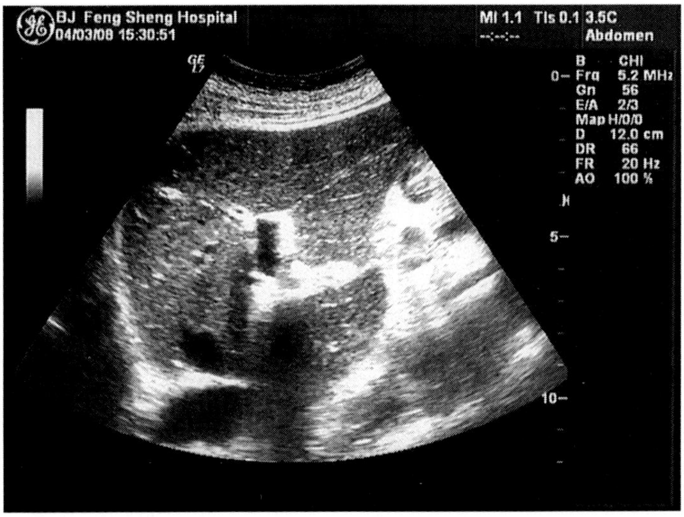

图 6-3-4 淤血性肝硬化(四)
肝尾叶增大

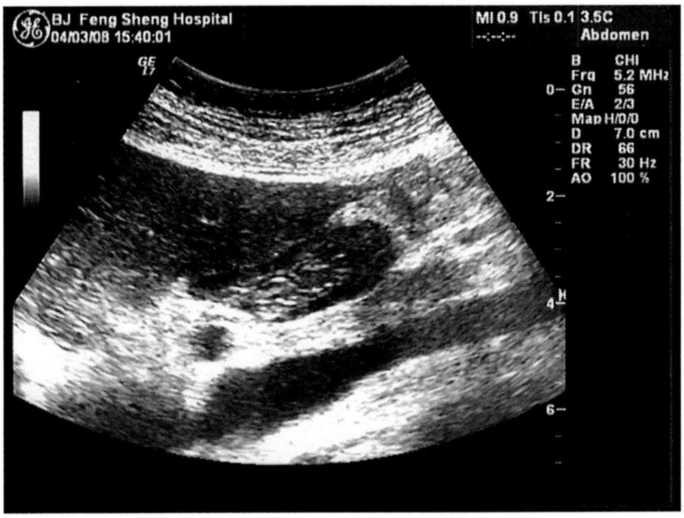

图 6-3-5 淤血性肝硬化(五)
肠系膜上静脉增宽

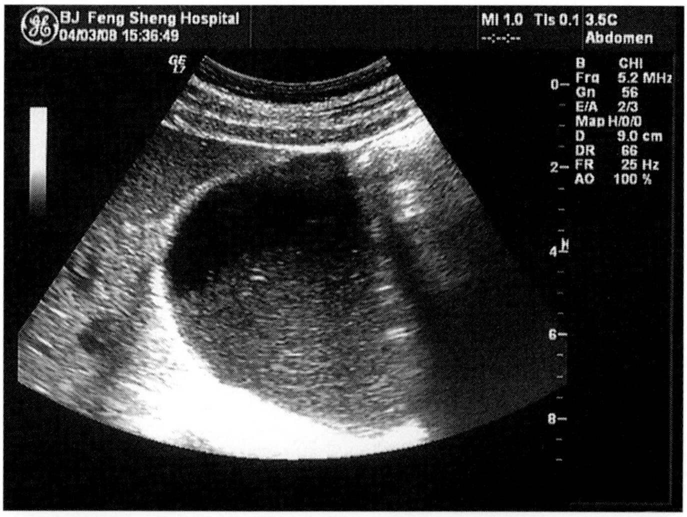

图 6-3-6　淤血性肝硬化(六)

并发肝外梗阻性黄疸,胆囊增大

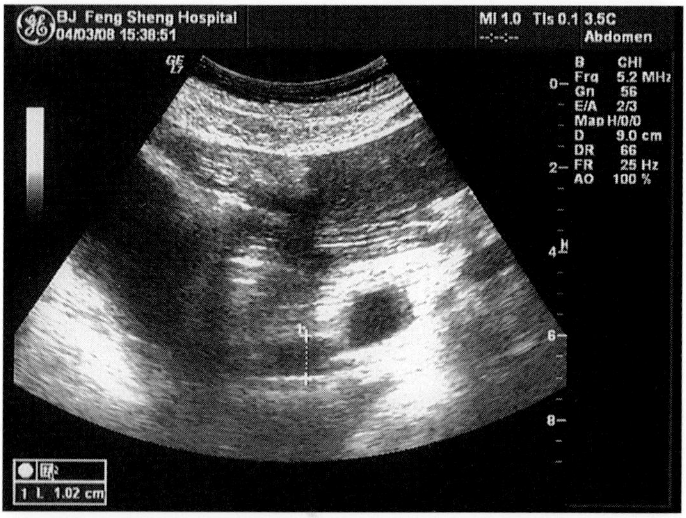

图 6-3-7　淤血性肝硬化(七)

胰头部胆总管增宽说明梗阻部位在十二指肠壶腹部

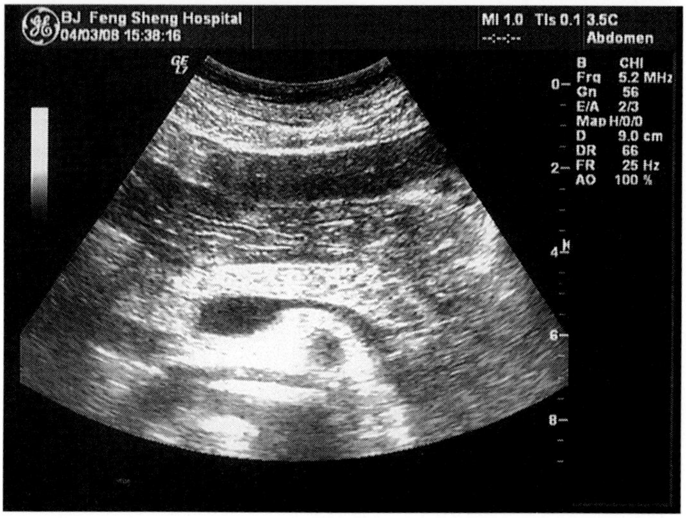

图 6-3-8　淤血性肝硬化(八)

胰腺形态大小正常

(富　玮)

第4例 脂肪肝、脾大

患者,女性,36岁。2、3年来食欲好,体重增加明显,来做超声显像检查。超声显像检查显示:肝脏增大,肝被膜光滑,角度圆钝,肝内回声弥漫性增强,肝静脉变窄、变细,血流减少;脾脏轻度增大。超声提示:脂肪肝、脾大。

分析

脂肪肝(fatty liver)系由多种病因引起体内脂质代谢紊乱,导致肝细胞内脂肪含量增加,当肝细胞50%以上有脂肪变性或肝内脂肪含量超过肝湿重的10%时称为脂肪肝(正常肝脏的脂肪占肝脏重量不超过5%)。肝脏呈弥漫性肿大,表面光滑而润泽,呈黄色,边钝圆,切面呈油腻样。脂肪肝的病理发展可分为3期:第一期为不伴炎症的脂肪肝;第二期在汇管区伴有炎症,也称脂肪肝性肝炎;第三期为肝小叶内纤维组织增生,以致大量纤维化及假小叶形成,称为脂肪肝性肝硬化。大多数患者无自觉症状,部分患者有食欲缺乏、恶心、呕吐、腹胀、肝区痛、无力等。肥胖、酗酒、过量饮食或糖尿病是脂肪肝最常见原因。体瘦者脂肪肝大多由糖尿病引起,脂肪肝为可逆性病变。

脂肪肝的超声显像表现为:

1. 肝脏弥漫性肿大,形态饱满,表面光滑,肝边缘膨胀圆钝。

2. 肝脏实质回声增强,明显高于脾脏及肾皮质回声,呈云雾状,肝脏深部回声减弱。轻度脂肪肝,表现为肝脏后半部光点回声稍减低,深面肝包膜回声仍可显示。中度脂肪肝表现为肝深层1/3部分光点回声明显减低,肝包膜回声不能显示,提高增益可以显示。重度脂肪肝表现为肝深层2/3/部分光点回声及肝深层包膜回声均不显示。

3. 内血管不清晰,彩色多普勒血流显像肝内血管彩色血流不易显示。

4. 限性脂肪肝(非均匀性脂肪肝)可以表现为肝脏大部分或某一叶、某一段为强回声的脂肪变性,其余为低回声相对正常肝组织,此种表现常需要与占位病变相鉴别。

鉴别诊断:肝硬化和弥漫型肝癌均为肝脏弥漫性病变,其超声显像均可显示肝脏近场区回声增强,远场区回声衰减的表现,应与脂肪肝鉴别,结合临床鉴别并不困难。局限性脂肪肝(非均匀性脂肪肝)的超声显像表现为肝脏大部或某一叶、某一段为强回声的脂肪浸润,其余为小片状低回声(相对正常肝组织),此种情况须与小的肝癌鉴别,其边界清楚,不定形,后方回声无衰减,周围亦无声晕。患者既无乙型肝炎、肝硬化,又无其他脏器原发癌肿。另有一种团块型脂肪肝亦是局限性脂肪肝类型之一,即肝组织内出现脂肪局限性堆积。超声显像表现为肝内显示一个或多个边界清楚的高回声区,形态欠规整,直径多<5cm,其余肝组织回声正常。此种类型须与肝血管瘤鉴别。曾有团块型脂肪肝超声误诊为肝血管瘤的病例,手术中见病灶深黄色,有边界,病理报道为弥漫性脂肪肝。脂肪肝病变程度不同,超声显像敏感性不同,肝脏脂肪变性<30%者超声显像不明确,脂肪变性>30%者明显,>50%者敏感性达90%,脂肪肝为可逆性病变,经治疗后超声随访可发现声像图上脂肪肝逐渐消退。

脂肪肝甚为常见,本例的意义在于脂肪肝亦可引起脾脏增大。

超声显像图例见图6-4-1~6-4-3。

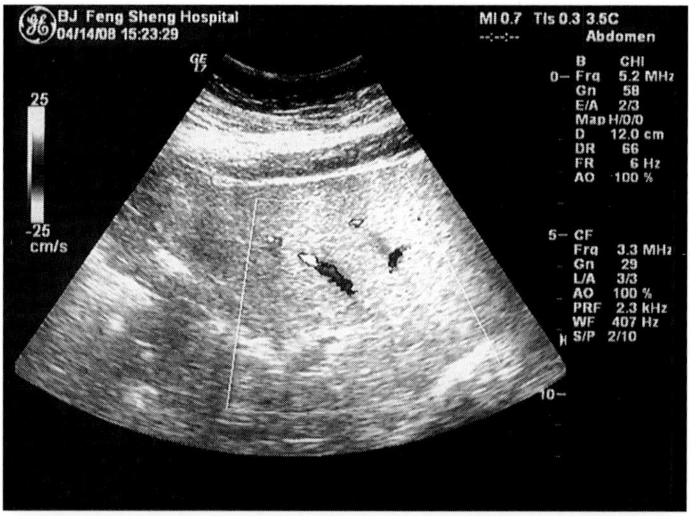

图 6-4-1　脂肪肝，脾大(一)

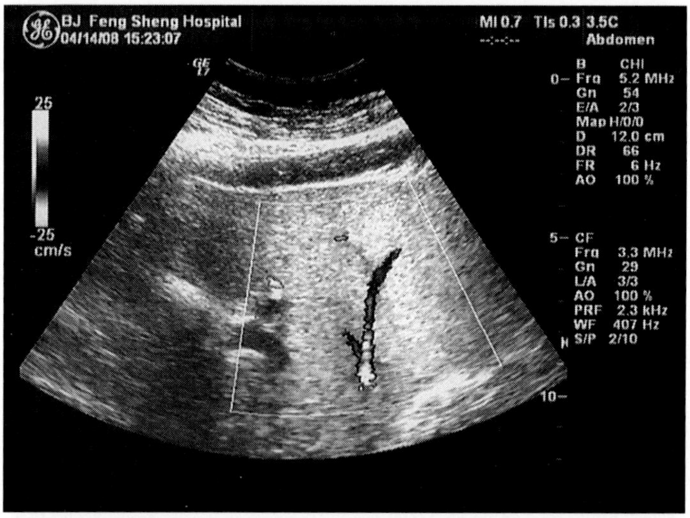

图 6-4-2　脂肪肝，脾大(二)

肝静脉血管变细，血流减少

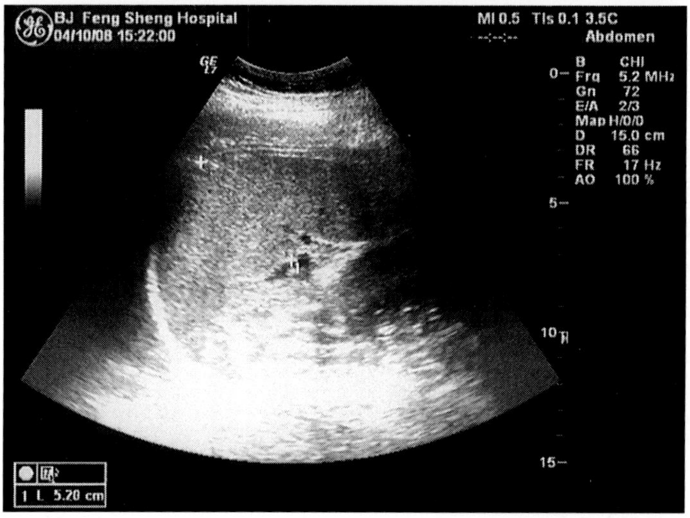

图 6-4-3　脂肪肝，脾大(三)

脾脏轻度增大

（富　玮　张素敏）

第5例　间断性黑便3年——肝硬化门脉高压性肠病

例1

患者,男性,56岁。间断性黑便3年来诊。患者于3年前无任何诱因地出现黑便,每日3次,有时有柏油样便,同时伴有头晕、乏力、腹胀、轻度黄疸及低热,无腹痛、恶心、呕吐,曾应用药物止血近1个月,黑便减少。此后2年内反复出现黑便及柏油样便,血红蛋白最低可达46g/L。每次经止血、输血等治疗后其症状有所改善,但黑便仍时有发生。多次行B超、CT检查诊断肝硬化、门脉高压。消化道造影未见异常改变,胃镜及结肠镜检查未见活动性出血灶,胃镜检查可见轻度的食管静脉曲张,肠系膜血管造影未见出血灶,ECT可疑小肠少量出血。患者有20余年吸烟史,每日吸烟10余支,少量饮酒,有乙型肝炎接触史,无高血压、冠心病、结核病史,无外伤及药物过敏史,无疫水接触史。

查体:体温37.2℃,脉搏96/min,呼吸20/min,血压130/85mmHg。神志情,慢性病容,发育正常,营养中等,全身皮肤、黏膜苍黄,无发绀,全身表浅淋巴结不大,巩膜轻度黄染。腹部饱满,腹式呼吸,未见胃肠形和蠕动波,可见胸、腹壁静脉曲张,其血流方向以脐为中心,放射性流动;腹部无压痛和肌紧张;腹胀,肝脾触诊不满意,Murphy征(—);肝浊音界缩小、移动性浊音(+);肾区无叩击痛,肠鸣音4/min。直肠肛管检查无内、外痣及肛裂。

实验室检查:血红蛋白46g/L,白细胞4.1×10^9/L,血小板102×10^9/L。尿蛋白(+);黑便隐血试验(+++);肝功能:丙氨酸转氨酶35U/L,天冬氨酸转氨酶41U/L,总蛋白56g/L,白蛋白26g/L,总胆红素(T-BIL)14.6μmol/L,直接胆红素(D-BIL)7.4μmol/L,凝血酶原时间17.6s,活化部分凝血活酶时间45.6s;肾功能正常;血电解质正常;HBsAg(+),抗HCV(—),抗HIV(—),癌胚抗原8.5μg/L。

胸部X线片、心电图检查:正常。

超声显像检查:诊断肝硬化、门脉高压、脾大、腹水、胆囊结石。门静脉内径1.6cm,脾静脉1.2cm,脾门处可见静脉曲张,肠系膜上静脉1.38cm。判定黑便由门静脉高压所引起。

例2

患者,男性,49岁。柏油样便、黑便间断发生1年余,进行性贫血伴头晕、乏力、腹胀。食欲减退,B超、CT检查发现肝硬化、门脉高压。患者15年饮酒史(白酒400g/d),无胃、肠病史。超声显像检查显示肝硬化、门脉高压、肠系膜上静脉增宽,超声检查提示肝硬化、门脉高压性肠病可能。

分析

多种病因所引起的门静脉系统血流受阻及血流量增加,导致门静脉及其属支压力增高,患者出现食管胃底静脉曲张或大出血、脾大伴脾功能亢进和腹水,即所谓门静脉高压三联征。有门静脉高压三联征者称之为门静脉高压症(portal hypertention)。其门静脉压力大多超过2.35kPa(24cmH_2O)。以往我国南方常见的血吸虫病可引起门静脉高压症,现在则多由肝炎后肝硬化引起。按门静脉受阻部位,门静脉高压可分肝内型和肝外型。肝内型常见,约占95%。肝内型又分窦前阻塞、窦后阻塞。窦前阻塞常见病因是血吸虫肝病(肝脏纤维化),其病理改变是门静脉小分支血栓性内膜炎及其周围纤维化。窦后阻塞则见于肝炎后纤维化，主要病变是肝小叶纤维组织增生和肝细胞再生结节挤压肝窦使之变窄与闭塞。以致门静脉血液不易流入肝小叶中央静脉，致使血液淤滞引起门静脉高压。肝外型主要病因是门静脉主干内血栓形成，常见于脾切除后。作者曾见一例原发性血小板增多症病人，急性进行性脾大和腹水，超声显像显示门静脉主干血栓形成，几乎占据门静脉主干。在小儿可见门静脉主干闭锁、狭窄或海绵窦样病变。胰头癌、肝癌侵犯偶可引起门静脉高压。肝静脉流出道梗阻亦可引起门静脉高压，包括 Budd-Chiai 综合征、缩窄性心包炎和右心衰竭。此外，尚有原发性门静脉高压症，本症无肝硬化，主要病变是 Glisson 鞘和其周围纤维化以及门静脉小分支狭窄或闭塞而引起。笔者曾见一例误诊肝硬化而做脾切除术者，仍有门静脉高压，超声显示门静脉主干内径仅 0.7cm，壁增厚呈强回声，血流缓慢紊乱，肝动脉管径增宽达 0.7cm，血流明显增多。肝内门静脉分支管腔狭窄，甚至可以闭塞，管壁增厚，回声增强。体液因素：一氧化氮（NO）、胰高血糖素、前列腺素等，在门静脉高压症发生中起重要作用。一氧化氮扩张血管的功能是通过激活可溶性鸟苷酸环化酶促使细胞内钙离子浓度降低，血管平滑肌舒张。一氧化氮还可以拮抗血管紧张素Ⅱ、去甲肾上腺素、内皮素-1 的作用。胰高血糖素在肠道充血中起作用并可对抗缩血管物质（如加压素、血管紧张素、去甲肾上腺素）作用。门静脉压力增高在 1.33 kPa 以上时体内各器官逐渐出现以下变化。

（1）胃、脾、肝内动静脉短路开放及高动力血流改变：肝硬化门脉高压使肝内酶系统障碍，肝功能损害，未经灭活的液体物质进入体循环，使其在血液中的浓度增高，从而增加体循环和肝脏以外的内脏的血流量（增加 60%）。肝内短路分流使肝血流量减少 1/4，使全身处于高排低阻的高动力血流状态，进而使门静脉血流量进一步增加，并使其压力逐渐升高。

（2）肝动脉血流增加：门静脉高压时，门静脉血流回流受阻，肝血流量减少，为了维持肝总血流量不变，在腺苷的调节下使肝动脉血流增加，可增加至进肝血流的 70%，而门静脉血流则降至 30%，呈倒三、七关系。

（3）门体静脉交通支开放：①食管胃底静脉曲张；②脐周的脐静脉和脐旁静脉与腹部浅、深静脉交通；③直肠、肛门处门体静脉交通；④腹膜后门体静脉交通。上述肝外门体静脉交通不仅使门静脉入肝血流减少，而且使门静脉血中的与维持肝细胞营养和促进肝细胞再生的营养因子不能提供给肝细胞，以及某些物质未经肝脏灭火或解毒而进入体循环。

根据肝脏血流动力学的检测，尤其是肝动脉血流量及其手术前后反应性调节变化，对判断手术后疗效有重要意义。术后如进肝血流量明显减少，或肝动脉增加的血流量＜100ml/min 者，则手术效果差，病死率高，远期存活率低。食管胃底静脉曲张出血是门静脉高压症最威胁生命的并发症，约 1/3 肝硬化门脉高压患者死于此并发症。发生食管胃底静脉曲张出血的危险主要与肝储备功能有关，肝外门脉高压及肝功能正常者极少死于曲张静脉出血。门静脉压力低于 2.45kPa 时一般很少发生曲张静脉出血，曲张静脉出血者门静脉压力多在 2.65～5.29kPa。门静脉高压患者发生上消化道出血时出现呕血和便血，首先应判定出血的部位和来源，曲张静脉破裂只占其 40%左右，非曲张静脉破裂出血包括门脉高压性胃炎、胃十二指肠溃疡、急性胃黏膜病变出血等。有统计指出失代偿期肝硬化门静脉高压发生上消化道大出血有 3/4 者为非静脉曲张破裂出血；而代偿期肝硬化门静脉高压发生上消化道大出血者有 3/4 为食管静脉曲张破裂。

超声诊断门静脉高压甚为敏感，可显示肝硬化、脾增大和腹水等征象，特别是可显示门静脉主干及分支增宽，血液循环紊乱。

当门静脉压超过 3.92kPa(40cmH_2O)时，门体静脉交通支开放、扩张。胃底食管下段交通支距门静脉主干最近，受门静脉压力升高的影响最直接、最显著，易引起破裂出血。

超声显像显示门静脉高压征象：

(1)门静脉主干＞1.4cm，若＞1.7cm 表示 2/3 的病人近期可有呕血。

(2)脾静脉＞1.0cm，脾门区可见脾静脉扩张、纡曲。

(3)胃左静脉扩张纡曲，＞0.4cm，严重者在 0.7～1.8cm。

(4)脐旁静脉开放，内径在 0.5～1.0cm。

CDFI 门静脉高压所见：肝外型门静脉高压，门静脉主干近端管腔狭窄、闭塞或血栓形成，狭窄处血流速度增快，出现湍流频谱。远端血流速度变慢，肝脏及肝内门静脉分支结构无明显异常。

肝内型门静脉高压，则有肝硬化或血吸虫肝病表现，门静脉系统进肝血流变慢，严重者逆流。当肝圆韧带内有直径＞0.5cm 的血管时，表示为脐旁静脉开放。由于消化道纡曲绵长，上至口腔，下至肛门，并与肝脏、胆系及胰、脾等脏器关联，而且消化道出血的病种甚多，所以消化道出血的病因诊断特别是出血部位的判定往往困难很大，常需要在诊断与鉴别诊断上仔细研究和推断。临床所见上消化道出血多为呕血，但大多同时合并有便血；而下消化道出血一般表现为便血，出血量大者有时也可表现呕血。便鲜血者其病灶大多在回盲瓣以下，而黑便者病灶多在回盲瓣以上。例 1 间断性黑便病程 3 年余，其发生是在肝硬化门静脉高压基础上，超声显像报告了肠系膜上静脉内径增宽达 1.38cm，判定肠道管壁淤血水肿对寻找出血灶很有帮助。剖腹探查在回肠末端近盲肠处找到了病灶，行局部回肠切除术，黑便得以控制，因此最后诊断为肝硬化门静脉高压症性肠病。肝硬化门静脉高压症常伴有门脉高压性胃病(食管胃底静脉曲张及大出血)同时肠道其他部位也同样存在与门静脉高压胃病相似的黏膜形态和病理变化，有学者称其为门静脉高压性肠病。本病症消化内镜表现为肠黏膜血管扩张、静脉曲张，肠黏膜慢性充血水肿、黏膜脆性增加，黏膜下自发性出血及糜烂等，其主要临床表现为下消化道出血。有些肝硬化门静脉高压症性肠病患者虽然无黑便等下消化道出血症状或仅表现为消化吸收不良、肠运动功能紊乱，但却存在肝硬化门脉高压症患者下消化道出血的潜在危险。本病治疗方式可选择门腔分流术，出血病灶肠段切除术，β 受体阻滞药可能对肠壁病变有治疗作用。

超声显像图例见图 6-5-1～6-5-9。

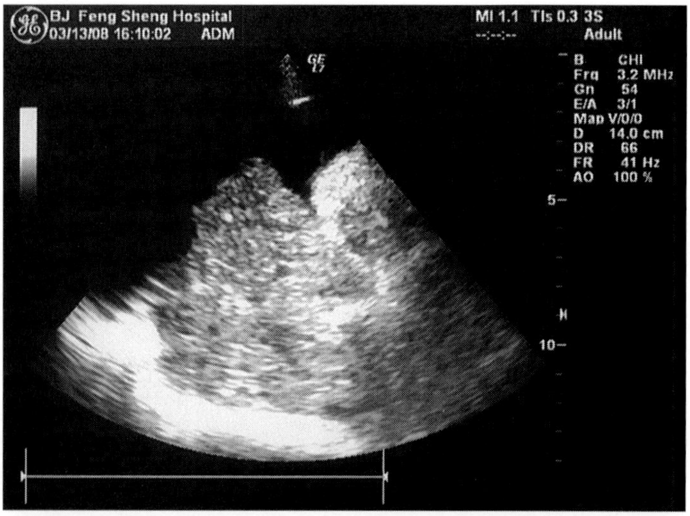

图 6-5-1　肝硬化，腹水（五）

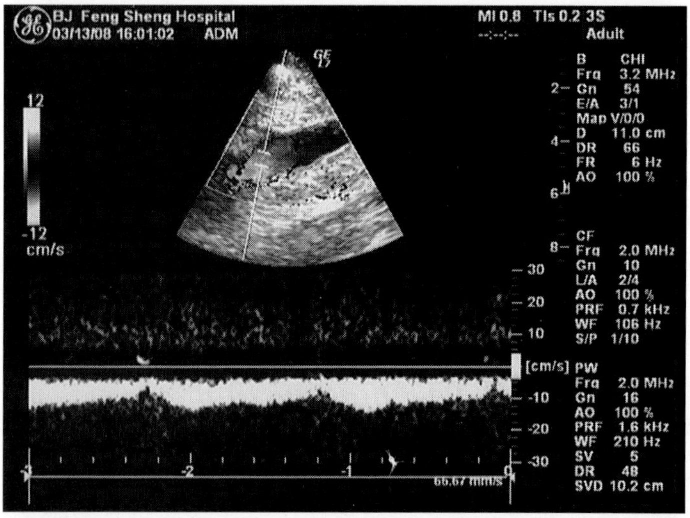

图 6-5-2　肝硬化门脉高压，门静脉血流频谱

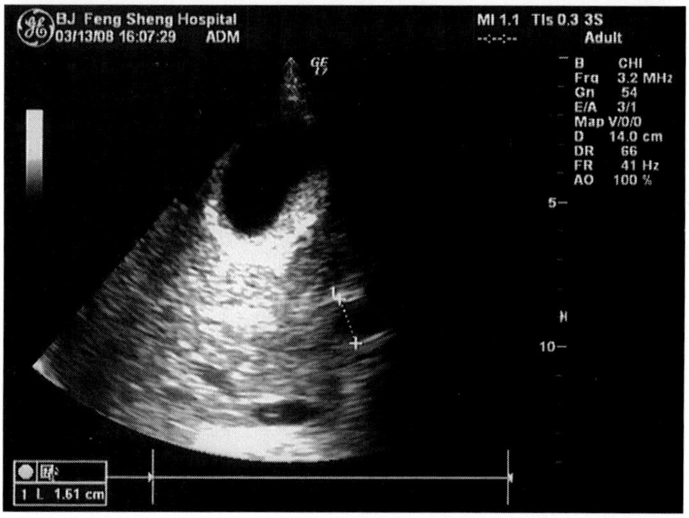

图 6-5-3　肝硬化，门脉高压（三）
门静脉增宽达 1.61cm

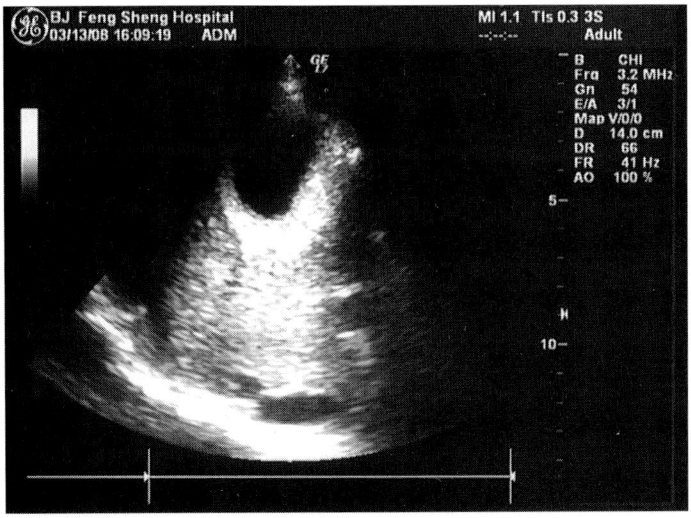

图 6-5-4 肝硬化，腹水(六)

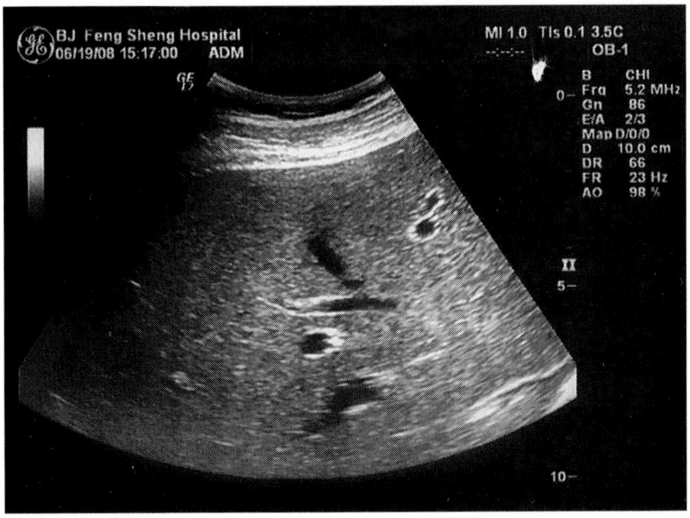

图 6-5-5 肝硬化(二)

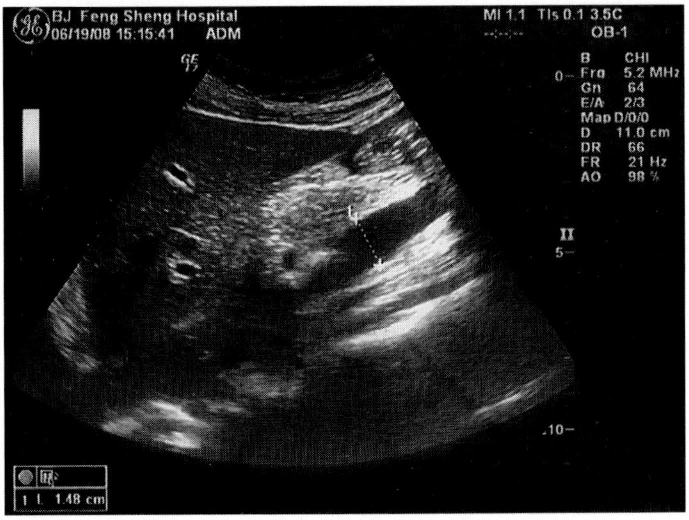

图 6-5-6 肝硬化，门脉高压(四)
肠系膜上静脉增宽达 **1.48cm**

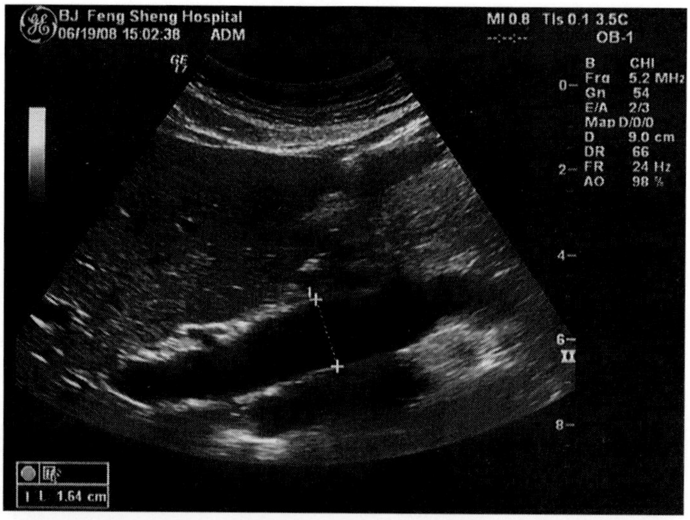

图 6-5-7　肝硬化，门脉高压
门脉增宽达 **1. 64cm**

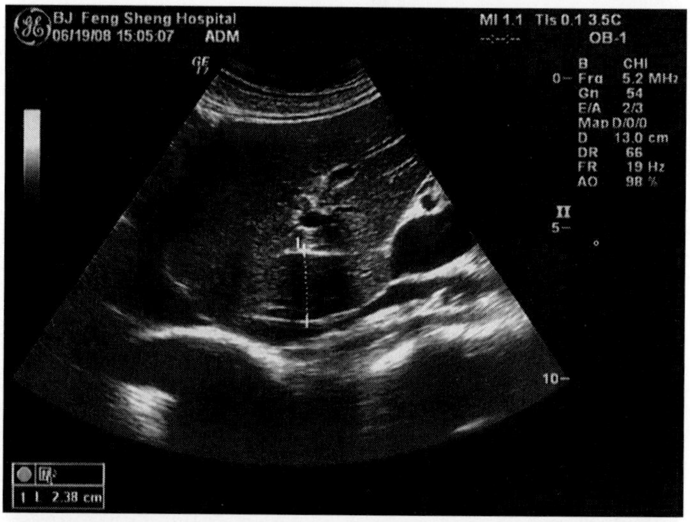

图 6-5-8　肝硬化(三)
尾叶增大

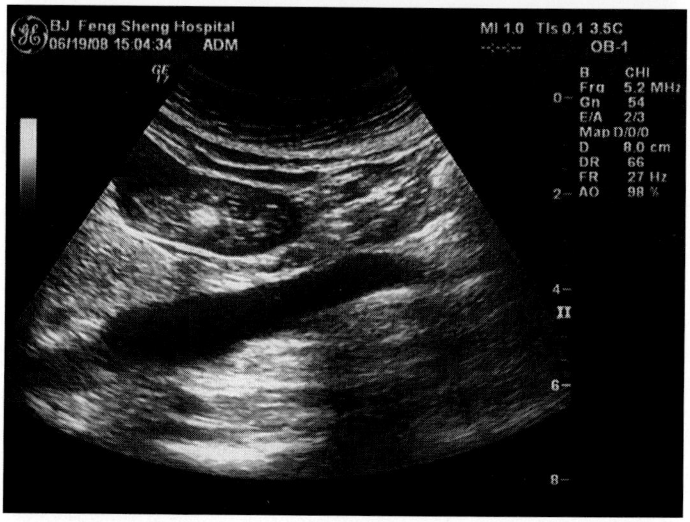

图 6-5-9　肝硬化(四)
肠系膜上静脉增宽

（富京山　章红利）

第 6 例　贫血、脾脏明显增大——骨髓纤维化

患者，男性，67 岁。主诉左上腹肿块 5 年。患者于 5 年前发现左上腹有一拳头大肿块，质硬、无压痛，几年间逐渐增大。2 年前发现“贫血”，伴食欲缺乏，日渐消瘦，病程中不发热，无腹痛、腹泻及黑便，无黄疸和水肿。既往无肝炎病史，无疟疾和黑热病史。

查体：体温 37.5℃，消瘦，慢性病容，皮肤黏膜无出血点，表浅淋巴结不肿大，巩膜无黄染，头颈部(—)，心肺(—)，腹软、略膨隆，肝右肋下 2cm，质地较硬，脾脏明显增大，下缘达脐，质硬、无压痛，移动性浊音(—)，下肢无水肿。

实验室检查：血红蛋白 62g/L，红细胞 2.10×10^{12}/L，网织红细胞 3.2%、血小板 27.5×10^{9}/L，白细胞 33.1×10^{9}/L，分类：原始粒细胞 0.01、早幼粒细胞 0.02、中幼粒细胞 0.07、晚幼粒细胞 0.04、中性杆状核细胞 0.17、中性分叶核细胞 0.54、嗜酸性粒细胞 0.08%、淋巴细胞 0.05、单核细胞 0.02。计数 100 个白细胞中可见中幼红细胞 2 个、晚幼红细胞 3 个。成熟红细胞大小不均，明显异形，泪滴形细胞 35%，血小板形态异常，偶见巨核细胞碎片，骨髓穿刺 2 次(髂骨及胸骨各 1 次)为“干抽”。尿、便常规(—)，肝功能正常。甲、乙、丙、丁、戊型肝炎病毒标志物均(—)，甲胎蛋白 4.5μg/L。血浆白蛋白 33g/L，球蛋白 30g/L。

超声显像检查：肝脏形态失常，被膜不光滑，肝内血管不清晰，肝脏实质回声不均匀增强、增粗，门静脉 1.7cm，脾脏明显增大，下缘平脐。超声提示：肝硬化门脉高压、脾大。

食管钡剂造影检查提示：食管下段静脉曲张。

四肢及骨盆 X 线检查提示：股骨及骨盆骨质密度增加，髓腔变小，骨松质骨小梁粗大。

髂骨骨髓活组织检查报告：骨髓纤维组织增生。

临床诊断：原发性骨髓纤维化症。

分析

本例特点：①老年男性，起病缓慢，病程已达 5 年；②肝硬化、门脉高压、脾大；③贫血、白细胞数增多，血涂片可见幼粒、幼红细胞及巨核细胞碎片，成熟红细胞明显异形；④骨髓穿刺为“干抽”。以上临床特点符合骨髓纤维化症，并经骨髓穿刺活检得到证实。临床上又无其他原发疾病，故可诊断为骨髓纤维化症。

骨髓纤维化(myelofibrosis)为骨髓中成纤维细胞增殖，胶原纤维沉积伴有肝脾等器官髓外造血为特征的综合征。本病可分为原发性和继发性；原发性骨髓纤维化又称骨髓硬化症，继发性则由其他疾病引起骨髓纤维化症。其病因见表 6-6-1。

本病发病机制尚未明确。多在 50～70 岁发病，起病缓慢，30%早期无自觉症状或仅有乏力、多汗、消瘦及脾大。严重者可有发热、出血、骨骼疼痛、肾结石，40%有痛风性关节炎。由于髓外造血引起几乎所有病人均有脾大，其增大速度为每年 1cm，有半数患者就诊时已为巨脾(脾大达盆腔)。其脾大与脾血流量增加、肝内血流阻力增高及髓外造血有关。50%～75%的患者肝脏体积增大，表面光滑，质坚而不痛。10%～20%的患者合并肝硬化，是由于肝窦周围血管阻塞及肝窦内髓外造血引起门静脉血流量增加所致。因肝静脉或门静脉血栓形成可导致 Budd-Chiari 综合征。大多数病人有贫血，晚期可出现严重贫血，一般属正细胞、正色素型贫血。骨髓穿刺约有 1/3 的病例干抽。骨髓涂片有核细胞增生低下，也可为增生象。骨髓活检见到大量网状纤维组织为诊断本病的依据。约有 50%的病例 X 线检查有骨质硬化表现，骨质

表 6-6-1 继发性骨髓纤维化常见病因

病因	病名
骨髓增生性疾病	慢性粒细胞白血病、真性红细胞增多症、血小板增多症
恶性肿瘤	急性粒细胞白血病、毛细胞白血病、淋巴瘤、恶性组织细胞病、转移性骨癌、神经纤维瘤等
化学、物理因素	中毒(苯、四氯化碳、氟、磷)、放射病等
感染	全身播散性结核、败血症、梅毒、骨髓炎等
其他	肾性佝偻病、维生素D缺乏症、甲状旁腺功能亢进、甲状旁腺功能减退、系统性肥大细胞增多症、灰色血小板综合征等

密度不均匀性增加，伴有斑点状透亮区，形成所谓“毛玻璃”样改变；也可见到骨质疏松，新骨形成及骨膜花边样增厚。骨质变化好发于长骨的骺端，脊椎、骨盆、下肢长骨、肱骨、肋骨等尤为明显，部分病例也有颅骨变化。中年以上患者，有巨脾，外周血表现为幼粒-幼红细胞性贫血、红细胞畸形、骨髓穿刺有干抽等现象时，应考虑本病的可能并进行活检进一步证实。手术行脾病理检查有髓外造血灶。

鉴别诊断

1. 慢性粒细胞性白血病 与骨髓纤维化症一样亦出现巨脾，白细胞计数增高，周围血出现中幼粒细胞、晚幼粒细胞，但慢性粒细胞性白血病发病年龄较轻，白细胞计数常超过(100～300)$\times 10^9$/L，血涂片中较少有幼红细胞，红细胞畸形也不似骨髓纤维化症典型。粒细胞碱性磷酸酶活性降低或消失以及Ph染色体可与骨髓纤维化症相区别。

2. 低增生性白血病以及引起幼粒-幼红细胞贫血的其他疾病 继发性骨髓纤维化症可从临床表现或特殊检查中获得确诊。有时需要多部位、多次的骨髓涂片及活检才能除外。

超声显像图例见图 6-6-1～6-6-3。

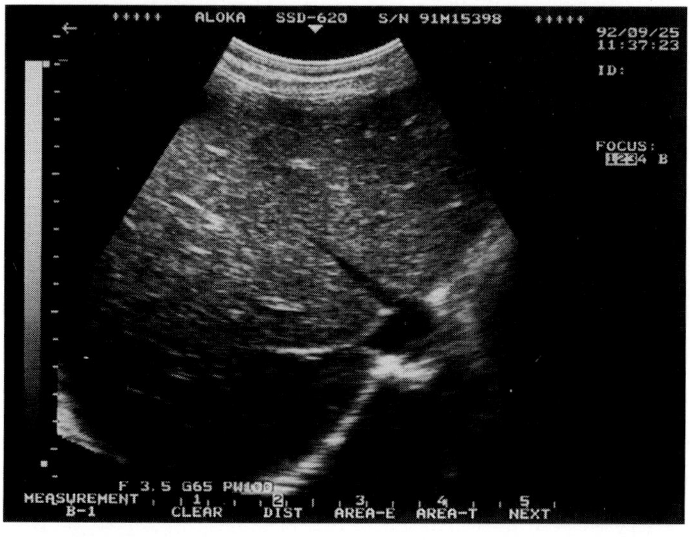

图 6-6-1 骨髓纤维化合并肝硬化(一)

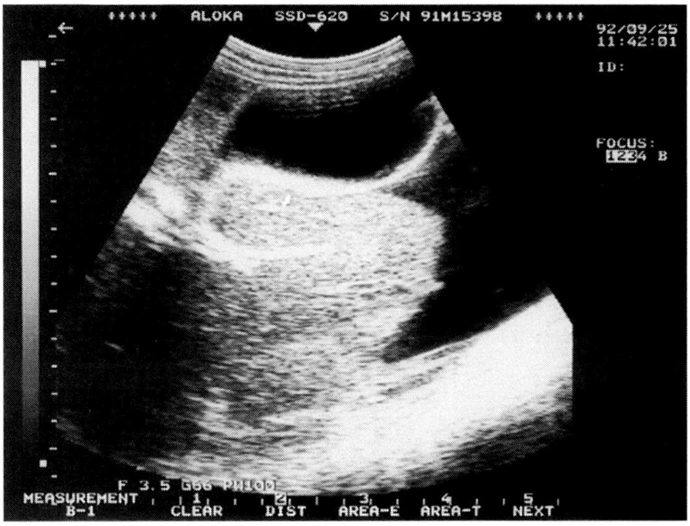

图 6-6-2 骨髓纤维化合并肝硬化、腹水(一)

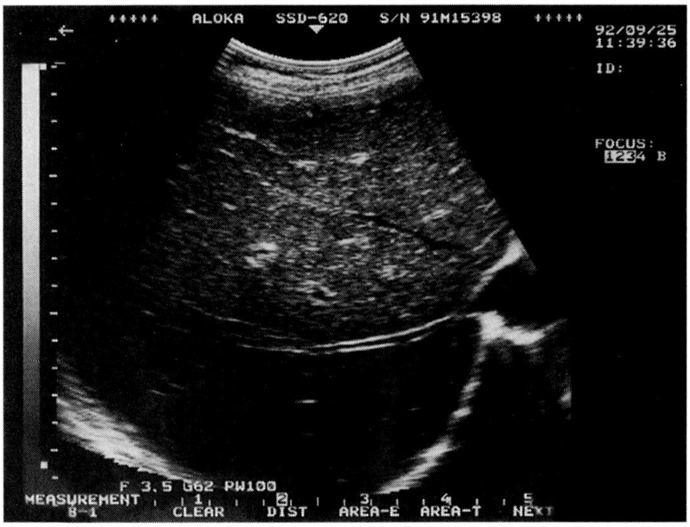

图 6-6-3 骨髓纤维化合并肝硬化(二)

(富京山 甘丽云)

第7例 Caroli病临床误诊为肝硬化2例

例1

患者，男性，46岁。因门静脉高压、脾大5年，多次发生上消化道出血，3天前行脾切除术。1周前又发生上消化道出血，急诊入院。临床一直按肝硬化、门脉高压、脾大、上消化道出血诊治。患者否认有肝炎病史。其母患有相同病症，亦诊为肝硬化、门脉高压、脾大，切除了脾脏。

入院查体：血压110/60mmHg，脉搏100/min，呼吸18/min，轻度贫血貌。皮肤、巩膜无黄染。面部及全身皮肤无出血点及蜘蛛痣，无肝掌。双肺呼吸音清，未闻及干、湿性啰音。腹部膨隆，左肋下缘见手术切口瘢痕，脐部轻度膨出，肝脏下缘可触及，移动性浊音阳性。肠鸣音正常。

实验室检查：血红蛋白110g/L，白蛋白39g/L，肝功能正常。HBsAg、HbeAg、HBcAb及HBVDNA均呈阴性。超声显像检查显示：肝脏失常态，略增大，被膜尚光滑，肝脏实质及血流甚少，肝内充满多个椭圆形囊性无回声，并互相联通。门静脉1.6cm，脾脏已切除。超声显像诊断Caroli病（肝内胆管囊性扩张症，复合型）。

例2

患者，女性，68岁（系例1患者之母）。其病史、症状及临床经过与例1相同。

分析

例1临床特点：①中年男性，无肝炎病史，肝炎病毒标志物阴性；②患有门静脉高压、脾大、上消化道出血多年，一直以肝硬化诊治；③其母患有同样疾病，病史及临床表现与其相同。

普外科L医师：本例患者有门静脉高压、脾大、上消化道出血，一直以肝硬化、上消化道出血诊治多年。现在看来临床诊断中存在一些问题，患者没有肝炎病史，肝炎病毒标志物多次检查均阴性，其母患有相同病症，即有家族史。超声显像诊断为Caroli病（肝内胆管囊性扩张病，复合型）。门静脉周围纤维性变性的肝内门静脉周围纤维组织增生并有肝内胆管扩张，而Caroli病则无纤维性增生。两者之鉴别在于门静脉周围纤维性变性以门静脉高压症为主，常有食管静脉曲张、肝脾大，而Caroli病则无此症状，其初发症状是以胆道感染为主，常合并胆石症。两型均有肝内胆管扩张，不过Caroli肝内胆管扩张重，呈多囊性扩张（10～45mm），甚至可延伸至肝被膜表面下的末梢胆管。两者均可伴有胆总管扩张（Caroli病更多见），并常伴发肾囊肿。

由于Caroli病肝内胆管囊状扩张重，故易与肝囊肿相混淆。其鉴别为前者初发症状常为胆道感染、发热、黄疸，合并胆石症者可有绞痛。肝囊肿可触及腹部包块，少有发热、黄疸或胆绞痛，但两者确切诊断需靠PTC或ERCP证实。肝囊肿不与肝内胆管交通。多囊肝可见有Meyenburg复合体。丹山氏1987年报道11例多囊肝中有6例肝小叶间胆管扩张，直径0.5～7.0mm不等，呈多发性，但与肝内囊状扩张的胆管不交通呈迷路性，属胆管错构瘤。

超声诊断科F医师：肝内胆管囊状扩张症（cystic cholangiectasis）于1985年内Caroli首先报道，故又称Caroli病或交通性肝内胆管囊性扩张，系肝内胆管呈节段性囊性扩张。此病属家族性，可在儿童期发生，但最常在青年时期出现症状而被发现。本病病因不明，可能是常染色体隐性遗传。肝内胆管增殖缺陷，引起肝内胆管囊状扩张。病理上分为单纯型和合并肝脏纤维化两种类型，前者肝组织无明显变化，后者肝脏有纤维增生，胆管扩张，并出现脾门和门静脉高压。本病常伴有肾脏畸形、肾盂和上输尿管扩张或肾囊肿。由于肝内胆管扩张及胆汁潴留，导致胆管内结石形成和胆道感染，进而继发肝脓肿。最常见症状是上腹痛、发热。反复发作的胆管炎可导致胆汁性肝硬化。扩张的胆管可能发生癌变。部分病人可合并胆总管囊肿。

超声显像肝内胆管部分至全部显示不清，代之为沿胆管主支分布的圆形或梭形囊性无回声，并与胆管相通。囊腔长轴与胆管方向一致，其内有时可见结石强回声。本病需与肝脓肿和梗阻性黄疸的胆管扩张鉴别。肝内胆管囊状扩张与胆管相通是有别于肝脓肿的特征。梗阻性黄疸则有其特征性表现，鉴别不难。肝内胆管囊肿有时分布于某一肝叶或散在分布。

Caroli 病除了应与肝囊肿、多囊肝等常见囊性病变鉴别外，尚有几种少见液性(囊性)病变在扫查中应予以鉴别(表 6-7-1)。

表 6-7-1 Caroli 病与多囊肝及多发性肝囊肿的声像鉴别

	Caroli 病	多囊肝	多发性肝囊肿
肝脏形态	肝可增大	肝脏普遍增大，形态失常	正常
囊肿数目和分布	多个沿肝内胆管分布并与胆管连通	多个大小不等，弥漫分布，互不相通	多少及大小分布不等，散在分布
囊肿大小	小至中等大小	大小不等	大小不等
囊肿形态	梭形	圆形或不规则	圆形
囊壁	稍厚，回声较强	薄，光滑	薄，光滑
后方回声	增强	不增强	明显增强
合并多囊肾	无	50%合并多囊肾	无

(1)肝脏良性囊性肿瘤：肝脏良性囊性肿瘤甚为少见，主要为肝脏囊性乳头状腺瘤、肝黏液瘤和肝脏皮样囊肿。肝脏囊性乳头状腺瘤超声显像显示肝脏体积增大，肿瘤为边界清楚的囊性无回声。内壁不光滑并可见强回声乳头结构从囊壁向内突起，肿瘤后壁回声增强。肝脏黏液瘤常与腹膜黏液瘤同时发生，超声显像显示为分叶状表面隆起的大肿块，与肝组织分界不清，内部结节状高回声与大小不一的无回声区相间。肝脏体积增大，可与腹膜腔的无回声区连成一片。肝脏皮样囊肿边界清楚，有完整的包膜回声，体积小的皮样囊肿内部为无回声，可有细小光点漂浮或有脂-液分层征，体积大的皮样囊肿其内部回声可复杂多样。

(2)肝脏恶性肿瘤囊性变：肝脏恶性肿瘤中央部位坏死液化可以发生囊性改变，常见的有原发性肝癌(巨块型)，此外还可在原发性肝肉瘤和具有分泌功能的转移性肝癌的癌肿块中发生囊性变。原发性巨块型肝癌常在癌肿块中央区发生坏死液化，其无回声区不规则，肿瘤组织形成的“囊壁”甚厚，其液化区后方回声常增强。原发性肝肉瘤如间皮细胞肉瘤和纤维肉瘤，常在癌肿块中心地区发现小圆形囊性无回声区，其后方回声常不增强是其特点。胰和肾腺癌肝转移灶常有分泌功能，在肝转移灶中央可发生圆形液性无回声区，仔细扫查还可发现胰、肾等脏器的原发性肿瘤。

(3)肝内血管性病变与非血管性病变：肝内血管(门静脉和肝静脉)的局限性扩张，特别是其损伤断面的囊性扩张与肝内非血管性囊性病变的鉴别主要是肝内胆管扩张，包括肝内外阻塞性黄疸和先天性肝内胆管囊性扩张症。结合临床，有经验的超声医师鉴别并不困难，肝内血管的局限性扩张的液性无回声区后方无回声增强。而肝内扩张胆管的后方可见回声增强，若加用彩色多普勒血流显像更为一目了然，肝内血管则可见彩色血流显示并可引出血流频谱，而肝内扩张胆管则无彩色血流显示，亦不能引出血流频谱。

(4)肝内血管局限性扩张：肝内门静脉、肝静脉和肝动脉均可发生局限性扩张即瘤样病变。

①门静脉局限扩张：门静脉主干及分支均可有局限性扩张发生，呈囊状或纺锤状，内径常＞2cm。大多由于门静脉壁局部先天薄弱或有憩室形成最后发生局限扩张。亦有因肝硬化门静脉高压或急性胰腺炎胰酶消化门静脉部分腔壁而引起者。CDFI 可显示其门静脉彩色血流。

②肝静脉局限扩张：本病大多为先天性，为肝静脉在发育过程中局部管壁薄弱所致，亦可由数支小静脉在同一部位汇入肝静脉及分支致使肝静脉及分支局部扩张。本病大多在超声显像体检时发现，临床并无症状。CDFI 可显示其肝静脉彩色血流。

③肝动脉瘤：肝动脉瘤并不少见，其是脾动脉以外第 2 位较常见的内脏动脉瘤患者，多为男性，常单发。无明显临床症状，亦可有右上腹痛、黄疸或肝动脉瘤破裂引起的一系列表现。其破裂出血可进入胆道和腹腔，常可危及生命，应按内出血急症处理。肝动脉瘤多在肝外肝动脉发生，肝内的假性动脉瘤常在腹部钝挫伤或穿通伤后发生。肝穿刺术、经皮肝胆管引流、经皮经肝胆管造影、胆囊切除术后也可发生肝内假性动脉瘤。二维超声显像肝动脉瘤显示内径＞2cm 的囊性无回声，其后方回声不增强并沿血管走行分布。彩色多普勒血流可显示肝动脉瘤内彩色血流并和肝动脉相连，还可引出多普勒血流频谱。假性动脉瘤不能引出彩色血流。

超声显像在肝脏液性病变鉴别诊断中的作用：超声显像诊断可以准确地识别肝脏液性病变，显示出超声显像诊断在此类病变诊断中的优越性。超声显像诊断很容易将肝脏液性病变与肝脏实质性病变加以鉴别。诊断正确率在 98%以上，并能准确显示液性病变的形态、大小、位置和数目等并能准确定位、定性。超声显像与其他影像学检查比较除具有方便、价廉、重复性强的特点外，更能较真实地反映液性病变的结构。例如超声显像可以发现囊肿壁上的乳头状结构或囊肿间隔，CT 有可能漏诊或误认为是囊肿壁外的肝组织结构。高分辨力现代超声诊断仪已能分辨出直径 2～3mm 的小囊肿，CT 有可能漏诊或由于部分容积效应使所测的 CT 值偏高，误认为是实质性肿瘤。另外，在囊肿的鉴别诊断方面也能起到重要作用，如在包虫囊肿和其他囊性病变的鉴别方面，超声显像能清晰显示包虫囊肿的特殊内囊及“双囊壁”表现，可显示包虫病特有的“囊中之囊”征象。借此区别于肝脏其他囊性病变。超声显像可以重复检查，便于追踪观察肝脓肿等病变的变化和治疗效果。因此在肝脏液性病变诊断和鉴别中均离不开超声显像检查。超声显像检查在肝脏液性病变的诊断方面已是首选方法。

超声显像图例见彩图 1～6。

（富京山　范安娜）

第 8 例　全身水肿、腹胀、行走困难、言语不清——肝豆状核变性(Wilson 病)

患者，女性，14 岁。渐进性全身水肿、腹胀、膝关节疼痛 1 年。患者 1 年前出现面部肿胀，膝关节疼痛，行走无力，腹膨隆，夜晚视物不清，在当地医院诊断为肝硬化腹水。其后出现烦躁不安、易怒、行走不稳、血尿。1 个月前发生言语不清，白天视物不清。患者为第二胎，足月顺产。分娩过程顺利，无脑部损伤史，无胆红素脑病史及肝炎病史。无脑炎、脑膜炎、腮腺炎及脑外伤史，无一氧化碳及化学药物中毒史。患者出生后一般情况良好，但上小学后逐渐出现沉默寡言、记忆力下降，平日常有鼻出血，父母非近亲结婚，其姐2年前死于“肝硬化”。

查体：体温36.8℃、脉搏72/min，血压110/70mmHg，发育正常，营养中等，精神差，反应迟钝，计算力差，皮肤黧黑，中度黄染，左面部有一蜘蛛痣，有肝掌，表浅淋巴结不大，眼睑无水肿，眼角膜K-F环阳性，巩膜中度黄染，口鼻无分泌物，鼻孔内有血迹，咽部无充血，扁桃体无肿大，腮腺无肿大。腹部膨隆呈蛙状腹，腹水征(＋)，肝脾触诊不满意，颜面四肢可凹陷性水肿。神智恍惚、烦躁不安。双上肢肌张力略增高，双下肢肌张力降低，双侧膝腱反射亢进，左踝阵挛(＋)。

实验室检查：天冬氨酸转氨酶260U/L，丙氨酸转氨酶314 U/L，γ-谷氨酰转移酶(GGT)74U/L，碱性磷酸酶(AKP)128U/L。总胆红素45.1μmol/L(2.7mg/dl)HBsAg(－)，HBsAb(－)，HBeAg(－)，HBeAb(－)，HBcAb(＋)，HCV Ab(－)。甲胎蛋白(AFP)＜10μg/L，癌胚抗原7.4μg/L，血氨130μmol/L。钾3.25mmol/L，钠140.6mmol/L，氯110.6 mmol/L，钙2.21 mmol/L。尿pH7.43，尿素氮6.9 mmol/L，肌酐84μmol/L，血糖6.0 mmol/L，总蛋白59.4g/L，白蛋白(A)22.2 g/L，球蛋白(G)37.2 g/L，A/G＝0.6。红细胞沉降率(血沉)18mm/h。抗结核抗体(－)，PPD(－)。腹水常规：浅黄色，李凡他试验(－)，比重1.015，白细胞0.03×10^9/L(30个/mm^3)。腹水总蛋白36.4g/L。腹水涂片未见抗酸杆菌及瘤细胞，腹水培养无细菌生长，腹水结核杆菌PCR检测(－)，尿乳糜试验(－)。

胸部X线片检查：右肺少量积液。

上消化道钡剂造影检查：胃底、食管中下段静脉曲张。

胃镜检查：中度食管静脉曲张，中度红斑性胃窦炎。

超声显像检查：肝硬化，肝左叶增大，尾叶明显增大，腹水，脾大，门脉高压。

分析

肝豆状核变性(hepatolenticular degeneration)又称“Wilson”病，是一种家族性常染色体隐性遗传的铜代谢障碍所引起的肝硬化和脑变性疾病。病变主要在肝脏和脑豆状核。由于铜盐沉积于各脏器的程度不同，本病各种症状也复杂多变，如大量铜盐沉积于大脑基底节，发生锥体外系症状；沉积于肝脏往往导致肝细胞坏死和肝硬化；沉积于肾脏常有急性或慢性肾炎的表现，因近端肾小管被铜盐沉积常可出现氨基酸尿及尿酸盐、磷酸盐尿，尿钙增加可引起骨关节酸痛，甚至关节肿胀而误诊为关节炎；铜盐沉积于角膜缘，则形成有诊断意义的角膜色素环(K-F环)。因此，被误诊、漏诊和延误治疗的病例在临床并不少见，国内一组272例肝豆状核变性的患者，其中有120例(44.1%)曾分别在内、儿、神经及精神科被误诊。

本病为常染色体隐性遗传病，其基因定位于13q14.3。其cDNA序列至少包括162bp的5′非翻译区；439bp的蛋白质编码区；2084bp的3′非翻译区，包含21个外显子和一个内含子，因此本病基因跨度大于80kb。目前发病机制仍不清楚。一种异常的金属硫蛋白广泛存在于肝、肾、脑组织内。细胞浆内的这种蛋白与铜离子大量结合，在肝内妨碍铜通过溶酶体排出肝细胞，进入胆汁，同时干扰肝内铜转运给原铜蓝蛋白。调控基因的突变，导致不能结合铜蓝蛋白。神经系统主要病理变化在豆状核、尾核，大脑皮质亦常可累及。角膜后缘弹力层切片镜检可见有金黄色铜颗粒。

本病多在儿童、青少年或青年时期起病，同胞中常有相同病患者。常为隐匿起病，病程进展缓慢。可有过量的游离铜沉积于组织和经尿排出。大量铜盐主要沉积于肝、脑、肾和骨骼中，引起肝、脑、肾等组织的损害。以肝脏为首发表现者，可有急性或慢性肝炎、肝脾大、肝硬化、肝功能亢进(血小板减少、出血等)。但在儿童中也可无症状，仅有血清转氨酶升高。

铜盐在脑内、基底节沉积后，出现明显运动障碍、一侧或双侧上肢粗大震颤。还可有动作缓慢、肌强直、肌紧张不全、构音和吞咽困难、涎液外流、面部表情少且僵硬，面部皮肤色素沉着且黯黑。

角膜后缘弹力层内的沉积导致特征性的色素环(Kayser-Fleischer，K-F 环)，即角膜边缘与巩膜交界处常有金黄色或绿褐色环，是本病的重要特征。

绝大部分患者有精神症状，如性格改变、好攻击、躁狂、抑郁、妄想、幻觉等。脑内和基底节损害患者，多数病人虽有肝硬化存在，却无肝脏损害的临床表现。个别患者可发生黄疸、腹水和食管静脉曲张等症状。因肾脏损害可出现氨基酸尿、高钙尿、肾性糖尿等，造成肾小管酸中毒。骨质疏松可引起多发性骨折。实验室检查的特征性改变为日尿排铜量增多，血清铜蓝蛋白降低和肝组织铜含量异常增高。

儿童期至青年期出现强直-运动减少为主的运动障碍和(或)精神症状、角膜 K-F 环阳性、部分有阳性家族史者则诊断明确。有 40 岁以下起病原因不明的慢性活动性肝病、肝硬化、溶血性贫血或有肝豆状核变性的亲属，均应考虑本病。若发现 K-F 环、血清铜蓝蛋白降低和日尿排铜量增高，可以肯定诊断，但需与其他原因的肝硬化鉴别。

肝豆状核变性合并肝硬化的超声显像表现与一般肝硬化无明显差别。小儿时期和青年时期发生肝硬化，特别是无肝炎病史及乙型肝炎、丙型肝炎病毒指标阴性者，应高度警惕本病的发生。

超声显像图例见图 6-8-1、6-8-2。

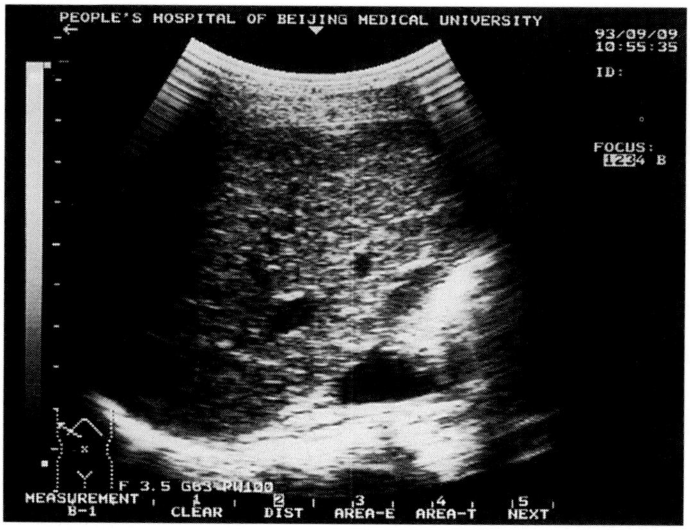

图 6-8-1　肝豆状核变性(一)
肝硬化

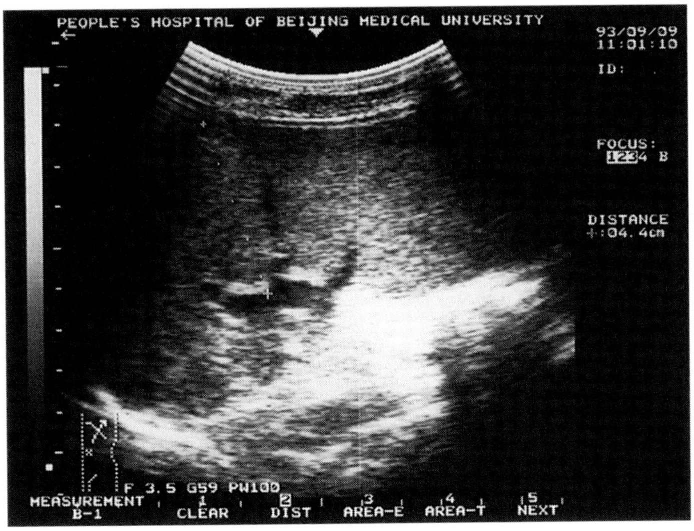

图 6-8-2 肝豆状核变性(二)
肝硬化,脾大

（富京山　焦万慧）

第 9 例　右上腹闷痛 3 年、黄疸 1 年——继发性胆汁性肝硬化

患者,女性,76 岁。3 年前因右上腹部闷痛不适,就诊时发现肝大于右肋下 2.5cm,肝功能检查 SGPT 增高,拟诊“肝炎”。经保肝治疗 3 个月,症状无明显改善。其后又反复发生疲乏无力、右肝区闷痛、食欲减退。于 1 年前逐渐出现尿黄、皮肤黄、大便色浅。在某三甲级医院消化科诊断为“原发性胆汁性肝硬化”。

查体:体温、脉搏、呼吸及血压均正常。发育正常,营养中等,皮肤及巩膜轻至中度黄染,未见肝掌及蜘蛛痣。心肺无异常,腹平软,无腹壁静脉曲张。肝下界在右肋下 2.5cm 处。质地中等,边缘钝。脾左肋下 3cm。腹水征(—)。双下肢无水肿。

实验室检查:大便隐血试验(—),尿胆红素(+),尿胆原(—)。胆固醇 12.2mmol/L(468mg/dl),三酸甘油酯 14.6mmol/L(563mg/dl),凝血酶原时间正常。黄疸指数 38U,总胆红素 25.2μmol/L,直接胆红素 17.6μmol/L。A/G 为 3.6/3.1。SGPT40U/L,AKP36U/L(金氏)。免疫学检查 IgG 26.2g/L(2 621mg/dl),IgA 2 160mg/L(216mg/dl),IgM5 660mg/L(566mg/dl)。类风湿因子试验(—)。乙型肝炎标志物(—),甲胎蛋白<30μg/L。抗核抗体 ANA(—)(<1∶40),抗平滑肌抗体 AMSA(—)(<1∶20),抗线粒体抗体 AMA 1<640(<1∶20),抗壁细胞抗体 PCA(—)(<1∶20),抗肝肾微粒体抗体 LKM(—)(<1∶20),抗心肌抗体 HRA(—)(<1∶20),抗线粒体抗体 M_2AMAM_2>200↑(0~20)。核包膜型 1∶640,胞质颗粒型 1∶640,透明质酸 HA391↑(<110/ml),层黏蛋白 LN 108.00(95.0~135.0)ng/ml,Ⅲ型前胶原肽 PⅢP 1.06(0.3~0.8)。

超声显像检查:肝被膜不光滑,呈颗粒状,肝实质回声不均匀,弥漫性增强增粗,肝内血管不清晰,尾叶厚 2.9cm,门静脉 1.35cm,胆总管上段 1.0cm,胆总管下段 1.6cm(胰头部位)。胆囊 9.2cm×4.6cm。胆总管、肝总管壁增厚,回声增强。于肝固有动脉周围可见淋巴结肿大呈团块。超声诊断为梗阻性黄疸(胆囊增大、胆总管增宽),肝硬化(继发性胆汁性),门脉高压、脾大。梗阻性黄疸梗阻部位判定在十二指肠乏特壶腹乳头处(良性狭窄)。

胃肠双重造影:浅表性胃炎、胃底静脉曲张、十二指肠憩室,ERCP证实十二指肠憩室压迫乏特壶腹乳头。

分析

胆汁性肝硬化比较少见,其发生与肝内胆汁淤滞和肝外胆管长期慢性梗阻有关。本病通常分为肝内胆汁淤滞性(肝内梗阻)肝硬化和肝外胆管梗阻性(肝外梗阻)肝硬化。前者为肝内细小胆管病变引起的胆汁淤滞所致,其中与自身免疫有关者即为原发性胆汁性肝硬化,后者为继发于肝外胆管不同部位的阻塞,因此称为继发性胆汁性肝硬化。胆汁性肝硬化主要临床表现为慢性梗阻性黄疸和肝、脾大,病变晚期亦可发生门静脉高压和肝功能衰竭。

1. 原发性胆汁性肝硬化　原发性胆汁性肝硬化(primary biliary cirrhosis)是与自身免疫有关的肝内胆汁淤滞性肝硬化,主要病变为肝内小胆管毁损。目前大多数学者认为其病变的发生与自身免疫反应有关。细胞毒T细胞浸润胆管上皮细胞使其发生坏死。由活化的细胞毒T细胞产生的细胞因子导致肝细胞损伤。患者抑制性T细胞数量和功能均降低。HLA Ⅰ级和Ⅱ级抗原表达上调,并与免疫介导的胆管破坏相一致。本病肝脏增大可达1 500～2 500 g,呈深绿色,边缘钝,硬度增加,表面可不平滑。由于网状内皮细胞增生,脾脏增大明显,并有显著纤维性变,脾窦扩张和脾髓内皮细胞增生。肝门和胆总管旁可见淋巴结肿大。肾脏肿胀,远曲管内有不含铁质的棕色管型。所有内脏皆被胆色素所染。肝脏组织病理分为4期,第1期为胆管炎期;第2期为细小胆管增生期(胆小管周围炎);第3期为瘢痕期:汇管区的瘢痕组织向另一汇管区或肝小叶内伸展,胆汁淤滞更为严重;第4期为肝硬化期:肝细胞呈局灶性坏死,汇管区纤维隔互相扩展和连接,分隔肝小叶而形成假小叶,即再生结节。当假小叶形成时使血管扭曲。本病多见于35～65岁的女性,男女发病率之比为1∶9,起病隐匿,早期症状轻微,病人一般状态良好,有长期瘙痒、胆汁淤积,肝、脾大。实验室检查ALP、GGT和IgM显著增高,线粒体抗体滴度呈强阳性,即可考虑本病的诊断,但确诊还需做肝穿病理学检查。

2. 继发性胆汁性肝硬化　继发性胆汁性肝硬化多由肝外胆管长期慢性梗阻所致,因此又称为肝外梗阻性胆汁性肝硬化(extrahepatic obstructive biliary cirrhosis)。肝外胆管长期梗阻最后导致胆汁性肝硬化。肝外胆管长期梗阻的病因主要有先天性肝外胆管闭塞或缺如、胆总管结石、胆系手术后胆管狭窄、胰头癌、壶腹癌、胰腺囊肿及Vater壶腹溃疡瘢痕等良性狭窄等。肝外胆管梗阻时,梗阻部位以上的胆道扩张胆汁淤积,胆管内压力不断增高,肝内小胆管扩张而破裂。由于肝内血管受到扩大胆管的压迫及胆汁外渗,肝细胞发生缺血和坏死,纤维组织向胆管伸展,包围小叶,并散布于肝细胞间,最后形成肝硬化。肝大呈深绿色,表面呈不规则颗粒状,硬度增加,并可见扩大纡曲的胆管。脾大的程度比原发性胆汁性肝硬化之脾大为轻。本病的临床表现和实验室检查结果与原发性胆汁性肝硬化相似,但有不同:①患者的发病年龄与原发病有关,发病年龄最幼者为先天性胆道闭锁,中年发病多见于结石,老年多见于癌肿;②本病是继发性病变,除肝硬化表现外还有原发病的各种表现、体征和实验室发现;③由癌、慢性胰腺炎所引起的胆汁性肝硬化常可触及增大的可移动的胆囊;④线粒体抗体的阳性率比原发性胆汁性肝硬化低很多。继发性胆汁性肝硬化有痊愈的可能性,但必须确定肝外胆管阻塞的病因,及时进行手术治疗,则预后良好。

本病应与下列疾病鉴别:

(1)原发性胆汁性肝硬化。

(2)原发性硬化性胆管炎:本病少见,病因不清,其重要表现为较大的胆管炎性狭窄,男性多见,病程缓慢,可达数年。主要临床表现是进行性阻塞性黄疸,约50%病人合并溃疡性结肠炎、克罗恩病等。血清胆红素及ALP显著升高,但线粒体抗体、核抗体为阴性。主要靠超声显像及ERCP等检查来明确诊断。

(3)药物性肝病:如氯丙嗪、甲基睾酮及砷剂等引起的肝内淤滞性黄疸。

(4)自身免疫性肝炎:以往称为慢性活动性肝炎。

(5)肝结节病。

(6)肝炎后肝硬化:胆汁性肝硬化与肝炎后肝硬化鉴别要点见表6-9-1。

本例根据超声显像表现,肝外胆管增宽、胆囊增大,判定为梗阻性黄疸,其梗阻病因应该考虑癌肿存在的可能,患者胰腺正常,肝内外胆管均未发现癌肿和结石,判定梗阻部位在十二指肠Vater壶腹乳头部位。2年来患者病情没有明显的进展,因此判定十二指肠Vater壶腹乳头部位病变为良性病变(良性狭窄)。胃肠造影显示十二指肠憩室(ERCP证实其压迫Vater壶腹乳头)。外院诊断原发性胆汁性肝硬化是由于临床医师未能仔细阅读和分析超声诊断报告(报告中表述胆囊大小为8.9cm×4.5cm,胆总管上段为1.0cm,但超声医师未明确报告胆囊增大,胆总管增宽,也未追查其远端)。因此,对于比较疑难的疾病临床和超声医师皆应仔细分析病情,对细节进行深究,从相似中寻找特异性。

表6-9-1 胆汁性肝硬化与肝炎后肝硬化鉴别要点

	肝炎后肝硬化	原发性胆汁性肝硬化	继发性胆汁性肝硬化
性别	男性多见	女性多见	无差别
主要病理改变	肝细胞变性、坏死及结节再生,多小叶,周围性纤维化	小叶间胆管非化脓性炎症坏死,胆小管增生,胆汁淤滞	汇管区胆管明显扩张,其内充满胆栓,胆管周围有明显结缔组织增生并分隔肝小叶形成假小叶
门脉高压征象	常有	晚期可见	晚期可见
皮肤瘙痒	不常有	常见	常见
黄疸	轻度肝细胞性黄疸	梗阻性持续性黄疸,晚期皮肤呈深绿色	与原发性相似
肝	体积早期增大,晚期缩小,表面不规则,呈颗粒状,有结节感	进行性肿大(一般不缩小),表面呈细颗粒状	与原发性相似
脾	中度增大	高度增大	中度增大
ALP-GGT	正常或轻度升高	明显升高	可升高
血清总胆固醇	正常或降低	显著升高	可升高
自身抗体、小胆管上皮抗体、核抗体线粒体抗体	阴性	阳性,线粒体抗体90%以上为阳性,且滴度较高	较少阳性

附6-9-A 十二指肠憩室梗阻性黄疸综合征

十二指肠憩室梗阻性黄疸综合征(lemmel syndrome)又称乳头综合征(papiller syndrome),为十二指肠第二段的憩室压迫胆总管的开口处,即压迫十二指肠乳头,阻碍胆汁和胰液的排出,因而引起梗阻性黄疸和(或)胰腺炎的一组综合征。小肠憩室中最常见的是十二指肠憩室,胃肠造影发现率为0.016%～5.8%,尸检发现率为0.5%～14.3%。本病发病年龄多在45～60岁,男女发病比率为1.9∶1。一般认为本病的发生与疝的形成机制相似,即肠壁的局部软弱和肠腔内压力升高。前者可能与先天性肌层发育不全或缺乏肌肉紧张力有关,另外随着年龄的增长,肠壁肌肉发生退行性变,十二指肠憩室绝大部分位于十二指肠第二段,而且大部分起于十二指肠凹面(肠系膜侧缘),距Vater壶腹2.5cm之内。十二指肠憩室好发于Vater壶腹周围,可能与此处有胆管、胰管、血管通过,缺乏结缔组织支持有关。如果患者伴有心、肝、肾疾病可因肠系膜静脉淤血加重肠壁局部软弱,在肠腔内压力升高时,肠壁即可通过软弱处被疝出,久之则形成憩室。壶腹部憩室可因其内食物潴留或结石而引起十二指肠乳头水肿及胆总管炎,或憩室直接压迫胆总管末端引起梗阻性黄疸及胰腺炎,严重病例可发生胰腺坏死。

本病临床表现有:

(1)憩室引起的症状,间断上腹痛、饱胀、反酸及嗳气。

(2)并发憩室炎的表现,持续性上腹痛,少数可并发上消化道出血。

(3)憩室压迫乳头的征象,不同程度的黄疸和胰腺炎发作。

本病诊断应根据以下各项:

(1)上消化道造影可发现十二指肠降部憩室(肠系膜侧)距Vater壶腹2.5cm之内。

(2)ERCP可观察到十二指肠降部憩室及其周围黏膜是否有充血、水肿,憩室内是否有炎性病变,以及十二指肠乳头部有无炎性改变及肿瘤或结石发现。

(3)超声显像表现为胆总管全程增宽(包括胰头部位胆总管),胆囊增大及肝脏病变,无胆总管内结石及癌肿,无胰头癌等表现。

(4)血胆红素增高(以直接胆红素增高为主),并发胰腺炎时血清淀粉酶增高。

超声显像图像见图6-9-1～6-9-9。

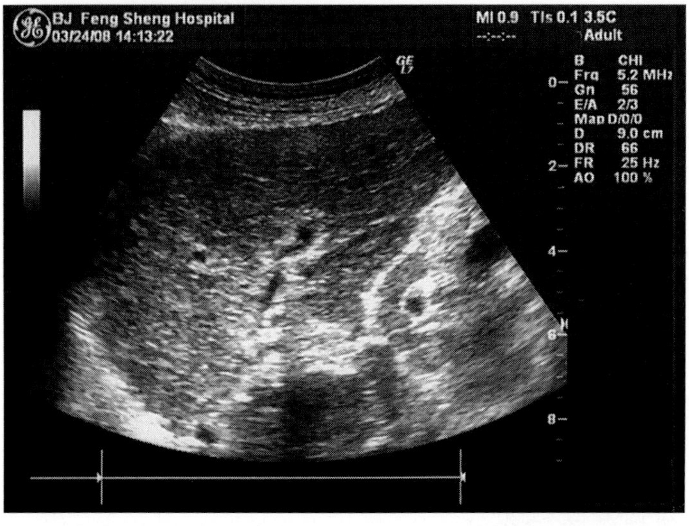

图6-9-1 继发性胆汁肝硬化(一)

肝实质回声弥漫性增强

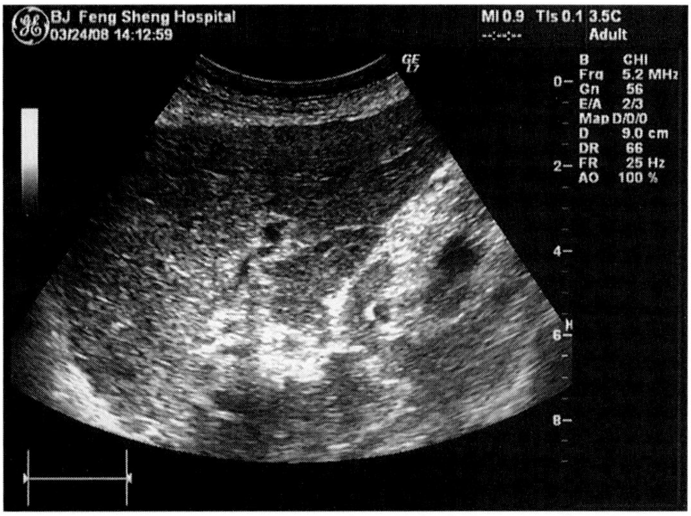

图 6-9-2 继发性胆汁肝硬化(二)
肝硬化尾叶增大

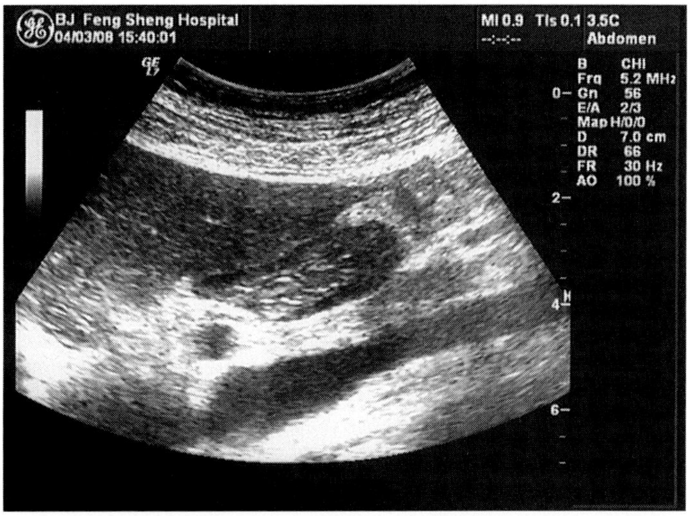

图 6-9-3 继发性胆汁肝硬化(三)
肝硬化、门脉高压,肠系膜上静脉增宽

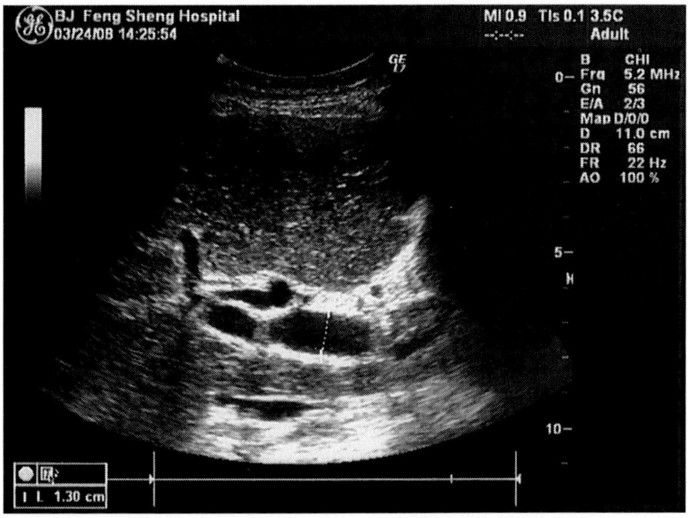

图 6-9-4 继发性胆汁肝硬化(四)
肝硬化,门静脉增宽

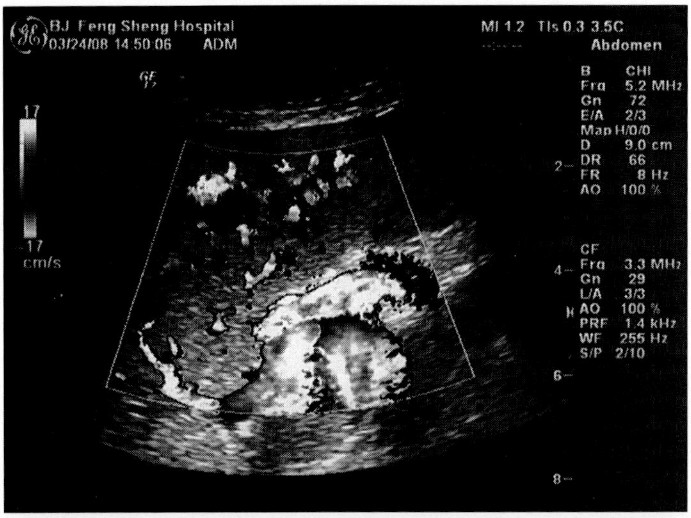

图 6-9-5 继发性胆汁肝硬化(五)
肝硬化,脾大(示血流)

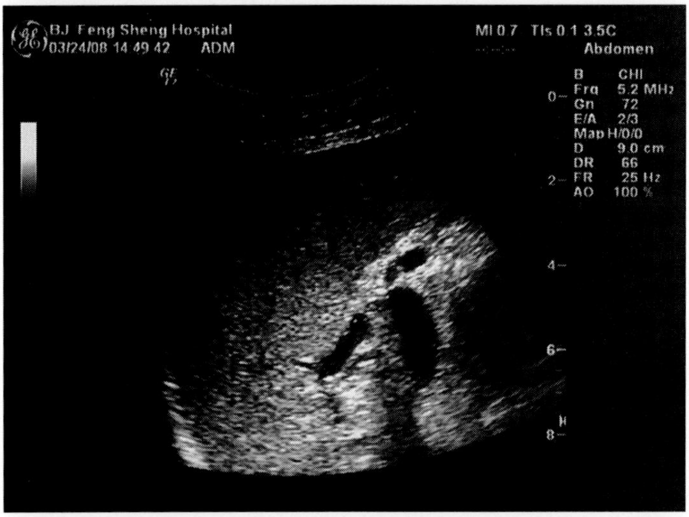

图 6-9-6 继发性胆汁肝硬化(六)
肝硬化,脾大

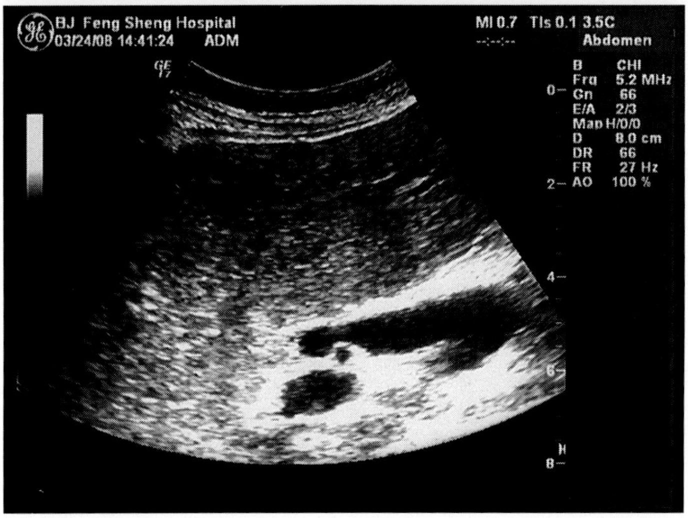

图 6-9-7 继发性胆汁肝硬化(七)
胆总管扩张

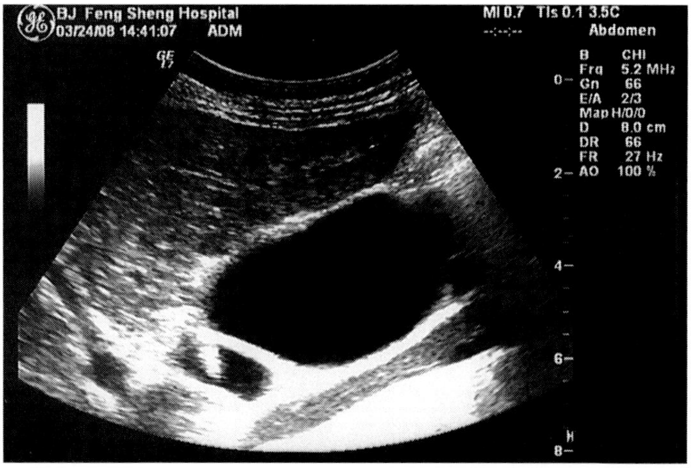

图 6-9-8　继发性胆汁肝硬化(八)
胆囊增大

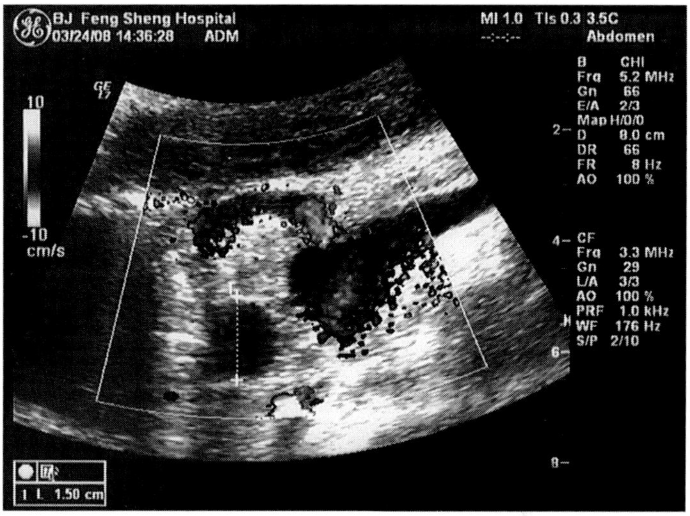

图 6-9-9　继发性胆汁肝硬化(九)
胰头部胆总管增宽说明肝系梗阻部位在十二指肠,为肝硬化肠道(壁)淤血水肿所致令特壶腹开口处狭窄(良性狭窄即非外科性梗阻性黄疸)

(富京山　张玉霞)

第 10 例　肝硬化的超声鉴别诊断

本组病例均是我们多年在超声诊断工作中所遇到的各种类型肝硬化,其中包括肝炎后(坏死后)肝硬化、肝炎后肝硬化合并肝癌、酒精性肝硬化、淤血性肝硬化、胆汁性肝硬化、骨髓纤维化合并肝硬化、肝豆状核变性合并肝硬化、先天性肝内胆管囊性扩张复合型(Caroli 病合并肝脏纤维化)及血吸虫肝病等。其临床和超声表现讨论如下。

肝硬化是一种肝脏慢性、进行性、弥漫性病变,其特点是在肝细胞坏死基础上的纤维化,并代之以纤维包绕的异常肝细胞结节(假小叶形成)。其为严重的不可逆的肝脏疾病。但是,在肝硬化疾病的早期阶段,上述的肝脏组织学结构改变比较轻微,超声显像表现缺乏特征性,故超声显像诊断及鉴别诊断有一定的困难。在肝硬化失代偿期,由于其肝脏组织病变特征明显,超声显像亦有特征性表现,因此超声显像诊断比较明确和可靠,正常的肝组织细微结构消失，肝实质回声不均匀增强，肝脏被膜回声不光滑、特别是肝脏形态改变对确定肝硬化诊断帮助甚大。肝脏硬化缩小，肝脏被膜不光滑，呈凸凹的锯齿状改变，门静脉增宽等是典型的晚期肝硬化表现。有研究报道肝硬化多有肝右叶缩小，肝尾状叶不同程度增大，当肝尾状叶和肝右叶比率≥0.65（正常比率＜0.6）时，其肝硬化诊断的敏感性为84%，特异性为100%，准确率达94%。亦有报道说肝尾状叶和肝右叶比率对乙型肝炎病毒引起的肝硬化的敏感性最高，而对其他各型肝硬化的敏感性较低。超声显像在肝硬化的鉴别诊断中要注意以下内容：

1. *超声显像显示肝静脉和下腔静脉扩张则提示淤血性肝硬化* 肝右叶缩小，特别是肝右后叶明显缩小，肝左叶相对增大或正常大小可提示为门脉性肝硬化，血吸虫病性肝硬化则表现肝右叶缩小左叶增大。肝右叶增大，在肝实质内可见多量粗大结节回声则提示为坏死性肝硬化。胆汁性肝硬化的超声显像除具有肝硬化的表现外，还应有胆道系统梗阻的表现，即在小儿为先天性胆道闭锁，在成人多为胆系结石或肿瘤。肝豆状核变性为大结节性肝硬化，小儿或青年时期发生的肝硬化无病毒性肝炎病史者，要高度怀疑本病的发生，临床应做进一步检查。

2. *复合型caloli病* caloli病为肝内胆管囊性扩张症，病理上分为单纯型及合并肝脏纤维化两种类型，前者肝组织无明显变化，后者合并肝脏纤维增生和门静脉高压。临床曾有误诊肝硬化病例。本病属家族性，可在儿童期发生，但最常在青年时期出现症状始被发现。本病病因一般认为是常染色体隐性遗传，肝内胆管增殖缺陷，引起肝内胆管囊性扩张。本病常伴有肾脏畸形、肾盂或上输尿管扩张及肾囊肿。

3. *骨髓纤维化症* 骨髓纤维化症是指骨髓中成纤维细胞增殖，胶原纤维沉积伴有肝、脾等器官髓外造血特征的综合征，由于髓外造血引起相应器官的症状，几乎所有病人均有脾大，有报道脾增大的速度是每年1cm，有50%的病人就诊时脾大已达盆腔。脾增大与脾血流量增加、肝内血流阻力增加及脾脏髓外造血有关。50%～70%的患者有肝大，多为轻到中度增大，少数可达脐下，质坚而不痛，表面光滑，有10%～20%的病例合并肝硬化，由于肝窦周围血管阻塞及肝窦内髓外造血而引起门静脉血流量增加所致。因肝静脉及门静脉内血栓形成可导致Budol-Chari综合征。

4. *原发性肝癌* 原发性肝癌之弥漫型须与结节型肝硬化鉴别。此型原发性肝癌的癌结节呈多发的弥漫性，结节直径多在1～2cm，且又常在肝硬化基础上发展而来。超声显像鉴别诊断困难不小，其超声显像特点为肝脏形态失常，肝脏常增大而不像典型肝硬化那样肝脏硬化缩小。癌结节形态不规则，边缘毛糙，结节有突破边缘浸润生长之势，其内部回声不均匀，肝内管道系统多有受压移位和绕行，门静脉内可发现癌栓，CDFI显示丰富的血流束，频谱为高速动脉血流。

5. *单发低回声小肝癌和肝硬化结节之鉴别* 有些肝硬化结节早期超声显像为低回声，原发性小肝癌亦为低回声，特别是当AFP检查为阴性时，二者的鉴别甚为困难。注意观察二者的区别；肝硬化结节边界不清楚，包膜较光滑，肝癌结节边界清楚，包膜回声较高。动态观察可发现肝硬化结节回声可增强，结节大小无变化而肝癌结节可突破包膜呈浸润生长，结节回声增强，体积增大。CDFI可发现肝癌结节内部和周边彩色血流增多，呈动脉频谱；肝硬化结节血流无改变。

6. *脂肪肝、慢性肝炎和其他弥漫性肝病* 肝硬化早期与以上疾病超声显像特点区别不明确，鉴别诊断有很大困难，须结合临床其他检查和超声显像复检动态观察，当然超声导向肝穿刺组织学检查帮助甚大。

7. 其他原因所致的脾大　特别是特发性门静脉高压(斑替综合征),其病理为肝内窦前性门脉纤维化及门静脉高压,临床表现为脾大、贫血、白细胞与血小板减少、胃肠道出血。晚期血吸虫病亦有窦前性门静脉系统阻塞和高压、脾功能亢进及腹水等表现应注意鉴别。

8. 其他原因引起的上消化道出血　如胃和十二指肠溃疡、胃炎等。

9. 其他原因所致的腹水　特别是缩窄性心包炎、结核性腹膜炎(年轻女性)、腹膜转移癌及卵巢癌所致腹水。卵巢癌中有一种假黏液性囊腺癌,常以慢性腹水为主要表现,腹水也为漏出液性质,有时与肝硬化腹水鉴别困难,腹腔镜检查对诊断很有帮助。

10. 血吸虫肝病　血吸虫性肝病(肝纤维化)为血吸虫病晚期,习称血吸虫病性肝硬化。系长期反复大量感染血吸虫尾蚴后,其虫卵不断沉积于肝脏,形成肝脏的病理损害。基本病变是肝内形成慢性和纤维化的虫卵结节和门静脉分支周围的纤维化。由于虫卵体积大于门静脉末梢的口径,故其虫卵主要聚集于肝窦前的小叶间和汇管区门静脉支内引起弥漫性门静脉炎、门静脉周围炎及纤维化形成,最后导致门静脉分支周围纤维化。在汇管区、肝小叶内及门静脉周围增生的大量结缔组织并不向肝小叶内伸展,将正常肝小叶分割改建成假小叶,病变处的肝细胞可被破坏,但并不形成肝细胞再生结节。此两点与小结节性肝硬化的病理表现不同。肝脏因严重纤维化而缩小变硬,肝脏表面不平,有散在较浅的沟纹,其间有大小不等的隆起结节,直径在 2～6cm,切面可见灰白色条索呈树枝状分布,为结缔组织沿门静脉分支周围的大量增生。由于门静脉分支周围纤维化可在病变较早期便产生窦前型门静脉高压,尤其是胃肠道静脉回流受阻最明显,容易形成胃和食管静脉曲张和脾脏充血性增大,与门静脉高压相比,肝实质受损程度相对较轻。

血吸虫病急性期肝脏超声显像无特征性改变,肝脏可增大,肝实质回声不均匀增强,只是弥漫性肝病表现,脾脏可增大。慢性血吸虫病肝脏超声显像可发现较明确的特征性改变,肝脏形态失常,肝右叶缩小,左叶可增大,肝脏表面有隆起结节呈波浪状及凹凸不平。肝实质回声不均匀,呈密集的较大的高回声光斑,有纤维条索及网格样回声,肝内回声高低不均匀,典型者呈"地图"样改变。肝内血管纹理不清,门静脉及分支管壁及其周围回声增厚增强。待有门静脉高压出现时,超声显像可显示门静脉、脾静脉明显增宽、胆囊壁呈双层改变、腹水、腹壁静脉曲张、侧支循环等一系列表现,其中尤以脾增大明显(比一般肝硬化明显),巨脾可达髂前上棘,向右可越过腹中线,其内可见弥漫性中高回声光点。

11. 低蛋白血症　与肝硬化的腹水形成(漏出液)相同的其他原因,除心源性和肾源性以外,还有低蛋白血症。形成低蛋白血症的主要原因有:①蛋白摄入过少;②蛋白合成障碍;③蛋白丢失过多;④蛋白消耗过多。其中蛋白丢失主要是通过消化道和泌尿系。通过消化道丢失者称为蛋白丢失胃肠病,其导致蛋白丢失的原因是内膜通透性增加,如嗜酸性粒细胞胃肠炎、系统性红斑狼疮累及胃肠道、胃黏膜巨肥症、黏膜广泛糜烂溃疡(肠道淋巴瘤)及淋巴回流障碍(先天性淋巴管发育不良、继发性淋巴管扩张)等疾病所致。系统性红斑狼疮患者发生蛋白丢失性肠病的机制,可能与补体或免疫球蛋白的沉积导致的静脉炎或毛细血管炎有关。大多数患者对糖皮质激素有较好的反应,提示免疫因素在发病中有重要作用。由于这类病人大多有低补体,推测补体沉积导致小分子蛋白从黏膜下血管渗漏到绒毛固有层中,导致绒毛水肿或伴有淋巴管扩张。同时这些蛋白可以随胃肠黏膜细胞的脱落而丢失,进而引起蛋白丢失性肠病和低蛋白血症的发生,即可引起腹水和下肢水肿。

超声显像图示见图 6-10-1～6-10-6。

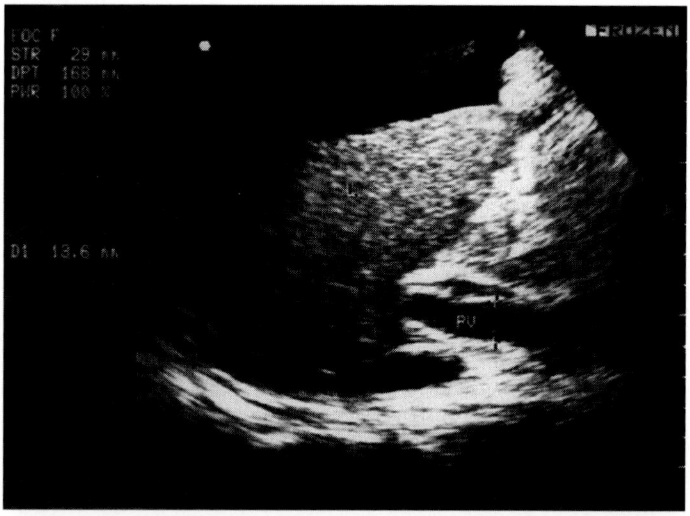

图 6-10-1　肝炎后(坏死后)肝硬化

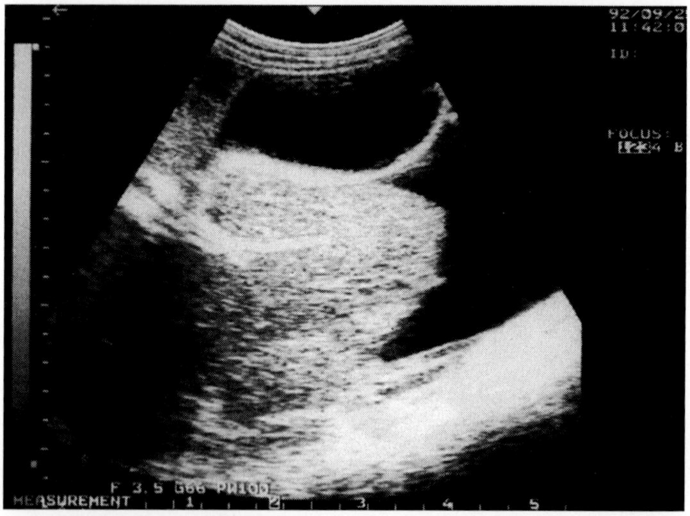

图 6-10-2　骨髓纤维化合并肝硬化、腹水(二)

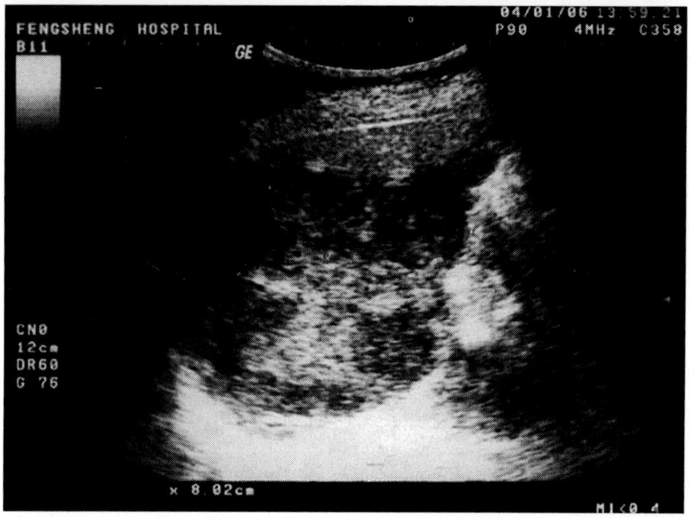

图 6-10-3　肝炎后原发性肝癌

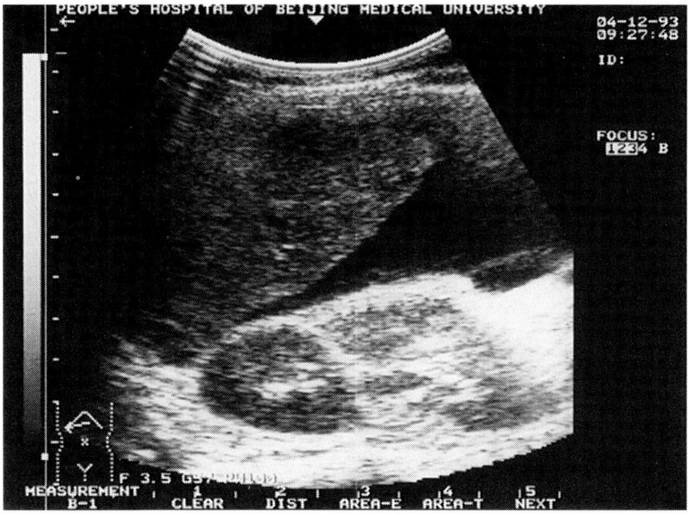

图 6-10-4 酒精性肝硬化(七)

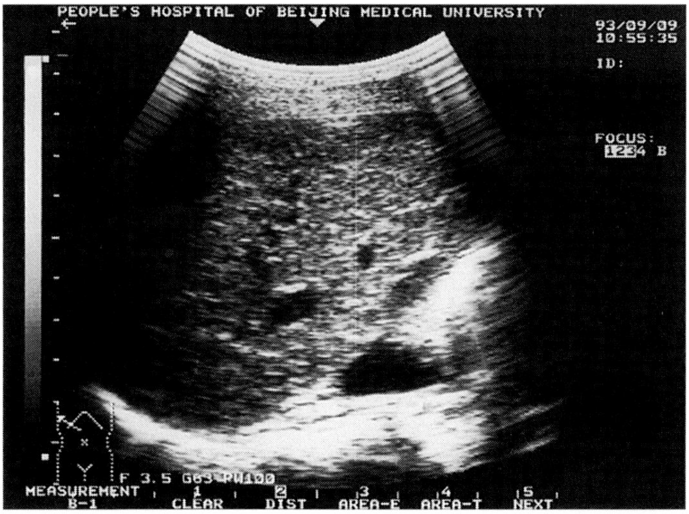

图 6-10-5 肝豆状核变性合并肝硬化

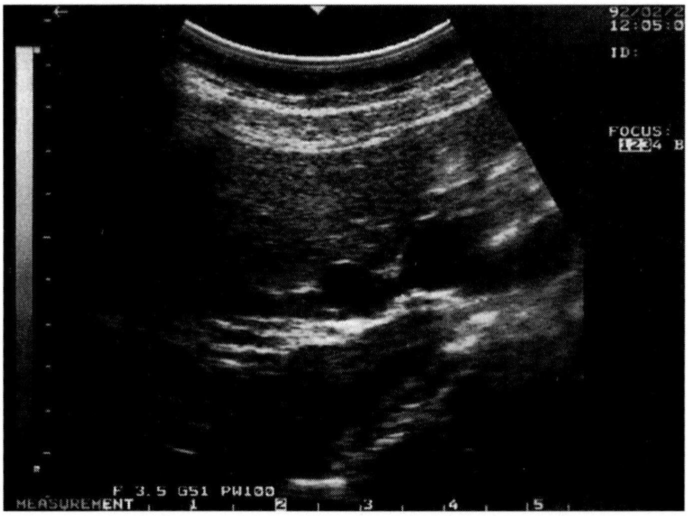

图 6-10-6 先天性肝内胆管囊性扩张(caroli 病)复合型(合并肝纤维化型)

临床曾误诊为肝硬化

(富 玮)

第11例 发热、黑便、呕血——原发性肝癌

患者,男,48岁。发热、咳嗽2周,黑便1周伴呕血3d来诊。患者于2周前出现发热(最高体温38℃),咳少量黏白痰,无咯血、胸痛等,当时诊断为“肺部感染”,给予抗菌治疗后症状减轻,体温恢复正常,近1周出现黑便,3天前突然呕吐约1 000ml咖啡样物,同时有柏油样黑便,经输血、止血等处理后,呕血停止,仍有黑便,并有胸闷、气短,来做超声检查。患者有吸烟史20余年,每日15支,饮酒20余年,每日0.75～1.0L,家族中有乙型肝炎患者。

体格检查:体温37.7℃,脉搏120/min,呼吸34/min,血压110/70mmHg。神志淡漠,贫血貌,全身皮肤及巩膜轻度黄染,未见出血点。右下肺可闻及少量湿啰音。心率120/min,心律齐。腹膨隆,轻触痛,肝脾肋下触及不满意,移动性浊音阳性。四肢无异常。

实验室检查:白细胞10.4×10^9/L,中性粒细胞0.79,淋巴细胞0.11,血小板38×10^9/L,血红蛋白46g/L,尿蛋白(+),便隐血试验(+++),尿素氮(BUN)7.1～13.4mmol/L,肌酐49～188μmol/L,总胆红素48.3～76.1μmol/L,直接胆红素4.7～52.0μmol/L,间接胆红素24.1～35.1μmol/L,总蛋白37g/L,白蛋白22g/L,丙氨酸转氨酶240U/L,天冬氨酸转氨酶120U/L,碱性磷酸酶(AKP)302U/L,乳酸脱氢酶(LDH)2 356U/L,肌酸激酶1 044U/L,α-羟丁酸脱氢酶257U/L,癌胚抗原3.8μg/L,甲胎蛋白16.9μg/L,抗HCV抗体(-)。

胃镜检查:提示十二指肠球部溃疡伴出血。

胸部X线及CT检查:双肺未见明显异常。

超声显像检查:肝被膜不光滑,呈锯齿样改变,肝内部血管清晰,肝实质回声不均匀弥漫增强,尾叶增大,于肝右叶可见6.5cm×5.5cm大小的边界欠清晰、不均匀中低回声,其四周可见声晕,其周边和内部可见彩色血流丰富,并可引出波动性血流。脾脏中度增大,门静脉增宽。超声显像诊断为肝硬化,原发性肝癌,脾大。

分析

原发于肝脏的恶性肿瘤最常见的是肝细胞性肝癌(hepatocellular carcinoma,HCC),亦有来自胆管上皮的胆管细胞癌(cholangio carcinoma),二者发病率比为12～20∶1。原发性肝癌恶性程度高,在我国较为常见,尤以东南沿海地区多见。国外亚洲和非洲东南部属高发区,欧美较少见。男女均可发病,近年似女性发病率增高。可发生于任何年龄,以30～50岁青壮年最为多见。高发地区患者发病年龄较轻。临床发现80%～90%以上患者伴有肝硬化。乙型和丙型病毒性肝炎为肝硬化的主要原因,肝细胞反复受累增生,导致癌变。另外,也与食物中的黄曲霉素有关。原发性肝癌大体病理可分3型。

(1)结节型:最多见,常伴有肝硬化,癌结节可单发或多发,直径在1.0～5.0cm,癌组织与肝组织的界限多不清晰。多发癌结节的形成系因癌细胞经门静脉播散或癌组织多中心发生所致。

(2)巨块型:较结节型少见,可为单一巨块或由许多密集的癌结节融合而成。癌块直径多>5cm,有的可达10cm以上,多发于肝右叶,周围可见小的卫星癌结节,80%以上病例在门静脉系统有癌栓形成,少数病例可在肝静脉或下腔静脉中发现癌栓。巨块型肝癌内部常有坏死、液化、出血及胆汁淤积,易发生自发性破裂出血,形成血腹。

(3)弥漫型:最少见,为许多细小灰白结节散在全肝,预后最差。肝细胞癌有侵入血管生长

的趋势，尤其是门静脉，其次为肝静脉。最近有另外两种与生物学不同的类型报道，即“纤维板层肝细胞癌(fibrolamellar HCC)”和“被膜内肝细胞癌(encapsulated HCC)”。这两型发展较慢，适于手术，预后较好。

超声显像可以诊断各种类型肝癌，并且可以检出小肝癌，可明确定位，为手术与其他治疗提供帮助。原发性肝癌的超声显像有以下特征：

1. 90％以上患者是由肝炎后肝硬化(特别是乙型肝炎和丙型肝炎)发展而来，因此具有一般性肝硬化的超声显像表现；较小的肝癌肝脏形态一般无明显改变。肿瘤较大时，肝体积增大，尤其是局部肿大明显伴肝形态失常，被膜可隆起。

2. 小肝癌直径一般＜2～3cm，常发生在肝右叶，多为圆形低回声或等回声结节，内部回声不甚均匀。

3. 巨块型肝癌直径常＞5cm，有的可达10cm以上，多发生于肝右叶，有假包膜形成，与肝组织分界清楚。一般为不均匀强回声，发生液化、坏死时，肿块内可见不规则无回声。此型肝硬化程度较轻。

4. 结节型肝癌可为单发或多发，或融合。一般为不规则不均匀中强回声。此型肝癌常有明显肝硬化。

5. 管细胞性肝癌生长较慢。超声显像显示多为单发中高回声结节，需与高回声肝血管瘤鉴别。

6. 弥漫型肝癌最少见，诊断常有困难。结节大小与肝硬化结节相似，呈弥漫分布。回声与肝硬化网状回声相反，结节多为高回声。若门脉系统内发生癌栓，即可明确诊断。

7. 肿瘤后方可见到声衰减。

8. 肿瘤可挤压周围血管，使之绕行、移位、变细。

9. 位于肝门部的肿块可压迫胆管，常使受压部以上肝内胆管扩张。

10. 部分病例在门脉、肝静脉、下腔静脉内可发现癌栓。

11. 于肝表面的癌肿可发生破裂、出血，形成血腹，超声显像示腹腔积液。

由于恶性肿瘤的生长方式是呈浸润性生长，所以原发性肝癌超声显像表现不论是结节型还是巨块型其肿块边界均欠清晰和锐利。癌之内部回声不论是低回声、等回声或高回声，都不均匀。结节型或巨块型肝癌块四周均有不同程度的周边声晕环绕，并可有肝门或腹腔淋巴结肿大(转移)或呈卫星癌结节、门脉及肝静脉癌栓。另外，此类病人定有肝硬化表现(我国原发性肝癌大多由乙型肝炎、肝硬化发展而来)，根据以上特点结合临床和其他检查，一般都可确定诊断。

检查中还应注意与以下疾病鉴别：

1. *转移性肝癌*　转移性肝癌并不少见，尤其在欧美地区，其发生率远高于原发性肝癌，我国的转移性肝癌发生大体与原发性肝癌相当，其超声显像表现大多为大小相等、形态相似的低回声结节，结节周围有低回声声晕。此类病人一般无肝硬化表现，若超声显像确定肝内病灶为转移性肝癌，应进一步仔细扫查寻找原发病灶。

2. *肝硬化*　主要表现为肝脏缩小，肝实质回声不均匀增强且光点粗大，肝内血管显示不清，肝硬化结节弥漫性分布，应与弥漫性肝癌鉴别，后者可在门静脉或肝静脉中发现癌栓，是确定弥漫性肝癌的有力佐证。

3. *肝血管瘤*　是最多见的肝脏良性肿瘤，发生率甚高，约1％的人群中存在肝血管瘤。远比原发性肝癌为多，且无肝硬化表现，肝血管瘤生长速度缓慢，质地柔软，一般不发生血管绕行及血管压迫表现，其边界回声较厚，若仔细扫查肝血管瘤边缘可发现有血管进入血管瘤。体积较大且距离肝表面较近的血管瘤在扫查中用探头加压时，可见变形表现(质地较软)，而原发性肝癌则无此种表现，用彩色多普勒血流显像探查时，肝血管瘤内也少有彩色血流显示，对肝血管瘤的鉴别诊断很有帮助。

4. 肝脓肿 没有液体的早期肝脓肿病灶超声显像表现与较低回声的原发性肝癌有几分相似，但原发性肝癌常有明显的肝硬化，而且肝脓肿病灶周围有较宽的低回声带。肝脓肿超声显像表现随病程发展会有迅速的改变，结合临床鉴别不会困难，待脓液形成时超声引导抽取出脓液可更进一步确定诊断。

5. 肝脏手术后异常回声 肝脏肿瘤局部切除后肝组织间隙内常用明胶海绵进行填塞，超声显像可显示局灶性强回声光团，结合手术史便可鉴别。

6. 肝外肿瘤 原发性肝癌有时须与肝外肿瘤鉴别。肝脏邻近组织器官发生的体积较大的肿瘤可贴近肝脏生长。有时误诊为肝内肿瘤。尤其要注意来源于右上腹膜后的较大肿瘤。如右上腹膜后的畸胎瘤、右肾和右肾上腺肿瘤以及胰腺肿瘤都有误认为是肝脏肿瘤的。因为这些质地较硬的肿瘤都有向阻力较小的腹腔生长的特点，肿瘤越大就越向肝脏靠近，扫查中请病人做深呼吸动作，肝脏(肝内肿瘤)可随呼吸而上下移动，腹膜后肿瘤则不随呼吸移动。另外，仔细观察肝脏可发现肝外肿瘤的外压性表现。

7. 其他 肝结核、肝包虫病及肝腺瘤等肝脏良性局灶性病变与原发性肝癌在声像图有时鉴别困难，此时须结合临床，结合其他检查方法，综合判断，最后得以确诊。

超声显像图例见彩图 7～12。

(富京山)

第 12 例 肝脏局灶结节性增生——临床和超声误诊为原发性肝癌

患者，女，35 岁。无不适主诉，查体发现血清转肽酶升高为 260～300U/L，来做腹部超声检查。患者既往体健，无肝病及其他传染病史，有乙型肝炎接触史，其叔父 1 个月前因肝癌去世。

实验室检查：乙型肝炎表面抗体(－)。

超声显像检查：肝脏形态大小正常，肝被膜尚光滑，肝内血管清晰，尾叶无增大，于肝脏左叶发现 5.6cm×3.2cm 大小块状中等回声区，周边及其内部血流丰富，可引出波动性血流频谱，超声显像报告为原发性肝癌。

其术后病理报告为肝脏局灶结节性增生。

分析

肝脏局灶结节性增生(focal nodular hyperplasia, FNH)是一种少见的肝细胞源性的局灶性良性病变而非真性肿瘤，其发病率仅次于海绵状血管瘤，但其远较血管瘤少见。近年来随着对 FNH 认识的提高和超声显像、CT 等影像技术的广泛应用，本病检出率有了明显的提高。本病发病原因至今不明，以往认为由于女性发病明显多于男性，特别是年轻女性，因此考虑其发病与女性内分泌激素有关，后又发现大多数患者尤其是增生结节较大者多有口服避孕药史。现多数学者认为 FNH 的发病是肝细胞对局部血管异常的反应性增生，与口服避孕药关系不大，但口服避孕药可能刺激其生长。本病多发生在无肝硬化的基础上，乙型或丙型肝炎指标多为阴性，AFP 阴性，临床常无症状，多在经 B 超查体时偶然发现。近年应用克隆性分析技术研究，发现其整个病变属于多克隆性。因本病缺乏特异性临床表现，术前很难与肝脏实质性肿瘤相鉴别，尤其与原发性肝癌鉴别困难，因此临床难以做出正确诊断。

FNH 病理学表现为单发病灶，80%的肿块直径<5cm，大多无包膜，但与周围正常肝组织分界清楚；病灶切面为红棕色或黄棕色，与正常肝组织颜色相近，无出血及坏死表现；病灶中心部位为星形或线状纤维瘢痕组织向四周放射，将病灶分成大小不等的结节，结节内的肝细胞正常。瘢痕中有一较粗的动脉向病灶四周形成放射状分支，并无门静脉和胆管伴行，缺乏正常肝小叶结构；星形瘢痕和纤维分隔有增生的小胆管及慢性炎性细胞浸润。

由于 FNH 的临床表现和实验室检查无特异性，其诊断主要依靠影像学检查。本病组织结构有自己的特点，其在影像学上具有一些特征性表现。彩色多普勒超声显像显示病灶中央粗大的营养动脉向四周呈星状放射，动脉血流流速高而阻力低，常规 B 超显像则缺乏特征性表现，星状瘢痕检出率低。虽然 FNH 在各种影像学检查上均有一定特征，但部分患者出现不典型表现易与肝癌、肝腺瘤混淆，因此应结合多种检查结果共同诊断，以提高诊断率。有学者将超声、CT、胆管成像等相结合，使 FNH 诊断的敏感性达 82.1%，特异性达 90.3%。在无肝炎、肝硬化、AFP 阴性的病例，彩色多普勒超声显像提示病灶中央粗大营养动脉并向四周放射分支，动脉血流高速、低阻；CT 出现中央星状瘢痕，动态扫描示病灶早期显著、均匀增强，静脉期为等密度；MRI 示病灶信号均一，早期显著均匀增强，中央瘢痕 T_2 为 WI 上高信号；同位素扫描、成像显示正常或高于肝的摄取；血管造影显示轮辐征等时，即应考虑 FNH 的可能性。在提高对 FNH 各方面的认识，仔细分析可疑病例的临床、生化、影像学资料等的基础上，是可以与肝癌、肝腺瘤等进行鉴别诊断的。

穿刺活组织检查准确性不高，容易漏诊和误诊，并有出血，促进可疑肝癌种植、转移的危险，大多数学者不主张进行此项检查。

临床上 FNH 很少发生破裂出血，不会恶变，一般主张诊断明确而无症状者可密切随访、暂不手术；随访过程中病灶增大或出现症状以及诊断不明、与肝癌肝腺瘤不能鉴别者则应行手术切除。也有 FNH 病灶中发现纤维板层型肝癌的报道，认为 FNH 为一种癌前期病变。另外，鉴于国内肝癌发病率高，对 FNH 的处理方法应积极一些；除非诊断十分明确、无症状，可密切随访，否则应积极手术切除，手术安全性高，并发症少于 1%，极少发生手术死亡。

超声显像图例见图 6-12-1～6-12-4。

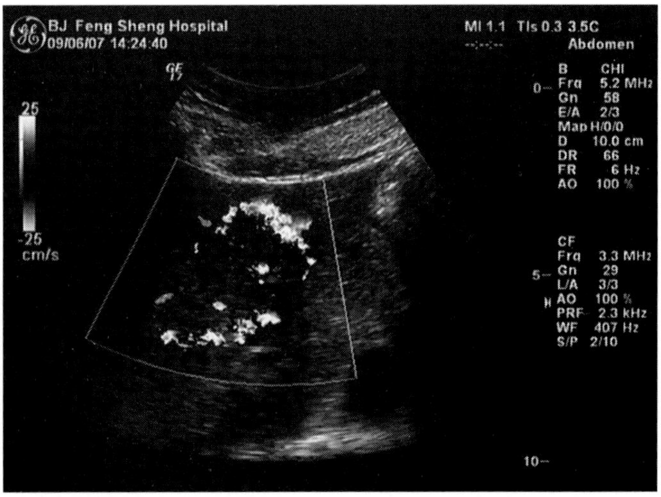

图 6-12-1 肝脏局灶结节性增生(一)
肝脏局灶性结节增生，临床及超声均误诊为原发性肝癌(本例临床及超声显像均无肝硬化表现)

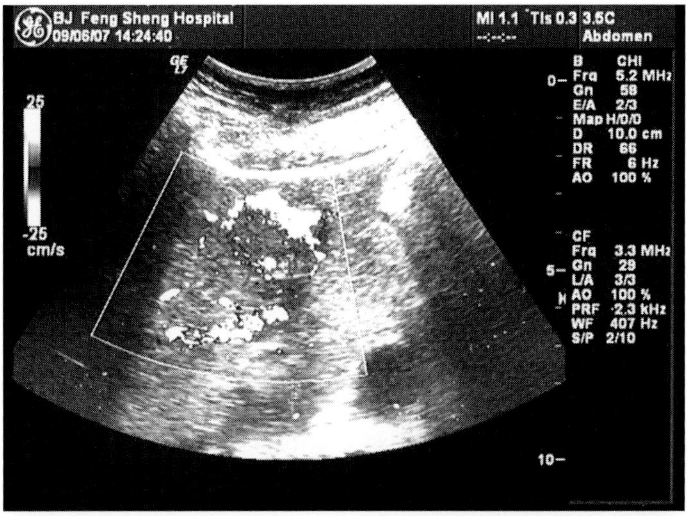

图 6-12-2 肝脏局灶结节性增生(二)

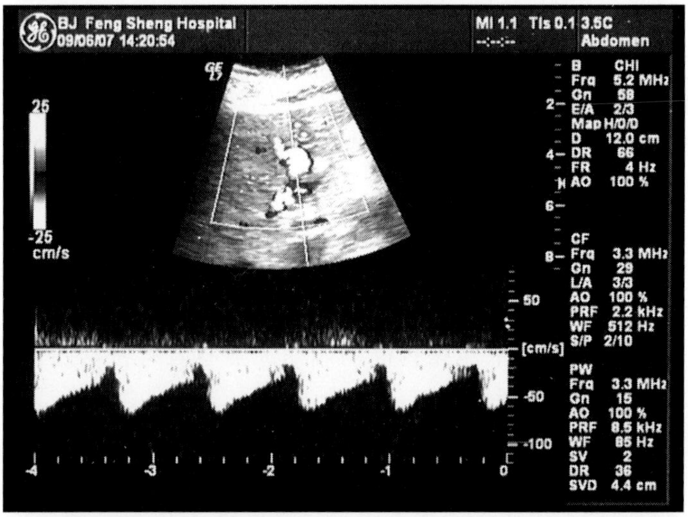

图 6-12-3 肝脏局灶结节性增生多普勒血流频谱

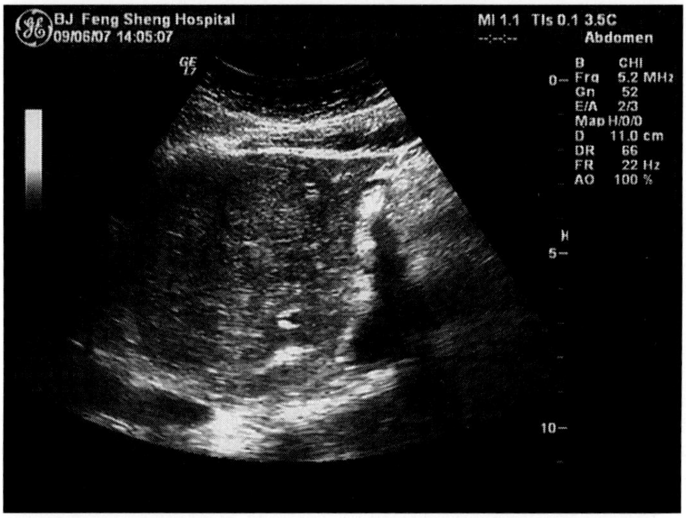

图 6-12-4 肝脏局灶结节性增生(三) 二维图像显示肝脏右叶结节(占位)性病变

（富京山）

第13例 肝区疼痛、消瘦、腹胀、黄疸——肝炎后肝硬化并发原发性肝癌

患者，男性，56岁。因肝区疼痛、食欲减退、腹胀加重1个月入院。患者于1年前发生肝区疼痛、食欲缺乏、体重明显下降，多次检查肝功能均在正常范围。近1个月自觉上述症状加重，在门诊检查AFP阳性，超声提示肝右叶占位性病变，诊断原发性肝癌入院。患者于1979年因黄疸、转氨酶升高，诊断为黄疸型肝炎，2000年因胃溃疡行胃次全切除术，术中发现肝硬化。其兄于3年前死于肝硬化。

查体：体温36.9℃，脉搏86/min，血压130/85mmHg，皮肤、巩膜轻度黄染，未见蜘蛛痣及肝掌，全身表浅淋巴结不肿大，心肺（－），肝上界在右第5肋间，下界在右肋下3cm，剑突下7cm，压痛，质地硬，表面有结节感。脾左肋下3cm，移动性浊音可疑。下肢轻度水肿。

实验室检查：血红蛋白10.6g/L，白细胞3.8×10^9/L，中性粒细胞0.67，血小板6.9×10^9/L。尿常规：白细胞3～5/HP，红细胞2～3/HP，蛋白（＋＋）。大便隐血（－）。凝血酶原时间20s（对照14s），纤维蛋白原4.8g/L，总蛋白45.8g/L，白蛋白28.6 g/L，丙氨酸转氨酶96U/L，天冬氨酸氨酶72 U/L，LDH 695U/L，γ-谷氨酰转肽酶300U/L，血清AFP阳性，总胆红素96μmol/L，直接胆红素56μmol/L。乙肝病毒标志物HBsAg（＋），HBeAb（＋），HBcAb（＋）。肾功能及心电图正常。

X线检查：胸椎、腰椎、骶髂关节片阴性。

超声显像检查：肝脏增大，肝被膜不光滑，呈锯齿状，肝内回声不均匀增强，肝内血管不清晰，肝内可及多个中高回声结节，最大4.5cm×3.5cm，并对肝内胆管有压迫，门静脉主干内可见癌栓。超声提示：肝炎后肝硬化并发原发性肝癌。癌肿块对肝内胆管浸润压迫（梗阻性黄疸）。门静脉癌栓。

分析

肝硬化（cirrhosis）为一种常见的慢性进行性肝病，是一种或多种病因长期反复损害肝脏所致。在病理组织学上有广泛的肝细胞变性坏死，纤维组织增生与间隔形成，以及肝细胞呈结节性增生，致使正常肝脏结构破坏，假小叶形成。肝内血管改建与血液循环紊乱，肝实质总量减少，肝脏萎缩变硬。临床上有多系统受累，主要有肝功能损害、代谢障碍、门静脉高压、内分泌和免疫功能异常。晚期出现上消化道出血、肝昏迷、肝肾综合征和继发感染等严重并发症。在我国病毒性肝炎是引起肝硬化的主要原因，其中主要是乙型肝炎。酒精中毒所致肝硬化目前也有上升趋势。其次，胆汁淤积、血吸虫病、药物及工业毒物、循环障碍、代谢紊乱、营养不良等亦是导致肝硬化的重要因素。

我国肝硬化患者以20～50岁男性多见。青壮年患病多与病毒性肝炎有关。肝硬化的发病和病程一般较慢，可能隐伏数年至十数年之久，平均3～5年。起病时可无症状，病情逐渐发展，到后期出现两大类主要症状即肝功能减退和门静脉高压。此时可出现黄疸、腹水、消化道出血及肝性脑病等并发症。临床以是否出现上述症状而将肝硬化划分为失代偿期和代偿期。无上述临床表现者为肝硬化的代偿期。无症状者占30％～40％，常在超声体检或其他疾病手术时，甚至尸体解剖时才被发现。也有无特异性症状者，如低热、乏力、恶心、体重下降、血白细胞与血小板下降等，到医院就诊时被发现该诊断。失代偿期肝硬化因胃肠淤阻性充血、胃肠道

分泌和吸收功能紊乱造成食欲下降、恶心、乏力和体重下降。患者主诉腹胀，少量腹水常由超声显像检查发现，中等量以上腹水在临床体检时可发现，常伴下肢水肿。5%～10%腹水可合并胸腔积液，常见于右侧，占70%，亦可有双侧或左侧胸腔积液及仅有胸腔积液而无腹水者。病人出现黄疸是由于肝细胞排泄胆红素功能衰竭，是严重肝功能不全的表现，病人常有发热，是肝脏灭活致热激素能力下降或继发感染所致。此外病人还常有贫血及出血倾向、男性女性化及性功能下降。

本例特点为男性患者，56岁，有肝炎史(1979年患黄疸型肝炎，2000年发现肝硬化)；入院前10个月出现肝区疼痛、疲劳、腹胀、纳差；体检肝大、质硬、有结节；血清AFP明显增高，超声显像显示原发性肝癌，因此在肝炎后肝硬化的基础上并发原发性肝癌的诊断成立。问题在于明确多次出现黄疸的原因。

原发性肝癌恶性程度高，在我国较为常见，尤以东南沿海地区多见。国外亚洲和东南非洲属高发区，欧美较少见。男女均可发病，近年似女性发病率增高。可发生于任何年龄，以30～50岁青壮年最为多见。高发地区患者年龄较轻。临床发现80%～90%以上患者伴有肝硬化。乙型和丙型病毒性肝炎为肝硬化的主要原因，肝细胞反复受累增生，导致癌变。另外也与食物中的黄曲霉素有关。原发性肝癌大体病理可分三型。

(1)结节型：最多见，常伴有肝硬化，癌结节可单发或多发，直径在1.0～5.0cm，癌组织与肝组织的界限多不清晰。多发癌结节的形成系因癌细胞经门静脉播散或癌组织多中心发生所致。

(2)巨块型：较结节型少见，可为单一巨块或由许多密集的癌结节融合而成。癌块直径多>5cm，有的可达10cm以上，多发于肝右叶，周围可见小的卫星癌结节，80%以上病例在门静脉系统有癌栓形成，少数病例可在肝静脉或下腔静脉中发现癌栓。巨块型肝癌内部常有坏死、液化、出血及胆汁淤积，易发生自发性破裂出血，形成血腹。

(3)弥漫型：最少见，为许多细小灰白结节散在全肝，预后最差。肝细胞癌有侵入血管生长的趋势，尤其是门静脉，其次为肝静脉。

最近有另外两种与生物学不同的类型报道，即纤维板层肝细胞癌(fibrolamellar HCC)和被膜内肝细胞癌(encapsulated HCC)。这两型发展较慢，适于手术，预后较好。

文献统计原发性肝癌有10%～33%出现黄疸，原因可能有：

(1)肝细胞损害，由于原发肝病以及肝组织被癌广泛浸润、损害，进而引起肝细胞性黄疸。

(2)肝内胆管受压，原发性肝癌肝内大小不等癌可压迫不同大小的胆管，可引起肝内阻塞性黄疸。

(3)癌栓阻塞胆管，文献报道部分原发性肝癌可引起阻塞性黄疸，其原因为肝内胆管有癌肿坏死组织阻塞，系癌栓自左右肝管进入胆道主干内，引起阻塞，可能有胆绞痛及发热等临床表现。关于梗阻性黄疸一般认为是肝癌晚期表现。

超声显像图例见图6-13-1～6-13-6。

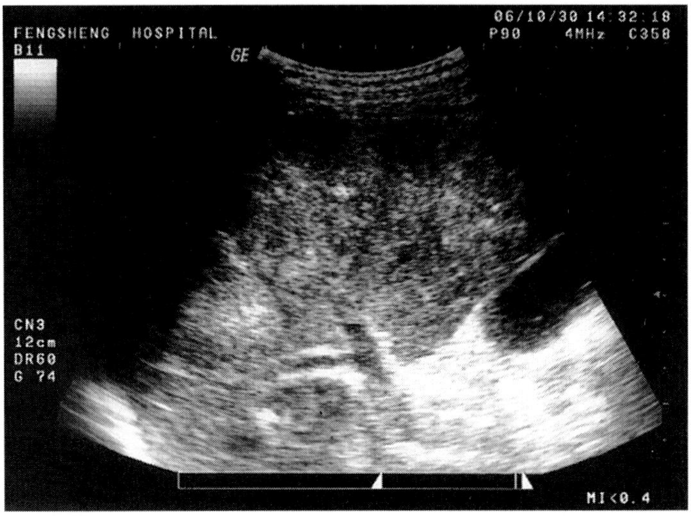

图 6-13-1 肝炎后肝硬化并发原发性肝癌

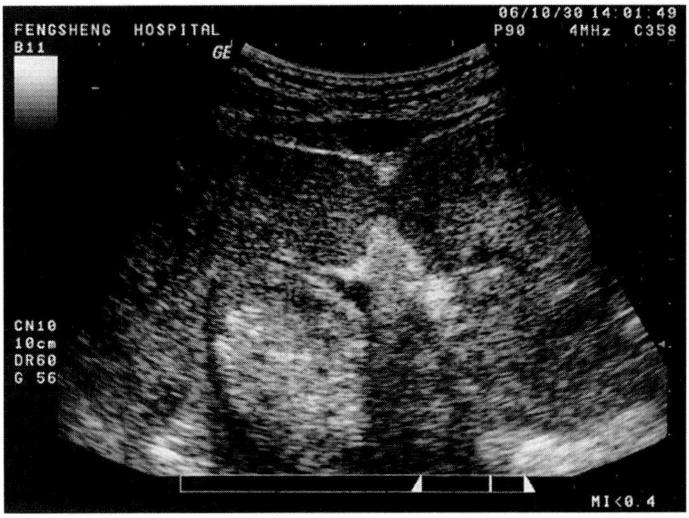

图 6-13-2 肝炎后肝硬化并发肝癌(一)

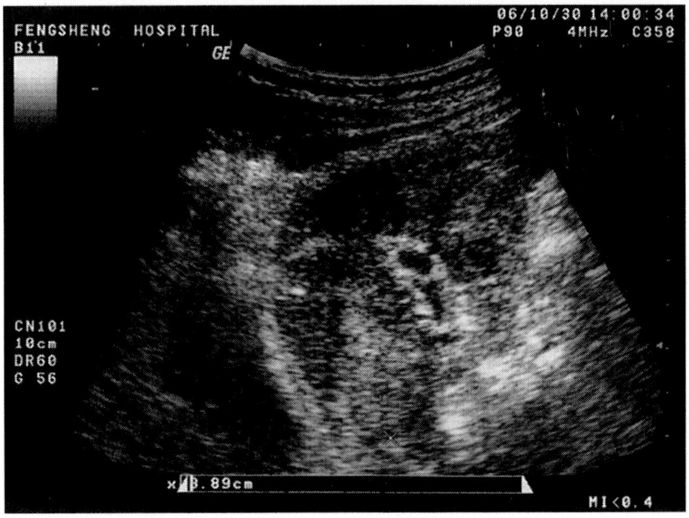

图 6-13-3 肝炎后肝硬化并发肝癌(二)

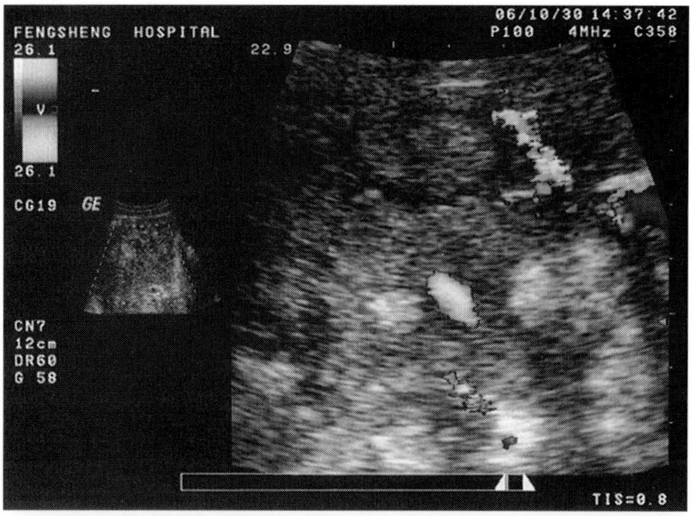

图 6-13-4　肝炎后肝癌(一)
肝内多发结节(结节性肝癌)

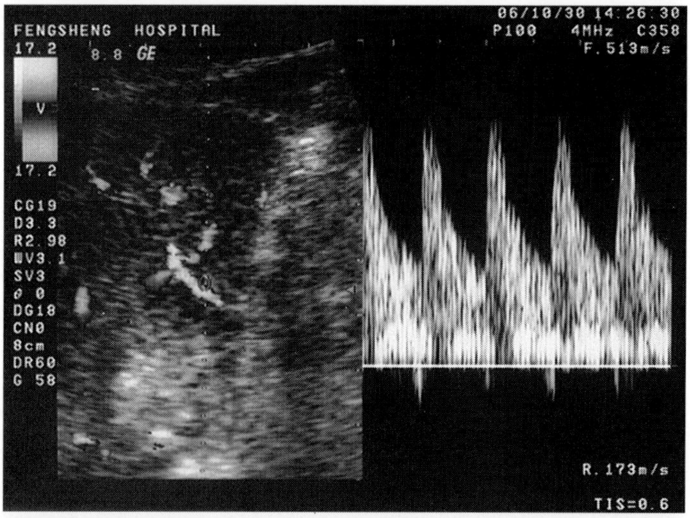

图 6-13-5　肝炎后肝癌(二)
结节性肝癌,血流丰富并引出搏动性血流

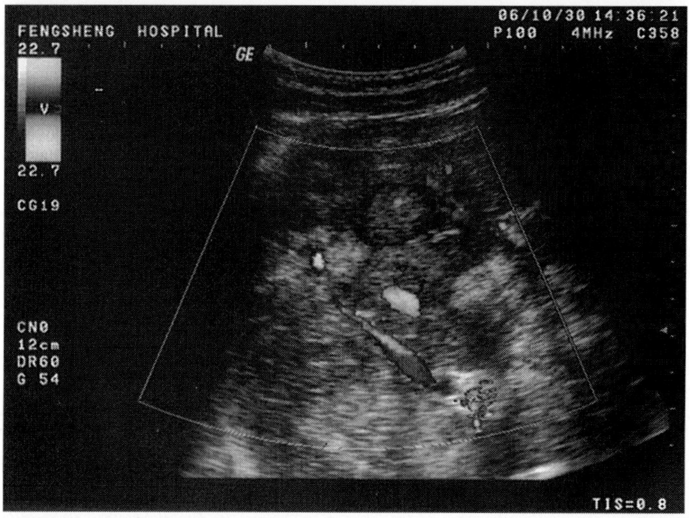

图 6-13-6　肝炎后肝癌(三)
结节性肝癌(血流丰富)

(富　玮)

第14例 小肝癌超声诊断与鉴别诊断

患者，男性，39岁。6年来间断性水肿、腹胀。1个月来全身水肿、腹胀明显伴尿少入院。患者自6年前开始间断出现面部及下肢水肿伴腹胀。2年前在当地医院拟诊为肾炎、肝炎及贫血。长期服用中、西药治疗效果不显著。近1年来食欲逐渐减退，全身乏力，上述症状更为加重。1个月前感冒后病情加重，全身明显水肿，尿量减少，当地医院检查尿蛋白(+++)，红细胞1～5个/HP，白细胞1～2个/HP，管型1个/HP。血红蛋白7.4g/L，血小板4.0×10^9/L，腹水外观呈血性，否认既往有肝炎病史，近3年来常有鼻、齿龈出血。

查体： 体温36.9℃，脉搏92/min，血压120/70mmHg，呼吸26/min。神志清，贫血貌，皮肤、巩膜无黄染，颜面水肿，表浅淋巴结不肿大，颈静脉无怒张。双肺呼吸音略减弱，以右侧明显，双肺下界太高。心律齐，心尖部可闻及2/6吹风样收缩期杂音。腹部膨隆，腹壁张力大，无腹壁静脉曲张，全腹无压痛及反跳痛，肝、脾触诊不满意，腹水征阳性，双下肢明显可凹陷性水肿。

实验室检查： 血红蛋白4.4g/L，白细胞3.8×10^9/L，分叶细胞0.79，嗜碱性粒细胞0.02，淋巴细胞1.6，血小板4.1×10^9/L。血沉第1小时末55mm。尿蛋白(++)，红细胞0～6个/HP，白细胞1个/HP，管型1个/HP。大便隐血试验阴性。肝功能、胆红素正常，白蛋白/球蛋白为2.3/2.2。血钾4.8mmol/L，血钠111mmol/L，BUN22.1mmol/L(62mg/dl)，肌酐335.9μmol/L(3.8mg/dl)，二氧化碳结合力15mmol/L(33.6%)。腹水外观血性，血红蛋白3.0g/L，比重1.024，李凡他试验阳性，白细胞1.3×10^9/L，单核细胞0.47，多核细胞0.53，未找到肿瘤细胞。

超声显像检查： 肝脏增大，肝被膜不光滑，肝内回声弥漫增强，肝内血管不清晰，肝右叶可见一个3.7cm×2.7cm低回声肿块，脾脏左肋下2cm。腹腔内可见片状无回声区。超声提示肝硬化，腹水，原发性小肝癌，脾大。

分析

在原有乙型肝炎及肝硬化的基础上超声显像若发现直径<3cm的边界清楚的低回声、高回声或等回声肿块且周边有低回声晕环绕则高度怀疑小肝癌。若同时发现：①彩色多普勒血流显像显示肿块内部或周边有相对高速动脉彩色血流带或彩色血流环，脉冲多普勒检查显示肿块内部或周边存在动脉低阻血流频谱；②近期超声复查发现肿块增大(倍增时间为3个月)或原低回声肿块回声增强，原高回声肿块出现回声减低区，超声显像可诊断为小肝癌。为了提高超声显像诊断水平应密切结合临床，结合血AFP和SGPT综合分析。

(1)测值：AFP≥500μg/L(对流免疫电泳法)，SGPT轻度升高或正常应多考虑为原发性肝癌。AFP<500μg/L者不能排除原发性肝癌也不能排除慢性活动性肝炎。

(2)动态变化：AFP持续升高者多考虑原发性肝癌，肝病时AFP多呈下降趋势，其AFP与SGPT相随下降且SGPT较AFP下降更快，而原发性肝癌的AFP与SGPT则出现分离即SGPT下降AFP则不降。在此须强调的是患有生殖腺体胚胎性肿瘤的病人及妊娠妇女血中AFP也可升高，在诊断中需要鉴别。

(3)超声显像显示肝内原发性肝癌病灶同时又有血AFP升高者便可确定原发性肝癌之诊断，可不管SGPT是否升高。若不伴SGPT升高的AFP持续升高虽然超声显像未扫查到具体病灶，也不能除外原发性肝癌，须动态观察，反复多次复查或请有经验的超声医师会诊及早明确诊断。有研究表明，在直径<2～3cm 的小肝癌其血中 AFP<500μg/L 的比例可能更高，所以临床单靠 AFP 测值诊断原发性肝癌一定有不少误诊，特别是直径<2cm 的早期小肝癌，而这些小肝癌有很好的治疗机会和预后，因此在小肝癌的诊断中超声显像一定和临床结合进行动态观察，反复扫查，以提高小肝癌的检出率，力争在血 AFP 阴性或较低浓度(200μg/L)时明确诊断，这对病人十分有利。

在小肝癌的诊断中还须与以下疾病进行鉴别。

(1)转移性肝癌：转移性肝癌发生率不低，其超声显像表现与低回声原发性小肝癌有相似之处，但其他脏器有原发病灶或有恶性肿瘤手术史。转移性肝癌超声显像表现为形态相似的多发性病灶，病灶周围有明显低回声声晕和侧壁声影，同时转移性肝癌病人无肝硬化表现是其重要特征。

(2)肝再生结节：肝再生结节多发生在肝硬化病人的肝脏表面，多发性，1～2cm 大小，单发性肝再生结节与小肝癌区别甚困难，需查血 AFP、做彩色血多普勒血流显像和其他检查帮助确诊。

(3)肝血管瘤：原发性小肝癌应与低回声型小血管瘤鉴别，后者少见，仔细观察低回声型小血管瘤，其内即可见众多小血管及血窦断面构成的"小等号""筛网状"回声表现。肝血管瘤最多见类型是小的强回声型，其外周并无声晕，具有"浮雕"感。肝血管瘤和原发性小肝癌的鉴别尚需做血 AFP 及其他检查。

(4)肝内小囊肿：肝内 0.5～1cm 的小囊肿因部分容积效应，超声显像小囊肿内可显示出低弱回声，似实质性肿瘤，经仔细调节超声仪灵敏度或从其他切面扫查可发现囊肿内为无回声和清楚的囊壁，而且多次复查其大小形态均无改变。

(5)局限性脂肪肝：局限性脂肪肝并不少见，其肝内低回声区为相对正常的肝组织，也就是尚未有脂肪浸润的肝组织，位置大多在胆囊床附近。局限性脂肪肝的低回声区外周无声晕，周边不规则，其后方回声不增强。

原发性小肝癌的周边浸润与转移以及在门静脉、肝静脉发生癌栓等方面与直径>5cm 的大肝癌有着明显不同，其治疗生存率明显优于大肝癌，所以说尽早检出小肝癌，特别是直径<2cm 血 AFP 不升高的早期小肝癌是提高原发性肝癌疗效的重要因素。因此，超声医师要积累经验，不断提高超声诊断水平。诊断小肝癌的影像学技术有超声显像、CT、磁共振及血管造影等。临床报道表明，肝动脉造影是灵敏度最高的诊断方法，但因其为有创伤性，所以一般不作为首选方法。CT 和超声显像对小肝癌的检出率相差不多，磁共振对直径<2cm 的小肝癌检出率仅为 33%，明显低于 CT 和超声显像，CT 和磁共振的仪器设备和检查费用昂贵，不适宜做小肝癌的筛选和普查工作。近年来由于超声显像仪器设备图像质量和超声医师诊断水平的提高，使患者初次接受超声显像扫查就可能发现直径<1cm 的小肝癌。超声显像检查对小肝癌的检出率一般在 90%以上。因此，超声显像技术是临床早期诊断小肝癌最有效、最常用的方法。

本例患者 6 年来反复出现水肿、腹胀、乏力，近 1 个月来发展至全身水肿，尿少，BUN22.1mmol/L，腹胀甚著。尿常规检查有蛋白、红细胞、白细胞及管型。入院时全身水肿、腹水、重度贫血并有出血倾向，肌酐增高，二氧化碳结合力低，血浆蛋白低。根据患者的病史及体征，此例为肾实质损害所致的肾衰竭、酸中毒。肝硬化可能引起肾形态及功能的变化，为肾小球硬化、功能性肾功能障碍，急性坏死性肾小管肾病。本例肾脏病变应该属于肝肾综合征。肝肾综合征（hepatorenal syndrome，HRS）是一种独特的急性肾衰竭类型，多发生在进展性肝病和肝硬化腹水患者。一般是指由各种严重肝病所引起的功能性肾衰竭，而肾脏本身常无明显病理学异常改变。肝肾综合征的主要特征由 Austin-Flint 于 1863 年首次报道。1956 年 Hecker 与 Sherl 描述肝硬化晚期出现自发性肾衰竭的临床表现。由感染、中毒性休克、毒蕈中毒等引起的肝功能损害则称为假性肝肾综合征。肝肾综合征可发生于各种急、慢性肝病基础上，如肝硬化、暴发性肝衰竭、重型肝炎、原发性肝癌、妊娠急性脂肪肝等，往往是严重肝病的终末期表现。HRS 的临床表现与肾前性少尿或无尿相似，但用扩充血容量治疗并不能使病情逆转，而肝功能改善后少尿或无尿则可随之好转。HRS 一旦发生，病势凶险，病死率极高。但新近报道用血管加压素治疗患者肾功能有明显改善。肝肾综合征常发生于肝硬化患者，尤其是酒精性肝硬化患者最为多见，或有酒精性肝炎、酒精性脂肪肝、酒精性胃炎、酒精性脑病等表现。肝肾综合征也可由急性重型肝炎或肝癌引起，患者有病毒性肝炎的临床表现或肝癌的特征，肾衰竭迅速发生（原无肾脏疾病）。多数学者认为肝肾综合征的发生是有效血容量减少的结果，包括排放腹水过多，应用强利尿药及胃肠道出血等因素引起的有效血容量减少，肾小球滤过率减低导致发生尿少而发生肝肾综合征。但临床上有 1/3～1/2 的病例并无上述诱发因素。肝肾综合征的临床表现有恶心、食欲缺乏、口干、血压降低、轻度肝性脑病等，少尿是急性肾衰竭的重要特征，也是诊断的重要线索，一旦发生肝肾综合征即有自发性少尿或无尿，进行性氮质血症，部分患者血肌酐升高比尿素氮升高出现更早。

超声显像图例见图 6-14-1～6-14-6。

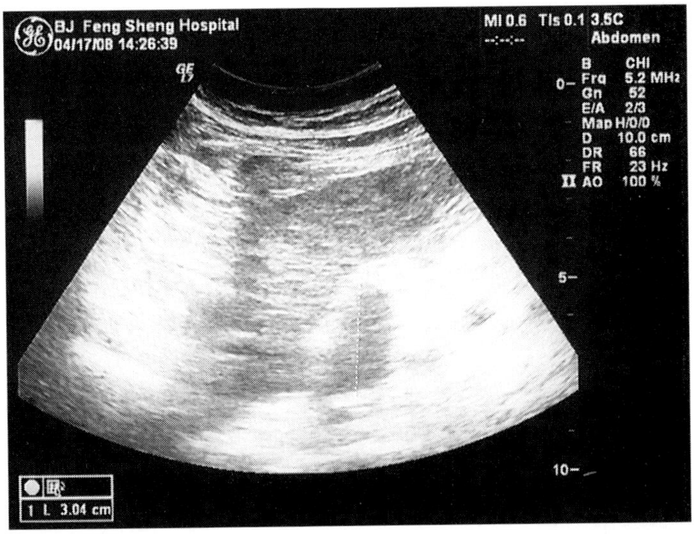

图 6-14-1　原发性肝癌，肝硬化

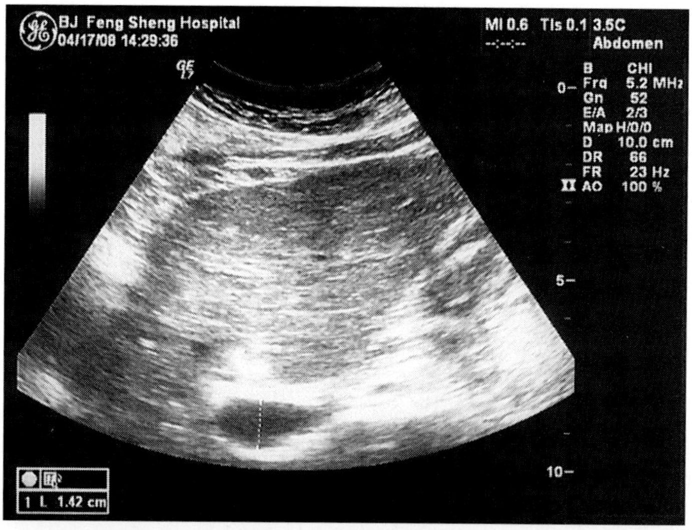

图 6-14-2 原发性肝癌，肝硬化，门脉高压

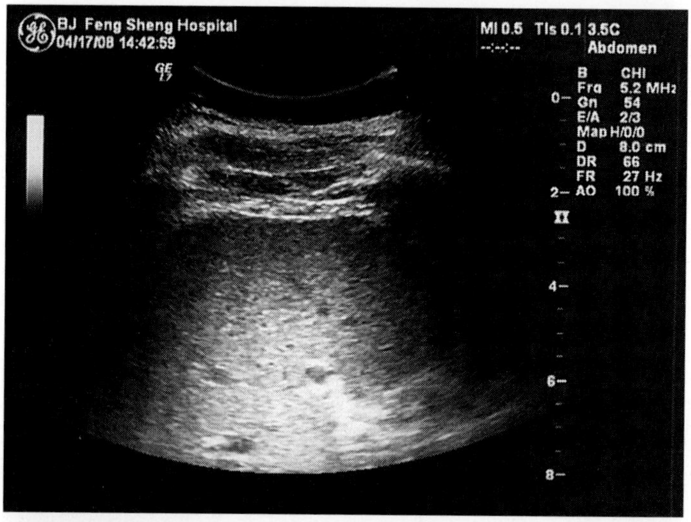

图 6-14-3 原发性肝癌，脾大

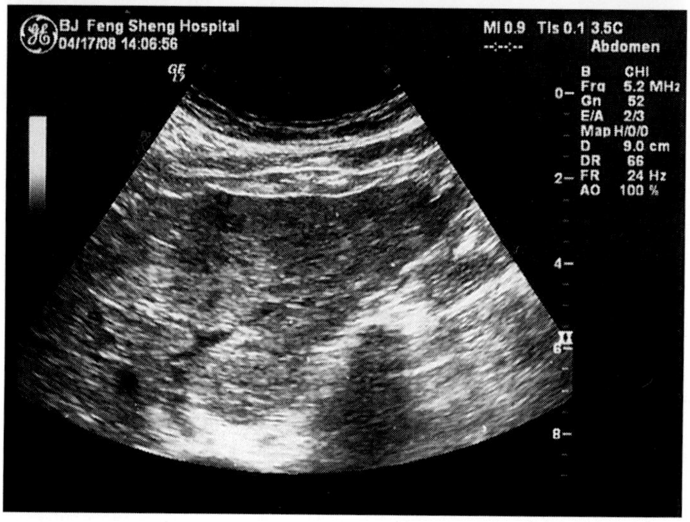

图 6-14-4 原发性肝癌(小肝癌)(一)

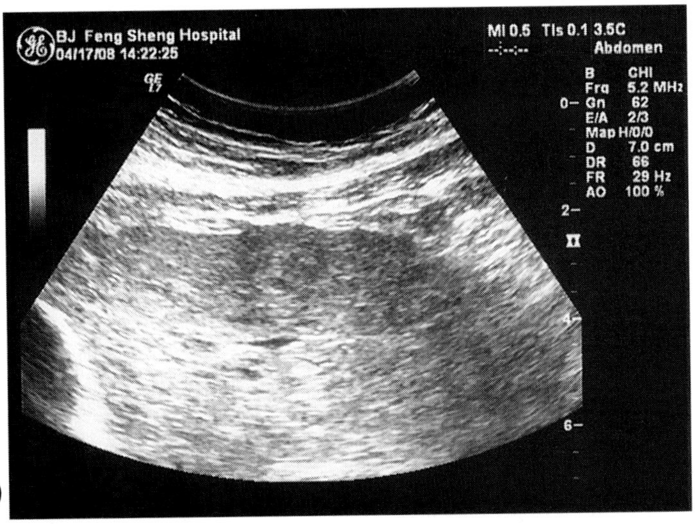

图 6-14-5　原发性肝癌(小肝癌)(二)

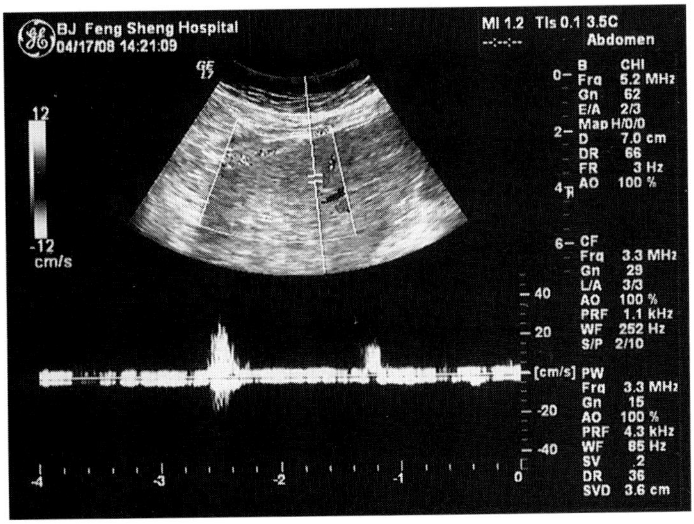

图 6-14-6　原发性肝癌(小肝癌)
血流频谱

(富　玮)

第 15 例　急性腹痛伴恶心、心慌 4 小时——原发性肝癌自发性破裂

患者,女性,44 岁。因突发腹痛伴恶心、心慌 4h,急诊收入院。患者平素体健,无明显疾病,一直从事商业工作,4h 前在工作中搬运重物时突然腹痛呈持续性,同时伴有肝门坠胀感,3h 前感觉恶心、心慌,上腹不适,来我院就诊时昏倒在路边。患者既往曾有胃痛史,近半月加重,无肝炎及结核病史,无药物过敏及手术外伤史,家族中有乙肝病人。

查体:体温 37.2℃,脉搏 104/min,呼吸 22/min,血压 90/60mmHg,意识清楚,检查合作,面色苍白,心肺检查无异常,腹部略膨隆,全腹压痛,以右下腹明显并有反跳痛,肝、脾触诊不满意，移动性浊音(+)。

实验室检查：血常规示血红蛋白 8.6g/L，白细胞 13.6 $\times 10^9$/L，肝功能及乙肝五项均正常，AFP>400μg/L。

超声显像检查：肝脏饱满，肝被膜不光滑，肝内血管欠清晰，肝内可见数个不均匀回声结节，最大 6.0cm×5.0cm，其中一个结节内可见不规则无回声区，门静脉 1.5cm，脾脏中等增大，肝脏周围及腹腔内可见片状无回声区，胆囊内可见多个斑块强回声，最大 1.2cm。胰腺及双肾未见异常回声。超声诊断为肝硬化、原发性肝癌，腹腔积液。经超声引导下腹腔穿刺出新鲜血液。最后判定为原发性肝癌自发性破裂。

分析

目前肝癌的诊断已因实验室和影像学检查技术的进步发展至亚临床期诊断，表现为对AFP和谷丙转氨酶(ALT)浓度，动态变化关系以及超声、CT的联合分析，使肝癌早期发现、早期诊断成为可能，定性、定位诊断水平再次发生重大飞跃。既往认为肝癌自然病程为2～6个月。亚临床肝癌的发现使肝癌自然病程的概念得以更新。目前认为肝细胞癌自然病程约2年，大致分为如下几期。

(1)亚临床前期：由发病到亚临床肝癌诊断成立，即目前定位诊断方法测出前阶段，中位时间约10个月。除AFP可低浓度上升外无任何异常，早期诊断与定位困难。

(2)亚临床期：由亚临床肝癌诊断开始至出现临床症状和体征，中位时间约8个月。诊断主要依靠AFP、超声显像检查、CT和肝动脉造影。手术切除率在60%以上，切除后5年生存率可达60%～70%。

(3)中期：又称临床期，由症状和体征出现至黄疸、腹水、远处转移或恶病质出现，约为4个月。多项检查异常，易诊断。由于大部分已出现转移，手术切除率和切除后5年生存率明显下降，均为20%。

(4)晚期：由于出现黄疸、腹水、远处转移或恶病质至死亡，约为2个月。此期尚无有效治疗方法。因此，既往肝癌自然病程的概念仅反映临床期和晚期的病程，其更新有助于改进肝癌诊断和治疗。

肝癌起病隐匿，亚临床肝癌可能出现的临床表现为原有肝炎或肝硬化所致，因此肝癌的临床表现实际上多为中、晚期表现。右上腹或中上腹痛、乏力、纳差、消瘦为常见症状，可伴有发热、腹胀、腹部包块、黄疸、下肢水肿、出血倾向或远处转移症状。有时远处转移症状可表现为首发症状。肝脾大、黄疸、腹水、下肢水肿、腹部肿块、肝掌、蜘蛛痣、腹壁静脉曲张等肝硬化表现均为常见体征，少数病例还有左锁骨上淋巴结肿大、肝区叩击痛，但多为晚期表现。如为门静脉或肝静脉癌栓所致的腹水常早期出现且迅速增长，为顽固性腹水，一般利尿药效果不明显，伴下肢水肿，严重者可出现呼吸困难、痔疮脱落或腹股沟疝。转移灶可伴有或不伴相应体征。肝破裂出血多因肿瘤迅速增大破溃或肿瘤坏死、挤压、外伤所致。肝被膜下破裂常有肝区突发剧痛、肝区叩击痛或右上腹局限性腹膜炎表现。真性破裂为急腹症表现，易引起休克，经腹腔穿刺结合超声显像、CT检查可确诊，大部分患者在短期内死亡。部分有手术探查机会者应争取手术切除。

彩色多普勒血流显像在原发性肝癌诊断中的应用。

正常肝脏的血液供应20%～25%来自肝动脉，75%～80%来自门静脉，肝脏原发或转移癌的血供90%～95%来自肝动脉。彩色多普勒血流显像不仅可以观察正常肝脏血管的走向、分布，而且可以检测出肝脏的异常血管，特别是肿瘤血管，对肿瘤的鉴别诊断并在肿瘤的治疗方面起着重要作用。原发性肝癌的 CDFI 特点是：彩色血流可呈提篮状、树枝状包绕癌瘤、可伸向瘤内，或在瘤内呈散状彩点及片状分布，常可测出高速动脉性血流和门脉血流。这与血管瘤（多数无血流信号）和转移瘤（多数无低速血流）有一定区别。从彩色血流的规律观察，凡呈连续性流动如蛇样缓慢走行者为门静脉血流，在心动周期中，显示比较明显的亮暗变化者为肝动脉血流，而呈时隐时现或无明显变化者为肝静脉血流。在原发性肝癌周围检测出的搏动血流为瘤周的供养动脉。在瘤内检出搏动性血流是供养动脉穿过瘤壁而进入瘤内。一般＜3cm 的原发性肝癌多呈瘤周搏动性血流，大的癌为彩色多普勒复合图像，既有搏动性血流也有连续性血流。肿瘤越大，血流越明显。肿瘤发生若为搏动性血流，其收缩期峰值的血流速度 Vma×均＞0.4m/s，良性瘤的 Vma×均＜0.4m/s，当 Vma×＞0.8m/s 或门静脉内有搏动性血流，提示动-静脉短路。当门静脉内有癌栓时，在门静脉周围可见扩张的肝动脉分支，有时可见进入癌栓内部的滋养动脉，这对原发性肝癌合并门静脉癌栓的诊断提供较为可靠的依据。门静脉内发生癌栓时，门静脉血流可由正常的向肝血流变成逆肝血流。

超声显像图例见图 6-15-1～6-15-3。

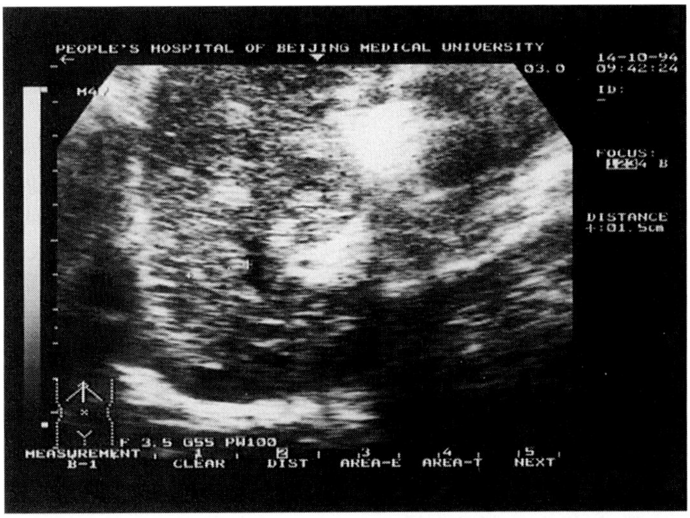

图 6-15-1　结节性肝癌自发破裂

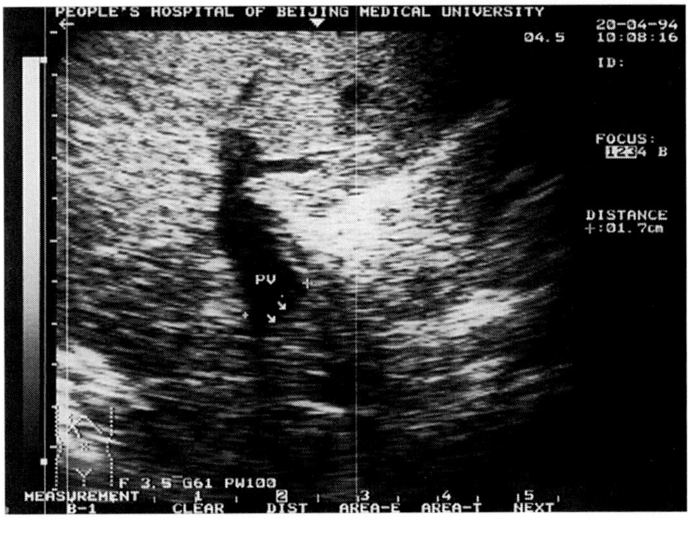

图 6-15-2　肝癌自发破裂（一）

图示门静脉癌栓

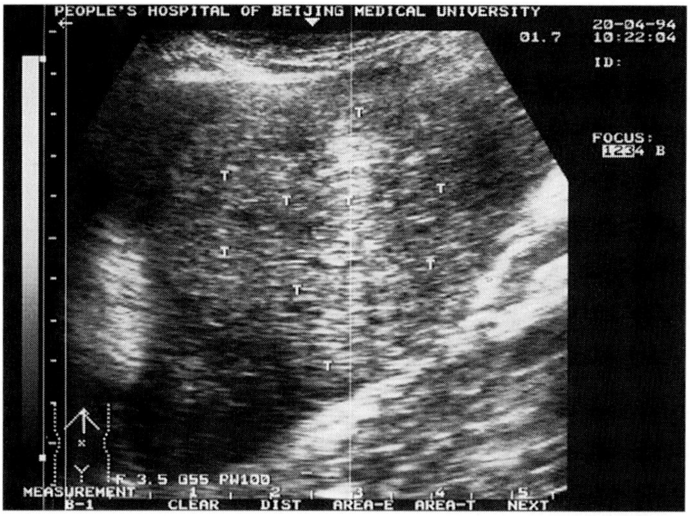

图 6-15-3　肝癌自发破裂(二)
结节性肝癌，肝脏旁有液性无回声区

（富　玮）

第 16 例　右上腹痛、黄疸——肝门部胆管癌

患者，女性，51 岁。腹胀 3 个月，右上腹痛 1 个月，黄疸 20d，发热 1 周，急诊入院。患者于 3 个月前出现腹胀，1 个月前开始发生右上腹痛，向腰背、右肩放射，进食后疼痛加剧，间断发生腹泻、稀便，3～5/d。近 20 余日发现皮肤、巩膜黄染，并逐渐加重，伴皮肤瘙痒，尿少、尿黄，大便浅灰白色。

实验室检查：ALT 96U，胆红素 311μmol/L(18.2mg/dl)，血红蛋白 102g/L，红细胞 40.6 $\times10^{12}$/L，白细胞 15.4$\times10^{9}$/L，中性粒细胞 0.90，淋巴细胞 0.09，嗜酸性粒细胞 0.01，血小板 98$\times10^{9}$/L，血沉第 1 小时 29mm，尿常规(－)，便隐血试验(－)。甲胎蛋白(－)。

超声显像检查：肝脏增大，肝内回声不均匀，并可见肝内胆管扩张，于肝门处可见 3.0cm× 2.0cm 边界清楚的低回声肿块，其近端两侧均有肝内胆管扩张，胆囊缩小，胆总管不扩张，胰、脾、双肾未见异常。超声提示肝门部胆管癌，梗阻性黄疸，肝内胆管扩张，胆囊萎缩。

分析

胆管癌多见于 50 岁以上男性患者，比胆囊癌少见，发病率占胆囊癌的 1/4～1/2，近年发病率有增高趋势。与胆囊癌不同，其发生与结石无明显关系，常伴发慢性非特异溃疡性结肠炎和硬化性胆管炎(此类病人年龄较轻)后者发病原理未明，癌肿 2/3 发生在胆总管，亦可发生在肝总管、左右肝管汇合处(Klatskin 瘤)、左右肝管及胆囊管，除少数为鳞癌外，胆管癌皆为硬化型和乳头型腺癌(前者有大量结缔组织增生)。胆管因癌细胞的弥漫性浸润而变硬增厚，癌肿环绕胆管浸润使胆管狭窄或堵塞，亦可呈结节状或乳头状肿块浸入腔内，使胆管部分或完全阻塞。大体病理分 3 型，即局部狭窄、弥漫性增厚及结节性肿物。前两型易误认为是良性病变(外伤后狭窄或硬化性胆管炎等)。胆管癌以腺癌最多见，腺癌又分为乳头状腺癌和黏液性腺癌。胆管癌常在早期即可发生扩散和转移。常见的扩散转移部位为肝、附近淋巴结、胆囊以及胃肠道、主动脉周围淋巴结和胰腺。肺、肾上腺、肠系膜转移亦可发生，但较为少见。黄疸是最先引起注意的症状，但患者多因急性胆管炎而就诊，临床早期即出现黄疸，黄疸可进行性加重。

如伴有继发感染，可出现高热、上腹剧痛及胃肠道症状。其他症状如体重减轻、衰弱乏力、肝脏增大。有时可触及肿大的胆囊，晚期出现腹水、恶病质等。胆管癌的临床表现与癌肿的发生部位和病程有关。胆总管壶腹部癌有进行性加重性黄疸、消化道出血及顽固性脂肪泻，并可发生贫血。位于壶腹部与胆囊管间的胆总管癌的临床表现与胰头癌相似，胆囊明显增大。肝管癌黄疸极为显著，肝脏明显肿大，但胆囊不肿大。黄疸可因癌组织坏死、脱落或炎症的控制而有所减轻。

胆管癌的超声显像表现为扩张的胆管远端显示乳头状或团块状强回声肿块或扩张的胆管远端突然被截断或呈锥形狭窄，病灶处为强回声，边界不清，是癌组织浸润所致，胆管癌呈强回声，一般无声影。脂餐后或改日复查病变位置，形态不变，发生在肝总管上端和左右肝管分叉处的胆管癌，即肝门部胆管癌超声显像有特殊表现，肝内胆管高度扩张在肝门处截断，于肝门区左右肝管内可见肿块回声，回声可强可弱，即所谓"蝴蝶征"（肿块为蝶体，扩张的肝内胆管为蝶翅上的条纹）。

胆管癌的鉴别诊断：

胆管癌的鉴别诊断应考虑到肝外和肝内胆汁淤积性黄疸的其他原因，胆总管结石的特点是发作性部分性梗阻，伴有胆石性胆管炎的特有三联症，而恶性梗阻性黄疸一般来说为持续性。在结石引起的梗阻中胆红素很少超过 256.5μmol/L（15mg/dl）以上，通常在 171μmol/L（10mg/dl）以下，而位于胆总管下端的恶性肿瘤往往伴胆囊肿大，而结石性梗阻较少见。梗阻性黄疸伴有无痛性胆囊肿大，往往是肿瘤征象。如果胆囊不肿大，临床应排除原发性胆管硬化、药物性黄疸、慢性活动性肝炎和胆总管结石。对持续时间超过 2 周以上的胆汁淤积性黄疸患者，其诊断未能明确者，应接受进一步检查确诊。当诊断肝外胆管癌特别是肝门部胆管癌时还必须重视鉴别诊断的分析和获得组织学诊断的证实，这是十分重要的，特别是注意肝门区的良性炎性狭窄、胆囊癌侵犯肝门区、肝细胞性肝癌胆管内侵犯而致的胆管内癌栓、肝门区的转移性癌等疾病的鉴别。

超声显像图例见图 6-16-1～6-16-8。

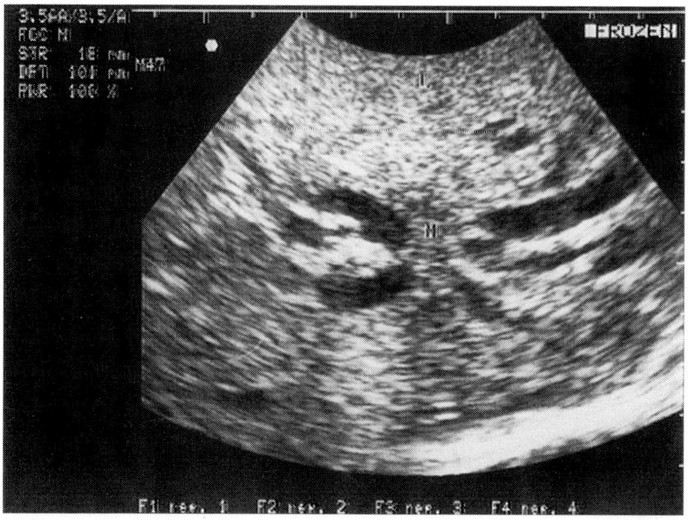

图 6-16-1　肝门部胆管癌(一)
肝门部低回声肿块阻塞两侧胆管，即"蝴蝶征"，肿块似蝶体，其两侧扩张的胆管似蝶翅的条纹

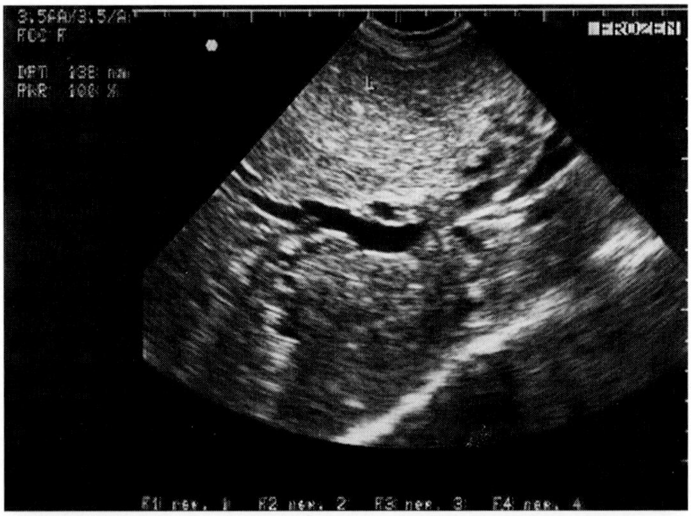

图 6-16-2 肝门部胆管癌(二)
肝门部低回声肿块及“蝴蝶征”

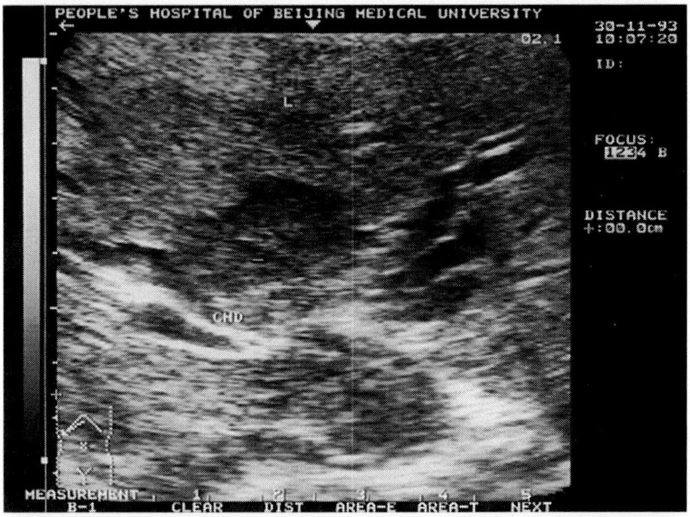

图 6-16-3 肝门部胆管癌(三)
肝门部低回声肿块

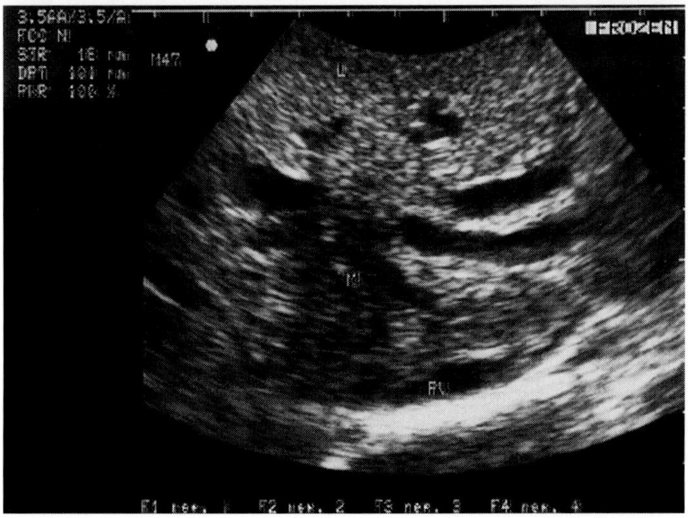

图 6-16-4 肝门部胆管癌(四)
肝门部肿块

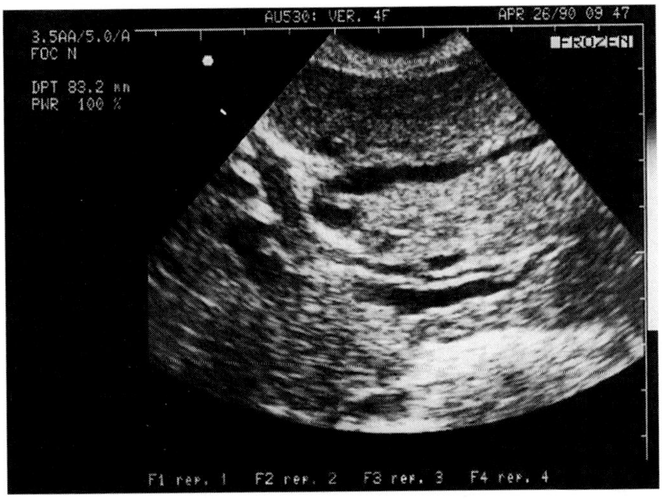

图 6-16-5　肝门部胆管癌(五)

肝门部肿块

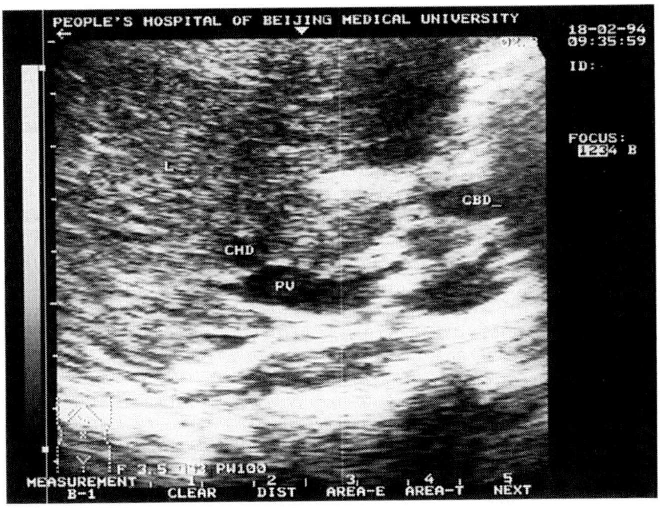

图 6-16-6　肝门部胆管癌(六)

肝总管上段及肝门部低回声肿块

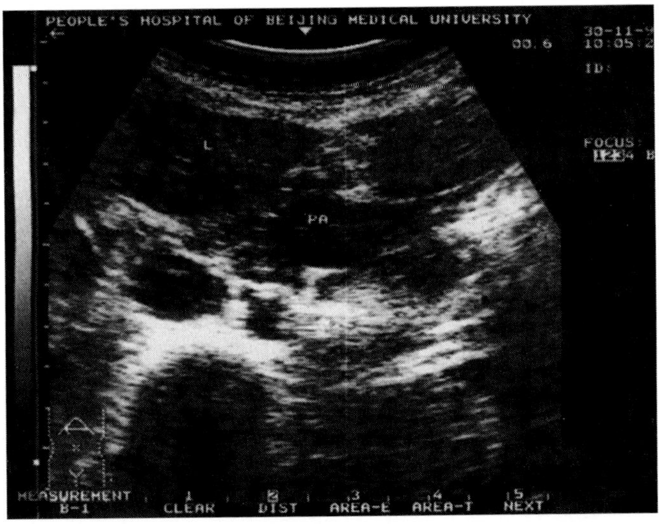

图 6-16-7　肝门部胆管癌(七)

本图示胰腺正常

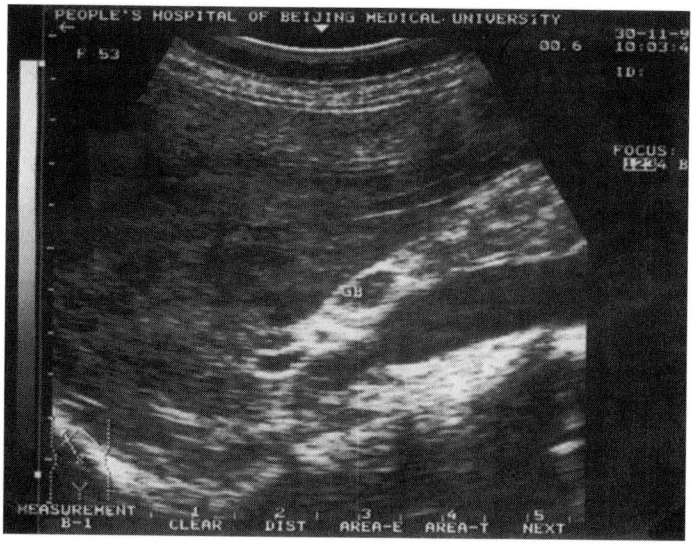

图 6-16-8 肝门部胆管癌(八)
示胆囊萎缩(其近端胆管梗阻所致)

(富京山)

第 17 例 右季肋部隐痛、右下肺阴影——肺癌肝转移

患者,女性,34 岁。右季肋部隐痛不适 2 个月,CT 发现右肺块状阴影 10d,来做腹部超声显像检查。患者 2 个月来反复发生右季肋部隐痛不适,无反酸、嗳气、恶心、呕吐及大便次数和性状改变等,体温正常。近 1 个月来疼痛加剧,呈持续性,1 周前 CT 检查提示为"右肺癌"。既往史无特殊,其父 2 年前死于肺癌。

查体:体温 37.2℃,脉搏 88/min,呼吸 18/min,血压 110/70mmHg,一般状况稍差,慢性病容,右下肺呼吸音略低,未闻及干、湿性啰音,心肺听诊未见异常。腹软,右上腹轻度压痛,无反跳痛,肝肋下 2cm,质软,轻压痛,脾未触及。腹水征阳性,未扪及肿块,全身浅表淋巴结无明显肿大。

实验室检查:白细胞 5.4×10^9/L,血小板正常,血红蛋白 87g/L,红细胞 2.91×10^{12}/L,红细胞沉降率(血沉)65mm/h,尿常规检查正常。肝功能检查:丙氨酸转氨酶(ALT)40U/L,天冬氨酸转氨酶(AST)45U/L,碱性磷酸酶(AKP)8.7U,甲胎蛋白(AFP)<10μg/L。痰找脱落细胞及抗酸杆菌 3 次均为(—)。OT 试验(1∶2 000):(++)。

胸部 X 线片提示:右下肺块状阴影,考虑右肺癌。

胸部及肝脏磁共振(MRI)诊断:右肺癌,右肺门淋巴结转移,右下胸膜局灶性增厚。右上腹膜肿瘤转移伴腹水。

超声显像检查:肝脏形态大小正常,肝被膜光滑,肝内血管清晰,肝尾叶不大,左肝及右肝边缘区域可见多个形态相似的中低回声结节,最大直径 1.6cm,其周边有明显声晕,腹腔内可见片状无回声区,脾脏不大。超声诊断肝脏转移癌,腹水。

分析

转移性肝癌又称继发性肝癌,是指身体其他部位的恶性肿瘤转移至肝脏的肿瘤。肝脏是肝内最大的实质器官，血源丰富，70%的血流直接来自胃肠道的门静脉。肝脏又与众多脏器毗邻，接纳丰富的淋巴引流。这些特点决定了肝脏是其他脏器恶性肿瘤最易转移并继发的器官。胃、肠和胰腺的癌瘤可经门静脉转移至肝脏；肺癌、皮肤癌及转移至肺的乳腺、肾、生殖腺的癌瘤可由血行播撒经肝动脉至肝脏；乳腺癌、淋巴肉瘤可通过淋巴系统转移至肝脏；胃癌、胆囊癌可直接浸润肝脏。转移性肝癌在欧美国家较为多见，高出原发性肝癌 20 余倍。我国原发性肝癌发病率较高，转移性肝癌发病率与原发性肝癌大体相当。肝内发生转移癌表示原发癌已属晚期。转移性肝癌大小数目极不一致，少者只有 1～2 个孤立小结节，如结肠癌肝转移，多者可布满全肝。癌结节呈灰白色，质地较硬，与周围肝组织分界明显。其病理组织结构与原发灶相似。有的原发癌很小，而肝脏转移癌却生长很快。转移性肝癌很少合并肝硬化。除原发癌的表现外，仅恶性内分泌肿瘤的肝转移可以早期出现症状。其他转移性肝癌需生长到一定体积后，方出现与原发性肝癌相似的临床症状，但多较轻。超声显像可以检出转移性肝癌，其准确率可高达 96%以上。

转移性肝癌的超声显像表现：

1. 肝硬化超声显像征象，在肝脏以外可发现原发癌。

2. 门静脉内一般无癌栓。

3. 小的肝转移癌肝脏形态无改变，较大转移癌肝脏有不同程度增大。

4. 95%转移性肝癌为多发、形态相似、大小不一。大多位于肝被膜、肝静脉、下腔静脉附近。形态、回声与原发癌一致。

5. 肿块周围有明显低回声晕带（＞3mm）。

6. 转移性肝癌病灶的超声表现以高回声型最为多见（肿块周围有明显低回声晕带），大多来源于消化系统肿瘤，其中以结肠癌最为典型，发生在肝右叶者，其原发灶多在右半结肠，发生在肝左叶者，其来源大多为左半结肠。

7. 低回声肝转移癌多见于较小的转移肿块，也常见于肺癌、乳腺癌、平滑肌肉瘤、黑色素瘤和淋巴瘤肝转移，其中某些淋巴瘤肝转移可偶见类囊肿无回声肿块。肝转移癌块较大者，其中心易发生坏死、液化，肿块中心可见不规则无回声区。

8. 等回声肝转移癌常需观察有无晕带来判定。

9. 卵巢癌、胰腺囊腺癌转移至肝时，可于肝内发现具有原发肝癌特征的囊性病灶。

10. 来源于胃、结肠、甲状腺囊腺癌以及骨肿瘤的肝转移灶可出现钙化，超声显像可发现肿块内有强回声伴声影的征象。

11. 转移性肝癌晚期，肝内发生弥漫性大小不等结节，超声表现类似原发肝癌，有时不好区别。门静脉内也偶见癌栓。

12. 转移性肝癌一般不发生破裂出血。

在肿瘤治疗前后及随访中，超声显像检查能较早提示肝内有无转移性病灶存在。一般直径＞0.5cm 的癌瘤，现代高分辨超声显像诊断仪都可显示。但如果癌位于肝右叶上段接近横膈处或位于远场区可能漏诊，需仔细寻找。来自不同脏器的转移性肝癌，超声显像大多数特征性不强，难以判断其原发癌所在脏器，因此对原发灶不明确的肝转移癌有必要进行超声引导下组织学活检，有利于确定原发癌的组织学特征和部位。

鉴别诊断：

转移性肝癌多为灰白色结节，质硬常多发在肝表面，其形态相似，大小不等。早期转移癌可呈单个结节。转移癌患者一般无肝硬化，亦无门静脉、肝静脉癌栓及癌结节破裂之内出血，这也是与原发性肝癌的不同之处。转移性肝癌早期无明显的症状和体征，一旦出现临床症状，癌肿多已巨大或数目众多。其临床表现与原发性肝癌相似，有的肝转移癌患者最先表现为不明原因低热。直径<3cm 的转移性肝癌超声显像表现为低回声，直径>3cm 体积较大的转移性肝癌因内部癌细胞和间质增生、变性和坏死等病变，超声显像可表现为不均质的混合回声或高回声。当患有肝外其他脏器恶性肿瘤或有肝外脏器恶性肿瘤手术史，肝内发现单个或多个形态相似、大小不等的异常回声结节，其周围有明显低回声晕时，便可以做出转移性肝癌的超声诊断，但找不到肝外癌的原发病灶，也不能排除转移性肝癌，转移性肝癌主要要与原发性肝癌鉴别，同时也须与肝脏其他实质性局灶病变鉴别。

1. *原发性肝癌* 原发性肝癌多数为单发(75%以上)，并且常在乙型肝炎、肝硬化基础上发展而来。癌块<3cm 者超声显像多显示为低回声，外周的低回声晕也较明显。生长速度较转移性肝癌为快，彩色多普勒血流显像在肿块内和周边显示动脉型彩色血流，PW 可证实之。转移性肝癌通常都有肝外原发癌肿病灶，一般血 AFP 升高者更支持原发性肝癌。

2. *肝血管瘤* 高回声型血管瘤与高回声型转移癌超声显像鉴别时常感困难，高回声型血管瘤外周无低回声晕环绕，瘤体后方亦无声衰减而转移癌外周多有明显的低回声晕环，瘤体后方可有声衰减。低回声型血管瘤也须与低回声型转移癌鉴别，前者瘤体内部有筛网状血窦低回声区，其外周包膜回声较强。

3. *肝内胆管结石* 肝内胆管结石为肝内斑块强回声其后伴声影，其周围无低回声晕环，结石近端可见扩张之胆管。

4. *肝内小囊肿* 典型肝囊肿为光滑薄壁的囊性无回声，多房囊肿的分隔回声纤细菲薄，囊内液体透声良好，囊肿后壁及后方回声增强，与转移性肝癌鉴别不难。但直径<1cm 的肝内小囊肿由于部分容积效应，囊肿内可显示低弱回声，有类似实性肿物的表现，需与转移性肝癌鉴别(调节灵敏度或改换切面方位)。

肝脏是体内最易发生转移性癌瘤的脏器，尸检发现恶性肿瘤肝转移发生率在 41.4%～55.4%，仅次于恶性肿瘤的淋巴结转移。其中，皮肤癌和乳腺癌的肝转移多发生在癌晚期；而胰腺癌或结肠癌则在癌症早期即发生肝转移，所以及时做超声显像检查，早期发现肝转移癌对于疾病治疗方案的选择有重要意义。以往临床对应用超声显像、CT、MRI 和血管造影等技术来对判定转移性肝癌的准确率进行了对照分析，大多认为超声显像和 CT 检查对转移性肝癌检出和准确定位可有相似的准确性，亦有人认为在结肠癌和乳腺癌的肝转移病灶的确定上 CT 比超声显像及血管造影更为敏感。同时存在肝外转移癌的病例中，CT 诊断阳性率亦高于超声显像(笔者认为此类情况完全取决于超声医师的诊断水平和责任心)。另有人指出虽然超声显像检出转移性肝癌的敏感性低于 CT 检查，但其诊断特异性(95.3%)高于 CT(92.5%)。所以在临床实际操作中，这些病例往往均进行超声显像检查和 CT 检查，不少医院 CT 室均要求病人先做超声检查。超声显像检查和 CT 检查同时应用在诊断转移性肝癌中被认为可提高本病的诊断敏感性和特异性。

超声显像在诊断转移性肝癌漏诊的常见原因是肿瘤所在的部位，若肿瘤位于肝右后叶上段接近右侧膈顶部即所谓声路死角或位于探头远场区，检查不仔细则可能发生肿瘤漏诊。还有的病例如低分化腺癌和白血病的肝内浸润，因其不能达到肉眼可分辨的肿块，则超声显像无异常发现或发现肝内回声不均匀,尚不能检出局灶性。肝淋巴瘤的局灶性浸润超声显像检查其敏感性甚低(早期病例仅为0.9%,晚期病例为4.5%,总敏感性为5.4%),然而尸解发现恶性淋巴瘤发生肝脏侵犯者达51%。当然随着现代超声诊断仪的图像质量和超声医师诊断水平的提高,近年来肝脏肿瘤的检出率有了明显提高。

超声显像图例见图6-17-1～6-17-3。

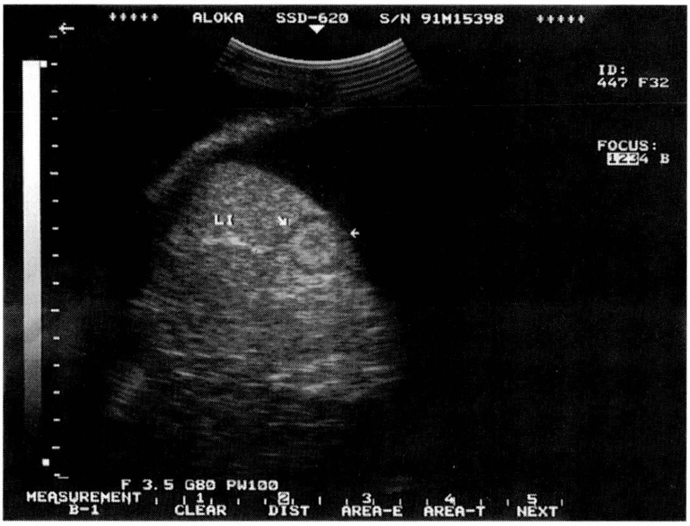

图6-17-1 肺癌肝转移(一)
转移性肝癌并腹水

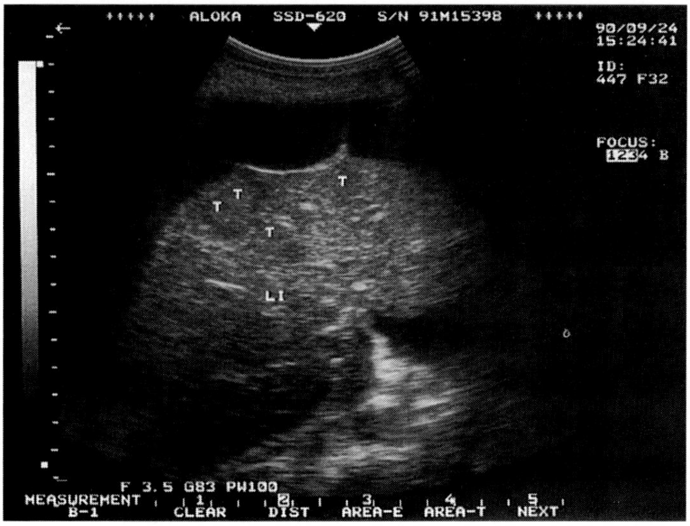

图6-17-2 肺癌肝转移(二)
转移性肝癌并腹水

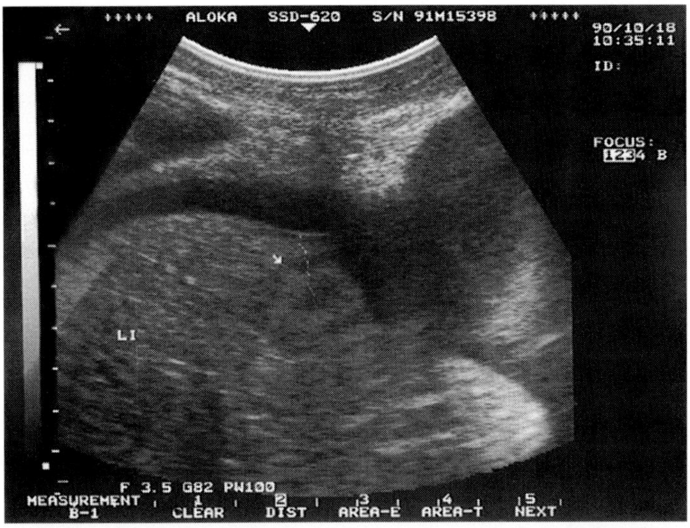

图 6-17-3 肺癌肝转移(三)
转移性肝癌并腹水

（富 玮）

第 18 例 上腹不适、食欲减退——转移性肝癌

例 1

患者，男性，57 岁。上腹不适、食欲缺乏 1 个月来诊。患者于 1 个月前开始发生食欲缺乏，肝区隐痛、上腹胀满、间断腹泻。无恶心、呕吐，有轻度低热，消瘦明显。超声显像检查发现肝内多个转移性形态相似、大小不等的低回声结节，肝内血流丰富，并可引出波动性血流频谱。于胰体部位发现 5.8cm×4.7cm 不规则、不均匀低回声肿块，超声提示胰腺癌(胰体部)，肝内多发转移。

例 2

患者，男性，55 岁。于半年前因十二指肠肿物行剖腹检查，证实为十二指肠肉瘤，已不能手术切除即关腹。现上腹不适、食欲缺乏，来我院做超声检查。超声显像检查显示十二指肠区有 6cm×5cm 不规则、不均匀中低回声肿块，其内有片状无回声区。于肝右叶发现多处低回声结节，其内有片状无回声区，肝内肿块与原发灶形态相似，超声提示转移性肝癌(十二指肠肉瘤肝转移)。

分析

1. 关于转移性肝癌 转移性肝癌又称继发性肝癌，是指身体其他部位的恶性肿瘤转移至肝脏的肿瘤。肝脏是肝内最大的实质器官，血源丰富，是其他脏器恶性肿瘤最易转移并继发的器官。胃、肠和胰腺的癌瘤可经门静脉转移至肝脏；肺癌、皮肤癌及转移至肺的乳腺、肾、生殖腺的癌瘤可由血行播撒经肝动脉至肝脏；乳腺癌、淋巴肉瘤可通过淋巴系统转移至肝脏；胃癌、胆囊癌可直接浸润肝脏。转移性肝癌在欧美国家较为多见，高出原发性肝癌 20 余倍。我国原发性肝癌发病率较高，转移性肝癌发病率与原发性肝癌大体相当。肝内发生转移癌表示原发癌已属晚期。

在肿瘤治疗前后及随访中，超声显像检查能较早提示肝内有无转移性病灶存在。一般直径>0.5cm 的癌块，现代高分辨率超声显像诊断仪都可显示。但如果癌肿位于肝右叶上段接近横膈处或位于远场区可能漏诊，需仔细寻找。来自不同脏器的转移性肝癌，超声显像大多数特征性不强，难以判断其原发癌所在脏器，因此对原发灶不明确的肝转移癌有必要进行超声引导下组织学活检，有利于确定原发癌的组织学特征和部位。

转移性肝癌多为灰白色结节，质硬常多发在肝表面，其形态相似，大小不等。早期转移癌可呈单个结节。转移癌患者一般无肝硬化，亦无门静脉、肝静脉癌栓及癌结节破裂之内出血，这也是与原发性肝癌的不同之处。转移性肝癌早期无明显的症状和体征，一旦出现临床症状，癌多已巨大或数目众多。其临床表现与原发性肝癌相似，有的肝转移癌患者最先表现为不明原因低热。直径＜3cm 的转移性肝癌超声显像表现为低回声，直径＞3cm 体积较大的转移性肝癌因内部癌细胞和间质增生、变性和坏死等病变，超声显像可表现为不均质的混合回声或高回声。当患有肝外其他脏器恶性肿瘤或有肝外脏器恶性肿瘤手术史，肝内发现单个或多个形态相似、大小不等的异常回声结节，其周围有明显低回声晕时，便可以做出转移性肝癌的超声诊断，但找不到肝外原发病灶，也不能排除转移性肝癌，转移性肝癌主要要与原发性肝癌鉴别，同时也须与肝脏其他实质性局灶病变鉴别。

(1)原发性肝癌：原发性肝癌多数为单发(75％以上)，并且常在乙型肝炎、肝硬化基础上发展而来。癌块＜3cm 者超声显像多显示为低回声，外周的低回声晕也较明显。生长速度较转移性肝癌为快，彩色多普勒血流显像在肿块内和周边显示动脉型彩色血流，PW 可证实之。转移性肝癌通常都有肝外原发癌灶，一般血 AFP 升高者更支持原发性肝癌。

(2)肝血管瘤：高回声型血管瘤与高回声型转移癌超声显像鉴别时常感困难，高回声型血管瘤外周无低回声晕环绕，瘤体后方亦无声衰减而转移癌外周多有明显的低回声晕环，瘤体后方可有声衰减。低回声型血管瘤也需与低回声型转移癌鉴别，前者瘤体内部有筛网状血窦低回声区，其外周包膜回声较强。

(3)肝内胆管结石：肝内胆管结石为肝内斑块强回声其后伴声影，其周围无低回声晕环，结石近端可见扩张之胆管。

(4)肝内小囊肿：典型肝囊肿为光滑薄壁的囊性无回声，多房囊肿的分隔回声纤细菲薄，囊内液体透声良好，囊肿后壁及后方回声增强，与转移性肝癌鉴别不难。但直径＜1cm 的肝内小囊肿由于部分容积效应，囊肿内可显示低弱回声，有类似实性肿物的表现，须与转移性肝癌鉴别(调节灵敏度或改换切面方位)。

肝脏是体内最易发生转移性癌瘤的脏器，尸检发现恶性肿瘤肝转移发生率在 41.4％～55.4％，仅次于恶性肿瘤的淋巴结转移。其中，皮肤癌和乳腺癌的肝转移多发生在癌晚期；而胰腺癌或结肠癌则在癌症早期即发生肝转移，所以及时做超声显像检查，早期发现肝转移癌对于疾病治疗方案的选择有重要意义。以往临床对应用超声显像、CT、MRI 和血管造影等技术来判定转移性肝癌的准确率进行了对照分析，大多认为超声显像和 CT 检查对转移性肝癌的检出和准确定位可有相似的准确性，亦有人认为在结肠癌和乳腺癌的肝转移病灶的确定上 CT 比超声显像及血管造影更为敏感。同时存在肝外转移癌的病例中，CT 诊断阳性率亦高于超声显像(笔者认为此类情况完全取决于超声医师的诊断水平和责任心)。另有人指出虽然超声显像检出转移性肝癌的敏感性低于 CT 检查，但其诊断特异性(95.3％)高于 CT(92.5％)。所以在临床实际操作中，这些病例往往均进行超声显像检查和 CT 检查，不少医院 CT 室均要求病人先做超声检查。超声检查和 CT 检查同时应用在诊断转移性肝癌中被认为可提高本病的诊断敏感性和特异性。

2. 关于胰腺癌　胰腺癌早期无特异性症状，多数仅表现为上腹不适或隐痛、钝痛和胀痛等。因此，89％以上的患者就诊时已属晚期。部分就诊的患者也因与胃肠和肝胆疾患混淆而误诊。根据肿瘤所在部位不同，首先出现的症状也有所不同。胰头癌以腹痛、黄疸和上腹饱胀不适最多见。体尾部癌则多以腹痛、背痛和腹部包块多见。

胰腺癌早期容易侵及胆道，约 80％的胰头癌患者具有黄疸。除了胰腺癌直接累及胆管下端外，还可以通过胰腺内淋巴管转移至胆管周围，造成"围管浸润"现象。25％的患者早期可发生十二指肠受侵，多数胰腺癌早期即侵犯腹膜后组织。除了直接侵犯外，相当一部分是沿胰腺神经丛扩散的。90％的患者具有不同程度的神经周围浸润。50％可累及门静脉或肠系膜上静脉，甚至导致血栓形成。胰体尾癌可侵犯脾静脉，造成血栓形成和区域性门脉高压。晚期患者可侵犯肠系膜上动脉、脾动脉、横结肠、胃、肾脏和左侧肾上腺。胰腺癌的多中心起源比较少见，少数患者可沿胰管扩散。最常见的转移方式是局部淋巴转移和肝转移。早期淋巴转移多见于胰十二指肠后淋巴结和胰腺上缘淋巴结。

胰腺癌的疼痛多位于上腹部，呈持续性的钝痛和剧痛，可向腰背部放射。黄疸是胰头癌的特征性症状，由于胰腺癌有围管浸润的生物学特性，黄疸可早期出现。随着胆道梗阻的加重，大便呈陶土色。小便呈酱油色，并出现全身皮肤瘙痒。黄疸一般呈进行性加重，但约 10％的患者黄疸也可出现波动。消化道症状主要有食欲缺乏，个别患者有恶心、呕吐，甚至黑便和腹泻。产生这些症状的原因除了肿瘤代谢产物对机体的毒性外，还与胰管、胆管等梗阻造成的消化吸收障碍有关。与其他肿瘤不同的是，胰腺癌患者早期即可以有消瘦、乏力。体重明显下降是其突出特点，体重下降可达 10～20kg。

胰腺癌的特征为肝脏及胆囊肿大、腹部包块和腹水，这多表示疾病处于进展期或晚期。约 60％的患者出现肝脏大，25％的患者出现黄疸，并可触及肿大的胆囊，10％可触及腹部包块，5％的患者有腹水。

胰腺癌超声显像为胰腺部位的不规则、不均匀、低回声肿块（占 80％），并向胰腺表面隆起。其与周围胰腺组织分界不清，呈浸润性生长。肿块后方回声可衰减。癌块对周围脏器血管可有压迫侵犯现象，如胰头癌可使胆总管和胰管扩张，引起梗阻性黄疸，也可压迫下腔静脉使其移位。尚可发现癌包绕侵犯肠系膜上动脉、腹主动脉及门静脉等血管。弥漫性胰腺癌（全胰癌）超声显像表现为胰腺弥漫性肿大，形态失常。

早期体积小的胰腺癌也称为可切除癌，临床多无明显症状，易误诊为胃炎、十二指肠溃疡或肝胆系统炎症。癌块直径多＜2.0cm，尚未侵犯胰腺被膜，无局部淋巴和血管转移。超声显像检查不易，由于癌体积小，胰腺形态可无改变。体积较大或靠近胰腺被膜者，胰腺可有局部肿大，肿块边缘较为清晰，超声显像为低回声，常无伪足浸润，胰管和胆总管也无扩张。超声导向细针组织学穿刺活检有助于诊断。

超声显像图例见图 6-18-1～6-18-4 及彩图 13～15。

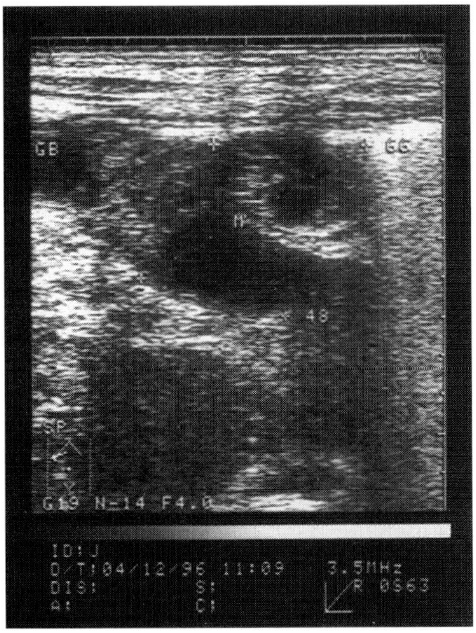

图 6-18-1 转移性肝癌(十二指肠肉瘤肝转移)(一)

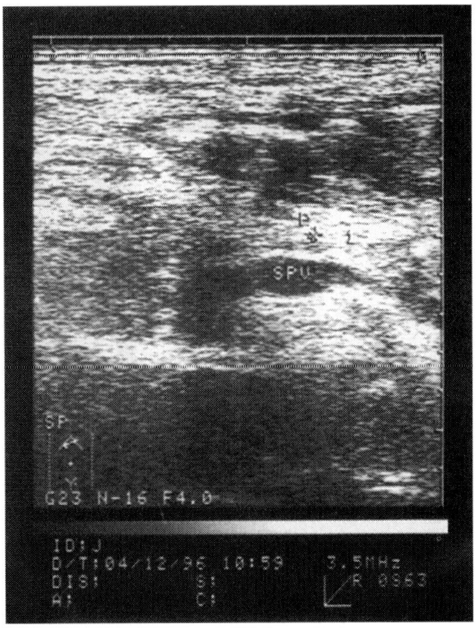

图 6-18-2 转移性肝癌(十二指肠肉瘤,胰腺正常)

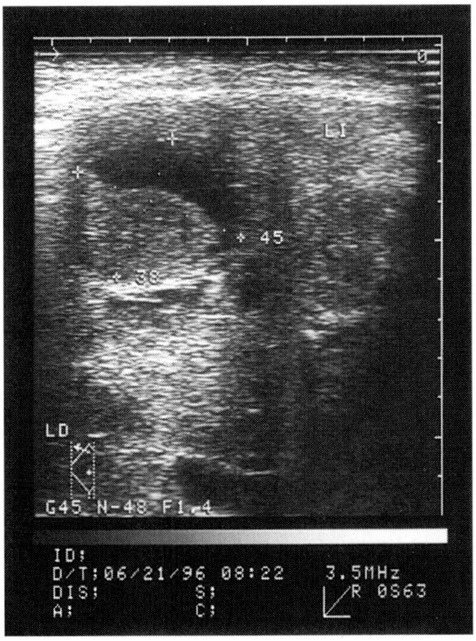

图 6-18-3 转移性肝癌(十二指肠肉瘤肝转移)(二)

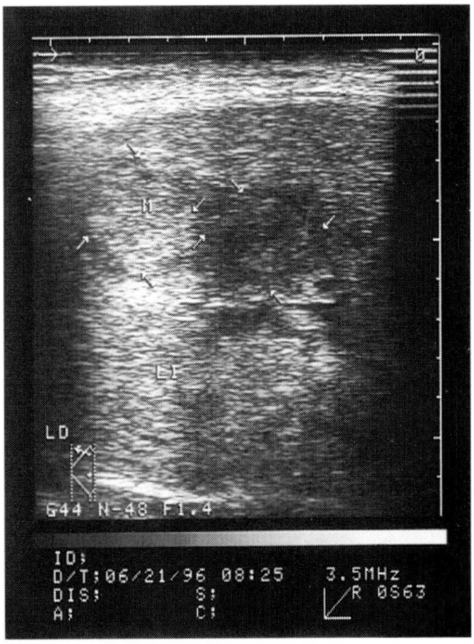

图 6-18-4 转移性肝癌(十二指肠肉瘤肝转移)(三)

(富 玮)

第19例 酒精性肝硬化超声诊断

例1

患者，男，51岁。因复查肾囊肿来做腹部B超检查，发现肝、脾增大，追问病史，患者有30余年饮酒史，250g/d以上。否认肝炎病史及接触史。近5年多次健康体检均未见肝脏异常，双肾囊肿。ALT 60 U/L，乙型肝炎病毒学指标为阴性，胆固醇12.7mmol/L(490mg/dl)，三酸甘油酯583mg/dl，本次超声显像检查肝脏增大，肝被膜不光滑呈颗粒状，肝内血管不清晰，肝实质回声弥漫增强，门静脉直径1.7cm，脾脏中度增大(厚度6.8cm)，胆囊增大，胆总管1.68cm。超声显像诊断为酒精性肝硬化、门脉高压，脾大、胆囊增大、胆总管增宽，双肾囊肿。

例2

患者，男性，55岁。胸闷、腹胀2个月。查体肝大。ALT增高，超声显像显示肝大，门脉高压、脾大。追问病史患者自述有10余年饮酒史(饮白酒350g/d)，超声显像诊断为酒精性肝硬化、脾大。

分析

酒精性肝病是由于长期大量饮酒引起的一种酒精性肝脏损害，其肝脏病理改变为酒精性肝炎、酒精性脂肪肝及酒精性肝硬化。酒精性肝病以男性多见，但女性对酒精(乙醇)较男性更敏感。如每日饮用酒精在50～60g[酒精(g)＝饮酒量ml×酒精度数×0.79(酒精比重)]以上则饮酒人均会出现脂肪肝，但为可逆性病变，戒酒数周后肝脏可恢复正常。如每日饮用酒精在160g，可发生脂肪性肝炎，8年便可发展成为酒精性肝硬化。WHO提出酒精中毒是当今世界第一公害，其毒性作用可累及全身主要脏器，首先是引起肝脏损害，欧美国家肝硬化病因50%～90%为酒精中毒。我国近年来本病有上升趋势，占同期住院肝硬化总数的10%左右。其发病机制主要是酒精中间代谢产物乙醛对肝脏的直接损害。乙醛增加脂质过氧化，刺激中性粒细胞，形成超氧化物，通过刺激星状细胞和细胞因子增加胶原合成，与磷脂结合影响细胞膜功能，干扰线粒体内转运链；抑制细胞核修复；激活补体；干扰微管功能引起肝细胞内水及蛋白潴留、肝细胞肿胀。在乙醇转变为乙醛过程中，辅酶I(NAD)与还原型辅酶I(NADH)比例下降，减少乙酰辅酶A形成，抑制三羧酸循环，脂肪氧化减少，肝内脂肪酸合成增多，形成脂肪肝、酒精性肝炎，严重者发展成酒精性肝硬化。本病轻者可无症状，但一般多有食欲缺乏、恶心、呕吐和腹胀等症状。急性酒精性肝炎或有发热和腹痛，可酷似急腹症。有肝大伴有触痛，血清胆红素可正常或中度升高，血清转氨酶可升高。重症者可出现腹水、黄疸、血中中性粒细胞计数升高，凝血酶原时间延长及肝昏迷。对长期大量饮酒者如出现以上临床表现，应考虑本病之诊断。

酒精性肝病病理表现如下。

(1)轻症酒精性肝病：病人临床症状改善轻微，肝功能正常或轻度异常，诊断主要靠详细了解患者饮酒史，并结合临床、肝脏穿刺活检。此型中可见酒精性肝病的基本病变，如大泡脂变、灶状气球样变、坏死灶伴多形核白细胞浸润及小叶中心窦周纤维化，但病变程度较轻，均在I级范围。由于病变较轻，肝小叶结构无破坏，戒酒后可以完全恢复。

(2)酒精性脂肪肝：此型患者临床症状较轻，有不同程度肝大，肝脏重量达2.0～2.5kg，甚至达3.0kg以上(正常为1.2～1.5kg)。肝脏色黄,边缘钝。镜下大部分病人的脂变为大泡性脂变,主要见于肝腺泡2、3区分布,严重者弥漫分布。

(3)酒精性肝炎:酒精性肝炎发生于慢性嗜酒者,往往发病前有短期内持续大量饮酒史。酒精性肝炎可无症状但通常伴有非特异性消化道症状,肝大,实验室检查酶指标增高,25%肝损伤严重,病人可有发热、厌食、黄疸、白细胞增高,也可出现肝功能衰竭或肝性脑病。

(4)酒精性肝纤维化:各种慢性酒精性肝病均伴有不同程度的肝纤维化,酒精性肝纤维化作为一个独立类型,近十几年才被学者采用。酒精性肝纤维化的基本病变包括:窦周纤维化、终末静脉纤维化、汇管区及汇管区周围纤维化、桥接纤维化(间隔形成)。根据纤维化的范围及程度不同,酒精性肝纤维化分为轻、中、重度。各类中均可伴有脂变及炎症,后二者的程度均轻于纤维化的程度。轻度酒精性肝纤维化镜下特点为明显的窦周纤维化,并有少数纤维间隔形成,但小叶结构保留。中度酒精性肝纤维化范围广或出现中至重度窦周纤维化,纤维间隔多,致小叶结构紊乱,此阶段部分病人可出现门静脉高压体征,包括食管静脉曲张,脾脏大及腹水,继续发展进入重度酒精性肝纤维化即早期肝硬化。

(5)酒精性肝硬化:酒精性肝硬化病理特点为小结节性肝硬化、肝大。早期酒精性肝硬化结节甚为细小,镜下特点为肝细胞结节小,再生不明显,汇管区尚保留。纤维化自终末肝静脉周围,沿3区与汇管区间,形成较宽的含扩张血窦的血管纤维间隔,常沿3区将小叶腺泡分隔成微小结节。

酒精性肝硬化早期可无症状,多于检查其他疾病时意外发现。如患者出现食管静脉破裂才有肝硬化症状,其临床表现与其他病因所致的肝硬化大致相同,主要表现为肝功能损害及门静脉高压的症状。有不明原因低热、食欲缺乏、恶心、呕吐及腹泻。严重者出现黄疸、精神障碍、肝脏大而有压痛及蜘蛛痣。酒精性肝硬化多有肝脏大,质地较坚实,若合并肝炎则有压痛,晚期肝脏多有缩小,脾增大,其肿大程度与门静脉压力增高程度无相关性。以后出现腹水、腹壁下静脉及食管胃底静脉曲张等其他门静脉高压的表现。此外,还有睾丸萎缩,男性乳房增大也可出现。酒精性肝硬化失代偿期可有肝性脑病、肾衰竭、呼吸循环功能紊乱等多系统病变表现。酒精性肝硬化还有以下特殊表现:①Dupuytren挛缩,主要见于慢性酒精中毒及酒精性肝硬化,即有掌(趾)肌膜缩短变厚及纤维化而形成的一指(或趾)的畸形弯曲。出现率大55%。②腮腺脂肪浸润肿大,多呈轻度或中度肿大,无明显症状。③周围神经炎、舌红而疼痛、缺铁性贫血、维生素B_1、缺乏病(脚气病)及踝部水肿、记忆力减退、思想不集中、失眠、易怒、幻想、抽搐、震颤,以及有时出现怪动作。④慢性胰腺炎及消化道溃疡是较常见的并发症,酒精(乙醇)使钙质沉着于脂肪坏死区形成钙化,从而发展为钙化性胰腺炎。临床表现为腹泻、腹痛、消瘦、黄疸、腹水及糖尿病。⑤有报道患者出现Zieve综合征(黄疸、高脂血症和溶血性贫血三联征)。也可出现低钾血症,尤其是腹泻明显的患者。⑥酒精性肝硬化合并肝癌的发病率很高,80%以上为肝细胞癌、10%为胆管细胞癌,极少数为混合细胞癌。一旦发生肝硬化,即使戒酒也不能防止发生肝癌。酒精性肝硬化合并肝癌的症状是在原有症状的基础上再有原因不明的症状恶化、疲乏、衰弱无力等,腹痛也更为严重。肝脏更增大且有压痛等。少数因合并发热,癌结节破裂腹腔出血或为影像学检查所发现。

酒精性肝硬化超声显像表现为门脉型肝硬化即典型小结节型肝硬化。肝脏增大以左叶明显,肝被膜不光滑呈结节状(非锯齿状),肝内血管不清晰,肝内回声不均匀,弥漫性增强,门静脉增宽，脾大，有的病例伴有胆囊增大，胆总管增宽。酒精性肝硬化诊断需密切结合临床。超声导向肝穿刺肝组织学检查有利于本病的确诊。本病应与肝炎后肝硬化和其他病因所致的肝硬化相鉴别。应详细询问病史并做有关病毒性肝炎的血清学和免疫学检查。有发热、腹痛及白细胞数增高者应除外胆囊疾病、胰腺炎及消化性溃疡穿孔等的可能。

本例患者有 30 余年饮酒史，超声显像显示肝、脾增大，门静脉直径达 1.7cm，胆囊增大，胆总管增宽。在长达 7～8 年中，每年都行 B 超常规体检，均未发现肝脏病变，只能说明一线超声医师的工作质量差，责任心不高，至少应该发现患者的肝脾增大，为进一步检查提供基本信息。超声医师一定要加强业务学习，提高诊断水平。

超声显像图例见图 6-19-1～6-19-10。

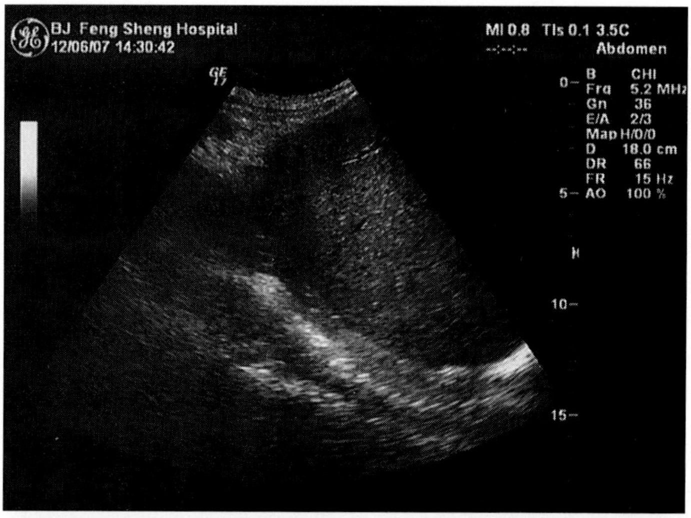

图 6-19-1 酒精性肝硬化(八)

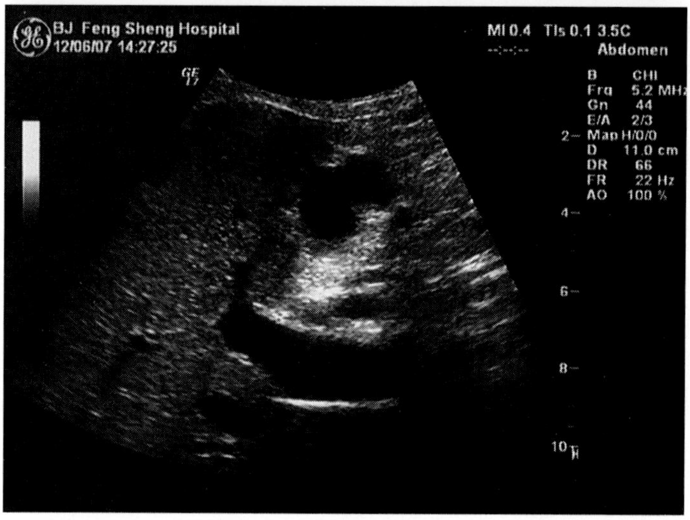

图 6-19-2 酒精性肝硬化(九)
门脉高压

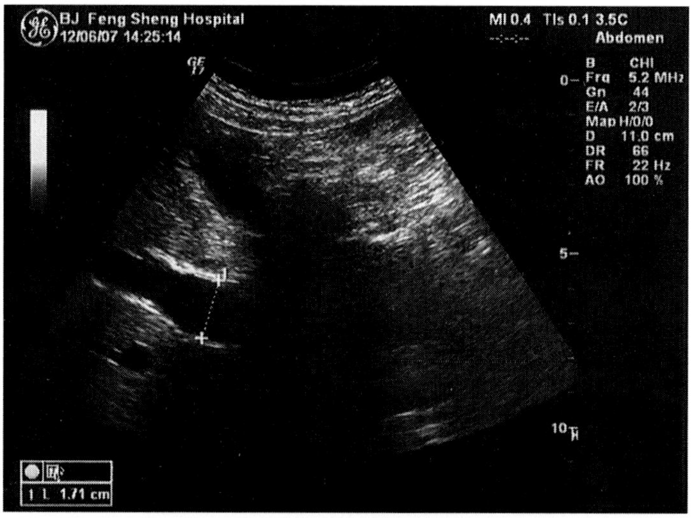

图 6-19-3 酒精性肝硬化(十)

门静脉增宽达 1.71cm

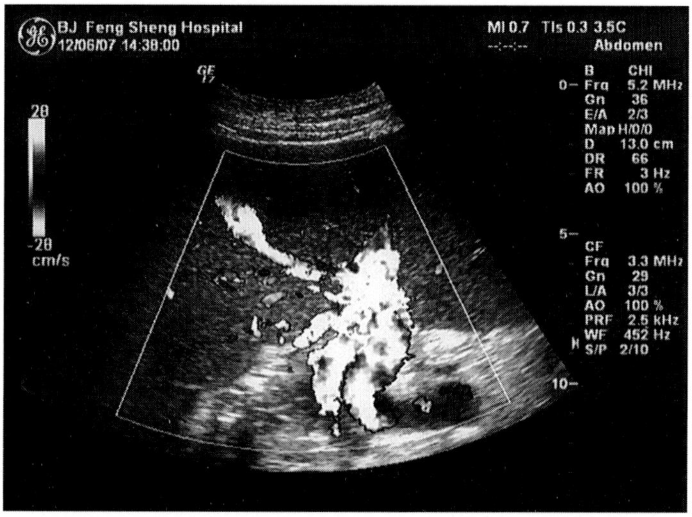

图 6-19-4 酒精性肝硬化(十一)

脾大(示血流)

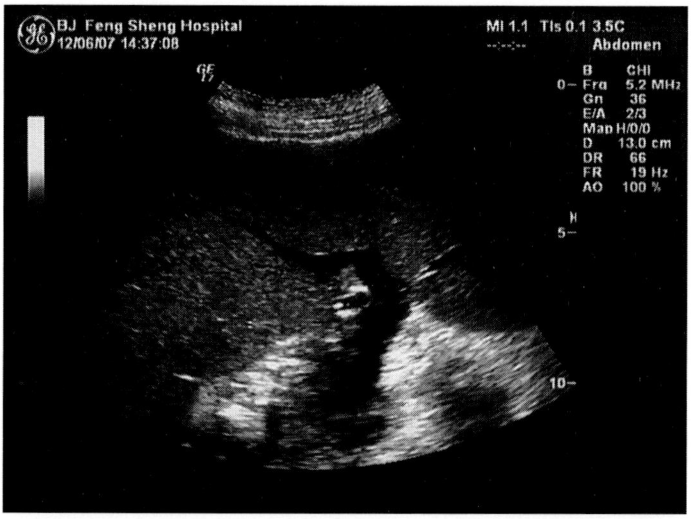

图 6-19-5 酒精性肝硬化(十二)

脾增大

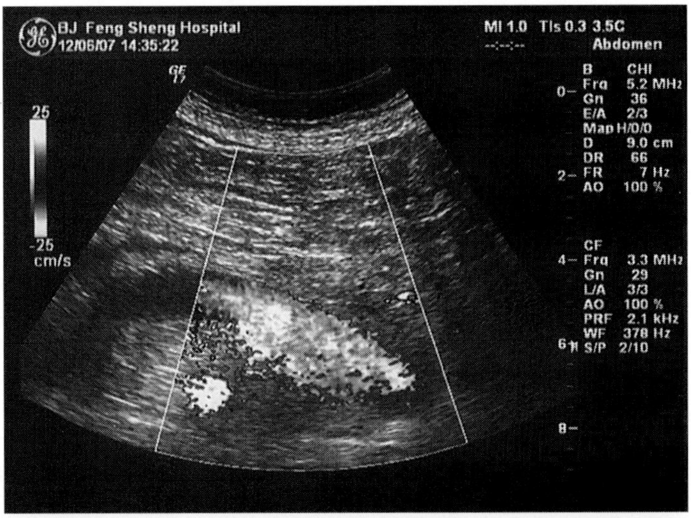

图 6-19-6 酒精性肝硬化（十三）
脾静脉增宽（示血流）

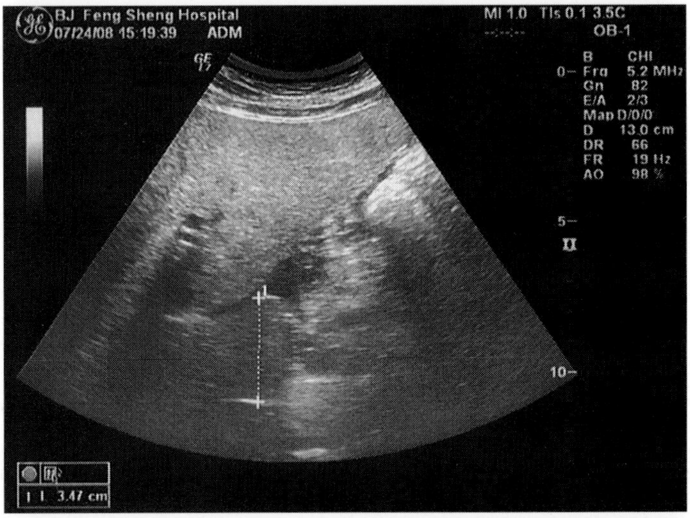

图 6-19-7 酒精性肝硬化（十四）

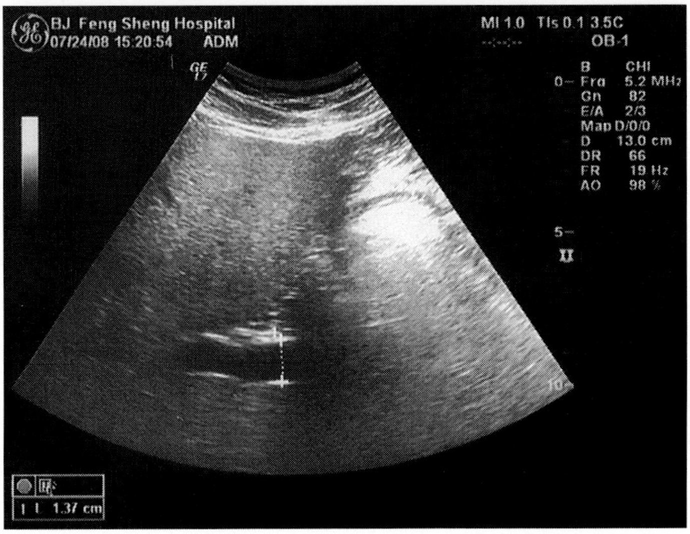

图 6-19-8 酒精性肝硬化（十五）
门脉高压

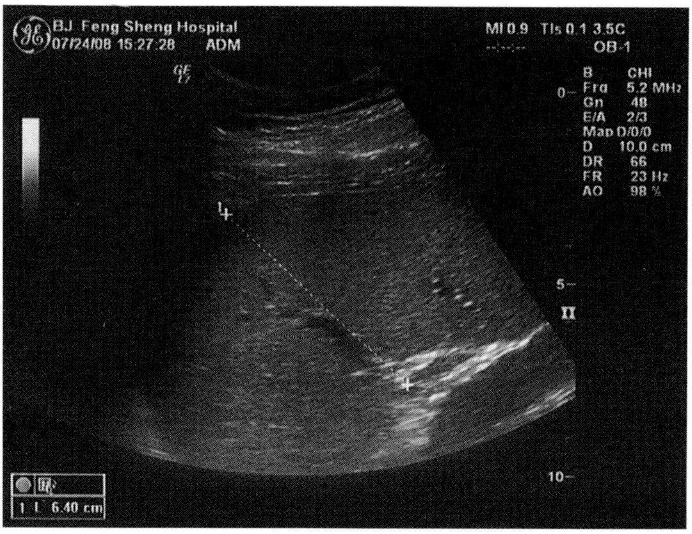

图 6-19-9 酒精性肝硬化(十六)
脾大

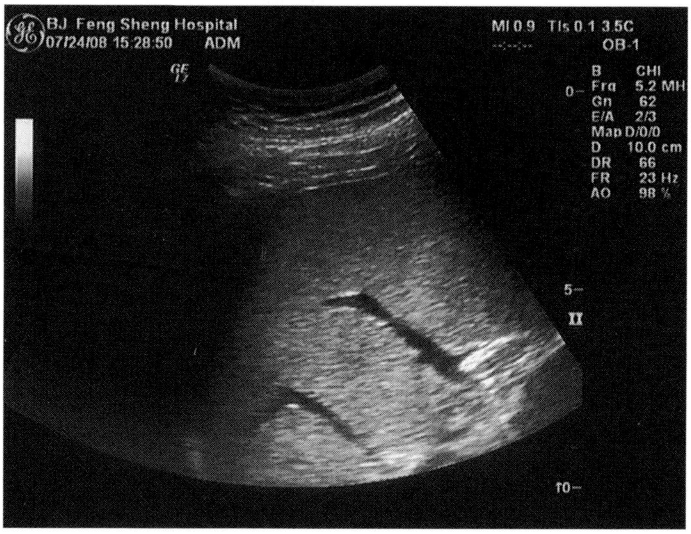

图 6-19-10 酒精性肝硬化(十七)
脾大,脾静脉增宽

(富 玮 王 彤)

第 20 例 消瘦、腹胀、下肢水肿及黄疸——肝硬化腹水的鉴别诊断

患者,男性,66 岁。腹胀 2 年,加重并伴双下肢水肿 1 个月来诊。患者 2 年前无明显诱因出现腹胀,伴乏力、食欲缺乏、消瘦,无恶心、呕吐,无腹痛、呕血、黑便。近 1 个月自感腹胀痛加剧,伴双下肢水肿,气短、尿少。既往有肝炎接触史。

查体:体温 37.1℃,脉搏 84/min,呼吸 18/min,血压 110/70mmHg。全身皮肤轻度黄染,无瘀点、瘀斑,表浅淋巴结无肿大,有肝掌,无蜘蛛痣。颈软、颈静脉无怒张,颈静脉回流(—),

甲状腺不大。右下肺呼吸音低，未闻及干湿性啰音，心脏检查(－)，腹部膨隆，可见腹壁静脉曲张，肝脾触诊不满意，腹水征(＋)，肠鸣音正常，双下肢凹陷性水肿。

实验室检查：红细胞 3.62×10^{12}/L，血红蛋白 116g/L，白细胞 4.7×10^{9}/L，中性粒细胞 0.69，淋巴细胞 0.23，血小板 106×10^{9}/L。尿常规正常。大便隐血(＋)，凝血酶原时间 17.6s(对照 13.2s)。甲胎蛋白(AFP)＜10μg/L，癌胚抗原 7.2μg/L，血氨 172μmol/L。总胆红素 8.3μmol/L，直接胆红素 1.6μmol/L，间接胆红素 6.7μmol/L。丙氨酸转氨酶(ALT)40U/L，天冬氨酸转氨酶(AST)49U/L，γ-谷氨酰转移酶(GGT)74U/L，碱性磷酸酶(AKP)128U/L。白蛋白(A)27.2 g/L，球蛋白(G)40.6 g/L，A/G＝0.6。血沉 18mm/h。腹水常规：浅黄色，不透明，李凡他试验(－)，比重 1.015，白细胞 0.03×10^{9}/L。腹水总蛋白 36.4g/L，腹水涂片未见抗酸杆菌及瘤细胞，腹水培养无细菌生长，腹水结核杆菌 PCR 检测(－)，尿乳糜试验(－)。

上消化道钡剂造影检查：胃底、食管中下段静脉曲张。

超声显像检查：肝硬化，肝左叶增大，尾叶明显增大，脾大，腹水。

分析

肝硬化腹水为漏出液，淡黄色，澄清或微浑浊。比重＜1.018，蛋白含量＜25g/L，Rivalta 试验(－)。细胞计数一般＜0.3×10^{9}/L，其中主要为内皮细胞，还有少量的淋巴细胞和中性粒细胞。超声检查表现为所谓“干净腹水”，即腹腔内超声显示为均匀的片状无回声区，并无点状或条状无回声。肝硬化腹水在临床上有时亦可遇到以下情况，在鉴别诊断时应予注意。

1. 肝硬化腹水并发感染　临床表现为发热、腹部剧痛或腹水剧增伴腹胀痛，无明显肌紧张，但有腹部压痛及反跳痛。此时腹水多变浑浊，少数为脓性或血性。比重大多在 1.011～1.016，一般不超过 1.018。Rivalta 试验阳性或弱阳性。蛋白定量＜25g/L。腹水内白细胞多＞0.3×10^{9}/L，中性粒细胞＞0.25. 结合临床表现即可诊断为肝硬化腹水继发细菌性腹膜炎。在未用抗生素之前，做腹水细菌培养，其阳性率可达 70%。当诊断有疑问时，可对腹水做动态观察，还可测定腹水 pH 降低、乳酸增高、乳酸脱氢酶(LDH)增高。腺苷脱氨酶(ADA)增高时有助诊断。超声显像显示腹腔内片状无回声区内有点状或条状回声，有分隔。

2. 肝硬化腹水并发结核性腹膜炎　本病临床表现为起病和病情发展比较缓慢，一般情况较好。腹痛轻，无反跳痛。腹水较少时可触及包块，并有腹壁柔韧感。腹水细胞计数增多，其中以淋巴细胞为主。腹水结核杆菌培养或动物接种可阳性。患者常有原发结核病灶存在，其抗结核治疗效果明显。

3. 肝硬化血性腹水　肝硬化门脉高压患者在腹膜的门-腔静脉短路交通支血管破裂时，或肝硬化并发内毒素血症时可能出现血性腹水，此时应与癌性或结核性腹水鉴别。

4. 肝硬化乳糜腹水　肝硬化乳糜腹水呈乳白色，比重＞1.012，蛋白含量＞30g/L。三酰甘油在 40g/L，高于血中浓度。乳糜试验阳性，应与假性乳糜腹水鉴别，后者系腹水中含有大量的变形细胞。慢性乳糜腹水的病因有淋巴瘤、结核、丝虫病、肾病综合征及肝硬化等。肝硬化时肝细胞再生结节压迫淋巴管，导致淋巴管压力增加，从而使小淋巴管渗出或破裂，而形成肝硬化乳糜腹水。

5. 肝硬化腹水与其他病因引起的门脉高压腹水的鉴别　门静脉高压是发生腹水的主要原因，其中肝硬化是最常见的病因。此外，门脉高压性腹水也见于其他一些疾病，如：

(1)以血吸虫肝病为代表的肝窦前阻塞引起的门脉高压(血吸虫虫卵阻塞于肝窦前门静脉的小分支)。本症特点为食管下段及胃底静脉曲张显著，肝功能损害较轻，腹水蛋白含量较低

（常＜20g/L）。

（2）门静脉血栓形成。门静脉炎症、真性红细胞增多症、血栓性血小板减少性紫癜、腹部手术后等病人均可发生门静脉血栓。其急性型临床表现为剧烈腹痛、休克、腹水迅速增加；慢性型表现为门静脉高压、腹水顽固而肝功能无明显异常。

（3）特发性门静脉高压症，其病因不明，有时误诊为隐匿性的肝硬化腹水，其临床表现为无肝硬化征象，肝功能正常或轻度异常，腹腔镜检查肝表面光滑，无结节形成。肝活组织学检查无假小叶，病变主要在肝内中等大小的门静脉分支，门静脉壁增厚、管腔狭窄或闭塞。同时应排除其他肝窦前性阻塞的疾病，如血吸虫肝病、先天性肝纤维化、砷或聚氯乙烯中毒引起的肝汇管区纤维化、长期过量服用维生素 A 引起的肝窦周围纤维化等。

6. *肝窦后阻塞引起的门静脉高压* 其食管或胃底静脉曲张都不严重，但腹水明显，肝脏大，肝损害不严重，肝静脉血流受阻，肝窦内压增高使淋巴液经肝包膜和肝门淋巴管流入腹腔，其腹水蛋白含量高，最高可达 40g/L。属于此类门静脉高压的疾病有：

（1）Budd-Chieri 综合征（肝静脉阻塞征）。布加综合征（Budd-Chiari 综合征）又称肝静脉阻塞综合征，或下腔静脉阻塞综合征。是指病变发生在肝静脉口和（或）下腔静脉肝上段引起肝静脉阻塞而产生肝后型门静脉高压和（或）下腔静脉高压。可分为原发和继发两类，后者多见。其中包括先天性下腔静脉异常，特别是下腔静脉肝上段蹼膜梗阻外伤后血栓机化、血液高凝状态：如真性红细胞增多症、下腔静脉或肝静脉炎症等，本病分为 3 型：肝静脉阻塞型、下腔静脉阻塞型和肝静脉与下腔静脉阻塞混合型。多数病例在肝静脉口附近有阻塞，病理改变为肝大，尤以尾叶明显（尾叶血流经小肝静脉直接注入下腔静脉），表面光滑，质地较硬。肝脏切面呈豆蔻状，可见出血区。肝脏活检急性期以肝小叶中心窦状隙扩张为特征，中心周围有出血、坏死肝小梁中肝细胞为红细胞取代。慢性病例肝脏呈结节样增生和纤维化，肝静脉有内膜炎和血栓形成，管腔内可因纤维化而变窄，有的肝静脉呈纤维索条状。血栓大多位于中、小肝静脉，亦见于大肝静脉，并可向下腔静脉延伸。肝部下腔静脉隔膜厚数毫米，由结缔组织构成，表面覆盖内皮细胞。本病临床一般起病缓慢，偶可急性发作，分为急性和慢性两型。急性型多由于肝静脉突然阻塞所致，表现为肝区剧痛，可放射至肩背部，伴恶心、呕吐。肝脏迅速增大并有触痛，脾脏也有肿大，有大量腹水，有的呈血性，经 1～4 周（甚至更短时间）终因肝功能衰竭而死亡。慢性型多有由于肝静脉慢性阻塞或反复发生血栓所致，常于数周后出现上腹或右上腹痛，伴恶心、呕吐；肝、脾进行性肿大，腹水明显，应用利尿药常无效，可出现下肢水肿、胸腔积液、胸腹壁静脉怒张，黄疸少见。后期可因门静脉高压症而引起消化道出血。凡有上腹痛，肝大并迅速出现大量腹水者应想到本病。血清转氨酶、胆红素和黄溴酞钠滞留量均可增加。超声显像肝脏尾叶增大，肝静脉主干变细或闭塞，其下腔静脉入口处尖细（壶嘴样）。本症属于肝后型门脉高压，与肝硬化均有门脉高压表现，不同之处为肝脏常增大，而脾无明显增大。

（2）心源性腹水。顽固性右心衰竭、缩窄性心包炎和限制性心肌病等均可引起淤血性肝硬化腹水。淤血性肝硬化（stasis cirrosis）系由于肝内长期淤血缺氧，以致肝小叶中心区肝细胞坏死、萎缩和消失，网状支架塌陷及呈芒状纤维化所致。炎症反应较轻，肝功能损害不很严重。常见病因有慢性充血性心力衰竭（多见于二尖瓣狭窄和三尖瓣关闭不全）、慢性缩窄性心包炎、心肌病及肝静脉阻塞综合征（Budd-Chiari syndrome）。临床上又将心脏病引起的肝硬化称为心源性肝硬化（cardiac cirrosis）。本病常见表现为肝脏大、下肢水肿及腹水等，同时具有原发病症的表现。发病早期肝脏显示为淤血肝，即肝脏增大、肝静脉及下腔静脉扩张，但均为可逆性。若病程在半年以上且病情发展，肝脏长期淤血，肝细胞缺氧，肝窦扩张后压力增加，挤压肝细胞，导致发生营养及代谢障碍，以致肝细胞变性、坏死、纤维增生而发生淤血性肝硬化。淤血肝的超声显像十分清晰，表现为肝脏增大、肝实质回声减低、肝静脉与下腔静脉增宽。脾脏亦可显示为增大。淤血性肝硬化的超声显像则显示为比淤血肝小，但比一般肝硬化的肝脏为大，肝实质回声均匀增强，肝静脉与下腔静脉清晰、增宽，脾脏亦增大。

7. 肝硬化腹水与其他腹腔含液性病变的鉴别

(1)无门静脉高压的漏出性腹水：如肾病综合征及营养不良等，临床与超声均有各自特点，鉴别不困难。

(2)结核性腹膜炎：结核性腹膜炎是由于结核杆菌引起的慢性、弥漫性的腹膜炎症。本病可发生于任何年龄，以青壮年居多，女性发病率高于男性，比率约为 2∶1，这与女性易患盆腔结核病有关。营养不良、酗酒及肝硬化病人易发本病。结核性腹膜炎由结核杆菌引起，绝大多数继发于体内其他部位的结核病灶。常见的原发灶为肺、肠、胸膜、盆腔、肠系膜淋巴结、脑膜、骨关节等处的结核。结核病菌经以下途径感染腹膜：①直接蔓延，是结核病菌侵入腹膜的主要途径，多发生于原发结核灶位于腹腔内者，如肠结核、盆腔结核和肠系膜淋巴结结核。有时肠系膜淋巴结结核亦可因干酪样坏死而溃破入腹腔，引起急性弥漫性腹膜炎。②血行播散，肺结核、粟粒性结核等可经血行播散而感染腹膜。本病病理特点分型为：渗出型、粘连型和干酪型 3 种类型，其中以粘连型最为多见，渗出型次之，干酪型最少见。但是在疾病的发展过程中有时可由一种类型转变为另一种类型，或两种甚至 3 种类型同时存在，因此往往难以截然分开。本病渗出型(腹水型)应与肝硬化腹水加以鉴别。渗出型(腹水型)结核性腹膜炎病理表现为腹膜充血、水肿，在其上布满黄白色或灰白色粟粒状结核结节，浆液纤维蛋白性渗出明显，产生大量腹水，多呈草黄色，偶可带血性。随着病情的进展，结核结节可以相互融合增大，腹膜可增厚及纤维化。典型的结核性腹膜炎诊断一般无困难，但由于本病表现多种多样，有时确诊很难。对临床上高度怀疑为结核性腹膜炎者，可给予足量的抗结核药物试验性治疗 2～4 周，若病情改善则有助于诊断。腹水型病例需要与腹膜转移癌、腹膜间皮瘤等鉴别；有腹部包块的粘连型和干酪型则需要与克罗恩病、腹部肿瘤等相鉴别。

(3)癌性腹膜炎腹水：癌性腹膜炎多为转移癌引起，常可查到原发癌病灶。此种腹水一般都伴有腹痛、腹胀、食欲减退和腹部肿块，全身情况进行性恶化，贫血、消瘦明显，腹水形成较为迅速，大多为血性，腹水中可以查到癌细胞，LDH、乳酸等增高。

(4)胰源性腹水：患者多有急性胰腺炎或腹部外伤史，主要表现为腹痛和腹水，腹水进展迅速，实际上是假性胰腺囊肿，超声显像可以鉴别，此液体淀粉酶明显增高。

(5)巨大卵巢囊肿：本病特征是平卧时腹部中下部隆起，(腹水时腹部为两侧突起)，肿块边界清楚，超声显像即刻可以鉴别。

超声显像图例见图 6-20-1～6-20-6 及彩图 16～18。

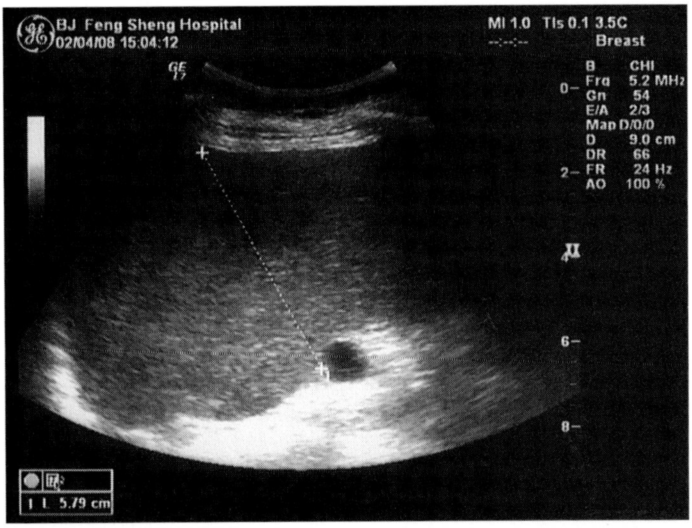

图 6-20-1 肝硬化腹水，脾大

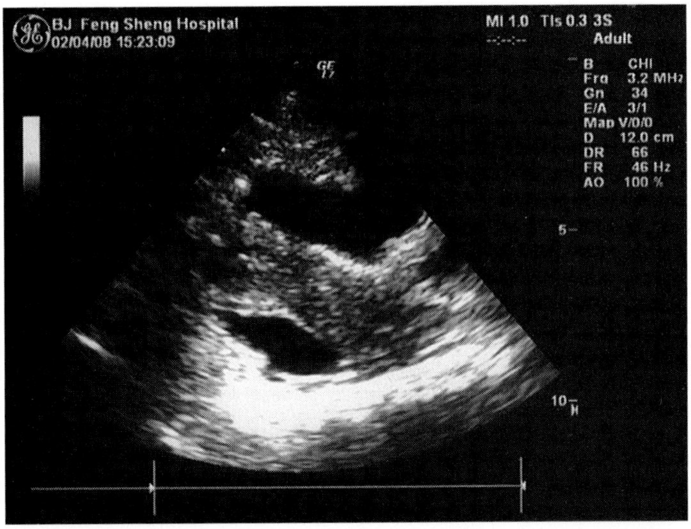

图 6-20-2 肝硬化腹水(一)

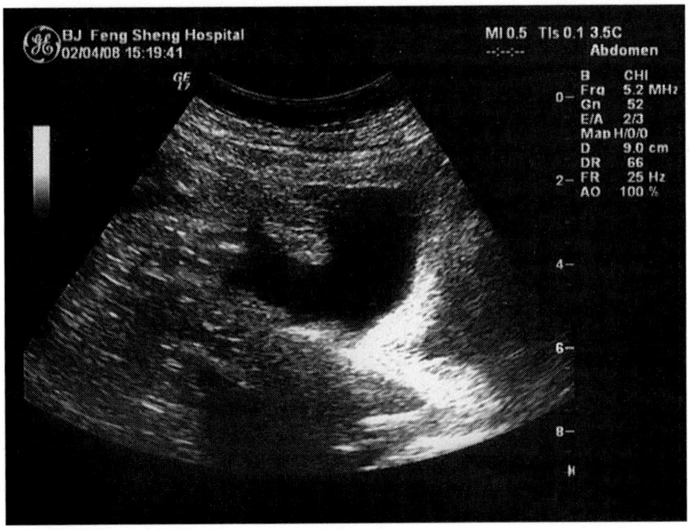

图 6-20-3 肝硬化腹水(二)

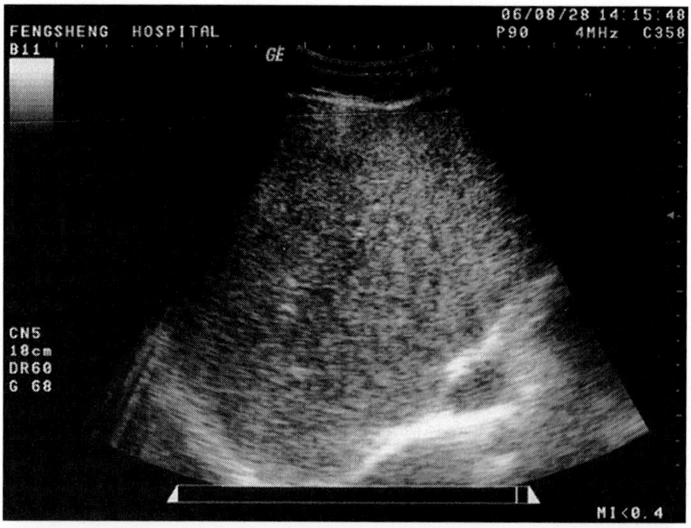

图 6-20-4　肝硬化腹水(三)

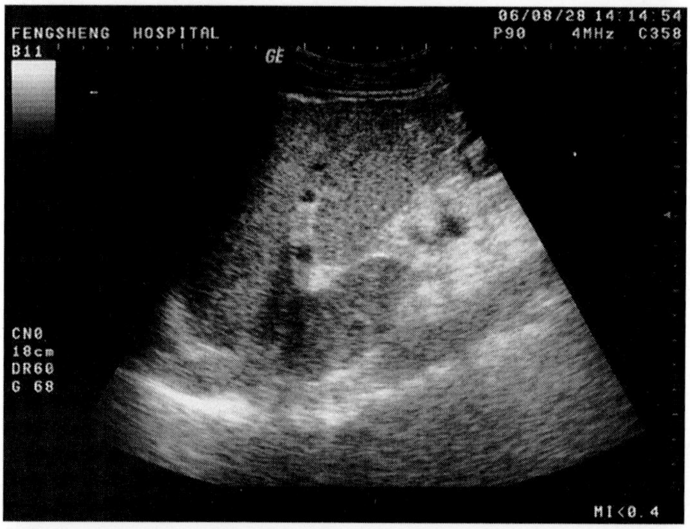

图 6-20-5　肝硬化腹水(四)
尾叶增大

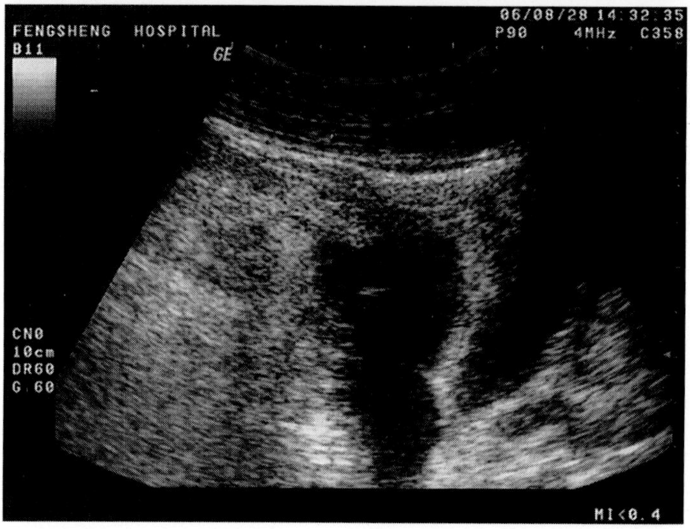

图 6-20-6　肝硬化腹水(五)

（富　玮）

第21例 全血细胞减少——脾功能亢进

患者，男性，68岁。腹胀3年，加重并伴双下肢水肿2个月来诊。患者于2年前无明显诱因出现腹胀，伴乏力、食欲缺乏、消瘦，无恶心、呕吐，无腹痛、呕血、黑便。近1个月自感腹胀痛加剧，伴双下肢水肿、气短、尿少来本科检查。既往无肝炎、结核史。家族无乙型肝病史。

查体：腹部膨隆，可见腹壁静脉曲张，肝、脾触诊不满意，腹水征(+)，肠鸣音正常，双下肢凹陷性水肿。

上消化道钡剂造影检查：胃底、食管中下段静脉曲张。

胃镜检查：中度食管静脉曲张，中度红斑性胃窦炎。

实验室检查：全血细胞下降。

超声显像检查：肝硬化，肝左叶增大，尾叶明显增大，脾脏明显增大、腹水。

分析

脾功能亢进(hypersplenism)是一种临床表现为脾脏大，一种或多种血细胞减少，而骨髓造血细胞相应增生的综合征，切除脾脏后血象可恢复正常，临床症状缓解。

脾功能亢进可分为原发与继发两种类型。

1. 原发性　有原发性脾脏增生、非热带性特发性脾大、原发性脾性粒细胞减少、原发性脾性全血细胞减少、脾性贫血或脾性血小板减少症。

2. 继发性　可有下列病因：

(1)急性感染伴脾大，如病毒性肝炎或传染性单核细胞增多症。

(2)慢性感染，如结核、布氏杆菌病、疟疾等。

(3)充血性脾大即门脉高压，有肝内阻塞性(如门脉性肝硬化、坏死后肝硬化等)。

(4)炎症性肉芽肿如系统性红斑狼疮、类风湿关节炎、Felty综合征及结节病等。

(5)恶性肿瘤如淋巴瘤、白血病及癌肿转移等。

(6)慢性溶血性贫血及海洋性贫血等。

(7)类脂质沉积症。

(8)骨髓增生症，如真性红细胞增多症、慢性粒细胞白血病及骨髓纤维化。

(9)其他，尚有脾动脉瘤及海绵状血管瘤等。

脾功能亢进可发生血细胞减少，其发病机制为：

(1)过分阻流作用。正常人脾脏内没有红细胞或白细胞的储存作用，但可储存1/3的血小板和部分淋巴细胞。当脾脏病理性增大时可有50%～90%的血小板及淋巴细胞在脾脏内阻流，另有30%以上红细胞亦可在脾脏内阻流，因此即可导致周围血中血小板和红细胞减少。

(2)脾脏的过分筛选和吞噬作用。脾功能亢进时，脾脏内单核-巨噬细胞系统过度活跃，脾索内异常红细胞明显增多，并可为巨噬细胞所清除，也是导致周围血中红细胞减少的原因。临床资料表明，脾增大为正常脾3倍时，即可发生程度不等的全血细胞减少。

脾功能亢进均有明显的脾增大，超声显像如下：

成人脾脏厚度超过4cm或传统长径超过8cm，最大长径超11cm以及在左肋缘下探及脾脏，均可判定脾脏大。超声显像可根据探查的脾脏测值及形态判定脾脏大的程度。

1. 轻度脾大 仅表现脾脏测值超过正常值。脾脏形态无明显改变。仰卧位、深吸气时，脾脏下极不超过左肋缘下 3cm。

2. 中度脾大 脾脏明显增大。仰卧位平静呼吸时，左肋缘下可探及脾脏，但脾脏下极不超过脐水平，对邻近器官无压迫表现。

3. 重度脾大 脾脏明显肿大。脾脏下极超过脐水平线以下，有时可达盆腔。肿大的脾脏对邻近器官可产生压迫，使左肾受压移位、变形，或膈肌明显抬高。巨脾可使左肾向内移位。脾脏前缘可超过锁骨中线，甚至抵达腹正中线。

脾功能亢进时实验室检查还可有红细胞、白细胞或血小板单独或同时减少。一般早期病例可有白细胞或血小板减少，晚期病例可以发生全血细胞减少。另有部分病例还同时出现血细胞成熟障碍，骨髓呈现造血细胞增生象。

严重的脾功能亢进患者可有全血细胞下降，此时应与再生障碍性贫血相区别。再生障碍性贫血(aplastic anemia)简称再障，系由多种病因引起，以造血干细胞数量减少和质的缺陷为主所致的早性障碍，导致红骨髓总容量减少，代以脂肪髓，骨髓中无恶性细胞浸润，无广泛网硬蛋白纤维增生，临床上以全血细胞减少为主要表现的一组综合征。1987 年第四届全国再障学术会议修订的再障诊断标准如下：①全血细胞减少，网织红细胞绝对值减少。②一般无脾增大。③骨髓检查显示至少一部分增生减低或重度减低(如增生活跃，巨核细胞应明显减少，骨髓小粒成分中应见非造血细胞增多。有条件者应做骨髓活检等检查)。④能除外其他引起全血细胞减少的疾病，如阵发性睡眠型血红蛋白尿、骨髓增生异常综合征中的难治性贫血、急性造血功能停滞、骨髓纤维化、急性白血病、恶性组织细胞病等。⑤一般抗贫血药物治疗无效。

超声显像图例见图 6-21-1～6-21-6。

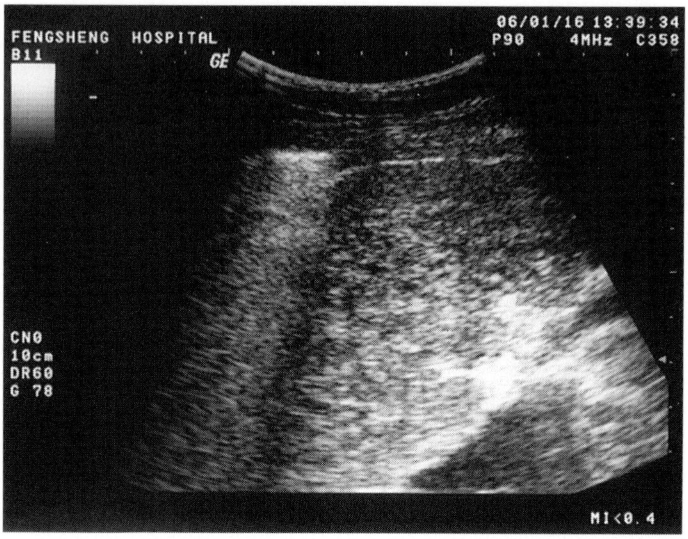

图 6-21-1 脾功能亢进(一)
肝硬化

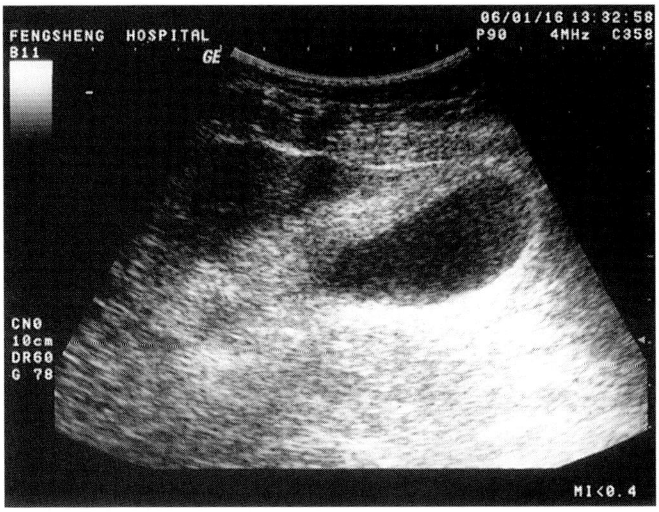

图 6-21-2 脾功能亢进(二)
肝硬化,慢性胆囊炎

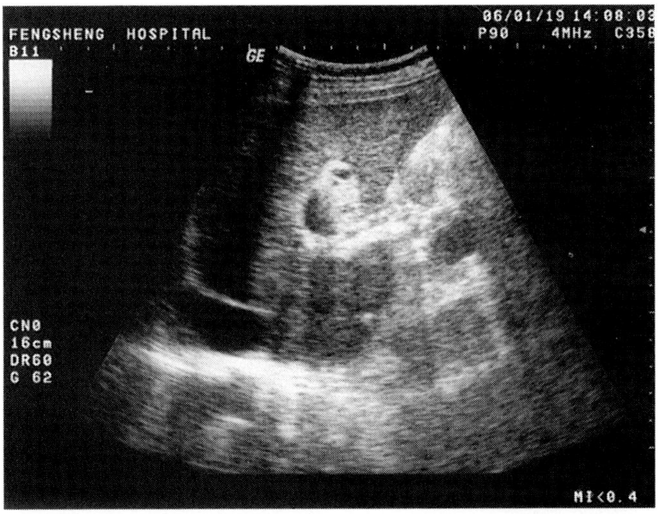

图 6-21-3 脾功能亢进(三)
肝硬化,肝尾叶增大

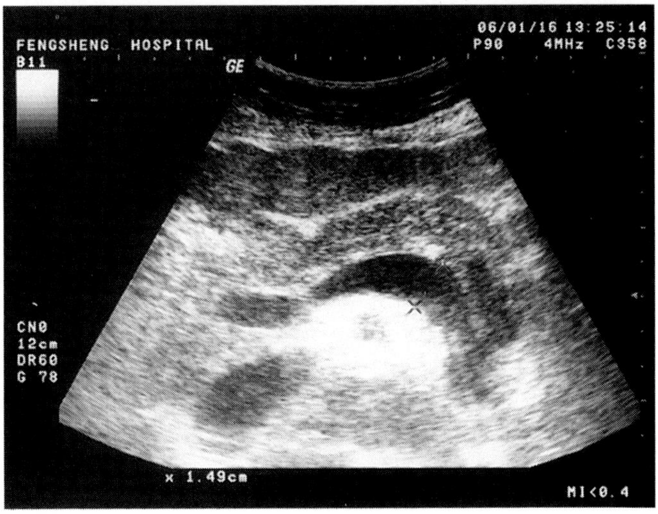

图 6-21-4 脾功能亢进(四)
肝硬化门脉高压,图示脾静脉增宽

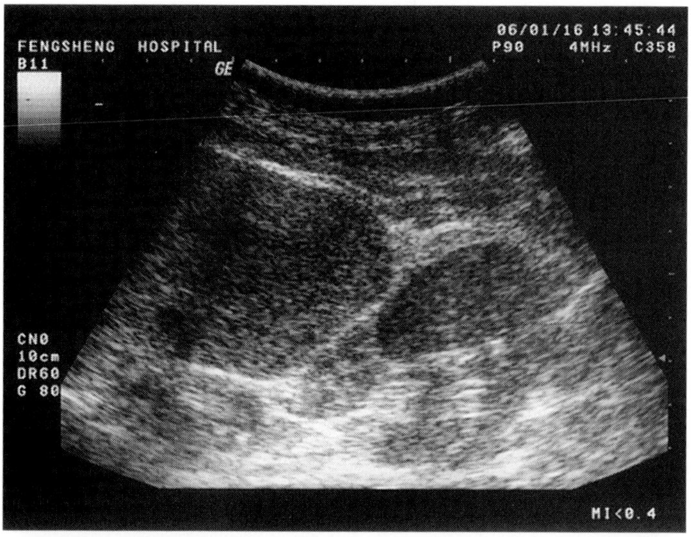

图 6-21-5　脾功能亢进(五)
肝脾大挤压左肾

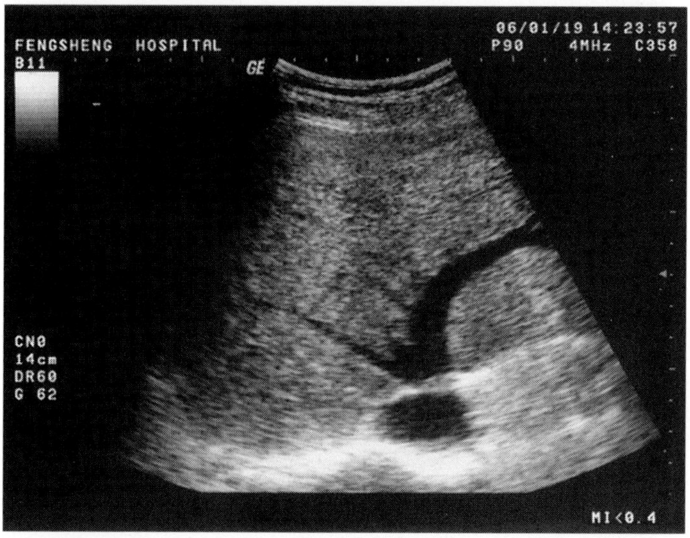

图 6-21-6　脾功能亢进(六)
脾脏增大(脾比正常增大 **3** 倍时可发现程度不等的全血细胞下降)

（富　玮）

第 22 例　肝血管瘤与肝脏恶性肿瘤鉴别诊断

本组肝血管瘤病例均为 B 超体检中发现,临床无症状。

分析

肝血管瘤(hemangioma of liver)是肝脏最常见的良性肿瘤,是一种先天性血管畸形。大多认为,其组织发生是由于某种因素的作用,导致肝内胚胎性血管错构芽发生肿瘤样增生而成。其切面呈蜂窝状,内部充满血液,状如海绵,可压缩,故称海绵状血管瘤。此病症可发生于任何年龄,以 30～50 岁多见,女性多于男性,单发或多发,以肝右叶多见。肿瘤表面光滑,质地柔软,但亦有纤维增生而质硬者。肿瘤大小不一,小者依据显微镜才能确诊,大者可重达 10 余

kg。约19%肝海绵状血管瘤合并多囊肝。血管瘤组织学可分为毛细血管瘤和海绵状血管瘤。临床所见肝血管瘤一般系指肝脏海绵状血管瘤。由于超声显像的广泛应用,肝血管瘤的检出率明显增加。多数病例因肿瘤较小而无症状,常在B超检查或手术时偶然发现。肿瘤较大时可有腹胀、腹痛和上腹肿块。有时出现胃肠道受压移位的症状。尚可因血管瘤破裂致腹腔内大出血而发生急腹症。

超声显像对肝血管瘤的检测较为灵敏。肿块大小不同,其声像图表现亦有差别。肝血管瘤的回声强度与其周围肝实质比较可分为3型,即强回声型、弱回声型和混合型。其中强回声型最为多见,约占85%。血管瘤内血液与结缔组织形成很大声阻差,此为产生这种强回声的病理基础。肝血管瘤一般直径<3cm,超声显像显示边界清楚的圆形强回声光团时,90%可考虑为肝血管瘤。直径>4cm为大血管瘤,其表现较复杂,多呈混合型,强弱回声交错。弱回声、无回声区为扩张的血窦、坏死和积血;不规则强回声则为机化或钙化组织,有时伴有声影。肿块可呈分叶状或椭圆形。假包膜清晰,无声晕。对于位置表浅的巨大血管瘤,探头加压时可见肿块有压缩性表现。瘤体直径在2~4cm为中等大小的血管瘤,回声与小血管瘤相似,多为强回声型。肝血管瘤亦有弱回声型,但较少见,约占10%,其周边的强回声带是重要特征。脂肪肝中的血管瘤可表现为相对弱回声。肝血管瘤多发生在肝脏边缘、肝静脉和下腔静脉附近。

肝血管瘤超声显像表现典型者,诊断并无困难,但应注意与肝癌鉴别。对于来自肝癌高发区的患者,不要轻易诊断肝血管瘤,应先排除肝癌。肝血管瘤无肿块周边的低回声晕带是最主要特征。另外,原发性肝癌多有肝硬化,而肝血管瘤患者,肿块以外的肝组织大多正常,超声检查随访,肝血管瘤大小不变或增大不明显。

超声显像诊断肝血管瘤,具有典型声像图者可提示诊断,其准确性约80%。因此应进一步检查并与肝癌鉴别,特别是应与胆管细胞癌鉴别。放射性核素血池扫描敏感性较差,仅适于巨大血管瘤。CT加强扫描和MRI有助于诊断,后者敏感性很高。肝动脉造影敏感而准确,但属有创性检查,一般少用。彩色多普勒血流显像血管造影和频谱分析诊断准确性较好。

随着超声显像技术的广泛应用及普及查体,肝血管瘤检出率有了明显提高,肝血管瘤是肝脏良性肿瘤中最常见者,约有1%正常人群中存在肝脏海绵状血管瘤,大多无临床表现,其临床意义在于与肝脏恶性肿瘤的鉴别即与原发性肝癌及转移性肝癌的鉴别。其中重要的是看病人是否有肝硬化,因我国大多数原发性肝癌发病过程为乙型肝炎→肝硬化→肝癌。另外,超声显像诊断肝血管瘤的准确性与肝血管瘤的回声类型和肿瘤大小有关,超声显像对直径<3cm的高回声血管瘤容易识别而且有很高的准确性,但对低回声型及混合回声型(直径5cm以上)血管瘤诊断常有困难,对于此类病例加用彩色多普勒血流显像和其他影像学检查综合分析是十分必要的。

肝血管瘤鉴别要点如下:

1. *高回声肝血管瘤与原发性肝癌鉴别* 高回声血管瘤是所有血管瘤当中最多见者。直径 < 3cm的高回声结节多为肝血管瘤,好发于肝被膜下和右肝,边界十分清晰,有浮雕感,内部细小暗点,边缘裂开及血管进入等特点。而直径2~3cm的小肝癌内部大多为低回声包膜细薄。高回声原发性肝癌大多为结节型,此型常伴有明显肝硬化,与肝血管瘤鉴别不难。巨块型肝癌回声复杂,常在肝癌中心伴有液化坏死的不规则无回声区,弥漫型肝癌肝脏回声不均匀,为弥漫性病变,原发性肝癌患者常有门静脉、肝静脉癌栓。

2. *较大体积的血管瘤与原发性肝癌鉴别* 较大体积的肝血管瘤若其管腔内有血栓者,其回声紊乱分布不均,探头加压后可变形,混合回声型原发性肝癌,其回声亦可紊乱,但探头加压后不变形，且常伴声晕和子结节，门静脉、肝静脉癌栓等，鉴别不难。

3. 肝包虫病 有囊沙的包虫囊肿有时超声显像表现与肝血管瘤类似，但包虫囊肿内部回声低而细小，比较均匀，并无血管管道进入。

4. 肝错构瘤 发病率很低，其包膜细薄，有时内部回声均匀，但有的病例为部分强回声和部分无回声区分区分布。

5. 肝血管肉瘤 为肝血管瘤的恶变，发病率甚低，超声显像难与肝血管瘤鉴别，复查中，肿瘤生长迅速或临床出现恶病质表现者须高度警惕。

此外，在肝血管瘤的鉴别诊断中，还需注意转移性肝癌。

转移性肝癌又称继发性肝癌，是指身体其他部位的恶性肿瘤转移至肝脏。肝脏是肝内最大的实质器官，血源丰富，70％的血流直接来自胃肠道的门静脉。肝脏又与众多脏器毗邻，接纳丰富的淋巴引流。这些特点决定了肝脏是其他脏器恶性肿瘤最易转移并继发的器官。肝内发生转移癌表示原发癌已属晚期。转移性肝癌大小数目极不一致，少者只有1～2个孤立小结节，如结肠癌肝转移，多者可布满全肝。癌结节呈灰白色，质地较硬，与周围肝组织分界明显。其病理组织结构与原发灶相似。有的原发癌很小，而肝脏转移癌却生长很快。转移性肝癌很少合并肝硬化。除原发癌的表现外，仅恶性内分泌肿瘤的肝转移可以早期出现症状。其他转移性肝癌需生长到一定体积后，方出现与原发性肝癌相似的临床症状，但多较轻。超声显像可以检出转移性肝癌，其准确率可高达96％以上。

在肿瘤治疗前后及随访中，超声显像检查能较早地提示肝内有无转移性病灶存在。一般直径＞0.5cm的癌瘤，现代高分辨率超声显像诊断仪都可显示。但如果癌位于肝右叶上段接近横膈处或位于远场区可能漏诊，需仔细寻找。来自不同脏器的转移性肝癌，超声显像大多数特征性不强，难以判断其原发癌所在脏器，因此对原发灶不明确的肝转移癌有必要进行超声引导下组织学活检，有利于确定原发癌的组织学特征和部位。

转移性肝癌多为灰白色结节，质硬常多发在肝表面，其形态相似，大小不等。早期转移癌可呈单个结节。转移癌患者一般无肝硬化，亦无门静脉、肝静脉癌栓及癌结节破裂之内出血，这也是与原发性肝癌的不同之处。转移性肝癌早期无明显的症状和体征，一旦出现临床症状，癌肿多已巨大或数目众多。其临床表现与原发性肝癌相似，有的肝转移癌患者最先表现为不明原因低热。直径＜3cm的转移性肝癌超声显像表现为低回声，直径＞3cm的转移性肝癌因内部癌细胞和间质增生、变性和坏死等病变，超声显像可表现为不均质的混合回声或高回声。当患有肝外其他脏器恶性肿瘤或有肝外脏器恶性肿瘤手术史，肝内发现单个或多个形态相似、大小不等的异常回声结节，其周围有明显低回声晕时，便可以做出转移性肝癌的超声诊断。但找不到肝外癌肿的原发病灶，也不能排除转移性肝癌，转移性肝癌主要要与原发性肝癌鉴别，同时也须与肝脏其他实质性局灶病变鉴别。

肝脏是体内最易发生转移性癌瘤的脏器，尸检发现恶性肿瘤肝转移发生率在41.4％～55.4％，仅次于恶性肿瘤的淋巴结转移。其中，皮肤癌和乳腺癌的肝转移多发生在癌晚期；而胰腺癌或结肠癌则在癌症早期即发生肝转移，所以及时做超声显像检查，早期发现肝转移癌对于疾病治疗方案的选择有重要意义。以往临床对应用超声显像、CT、MRI和血管造影等技术来判定转移性肝癌的准确率进行了对照分析，大多认为超声显像和CT检查对转移性肝癌检出和准确定位可有相似的准确性，亦有人认为在结肠癌和乳腺癌的肝转移病灶的确定方面CT比超声显像及血管造影更为敏感。同时存在肝外转移癌的病例中，CT诊断阳性率亦高于超声显像(笔者认为此类情况完全取决于超声医师的诊断水平和责任心)。另有人指出虽然超声显像检出转移性肝癌的敏感性低于CT检查,但其诊断特异性(95.3%)高于CT(92.5%)。所以在临床实际操作中,这些病例往往均进行超声显像和CT检查,不少医院CT室要求病人先做超声检查。超声显像和CT检查同时应用在诊断转移性肝癌方面被认为可提高本病的诊断敏感性和特异性。

超声显像诊断转移性肝癌漏诊的常见原因是部位问题,若肿瘤位于肝右后叶上段接近右侧膈顶部即所谓声路死角或位于探头远场区,检查不仔细则可发生肿瘤漏诊。还有的病例如低分化腺癌和白血病的肝内浸润,因其不能达到肉眼可分辨的肿块,则超声显像无异常发现或发现肝内回声不均匀,尚不能检出局灶性肿块。肝淋巴瘤的局灶性浸润超声显像检查其敏感性甚低(早期病例仅为0.9%,晚期病例为4.5%,总敏感性为5.4%),然而尸解发现恶性淋巴瘤发生肝脏浸润者达51%。当然随着现代超声诊断仪的图像质量提高和超声医师诊断水平的提高,近年来肝脏肿瘤的检出率有了明显提高。

超声显像图例见图6-22-1～6-22-6。

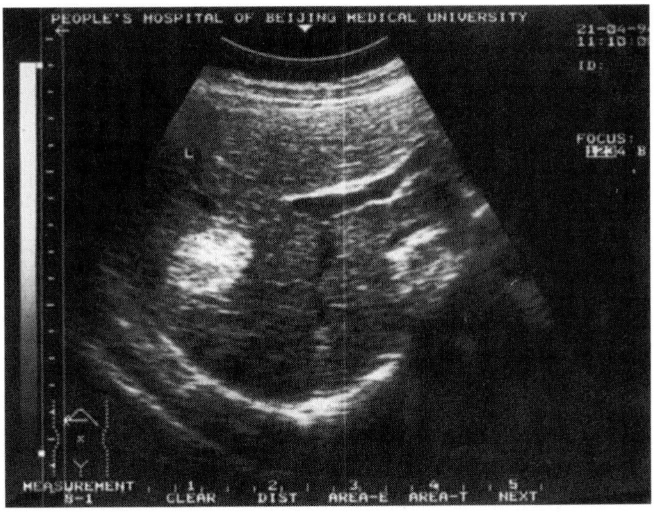

图6-22-1 肝血管瘤(一)
高回声血管瘤

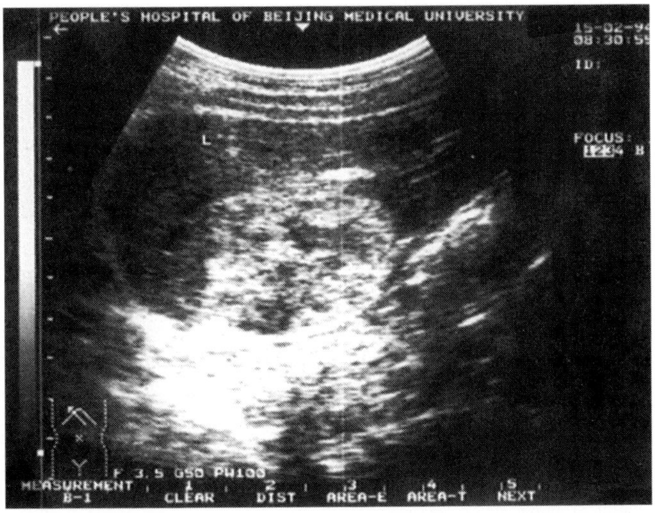

图6-22-2 肝血管瘤(二)
混合回声血管瘤

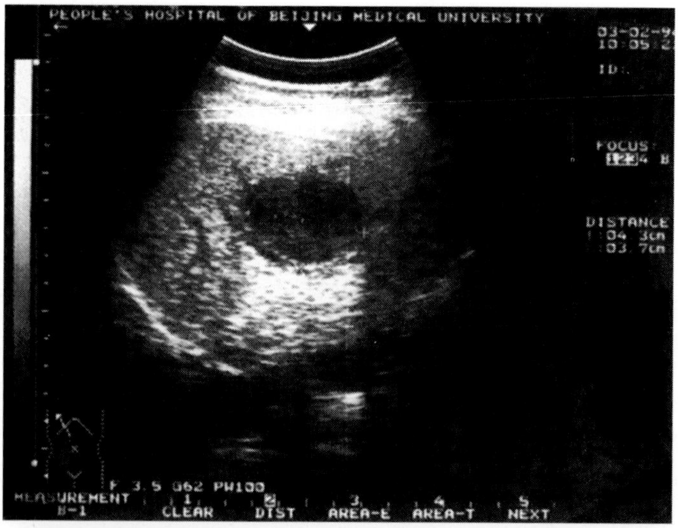

图 6-22-3　肝血管瘤(三)
低回声血管瘤

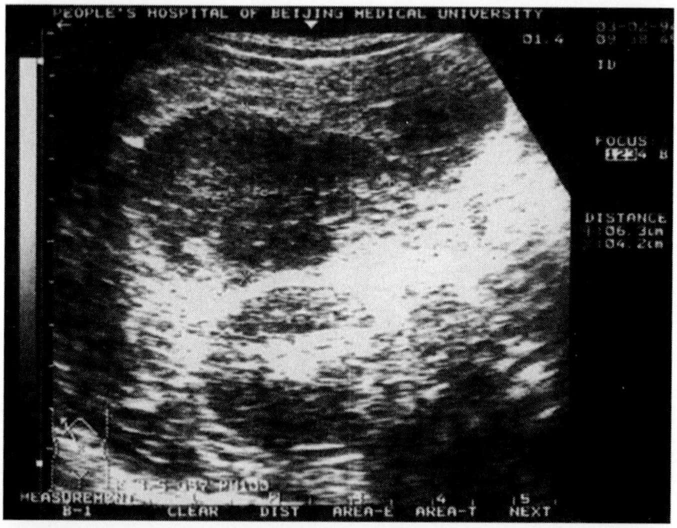

图 6-22-4　肝血管瘤(四)
B 超查体发现肝血管瘤(超声、CT、核素 3 年多次检查无变化)

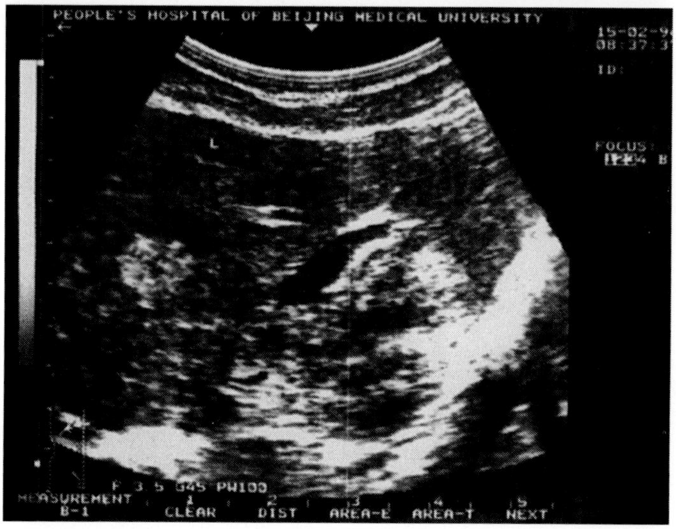

图 6-22-5　肝血管瘤(五)
肝内多发高回声血管瘤

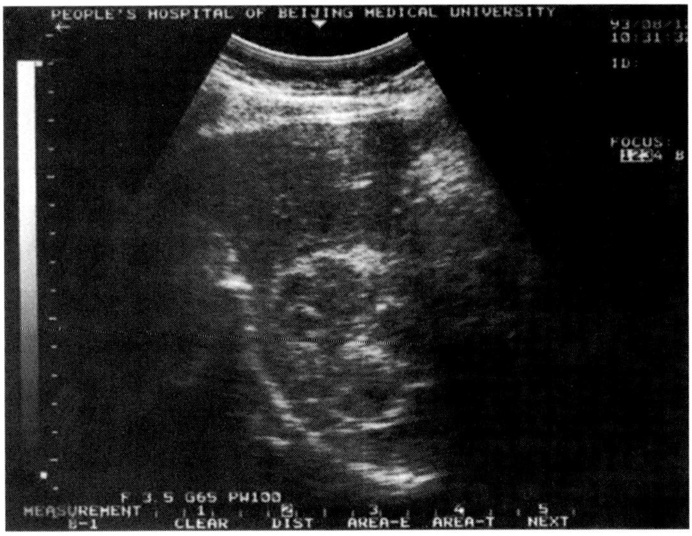

图 6-22-6　肝血管瘤(六)
低回声管状结构肝血管瘤

（富　玮）

第 23 例　发热、盗汗、右肋胀痛——肝脓肿

患者，男性，37 岁。因发热、盗汗、右肋胀痛、纳差 3 周入院。患者于 3 周前受凉后发热(体温达 39℃)伴盗汗，当时白细胞计数略高，心电图、胸部 X 线片正常，肝功能正常，血沉第 1 小时(66mm)，按感冒处理，发热不退，改用吲哚美辛(消炎痛)治疗，短期内体温降至正常。患者于 10d 前又开始发热、盗汗，伴腹胀、食欲缺乏。既往健康，否认肝炎病史，家族成员无类似发病。

查体：体温 39～40℃，血压 120/80mmHg，轻度贫血貌，无黄疸，无肝掌及蜘蛛痣，全身表浅淋巴结无肿大，头、颈、心、肺无异常。腹部略膨隆，无明显压痛和反跳痛，肝上界达右锁骨中线第 5 肋间，下界在右肋下 2cm，边缘钝，有触痛，脾未及。移动性浊音阴性。入院第 2 天右上腹疼痛加剧，右腋前线第 7、第 8 肋间压痛明显，但无红肿。

实验室检查：白细胞 1.86×10^{9}/L，中性粒细胞 0.84。

胸部 X 线片显示：右下肋膈角圆钝，膈位置正常。

超声显像检查：肝脏增大，肝被膜光滑，肝实质回声不均匀，肝脏不同切面可见多个大小不等的圆形、厚壁囊性无回声，囊内可见斑点状中高回声。脾不大。超声显像提示：肝脓肿。

分析

肝脓肿(liver abscess)分为细菌性肝脓肿和阿米巴性肝脓肿。细菌性肝脓肿是由化脓性细菌，如金黄色葡萄球菌、大肠埃希菌等侵入肝脏引起的化脓性病变(bacterial liver abscess)。病菌侵入肝脏的途径有几种：①经胆道系统入侵，如胆囊炎、胆管炎、胆道蛔虫等；②经门脉系统入侵，如急性阑尾炎；③经肝动脉入侵，如败血症；④经淋巴系统入侵，如膈下囊肿。但仍有不少肝脓肿患者无明显易患因素可查，即所谓的隐源性(cryptogenic)脓肿。其中应特别注意的是与一般需氧链球菌不同的、对甲硝唑(灭滴灵)不敏感的一种中间链球菌(streptococcus milleri)感染。细菌性肝脓肿起病较急,高热寒战,伴有多汗、恶心、食欲缺乏、右季肋痛并向右肩放射痛、肝大并有触痛。阿米巴性肝脓肿(amebic liver abscess)是肠道溶组织阿米巴感染最常见的并发症。约50%的患者有阿米巴痢疾病史。脓肿多见于肝右叶,常为单发,可穿破横膈进入胸腔,形成脓胸。亦可累及肺、支气管和心包,患者以青年男性较多。与细菌性肝脓肿相比,阿米巴性肝脓肿发病缓慢,发热较低,病程较长。用甲硝唑类抗阿米巴治疗,94%的患者于72h内显示明显疗效。

超声显像检查可以明确诊断肝脓肿,并可检出脓肿数目、大小和部位,为手术及穿刺提供依据。肝脓肿超声显像表现与脓肿的病理过程和坏死组织的复杂结构有关。临床上某一次超声显像检查通常只反应脓肿形成、吸收、愈合衍变过程中某一阶段超声显像图像变化,而各个阶段的病理特征不同。肝脓肿超声显像表现甚为复杂。因此,在肝脓肿的超声显像诊断中应密切结合病史和体征,并进行动态观察。肝脓肿的超声显像有以下特征:

1. 肝脏形态无改变,脓肿大者肝脏常增大、增厚。影响到肝被膜时,可有限局性隆起。

2. 脓肿形态为圆形或椭圆形。

3. 脓肿壁常较厚,一般为0.3~0.5cm,内壁多不光滑,外壁较整齐。

4. 早期肝脓肿即未液化时,常为低回声肿块,与肝组织界限较模糊,须与肝结核、转移性肝癌鉴别。后者肿块周围有明显弱回声晕带,彩色血流丰满,诊断需密切结合临床。

5. 脓肿形成期,其内出现坏死、液化时,显示蜂窝状结构,回声较弱,液化区为不规则无回声。脓肿形成后,超声可见典型的肝脓肿表现,即为圆形、厚壁、囊性无回声,内有散在光点。

6. 有时于脓肿内发现强回声气体多重反射,提示为产气菌脓肿。

7. 脓肿周围肝组织因炎症反应,回声常较弱。

8. 慢性脓肿壁因有钙化而回声较强。

9. 肝脓肿可出现膈肌活动受限和右侧胸腔反应性积液等伴发表现。

鉴别诊断:

细菌性肝脓肿和阿米巴性肝脓肿的鉴别诊断见表6-23-1。

表6-23-1 细菌性肝脓肿和阿米巴性肝脓肿的鉴别表

	细菌性肝脓肿	阿米巴性肝脓肿
起病缓急	起病较急,高热、肝区痛	起病较缓,有阿米巴痢疾史
肝脏形态	可弥漫性肿大	右肝区或有局限性隆起
脓肿数目	常为多个,亦有单个容积很大者	单个多见,常位于右肝
囊壁	囊壁多不明显,一般周边回声强	囊壁甚厚,内壁不规则
囊内回声	无回声或伴有粗大光点	无回声或伴有细小光点
后壁及后方回声	增强	增强
膈肌情况	膈肌活动受限	膈肌活动受限,右胸腔可积液

肝脓肿的病变发展过程为:肝内局灶性回声增强区→脓肿壁形成及周围肝组织炎性反应圈→脓肿内不完全液化→脓肿内脓液形成→慢性肝脓肿(壁钙化形成),如果经过有效治疗,其病变可阻断在某一阶段,超声显像可发现脓肿脓腔缩小→闭合→周围肝组织炎性反应减弱直至脓肿消失(痊愈)。

肝脓肿和肝脏其他疾病主要有肝实质性肿瘤和肝血肿的鉴别：

1. 肝脏实质性肿瘤　主要是在肝脓肿早期，脓肿腔内脓液尚未形成时。肝脏实质性肿瘤无周围肝组织炎性反应圈，应用抗生素或抗阿米巴治疗无效。

2. 肝血肿　外伤或肝穿刺引起的肝脏损伤出血所致肝血肿，急性期时无明显腔壁并且无周围肝组织的炎性反应圈。

超声显像图例见图 6-23-1～6-23-5 及彩图 19、20。

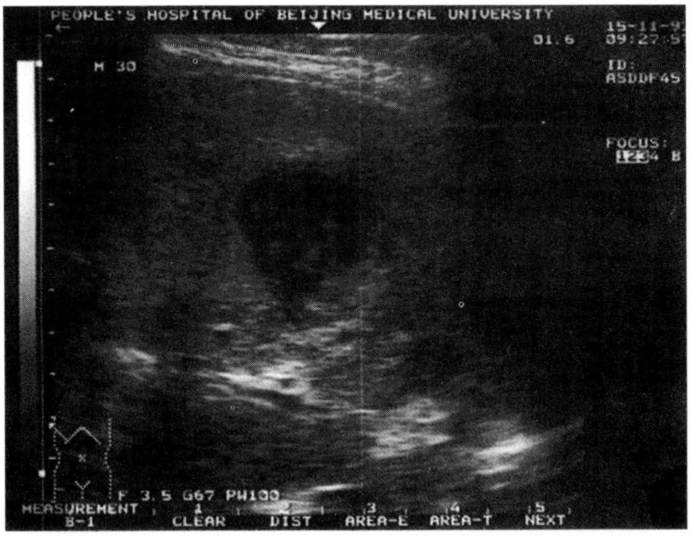

图 6-23-1　肝脓肿(一)
肝内厚壁囊性无回声

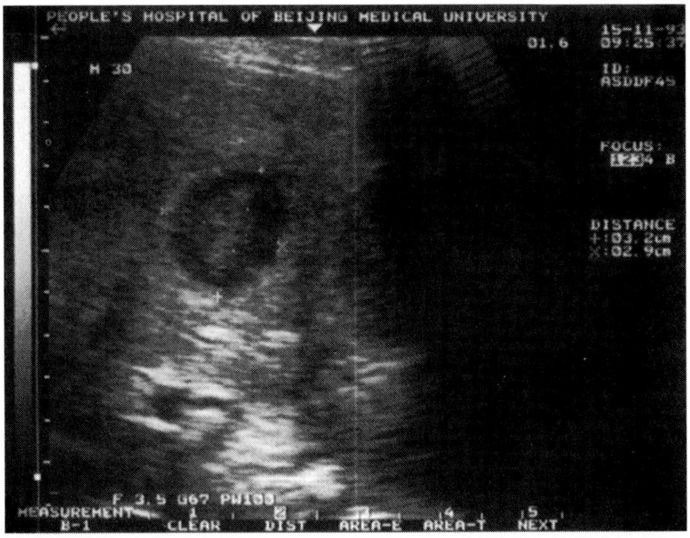

图 6-23-2　肝脓肿(二)
肝内厚壁囊性无回声

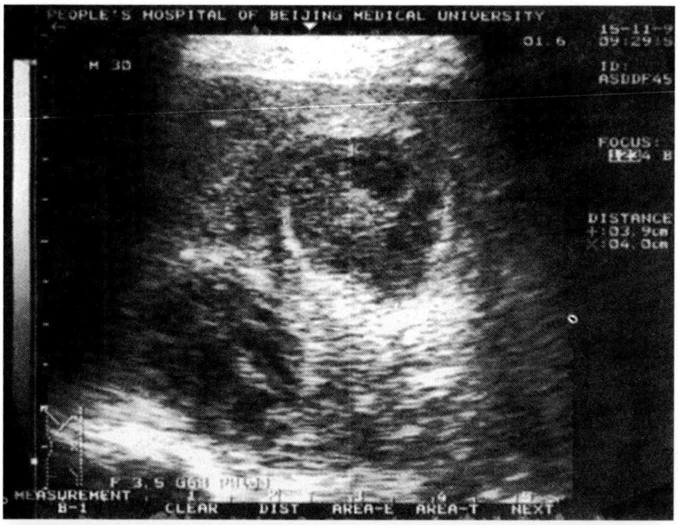

图 6-23-3 肝脓肿恢复期

肝内厚壁囊性无回声，较上图囊内回声增多

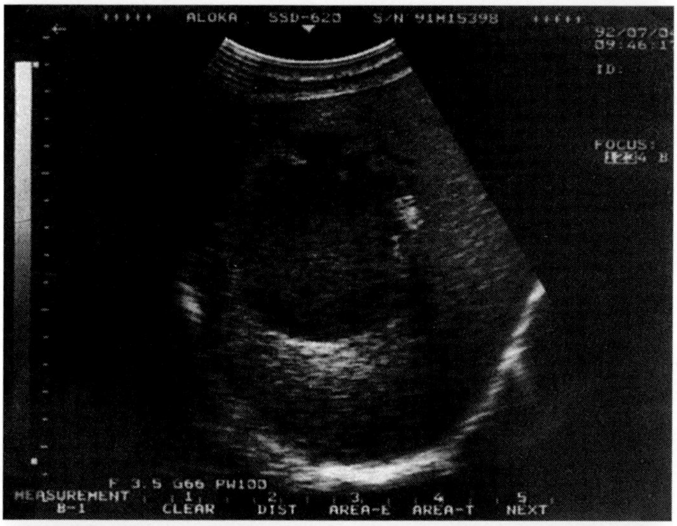

图 6-23-4 肝脓肿(三)

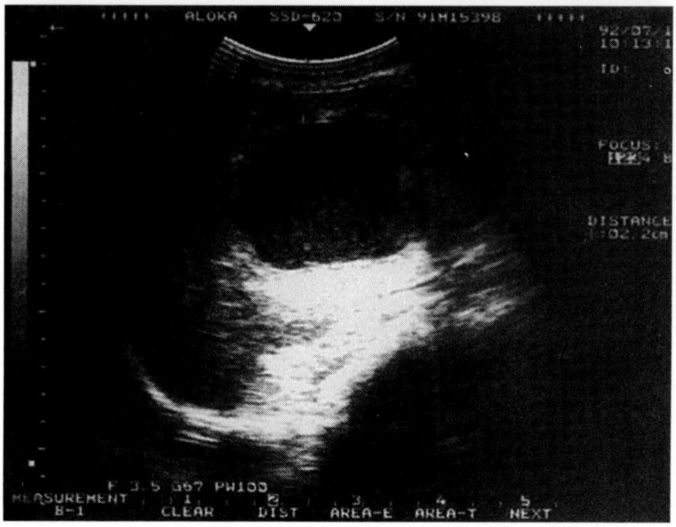

图 6-23-5 肝脓肿(四)

（富 玮）

第24例 肝棘球蚴病2例

例1

患者，男性，26岁，回族，农民，宁夏籍。因肝区疼痛，皮肤、巩膜黄染半月，发热1周入院。患者半月前无明显诱因感觉肝区疼痛，逐渐加重。病后1周突然发热，右上腹胀满伴食欲缺乏，大便正常，尿少，色黄。病后明显消瘦，2个月前曾发热1个月，腹泻、稀便，无脓血，1周。经抗感染治疗好转。患者有与牛、羊、狗等家畜密切接触史。

查体：体温39.1℃，脉搏116/min，血压100/70mmHg。急性病容，皮肤、巩膜轻度黄染，未见蜘蛛痣及肝掌，全身表浅淋巴结无肿大，心肺(正常)，左下胸及肝区膨隆，肋间隙饱满，无明显压痛，肝上界在右锁骨中线第4肋间，下界在右肋下5cm，质中等硬，明显压痛，脾未触及。

胸部X线片示：右膈肌明显升高。

实验室检查：血红蛋白10.1g/L，白细胞14.6×10^9/L，中性粒细胞0.84，淋巴细胞0.1，嗜酸性粒细胞0.02，单核细胞0.03。肝功能正常。乙肝病毒标志物(—)。总胆红素48μmol/L，直接胆红素26μmol/L。Casoni's试验(+)。血培养无细菌。

超声显像检查：肝脏明显增大，肝内局灶性圆形囊性无回声，似多房囊肿，为7.0cm×6.0cm，其内见多条圆形分隔光带。超声提示：肝棘球蚴病。

例2

患者，男性，58岁。1969年在内蒙古插队，在当地感染包虫病，又遇外伤，手术中发现腹腔内有包虫囊肿，其后曾3次手术，未能切除干净。目前肝内及腹腔内仍有肝包虫囊肿。

分析

肝棘球蚴病又名肝包虫病，有两种类型，即细粒棘球蚴和泡状棘球蚴，是一种全球性人畜共患的寄生虫病。在我国主要分布在新疆、甘肃、宁夏、青海、内蒙古等西北地区。细粒棘球绦虫寄生在狗的小肠内，虫卵排出污染食物，被人吞食后在人体十二指肠孵化成六钩蚴，经门脉入肝发育成棘球蚴。约80%初起时为单发，位于肝右叶。寄生于肝内的蚴虫发育形成的囊腔，外层形成纤维包膜，构成棘球蚴外囊。另有囊壁分化为两层，其外层形成角化层，无细胞结构呈粉皮样；内层为生发层，生发层的细胞可以不断芽生出具有空腔化作用的细胞，随着生长发育，空腔逐渐扩大为生发囊腔即母囊。在母囊壁上又可产生数量不等的有吸盘小钩的原头蚴，发展为子囊、孙囊。子囊和孙囊破裂后大量头节进入囊液，聚集成囊砂。泡状棘球蚴在肝内以群集的小囊泡向周围肝组织浸润发展，囊泡体积小，直径一般不超过0.3cm，在肝内形成肿块状或弥漫性结节状病灶。较大的病灶可发生坏死液化形成液化腔，外形多不规则，没有明显的囊壁。其主要症状或体征是腹痛和右上腹包块。产生症状的囊肿直径都>5cm。本病常见并发症有囊肿破裂、继发感染、胆道梗阻和过敏反应。

典型肝棘球蚴病超声显像表现为囊性肿物，囊壁呈双层结构。大多数包虫囊肿内含有子囊，即大的包虫囊肿中有多条圆形分割光带，似多房囊肿。子囊多为圆形，若子囊数多，则子囊可表现为不规则状。如果包虫囊肿合并感染、脓液和坏死组织表现为实块，与子囊一起构成具有明显特征的图像(混合型)。子囊一般排列在囊肿周边部，呈车轮状或蜂窝状分布。随病程变化，囊液被吸收，包虫囊肿萎缩，病灶表现为实质强回声肿块，有时有钙化表现，注意与肝内实性肿瘤相鉴别。肝包虫病的诊断需要根据流行病学资料、超声显像及血清学检查等进行诊断。超声显像显示肝脏内有典型的双囊征、囊中之囊、囊中有不定型的膜状回声(分隔光带)或囊内有囊砂征等表现。若Casoni试验或血清学检查结果阳性即可确定诊断。但疑为肝包虫囊肿时,严禁做穿刺抽液检查,以免囊液外溢导致其他部位种植。

肝棘球蚴病的病理变化甚为复杂,并可合并感染,因此,在声像图上呈现复杂化表现,目前国内外学者对肝棘球蚴病声像图的分型也有各自看法。Lewall等按肝棘球蚴病的病变过程将其分为:

1. 单纯囊肿型,囊肿内无其他结构。

2. 肝包虫囊肿内有子囊、孙囊及其间的实质。

3. 致密的钙化病灶(无生命活性)。

国内学者亦有根据肝棘球蚴病病理过程和继发病变将其分为:

1. *单纯囊肿型* 囊壁光滑呈双层结构或双层结构不明显,其内可有细小光点(囊砂征)或无囊砂征。

2. *多子囊型* 在大的囊肿内(母囊)显示大小不等多个类圆形小囊(子囊和孙囊)即"囊中之囊"表现。

3. *继发征表现* 肝包虫囊肿老化衰亡或经治疗后,包虫囊肿可出现内囊分离、内囊分离卷曲、子囊溶解、内囊及子囊感染化脓、包虫囊壁及(或)子囊钙化等继发病变,其超声显像表现为内囊分离、内囊破裂,混合回声或实变等征象。

4. *多发病灶型* 可显示2个以上不同类型表现的肝包虫囊肿病灶。

泡状棘球蚴肝包虫病少见,常为形态不规则的实质病灶。较大的实质肿块内可有不规则无回声的坏死液化区,并可见强回声斑点。

鉴别诊断:

1. *有分隔的肝囊肿* 多为低张力薄壁囊性无回声,外形可不规则并无"囊中之囊",即无母囊、子囊及孙囊,也无囊砂。

2. *多囊肝* 为先天性遗传性疾病,有家族史,常为弥漫性全肝型多囊性病变,而肝包虫病则来自疫区的感染。

3. *肝内血管性病变与非血管性病变鉴别诊断* 肝内血管(门静脉和肝静脉)的局限性扩张,特别是其损伤断面的囊性扩张与肝内非血管性囊性病变的鉴别主要是肝内胆管扩张,包括肝内外阻塞性黄疸和先天性肝内胆管囊性扩张症。结合临床,有经验的超声医师鉴别并不困难,肝内血管的局限性扩张的液性无回声区后方无回声增强。而肝内扩张胆管的后方可见回声增强,若加用彩色多普勒血流显像更为一目了然,肝内血管则可见彩色血流显示并可引出血流频谱,而肝内扩张胆管则无彩色血流显示,亦不能引出血流频谱。

4. *肝内血管局限性扩张* 肝内门静脉、肝静脉和肝动脉均可发生局限性扩张即瘤样病变。

(1)门静脉局限扩张:门静脉主干及分支均可有局限性扩张发生,呈囊状或纺锤状,内径常>2cm。大多由于门静脉壁局部先天薄弱或有憩室形成最后发生局限扩张。亦有因肝硬化门静脉高压或急性胰腺炎,胰酶消化门静脉部分腔壁而引起者。CDFI可显示其门静脉彩色血流。

(2)肝静脉局限扩张:本病大多为先天性,为肝静脉在发育过程中局部管壁薄弱所致,亦可由数支小静脉在同一部位汇入肝静脉及分支致使肝静脉及分支局部扩张。本病大多在超声显像查体中发现，临床并无症状。CDFI 可显示其肝静脉彩色血流。

超声显像图例见图 6-24-1～6-24-5。

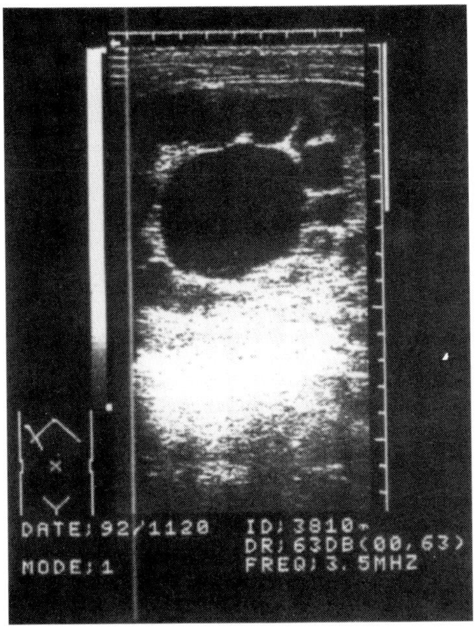

图 6-24-1　肝包虫囊肿(一)

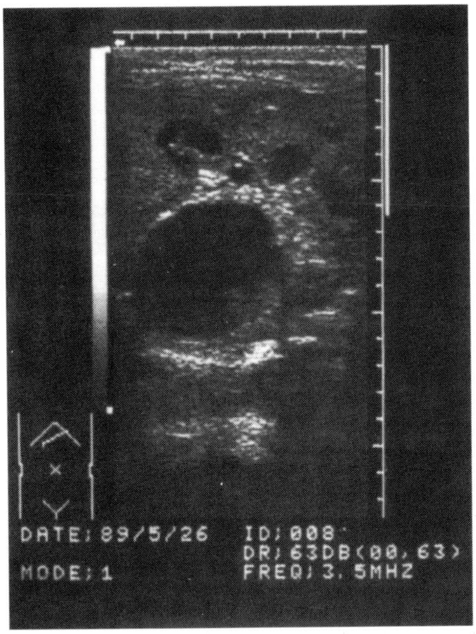

图 6-24-2　肝包虫囊肿(二)

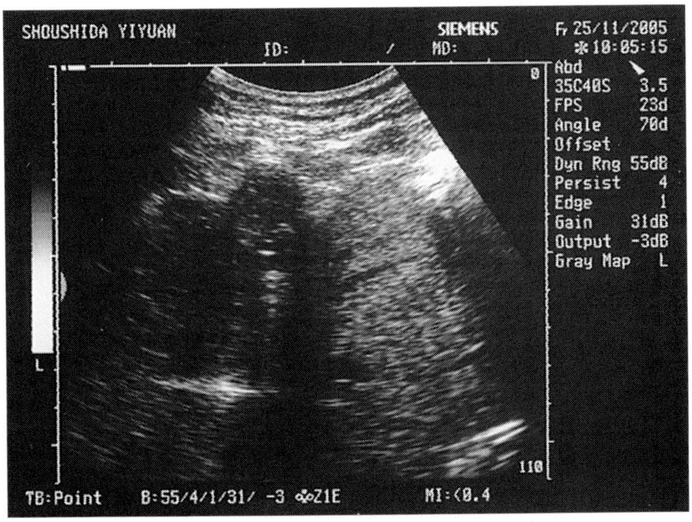

图 6-24-3　肝包虫囊肿(三)

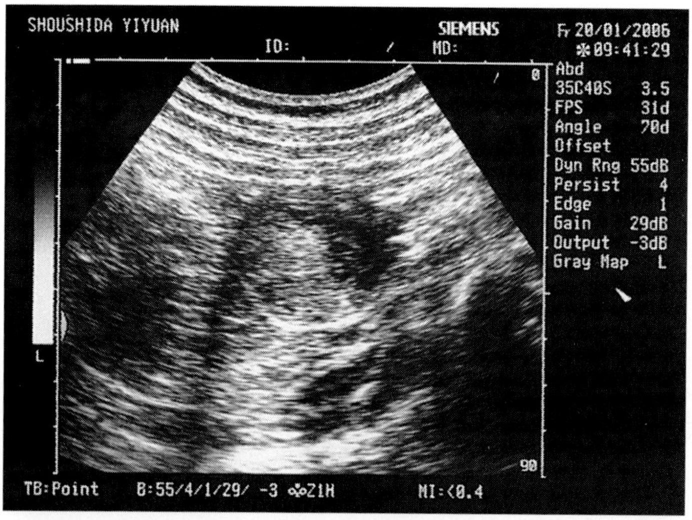

图 6-24-4 肝包虫囊肿(四)

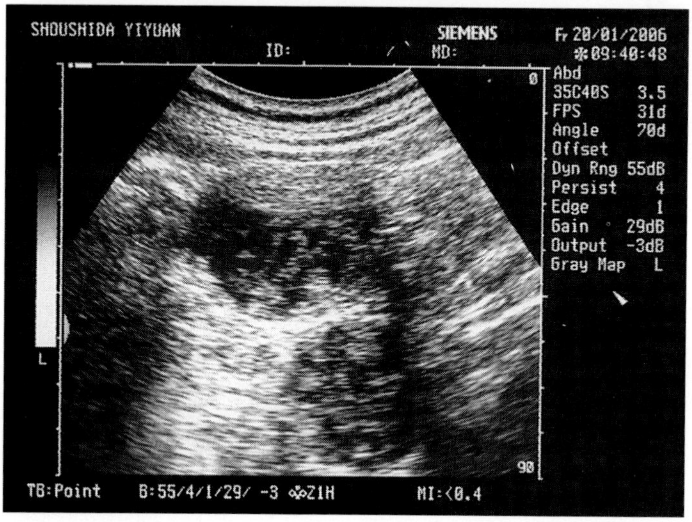

图 6-24-4 肝包虫囊肿(五)

(富京山 甘丽云)

第 25 例 腹胀、腹水——转移性肝癌(腹水的诊断思维)

患者,女性,61 岁。食欲缺乏伴腹胀月余,不发热,无恶心、呕吐,无腹痛、腹泻,无肝炎及结核病史。家中无肝炎病人。10 年前绝经,其后妇科无异常情况。既往体健,无烟、酒嗜好。腹部超声显像显示明显腹水,于肝脏内发现多个 1cm 大小的低回声结节,其周边可显示彩色血流,并可引出波动性血流频谱,当时考虑为转移性肝癌。根据声像特征考虑为腺体恶性肿瘤转移,又根据中老年男性腹水首位原因为肝硬化肝癌,中老年女性发生腹水首发原因是卵巢癌的临床经验，当即给病人做盆腔超声检查，发现左侧卵巢有 5.8cm×4.9cm 不规则低回声肿块，其内有无回声区。其周边彩色血流丰富，超声提示卵巢癌、肝转移、腹水。手术后病理报告为卵巢浆液性囊腺癌。

分析

1. 关于转移性肝癌　转移性肝癌又称继发性肝癌，是指身体其他部位的恶性肿瘤转移至肝脏。肝脏是肝内最大的实质器官，血源丰富，70%的血流直接来自胃肠道的门静脉。肝脏又与众多脏器毗邻，接纳丰富的淋巴引流。这些特点决定了肝脏是其他脏器恶性肿瘤最易转移并继发的器官。胃肠和胰腺的癌瘤可经门静脉转移至肝；肺癌、皮肤癌及转移至肺的乳腺、肾、生殖腺的癌瘤可由血行播散经肝动脉至肝脏；乳腺癌、淋巴肉瘤可通过淋巴系统转移至肝脏；胃癌、胆囊癌可直接浸润肝脏。转移性肝癌在欧美国家较为多见，高出原发性肝癌20余倍。我国原发性肝癌发病率较高，转移性肝癌发病率与原发性肝癌大体相同。

转移性肝癌的超声显像表现：

(1)无肝硬化超声显像征象，在肝脏以外可发现原发癌。

(2)门静脉内一般无癌栓。

(3)小的肝转移癌肝脏形态无改变，较大转移癌肝脏有不同程度增大。

(4)95%转移性肝癌为多发、形态相似、大小不一。大多位于肝被膜、肝静脉、下腔静脉附近。形态、回声与原发癌一致。

(5)肿块周围有明显低回声晕带(>3mm)。

(6)转移性肝癌病灶的超声表现以高回声型最为多见(肿块周围有明显低回声晕带)，大多来源于消化系统肿瘤，其中以结肠癌最为典型，发生在肝右叶者，其原发灶多在右半结肠，发生在肝左叶者，其来源大多为左半结肠。

(7)低回声肝转移癌多见于较小的转移肿块，也常见于肺癌、乳腺癌、平滑肌肉瘤、黑色素瘤和淋巴瘤肝转移，其中某些淋巴瘤肝转移可偶见类囊肿无回声肿块。肝转移癌肿块较大时，其中心易发生坏死、液化，肿块中心可见不规则无回声区。

(8)等回声肝转移癌常需观察有无晕带来判定。

(9)卵巢癌、胰腺囊腺癌转移至肝时，可于肝内发现具有原发肝癌特征的囊性病灶。

(10)来源于胃、结肠、甲状腺囊腺癌以及骨肿瘤的肝转移灶可出现钙化，超声显像可发现肿块内有强回声伴声影的征象。

(11)转移性肝癌晚期，肝内发生弥漫性大小不等结节，超声表现类似原发肝癌，有时不好区别。门静脉内也偶见癌栓。

(12)转移性肝癌一般不发生破裂出血。

在肿瘤治疗前后及随访中，超声显像检查能较早提示肝内有无转移性病灶存在。一般直径>0.5cm的癌，现代高分辨率超声显像诊断仪都可显示。但如果癌位于肝右叶上段接近横膈处或位于远场区可能漏诊，需仔细寻找。来自不同脏器的转移性肝癌，超声显像大多数特征性不强，难以判断其原发癌所在脏器，因此对原发灶不明确的肝转移癌有必要进行超声引导下组织学活检，有利于确定原发癌的组织学特征和部位。

转移性肝癌多为灰白色结节，质硬，常多发在肝表面，其形态相似，大小不等。早期转移癌可呈单个结节。转移癌患者一般无肝硬化，亦无门静脉、肝静脉癌栓及癌结节破裂之内出血，这也是与原发性肝癌的不同之处。转移性肝癌早期无明显的症状和体征，一旦出现临床症状，癌多已巨大或数目众多。其临床表现与原发性肝癌相似，有的肝转移癌患者最先表现为不明原因低热。直径＜3cm的转移性肝癌超声显像表现为低回声，直径＞3cm体积较大的转移性肝癌因内部癌细胞和间质增生、变性和坏死等病变，超声显像可表现为不均质的混合回声或高回声。当患有肝外其他脏器恶性肿瘤或有肝外脏器恶性肿瘤手术史，肝内发现单个或多个形态相似、大小不等的异常回声结节，其周围有明显低回声晕时，便可以做出转移性肝癌的超声诊断，但找不到肝外癌的原发病灶，也不能排除转移性肝癌，转移性肝癌主要要与原发性肝癌鉴别，同时也须与肝脏其他实质性局灶病变鉴别。

2. 关于卵巢癌　目前采用FIGO制定的标准，根据临床、手术和病理来分期，用于估计预后和比较疗效，见表6-25-1。

表6-25-1　原发性卵巢恶性肿瘤的分期(FIGO,1986)

Ⅰ期	肿瘤局限于卵巢
Ⅰa	肿瘤局限于一侧卵巢，包膜完整，表面无肿瘤，无腹水
Ⅰb	肿瘤局限于两侧卵巢，包膜完整，表面无肿瘤，无腹水
Ⅰc	Ⅰa或Ⅰb肿瘤，但一侧或双侧卵巢表面有肿瘤；或包膜破裂；或腹水有恶性细胞；或腹腔冲洗液阳性
Ⅱ期	一侧或双侧卵巢肿瘤，伴盆腔内扩散
Ⅱa	蔓延和(或)转移到子宫和(或)输卵管
Ⅱb	蔓延到其他盆腔组织
Ⅱc	Ⅱa或Ⅱb肿瘤，但一侧或双侧卵巢表面有种植；或包膜破裂；或腹水有恶性细胞；或腹腔冲洗液阳性
Ⅲ期	一侧或双侧卵巢肿瘤，盆腔外有腹膜种植和(或)腹膜后或腹股沟淋巴结阳性，肝表面转移定为Ⅲ期
Ⅲa	肉眼见肿瘤局限于真骨盆。淋巴结阴性，但组织学证实腹膜表面有显微镜下种植
Ⅲb	一侧或双侧卵巢肿瘤，组织学证实腹膜表面种植，直径＜2cm。淋巴结阴性
Ⅲc	腹膜表面种植＞3cm和(或)腹膜后或腹股沟淋巴结阳性
Ⅳ期	一侧或双侧卵巢肿瘤，有远处转移。胸腔积液有癌细胞，肝实质转移

注：Ⅰc及Ⅱc若细胞学阳性，应说明是腹水或腹腔冲洗液；若包膜破裂，应注明是自然破裂或手术操作破裂

卵巢恶性肿瘤早期常无症状，多在行妇科检查时偶然发现盆腔肿块。出现症状时，常有腹胀、腹部肿块及腹水。症状轻重取决于肿瘤大小、位置、侵犯邻近器官的程度、肿瘤组织学类型及有无并发症。若肿瘤向周围组织浸润或压迫神经，可引起腹痛、腰痛或下肢疼痛；压迫盆腔静脉出现下肢水肿；如为功能性肿瘤，则出现相应的雌激素或雄激素过多症状。晚期表现消瘦、严重贫血等恶病质征象。肿块多为双侧，实性或半实性，表面不光，不活动，常有腹水。转移者于腹股沟、腋下或锁骨上可触及肿大的淋巴结。

超声显像检查在卵巢恶性肿瘤分期中的应用：卵巢恶性肿瘤是生殖系统恶性肿瘤中最具致死性的肿瘤，2/3患者在诊断时肿瘤已扩散至盆腔外。因此，早期诊断、积极治疗是提

高卵巢恶性肿瘤生存率的关键所在。手术治疗是治疗的主要措施，同时根据肿瘤转移扩散情况辅以术前、术后的化疗和放疗。治疗方案的制定及疗效的判定与临床分期密切相关。超声显像检查方法简便、无创伤，鉴别卵巢良、恶性肿瘤的价值已得到充分肯定(尤其是采用阴道B超和CDFI检查)，对于其在卵巢恶性肿瘤术前分期中的价值，近年来也进行了较广泛的研究。

腹膜种植播散是卵巢恶性肿瘤较特征的扩散方式，这与腹水的存在有关。脱落或游离的癌细胞常出现在腹水或腹腔冲洗液中，即便是早期病例也如此。所谓的Ⅰ期及Ⅱ期病例中，近50%的腹水或腹腔冲洗液为阳性。腹水积聚部位易发生卵巢恶性肿瘤种植转移，故横膈、结肠旁沟、大网膜及肠系膜、盆腔腹膜及子宫直肠窝等部位在超声显像检查时尤其应予仔细观察。Tempany等总结分析了118例卵巢恶性肿瘤，70例(59%)有腹膜转移，其中大网膜转移者70例、膈下转移45例、系膜转移38例、腹腔前壁转移37例、结肠旁沟转移35例、肝表面转移25例。对于小病灶(直径<2cm)，超声显像诊断价值有限。

卵巢恶性肿瘤的淋巴转移常见，转移率高达50%～60%。淋巴转移与淋巴引流有关，主要有3条途径：①从卵巢门分出集合淋巴管，沿卵巢蒂、骨盆漏斗韧带上行，注入腰淋巴结与腹主动脉淋巴结；②部分集合淋巴管沿阔韧带走向盆壁，进入髂内、外，髂总淋巴结；③沿阔韧带流至髂外血管及腹股沟淋巴结。其中以腹主动脉及腔静脉旁淋巴结转移最为常见。淋巴结转移率随卵巢恶性肿瘤期别上升而增加，Ⅰ～Ⅳ期的转移率分别为19%、44%、62%和64%～87%。也随细胞分化的不良而增加，交界性肿瘤几乎无淋巴转移，1、2级转移率为10%，3级转移率达26%。转移性淋巴结的术前诊断主要依靠影像学检查，以短径≥1cm作为淋巴结转移的标准，CT诊断准确率达88%。另外，淋巴结中心坏死对于诊断转移性淋巴结的意义显著，阳性预测值达100%。影像学检查方法诊断淋巴结转移有相当的价值，但仍存在一定的局限性。

以往认为血行转移相对少见，近年来由于超声显像检查的广泛应用，血行转移率的诊断率有所提高。据统计，肝转移率为45%～48%，肺转移率34%～49%，肾上腺转移率15%～21%，胰腺转移率11%～21%，脾转移率15%～20%，骨及骨髓转移率11%，肾转移率7%～10%，皮肤转移率5%，脑转移率3%～6%。肝转移最常见。由于肺转移率较高，而CT对胸膜病变诊断的灵敏度高，故常做胸部的CT检查。

卵巢恶性肿瘤是依据肿瘤大小、累及范围、有无淋巴结及远处转移进行分期的。Ⅰ期：病变局限于卵巢；Ⅱ期：病变累及一侧或双侧卵巢伴盆腔转移；Ⅲ期：病变累及一侧或双侧卵巢伴盆腔以往种植或腹膜后淋巴结或腹股沟淋巴结转移；Ⅳ：远处转移。

目前，卵巢恶性肿瘤分期采用的仍是手术病理分期，即是以术中所见肿瘤范围及高危区域的全面评估为基准确定的，但影像学检查方法已被建议应用于大多数生殖系统恶性肿瘤的最初分期中，认为Ⅰ期和Ⅱ期是早期，肿瘤局限于卵巢和盆腔；Ⅲ期及Ⅳ期属于晚期或进展期，肿瘤已扩散到腹腔，甚至达到腹腔外或伴有肝实质的转移。由于超声显像检查对各部位的转移灶均有较高的诊断价值，因此对卵巢恶性肿瘤分期的价值也是值得肯定的。近年来研究表明，CT对卵巢恶性肿瘤的分期准确率达70%～90%。超声显像检查对分期诊断的价值只达到中等(54%)，以前被用作卵巢恶性肿瘤的最初检查方法，近年来随着多普勒超声的出现，以及经阴道高频超声的应用，超声显像检查的价值也得到了肯定。然而影像学分期并不能取代手术病理分期，因其存在分期过高或过低的情况。但是超声显像等影像学诊断手段，因其对卵巢恶性肿瘤分期的较高准确性，简便又无创伤，重复性好，仍然成为卵巢恶性肿瘤分期常用的检查方法。

3. 关于腹水的诊断思路　腹水即腹腔内有液体潴留。潴留的液体有漏出液和渗出液两种。漏出液的腹水一般为浅黄色液体，常见于肝硬化、充血性心力衰竭、营养不良、肾病综合征、Budd-Chiari综合征(肝静脉下腔静脉阻塞综合征)等。渗出液的腹水常见于腹膜的炎症，如结核性腹膜炎。恶性肿瘤的腹膜种植转移也可导致腹水，此时腹水内可含有癌细胞，腹水常为血性。有时腹水为乳糜状，见于胸导管或乳糜池受肿瘤或炎症浸润阻塞时，含脂质的淋巴液流入腹腔，致腹水呈乳糜状。腹膜间皮细胞的脂肪变性或腹水中含有大量蛋白亦可使腹水呈乳糜样，称为假乳糜性腹水。为理清腹水病因的诊断思路，首先要了解腹水的性质，根据腹水外观、比重、细胞计数及白细胞分类、蛋白定性和定量，一般将腹水分为漏出液、渗出液、血性腹水及乳糜性腹水。其中大多数腹水属于漏出液或渗出液。漏出液呈淡黄色、透明、不凝固，比重常低于1.018，细胞数常$<0.1\times10^9/L$，多为间皮细胞和淋巴细胞，Rivatlta试验反应阴性，蛋白定量在25g/L以下；渗出液呈淡黄色或草黄色，浑浊且易凝固，比重一般高于1.018，细胞数多在$0.5\times10^9/L$或以上，Rivalta试验反应阳性，蛋白定量在25～30g/L或以上，但以上这些数据不能绝对化。临床上有不少病例腹水化验结果有几项符合漏出液，而其他几项又符合渗出液，因此，要得到正确的判断，不仅要依靠腹水化验结果，还必须结合全面的临床资料进行深入细致的分析。若腹水为漏出液，而临床仅有腹水并无全身水肿，或腹水出现于下肢水肿之前，并有低蛋白血症，其腹水常见的病因为肝硬化，典型表现有黄疸、肝掌、蜘蛛痣、脾大、肝功能异常等，此时诊断容易判定。但临床上有些病例缺乏特异表现，除低蛋白血症外肝功能并无明显异常，此时超声显像诊断可提供有价值的资料。上消化道造影可能对食管静脉曲张漏诊，最有帮助的是做胃镜检查，有无食管静脉曲张一目了然。其阳性发现即可有门脉高压存在。门脉高压最常见的病因为肝硬化。肝硬化腹水合并结核性腹膜炎其腹水可以接近漏出液，如果肝硬化腹水常规治疗后腹水不消退，患者又有腹痛、发热、盗汗等症状，应高度警惕是否合并结核性腹膜炎。由于结核性腹膜炎多为继发性病变，故应在肺、肠道或泌尿、生殖系统寻找结核病灶，对诊断结核性腹膜炎多有帮助。肝硬化腹水经给予利尿药、静脉输入白蛋白并放腹水，一般应该有效，如果经上述治疗腹水仍然顽固存在，甚至增多，此时应考虑是否在肝硬化基础上合并原发性肝癌，超声显像检查应仔细寻找肝癌病灶，特别是弥漫型肝癌，超声检查有一定困难。若能发现门静脉内的癌栓，则诊断成立。

研究资料表明，肿瘤性腹水大多为渗出液(占68.9%)，其次为漏出液(占22.3%)、乳糜腹水(占4.4%)、血性腹水(占4.4%)。当肿瘤性腹水为渗出液时，其最容易与结核性腹膜炎混淆，尤其是腹膜间皮瘤，由于容易被临床忽视，在鉴别诊断中应加以注意。当肿瘤性腹水为漏出液时，常误诊为肝硬化或不明原因腹水，肝脏或胰腺等器官的恶性肿瘤、胃肠道肿瘤或女性盆腔肿瘤，经过规范的仔细的超声检查一般均能明确诊断。许多原发性或转移性恶性肿瘤都可伴有腹水，有的消化道肿瘤及妇科肿瘤常以腹水为首发征。经统计，男性肿瘤性腹水中肝癌占首位，女性肿瘤性腹水以卵巢癌占首位。其他引起腹水的常见肿瘤有腹膜间皮瘤、胃癌、大肠癌、胰腺癌、子宫癌、恶性淋巴瘤等。恶性肿瘤腹水产生原因常是多方面的。主要是由于恶性肿瘤转移种植于腹膜或腹腔，渗出液增多；癌组织浸润引起的糜烂出血；癌组织压迫门静脉或下腔静脉引起腹水。恶性肿瘤性腹水检查表现不一,常见为血性腹水或渗出液,也可表现为漏出液或乳糜性腹水,腹水中找瘤细胞是确诊的重要手段。若瘤细胞阴性时应进一步做超声显像、CT 或腹腔镜检查。此外,应考虑腹膜间皮瘤,因大量间皮细胞增生渗出形成腹水。腹膜间皮瘤有良性和恶性,主要依靠病理诊断。临床特点是反复顽固的腹水,可伴腹、消瘦、发热,腹水为渗出液或血性。临床上易误诊。

超声显像图例见图 6-25-1～6-25-6。

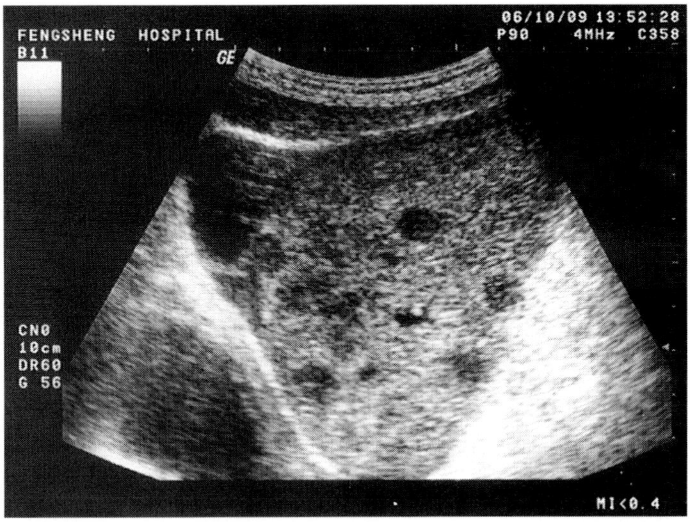

图 6-25-1 转移性肝癌腹水(一)

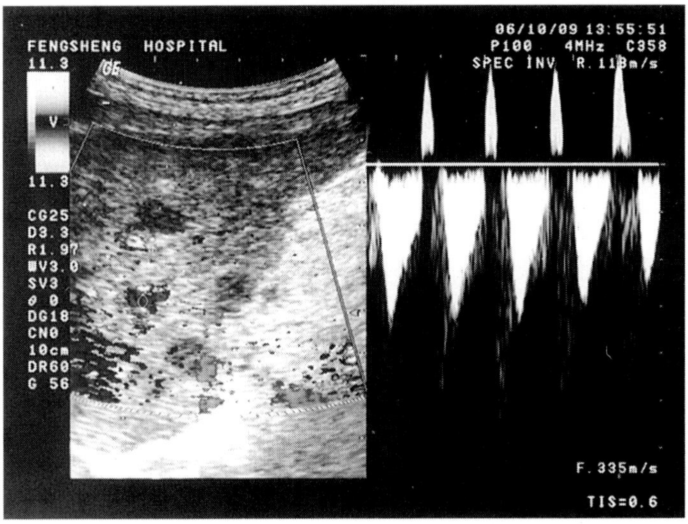

图 6-25-1 转移性肝癌腹水(二)
肝内血流丰富

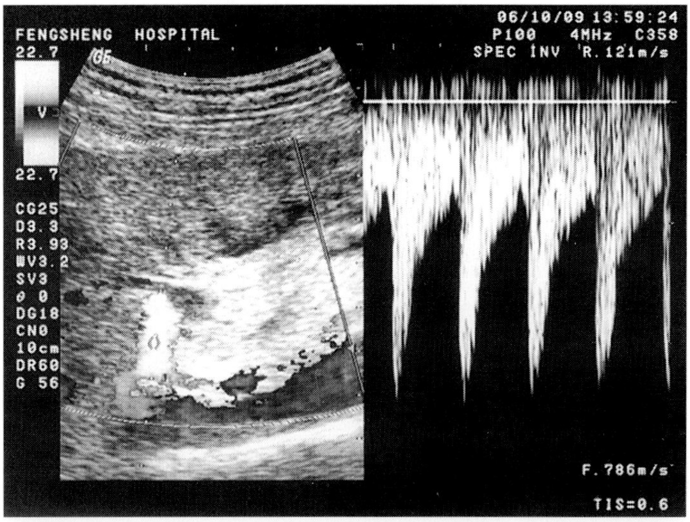

图 6-25-3 转移性肝癌

肝动脉供血增多

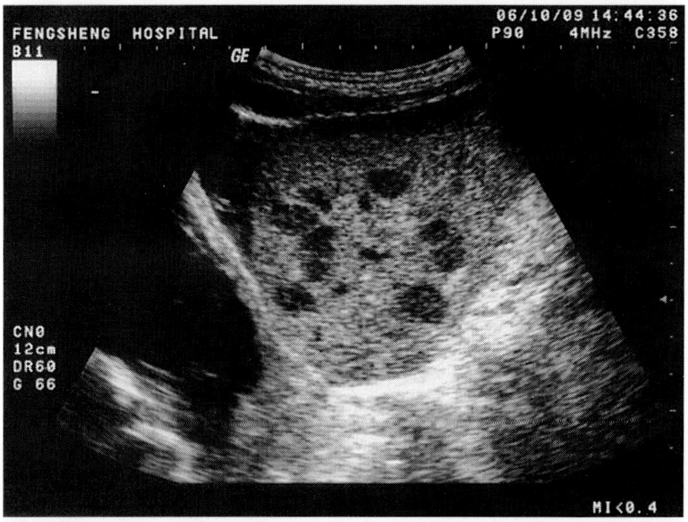

图 6-25-4 转移性肝癌腹水(三)

肝内多发低回声结节

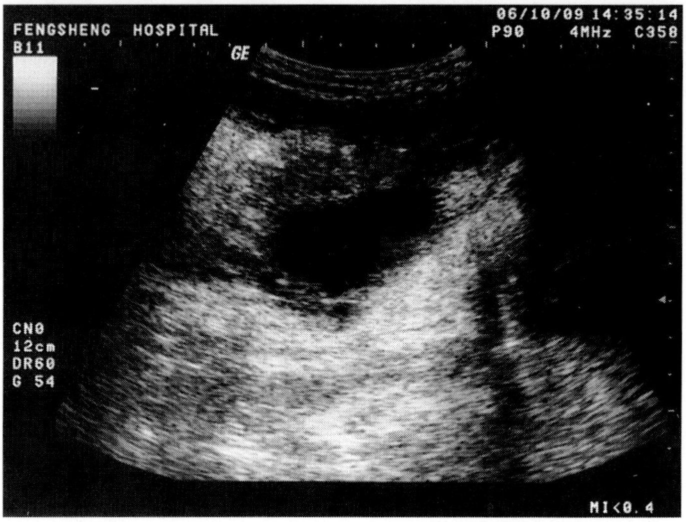

图 6-25-5 转移性肝癌腹水(四)

卵巢癌(原发灶)

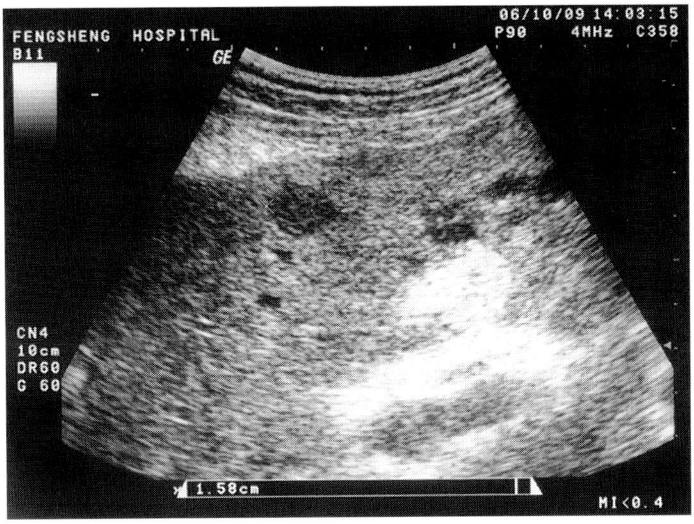

图 6-25-6 转移性肝癌腹水(五)
肝内低回声结节

（富京山 马克梅）

第 26 例 多囊肝与其他肝脏囊性病变鉴别诊断

患者，女性，51 岁。3 年来感上腹胀满。血 ALT 和胆红素在正常上限，左肾核素扫描为小肾图(无功能)。超声显像检查肝脏明显增大，肝内众多囊性无回声，最大 10.0cm×9.6cm，左肾亦明显增大，其内可见多个囊性无回声，最大 4.4cm×4.1cm。超声提示为多囊肝伴多囊肾。2 周后其兄亦来做超声显像检查，超声提示为多囊肝、多囊肾。

分析

多囊肝(polycystic liver)是一种先天遗传性疾病，有家族倾向。女性多于男性，中年发病。50%患者合并肝外多囊病变，以多囊肾为主。早期多无症状，一般在 30～50 岁出现症状，主要表现为腹胀、食欲缺乏、恶心、呕吐。压迫胆管时可发生黄疸，压迫门脉可发生腹水。体检可发现肝大及肝表面的囊性肿块。

多囊肝的声像图特征为：

1. 肝脏不规则增大，形态失常，病变所在的肝叶常更为明显。

2. 肝脏切面可显示多个大小不等、弥漫分布的囊性无回声。各个囊壁紧密相邻，常有共同囊壁，有的似相互沟通。

3. 囊肿间可以看到正常肝组织的回声，严重者则不见肝组织结构。

4. 50%的患者合并肝外多囊性病变，如胰腺、脾脏、肾脏和卵巢等，以多囊肾最多见。

5. 婴儿期或胎儿期用超声显像检查发现多囊肝病变。

鉴别诊断：

大多数多囊肝超声显像表现明确，超声显像诊断并无困难。如果同时发现肝、脾、胰腺、卵巢及附睾的多囊性病变，或其一或其中几种与肝囊肿共存，即可确定诊断。

在鉴别诊断方面应注意囊病的几个特点：①多囊肝为先天性疾病，具有遗传性和家族史，病情进展一般较为缓慢，但亦存在疾病某一阶段或过度劳累后其中部分囊肿可迅速增大。②

肝脏体积普遍增大，形态失常即大多为全肝型多囊性病变。③全肝呈广泛分布的大小不等的囊性无回声，互不连通，不显示囊肿特有的"后方增强征"。是由于囊肿前后靠近，透过上一个囊肿的声束落入下方囊肿的液性无回声区，不产生反射和散射现象，致使上一个囊肿的后方回声不能增强。④多数病例可同时扫查出多个脏器的多囊性病变，尤以多囊肾为多。

多囊肝与多发性肝囊肿疾病(先天性肝内胆管扩张症)的鉴别见表 6-26-1。

表 6-26-1 多囊肝与多发性肝囊肿及 Caroli 病的声像鉴别

	多囊肝	多发性肝囊肿	Caroli 病
肝脏形态	肝脏普遍增大，形态失常	正常	肝可增大
囊肿数目和分布	多个大小不等，弥漫分布互不相通	多少及大小分布不等，散在分布	多个沿肝内胆管分布并与胆管连通
囊肿大小	大小不等	大小不等	小至中等大小
囊肿形态	圆形或不规则	圆形	梭形
囊壁	薄，光滑	薄，光滑	稍厚，回声较强
后方回声	不增强	明显增强	增强
合并多囊肾	50%合并多囊肾	无	无

肝脓肿亦是肝脏囊性病变。超声显像检查可以明确诊断肝脓肿，并可检出脓肿数目、大小和部位，为手术及穿刺提供依据。肝脓肿超声显像表现与脓肿的病理过程和坏死组织的复杂结构有关。临床上某一次超声显像检查通常只反应脓肿形成、吸收、愈合衍变过程中某一阶段超声显像图像变化，而各个阶段的病理特征不同。肝脓肿超声显像表现甚为复杂。因此在肝脓肿的超声显像诊断中应密切结合病史和体征，并进行动态观察。肝脓肿的超声显像有以下特征：

1. 肝脏形态无改变，脓肿大者肝脏常增大、增厚。影响到肝被膜时，可有限局性隆起。
2. 肿脓形态为圆形或椭圆形。
3. 脓肿壁常较厚，一般为 0.3～0.5cm，内壁多不光滑，外壁较整齐。
4. 早期肝脓肿即未液化时，常为低回声肿块，与肝组织界限较模糊，须与肝结核、转移性肝癌鉴别。后者肿块周围有明显弱回声晕带，彩色血流丰富，诊断需密切结合临床。
5. 脓肿形成期，其内出现坏死、液化时，显示蜂窝状结构，回声较弱，液化区为不规则无回声。脓肿形成后，超声可见典型的肝脓肿表现，即为圆形、厚壁、囊性无回声，内有散在光点。
6. 有时于脓肿内发现强回声气体多重反射，提示为产气菌脓肿。
7. 脓肿周围肝组织因炎症反应，回声常较弱。
8. 慢性脓肿壁因有钙化而回声较强。
9. 肝脓肿可出现膈肌活动受限和右侧胸腔反应性积液等伴发表现。

超声显像图例见图 6-26-1～6-26-8。

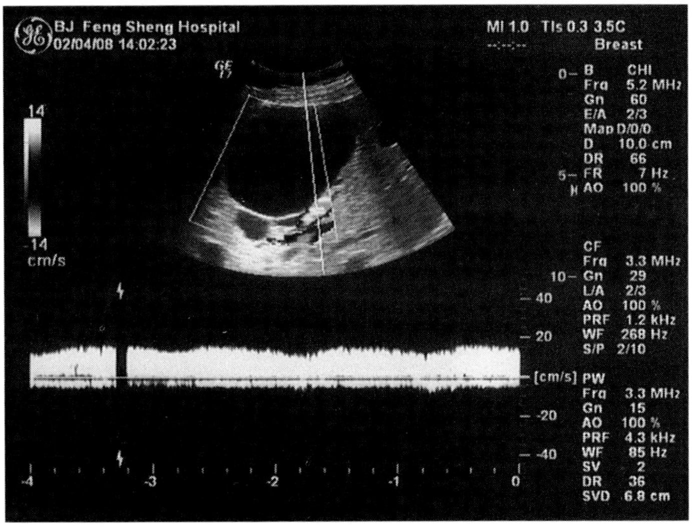

图 6-26-1 多囊肝(一)
多囊肝(囊肿周边血流)

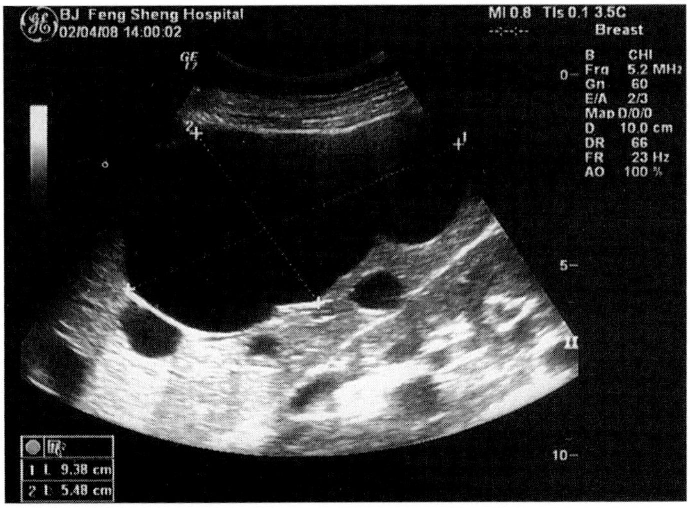

图 6-26-2 多囊肝(二)

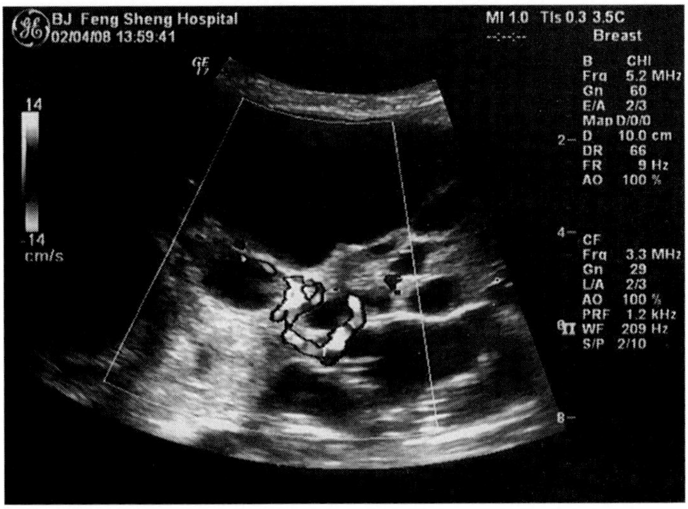

图 6-26-3 多囊肝(三)
示多囊肝血流情况

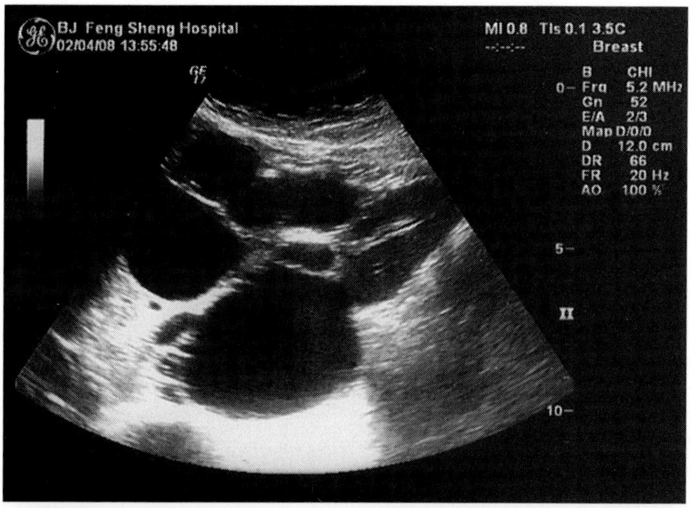

图 6-26-4 多囊肝(四)

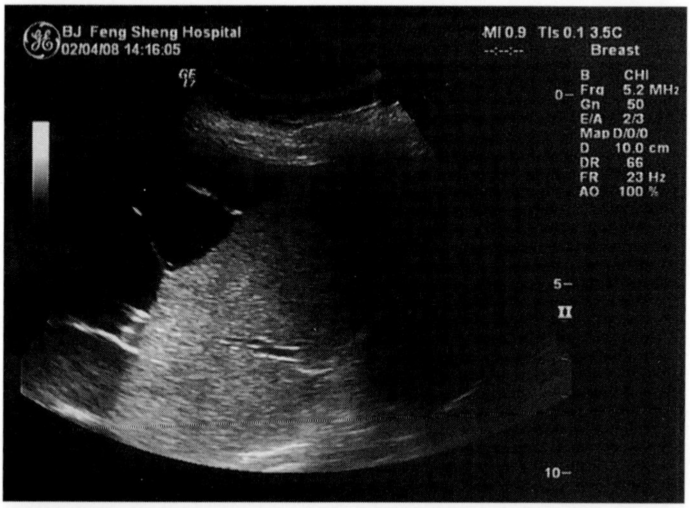

图 6-26-5 多囊肝(五)
肝右叶多囊已靠近脾

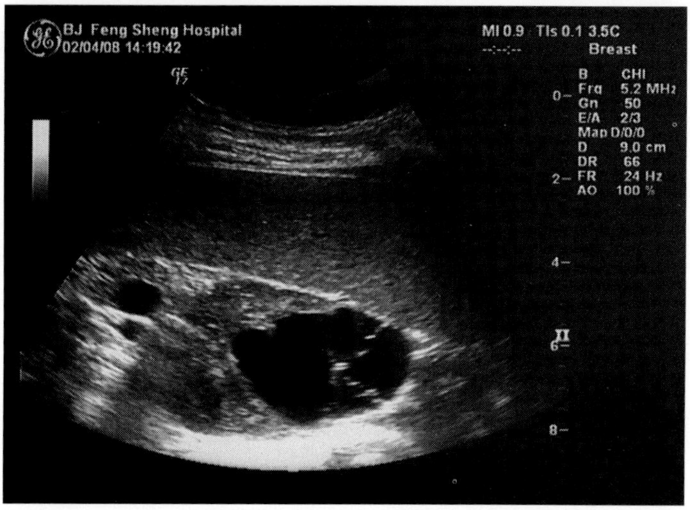

图 6-26-6 多囊肝(六)

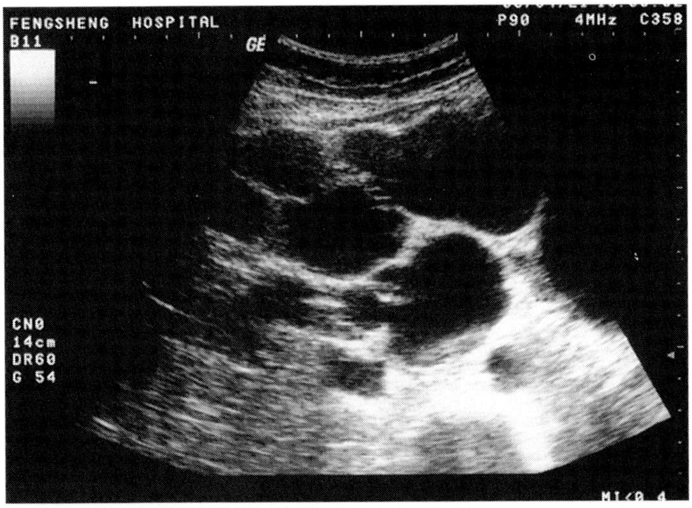

图 6-26-7　多囊肝(七)

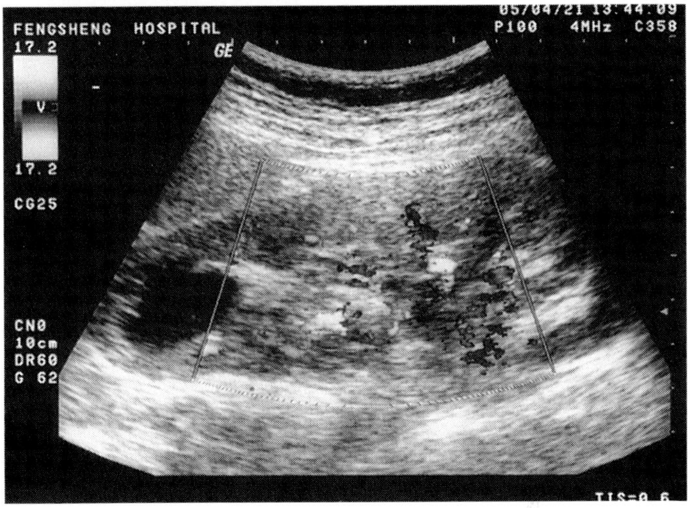

图 6-26-8　多囊肝(八)
左肾囊肿

（富　玮）

第 27 例　肝脏局灶性病变鉴别诊断

例 1

患者，男性，45 岁。右上腹出现憋胀感 2 个月。超声显像检查发现肝囊肿。

例 2

患者，男性，47 岁。无不适。B 超查体发现多发性肝囊肿。

例 3

患者，女性，51 岁。无不适。B 超查体发现多囊肝及多囊肾。家族中其兄亦患多囊肝、多囊肾。

例 4

患者，男性，宁夏籍农民。上腹痛、右上腹包块 1 年余。超声显像检查肝内局灶性圆形囊性无回声，似多房囊肿，其内见多条圆形分隔光带。超声显像提示：肝棘球蚴病。

例 5

患者，男性，58 岁。1969 年在内蒙古插队，在当地感染包囊虫病，又遇外伤，手术中发现腹腔内有包虫囊肿，其后曾 3 次手术，未能切除干净。目前肝内及腹腔内仍有肝包虫囊肿，呈慢性期。

例 6

患者，男性，36 岁。上腹部外伤后 2 小时，超声显像检查发现肝实质不规则低至无回声区，为外伤至肝实质破裂。

例 7

患者，男性，39 岁。高热、寒战伴多汗、恶心，肝区胀痛并向右肩放射，白细胞计数为 $14.7\times10^9/L$，中性粒细胞 0.90。超声显像检查发现肝内数个厚壁囊性无回声，其内有低回声光点，超声提示肝脓肿。

例 8

与例 7 为同一患者，不同肝脏切面显示肝脓肿。

例 9

患者，男性，49 岁。患乙型肝炎 6 年，现发热、肝区疼痛、黄疸。超声显像检查发现右肝有一 9.0cm×7.0cm 不均匀中高回声区，其内可见片状无回声区，超声显像提示原发性肝癌液化坏死。

例 10

患者，男性，52 岁。发现肝炎后肝硬化 4 年，现右肋痛，食欲缺乏、消瘦、腹胀。超声显像检查发现坏死后肝硬化并于右肝发现一 7.0cm×6.0cm 椭圆形肿块，超声提示原发性肝癌。

例 11

患者，男性，48 岁。发热、肝区痛、消瘦、腹胀。超声显像检查发现右肝多处不均匀中高回声区，最大 5.0cm×4.0cm，并在门静脉内可见癌栓，超声提示原发性肝癌。

例 12

患者，男性，61 岁。无不适。B 超查体发现肝右叶有 2 个形态相似、大小不等、边界清楚的中等回声区，肿块周围有明显声韵，超声显像提示转移性肝癌。

例 13

患者，男性，62 岁。因十二指肠肉瘤，行切除术，开腹后发现已不能切除，2 个月后超声显像检查发现左肝有一 4.0cm×3.0cm 不均匀中高回声区，肿块周围有声韵，超声显像提示转移性肝癌。

例 14

患者，女性，36 岁。无不适。超声显像检查发现肝脏左叶有一 2.5cm×2.0cm，边界清楚中高回声团块，其内可见小血管断面，超声显像提示肝血管瘤。

例 15

患者，男性，51 岁。无不适。超声显像检查发现肝脏血管瘤 3.5cm×3.0cm，边界清楚呈中低回声区，其后超声显像检查、CT及核素扫描3年内多次检查该病灶无变化。

分析

肝脏局灶性病变又称肝脏局限性病变或肝脏占位性病变，是肝脏最常见的疾病之一，种类繁多，诊断时有困难，特别需要鉴别。根据其超声显像表现，鉴别要点如下：

1. 肝内异常回声区　肝脏局灶性病变的超声显像大多表现为肝实质内的异常回声区，即病变区域回声强度不同于肝脏实质，超声显像可显示其回声强度高于或强于肝实质回声，低于或弱于肝实质回声，也可相等或相近于肝实质回声。病灶回声和肝实质回声差别越大越易识别，但应强调的是，一些病例其病灶区与正常肝实质之间的回声强度差别仅3dB左右，几乎为等回声，此时应换用高灰阶超声诊断仪扫查，才可显示病灶。曾有肝硬化肝癌患者因肝硬化(肝实质)与肝癌病灶之间回声强度差别不大而发生超声误诊者(当时CT显示了肝癌病灶)，所以对此类肝硬化病人应特别小心扫查，选用高灰阶、高分辨力超声诊断仪，并优化三者条件重复检查或请有经验医师会诊，以免耽误诊断。

2. 肝内局灶性病变的确切显示　为显示肝内病灶的确切存在，超声医师在检查中注意予以鉴别：

(1)在两个以上的切面中均可明确显示，在一个切面中发现病灶后，估计其所在的空间位置(需要在工作中有意识去钻研、练习)，即三维立体定位法，将探头移至另一位置，将声束移向病灶位置进行扫查，使之再度出现上一切面中的病灶。并可重复数次。

(2)有些病灶位于肝右叶膈顶部、左外叶外侧角处或肋骨下肝表面区，因肺部气体及肋骨遮盖或位置问题，肝内病灶仅能在一个切面中显示，此种情况也可判定病灶之存在。

(3)肝内局灶性病变应有明显立体感。超声显像扫查病灶后探头位置不变，做扇形扫查或沿原位置做小范围来回扫查，因病灶是三维的块状物(肿瘤)，可显示出病灶大小的变化，即显示其立体感。

3. 肝脏局灶性病变多有清晰完整的包膜，或不完整包膜，或有特殊的边界　包膜可薄可厚。有的病变如血管瘤无包膜，但分界清楚。少数病灶其边界模糊不清，如弥漫性肝癌或炎性反应。

4. 肝表面被膜隆起　发生在邻区肝脏表面或底面的局灶性病变，如果体积较大或质地较硬，可使肝脏表面被膜或底面被膜隆起。生长在肝下角部位的肿瘤可使其局部呈球形肿块。

5. 局灶性病变周围管道受压弯曲　肝内局灶性病变，特别是肝实质性肿瘤，因其膨胀性生长而挤压其周围肝组织和管道，使病灶周围管道形态失常，管道受压后常使其行径弯曲，其凹弧面面向局灶性病变区，受压明显时可使周围管径变窄甚至关闭。在原发性肝癌肿块周围血管常形成周围环绕即血管围绕征。这在彩色多普勒血流显像中更为清楚明显。

6. 邻近脏器受压　较大质硬又接近肝表面的肿瘤可使邻近脏器受压，如肝右叶下段肿瘤(外生性)可压迫右肾，左外叶下段肿瘤可压迫胰腺等。

7. 内部回声不同　肝脏局灶性病变内部回声因病变不同其回声亦不相同，即回声强弱不同。

(1)无回声：在常规腹部超声显像条件下，局灶病变区无任何回声反射信号，此种无回声常见于肝内液性病变，如囊肿、血肿、正常门静脉、肝静脉，下腔静脉内亦为无回声，以往所谈的实质性病变如恶性淋巴瘤肝转移结节为无回声，实为弱回声。

(2)低回声：在常规腹部超声显像条件下，局灶性病变区较同样深度的周围肝组织回声为低。常见于低回声小肝癌、低回声型肝血管瘤、皮样囊肿及肝脓肿。

(3)等回声:在常规腹部超声显像条件下,局灶病变区内回声强度与同样深度的周围肝组织回声相等或相近,如果等回声病灶周围有明显包膜及边界,或者出现邻近结构、组织被挤压推移时,较易确定其存在,否则不易识别,等回声肝癌结节常发生于原发性肝癌中期。

(4)高回声:在常规腹部超声显像条件下,局灶性病变回声强度高于同样深度的周围肝组织的回声强度。一般高回声概念是正常肾突回声或门静脉管壁及胆总管回声或略高。最典型的高回声就是肝血管瘤(回声增强型),原发性肝癌也有高回声者。

(5)强回声:在常规腹部超声显像条件下,局灶性病变回声强度与胆囊结石或胃、十二指肠内气体表面强回声反射相近,多见于肝内病灶壁层钙化,结肠癌肝转移的钙化结节等。

(6)局灶病变回声分布情况:肝内局灶性病变内回声分布可均匀或不均匀,一般情况下是恶性肿瘤回声不均匀而良性病变回声较均匀,但有些恶性病变回声亦均匀,如早期的低回声小肝癌或恶性淋巴瘤肝内转移结节。

8. *后方回声变化* 肝内局灶性病变后方回声常有变化,可以有不同程度的增强或减弱,亦可无明显改变,其侧后方回声亦可发生变化。

(1)明显减弱但声影模糊:为明显纤维化的病灶。

(2)明显减弱但声影清晰:为钙化明显病变如慢性肝脓肿囊壁钙化及结肠癌肝转移的钙化结节。

(3)稍减弱:肝内实质性病灶有声衰弱者,如原发性肝癌。

(4)无改变:肝内实质性病灶声衰不明显者,其病灶后方回声可无改变,如原发性肝癌。

(5)明显增强:肝内液性病变因透声良好,其后方回声明显增强,如肝囊肿、肝脓肿。

(6)稍增强:多为肝内实质性病变,如低回声小肝癌和低回声血管瘤等。

(7)侧后声影:在肝内局灶性病变后方两侧边缘出现,常有两细条状声影,为折射声影,提示局灶性病变有光滑的纤维包膜。

根据肝脏局灶性病变超声显像表现,从声像图主要特征出发,结合解剖、病理及临床进行深入细致地分析、比较和鉴别。

肝脏局灶性病变超声显像分类见表 6-27-1 和表 6-27-2。

表 6-27-1 肝脏液性局灶性病变

肝脏液性病变	良性	多囊肝 肝脓肿 肝血肿 肝内静脉扩张(门静脉或肝静脉) 肝动脉瘤 Caroli 病 肝包虫囊肿 肝皮样囊肿
	恶性	原发性肝癌中心坏死液化 具有分泌功能的转移性肿瘤

表 6-27-2 肝脏实性局灶性病变

<table>
<tr><td rowspan="3">肝脏实性病变</td><td>良性</td><td colspan="2">肝血管瘤
肝腺瘤
错构瘤
纤维化结节
结节病
局限性炎症
肝结核</td></tr>
<tr><td rowspan="2">恶性</td><td>原发性肝细胞性肝癌</td><td>巨块型
结节型
弥漫型</td></tr>
<tr><td colspan="2">原发性胆管细胞性肝癌
肝母细胞瘤
转移性肝癌
肝内艾滋病结节</td></tr>
</table>

超声显像图例见图 6-27-1～6-27-15。

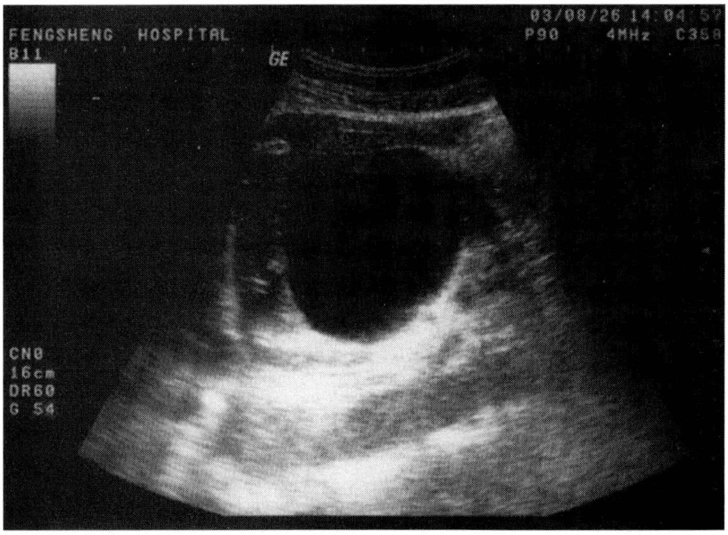

图 6-27-1 肝脏局灶性病变——肝囊肿

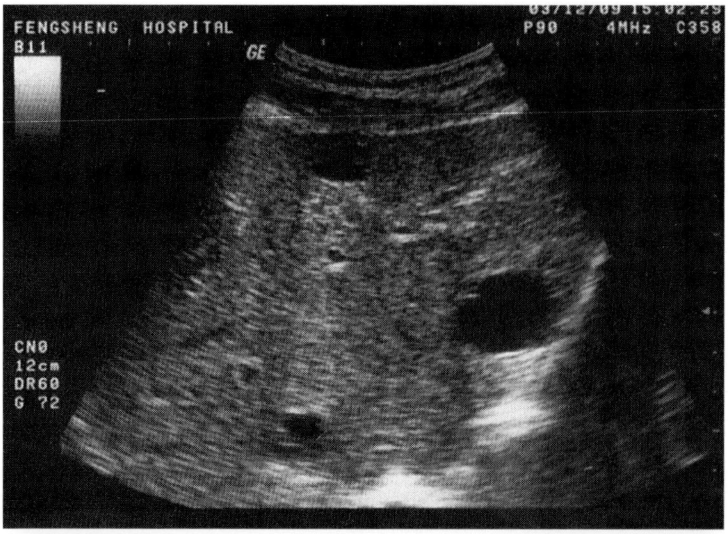

图 6-27-2 肝脏局灶性病变——多发性肝囊肿

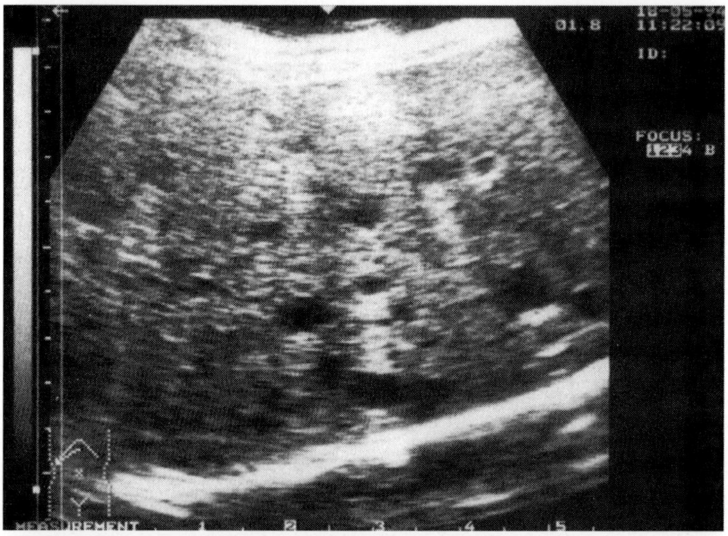

图 6-27-3 肝脏局灶性病变——多囊肝

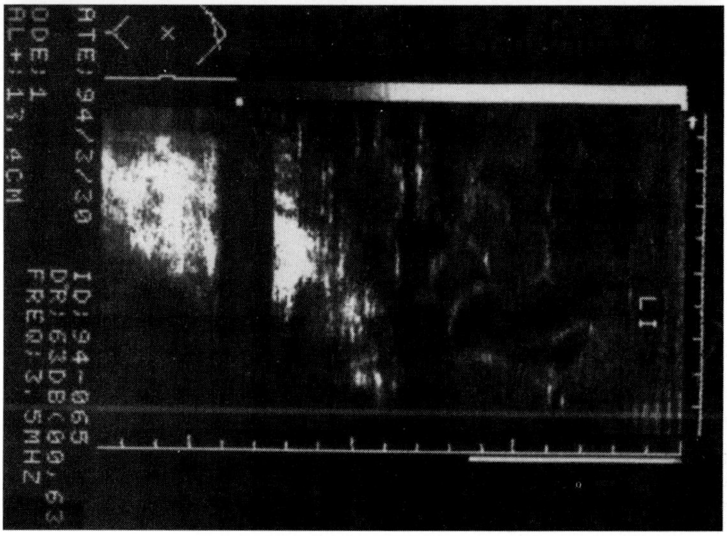

图 6-27-4 肝脏局灶性病变——肝包虫囊肿

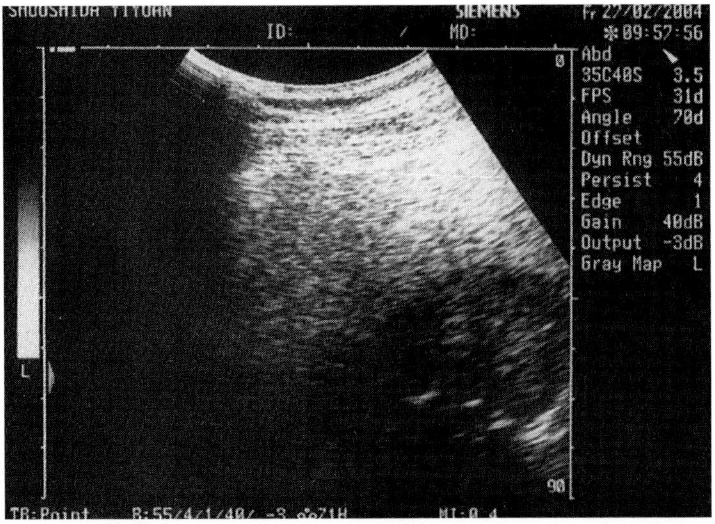

图 6-27-5 肝脏局灶性病变——肝包虫囊肿慢性期

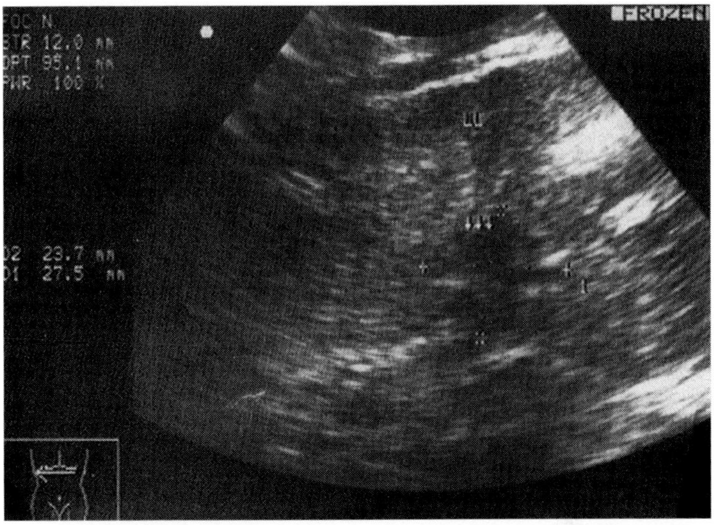

图 6-27-6 肝脏局灶性病变——外伤后肝实质破裂

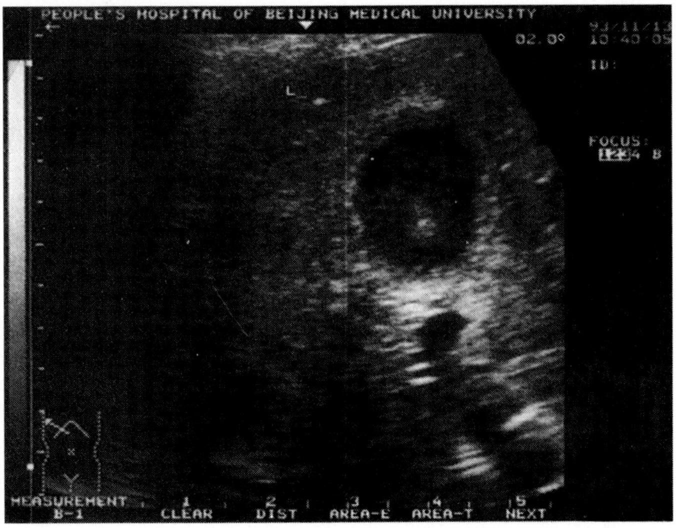

图 6-27-7 肝脏局灶性病变——肝脓肿(一)

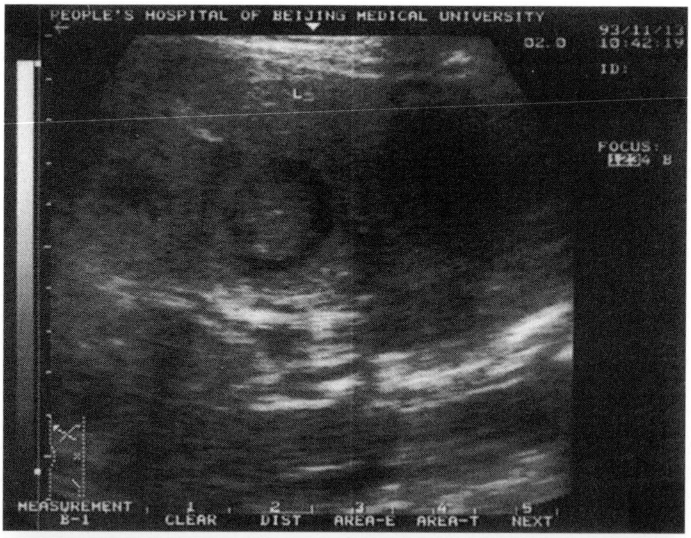

图 6-27-8 肝脏局灶性病变——肝脓肿(二)

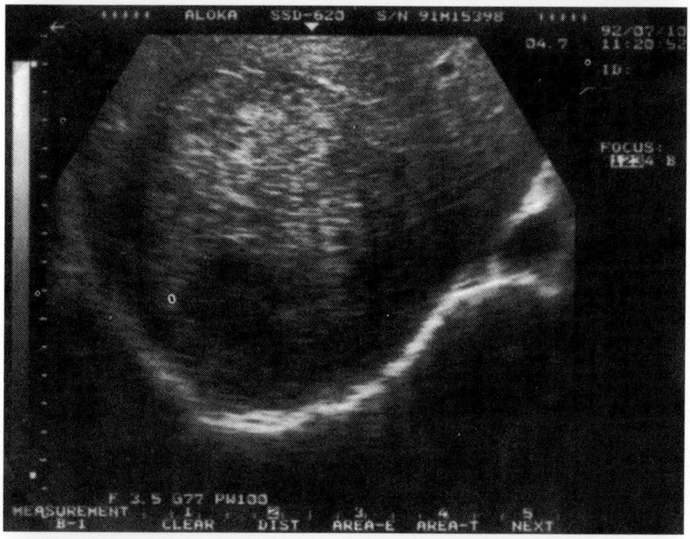

图 6-27-9 肝脏局灶性病变——原发性肝癌液化坏死

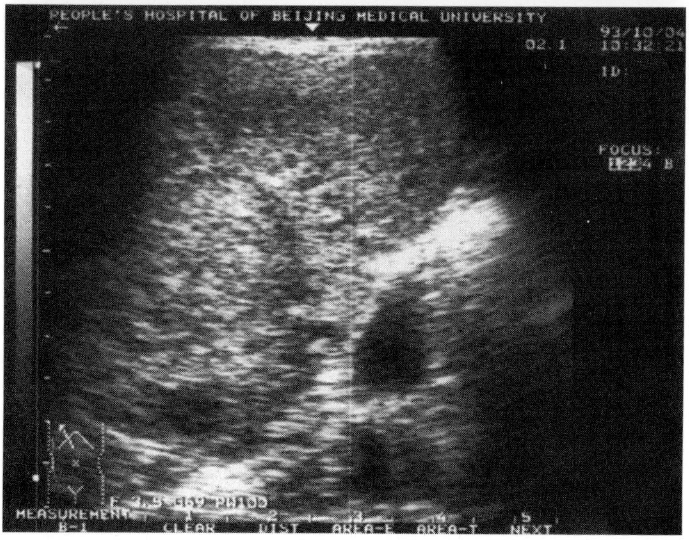

图 6-27-10 肝脏局灶性病变——原发性肝癌(一)

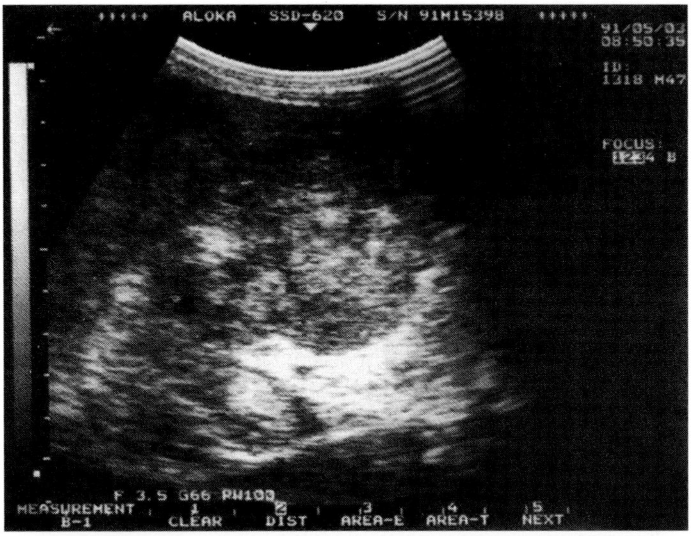

图 6-27-11　肝脏局灶性病变——原发性肝癌(二)

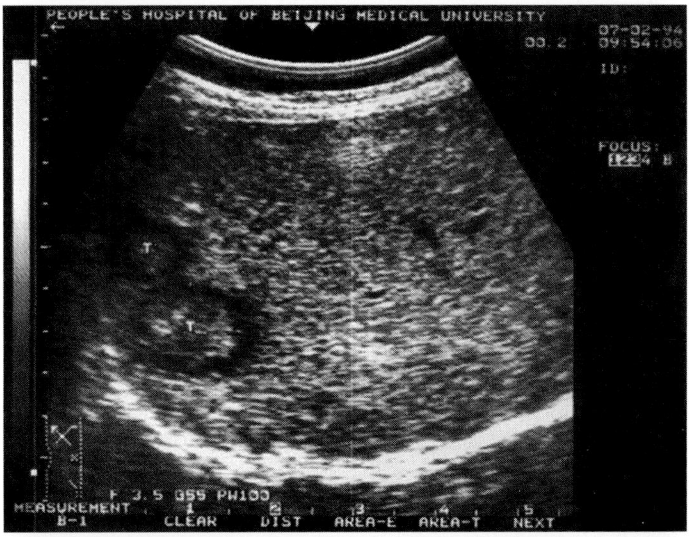

图 6-27-12　肝脏局灶性病变——转移性肝癌(一)

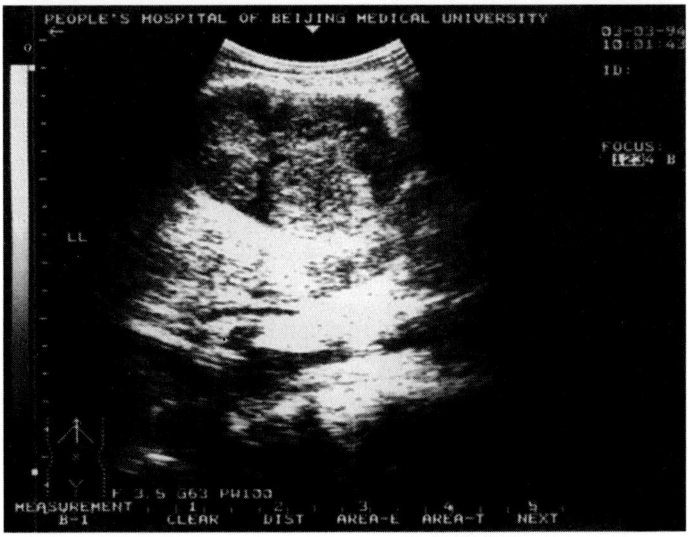

图 6-27-13　肝脏局灶性病变——转移性肝癌(二)

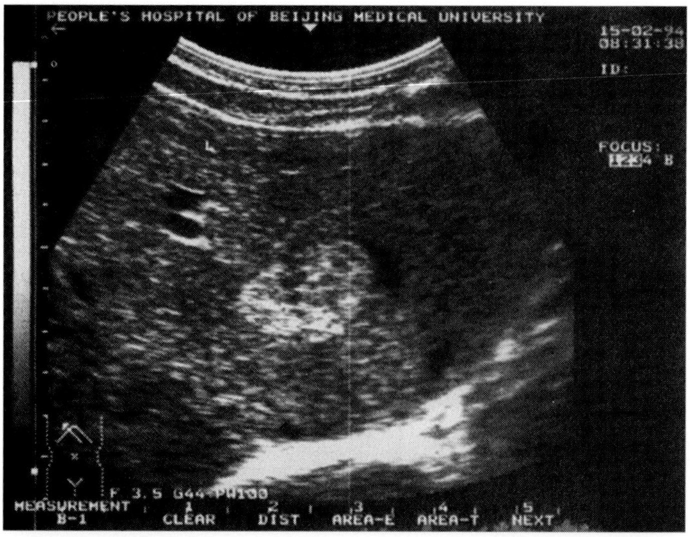

图 6-27-14 肝脏局灶性病变——肝血管瘤(一)

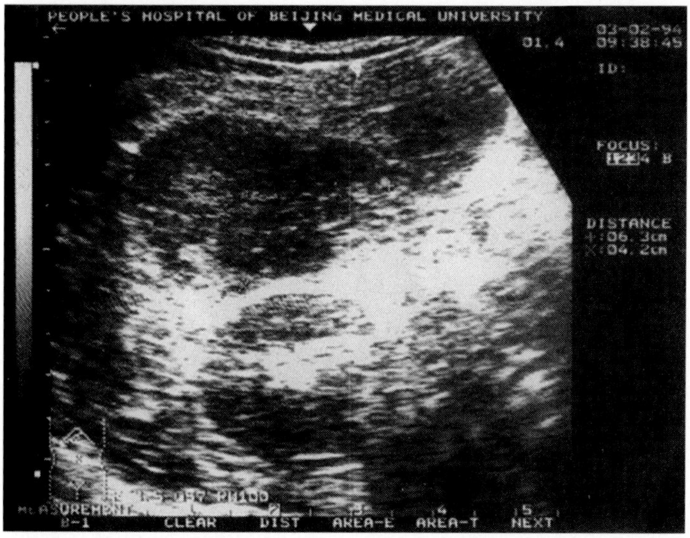

图 6-27-15 肝脏局灶性病变——肝血管瘤(二)

超声显像发现肝血管瘤，其后超声、CT 及核素扫描 3 年多次检查无变化

（富京山）

第 28 例 发热、甲状腺增大、ALT 增高、蛋白尿——桥本病及自身免疫性肝炎

患者，女性，51 岁。因发冷、发热（体温 39℃）4d，来做 B 超检查。患者于 4d 前无明显诱因地出现发冷、发热、乏力，无咳嗽、胸痛、腹痛，无恶心、呕吐、腹泻，无尿频、尿急。

实验室检查：白细胞 11×10^9/L，中性粒细胞 0.84，丙氨酸转氨酶 88U/L，天冬氨酸转氨酶 72U/L，碱性磷酸酶 115U/L，谷酰转肽酶 62U/L，尿蛋白（＋），尿红细胞 3～5 个/HP，尿白细胞 5～7 个/HP。

查体：双眉部分脱落，以眉梢明显。甲状腺弥漫性对称性增大，较硬，无结节。心肺（－），腹软，肝脾未及，右上腹轻压痛。

超声显像检查：肝被膜不光滑，肝内回声不均匀弥漫增强、增粗；脾稍大，血流丰富；胆囊壁增厚，胆囊内和胆总管内有点状、絮状回声；双肾皮质轻度弥漫性回声增强。超声提示：弥漫性肝病，急性胆囊炎（轻型），脾轻度增大，双肾弥漫性病变。再次追问病史，患者10余年前因甲状腺肿大怀疑慢性淋巴细胞性甲状腺炎（桥本病）但未能明确诊断，也未予治疗，患者同时发生绝经（37岁），亦未能明确诊断和治疗。近2、3个月双下肢膝关节疼痛、无红肿，无饮酒史、无服用避孕药及雌激素史。当即给患者行甲状腺超声显像检查，发现双侧甲状腺对称性弥漫性增大，回声增强，血流减少，超声提示：甲状腺弥漫性病变——慢性淋巴细胞性甲状腺炎。结合临床考虑患者有轻度甲状腺功能低下，其肝脏病变为自身免疫性肝炎。

分析

1. 关于自身免疫性肝炎　自身免疫性肝炎（AIH）是一组慢性肝炎综合征，其机制为肝脏本身免疫耐受性减退，不能正确识别自身肝组织（抗原）成分而产生自身免疫反应，发生以汇管区病变为主的非自限性肝炎。

1996年日本修订的自身免疫性肝炎诊断标准如表6-28-1。

表6-28-1　1996年日本修订的自身免疫性肝炎诊断标准

主要标准	辅助标准
1. 高r-GI血症或IgG升至20g/L以上	中年以下女性好发
2. 肝炎病毒标记（HBV、HCV等）阴性	常伴有自身免疫病的发病特点或有关疾病
3. 血中自身抗体（ANA、SMA、SLA、LKM、AS-GPR）阳性，特别是ANA和SMA阳性	关节痛 血清转氨酶持续或反复升高，病程波动变化
4. HLA-B8、DR4阳性（非白种人HLA型不做主要诊断标准，此时可依靠对免疫抑制药呈良好反应为依据）	除外酒精性、药物性、代谢性等其他疾病

凡符合以上1～4项主要标准者可考虑诊断自身免疫性肝炎，进一步做肝穿刺，辅助标准可作为参考。

1992年在英国布莱顿召开了自身免疫性肝炎专题讨论会，制定了自身免疫性肝炎诊断标准，明显提高了对自身免疫性肝炎疑难病例的诊断，与其他肝病的鉴别以及拟诊的病例在观察中一旦出现了规定的指标或对激素治疗有良好的反应即可确诊，其诊断标准如表6-28-2。

2. 关于慢性淋巴细胞性甲状腺炎　慢性淋巴细胞性甲状腺炎（chronic lymphocytic thyroiditis）又称自身免疫性甲状腺炎或桥本病（Hashimoto）。其临床分类如下。

Ⅰ型：自身免疫性甲状腺炎（桥本病1型）。

ⅠA型：伴甲状腺肿大。

ⅠB型：甲状腺不肿大。

特征：甲状腺功能与TSH水平正常，抗Tg和抗TPO抗体阳性。

Ⅱ型：自身免疫性甲状腺炎（桥本病2型）。

ⅡA型：伴甲状腺肿大（典型桥本病）。

ⅡB型：甲状腺不肿大（原发性黏液性水肿，萎缩性甲状腺炎）。

特征：持久性甲状腺功能减退、TSH水平升高，抗Tg和抗TPO抗体阳性。

表 6-28-2 1992 年在英国布莱顿制定的自身免疫性肝炎的诊断标准

	拟　诊	确　诊
组织学表现		中度或重度慢性活动性肝炎(CAH),伴碎屑样坏死,或有中心静脉-门脉区桥状坏死,但无胆管损伤、肉芽肿、铁及铜沉着
血清生化	可有血清铜、铜蓝蛋白值异常。除外 Wilson 病可根据无 K-F 角膜环和用 D-青霉胺治疗后尿排铜无明显增加	血清转氨酶升高,特别是(非全部)血清碱性磷酸酶活性升高不明显,血清 α_1-抗胰蛋白酶、铜及铜蓝蛋白值正常
血清免疫球蛋白	血清球蛋白总量、γ-GL 或 Ig-G 高于正常上限值	球蛋白总量、γ-GL 或 Ig-G 高于正常上限值 1.5 倍
血清自身抗体	ANA、SMA 或 LKM-1 抗体阳性滴度:成人 1∶40 或以上,儿童 ANA 或 LKM-1 抗体 1∶10 或以上,SMA1∶20 或以上	ANA、SMA 或 LKM-1 抗体阳性滴度:成人 1∶80 或以上,儿童 1∶20 或以上
病毒标志	可包括抗 HCV 阳性患者。直到证明抗 HCV 阳性是因为 HCV 感染所致时则从拟诊中排除	血清抗 HAVIg-M 阴性,抗 HBc Ig-M 阴性,抗 HCV 阴性
其他病因	饮酒量:男性<50g/d,女性<40g/d,且近期无使用肝脏毒性药物史	平均饮酒量男性<35g/d,女性<25g/d,近期无使用肝脏毒性药物史

ⅡC 型:甲状腺炎短期加重,如产后甲状腺炎、寂静性(或无痛性)甲状腺炎,也称为桥本甲亢。

特征:部分病人发病时有短暂性甲状腺功能亢进表现,血清甲状腺激素水平升高,甲状腺吸碘率减低,并出现暂短性甲状腺功能减退,抗 Tg 和抗 TPO 抗体阳性。

慢性淋巴细胞性甲状腺炎是一种自身免疫性疾病,患者血清中可检出效价很高的抗甲状腺各种成分的自身抗体,如抗甲状腺微粒体抗体/抗 TPO 抗体,甲状腺球蛋白抗体(抗 Ig)等。甲状腺组织中存在大量的浆细胞和淋巴细胞浸润以及淋巴滤泡形成。本病患者 T 淋巴细胞是有致敏活性的,相应的主要自身抗原是甲状腺细胞膜。有的患者可同时伴有其他自身免疫性疾病,如恶性贫血、系统性红斑狼疮、类风湿关节炎及 1 型糖尿病等。遗传因素与自身免疫性疾病的发病机制密切相关。本病有家族聚集现象,且女性多发(90%以上),好发年龄为30～50 岁,男性较女性晚 10～15 岁。促使本病中甲状腺组织受损的机制尚不明确,可能是抑制性 T 淋巴细胞遗传缺陷,对 B 淋巴细胞功能缺乏正常的抑制作用,导致甲状腺自身抗体的产生,并对甲状腺细胞起毒性作用。本病甲状腺大多呈弥漫性肿大,质地坚实,表面苍白,切面均匀呈分叶状,无坏死。疾病初期至中期甲状腺腺泡上皮呈炎症性破坏,基膜断裂,并有淋巴细胞、浆细胞浸润及纤维化形成。后期甲状腺出现广泛的纤维化及大量淋巴细胞、浆细胞浸润以及淋巴滤泡形成,滤泡上皮细胞被破坏。

本病多见于中年女性,其临床表现为甲状腺肿(早中期肿大,晚期缩小),起病缓慢,甲状腺质地坚韧而有弹性,如橡皮,其表面较光滑,无结节,无压痛,与周围组织无粘连。本病发展缓慢,有时甲状腺几年内无明显变化,疾病初期甲状腺功能正常,部分病例可出现甲状腺功能亢进，大部分病例出现甲状腺功能减退。凡中年妇女（或中老年男性，但少见）有较坚实的弥漫型甲状腺肿并伴有锥体叶增大，无论甲状腺功能如何均应该疑为本病，并测定甲状腺球蛋白抗体（70%～80%为阳性）和甲状腺微粒体（抗 TPO）抗体（约 90%为阳性）。核素扫描显示甲状腺肿并同时有摄碘或摄锝功能减低。随着病情发展淋巴或纤维进行性替代甲状腺实质至甲状腺衰竭。首先是 TSH 升高为亚临床甲减，随后 T_4 下降，随后 T_3 下降而成为临床甲减。超声显像显示早中期甲状腺弥漫性增大，回声不均匀，晚期甲状腺弥漫性萎缩性病变。甲状腺细针穿刺细胞图片中可见成堆淋巴细胞。

慢性淋巴细胞性甲状腺炎的超声显像显示甲状腺两侧叶弥漫性、对称性轻至中度肿大，表面尚光滑，边界完整，峡部明显增大。内部回声较正常为低，呈不均匀低回声。彩色多普勒血流显像可见血流减少，血流速度减慢。本病后期超声显像显示双侧甲状腺弥漫性缩小，被膜不光滑。甲状腺实质回声不均匀增强，呈现两侧甲状腺弥漫性萎缩性病变。彩色血流明显减少。

超声显像图例见图 6-28-1～6-28-9。

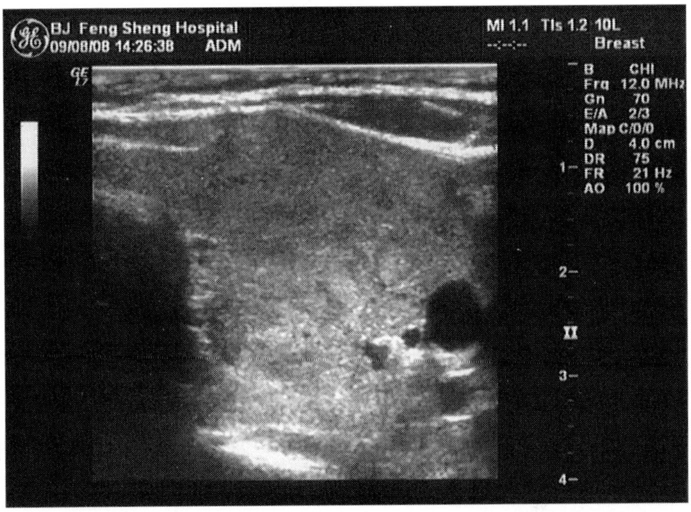

图 6-28-1 慢性淋巴细胞性甲状腺炎
甲状腺左叶弥漫性病变（增大）

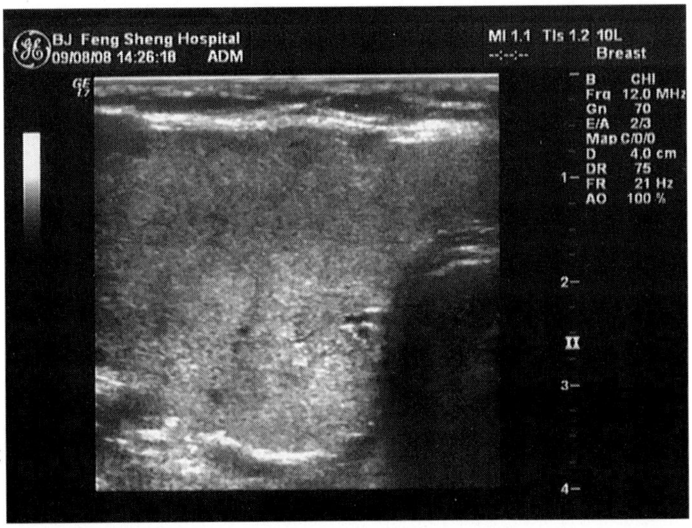

图 6-28-2 慢性淋巴细胞性甲状腺炎
甲状腺右叶弥漫性病变（增大）

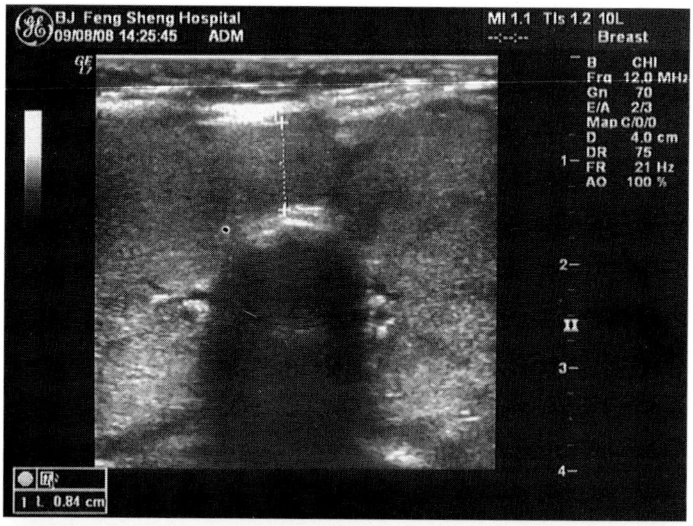

图 6-28-3 慢性淋巴细胞性甲状腺炎
甲状腺峡部增大，弥漫性病变

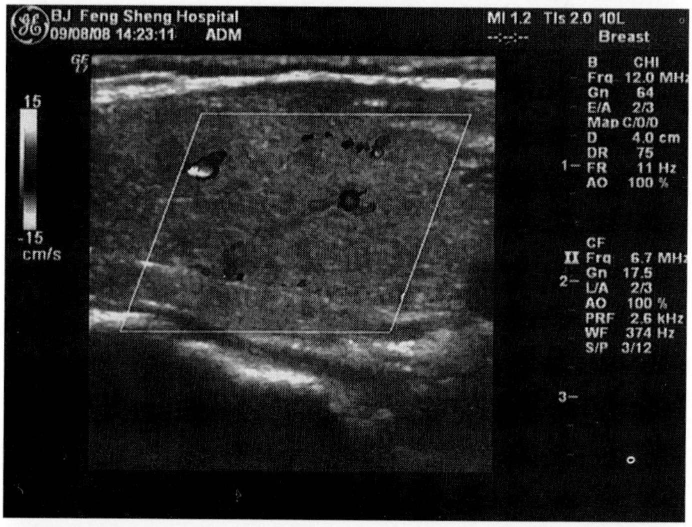

图 6-28-4 慢性淋巴细胞性甲状腺炎
甲状腺右叶血流减少

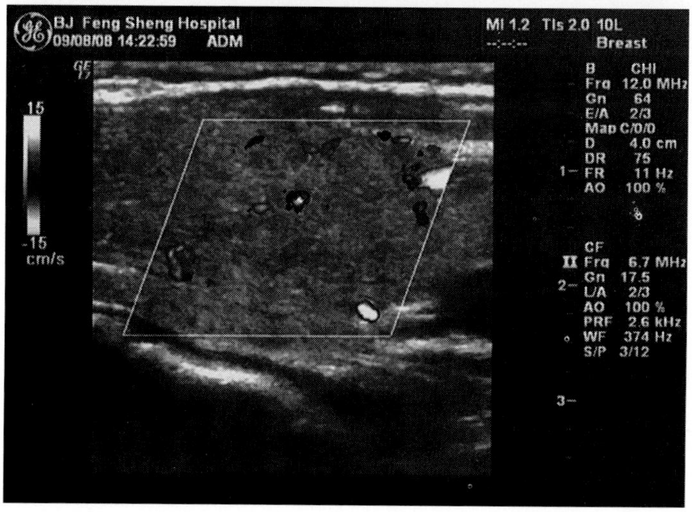

图 6-28-5 慢性淋巴细胞性甲状腺炎
甲状腺左叶血流减少

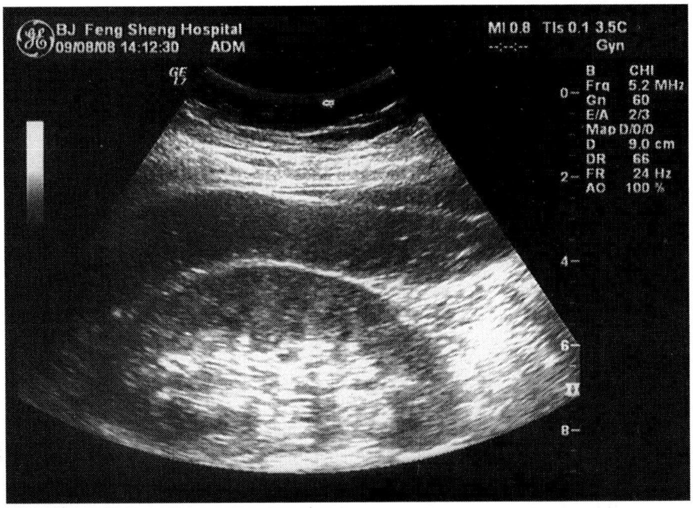

图 6-28-6 慢性淋巴细胞性甲状腺炎
肾脏轻度弥漫性病变(尿蛋白+)

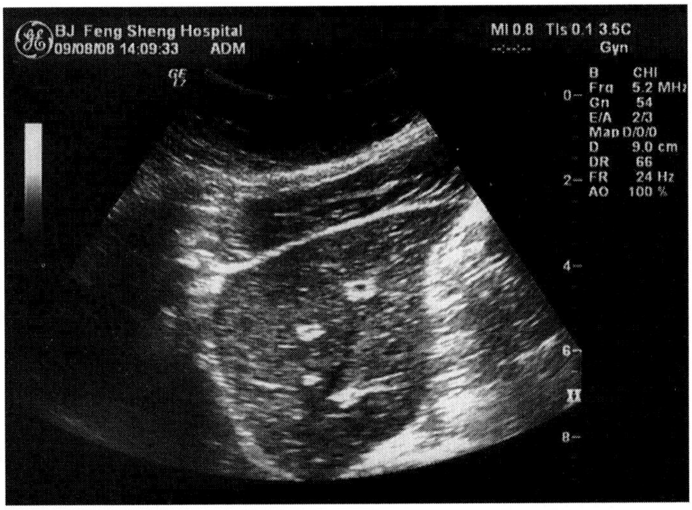

图 6-28-7 慢性淋巴细胞性甲状腺炎
肝脏弥漫性病变

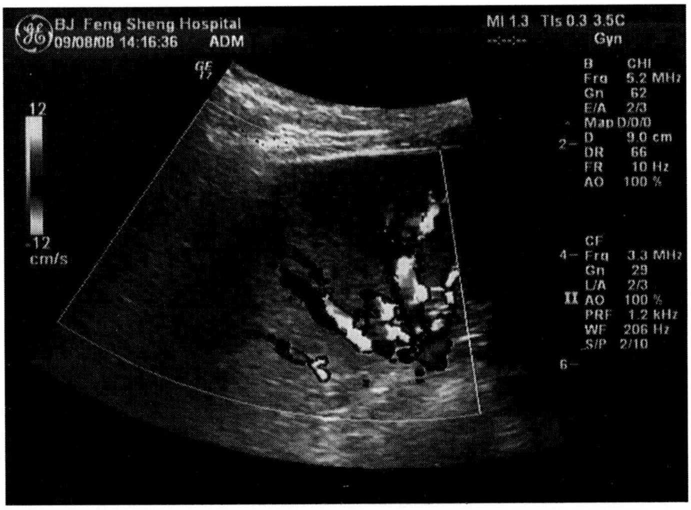

图 6-28-8 慢性淋巴细胞性甲状腺炎
脾大,脾脏血流丰富

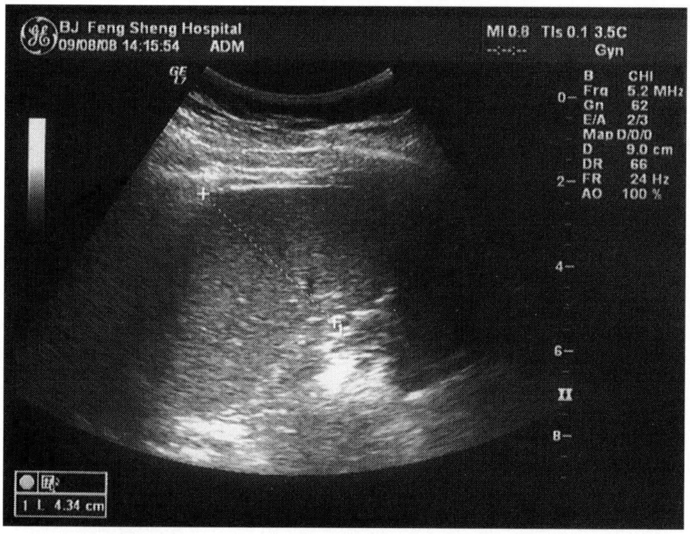

图 6-28-9 慢性淋巴细胞性甲状腺炎

脾脏稍大

（富京山）

第29例 血吸虫肝病

患者，男性，76岁。原籍上海郊区，1954年夏季大学期间下乡参加水田劳动感染急性血吸虫病，曾用锑剂治疗，热退。其后发现脾大，乏力、食欲缺乏。病情长期稳定，肝功能正常，未有其他明显不适，现要求做超声显像检查。

超声显像检查：肝脏略增大，肝被膜不光滑，肝内血管欠清晰，肝内回声不均匀，增强、增粗，门静脉直径1.4cm，脾脏6.8cm。超声提示：弥漫性肝病，脾大（血吸虫肝病）。

分析

血吸虫病（schistosomiasis）可分为以下几种：曼氏血吸虫病见于南美洲、非洲，其成虫进入肠系膜静脉内产卵引起肠血吸虫病，伴有肠黏膜的慢性肉芽肿性炎症。埃及血吸虫成虫进行直肠静脉排卵，最后可发生肉芽肿膀胱炎。亚洲的日本血吸虫病主要分布于日本及我国长江流域及以南地区。日本血吸虫成虫寄生于门静脉系统内引起肝脏病变。其成虫在门静脉产卵可随粪便进入水中，孵化出毛蚴，进入中间宿主钉螺体内发育成尾蚴具有传染性，人及动物接触含有尾蚴的疫水而被感染，进入门静脉发育为成虫产卵，虫卵随门静脉血流入肝，停留在门静脉小分支内，在汇管区发生嗜酸性脓肿及假性结核结节，肝大，肝脏表面及切面见粟粒至黄豆大小灰黄色结节（嗜酸性脓肿），其虫卵分泌毒素使肝窦扩张充血，肝细胞萎缩及灶性坏死。重度感染或慢性者，其肝脏多数汇管区反复有大量虫卵沉积，致大量纤维组织增生，肝脏变硬、变小。临床长期称此种病变为血吸虫病性肝硬化，其实有误，其肝脏因纤维化而致质的变硬，临床表现与一般肝硬化表现相似。但从病理角度称为血吸虫病性肝硬化较为确切。肝脏的病理损害基本病变是肝内形成慢性和纤维化的虫卵结节和门静脉分支周围的纤维化。由于虫卵体积大于门静脉末梢的口径，故其虫卵主要聚集于肝窦前的小叶间和汇管区门静脉支内引起弥漫性门静脉炎，门静脉周围炎及纤维化形成，最后导致门静脉分支周围纤维化。在汇管区，肝小叶内及门静脉周围增生的大量结缔组织并不向肝小叶内伸展将正常肝小叶分割改建成假小叶，病变处的肝细胞可被破坏，但并不形成肝细胞再生结节。此二点与小结节性肝硬化的病理表现不同。肝脏因严重纤维化而缩小变硬，肝脏表面不平，有散在较浅的沟纹，其间有大小不等的隆起结节，直径在2～6cm，切面可见灰白色条索呈树枝状分布，为结缔组织沿门静脉分支周围的大量增生。由于门静脉分支周围纤维化可在病变较早期便产生窦前型门静脉高压，尤其是胃肠道静脉回流受阻最明显，容易形成胃和食管静脉曲张和脾脏充血性肿大，与门静脉高压相比，肝实质受损程度相对较轻。

血吸虫病急性期肝脏超声显像无特征性改变，肝脏可增大，肝实质回声不均匀增强，只是弥漫性肝病表现，脾脏可增大。慢性血吸虫病肝脏超声显像可发现较明确的特征性改变，肝脏形态失常，肝右叶缩小，左叶可增大，肝脏表面有隆起结节呈波浪状及凹凸不平。肝实质回声不均匀，呈密集的较大的高回声光斑，有纤维条索及网格样回声，肝内回声高低不均匀，典型者呈“地图”样改变。肝内血管纹理不清，门静脉及分支管壁及其周围回声增厚增强。待有门静脉高压出现，超声显像可显示门静脉、脾静脉明显增宽，胆囊壁呈双层改变，腹水，腹壁静脉曲张，侧支循环等一系列表现，其中尤以脾增大明显（比一般肝硬化明显），巨脾可达髂前上棘，向右可越过腹中线，其内可见弥漫性中高回声光点。

鉴别诊断

基于门静脉分支周围纤维化的病理特点，本病与一般肝硬化不同之处为明显的窦前型门静脉高压，尤其胃肠道静脉回流受阻严重，易发生胃、食管静脉曲张和充血性脾大。约半数为巨脾（脾大达脐下甚至盆腔），质硬而无压痛，大部分伴有脾功能亢进。腹水是本病晚期的重要标志，但腹水可反复消长达10～20年，这与一般肝硬化腹水也不相同。疫区儿童反复严重感染，其垂体前叶可因营养不良而致变性萎缩，影响生长发育，成年人体形矮小，消瘦衰老称为血吸虫病性侏儒症。本病最常见的并发症为食管静脉破裂，发生大出血或诱发肝昏迷，此与本病窦前型梗阻所致严重的门静脉高压有关，由于肝实质损害和肝细胞再生不明显，间变者少，并发癌变者罕见。临床需与血吸虫肝病鉴别的是肝硬化和原发性肝癌，虽然晚期血吸虫肝病有与肝硬化类似的各种表现，主要是门静脉高压，食管静脉曲张破裂，脾增大及腹水等表现更为严重，而且还有长期的疫水接触史，免疫学检查如皮内试验、尾蚴膜试验、环卵沉淀试验、补体结合试验等可提示有无血吸虫病感染，确定诊断还有赖于病原学检查，如粪检孵化、直肠-乙状结肠镜活组织检查。超声导向肝穿组织学检查对诊断最有帮助。血吸虫肝病中超声显像显示的粗网格状回声改变有时不易与结节性肝癌鉴别，需要结合临床、病史及其他影像学和血清化验结果综合判断。

超声显像图例见图6-29-1～6-29-6。

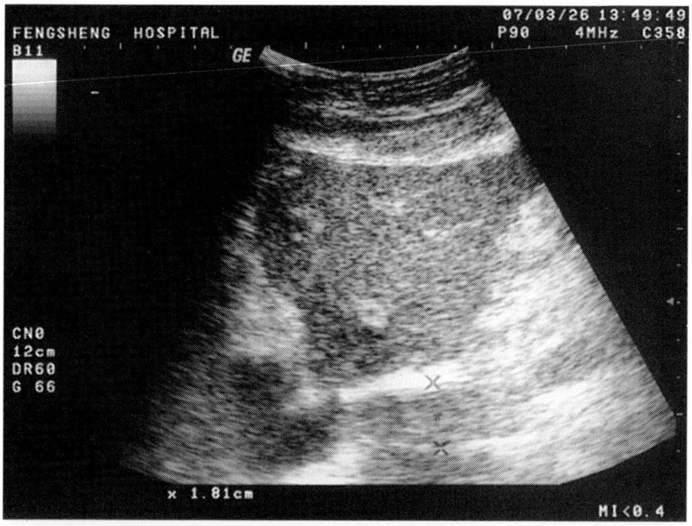

图 6-29-1 血吸虫肝病(一)
肝实质回声不均匀增强

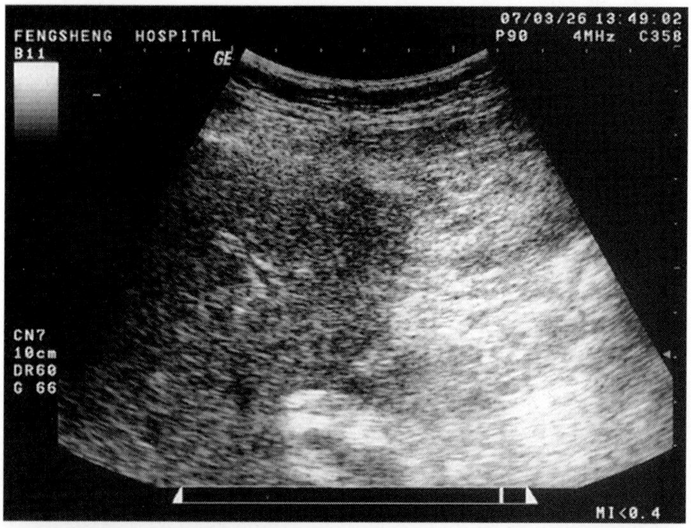

图 6-29-2 血吸虫肝病(二)
肝实质回声不均匀增强

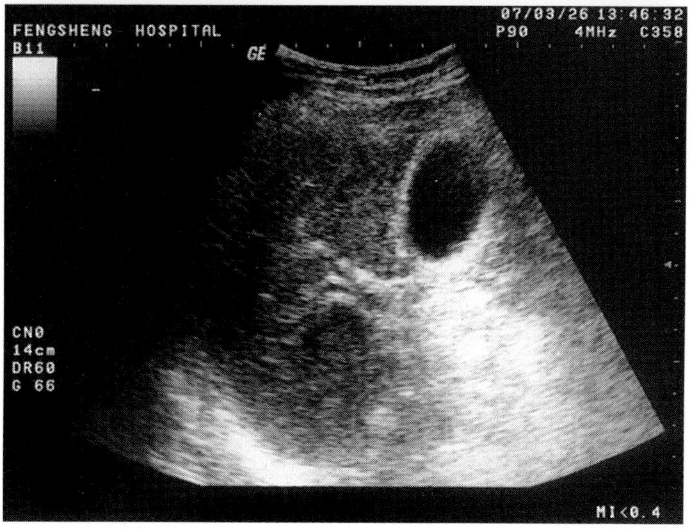

图 6-29-3 血吸虫肝病(三)
肝实质回声不均匀增强

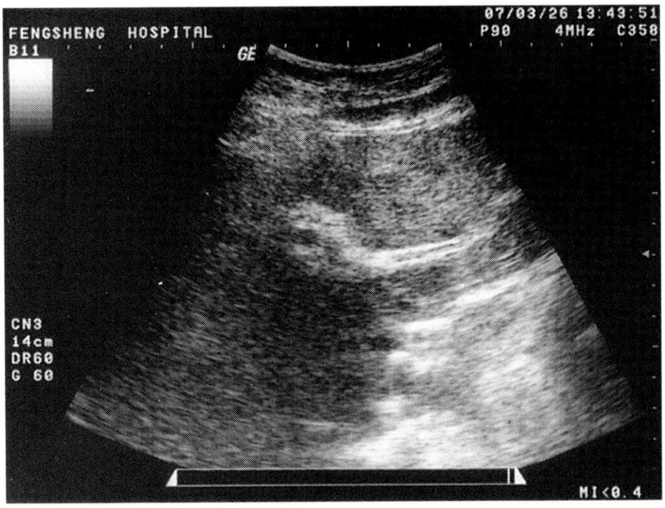

图 6-29-4　血吸虫肝病(四)
肝实质回声不均匀增强

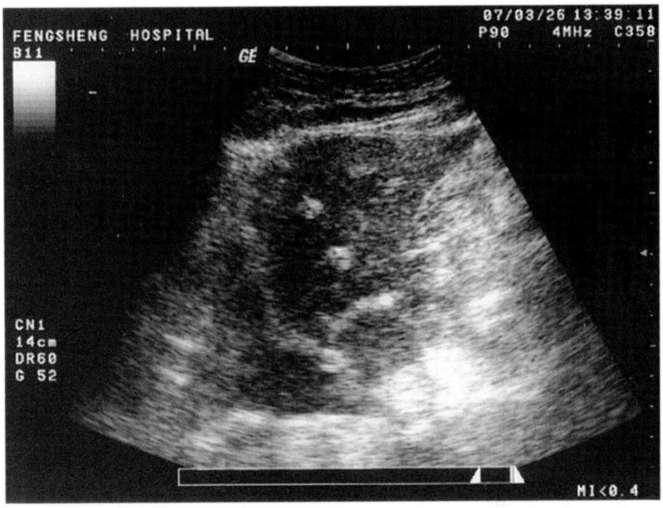

图 6-29-5　血吸虫肝病(五)
肝实质回声不均匀增强

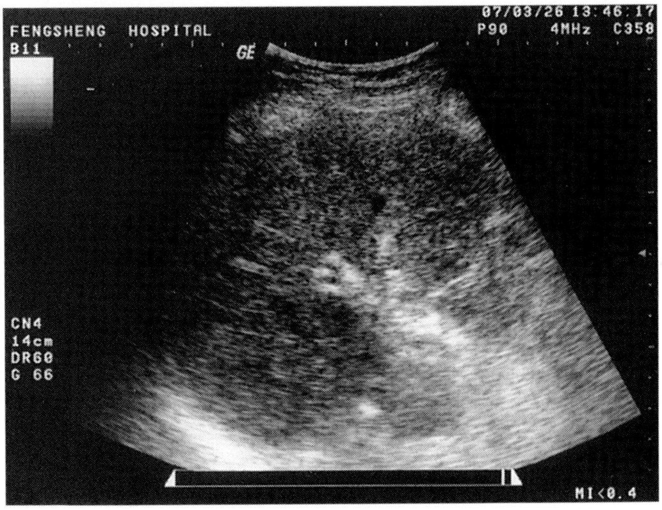

图 6-29-6　血吸虫肝病(六)
肝实质回声不均匀增强

(富　玮)

第30例 长期发热、多汗、关节痛、肝脾大——布鲁菌病

患者，男性，36岁。间断发热、多汗、乏力、消瘦6个月，伴关节痛但无红肿，曾用青霉素、头孢菌素类等抗生素治疗月余，未见明显效果。患者为农民，来自内蒙古地区，有牛羊密切接触史。

查体：病人消瘦，慢性病容，皮肤未见异常。全身表浅淋巴结不大。心肺未见异常。腹平软，无压痛，肝肋下2cm，脾肋下1cm，质地中等。脊柱四肢无异常。

实验室检查：血常规及尿常规正常，红细胞沉降率第1小时42mm。肝、肾功能正常，乙肝病毒标记物阴性，ANA(—)、dsDNA(—)、ENA(—)、RF(—)、PPP(—)。胸部及腰椎X线片正常，骨髓检查正常。

超声显像检查：肝被膜欠光滑，肝实质回声不均匀，弥漫增强。脾厚度5.6 cm，肋下2 cm。

胸部CT：未见异常。

分析

患者长期发热(6个月)，分析其病因应以感染性疾病为多，肿瘤、结缔组织疾病等也要考虑。本例患者无各系统特征性症状，血常规化验正常，抗生素治疗无效，所以一般细菌性感染可能性不大。此时应考虑特殊性炎症，如结核病，较长时间的发热以结核病多见，其中肺外结核比肺结核多见。患者有长期发热伴乏力、多汗、消瘦等表现，血沉增快，抗生素治疗无效，所以应该考虑结核病的可能。患者无呼吸系统症状，胸部X线片正常，腰椎X线片正常即可排除肺结核及腰椎结核的可能。另外，可引起长期发热的肿瘤性疾病主要是恶性淋巴瘤、急性白血病或恶性组织细胞病及肝癌、肾癌等实体性恶性肿瘤。大多数恶性淋巴瘤病人有不规则的长期发热并伴有长期乏力、盗汗、消瘦等症状并常有肝脾及淋巴结肿大。本例患者全身浅表淋巴结不大，胸部CT纵隔未见异常，腹部B超未见腹腔淋巴结肿大，因此，可排除恶性淋巴瘤的可能性。患者发热已6个月，但血象、骨髓象均正常亦可排除急性白血病和恶性组织细胞病。患者多种血清自身抗体均为阴性，其患结缔组织病的可能性也不大。超声显像检查肝、肾未见恶性肿瘤声像，亦可排除肝癌、肾癌等恶性肿瘤。追问病史，患者为农民，来自内蒙古地区，有牛羊密切接触史。实验室检查布氏杆菌凝集试验阳性，血培养阴性，结合流行病史及临床表现考虑为布鲁菌病。

布鲁菌病(brucellosis)也称波状热，为布鲁菌引起的传染性疾病，属自然疫源性疾病，其临床表现主要有长期发热、多汗及关节痛等。布鲁菌属由6个种，19个生物种组成，其中羊种发病最多。布鲁菌是一种不活动的、微小的多形球状杆菌，革兰染色阴性，无芽胞形成。其在外界环境中生命力较强，在干燥土壤、皮毛及乳汁中可生存数周及数月。布鲁菌病自1993年以来在近10个省、区内，其疫情出现了明显回升。目前布鲁菌病的发病特点为多发的、分散的点状流行，代替了以往大规模的暴发性流行。其发病除职业人员外，老年人及青少年人的发病有增高的趋势。羊为主要传染源，其次为猪和牛。病畜乳汁中带菌较多，排菌可达数月至数年。牧民接羔为主要传染途径，兽医为病畜接生也极易感染。屠宰病畜、剥羊牛皮、剪羊毛、挤乳等均可受到感染。以青壮年男性发病为最多。

布鲁菌自皮肤或黏膜进入人体后随淋巴液到达局部淋巴结，在淋巴结中生长、繁殖，形成感染灶。当病菌增殖到一定数量后，可冲破淋巴结屏障进入血液循环，出现菌血症。病菌进入

血液循环后，可在肝、脾、骨髓、淋巴结等处形成新的感染灶。新的感染灶中的病菌又可多次进入血液循环而导致发热等急性症状的出现(波状热)。

单核-吞噬系统在急性期呈弥漫性增生，在慢性期则可出现由上皮样细胞、巨细胞、浆细胞及淋巴细胞等组成的肉芽肿。肉芽肿的形成是组织对细菌产生的变态反应。肝、脾、淋巴结和骨髓中均可发生类似病变。血管的增生、破坏性病变亦为变态反应所致。骨、关节及神经系统的变态反应性炎症主要表现为关节炎、关节强直、脊椎炎、骨髓炎及神经炎等。本病临床表现多样，复杂者表现为多个脏器和系统同时受累。羊型和猪型布鲁菌病症状较重，牛型者症状较轻。国内以羊型布鲁菌病最为多见，未经治疗患者的病程为3～6个月或更长。本病病程分为急性期和慢性期，其临床分类和实验室表现如表6-30-1。

表6-30-1　布鲁菌病的临床和实验室表现

	症状时间	主要症状	实验室检查	其他
亚临床		无	血清学为低滴度(+)	屠宰人员、畜牧者、兽医多见
急性及亚急性	2～3个月，3个月至1年	发热、出汗、关节痛，肝、脾、淋巴结肿大，疲劳、食欲缺乏、头痛	血清学(+)，骨髓培养(+)	羊型伴严重并发症
慢性	>1年	以低热及神经精神症状为主	血清学阴性或低滴度(+)	
局限性	未经治疗的亚急性、慢性病例	骨、关节、泌尿生殖器、肝、脾等易受累	血清学(+)，特殊培养基培养(+)	
复发	2～3个月	类似急性期，但发热较高，出汗、疲劳、衰弱	血清学(+)，培养(+)	需与新感染鉴别

超声显像图例见图6-30-1～6-30-6。

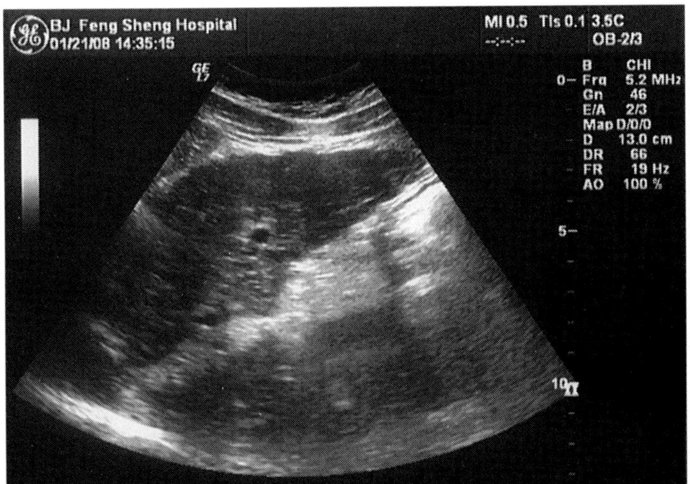

图6-30-1　布鲁菌病伴肝大(一)

肝实质回声不均匀

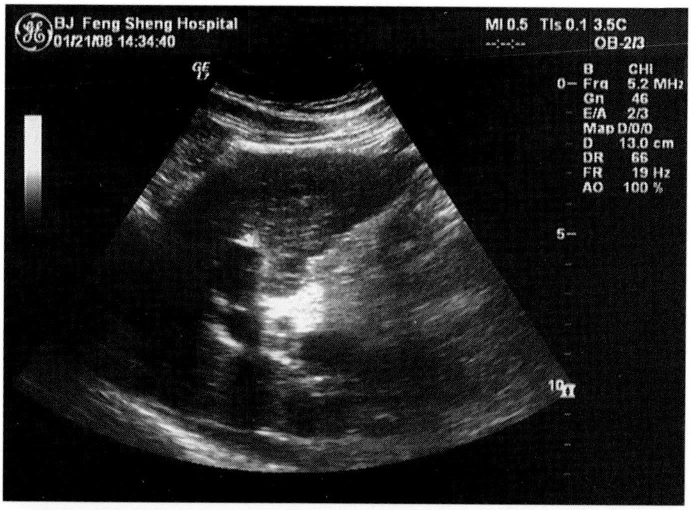

图 6-30-2 布鲁菌病伴肝大(二)
肝实质回声不均匀

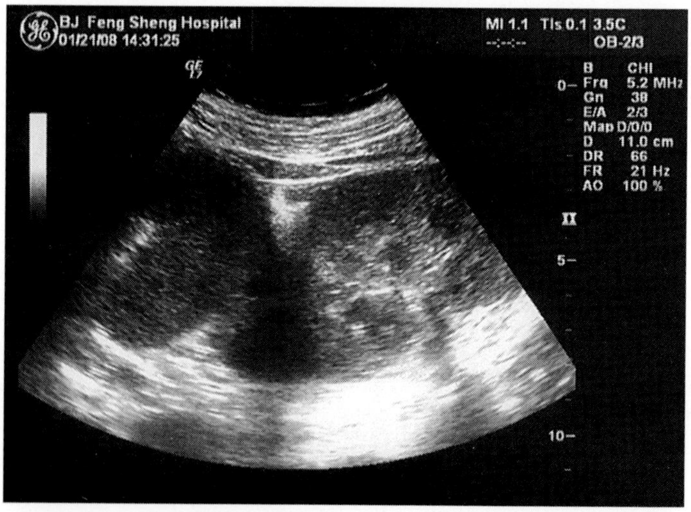

图 6-30-3 布鲁菌病伴脾大(一)

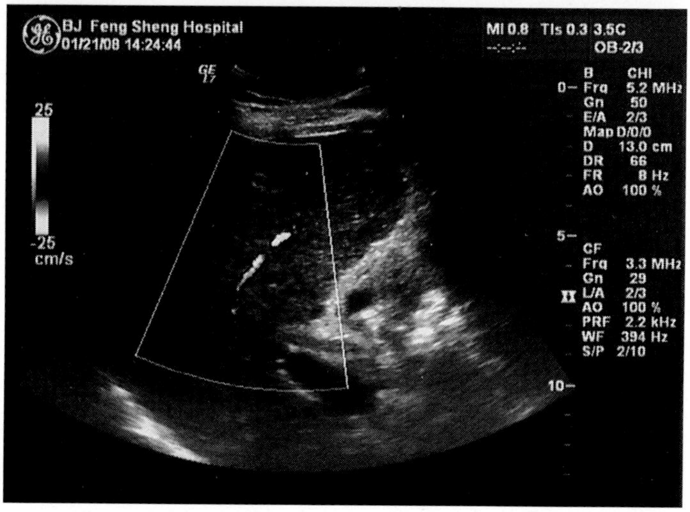

图 6-30-4 布鲁菌病,肝内血流减少

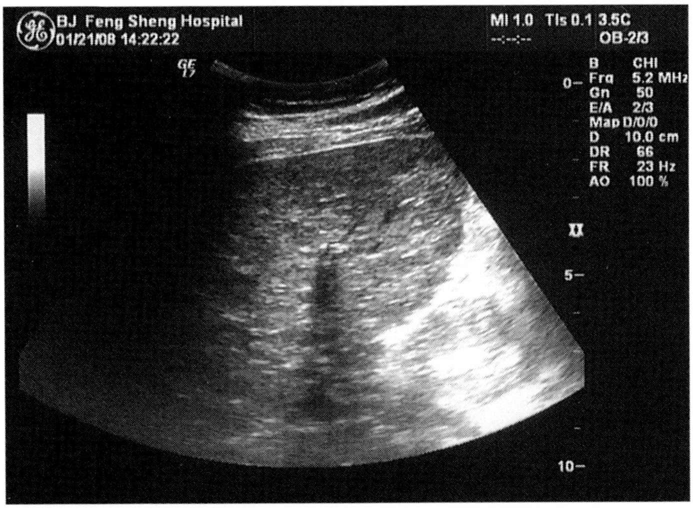

图 6-30-5 布鲁菌病,肝实质回声不均匀

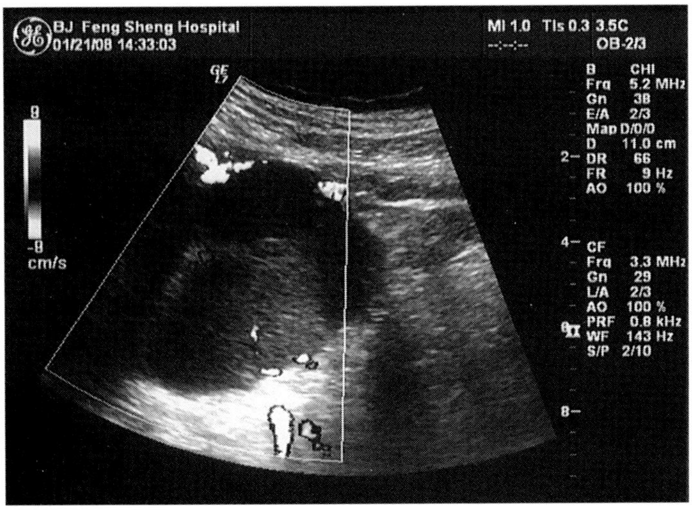

图 6-30-6 布鲁菌病伴脾大(二)

(富京山)

第31例 低热、头痛、腹胀、食欲减退2周——酒精性肝病

患者,男性,37岁。2周来低热、头痛、腹胀、食欲减退,但无恶心、呕吐。患者7、8年来因工作原因(商业)饮酒过多,250g/d以上,在本市多家医院检查,丙氨酸氨基转移酶50U/L,多次检查甲、乙、丙、丁、戊型肝炎病毒学指标均为阴性,胆固醇490mg/dl,三酰甘油酯583mg/dl。患者既往无病毒性肝炎接触史,其父10年前死于胆内胆管癌。

超声显像检查:肝脏略增大,肝被膜不光滑,呈颗粒状,肝内血管不清晰,肝实质回声弥漫增强,门静脉1.3cm,脾脏轻度增大,超声显像诊断为酒情性肝病,脂肪肝、脾大。

分析

酒精性肝病是由于长期大量饮酒引起的一种酒精性肝脏损害,以男性为多见,但女性对酒精(乙醇)较男性更敏感。如每日饮用酒精在50～60g以上则饮酒人均会出现脂肪肝,但为可逆性病变,戒酒数周后肝脏可恢复正常。如每日饮用酒精在160g,可发生脂肪性肝炎,8年便可发展成为酒精性肝硬化。WHO提出酒精中毒是当今世界第一公害,其毒性作用可累及全身主要脏器,首先是引起肝脏损害,欧美国家肝硬化病因中50%～90%为酒精中毒。我国近年来有上升趋势,占同期住院肝硬化总数的10%左右。其发病机制主要是酒精中间代谢产物乙醛对肝脏的直接损害。乙醛增加脂质过氧化,刺激中性粒细胞,形成超氧化物,通过刺激星状细胞和细胞因子增加胶原合成,与磷脂结合影响细胞膜功能,干扰线粒体内转运链;抑制细胞核修复;激活补体;干扰微管功能引起肝细胞内水及蛋白潴留、肝细胞肿胀。在乙醇转变为乙醛过程中,辅酶I(NAD)与还原型辅酶I(NADH)比例下降,减少乙酰辅酶A形成,抑制三羧酸循环,脂肪氧化减少,肝内脂肪酸合成增多,形成脂肪肝、酒精性肝炎,严重者发展成酒精性肝硬化。本病轻者可无症状,但一般多有食欲缺乏、恶心、呕吐和腹胀等症状。急性酒精性肝炎或有发热和腹痛,可酷似急腹症。有肝大伴有触痛,血清胆红素可正常或中度升高,血清转氨酶可升高。重症者可出现腹水、黄疸、血中中性粒细胞计数升高,凝血酶原时间延长及肝昏迷。对长期大量饮酒者如出现以上临床表现,应考虑本病之诊断。

近年来我国饮酒人数逐年增多,嗜酒者日趋增加,随之急、慢性酒精中毒(acute/chronic alcoholism)的发生也明显增多。特别是酒精依赖的发生危害甚大。人体吸收的酒精90%～98%由门静脉入肝,在肝内由乙醇脱氢酶和过氧化氢酶氧化成为乙醛,由醛脱氢酶进一步氧化,最后经过三羧酸循环生成二氧化碳和水。当过量酒精进入体内,超过了肝脏的氧化代谢能力,而在体内蓄积,并进入大脑,此时机体处于应激状态下,下丘脑释放因子促使腺垂体释放内源性阿片样物质(opium like substances),其中作用最强的是β-内啡肽(β-EP);另外,乙醇代谢产物乙醇在体内与多巴胺缩合成阿片样物质,直接或间质作用于脑内阿片受体,使患者先处于兴奋状态,渐转入抑制状态,继之皮质下中枢、小脑、延髓血管运动中枢和呼吸中枢相继受抑制,严重急性中毒可发生呼吸和循环衰竭。长期过量饮酒,可致高甘油三酯血症和脂肪肝。乙醇使肝糖原异生减少,抑制蛋白质合成。其代谢产物乙醛可干扰线粒体氧化磷酸化和电子传递系统;通过黄嘌呤氧化酶产生超氧阴离子,使脂质过氧化,细胞膜破坏而死亡。长期饮酒过度,酒精通过兴奋内源性阿片受体,对多巴胺系统的兴奋作用,兴奋"愉快中枢",从而使患者无法摆脱酒精的纠缠,对酒精形成心理和躯体依赖,称为酒精依赖(Alcohol dependence)。当患者对酒精形成躯体依赖后,一旦停止饮用或骤然减量而出现一系列以中枢神经系统抑制为主的酒精依赖性戒断综合征。

酒精性肝病病理表现如下。

(1)轻症酒精性肝病:患者临床症状改善轻微肝功能正常或轻度正常,诊断主要靠详细了解患者饮酒史,并结合临床、肝脏穿刺活检。此型中可见酒精性肝病的基本病变,如大泡脂变、灶状气球样变、坏死灶伴多形核白细胞浸润及小叶中心窦周纤维化,但病变程度较轻,均在I级范围。由于病变较轻,肝小叶结构无破坏,戒酒后可以完全恢复。

(2)酒精脂肪肝:此型患者临床症状较轻,有不同程度肝大,肝脏重量达2.0～2.5kg,甚至达3.0kg以上(正常为1.2～1.5kg)。肝脏色黄,边缘钝。镜下大部分患者的脂变为大泡性脂变,主要见于肝腺泡2、3区分布,严重者弥漫分布。

(3)酒精性肝炎:酒精性肝炎发生于慢性嗜酒者,往往发病前有短期内持续大量饮酒史。酒精性肝炎可无症状但通常伴有非特异性消化道症状,肝大,实验室检查酶指标增高,25%肝损伤严重，患者可有发热、厌食、黄疸、白细胞增高，也可出现肝功能衰竭或肝性脑病。

(4)酒精性肝纤维化：各种慢性酒精性肝病均伴有不同程度的肝纤维化，酒精性肝纤维化作为一种独立类型，近十几年才被学者采用。酒精性肝纤维化的基本病变包括：窦周纤维化、终末静脉纤维化、汇管区及汇管区周围纤维化、桥接纤维化(间隔形成)。根据纤维化的范围及程度不同，精精性肝纤维化分为轻、中、重度。各类中均可伴有脂变及炎症，后二者的程度均轻于纤维化的程度。轻度酒精性肝纤维化镜下特点为明显的窦周纤维化，并有少数纤维间隔形成，但小叶结构保留。中度酒精性肝纤维化范围广或出现中至重度窦周纤维化，纤维间隔多，致小叶结构紊乱，此阶段部分病人可出现门静脉高压体征，包括食管静脉曲张，脾大及腹水，继续发展进入重度酒精性肝纤维化即早期肝硬化。

(5)酒精性肝硬化：酒精性肝硬化病理特点为小结节性肝硬化、肝大。早期酒精性肝硬化结节甚为细小，镜下特点为肝细胞结节小，再生不明显，汇管区尚保留。纤维化自终末肝静脉周围，沿 3 区与汇管区间，形成较宽的含扩张血窦的血管纤维间隔，常沿 3 区将小叶腺泡分隔成微小结节。

酒精性肝病因疾病发展的不同阶段超声显像表现各不相同，并无特异性表现，诊断需结合临床。在酒精性脂肪肝阶段其超声显像表现与一般脂肪肝相同，即肝脏弥漫性增大、肝被膜饱满膨胀、肝实质回声弥漫性增强且分布不均匀，近区(浅层)增强明显，由于整个肝区透声性差，其远区(深层)回声衰减，整个肝区有一层“薄雾”感。严重者肝内血管显示不清。酒精性肝炎有时呈急性但大多数为慢性复发性经过，其超声显像表现与其他慢性弥漫性肝病相似，即肝被膜不光滑，肝脏弥漫性增大，肝实质回声呈弥漫性不均匀增强，光点颗粒增粗，肝内血管欠清晰或不清晰。发展成酒精性肝硬化时其超声显像表现为门脉型肝硬化即典型小结节型肝硬化(超声显像表现见肝硬化章)。酒精性肝病之诊断需密切结合临床。超声导向肝穿刺肝组织学检查有利于本病的确诊。本病应与病毒性肝炎、药物性肝炎及中毒性肝炎相鉴别，应详细询问病史，并做有关病毒性肝炎的血清学和免疫学检查。有发热、腹痛及白细胞数增高者应除外胆囊疾病、胰腺炎及消化性溃疡穿孔之可能。

超声显像图例见图 6-31-1～6-31-3。

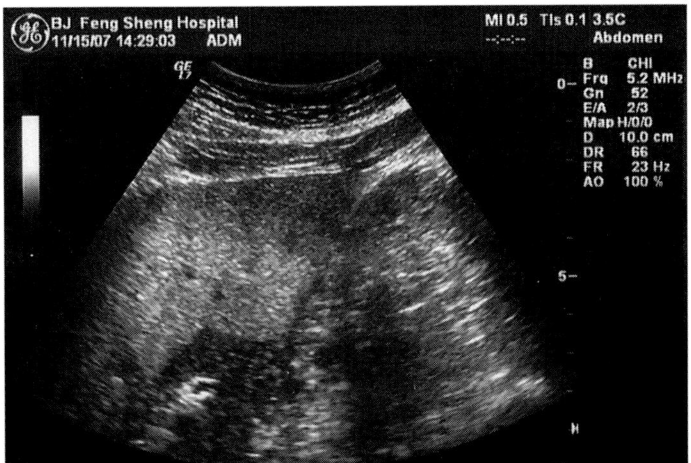

图 6-31-5 酒精性肝病(一)

肝实质弥漫性回声增强

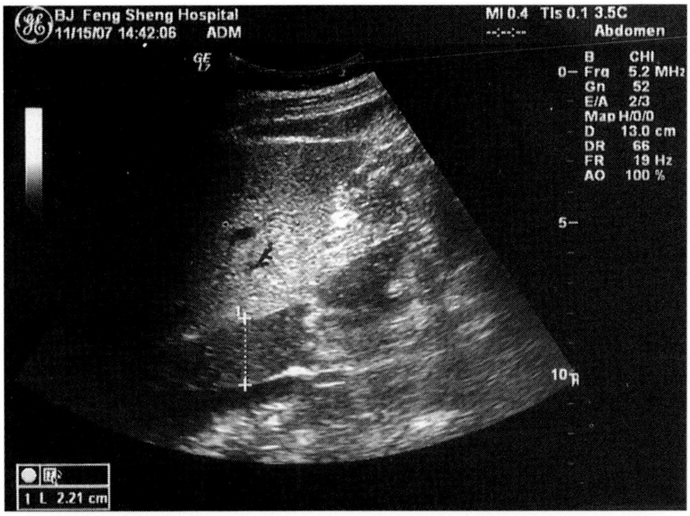

图 6-31-2 酒精性肝病（二）
尾叶增大

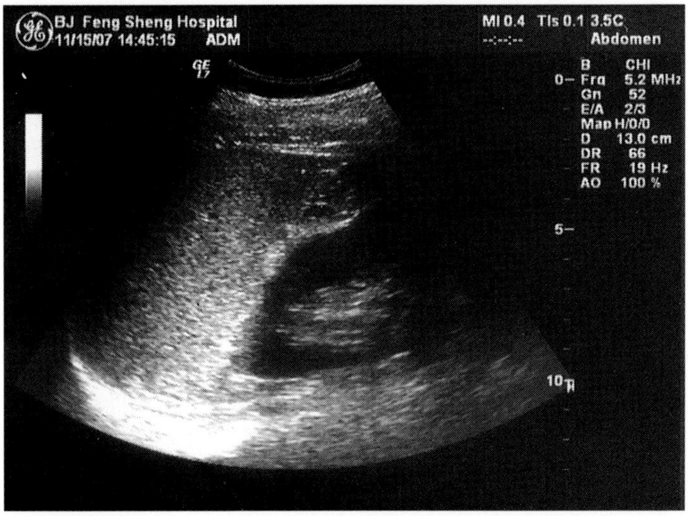

图 6-31-3 酒精性肝病（三）
肝实质回声弥漫性增强

（富 玮 杨 明）

第 32 例 油漆中毒所致——中毒性黄疸性肝病

患者，女性，49 岁。食欲缺乏 2 周，皮肤黄染 1 周。患者自 2 周前开始出现头昏、乏力、胸闷、食欲缺乏、厌油、恶心、未吐。自 1 周前开始出现皮肤黄染，尿黄似浓茶，但尿量无明显减少。肝功能检查发现丙氨酸转氨酶及胆红素增高，门诊以黄疸待查收住院。患者无恶寒、发热，无腹痛、腹泻，大便颜色如常。

查体：体温 36.7℃，呼吸 15/min，血压 130/80mmHg，脉搏 82/min。面色晦暗，皮肤及巩膜黄染，未见瘀斑、瘀点和皮疹；全身表浅淋巴结未触及，全身未见运动和感觉障碍。无肌肉萎缩、肌力与肌张力正常。心肺检查无异常，腹部平软，肝脏右肋缘下可触及，脾未触及，移动性浊音（—），肠鸣音正常。

实验室检查:总蛋白 50.8g/L,白蛋白 33.6 g/L,丙氨酸转氨酶 468U/L,门冬氨酸转氨酶 362 U/L,总胆红素 106μmol/L,直接胆红素 46μmol/L。尿素氮 5.36μmol/L,肌酐 64μmol/L。空腹血糖 5.4mmol/L,乙肝病毒标志物 HBsAg(—),HBeAb(—),HbcAb(—)。当地县医院拟诊"梗阻性黄疸、胆囊萎缩",需行手术切除胆囊。病人拒绝手术治疗即转我院诊疗。

超声显像检查:肝脏形态大小正常,肝被膜光滑,肝实质回声轻度不均匀增强,光点增粗。胆总管内径 0.6cm,胆囊 6.0cm×2.0cm,壁光滑,其内未见异常回声,胰、脾、双肾未见异常回声。超声诊断为:弥漫性肝脏损害;胆囊、胆总管、胰、脾、双肾未见异常。追问病史,患者为油漆工人,工作 20 余年,未有相应的劳动保护。根据超声显像特征并结合病史及临床表现判定该患者为中毒性黄疸性肝病。

分析

药物性肝病(drug induced liver disease)或有害物质中毒性肝病,是指药物及其代谢产物或其他有害物质引起的肝脏损害,二者均为中毒性肝损害。可以发生在以往没有肝病史的健康人或原来就患有肝病的病人,在使用(尤其为口服)某些药物或有害物质中毒后,发生程度不同的肝脏损害,称为药物性肝病或有害物质中毒性肝病。目前已报道有 500~1 000 种药物(包括中草药)可引起药物性肝病。其临床与超声显像表现与其他许多肝病的表现相近,可有肝细胞坏死、胆汁淤积、细胞内微脂滴沉积及慢性肝炎和肝硬化等多种肝病表现。药物性肝病是医源性疾病,因此在临床工作中除谨慎用药外,凡遇黄疸或有任何肝功能损害的病人,须将药物性肝病作为鉴别诊断的重要内容,本病发病率逐渐增高,这与临床大量用药或不规则用药有关。其占所有黄疸住院病人的 2%~5%,占暴发性肝功能衰竭的 15%~30%,非病毒性慢性肝病的 20%~50%,发病年龄多在 50 岁以上。

肝细胞的变性坏死是药物性肝病或有害物质中毒性肝病的主要表现,是由毒性的中间代谢产物所引起的,许多药物如阿司匹林、噻嗪类利尿药、烟酸、氯贝丁酯(安妥明)、吉非贝齐(降血脂药)、苯甲异噁唑青霉素、磺胺类、利福平、异烟肼及甲基多巴等可引起与病毒性肝炎相似的弥漫性肝实质损伤,包括肝细胞由点状坏死到门静脉周围或桥样坏死或多小叶坏死,门静脉及周围单核细胞浸润。静脉用四环素可引起广泛的肝细胞内微脂滴沉积及肝功能衰竭,与 Reye 综合征及妊娠脂肪肝所见相用。此外,药物性肝病还有肝内淤胆及慢性肝炎的病理表现。

药物性肝病或有害物质中毒性肝病的临床表现不一,其与损肝药物的种类或有害物质种类不同而引起肝脏损害的机制不同有关,根据临床表现可分为急性肺病和慢性肝病两大类。在急性肝细胞损害中,急性药物性肝炎最为多见,以肝细胞坏死为主时,临床表现酷似急性病毒性肝炎,常有发热、乏力、纳差、黄疸和丙氨酸转氨酶(为正常的 2~30 倍)。严重者可发生暴发性肝功能衰竭,出现进行性黄疸、出血倾向及肝性脑病,常发生死亡。以过敏反应为主的急性药物性肝病,常有发热、皮疹、黄疸、淋巴结肿大,伴丙氨酸转氨酶和胆红素升高。以胆汁淤积为主的药物性肝病,其临床和实验室表现与肝内淤胆、肝外胆道梗阻及急性胆管炎相似。慢性药物性肝病与自身免疫性慢性肝炎的临床表现相似,可以轻到无症状而重到发生伴肝性脑病的肝功能衰竭。生化表现与慢性病毒性肝炎相同,有丙氨酸转氨酶的升高,进展型可导致肝硬化。

不管是急性还是慢性中毒性肝脏损害,其超声显像均无特异性,诊断还需结合病史、服药史、有害物质接触史、临床表现、实验室检查和其他检查，并与有黄疸或肝功能损害表现的各种类型肝炎进行鉴别，最后才能确定诊断。急性者超声显像表现与一般急性病毒性肝炎的超声表现类似，即超声显像显示肝脏可均匀性轻度增大，肝实质回声可正常或偏低，急性肝损害严重者，病人黄疸迅速加深，肝脏可显示缩小，肝实质回声减低，胆囊可增大，胆囊壁增厚（肝损害严重者明显）并可有腹水出现。慢性中毒肝病超声显像表现与慢性病毒性肝炎表现近似，其超声显像显示肝脏体积增大，肝实质回声弥漫性增强，肝内血管欠清晰或不清晰，胆囊多缩小，壁增厚。脾脏可增大。病情严重者或病情长者，晚期可有肝硬化各种表现。

中毒性肝脏损害患者在做超声显像检查的同时，应根据服药史、有害物质接触史、临床症状、血液检验、肝功能检查以及停药后的效应进行综合判断。任何一例患者均须询问发病前3个月或更长的时候服过何种药物、用药剂量、用药途径、持续时间、同时服用的其他药物、原来有无肝病以及药物过敏史、有害物质接触史等。诊断药物性肝病或有害物质中毒性肝病应与以下疾病进行鉴别：病毒性肝炎、其他原因引起的阻塞性黄疸，如术后胆汁淤积、肝外胆管炎、急性胰腺炎、胆管损害以及全身细菌性感染、充血性心力衰竭和慢性肝病肝功能恶化等。

本例患者是油漆中毒引起的黄疸性中毒性肝病。随着建筑业的迅猛发展，油漆在建筑和家居装修中使用越来越广泛，因此，油漆中毒的发生也越来越多。据统计，目前的油漆中毒可能比农药中毒还多见，其大多表现为慢性中毒。

油漆的主要成分包括五大类：油料、树脂、颜料、稀料和辅料。油漆中对人体最有害的物质为：①甲醛，是一种无色易溶的刺激性气体。刨花板、密度板、胶合板等人造板材、胶粘剂和墙纸是空气中甲醛的主要来源，释放期长达3～15年。可经呼吸道吸收，甲醛对人体的危害具有长期性、潜伏性、隐蔽性的特点。长期吸入甲醛可引发鼻咽癌、喉头癌等严重疾病。②苯，是一种无色、具有特殊芳香气味的气体。胶水、油漆、涂料和黏合剂是空气中苯的主要来源。苯及苯系物被人体吸入后，可出现中枢神经系统麻醉作用；可抑制人体造血功能，使红细胞、白细胞、血小板减少，再生障碍性贫血患病率增高，还可导致女性月经异常，胎儿的先天性缺陷等。③氡，是一种放射性物质，对人体的主要危害是导致肺癌。据介绍，氡是除吸烟以外第二大导致肺癌的病因。④总挥发性有机化合物（TVOC）。VOC，是 Votatile Organic Compound 的缩写，VOC 在室内空气中作为异类污染物，由于它们单独的浓度低，但种类多，一般不予逐个分别表示，以 TVOC 表示其总量。TVOC 包括苯、甲苯、乙酸丁酯、乙苯、对（间）二甲苯、苯乙烯、邻二甲苯、十一烷等。室内建筑和装饰材料是空气中 TVOC 的主要来源。研究表明，即使室内空气中单个 VOC 含量都低于其限含量，但多种 VOC 的混合存在及其相互作用，就使危害强度增大。TVOC 的毒性、刺激性，能引起机体免疫水平失调，影响中枢神经系统功能，出现头晕、头痛、嗜睡、无力、胸闷等症状，还可能影响消化系统，出现食欲缺乏、恶心等，严重时可损伤肝脏和造血系统，甚至引起死亡。

本例为有明显黄疸的中毒性肝病。以往因各种原因中毒而发生的黄疸、丙氨酸转氨酶升高，有不少误诊为黄疸性病毒性肝炎，而误诊为梗阻性黄疸者还未见报道。在现今超声显像诊断已经广泛普及的今天，将黄疸性中毒性肝病误诊为阻塞性黄疸者简直是不可思议。因此，不论是临床医生还是超声医生均应对病人认真负责，加强基础知识和基本功的训练，从相似中寻找特异性，认真进行鉴别诊断。

超声显像图例见图6-32-1～6-32-3。

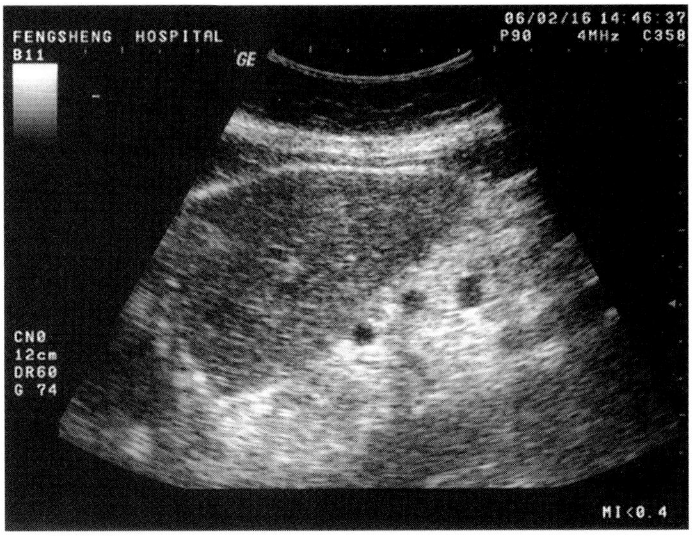

图 6-32-1 中毒性肝病(一)
肝实质回声弥漫增强

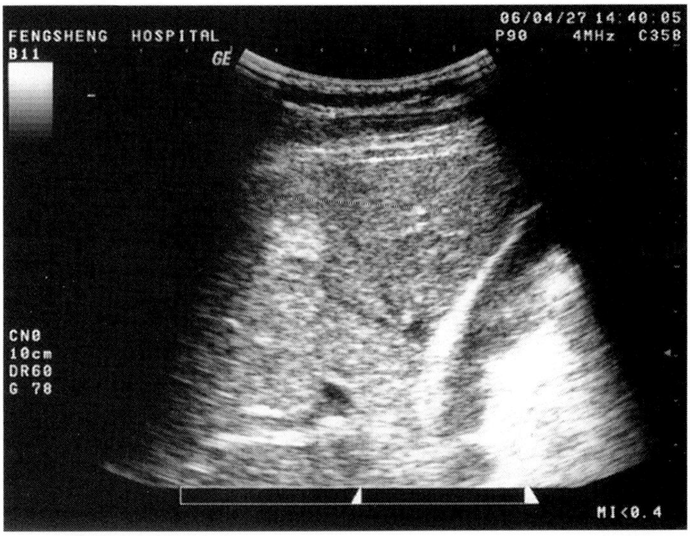

图 6-32-2 中毒性肝病(二)
肝实质回声弥漫增强

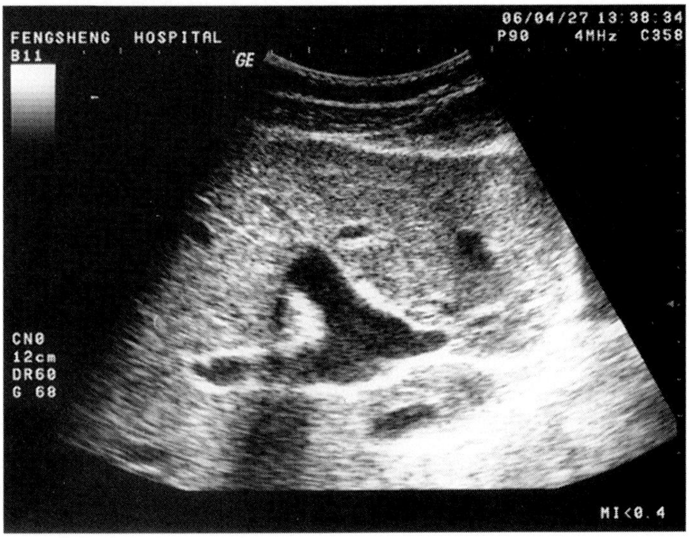

图 6-32-3 中毒性肝病(三)
脾大

（富 玮）

第33例 发热、左上腹疼痛，脾脏进行性增大——真性红细胞增多症

患者，男性，56岁。自3个月前无明显诱因出现左上腹隐痛、不适。实验室检查：白细胞 1.4×10^{9}/L，中性粒细胞0.75，淋巴细胞0.25，尿蛋白+++，尿红细胞10～15个/HP。超声显像检查提示：胆囊结石，脾大。近1周左上腹不适加重，来诊。

查体：体温38.2℃，呼吸30/min，血压114/76.5mmHg(15.2/10.2kpa)，脉搏120/min。面色潮红，四肢躯干呈青紫色花斑，心率120/min，双肺底可闻及细湿啰音，腹部膨隆，肝、脾触及不满意，未见肠型。肠鸣音可闻及，移动性浊音(+)。

实验室检查：血红蛋白174g/L，红细胞 6.7×10^{12}/L，白细胞 2.14×10^{9}/L，中性粒细胞0.95，淋巴细胞0.04，单核细胞0.01，血小板 139×10^{9}/L。PO_2 8.0kPa，PCO_2 3.8kPa，血清钾3.1mmol/L，钠128mmol/L，氯97mmol/L，总蛋白67g/L，白蛋白29g/L。尿蛋白(+)，尿比重1.025。凝血酶原时间33s，凝血酶原活动度26%。患者既往身体健康，4年前开始出现面部皮肤发红，半年前出现体重减轻，有牙龈出血、头晕、头痛及皮肤瘙痒、视物模糊等症状。

超声显像显示：肝脏略增大，肝实质回声不均匀，轻度增强，肝内血管尚清，门静脉1.6cm，脾静脉1.9cm，在门静脉和脾静脉主干内可见血栓回声，脾厚度8.0cm，肋下可达脐上2cm，超声提示为门静脉、脾静脉增宽，伴血栓形成。脾脏增大(真性红细胞增多症)。

分析

真性红细胞增多症(polycythemia vera, PV)简称“真红”，是一种克隆性的以红细胞异常增殖为主的慢性骨髓增生性疾病。临床特征有皮肤黏膜红紫、脾大和血管及神经系统症状。血液学的体征为红细胞和全血容量绝对增多，血液黏稠度增高，常伴有白细胞和血小板增多。据国外报道发病率为1.9/10万～2.6/10万，无明显地区和国家间差异。中老年期发病较多，50～60岁是发病高峰，也有少数青年及少年发病者，发病率男性略高于女性。

本病病因及发病机制尚不清楚。红系的增生非缺氧引起，促红细胞生成素并不增加，红细胞寿命也正常。研究证明真红是一种异常克隆增殖性疾患。正常人血细胞中含有两种(A型和B型)葡萄糖-6-磷酸脱氢酶(G-6PD)的同工酶，但真红患者的红、粒细胞和血小板仅有A型一种，说明真红病人红细胞、粒细胞和巨核细胞起源于同一异常多能干细胞。这种异常克隆增殖有以下特点：①从单一克隆细胞起源，持续增生；②异常克隆可抑制正常克隆，晚期正常克隆消失；③干细胞对促红细胞生成素及其他细胞因子的敏感性增强。主要的病理生理基础是红细胞过度增生(肿瘤性增生)引起的全身血容量增多和血黏稠度增高，导致全身血管扩张和血流缓慢，血小板增多，可引起血管栓塞，而以静脉血栓较多见。出血是由于血管扩张充血、血管内皮损伤和血小板功能异常引起的。

本病起病隐匿，偶在血常规检查时发现，也可因血栓形成及出血症状而就医确诊，主要临床表现有头痛、头晕、耳鸣、眩晕、肢体麻木、出汗等血管神经系统的表现和血栓形成和栓塞症状；临床上还有鼻出血、牙龈出血、皮肤黏膜瘀点、瘀斑及组胺增高的表现，如消化性溃疡发生

率较正常人高4～5倍，可引起消化道出血。皮肤瘙痒也常见，10%可伴有荨麻疹。常见的体征是面部、鼻、耳、唇、手掌、结膜充血，呈暗红色，如酒醉样。视网膜和口腔黏膜也显示充血。3/4患者有脾大，2/3患者有肝大，1/3患者有高血压。典型病例血红蛋白男性>175g/L、女性>160g/L，红细胞数男性$>6.5\times10^{12}/L$，女性$>6.0\times10^{12}/L$。

超声显像图例见图6-33-1～6-33-3。

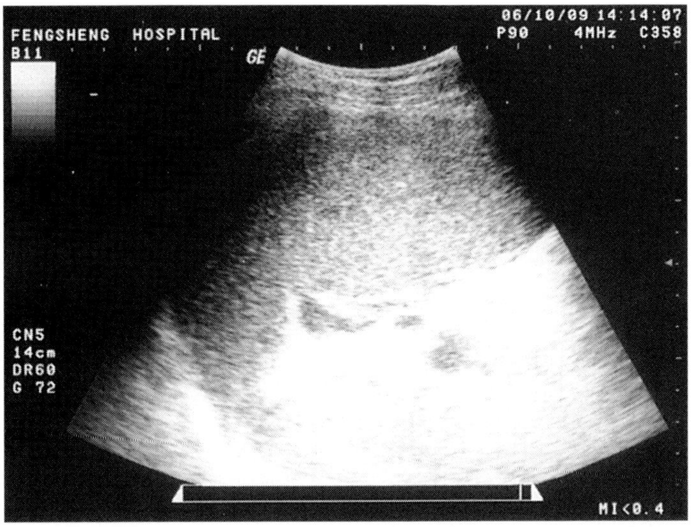

图 6-33-1 真性红细胞增多症伴脾大

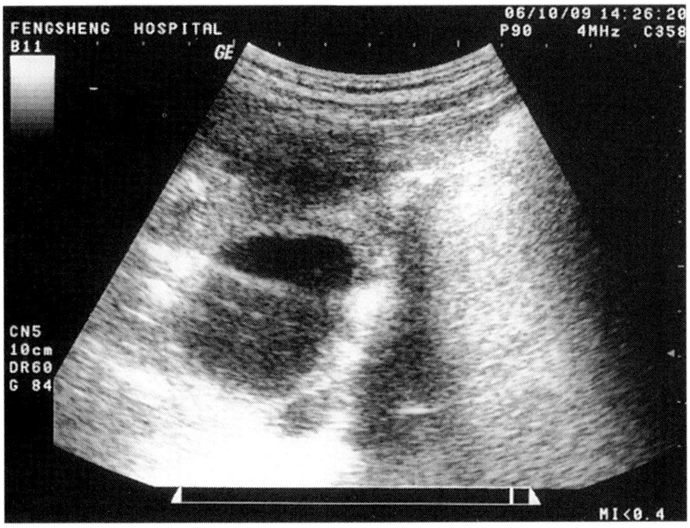

图 6-33-2 真性红细胞增多症伴腹水（一）

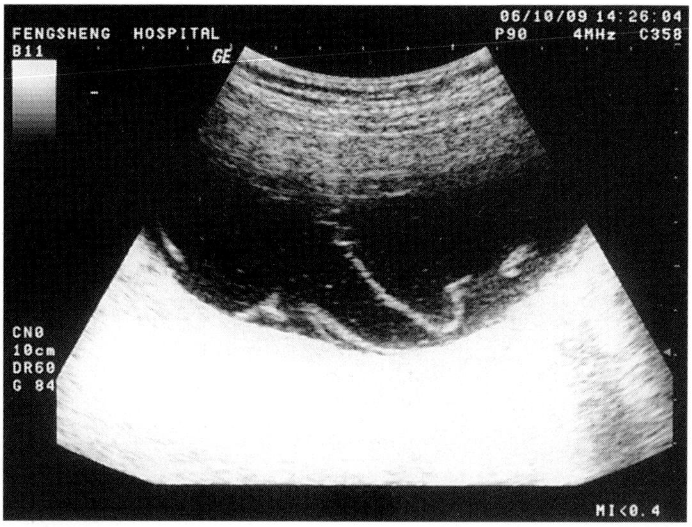

图 6-33-3 真性红细胞增多症伴腹水(二)

(富京山)

第 34 例 发热、口干、ALT 增高及蛋白尿——干燥综合征

患者,女性,53 岁。因发热、口干、ALT 增高伴蛋白尿 1 个月入院。患者自 1 个月前开始出现受凉后发热,体温 38.4℃,伴乏力、食欲缺乏、出汗、眼干、口干。1 周后体温达 39.0℃,伴发冷。检查蛋白尿(+),白细胞 5~7 个/HP,红细胞 3~5 个/HP;血红蛋白 121.6g/L,白细胞 12.4×10^{9}/L,中性粒细胞 0.74,血清白蛋白 23.6g/L。经抗感染治疗后热退,3 周后又开始发热,其后上述症状渐加重。

查体:体温 37.7℃,呼吸 20/min,脉搏 84/min,血压 130/80mmHg。贫血貌,全身表浅淋巴结不大,巩膜、皮肤无黄染,无泪液、涎液分泌。心肺(—),肝肋下 1.5cm,脾肋下可及。双下肢轻度水肿。

实验室检查:血红蛋白 81g/L,红细胞 2.86×10^{12}/L,网织红细胞 0.006,尿红细胞 8~10 个/HP。尿蛋白定量 24g/24h。尿镜检红细胞形态异常,中段尿培养及尿抗酸杆菌均阴性。IgG32.7g/L,IgA 及 IgM 正常,抗核抗体(ANA)及类风湿因子均阴性,血碱性磷酸酶(ALP)、血脂及钙磷均正常范围。

胸部 X 线片及上消化道造影:未见异常。

超声显像诊断:肝脏增大,肝被膜不光滑,肝实质回声不均匀,弥漫增强,门静脉正常,胆囊壁增厚,脾脏轻度增大,彩色多普勒血流显像脾脏血流丰富,双肾形态大小正常,肾皮质回声轻度弥漫性增强。超声提示:肝脏弥漫性病变,脾轻度增大,双肾皮质轻度弥漫性病变。

分析

干燥综合征(sjogren's syndlome,SS)是以累及外分泌腺为主的慢性炎症性自身免疫病,常侵犯涎腺和泪腺,表现为口、眼干燥。干燥综合征分为原发性和继发性两种,前者为不伴有其他结缔组织病变的单纯的 SS,后者为伴有其他结缔组织疾病的 SS,如类风湿关节炎及系统性红斑狼疮等。在美国SS是仅次于类风湿关节炎的第二位常见的自身免疫病，而继发性SS至少有1/3以上的类风湿关节炎及系统性红斑狼疮与SS同时并存。本病病因不明，目前研究多认为是一种多因素病因的自身免疫病，其患者的涎腺和泪腺被大量淋巴细胞浸润，浸润的淋巴细胞及其与大量表达HLA-DR并递呈抗原的腺泡及腺管上皮细胞之间相互作用而产生多种细胞因子，最后进一步导致T、B淋巴细胞克隆增殖和组织器官的免疫损伤。类似的病理改变亦可发生于其他体表及内脏的外分泌腺。此外，患者的B细胞分化及自身抗体的分泌显著增加，抗核抗体、类风湿因子、抗SS-A及抗SS-B抗体的阳性率增高而且常与疾病的活动度相关。B淋巴细胞的克隆增殖，包括浆细胞及免疫母细胞的增殖可产生假性淋巴瘤甚至转变成恶性淋巴瘤。

本病起病大多隐匿，呈慢性进行性过程，临床表现多变，症状轻重不等，口、眼干燥可以是干燥综合征的首发症状，可持续多年。口腔中涎液减少，感觉口干，饼干试验阳性，即当进食一片咸饼干时如不同时饮水便觉咀嚼和吞咽困难。眼睛常觉干燥、痒痛、灼热及异物摩擦感（傍晚时明显）。因泪液少致视物模糊、畏光、眼红、结膜充血，角膜可浑浊、糜烂或溃疡，称为干燥性角结膜炎。易并发细菌和真菌感染。

肺部异常见于20%～30%患者，X线片示肺间质纤维化或肺部浸润阴影。肾脏常累及远端肾小管，肾小球肾炎的发现常提示可能伴有SLE或冷球蛋白血症。部分病例可有氨基转移酶升高、黄疸、胆汁性肝硬化和丙型肝炎病毒感染。肝活检示慢性活动性肝炎。局部或全身淋巴结可肿大，一般质地正常，可反复发作，呈良性淋巴病变。若淋巴结中等度肿大，质地增加，尤其是非对称性肿大，可为假性淋巴瘤。若高度肿大、质地中坚，表面不规则结节状，提示恶性淋巴瘤的可能。

超声显像图例见图6-34-1～6-34-5。

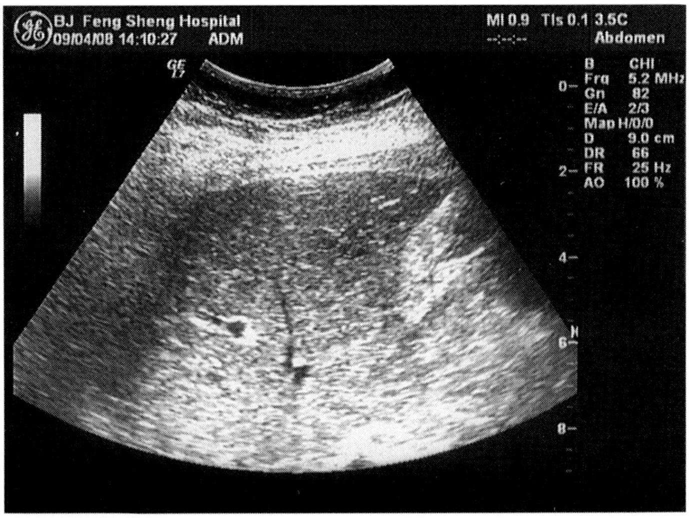

图6-34-1 干燥综合征伴肝脏弥漫性病变(一)

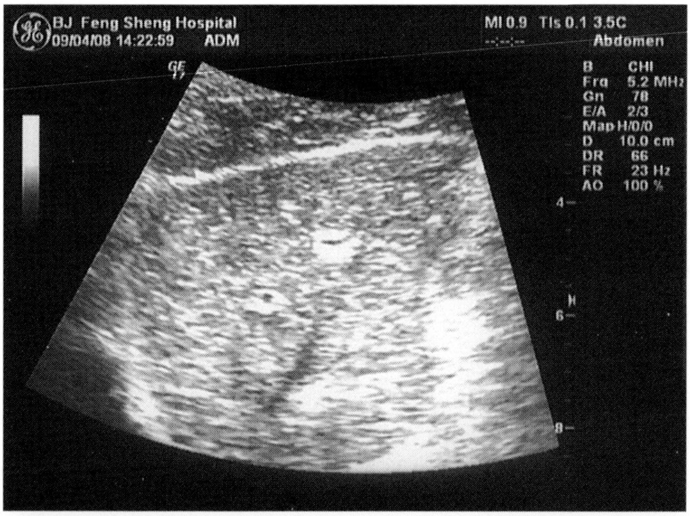

图 6-34-2 干燥综合征伴肝脏弥漫性病变(二)

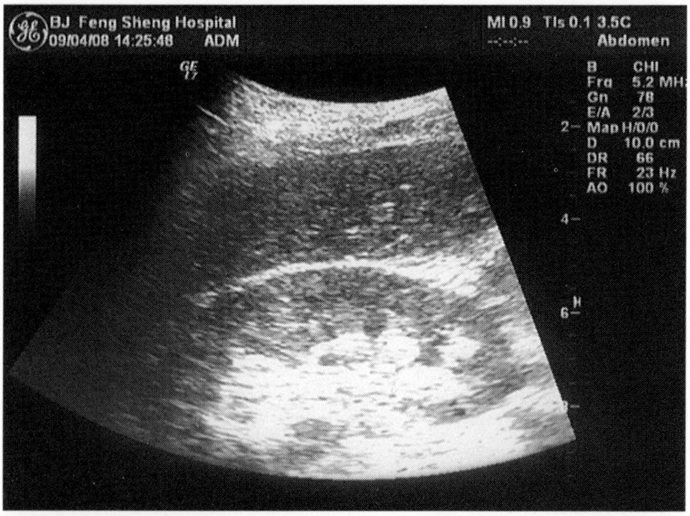

图 6-34-3 干燥综合征伴肝脏弥漫性病变(轻度)

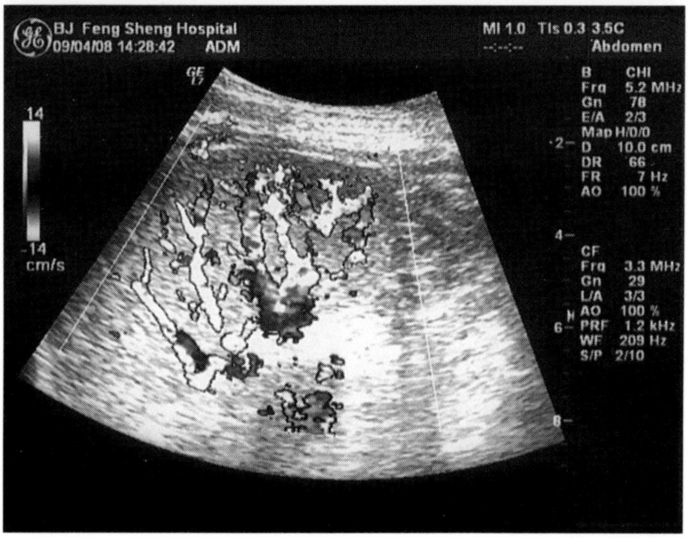

图 6-34-4 干燥综合征伴脾大，脾脏血流丰富

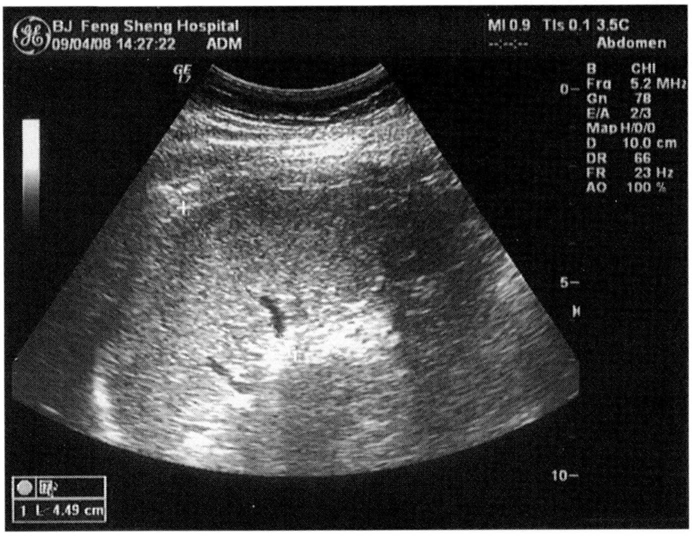

图 6-34-5 干燥综合征伴脾脏增大(轻度)

（富 玮）

第 35 例 复发性上消化道出血、肝大、腹水——Budd-Chiari 综合征

患者,男性,42 岁。因复发性急性上消化道出血入院。查体:腹部膨隆,腹水征阳性。肝功能化验指标升高,天冬氨酸转氨酶 210U/L(正常为 0～35U/L),丙氨酸转氨酶 324 U/L(正常为 0～35U/L),总胆红素 61.1μmol/L(3.7mg/dl)[正常为 5.1～17.1μmol/L(0.3～1.0 mg/dl)],白蛋白 24g/L(正常为 35～55 g/L)。食管内镜显示食管静脉曲张。超声显像显示肝后下腔静脉膜蹼。肝尾叶增大,肝硬化,门静脉高压,脾大(中度),腹水。入院后施行经皮经股静脉、下腔静脉膜蹼再通术,但效果不明显。

分析

Budd-Chiari 综合征(布加综合征)又称肝静脉阻塞综合征或下腔静脉阻塞综合征,是指病变发生在肝静脉口和(或)下腔静脉肝上段引起肝静脉阻塞而产生肝后型门静脉高压和(或)下腔静脉高压。可分为原发性和继发性两类,后者多见。其中包括先天性下腔静脉异常,特别是下腔静脉肝上段蹼膜梗阻外伤后血栓机化、血液高凝状态(如真性红细胞增多症、下腔静脉或肝静脉炎症等),本病分为 3 型:肝静脉阻塞型、下腔静脉阻塞型和肝静脉与下腔静脉阻塞混合型。多数病例在肝静脉口附近有阻塞,病理改变为肝大,尤以尾叶明显(尾叶血流经小肝静脉直接注入下腔静脉),表面光滑,质地较硬。肝脏切面呈豆蔻状,可见出血区。肝脏活检急性期以肝小叶中心窦状隙扩张为特征,中心周围有出血、坏死肝小梁中肝细胞被红细胞取代。慢性病例肝脏呈结节样增生和纤维化,肝静脉有内膜炎和血栓形成,管腔内可因纤维化而变窄,有的肝静脉呈纤维索条状。血栓大多位于中、小肝静脉,亦见于大肝静脉,并可向下腔静脉延伸。肝部下腔静脉隔膜厚数毫米,由结缔组织构成,表明覆盖内皮细胞。

本病临床一般起病缓慢，偶可急性发作，分为急性和慢性两型。急性型多由于肝静脉突然阻塞所致，表现为肝区剧痛，可放射至肩背部，伴恶心、呕吐。肝脏迅速增大并有触痛，脾脏也有肿大，有大量腹水，有的呈血性，经1～4周（甚至更短时间）终因肝功能衰竭而死亡。慢性型多由于肝静脉慢性阻塞或反复发生血栓所致，常于数周后出现上腹或右上腹痛，伴恶心、呕吐；肝、脾进行性增大，腹水明显，应用利尿药常无效，可出现下肢水肿、胸腔积液、胸腹壁静脉怒张，黄疸少见。后期可因门静脉高压症而引起消化道出血。凡有上腹痛，肝大并迅速出现大量腹水者应想到本病。血清转氨酶、胆红素和黄溴酞钠滞留量均可增加。超声显像肝脏尾叶增大，肝静脉主干变细或闭塞，其下腔静脉入口处尖细。本症属于肝后型门脉高压，与肝硬化均有门脉高压表现，不同之处为肝脏常肿大，而脾脏无明显肿大。

超声显像易于显示肝静脉、下腔静脉和门静脉结构，CDFI可检测以上血管血流状况。所以超声诊断Budd-Chiari综合征对临床帮助甚大。

超声显像表现为：

1. 下腔静脉肝上段可见蹼膜强回声并有下腔静脉管腔狭窄阻塞，有时可见机化的血栓或癌栓。病变远端下腔静脉可见扩张。

2. 肝静脉近下腔静脉入口处可见狭窄闭塞。有时可见血栓或癌栓。病变远端肝静脉可见扩张。肝静脉间可有交通支形成。

3. CDFI检测下腔静脉病变狭窄段呈高速血流，为单相高速血流频谱。下腔静脉远端血流减慢，严重者可见反流。

4. 严重者常合并肝硬化、门静脉高压和腹水。患者门静脉内径增宽、血流减慢，有时可见门静脉血栓形成。肝脏增大，尤其尾叶增大明显。

超声显像图例见图6-35-1～6-35-5。

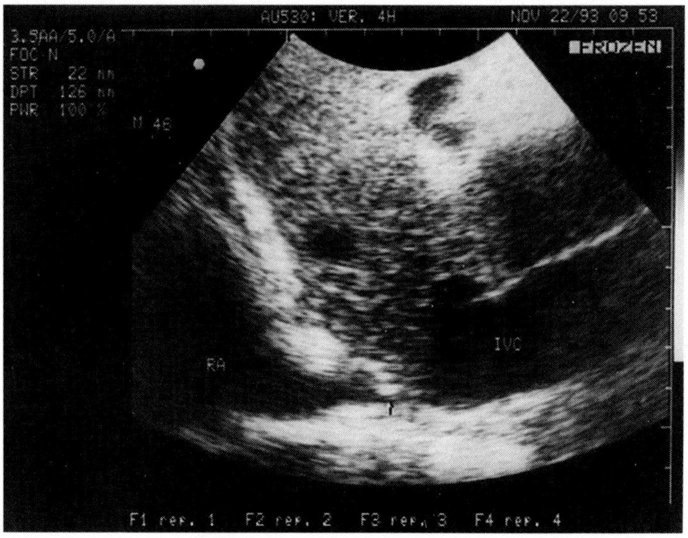

图 6-35-1 Budd-chiari 综合征，下腔静脉先天性膜蹼形成

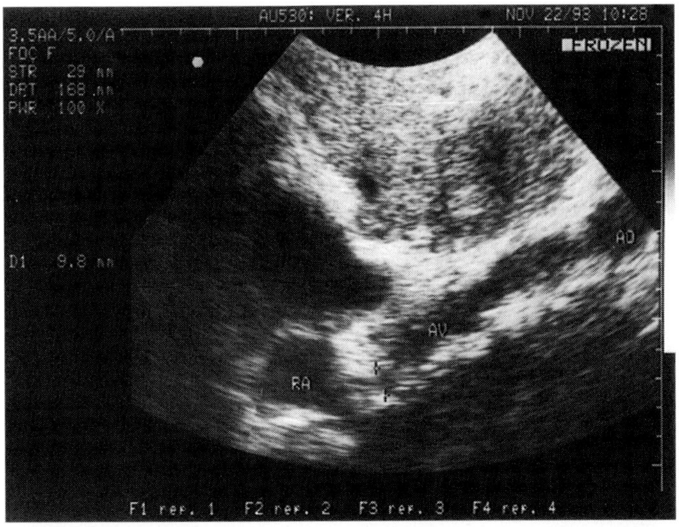

图 6-35-2　Budd-chiari 综合征

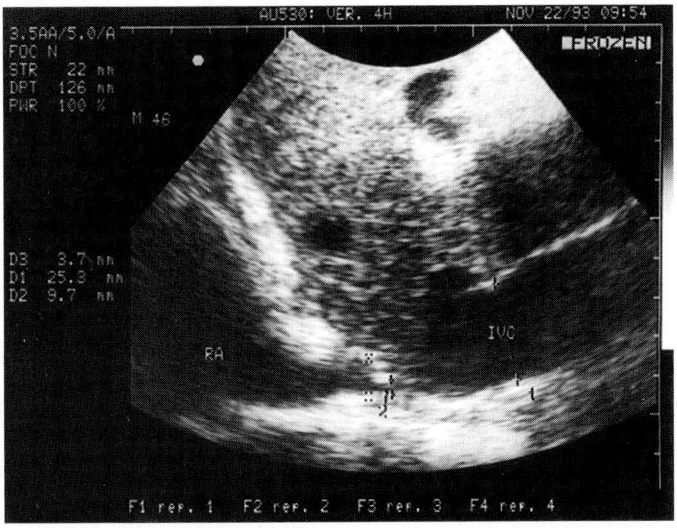

图 6-35-3　Budd-chiari 综合征，下腔静脉阻塞（先天性膜蹼）

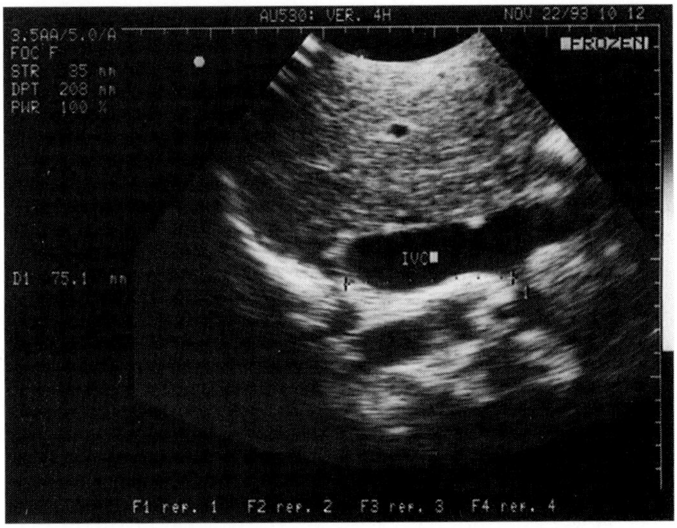

图 6-35-4　Budd-chiari 综合征行腔-房转流术

IVS 为下腔静脉

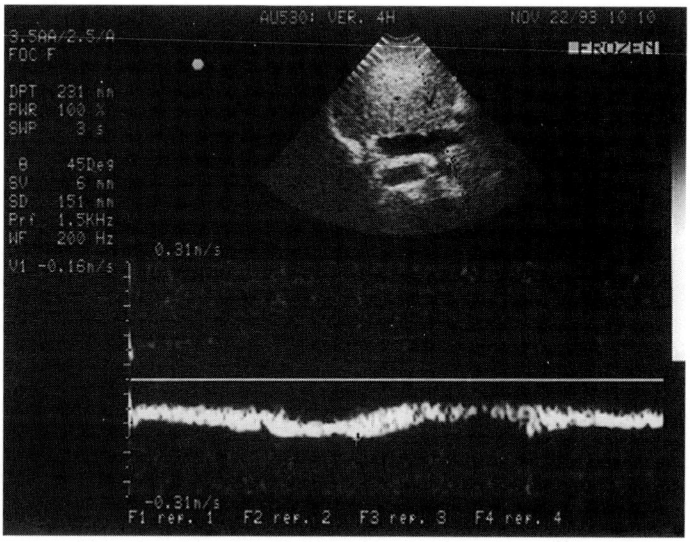

图 6-35-5 Budd-chiari 综合征行腔-房转流术，图示人工导管血流频谱

（富京山　张文凯）

第 36 例　左上腹包块（脾明显增大）——白血病

例 1

患者，男性，11 岁。因发热、颌下淋巴结肿大、皮肤瘀点收入院。患者于 3 个月前出现皮肤瘀点，1 个月前发现颌下淋巴结肿大，伴低热、多汗，近 1 周上述症状加重，伴齿龈出血。既往史无特殊。

查体：体温 38.2℃，面色苍白，发育营养中等，四肢及背部有散在片状瘀斑，巩膜、皮肤无黄染，双颌下淋巴结肿大，约 10 余个，最大 0.7cm×0.6cm，无压痛，不粘连，两侧颈部、腋下、腹股沟均有多个肿大淋巴结，最大 0.6cm×0.5cm，胸骨轻压痛；心界稍大，心律齐，心率 120/min，心尖部可闻及 2/6 收缩期杂音；腹软，肝肋下 5cm，质中等，脾肋下 6cm，四肢无异常。

实验室检查：血红蛋白 53g/L，白细胞 82×10^9/L，原淋巴细胞 0.04，幼淋巴细胞 0.56，淋巴细胞 0.25，血小板 12×10^9/L，网织红细胞 0.003；尿、便常规（－），肝功能正常。骨髓象：增生明显活跃，以淋巴细胞系统为主，原淋巴细胞占 0.13，幼淋巴细胞占 0.45，淋巴细胞占 0.19。原、幼淋巴细胞外形规则，核呈圆形或椭圆形，染色质呈均匀细点状，核仁 1～3 个，部分核有凹陷。胞质量少，有少量空泡，直径＞12μm 的细胞占 36%，粒系占 12%，红系占 10%，全片见到巨核细胞 2 个。提示：急性淋巴细胞白血病。

胸部 X 线片：显示上纵隔增宽，呈分叶状，侧位片显示肿块在前纵隔。

腹部超声显像检查：提示脾脏明显增大，肝脏形态未见异常，门静脉不增宽。

例 2

患者，女性，46 岁。左上腹肿块伴乏力、消瘦 3 个月来诊。患者 3 个月前发现左上腹有一鹅蛋大小肿块，并逐渐增大，伴乏力、食欲缺乏、消瘦。1 个月前在当地医院就诊，经行骨髓检查诊断为慢性粒细胞白血病。发病以来无发热及出血，既往无放射线接触史，家族中无相似病人。

查体：体温 38.2℃，脉搏 90/min，血压 110/70mmHg。发育正常，营养较差，轻度贫血貌，皮肤无出血点，巩膜、皮肤无黄染，周身表浅淋巴结不肿大。颈软，胸骨轻压痛，心肺(—)。腹软，肝右肋下4.0cm，质中等，脾左肋下5.5cm，质较硬。腹水征(—)。四肢无异常。

实验室检查：红细胞 $3.14\times10^{12}/L$，血红蛋白107g/L，网织红细胞0.053；白细胞 $109\times10^{9}/L$，早幼粒细胞0.02，中幼粒细胞0.10，晚幼粒细胞0.10，中性杆状核细胞及分叶核细胞0.59，嗜酸性粒细胞0.02，嗜碱性粒细胞0.05，淋巴细胞0.06，单核细胞0.06，计数200个白细胞中见到有核红细胞2个。血小板 $310\times10^{9}/L$，骨髓象(左髂后，近于“干抽”，髓液极少)：增生活跃，粒∶红为48.0∶1，粒系占0.87，其中原粒占0.018，早幼粒占0.026，中幼粒占0.062，晚幼粒占0.114，杆状核占0.294，分叶核占0.246，嗜酸性粒细胞占0.044，嗜碱性粒细胞占0.066，红系占0.018，成熟红细胞形态无明显异常，全片未见巨核细胞；淋巴细胞占0.088。提示慢性粒细胞白血病。尿、便常规(—)，肝功能正常。

骨盆X线片显示：骨质无异常。

腹部超声检查：肝脏形态大小未见异常，门静脉不宽，脾脏明显增大，左肋下6.0cm，超声提示：脾脏增大。

分析

白血病(leukemia)是一组异质性的造血系统恶性肿瘤，系造血干细胞及祖细胞的恶性变。其主要表现为异常的白细胞及其幼稚细胞(即白血病细胞)在骨髓或其他造血组织中进行性、失控性地异常增生，浸润各种组织，使正常血细胞生成减少，产生相应临床表现，周围血白细胞有质和量的变化。白血病根据临床表现、细胞形态学、细胞化学、细胞免疫学、细胞遗传学和分子生物学进行分类和分型。白血病的分类和分型具有重要的临床意义，因为不同类型的白血病，治疗方法和预后各不相同。

白血病按照病程缓解及细胞分化程度分为两类：急性白血病(AL)和慢性白血病(CL)。按白血病细胞的形态和生化特征分型，急性白血病分为急性淋巴细胞性白血病(ALL)和急性非淋巴细胞性白血病(ANLL)，后者又可称为急性髓系白血病(AML)以及若干亚型。慢性白血病又分为慢性淋巴细胞性白血病(CLL)、慢性粒细胞白血病(CGL或CML)、慢性粒-单核细胞性白血病(CMML)、慢性单核细胞性白血病(CMoL)和慢性嗜中性粒细胞白血病(CNL)等。此外，还有特殊类型，包括低增生性急性白血病和非霍奇金淋巴瘤白血病、浆细胞白血病、多毛细胞白血病、嗜酸及嗜碱性粒细胞白血病、幼淋巴细胞性白血病、急性混合细胞性白血病及全髓白血病等。

白血病确切病因至今不明，许多因素被认为与白血病发生有关。病毒感染可能是主要因素，此外还有遗传、放射、化学毒物或药物等因素。

各类急性白血病的共同临床表现可由于正常造血细胞生成减少，导致感染、发热、贫血和出血；也可由于白血病细胞浸润导致肝、脾、淋巴结肿大及其他器官病变。症状的缓急主要取决于白血病细胞在体内的积聚增长速率和程度，约半数以上患者以发热起病，当体温超过38.5℃时，常由感染引起。感染是急性白血病常见死亡原因之一。40%～70%的患者有出血倾向，并发弥散性血管内凝血(DIC)的患者几乎全部有出血，其中死于DIC者占20%～25%。AML有出血倾向者明显多于ALL。约2/3患者在确诊急性白血病时有中度贫血，急性白血病患者大多有淋巴结和肝脾大，临床上肝脾大者以ALL最为显著。巨脾主要见于慢性粒细胞白血病急性变、多毛细胞白血病及幼淋细胞白血病等。

慢性白血病是一组抑制性造血系统恶性肿瘤，其与急性白血病的区别为病程较为缓慢，白血病细胞有一定分化成熟能力，骨髓及周围血中以异常的较成熟的细胞为主，临床上可分为两大类，即慢性髓系白血病和慢性淋巴系白血病。慢性粒细胞白血病(chronic granulocyticleukemia)简称慢粒，是造血干细胞恶性克隆增殖性疾病。临床表现为脾增大、外周血中粒细胞增多并出现幼稚粒细胞。可从慢性期向加速期、急变期发展，一旦转变为急性白血病则在短期内死亡。慢粒占全部白血病的20%～35%，在我国占慢性白血病的90%。发病年龄大多在20～60岁，40～50岁年龄组发病率最高，5～20岁者仅占慢粒的10%左右，患者男性多于女性。接触苯和放射线照射是慢粒比较明显的致病因素。90%以上慢粒患者中可发现Ph染色体。慢性白血病起病缓慢，早期症状多与肿瘤负荷增高和贫血有关，出现疲倦、乏力、纳差、多汗、体重减轻等。许多患者可因脾大或白细胞增多在常规体检中发现而确诊。慢性白血病约有90%的患者就诊时有脾大，可大至平脐，质硬、无压痛，患者常感上腹胀满不适。少数患者因发生脾梗死或脾周围炎而出现显著左上腹和左肩部疼痛，可有局部压痛和摩擦音。15%～20%的患者有肝大，程度较轻，淋巴结肿大较少见。

超声显像图例见图6-36-1～6-36-4。

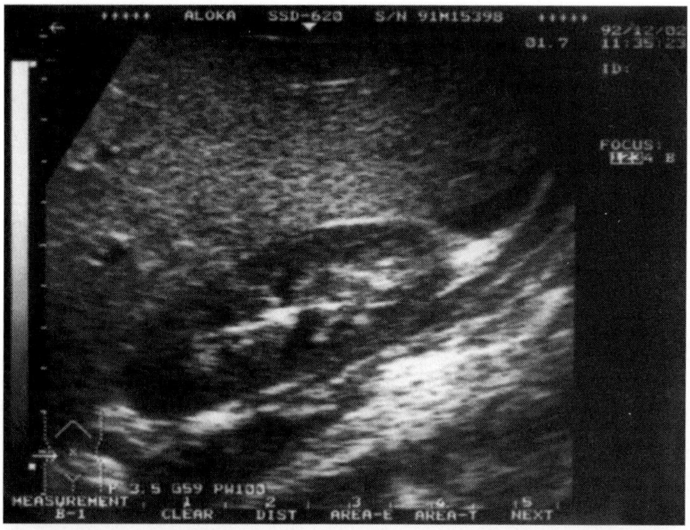

图6-36-1　急性淋巴细胞性白血病致脾增大(一)

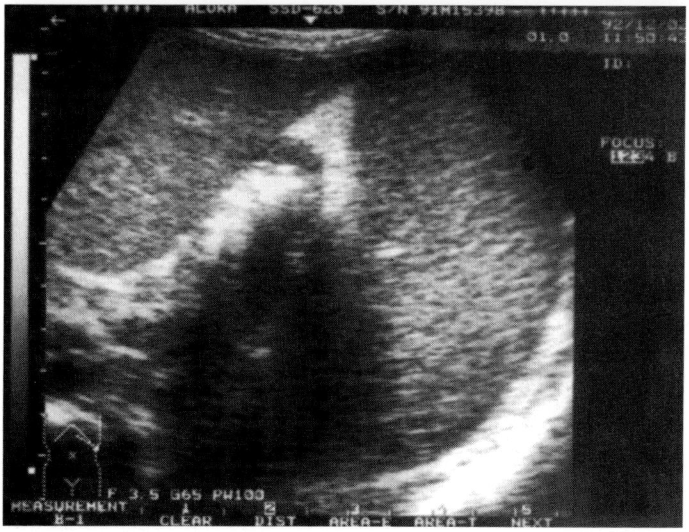

图6-36-2　急性淋巴细胞性白血病致脾增大(二)

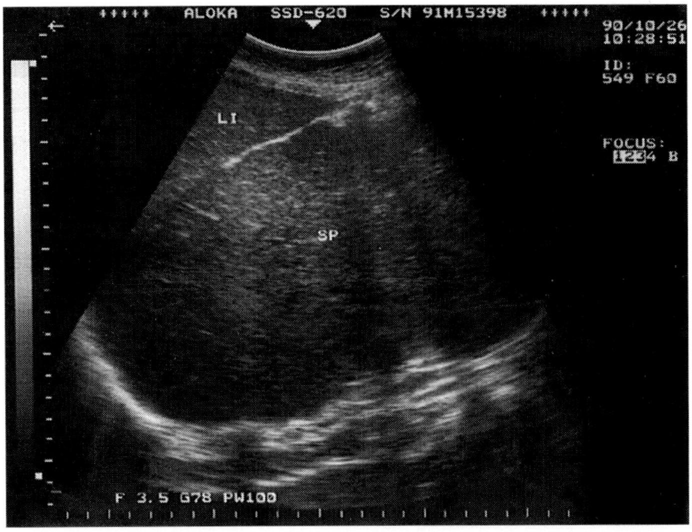

图 6-36-3 慢性粒细胞性白血病致脾增大(一)

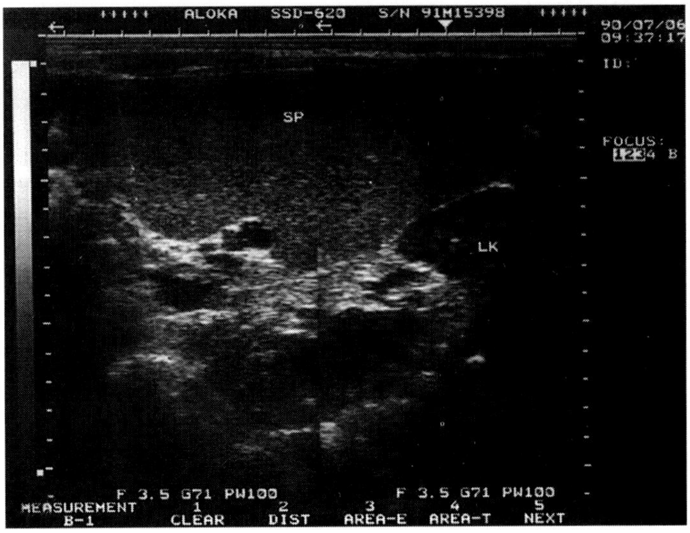

图 6-36-4 慢性粒细胞性白血病致脾增大(二)

（富　玮　金海杰）

第 37 例　左上腹肿物——脾大的鉴别诊断

例 1

男性，54 岁。3 年前发现左上腹肿物，经腹部 B 超检查发现脾大，体检触诊脾在左肋下 3cm，质地中等偏硬，肝右肋下未及，肝功能检查无异常，因无任何临床症状，未予处理。近 3 个月来，患者自己发现左上腹肿物明显增大，来诊。患者精神、食欲均好，大小便正常，近半年来刷牙时有时有出血现象，既往无肝炎、血吸虫病、黑热病和伤寒病史。幼年时曾患“疟疾”，无疫水、疫畜接触史。

查体：体温 36.9℃，脉搏 88/min，血压 130/90mmHg。营养、发育正常，贫血貌，皮肤、巩膜无黄染，皮肤无出血点和蜘蛛痣，表浅淋巴结不肿大。双肺呼吸音正常，心律规整，心率88/min，听诊无杂音，腹部平软，无压痛，腹壁无静脉曲张，移动性浊音（—），肝未触及，脾大近脐，表面不光滑，质地较硬。脊柱正常，下肢无水肿。

实验室检查：血红蛋白67g/L，红细胞2.61×10^{12}/L，形态、大小不等，中心淡染，有畸形，网织红细胞0.004，红细胞渗透脆性试验正常，51铬标记红细胞寿命20d，红细胞被破坏部位在脾脏。白细胞4.7×10^{9}/L，中性粒细胞0.71，淋巴细胞0.24，单核细胞0.02，血小板89×10^{9}/L。凝血酶原时间15s，血沉25mm/1h、46mm/2h。肝功能ALT＜130U，γ-谷酰胺转肽酶＜50U，胆碱酯酶89U，直接胆红素（D-BIL）14.6μmol/L。HBsAg（—），抗HCV（—），抗HIV（—），血清铁、AKP、G-RP、血糖、肌酐、BUN、CO_2CP、血清电解质、血清蛋白电泳、三酰甘油、胆固醇、淀粉酶、大便常规等均正常。骨髓象：增生正常，粒：红＝5：1。粒红系统细胞形态正常，单核正常，血小板减少，未见巨核细胞、寄生虫和其他特殊细胞。

胸部X线片、骨盆X线片：正常。

上消化道钡剂造影：食管及胃底未见静脉曲张。

心电图检查：正常。

腹部超声检查：肝内回声弥漫性增强，胆囊结石，脾脏明显增大，其内血流丰富。

例2

男性，50岁。患乙型肝炎7年，ALT升高。查体发现脾大。超声显像显示肝硬化，脾大。

例3

男性，36岁。内蒙古人，发热1年余，乏力、出汗、关节痛。超声显像显示脾大，结合病史考虑为布鲁病（感染性脾大）。

分析

脾增大一般指脾弥漫性增大（diffuse splenomegaly），我国成年男性脾长13.86cm，宽8.64cm，厚3.07cm。成年女性脾长为13.09cm、8.02cm，厚3.05cm。正常情况下，无论何种体位，脾应位于肋弓下，不能触及。若能触及脾下缘即为脾大，但应注意除外脾下垂。后者常见于内脏下垂或左侧胸腔积液、积气致横膈下降病人。脾脏下垂者叩诊脾上界可降低。临床上判断脾大也可采用影像学方法，如超声显像脾长径＞10cm或11cm，厚径在4cm以上可认为是脾大。CT或MRI显示脾长径超过5个肋单元可考虑为脾大。临床上将脾大分为轻度、中度和高度3种。肋缘下刚能触及至肋下3cm内为轻度肿大；肋下3cm至脐水平为中度肿大；低于脐水平为重度肿大，称巨脾。脾大病因较多，按发生机制归纳为：

1. *感染性脾大*　急性感染性疾病如传染性单核细胞增多症、病毒性肝炎、巨细胞病毒感染、伤寒与副伤寒、败血症、播散性结核、回归热、钩端螺旋体病及亚急性细菌性心内膜炎等可导致脾大。由于病原体刺激，引起巨噬细胞和淋巴细胞增生导致脾大。慢性感染如结核病、布氏杆菌病、梅毒、真菌感染、锥体虫病、疟疾、黑热病及血吸虫病等常伴有脾大。直接侵犯脾脏的感染，如脾脓肿及脾结核性肉芽肿伴有脾大。

2. *充血性脾大*　因脾静脉压力增高，脾血回流受阻，致脾淤血、体积增大。常见于各种原因引起的慢性心功能不全、慢性缩窄性心包炎、肝静脉阻塞（Budd-Chiari综合征）、各种原因所致的肝硬化及门静脉或脾静脉血栓形成等。充血性脾大常伴有腹水。由于红髓内单核巨噬细胞增生、小梁增厚、脾索增宽，故充血性脾大易伴有脾功能亢进。

3. *异常免疫反应所致脾大*　类风湿关节炎、系统性红斑狼疮、特发性血小板减少性紫癜、风湿热、贝赫切特综合征及血清病等因机体免疫功能异常亢进，使脾脏内淋巴细胞和巨噬细胞增生，而出现脾大。Felty综合征是指类风湿关节炎合并白细胞减少及脾大的特殊类型。患者在关节症状出现数月至数十年后，出现中性粒细胞减少或缺乏同时伴有感染，脾大为中度至重度。

4. 血液疾病所致脾大　按发生机制可分为：

(1)红细胞在脾内破坏增加。贫血、黄疸伴脾大是慢性血管外溶血的典型临床表现，常见于遗传性球形红细胞增多症等先天性红细胞膜缺陷性疾病、球蛋白生成障碍性贫血、异常血红蛋白分子病即自身免疫性溶血性贫血等。由于过量红细胞在脾内破坏，含铁血黄素在脾内沉积、血管内皮细胞增生、脾索增宽、血窦扩张而致脾大。

(2)脾脏髓样化生。骨髓纤维化脾可发生髓样化生，即脾脏恢复造血功能，充满早期造血细胞，同时伴有巨噬细胞增生，脾因此肿大。其他骨髓增生性疾病如真性红细胞增多症、原发性血小板增多症等亦可发生不同程度脾脏髓样化生而引起脾大。真性红细胞增多症脾大原因尚有因血容量增多引起的。

(3)血液恶性肿瘤细胞浸润。各类白血病、淋巴瘤、恶性组织细胞病时，恶性细胞易浸润脾脏引起脾大，急性淋巴细胞白血病最明显。脾大在急性单核细胞白血病又较急性粒细胞白血病多见。重度脾大多见于慢性白血病，如慢性粒细胞白血病、慢性淋巴细胞白血病、幼淋巴细胞白血病、多毛细胞白血病均可见巨脾。

(4)脾组织细胞增生。Langerhans细胞组织细胞增生症常有脾大，在病变区有大量Langerhans细胞浸润，常与巨噬细胞、嗜酸性粒细胞、淋巴细胞形成炎性肉芽肿。嗜血细胞综合征是一种单核-巨噬细胞系统良性反应性组织细胞增生症，52%病例有脾大。类脂质沉积症包括葡萄胎脑苷脂病(戈谢病)、神经鞘磷脂病(尼曼-匹克病)、海蓝组织细胞增生症等系类脂质分解代谢途径中某种酶缺陷，使代谢中间产物在脾脏等器官大量堆积，组织细胞大量增生，引起脾大。遗传性类脂质沉积症常引起巨脾。

5. 脾囊肿与脾肿瘤　脾囊肿包括寄生虫囊肿和非寄生虫囊肿两大类。前者有包虫囊肿，后者有先天性囊肿和假性囊肿(脾血肿退行性变所致)。良性肿瘤包括错构瘤、血管瘤、淋巴管瘤、纤维瘤等。恶性肿瘤有原发和继发两类，前者有淋巴瘤、浆细胞瘤、纤维肉瘤、血管肉瘤；后者有黑色素瘤及癌转移。淋巴瘤是最常侵犯脾脏的恶性肿瘤。

6. 其他　结节病、铍中毒、甲状腺功能亢进症、淀粉样变等均可引起脾大。

诊断及鉴别

1. 询问病史　详询问病史具有重要意义。感染引起脾大常有特殊热型，如伤寒呈稽留热；疟疾与回归热为间歇热；布氏杆菌病为波状热；急性血吸虫病有间歇热或弛张热；亚急性感染性心内膜炎及结核病可为不规则热或持续低热。肿瘤也可引起长期不规则发热；恶性淋巴瘤有周期性发热。对慢性脾大者应询问有无病毒性肝炎病史、慢性疟疾史以及疫水接触史，后者应考虑血吸虫病的可能。不明原因慢性脾大者应注意对门静脉肝硬化、酗酒及风湿病史的询问。

2. 脾脏触诊　注意脾大小、质地、有无压痛及脾区摩擦感等。急性感染性脾大常为轻度肿大，质地偏软，有触痛，感染控制后脾脏可恢复正常大小。风湿病和真性红细胞增多症、原发性血小板增多症引起的脾大也为轻度肿大。中度肿大主要见于慢性溶血性贫血、肝硬化、慢性淋巴细胞性白血病、恶性淋巴瘤、急性白血病等。高度脾大(巨脾)多见于慢性粒细胞白血病、骨髓纤维化、戈谢病、尼曼-匹克病。有时在慢性疟疾、黑热病及血吸虫性肝纤维化时亦可为巨脾。白血病出现巨脾见于多毛细胞白血病、幼淋巴细胞白血病及伴有绒毛淋巴细胞脾淋巴瘤。

慢性感染所致脾大因有纤维组织增生，脾质地常变硬，感染控制后，脾脏不恢复正常大小。直接侵犯脾的感染如脾脓肿、脾结核等常伴脾周围炎，脾触诊可有摩擦感并有压痛，听诊有摩擦音。巨脾可因供血不足而发生脾梗死，压痛明显，并有摩擦感和摩擦音。慢性充血性脾大外形规整、表面光滑。脾结核可扪及结节。淋巴瘤、脾囊肿和脾肿瘤可引起脾表面不光滑及变形。

3．血象和骨髓象检查　对于明确是否系血液病引起的脾大及原因不明脾大有重要参考价值。脾大伴有中性粒细胞增多时，大多提示有细菌感染。若周围血液中出现大量幼稚细胞应考虑为白血病。脾大伴淋巴细胞增多并有异型淋巴细胞出现，提示为病毒感染。异型淋巴细胞很多应考虑传染性单核细胞增多症。老年患者脾大伴成熟淋巴细胞增多要考虑慢性淋巴细胞性白血病。脾大伴红细胞或血小板增多应考虑有骨髓增生性疾病的可能。脾大伴有贫血、网织红细胞增多时应考虑溶血性贫血，若红细胞形态有显著改变应考虑红细胞缺陷引起的溶血病。多数血液病可通过骨髓象检查获得确诊。血象和骨髓象检查是确诊是否存在脾脏功能亢进的必要手段。

4．影像学检查　超声诊断、CT、MRI及应用胶体^{198}Au、胶体^{99m}Tc、^{113m}In进行放射性核素扫描均可以用于确定脾是否肿大、脾形态及脾内占位病变的性质。核素51Cr或59Fe标记红细胞注入体内测定脾区放射量，能帮助了解脾脏功能及寻找有无副脾存在。

超声显像检查显示成人脾脏厚度超过4cm或传统长径超过8cm，最大长径超11cm以及在左肋缘下探及脾脏，均可判定脾脏肿大。超声显像可根据探查的脾脏测值及形态判定脾脏肿大的程度。

(1)轻度脾大：仅表现脾脏测值超过正常值。脾脏形态无明显改变。仰卧位、深吸气时，脾脏下极不超过左肋缘下3cm 。

(2)中度脾大：脾脏明显增大。仰卧位平静呼吸时，左肋缘下可探及脾脏，但脾脏下极不超过脐水平，对邻近器官无压迫表现。

(3)重度脾大：脾脏明显肿大。脾脏下极超过脐水平线以下，有时可达盆腔。肿大的脾脏对邻近器官可产生压迫，使左肾受压移位、变形，或膈肌明显抬高。巨脾可使左肾向内移位。脾脏前缘可超过锁骨中线，甚至抵达腹正中线。

超声显像图例见图6-37-1～6-37-4及彩图21～23。

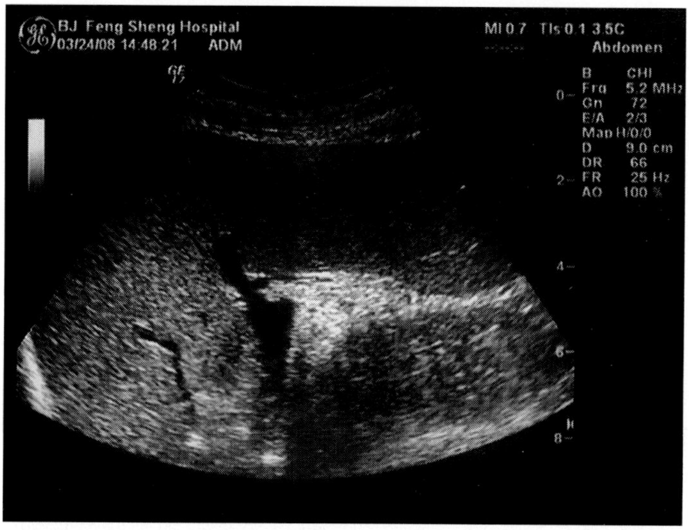

图6-37-1　脾脏增大

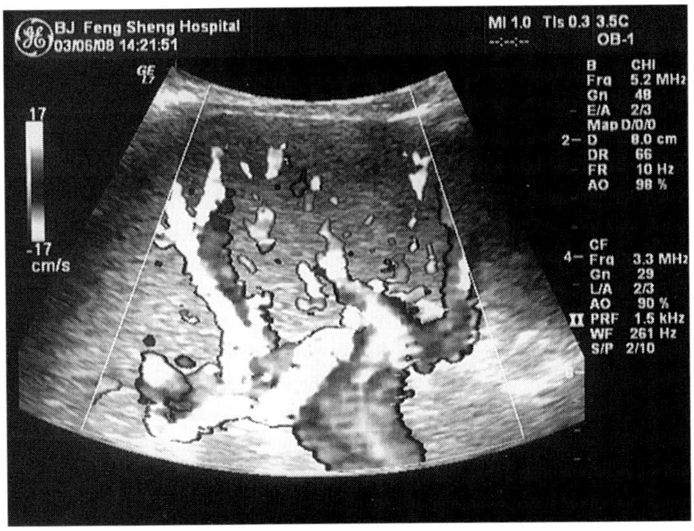

图 6-37-2　脾大，血流丰富

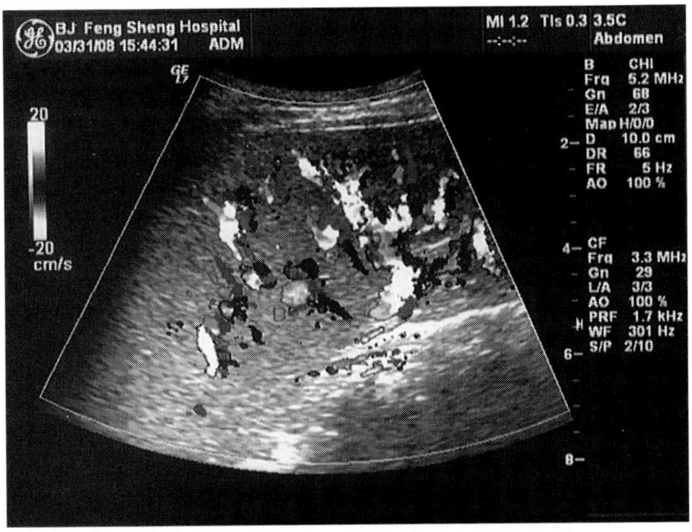

图 6-37-3　布氏杆菌病所致脾大，血流丰富

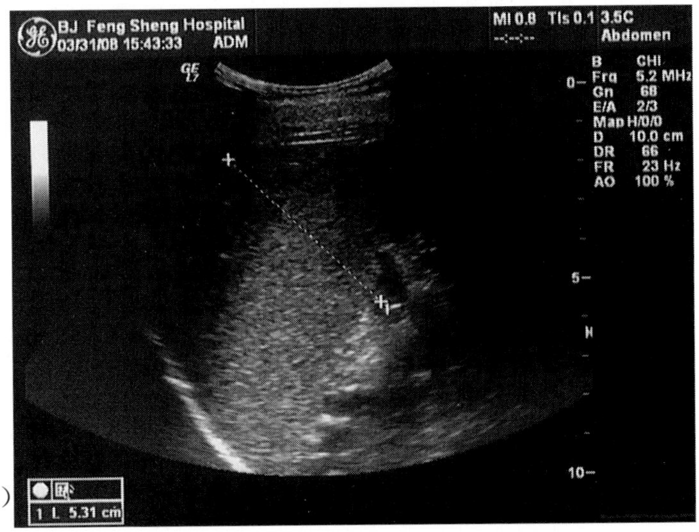

图 6-37-4　布氏杆菌病所致脾大

（富　玮　金海杰）

第7章 胆系疾病

Chapter 7

第38例 发冷、发热、右上腹痛——急性结石性胆囊炎

患者,男性,78岁。右上腹痛、发热2d入院。2d前患者两餐均进食油腻食物,半日后发生右上腹痛,随后发冷、发热、头痛伴有恶心、呕吐,呼吸急促,急诊收入院。患者既往有胆囊结石5年,曾有腹痛发作数次,无肝炎病史。

查体:体温39.1℃,脉搏96/min,血压136/90mmHg,呼吸30/min。急性重病容,烦躁不安,巩膜轻度黄染,表浅淋巴结不大。双肺(—),心律规整,心率96/min,心脏瓣膜区未闻及病理性杂音。腹部略膨隆,肝脾未触及。右上腹明显压痛,拒按,无腹壁静脉曲张,腹水征(—)。四肢、脊柱正常。

实验室检查:白细胞13.6×10^9/L,中性粒细胞0.89,淋巴细胞0.10,单核细胞0.01。直接胆红素35.2μmol/L,间接胆红素10.6μmol/L。肝功能正常,相关肝炎病毒标志物(—),尿素氮14.2mmol/L。尿胆原(±),尿胆素(+),尿胆红素(+)。血清电解质正常。

超声显像检查:胆囊7.8cm×3.0cm,壁不光滑,壁厚0.6cm。胆囊内多个结石回声,胆总管直径0.8cm,壁厚0.3cm。肝、胰、脾、双肾未见异常。超声提示:急性结石性胆囊炎。

分析

急性结石性胆囊炎是胆结石症的一种并发症,每年有超过2 000万美国人受此病困扰。多数胆结石症患者并无症状。在这些患者中,每年有1%~4%被诊断为胆绞痛,如果无症状患者未经治疗,约有20%会发展成为急性胆囊炎。与非复杂性有症状胆囊炎患者相比,无症状胆囊炎患者的年龄略长。多数急性胆囊炎患者会出现胆绞痛,但其中部分患者既往并无胆囊疾病症状。在首次急性胆囊炎发作后,患者会经常出现腹痛或炎症。在少数患者中,急性胆囊炎可与胆总管结石病、胆管炎或胆石性胰腺炎并存。

约60%急性胆囊炎患者为女性。男性的急性胆囊炎发病率比根据胆石症相对患病率(约为女性的一半)预计的要高,且男性胆囊炎患者症状通常更严重。与无糖尿病的患者相比,伴有糖尿病的有症状胆石症患者发生急性胆囊炎的频率更高,且发病时更易出现急性胆囊炎的并发症。

90%以上的急性胆囊炎伴有胆石症(急性胆石症性胆囊炎)。发病的关键因素似乎是在胆汁中出现胆固醇过饱和情况下的胆管梗阻。暂时的梗阻可能仅会引起疼痛,但如果梗阻时间

超过数小时，则可能会引发炎症。随着炎症的发生，胆囊会增大、紧绷并变红，还会出现胆囊壁增厚及胆囊周围的液体渗出。在多数病例中，炎症刚出现时通常是无菌的，但多数患者随后会出现肠杆菌家族、肠球菌或厌氧菌等微生物引发的继发感染。患者的胆囊壁可出现坏死和坏疽（坏疽性胆囊炎）。因产气微生物感染所致的细菌重叠感染可导致胆囊壁或胆囊腔出现气体（气肿性胆囊炎）。如不及时治疗，胆囊会出现穿孔，并发肝脓肿或弥漫性腹膜炎。

非复杂性胆囊炎的主要症状是胆绞痛，这是由胆管颈部被胆石阻塞后引发的。这种疼痛的特征是呈阵发性、重症、局限于上腹部或右上腹部，且通常在进食后或夜间发作。患者的疼痛经常会放射至背部，并伴有恶心和呕吐。急性胆囊炎通常以一次胆绞痛发作开始，既往有胆绞痛发作的患者更易患此病，且疼痛通常持续不断，并局限在右上腹区域内。在没有出现并发症时，患者胆红素水平可升至 68μmol/L(4mg/dl)，然而，显性黄疸并不常见，一旦出现，则要高度怀疑有伴随的胆总管结石病、Mirizzi 综合征（因胆囊或胆囊管结石产生的外部压迫导致的胆管梗阻），或出现胆囊穿孔等其他并发症。

右上腹的压痛和肌卫是急性胆囊炎最常见的症状。在患者出现症状 24h 后，右上腹部可出现可触及的肿块，但在临床早期罕见。墨非征——即在对胆囊进行触诊时，患者在深呼吸的过程中突然停止吸气，往往有助于诊断，特别是在患者没有直接压痛时（如处于缓解期的患者）。有时急性胆囊炎会导致全身脓毒症和器官衰竭，这种情况常见于坏疽或气肿性胆囊炎。急性胆囊炎的经典表现还有发热和白细胞计数增高，但这两种表现之一或二者可能均没有。患者 C 反应蛋白水平通常升高。血清淀粉酶水平升高提示伴有胆石性胰腺炎或坏疽性胆囊炎。对老年患者，诊断延迟很常见，因为精神状态的改变或食物摄入量的减少可能是老年胆囊炎患者的唯一症状，他们的体检和实验室检查结果可能正常

腹部超声检查和肝胆管闪烁显像，均为诊断胆囊炎时最常用的显像学方法。有 98% 的患者可经超声检查发现胆石症。放射学检查确诊急性胆石性胆囊炎的依据，包括同时出现胆囊壁增厚(≥5mm)、胆囊周围积液或在超声探头推向胆囊时出现直接压痛（超声检查的墨非征）。在对 497 例疑似急性胆囊炎患者的研究中，发现结石及超声墨非征阳性的阳性预测值为 92%，发现结石和胆囊壁增厚的阳性预测值为 95%。未见结石且胆囊壁正常或超声墨非征阴性的阴性预测值为 95%。

超声显像图例见图 7-38-1～7-38-5。

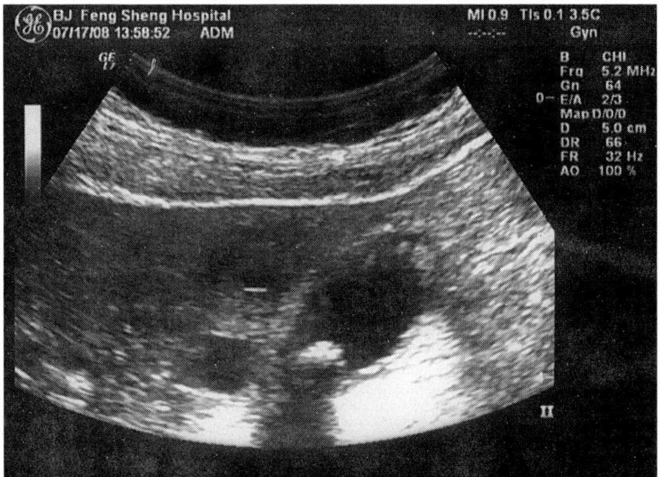

图 7-38-1 急性结石性胆囊炎（一）

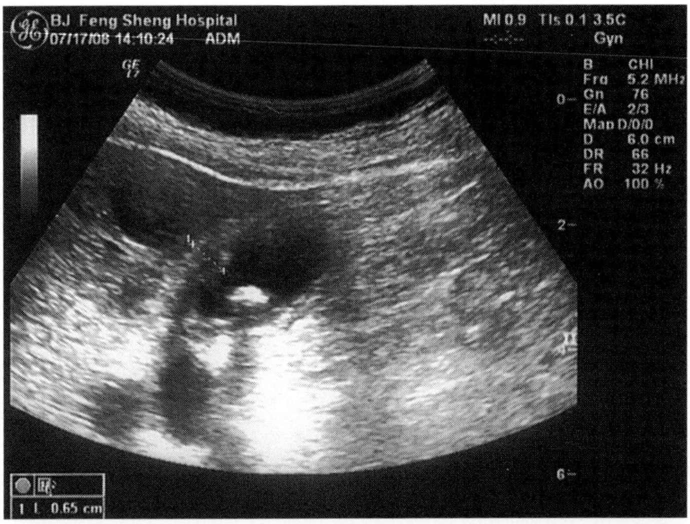

图 7-38-2 急性结石性胆囊炎(二)
胆囊壁厚 0. 65cm

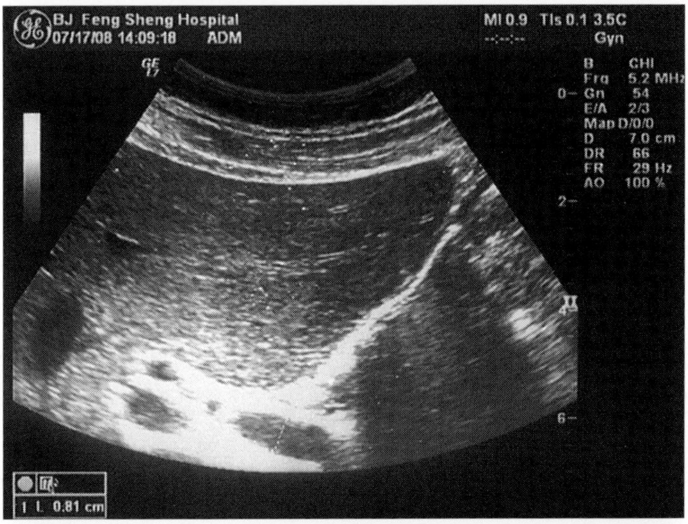

图 7-38-3 急性胆囊炎
肝内外胆管壁增厚(肝管炎)

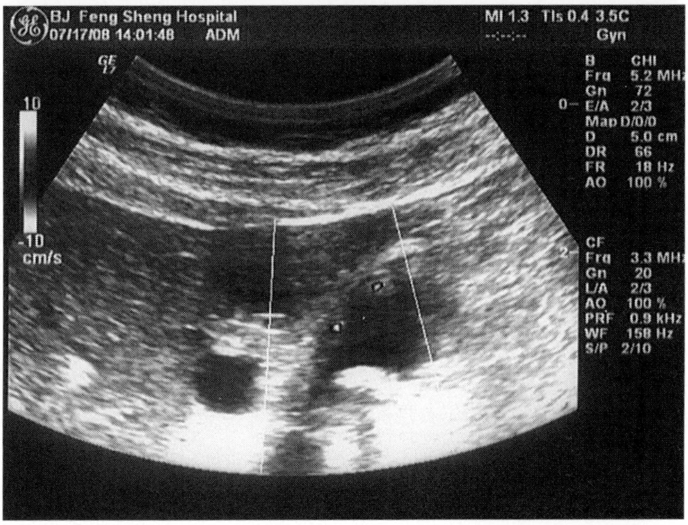

图 7-38-4 急性结石性胆囊炎(三)

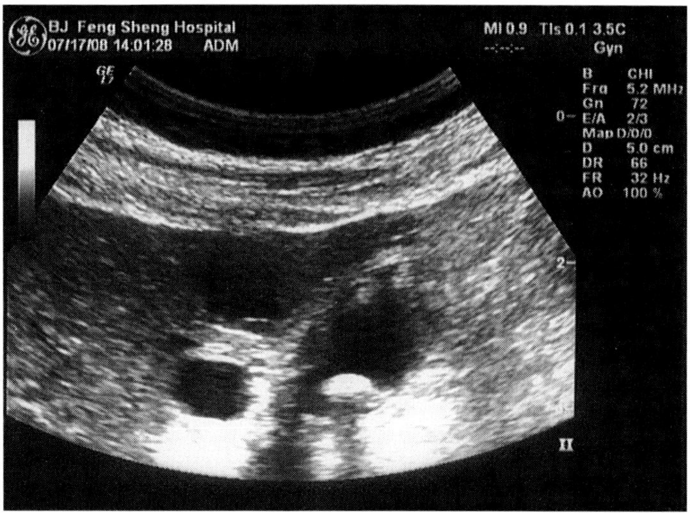

图 7-38-5 急性结石性胆囊炎

（富京山）

第 39 例　胆石病超声检查与鉴别诊断

本组病例为超声门诊工作中常见的胆石病例，其中包括胆囊结石、肝内胆管结石及胆总管结石。现分析如下：

胆石病(cholelithiasis)是指胆道系统(包括胆囊和肝内外胆管)的任何部位发生结石的疾病，结石的种类和成分可不相同，临床表现取决于结石是否引起感染，胆道梗阻及梗阻的部位和程度。我国不同地区结石病的种类和发病率亦不相同。大城市所见的胆石症以胆固醇为主的混合性结石多于以胆色素为主的结石及纯胆固醇结石。我国的胆石病发病年龄与性别分布、胆石的性质及其发生部位等均与欧美国家有明显差别。欧美国家尸检中发现有胆石病者占 5%～25%，其中胆固醇性结石占 70%～80%，女性患者较男性多 2 倍多，40～50 岁经产妇中有 20%～30%患有本病。在我国，因动物脂肪食用少，血胆固醇浓度明显低于欧美国家居民，故胆固醇结石较少而胆色素结石远较欧美国家多见。由于我国胆石病大多与感染有关，故发病年龄和性别差异不如西方明显。

胆固醇结石的形成与代谢紊乱关系密切，故亦称代谢性结石。主要为类脂类代谢障碍，在胆囊内有高浓度胆盐存在时，胆固醇易转化成微胶粒，胆固醇易发生沉淀。在胆固醇结石形成过程中，胆囊对晶体形成和结石生长均具有重要作用，胆汁在胆囊中浓缩而使其黏稠度增高，饥饿时胆汁排空减少而发生胆汁潴留，机械或炎症因素使胆汁淤积。妊娠或服用避孕药使胆囊松弛而排空不全。胆汁在胆囊内不均匀分层均有利于胆结石的形成。胆红素是胆色素结石的主要成分，故胆红素的状态在胆色素结石的形成上有重要作用，发生胆色素结石的因素有：高龄、胆汁淤积、肝硬化、必需氨基酸的长期缺乏和各种原因引起的溶血状态等。近年来由于饮食成分的改变，我国居民中胆固醇结石的发病率逐渐增高。

胆石病的临床表现取决于结石大小、性质、动态、所在部位和并发症，胆囊结石多为胆固醇结石或胆色素结石，肝内外胆管结石常为多发性，成分为胆红素钙混合结石。胆囊结石移行至胆囊管或胆总管，或从扩张的胆总管移行至壶腹部时，常发生嵌顿，由于胆囊或胆总管平滑肌收缩，企图将结石排出，即产生胆绞痛。胆绞痛大多发生在饱餐或进食高脂肪餐后数小时内，或腹部受到震动(骑车或骑马颠簸)后发作。疼痛多在中上腹或右上腹，开始为持续性钝痛，以后逐渐加重至难以忍受的剧烈疼痛，患者常坐卧不安，弯腰，打滚，用拳头紧压腹部或哭喊；疼痛常放射至右肩部或右肩胛处。痛时常大汗淋漓、面色苍白、恶心呕吐。发作常短暂，很少超过数小时，结石退入胆囊或排入十二指肠，其疼痛可以完全消失；有时因胆总管局部扩张疼痛可减轻，结石移动位置时疼痛可再度发生。有些病例经常反复发作，亦有经数月数年再度发作者，低脂肪饮食可减少其发作。当胆结石闭塞胆囊管时，除产生绞痛外，还可致胆囊明显膨胀，囊内充满稀薄黏液，胆囊积液可达数升，若伴有感染，可引起胆囊炎和胆囊积脓。由于囊腔内压力增高，胆囊壁炎症或血供受阻，可引发胆囊壁坏疽及穿孔、胆囊周围积脓、弥漫性腹膜炎，胆囊-胃肠瘘等严重并发症。胆总管内的结石可来自胆囊，也可原发于胆总管。结石初入胆总管或从扩张的胆总管移行至壶腹部时，除发生绞痛外，常伴有梗阻性炎症。有时结石在扩张的胆总管下段与壶腹间上下移动，发生阀门作用而引起间歇性梗阻及胆管炎。当胆总管梗阻引发急性梗阻性化脓性胆管炎时，可出现黄疸、寒战、高热、白细胞增多、血压下降、谵妄甚至昏迷等中毒性休克现象。当结石移动位置或经壶腹排出时，黄疸及炎症症状可渐消退。胆道感染可累及肝脏，并发肝炎、肝脓肿、肝静脉血栓形成，引起肝大、压痛，脾大，腹水及呕血等症状。胆总管结石来源于胆囊时，其胆囊多有慢性胆囊炎，胆囊小而多有萎缩，囊壁厚但不能触及；而原发性胆总管结石患者的胆囊往往增大而能扪及。持久性梗阻性黄疸在胆石病应考虑结石嵌入肝胰壶腹部，在黄疸发生前曾有绞痛，但黄疸持续存在而绞痛可消失。胆石长期嵌顿可引起慢性胆汁淤滞及伴发胆道感染者常可引发梗阻性胆汁性肝硬化或因胆汁反流至胰管引起急性胰腺炎。

超声显像时胆囊结石的诊断有很高的敏感性，准确性在95%以上，使用高分辨力现代超声诊断仪，可以发现小至1mm的结石，并对结石的成分可提供一定的参考信息。所以超声显像被认为是诊断胆囊结石的首选方法。但超声显像在胆囊结石的诊断中亦存在假阳性和假阴性，特别是在病人过度肥胖或肠胀气时，不能清楚显示胆囊、胆管及结石，所以必须全面、细致、多方位反复探查，尽量避免误诊。超声显像诊断胆囊结石较为方便而简单，典型结石为胆囊、胆管腔内斑块强回声，其后方有清楚的声影，部分胆囊结石有可移动性。由于胆囊结石成分和声学特征不同，周围胆汁性状和多少的差别，胆囊内强回声可有明显之不同，硬而光滑的结石，显示为前方狭窄的“新月”形强回声、松软的结石，由于其透声较好，结石的全貌可显示。性质介于二者之间的结石，其结石前方显示为强回声，向深部逐渐减弱，至后缘移行为声影。不规则的结石，则显示为不整齐的多角形强回声或多个不连续的强回声带。泥沙样结石为细粒层状于胆囊后壁内的较强回声带，可伴有声影，在声影不明显时易漏诊。声影是结石特有的声学特征，是结石对声束的吸收、反射及折射的综合效应，直径0.3cm以上的结石后方均有声影，这种声影多稳定，与声束入射方向一致，边缘齐整，与肠气反射形成的模糊杂乱的不稳定声影不同，明确的声影对确定胆囊结石比强回声更具有特异性，发现声影后可以追踪无明显强回声的结石及隐蔽的结石。部分病人胆囊结石可以发现在胆囊内移动，而不是全部。当患者从左侧卧位转到仰卧位或从坐位转到仰卧位时，可以发现结石的移动。结石移动情况取决于结石的比重和胆汁性状。比重大于胆汁

(质量较重)的结石可沿胆囊壁向低处移动,比重小于胆汁的结石则在胆汁内缓慢活动,漂浮于胆汁之中。肝内外胆管结石均按胆管走行分布寻找,在胆管腔内显示伴有声影存在的恒定的斑块状强回声,有的结石回声较低,结石近端胆管可有不同程度扩张,亦可见胆管壁厚,回声增强,斑块强回声与管壁之间有窄细无回声带为胆汁,有的病例改变体位或脂餐后结石可见移动。部分肝外胆管结石无典型强回声及声影,多为泥沙样结石,或体积小及松软之结石。另外,病人肥胖或肠气干扰也影响胆总管下段结石的检出。

鉴别诊断

在急性上腹痛发作的同时或其后发生发热和黄疸,并伴有白细胞增高、ACP及GPT明显增高,则应首先考虑胆绞痛的诊断,即为胆石症伴有胆囊急性炎症。肾绞痛之疼痛多在腰部或肋腹部,并向大腿内侧或外生殖器放射,常伴有排尿困难和血尿等症状。肠绞痛多呈弥漫性,在脐周围尤为明显。铅中毒之腹部绞痛则患者有铅接触史(职业)、齿龈铅线、血红细胞的嗜碱性点彩、尿棕色和铅定量检查为鉴别重点。急性胰腺炎之腹痛多为上腹部持续性剧痛,常伴束带状牵引痛,血清淀粉酶及其同工酶的测定即可确诊。胆道蛔虫症常为突然阵发的剑突下剧烈绞痛(农村青少年多见),可伴有钻顶感,间歇期可完全不痛,腹部柔软而疼痛不明显。急性心肌梗死的疼痛有时可放射至右上腹或中上腹,鉴别诊断需依靠心电图检查和心肌酶化验。大多数胆总管结石病例的胆囊因慢性炎症而缩小以致不能扪及;而因胰腺癌等病引起的梗阻性黄疸患者,其胆囊因增大而可触及,临床常以此为依据作为胆石病梗阻和胰腺癌性梗阻的鉴别要点之一。

超声显像根据胆囊内强回声伴声影并随体位改变而移动的胆囊结石之典型表现,诊断并不困难,但下列情况常给诊断带来困难,检查中须仔细鉴别。

1. *胆囊充满型结石* 超声显像显示胆囊失去正常形态和轮廓。胆囊无胆汁之无回声区,表现为弧形强光带及宽大声影,其后壁不能分辨。产生此种声像的原因为:①结石充满了胆囊;②慢性胆囊炎胆囊萎缩;③胆囊管阻塞,胆囊无功能,也无胆汁。对于胆囊充满型结石,首先要确定其位于胆囊床的位置,然后确定胆结石的外层有胆囊壁之回声。其特征为:"WES"(wall-echo-shadow 壁-强回声-声影),即宽大声影顶端的弧形强光带外表包饶一层很细的低回声线。

2. *无声影的结石* 如果结石<2mm或质地松软,则超声显像可不出现声影。其实如果声束宽度大于结石直径,由于部分容积效应使结石声影与胆囊壁及周围组织回声重叠,促使声影模糊不清或完全不予显示,胆囊后壁增强效应亦可掩盖较弱的声影,此时应换用高频探头(5MHz)或降低增益并使探头之声束垂直射入胆囊结石(仔细调整探头方位),嘱病人屏气后寻找并停帧尽可能减少细小声影之漏诊。

3. *胆囊颈部的结石* 胆囊颈部结石通常很小、很容易漏诊。左侧卧位可使胆囊颈内的小结石进入胆囊体内而被检出,对嵌入胆囊颈部的结石可利用"WES"征进行鉴别,对于结石之确定很有帮助。胆囊颈部梗阻肿大时可利用右后肋间方位检查可帮助诊断。值得注意的是胆囊颈部较厚的黏膜皱褶在某些切面可出现强回声和声影,初学超声者时会误认为结石,但若仔细地多方位检查,其强回声和声影可消失,可判断为正常结构。

4. *泥沙样结石* 泥沙样结石常沉积在胆囊后壁内,形成沿胆囊后壁内的一层细粒强回声带。其声影要根据泥沙结石的厚度而不同,当泥沙结石颗粒较为粗大且达到一定厚度时其后可出现较明显的声影,当其厚度转薄时,声影可不明显,可嘱病人移动体位进行动态观察,观察改变体位时结石之移动。

5. 无胆汁的胆囊 慢性胆囊炎胆囊萎缩、胆囊癌充满型、胆囊管以上梗阻或先天性胆囊畸形(小胆囊或胆囊缺如)等,在超声显像检查时不能显示正常的胆囊形态。在不显示正常胆囊形态的病例中大多数为慢性胆囊炎,显示为内有结石存在的胆囊壁增厚并萎缩的胆囊。先天性胆囊发育不全或缺如极为少见。胆囊癌肿块充满型超声显像无正常胆囊形态,但在胆囊床处可显示肿瘤回声。胆囊管以上胆管梗阻时,梗阻水平以上近端胆管扩张并可显示引起梗阻的病变。

6. 胆囊内非结石回声 胆囊内非结石病变如胆泥、组织团块、脓性团块、血凝块、肿瘤、息肉及小隆起物等均可形成有别于结石的回声,这些非结石团块的特征是其透声性较结石好,可显示其内部结构。胆泥呈黏稠的细粒状,大多为长时间胆囊引流不畅造成胆汁淤滞,病人多有长期禁食,胆道不完全性梗阻及服用抑制胆囊收缩的药物。胆泥为均匀的低至中等回声,其有时与胆结石并存,即在胆泥的低至中等回声中出现结石强回声,伴有声影。急性化脓性胆囊炎,胆囊内漂浮的组织碎屑团块和脓性团块容易和结石区别,但当有产气菌感染使胆囊内积有气体时,可有强回声出现,类似胆囊结石声像,但其强回声在改变体位时移向高部位则与结石不同。胆囊内血凝块为中等回声的条、块状,无声影。患者多为近期有外伤或穿刺史,可有黄疸,大便隐血可呈阳性。胆囊小隆起性病变和小胆囊肿物应注意与小结石鉴别,结石有可移动性,而隆起性病变和胆囊肿瘤则不能移动并与囊壁相连。但有时与黏膜下小结石鉴别困难,黏膜下小结石回声强,常伴有"彗星屋"征,可资鉴别。胆囊周围组织的强回声,特别是十二指肠内之气体,常可造成胆囊结石之伪像,临床多有误诊者,利用不同体位做仔细的多方位检查,可以判定其强回声来源于胆囊之外。

7. 陶瓷样胆囊(胆囊壁钙化) 慢性胆囊炎的胆囊壁可发生纤维性变,继而发生明显的钙盐沉积,形成陶瓷样胆囊,超声波束不能进入胆囊壁,而发生强反射,胆囊则不能显示,显示为胆囊外的强回声常伴声影,与充满性结石不好区别。X 线腹部平片可显示有胆囊形态的钙化环或缩小的致密胆囊影像,有助于鉴别,有的胆囊壁为局限性钙化,则可显示为胆囊壁内强回声斑亦可有声影。应注意与胆囊结石鉴别。

超声显像图例见图 7-39-1～7-39-10 及彩图 24、25。

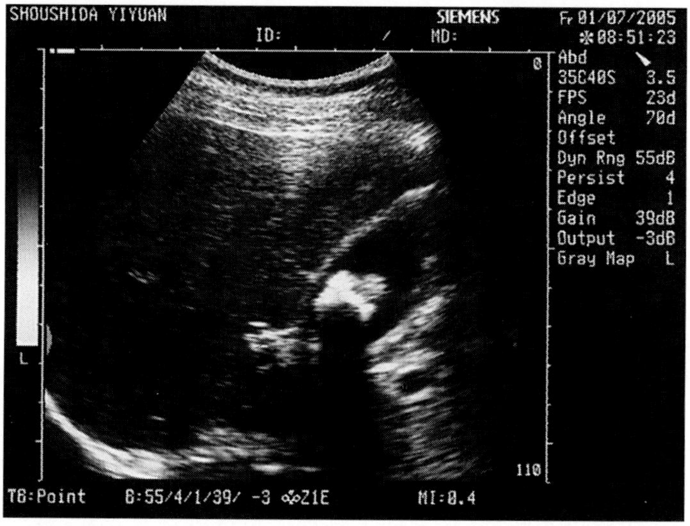

图 7-39-1 胆囊结石(一)

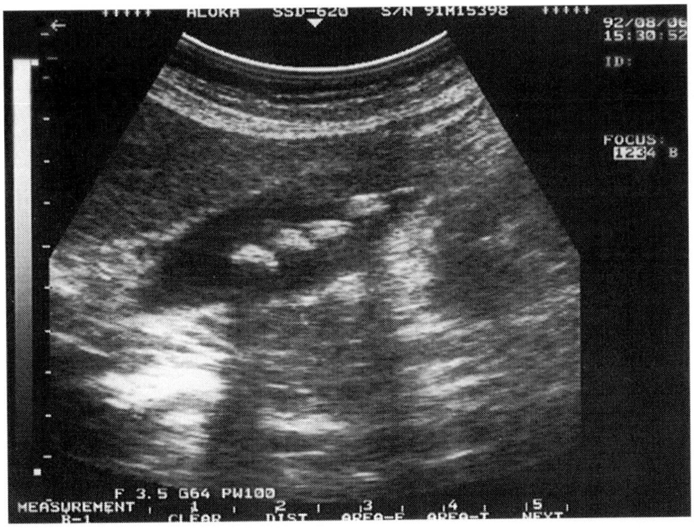

图 7-39-2　胆囊结石(二)

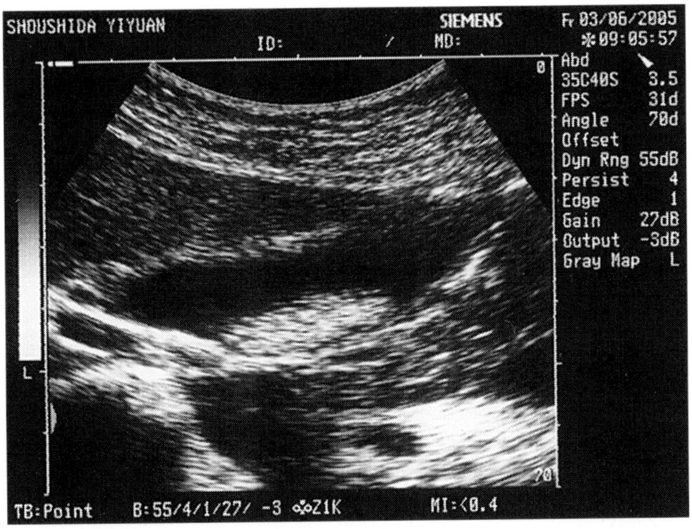

图 7-39-3　胆囊结石(三)

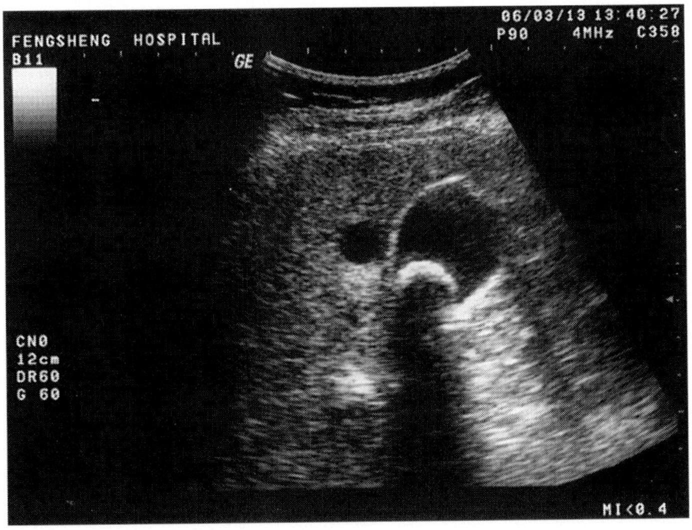

图 7-39-4　胆囊结石(四)

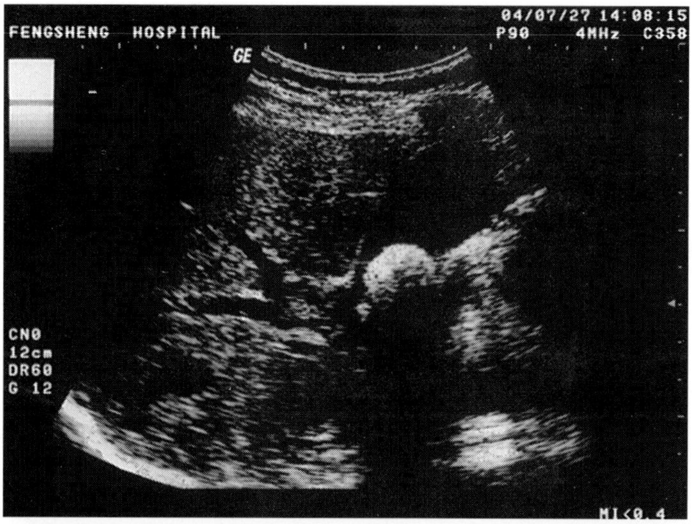

图 7-39-5 胆囊结石(五)

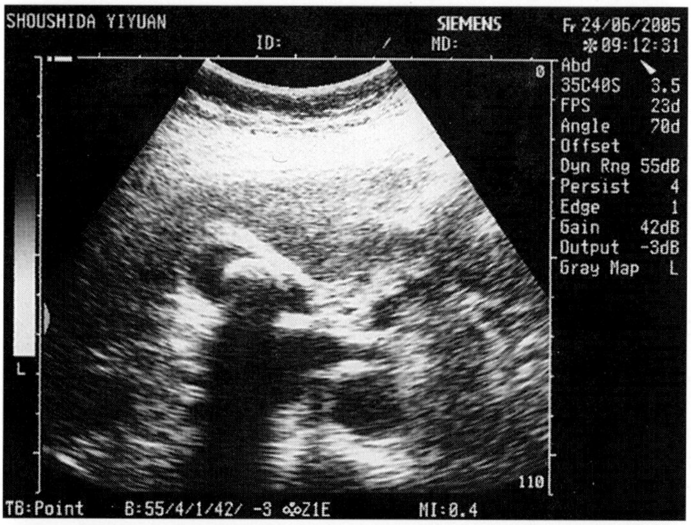

图 7-39-6 胆囊结石(六)

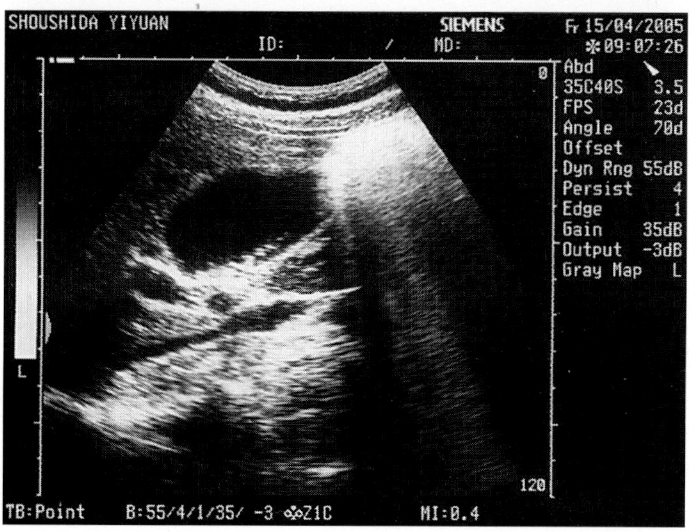

图 7-39-7 胆囊结石(七)

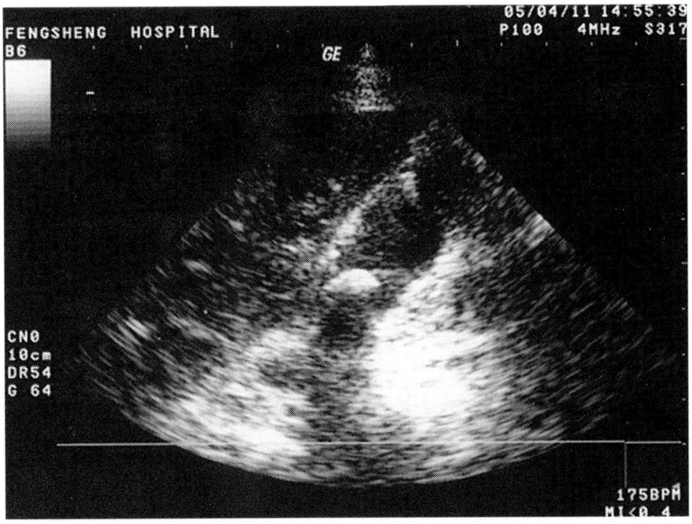

图 7-39-8 胆囊结石(八)

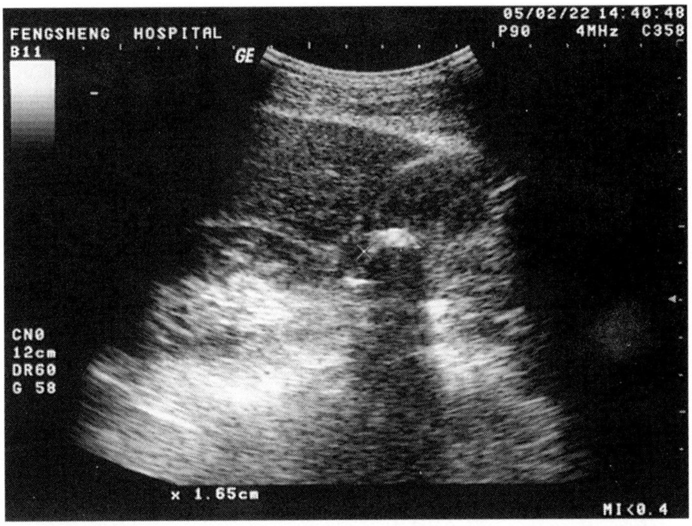

图 7-39-9 胆囊结石(九)

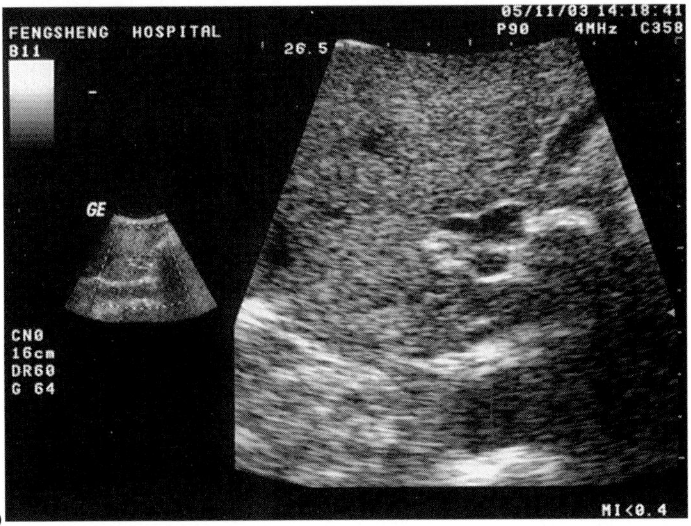

图 7-39-10 胆总管结石

（富 玮）

第40例 急性胆囊炎超声检查与鉴别诊断

患者，女性，48岁。右上腹痛、发热3d入院。3d前患者均进食油腻食物后发生右上腹痛，随后发冷、发热、头痛伴有恶心、呕吐，急诊收入院。患者既往有胆囊结石6年，曾急性腹痛发作多次，无肝炎病史。

查体： 体温39.4℃，脉搏98/min，血压126/80mmHg，呼吸28/min。急性重病容，烦躁不安，巩膜轻度黄染，表浅淋巴结不大。双肺(－)，心律规整，心率98/min，心脏瓣膜区未闻病理性杂音。腹部略膨隆，肝脾未触及。右上腹明显压痛，拒按。四肢、脊柱正常。

实验室检查： 白细胞 $15.2 \times 10^9/L$，中性粒细胞0.91，淋巴细胞0.09，单核细胞0.01，直接胆红素34.1μmol/L，间接胆红素10.1μmol/L；肝功能正常，相关肝炎病毒标志物(－)，尿素氮16.2mmol/L。尿胆原(±)，尿胆素(＋)，尿胆红素(＋)。血清电解质正常。

超声显像检查： 胆囊8.6cm×3.9cm，与肝脏边界模糊不清，胆囊内充满点状中等回声(脓液等)，胆总管0.8cm，肝、胰、脾、双肾未见异常，超声诊断为急性胆囊炎。

分析

急性胆囊炎(acute cholecystitis)是一种常见急腹症，是由于胆囊管梗阻、化学性刺激及细菌感染所引起的急性胆囊炎性病变。其临床表现为发热、右上腹疼痛和压痛、恶心呕吐、轻度黄疸及外周血白细胞增高等。急性胆囊炎的患者中70%以上是由于结石梗阻胆囊管所致，另外还可有蛔虫、梨形鞭毛虫、华支睾吸虫、黏稠炎性渗出物等引起的胆囊管梗阻或胆囊管扭曲畸形及胆囊管外肿大的淋巴结或肿瘤压迫等原因所致胆囊管阻塞或其出口梗阻。发病后胆囊内胆汁淤积和浓缩，浓缩的胆盐刺激胆囊壁上的黏膜上皮引起化学性炎症，使胆囊膨胀，腔内压力增高。当胆总管乏特壶腹部梗阻时常致使脓液反流进入胆囊引起化学性急性胆囊炎。急性胆囊炎发病早期均为非细菌感染，但发病1周后多数患者可继发细菌感染。急性胆囊炎早期可见胆囊增大、胆囊壁充血、水肿增厚，黏膜上皮变性、坏死、脱落，中性粒细胞浸润，可有出血和小溃疡，浆膜可有纤维素渗出，随着病情发展常在第1周末出现斑片状囊壁坏疽、小脓肿、胶原纤维增生。第3周以后病情逐渐缓解，急性炎症病变开始消散。如果胆囊内充满脓液，则易发生胆囊坏疽和穿孔，最常发生于供血薄弱的胆囊底部和结石嵌顿的胆囊颈部。胆囊发生穿孔后，如为局限性穿孔，则与周围组织粘连形成胆囊周围脓肿；如为游离性穿孔，则可发生弥漫性腹膜炎；如穿透入小肠可形成胆囊-小肠瘘，常发生十二指肠、空肠、结肠瘘，此时胆囊内结石和脓液可进入肠腔排出体外，则病情可得到缓解。

急性胆囊炎的女性患者比男性多1.5～2倍，多见于中年肥胖有胆结石患者。其诊断要点如下：

1. 急性腹痛是本病的主要症状，发病早期可有上腹部或左上腹部疼痛，以后转移至右肋缘下之胆囊区，常在饱餐及高脂肪餐后突然发作，或发生于夜间，因睡眠仰卧位时结石易滑入胆囊管或嵌顿，疼痛常为持续性膨胀样或绞痛，并可向右肩和右肩胛下区放射。2/3病人有典型的胆绞痛发作史。但在老年人急性胆囊炎可无剧烈腹痛，甚至无腹痛症状，超声医师应引起注意。

2. 胃肠道症状。患者常有食欲缺乏、反射性恶心呕吐，呕吐剧烈时，可吐出胆汁，亦可引起水和电解质紊乱，呕吐后腹痛不能缓解。

3. 发热的程度与炎症轻重成正比，寒战发热是胆道感染的特征。可有化脓性胆囊炎发生，甚至发生感染性休克。

4. 黄疸。约10%的患者因胆总管开口水肿、结石，可产生轻度黄疸。

5. 体征：患者呈急性痛苦病容，呼吸表浅而不规律，严重呕吐的患者，可有脱水的征象，部分患者可有黄疸发生。右上腹触痛及肌紧张与急性胆囊炎的程度成正比。有胆囊管阻塞时，可以触到肿大的胆囊。如果有胆总管梗阻，胆囊亦可增大，但黄疸较深，且恶寒发热重。有胆囊积脓和胆囊周围脓肿者，可在右上腹部扪及包块。当腹部压痛及腹部肌紧张扩展至腹部其他区域或全腹时，则提示胆囊穿孔、有急性弥漫性腹膜炎或急性出血坏死性胰腺炎等并发症发生。

6. 血象：在无失水情况下外周血白细胞计数可超过 $20\times10^9/L$，分类中见中性粒细胞增加，若有明显核左移现象，则提示病情严重。

7. 胆囊结石合并化脓性胆管炎时有如下表现。

(1)有多次发病史。

(2)疼痛主要在剑突下，右上腹压痛，部分病人有肝大。

(3)恶寒、高热、黄疸显著。

(4)容易发生感染性休克。

急性胆囊炎超声显像因其病变程度不同可有较大差别，单纯性急性胆囊炎即轻型胆囊炎，可表现为胆囊壁轻度增厚，胆囊亦可增大，有胀满感，但无特殊声像改变，诊断需结合临床。典型急性胆囊超声显像表现如下：

1. *胆囊之形态*　急性胆囊炎时炎性渗出增多，胆囊内压力增大，胆囊均表现增大，尤以横径增大明显，其形态为紧张饱满。

2. *胆囊壁增厚*　胆囊壁大多呈弥漫性增厚，其厚度常＞5mm，早期病例可较薄，在增厚的胆囊壁，常出现细窄的弱回声带，使胆囊壁呈现为“双边”影(cloule layer echo)，此当浆膜下组织炎性浸润和水肿，用高频探头扫查可显示其“双边”影，在肝脏与胆囊之间容易发现。有时胆囊壁可表现为非对称性增厚，致使局部囊壁结构显示不清，有的病例需经仔细检查可发现，水肿坏死的局部胆囊壁变薄，连续的胆囊壁回声中断，提示即将穿孔或已有小的穿孔，应紧急处理。

3. *胆囊内回声*　正常胆囊内为液性无回声，急性胆囊炎胆囊内脓液及组织碎屑显示为密集的点状及絮状回声，适当增加增益其点状絮状回声更为明显，绝大多数急性胆囊炎患者胆囊内可发现结石强回声，特别要仔细检查胆囊颈部，其常有嵌顿之小结石，这些小结石常为急性胆囊炎的诱因，证实其存在是诊断急性胆囊炎的重要依据。若有产气杆菌感染，超声显像则可发现胆囊内气体强回声，有不稳定的声影或“彗星”尾状强回声。此类病人很容易发展成坏疽性胆囊炎，继而发生胆囊穿孔和胆囊周围脓肿。

4. *胆囊周围情况*　急性胆囊炎病人在胆囊周围常可见到与增厚的胆囊壁并存的窄细的无回声带，此为急性胆囊炎炎性渗出所致局部腹膜炎的表现，注意应与胆囊周围脓肿区别。

5. *超声“墨菲征”阳性*　在对急性胆囊炎患者进行扫查时，用探头按压胆囊区，患者深吸气时突然停止吸气(触痛突然加剧)即为超声“墨菲征”阳性，此表现对急性胆囊炎具有很高诊断价值。

6. *急性胆囊炎之并发症*　超声显像发现急性胆囊炎病人胆囊周围出现边界不清的低至

无回声区,其内可见大小不等的点状回声或杂乱回声,是胆囊周围脓肿之表现,其位于肝与胆囊之间可较易发现,在胆囊游离面外时,需仔细观察,注意与肠管回声区别。严重的急性胆囊炎胆囊壁发生坏疽时,可发生胆囊穿孔,穿孔多发生在胆囊底部或胆囊颈部结石嵌顿之处,穿孔处显示胆囊壁回声中断,其周围可见不规则边界不清的低至无回声,其内有点状回声或杂乱回声(脓肿回声)。

鉴别诊断

急性胆囊炎多见于40岁以上肥胖女性,且多有胆囊结石病史,根据临床症状、体征、超声显像特征,其诊断大多能够明确。在诊断中仍需与以下疾病进行鉴别,如急性病毒性肝炎、急性酒精性肝炎、急性胰腺炎、右下肺炎、肾盂肾炎、急性右心衰竭、消化性溃疡并发急性穿孔等。一般结合病史、体格检查及超声显像检查均能做出正确的诊断。青年女性患者应与淋球菌性肝周围炎(Fitz-Hogh-Curitis综合征)相鉴别。这是由生殖器官的淋病双球菌感染扩散至右上腹,引起肝周围炎。患者常有明显的发热,右上腹痛,妇科检查有附件压痛,宫颈涂片可发现淋病双球菌即可鉴别。若鉴别仍有困难,可行腹腔镜检查,可见在肝包膜表面有特殊的琴弦状粘连带。

超声显像图例见图7-40-1。

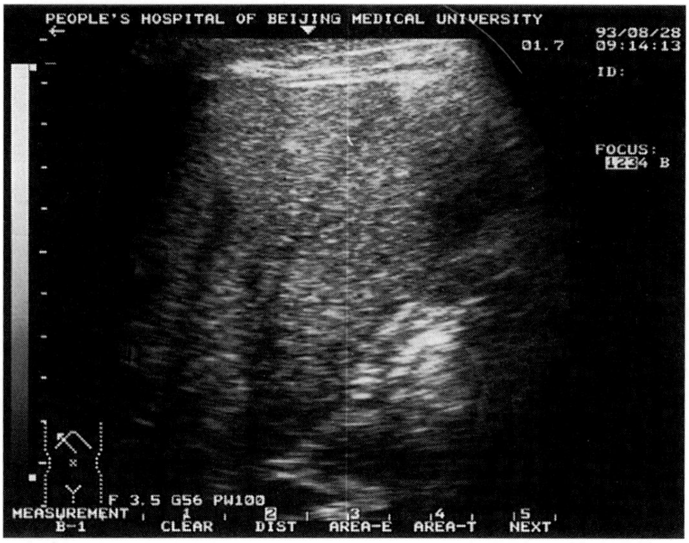

图7-40-1 急性胆囊炎

(富 玮 范安娜)

第41例 胆囊息肉样病变鉴别诊断

本组病例(图7-41-1～7-41-6)均为腹部超声显像检查中发现的胆囊息肉样病变,临床无明显不适。

分析

胆囊息肉样病变(PLG)是一组自胆囊壁向腔内限局性凸起的病变。胆囊腺瘤性息肉有恶变倾向,故腺瘤性息肉和早期癌统称胆囊肿瘤性息肉(NPG)。绝大多数PLG者没有症状,行胆囊切除前准确、可靠地诊断较为困难，故 NPG 的鉴别诊断尚有一定难度。

国内一组 103 例超声显像诊断 PLG 者中，健康体检发现 29 例(体检组)，占 28.2%；因右上腹疼痛就诊诊断者 74 例(就诊组)，占 71.8%。术前有胆囊区压痛者 41 例，肝区有叩痛者 22 例，既有压痛又有叩痛者 7 例，无阳性体征者 33 例。诊断胆囊息肉至切除胆囊时间为 1 周至 4 年，1 周至 6 个月者 42 例，6 个月至 4 年者 61 例。在随访观察中，超声显像发现息肉增多 3 例，息肉增大 2 例。

影像学检查结果，体检组 29 例，息肉直径 4 ～10(7.2±1.8)mm，多发者 21 例，伴有胆囊结石 4 例。就诊组 74 例，息肉直径 3 ～18(7.1±2.0)mm，多发者 43 例，伴胆囊结石 11 例。两组多发性息肉，伴结石的比率相近。超声显像诊断为息肉，术后病理检查证实 93.2%(96/103)；超声显像诊断 PLG 再做 CT 普通扫描诊断为息肉者为 36.8%(7/19)。该 19 例术后病理检查均证实为胆囊息肉，而 CT 诊断息肉者其息肉直径均＞7mm。在胆囊息肉诊断方面，超声显像和 CT 普通扫描与病理检查符合率有显著差异，提示对 PLG 的初查超声显像优于 CT，CT 对直径≤7mm 的息肉诊断准确性较低。

NPG 与息肉数目及大小有一定关系。息肉直径≤5mm 组 22 例中无 1 例 NPG；在息肉直径为 6～10mm 组 64 例中有 3 例 NPG(4.7%)；息肉直径 11～15mm 组 16 例有 4 例 NPG (25%)，其中管状腺癌 1 例(15mm)；息肉直径＞15mm 者 1 例为腺瘤癌变(18mm)。息肉直径＞10mm 组 NPG 发生率明显高于直径≤10mm 组。NPG 中单发性息肉为 75.0%，非 NPG 中单发性息肉为 28.4%，NPG 以单发性多见。

以上病例病理检查结果为胆固醇性息肉 54 例(52.4%)，炎性息肉 34 例(33.0%)，NPG 8 例(7.8%)，未见息肉 7 例(6.8%，慢性炎性隆起 4 例，局灶性纤维增生 2 例，胆囊腺肌病 1 例)。就诊组和体检组合并慢性胆囊炎者分别为 43.2%(32/74)和 20.7%(6/29)。本组病例中的 NPG 情况为 PLG 中 NPG 7.8%，男 6 例，女 2 例，年龄 27～47 岁。腺瘤性息肉 6 例(乳头状 2 例，管状 2 例，乳头状不典型增生、非乳头状增生各 1 例)，直径 6 ～12mm，单发与多发各 3 例，均合并胆囊炎，合并胆囊结石 1 例。早期癌 2 例，男、女各 1 例，年龄均为 47 岁，单发并胆囊多发结石、有上腹痛史 2～3 年。B 超显示胆囊息肉直径 15mm 及 18mm，结石最大直径 13mm 和 21mm，术后病理诊断腺瘤癌变和管状腺癌。

PLG 主要由胆固醇性息肉、炎性息肉及腺瘤性息肉构成，大部分患者无明显临床表现，多在健康查体或因其他疾病做腹部超声检查时发现，尽管大部分 PLG 属良性，但恶性变仍是一个令人担心的问题。胆囊腺瘤有较高的癌变率且随瘤体增大而癌变率提高，是一种公认的癌前病变，一般认为腺瘤直径超过 10mm 时应考虑恶性的可能。临床研究显示原发性胆囊癌尤其早期癌缺乏特异性症状，甚至无症状，与胆囊结石难以鉴别，易延误诊治，一旦出现腹痛、黄疸、胆囊区肿块则多属晚期。外科手术探查前能做出正确诊断者不足 1/3，确诊时往往已属晚期，5 年存活率不足 5%，对转移性胆囊癌应用多种疗法均无效，是一种高度恶性肿瘤，而早期胆囊癌单纯切除胆囊即可或治愈。显然，在腺瘤性息肉或早期癌时诊断，对预后有关键性意义。胆囊腺瘤性息肉有恶变倾向，即存在腺瘤-腺癌序列，两者均应早做胆囊切除。胆囊切除术前 NPG 的正确诊断对 PLG 的治疗预后至关重要。多数研究认为 PLG 直径＞10mm、单发性、广基无蒂、胆囊壁局限性增厚、年龄＞60 岁、合并胆囊大结石、随访中增大、50 岁以上无症状者，发生胆囊癌的危险度较高。在 103 例 PLG 中，无症状或阳性体征者占 60.2%。NPG 的发生率随 PLG 直径增大而增高，在 22 例直径≤5m 的组中为 0，在直径＞10mm 的组明显高于直径≤10mm 的组。胆囊息肉的大小对鉴别 NPG 为最有意义的因素。PLG 随访中因息肉增多而行胆囊切除 3 例，均为胆固醇性息肉，增大者 2 例均系 NPG，提示息肉增大应考虑 NPG，而息肉增多并非 NPG 的表现。NPG 中患者年龄平均 35.7 岁，单发性占 75%，胆囊早期癌 2 例，直径≥15mm，均为单发、合并胆囊结石，良性 PLG 中单发性占 28.4%。提示直径>10mm、单发、基底宽、合并胆囊结石尤其结石直径超过 10mm 者，NPG 的危险性增高。年龄并非是判断是否为 NPG 的必要条件。胆囊切除后，中、长期并发症发生率约为 32.8%，部分表现为较严重的腹痛或反酸、胃灼热感，故术前鉴别 PLG 是否为 NPG，避免不必要的手术，对患者的处理尤为重要。虽然胆固醇性息肉有特征性的超声表现，但胆固醇息肉与腺癌或腺瘤可共存，对直径>5mm 的 PLG 定期超声显像随访很有必要。近年，内镜超声、CT 增强扫描及三维超声成像的应用能更好地鉴别是否为 NPG，为胆囊切除决策提供更可靠的指导。出现以下情况者宜做胆囊切除术：①直径 10mm；②有明显症状；③随访中近期内增大；④单发、基底宽；⑤伴有较大胆囊结石；⑥三维超声成像、内镜超声或 CT 增强扫描提示 NPG；⑦因其他原因行腹腔手术的同时。

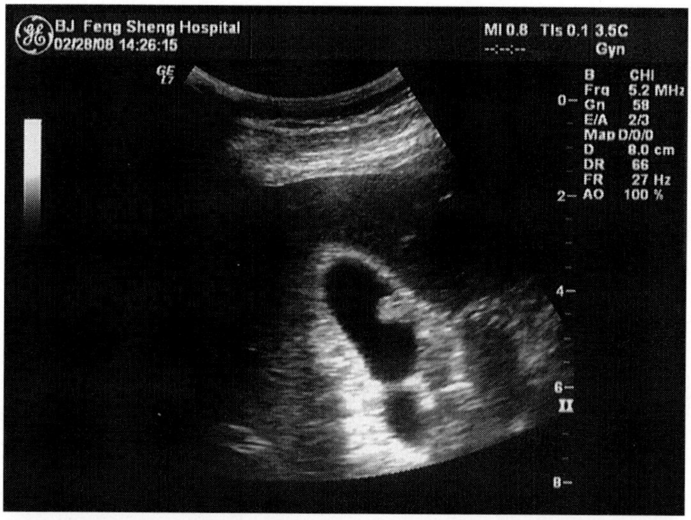

图 7-41-1 胆囊息肉样病变(一)

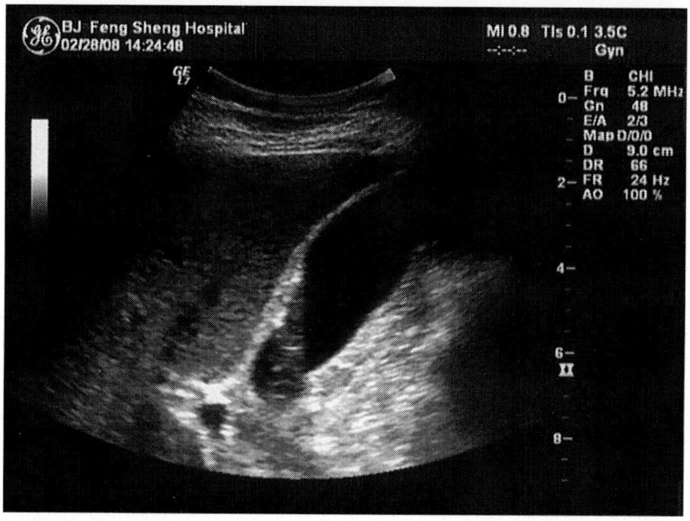

图 7-41-2 胆囊息肉样病变(二)

胆囊多发息肉样病变(显示彗星尾征，为胆固醇性息肉)

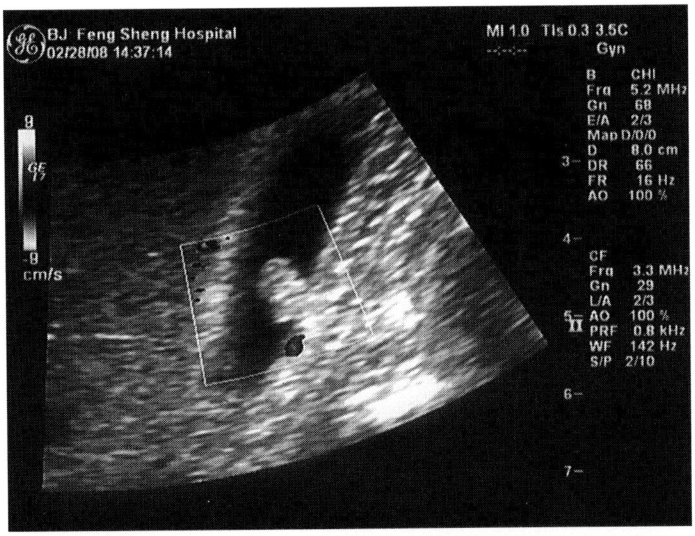

图 7-41-3 胆囊息肉样病变(图示胆囊息肉周边血流)

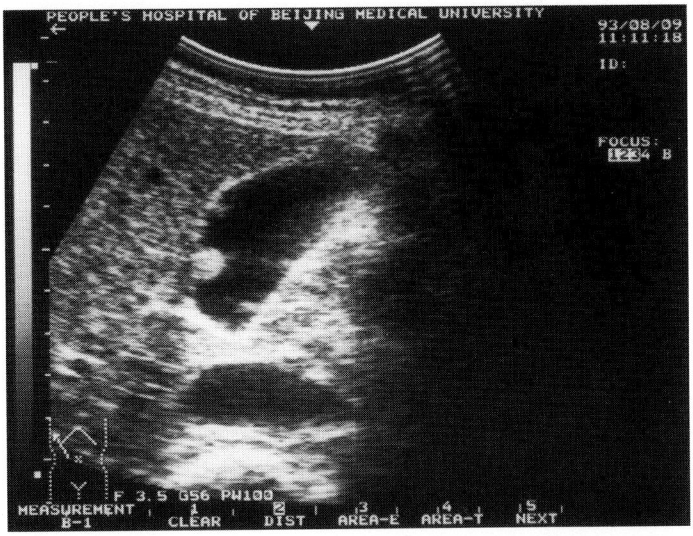

图 7-41-4 胆囊息肉样病变(三)

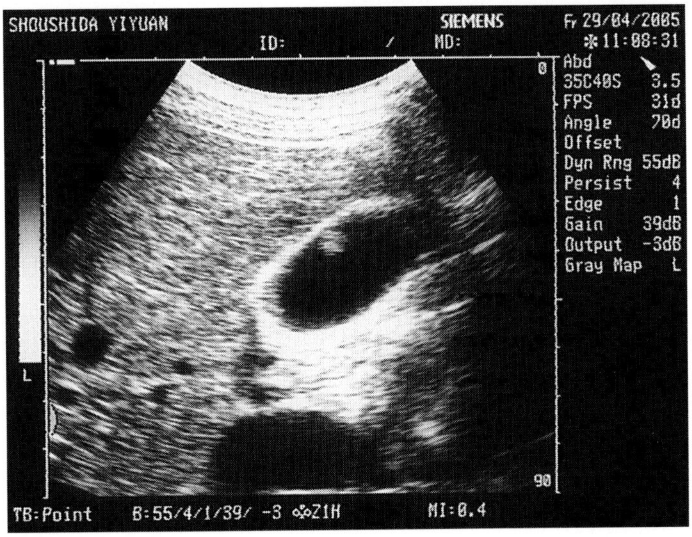

图 7-41-5 胆囊息肉样病变(四)

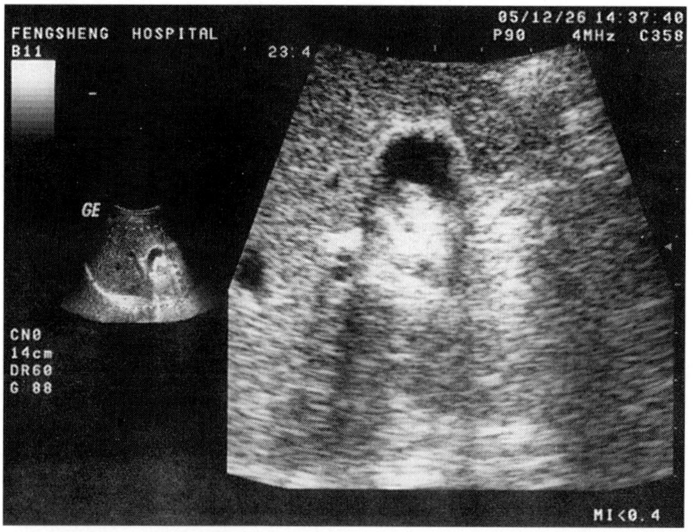

图 7-41-6 胆囊息肉样病变与胆囊结石

（富 玮 胡淑芳）

第42例 胆总管囊肿结石超声误诊为胆结石，手术误切正常胆囊

患者，女性，34岁。因"胆囊结石"行胆囊切除术，术后2个月复查B超，当时发现肝门区有限局性液体和斑块强回声，当时考虑斑块强回声及液体为术中遗留物，进一步扫查肝门区，在门静脉前方未找到正常胆总管而是有壁的无回声区，最后判定该无回声区为胆总管囊肿伴结石。误切了正常胆囊(术中发现其胆总管上端比正常胆总管宽1倍，但未继续向远端探查)。其根源在于超声误诊为胆囊结石。

分析

胆总管囊肿(choledochocyst)又称胆总管囊性扩张，是胆总管先天发育不良所引起的胆总管部分或全部的囊性扩张。病因多在胚胎期。当胆总管为实心的索条状时，原始胆总管上皮细胞增生不协调，再管道化时，某一部分管壁变弱并发育不良，在胆总管远端有部分梗阻(缩窄、成角)的情况下，便可发生胆总管的部分或全部的囊性扩张。此病在日本发病率较高，在我国亦不少见，多见于女性(占80%)，常在2岁以前出现症状，少数在成人出现症状。典型症状是上腹囊性肿块、黄疸和腹痛。本病也可能合并肝内胆管囊性扩张及先天性肝脏硬化。本病分3型，息室型和十二指肠内胆总管囊肿均少见，最常见者(80%以上)为胆总管梭形扩张，肝内胆管一般正常，囊肿大小不一，内径为2～25cm，容量为数毫升至万余毫升。超声显像右上腹梭形或椭圆形囊性肿物，正常胆总管显示不清，仔细检查可发现肝内胆管与囊相通，囊肿远端胆总管狭窄或囊肿压迫而成角度(引流不畅)，有时囊内可发现结石，黄疸为间歇性或进行性，可有腹痛和肿块，以上3种病状均可间歇出现，与胆总管囊肿须鉴别的是位于胰头区的假性胰腺囊肿、右上腹膜后间隙囊性畸胎瘤、右侧巨大肾积水或巨大右肾囊肿。

关于诊断问题

确定临床诊断是一个复杂的认识过程，超声显像诊断亦是如此。诊是诊察，断是判断，诊断过程就是通过诊察，然后进行判断。疾病的诊断过程是一个富有探索性的能动的思维过程。超声显像诊断过程和原则是熟悉正常、辨别异常、结合临床、综合判断。超声显像诊断过程就是超声医师根据超声图像的特征、结合病史和体征，参考实验室检查和其他影像学结果，进行综合分析和鉴别，最后以超声图像作为主要依据，提出诊断意见。即通过超声显像检查，揭示疾病的本质(病变形态和功能的变化)，提出带有诊断性的结论。

(1)熟悉正常：所谓熟悉正常，就是要求超声医师熟悉正常的解剖结构，熟悉人体各个器官的正常位置、形态、大小及其变异。要求超声医师熟悉大体解剖、局部解剖、人体断面解剖和超声断层解剖。

(2)辨别异常：在熟悉正常以后，超声显像诊断就要辨别异常，即在超声检查中寻找异常回声，寻找病灶。异常回声表现多种多样，但也有其规律性的基本表现。各种病变的声像表现就是这些基本表现的不同程度的组合。超声医师在诊断过程中要掌握异常回声的各种基本表现：如实质性肿物包括良性、恶性肿物的声像表现；炎性包块的声像表现；各类囊肿、脓肿、血肿、胃肠积液、胸腔积液和腹水等含液性病变的声像表现；气体、骨骼、结石的声像表现等。另外还应熟悉超声显像诊断中常见伪差的识别。超声医师应具有病理解剖学和各科临床知识。超声显像诊断分定位诊断和定性诊断。

(3)结合临床，综合判断：这一点极为重要。例如，有一20岁男性青年，外院B超报告为肾脏髓质海绵肾，临床要求做常规腹部超声检查。经作者行超声检查判断不是髓质海绵肾(髓质海绵肾超声图像有特殊表现)，而是肾脏钙质沉积症，考虑可能为高钙血症，当即做甲状旁腺超声检查，发现两个甲状旁腺腺瘤(原发性甲状旁腺功能亢进)。本例的正确诊断说明超声医师应具有钙、磷代谢和内分泌疾病的临床知识，并与超声检查结合起来应用。所以超声诊断需要密切结合临床，超声医师要有临床经验，临床经验在临床思维过程中占有着重要的地位。临床经验是医学知识和医疗实践相结合的产物，是从一般理论原则过渡到个别具体病理的认识过程中的中介或桥梁。临床思维作为把握个别的认识活动，与医生的临床经验有着直接的密切关系。在临床思维中，医生的临床经验如何，对于理解患者各种症状、体征的实际意义及其相互关系，对于充分运用类比方法由已知去探索未知，对于把握疾病过程的本质演变，都有着重要的作用。对于临床思维来说，只有一般的理论和原则是不够的，还要借助于临床经验，对疾病过程的具有表现形式进行具体分析。医生临床经验是否丰富，是他临床思维能力的重要标志。当然临床经验还需要在反复验证中不断积累，才能使临床经验在临床思维过程中充分发挥其积极的作用。

超声显像图例见图7-42-1～7-42-4。

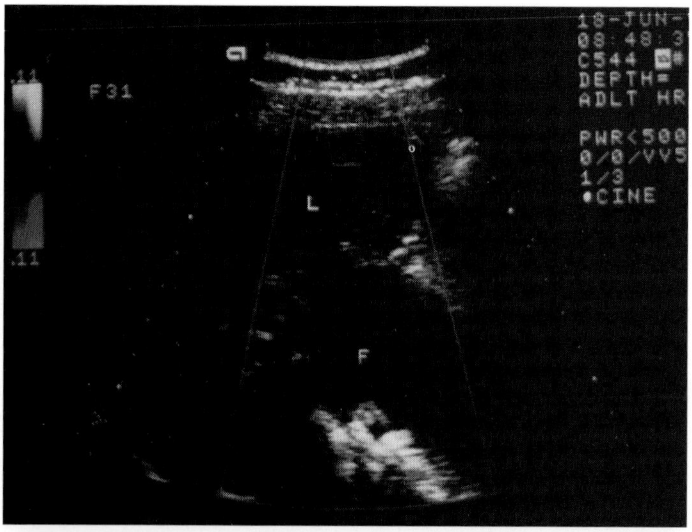

图 7-42-1 胆总管囊肿伴结石(一)
因“胆囊结石”行胆囊切除术后 **2** 个月复查 **B** 超,发现肝门区有限局性液体和斑块强回声

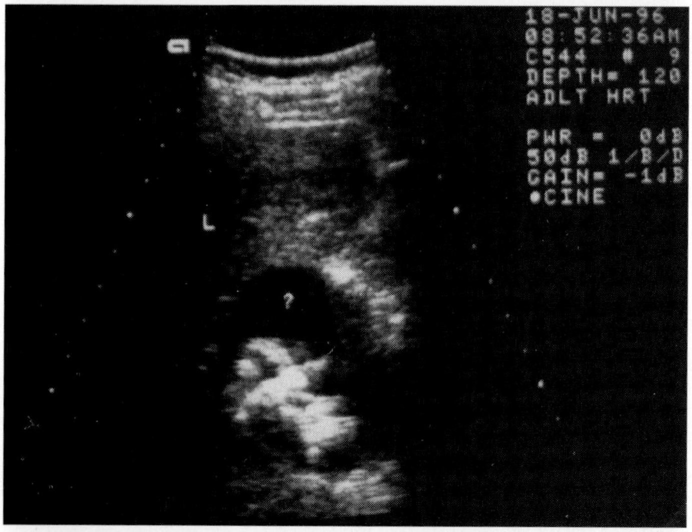

图 7-42-2 胆总管囊肿伴结石(二)
边检查边思考,是否为术中遗留物

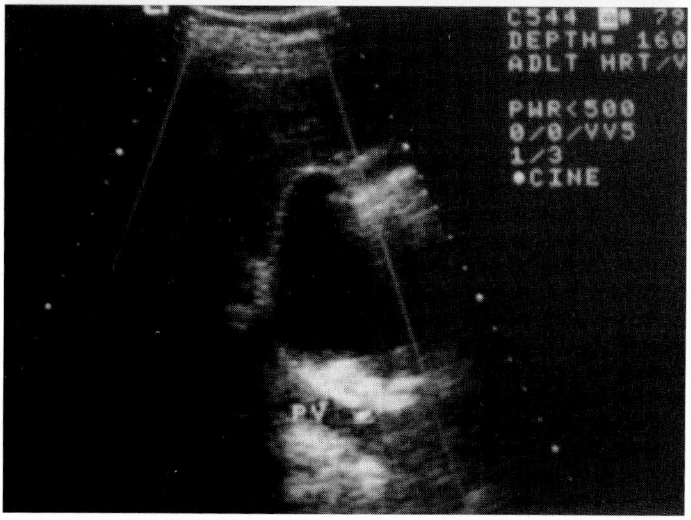

图 7-42-3 胆总管囊肿伴结石(三)
显示肝门区在正常门脉前方未找到正常胆总管,而是有壁的无回声区

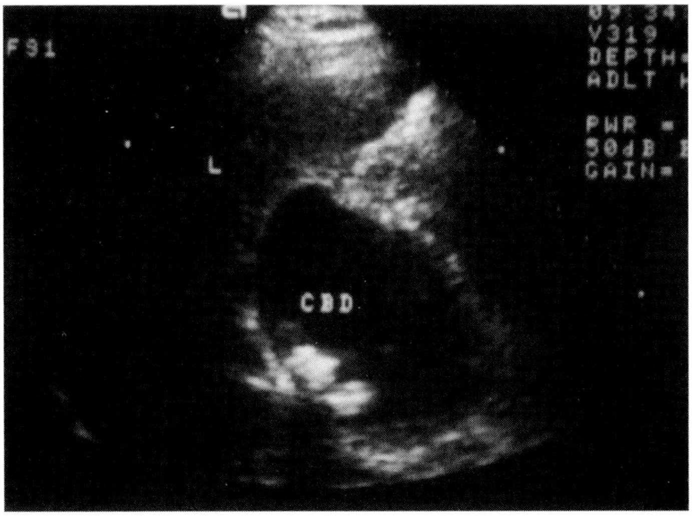

图 7-42-4 胆总管囊肿伴结石(四) 最后判定为胆总管囊肿伴结石,误切正常胆囊其根源在于超声误诊为胆囊结石

(富京山 张文凯)

第 43 例 右侧腹痛、呕吐——胆总管结石

患者,女性,72 岁。右侧腹痛伴恶心、呕吐月余,门诊以腹痛待查收入院。患者入院前 1 个月无任何诱因出现厌油、恶心、呕吐,伴右侧腹痛并逐渐加重。入院后拟诊阑尾炎,做常规腹部超声检查。

超声显像检查:显示肝脾未见异常,首先发现胆囊横径增大,呈球形(张力大),其长径亦增大,其后发现肝总管(0.91cm)及胆总管均增宽(上、中、下段分别为 1.04cm、1.11cm 及 1.16cm),在胆总管下段远端发现多个小结石强回声。超声显像诊断为胆囊增大,肝总管、胆总管增宽,胆总管下段结石。

分析

1. 关于胆总管结石 胆管结石很常见,随年龄增长,其发病率多有上升,以老年人多见。不少患者无症状。按结石所在部位可分为胆总管结石和肝内胆管结石。肝外胆管结石又称胆总管结石。结石可原发于胆总管内,称原发胆总管结石,也可由胆囊结石通过胆囊管排入胆总管内,称为继发性胆总管结石。结石在胆总管内随胆汁流动易嵌顿在胆总管下端狭窄处,导致胆总管梗阻。胆管内压力不断升高,致使胆汁反流引入梗阻静脉系统而形成胆汁血症。结石患者的胆汁内多数都有细菌感染,此时细菌随胆汁进入血液循环系统而引起菌血症和败血症。患者出现剧烈的右上腹持续性绞痛、高热、寒战和黄疸。严重者出现中毒性休克、脉快、躁动、神志不清等,即为病死率很高的急性梗阻性化脓性胆管炎。肝内胆管结石分为原发和继发两种。前者结石发生在肝内胆管。肝外胆管结石导致胆汁引流不畅,结石在肝外胆管逐渐堆积延伸至肝内胆管。肝内胆管结石可发生在肝内胆管任何分支内,左侧多于右侧。肝内胆管结石同时有肝外胆管结石者,其症状常由肝外胆管结石引起。原发肝内胆管结石疼痛不如肝外胆管结石者严重,多表现为肝区和胸背胀痛。其突出的症状是反复出现高热、寒战。患者有无黄疸取决于结石在肝内的部位，仅一叶肝内胆管结石常无黄疸，双侧受累或结石在左右肝管汇合处梗阻可出现黄疸。肝内胆管结石患者的高热、寒战是由于结石梗阻，发生化脓性胆管炎，易导致败血症、休克和肝脓肿。结石穿入膈下，穿透膈肌可进入肺，形成胆管支气管瘘。肝内胆管结石长期使胆汁淤积，可造成胆汁性肝硬化和门脉高压等合并症。胆总管结石可单发亦可多发，超声显像显示扩张的胆总管远端显示强回声光团伴声影，形态恒定。胆总管下段结石超声显像有时不易显示。需要改进方法，如采用探头加压扫查，取胸膝位，脂餐后，检查前胃肠准备等，仔细寻找。肝内胆管结石一般多发，通常是胆色素结石，左肝多于右肝，尤其是左肝外叶上下段肝管汇合处(该处肝管膨大)好发，肝内胆管结石易于合并感染。

胆总管结石的病理损害为：

(1)胆总管梗阻。胆总管结石发生的胆管阻塞，大多为低位胆管梗阻，特点是：①堵塞胆系的总排出道；②部分病例也影响到胰管，诱发急性胰腺炎；③阻塞可影响肝内胆管和胆囊，并使之扩张；④胆系梗阻造成胆管内压力升高，当超过 2.94kPa(300mmH_2O)时，肝细胞停止分泌胆汁；⑤阻塞性黄疸，当严重堵塞时常导致肝脏及重要的脏器(心、肾、脑)和皮肤等的胆红素增加。长期的完全的胆道阻塞常留下持久的损害，在肝脏是以汇管区为中心的增生性损害，如毛细胆管增生、胆管壁增厚纤维化、肝动脉增生性内膜炎及门静脉旁的纤维化等。

(2)胆管炎。低位胆管梗阻所引起的胆管炎包括胆囊、胆管的全胆道系统炎症，其中主要为以革兰阴性杆菌为主的细胞大量繁殖，所引起的急性胆道感染。胆总管结石的临床表现复杂多样，主要是胆总管梗阻和相伴发生的急性化脓性胆管炎，在结石未清除以前，症状反复发作。病情的轻重、病程进展的急缓和梗阻的程度(是否完全)、持续的时间、胆道感染的严重程度、肝脏损伤的程度和范围及是否伴有并发症等因素决定于胆管梗阻的程度。胆总管结石最典型的临床表现是上腹部绞痛和背痛，寒战、高热，黄疸等三大组症状。若胆管下端梗阻完全，胆囊管通畅，胆囊壁尚未纤维化萎缩，表现为右上腹有肿大压痛的囊性包块(肿大的胆囊)；肝脏弥漫性肿大伴压痛；患者表现为弛张性高热、白细胞计数增高，肝功能异常，呈现肝细胞损害和胆汁淤滞的表现等一系列中毒性症状，总称为急性梗阻性化脓性胆管炎(AOSC，即 Charcot 三联征)。若就诊较晚或未予及时有效解除梗阻，使感染进一步加剧，引起全身毒血症和中毒性休克即重症急性梗阻性化脓性胆管炎(ACST)，可致严重的并发症，甚至危及生命。

2. 关于胆系梗阻　胆总管结石等疾病可引起胆系梗阻，其临床表现主要是黄疸。血清内胆红素浓度增高而引起巩膜、皮肤、黏膜等黄染称为黄疸。

(1)黄疸的病因：

①先天性畸形：有先天性胆道闭锁、胆总管开口解剖异常和先天性胆管扩张症等，后者又称胆总管囊肿，部分患者于成年时出现症状。

②结石：肝内外胆道结石均可致黄疸。

③肿瘤：胆管癌、胆管内乳头状瘤、壶腹部癌、胰头癌、原发性或继发性肝癌、肝门或胆道旁肿大转移淋巴结压迫等。

④炎症：化脓性胆管炎、硬化性胆管炎，Oddi 括约肌炎性狭窄以及十二指肠憩室炎等。

⑤寄生虫：如胆道蛔虫症、肝包囊虫病。

⑥医源性损伤：手术后胆道狭窄、阻断和放射性胆囊炎等。

(2)病因分析：通过临床和超声显像检查，阻塞性黄疸多能与肝细胞性黄疸、溶血性黄疸相鉴别。肝外阻塞性黄疸的鉴别有时较困难。对肝外阻塞性黄疸应做出病因诊断。据统计，外科黄疸中90％～95％为结石或肿瘤所致，故主要区分此两大类。

①病程与伴随症状。黄疸急骤出现，伴有寒战、发热、腹痛者多为炎性疾患。缓慢发生的，年轻患者多见于先天性病变。中老年无痛性黄疸则多见于肿瘤。胆道疾病(结石或寄生虫)所致的黄疸呈波动性。癌性黄疸80％以上为进行性加深。

②有关传染病及寄生虫病史。胆道蛔虫等有相应病史，并应排除病毒性肝炎、钩端螺旋体病等。

③注意有无胆道手术或内镜检查病史，手术前后黄疸或其他症状有何变化。

(3)阻塞性黄疸的鉴别诊断要点：见表7-43-1。

表7-43-1 阻塞性黄疸的鉴别诊断要点

临床资料		肝内淤胆性	肝外梗阻性	
			胆系结石	肿瘤
病史	发病年龄	青中年多见	中年多见	中老年多见
	既往史	肝炎、服药、妊娠史	多有绞痛发作史或蛔虫病史	无类似发作病史
体检	腹痛	不明显	绞痛	恒定痛或不痛
	黄疸	急起或缓起，中到深度	急起，间歇性	缓慢，进行性加重
	寒热	无发热或低热	痛后畏寒、高热	无发热或低热
	瘙痒	常无	常无	常有
	体重减轻	不显著	不显著	显著
	胆囊	一般触不到	可能触到伴压痛	可能触到，无压痛
实验室检查	白细胞计数	一般正常	总数及中性粒细胞数升高	一般正常
	尿中尿胆元	不定	不定	常阳性
	SGPT	正常或稍增高	增高后迅速下降	随黄疸加重而升高
	大便隐血试验	(－)	(－)	(＋)
	碱性磷酸酶	升高或正常	中度升高	明显升高
特殊检查	超声显像	无胆管扩张、肝实质呈弥漫性病变	胆管扩张、胆管内结石强回声	胆管扩张，可见胰腺或胆管肿物回声
	PTC	未见异常	有胆结石阴影	肝外胆管阻塞影
	ERCP	未见异常	有胆结石阴影	肝外胆管阻塞影或见十二指肠乳头部肿瘤

3. *腹痛的鉴别诊断* 本例患者有右侧腹痛、恶心、频繁呕吐，临床拟诊阑尾炎，而未考虑到胆总管结石等胆道系统疾病。腹痛的鉴别诊断通常包括病史询问、症状分析、体检发现(包括阴性所见)等，都要求十分认真细致，抓住疾病本质及主要问题，以求迅速地获得正确诊断。

(1)病史询问和症状分析

①腹痛：腹痛是急腹症最突出的表现，是首先要精确地弄清楚的关键问题。

a. 腹痛的部位(定位诊断):不同部位的腹痛,通常可反映不同部位脏器的疾病,有十分重要的定位价值,其一般规律见表 7-43-2。

表 7-43-2 腹痛部位的鉴别诊断

腹痛部位		腹内病变	腹外病变
上腹部	右上	十二指肠溃疡穿孔、急性胆囊炎、胆石症、急性肝炎、急性腹膜炎、右膈下脓肿等	右下肺炎、右下胸膜炎、右肾结石或肾盂炎
	中上	胆道蛔虫、溃疡病穿孔、胃痉挛、急性胰腺炎、阑尾炎早期、裂孔疝等	心绞痛、心肌梗死、糖尿病酸中毒
	左上	急性胰腺炎、胃穿孔、脾曲综合征、脾周围炎、脾梗死、左膈下脓肿	左下肺炎、左下胸膜炎、左肾结石或肾盂炎、心绞痛
脐周		小肠梗阻、肠蛔虫症、小肠痉挛症、阑尾炎早期、回肠憩室炎、慢性腹膜炎	各种药物或毒素引起的腹痛
下腹部	右下	阑尾炎、腹股沟嵌顿疝、局限性肠炎、肠系膜淋巴结炎、小肠穿孔、肠梗阻、肠结核、肠肿瘤、右输尿管结石(右腰部)	
	下腹	宫外孕破裂、卵巢囊肿扭转、盆腔炎、盆腔脓肿、痛经等妇科病常偏重一侧,尿潴留、膀胱炎、急性前列腺炎、急性精囊炎等	
	左下	腹股沟嵌顿疝、乙状结肠扭转、细菌性痢疾、阿米巴结肠穿孔、结肠癌等,左输尿管结石(左腰部)	

注:非外科疾病所引起的腹痛,性质常较模糊,定位不明显,很少有压痛和肌紧张,多数于观察期间腹痛减轻或消失

b. 腹痛的性质:有以下几种。

绞痛:常为阵发性发作,为空腔脏器的梗阻表现,如肠梗阻、胆道蛔虫症、胆石症、阑尾粪石梗阻等。

持续性疼痛:常伴有阵发性加重,多为脏器的炎症所致。

钻顶痛:为胆道蛔虫症的特征,疼痛部位在剑突下。

刀割样烧灼痛:迅速播散到右上腹或全腹,为溃疡穿孔的常见表现。

胀痛:多为麻痹性肠梗阻,由胃肠扩张所致。

放射痛及转移痛:

放射痛:肝、胆道及膈下疾患的腹痛可放射至右肩和右肩胛下。胰腺炎的疼痛常放射至后腰部。阵发性紧缩样疼痛而涉及腰背的,应想到肠系膜根部受累,可能为全小肠扭转。肾结石或炎症的疼痛可放射至患侧的肋椎角,或沿输尿管方向放射。闭孔疝的疼痛常放射到大腿内侧闭孔神经支配的部位。

转移痛:病变在不同阶段的不同的病理过程,可引起腹痛部位的转移。如阑尾炎早期,疼痛常位于中上腹或脐周,为阑尾炎症引起的内脏神经痛,此后阑尾炎逐渐加重,腹痛转移并局限在右下腹,为阑尾炎所在部位腹膜受到刺激而引起。

c. 腹痛的程度：通常与病变性质一致，如梗阻、炎症或缺血的程度重，则腹痛剧烈，但有时疼痛严重而病变不一定很重，如结石的移动或胆道蛔虫之顶钻所致的疼痛常很剧烈，但病变并不很严重。临床亦有因反应差患者或老年病人，其病变虽重但疼痛感觉较轻，个体对于疼痛的耐受也有很大差异。

d. 腹痛之规律：阵发性腹痛有明显缓解期，提示为空腔脏器有梗阻；持续性疼痛则为炎症；突出的急剧腹痛常提示为穿孔或有血运障碍；逐渐加重的腹痛常表示为炎症加重；疼痛规律的改变可能是好转，但必须伴有全身情况及局部体征的好转，也可能为加重；如发生坏疽（坏疽性阑尾炎、绞窄性肠梗阻等），必须伴有全身情况恶化及腹痛性质的改变或腹痛范围扩大，以及出现腹膜炎体征等。

②其他症状：胃肠道疾病易出现胃肠道症状，如呕吐、恶心、腹胀、便秘、不排气等，应注意发生的前后及与腹痛之关系。肠梗阻中呕吐出现的早晚、呕吐之内容物等，对判定梗阻部位有重要价值。肠道疾病易有反射性恶心、呕吐，并可出现发热、黄疸等。子宫及附件疾病常有月经不规则、白带异常、阴道分泌物等。泌尿系疾病常有腰部不适。炎症者，体温常在发病开始即有升高。

③休克：严重的急腹症可发生休克。其休克可由病变刺激腹膜或腹膜后神经末梢所致，亦可由感染中毒、出血、脱水等引起。急腹症休克由于起病急骤，病情变化迅速，以上两阶段不能截然分开，预防休克发生以及早期发现休克并积极处理对急腹症之治疗有重大作用。

(2)过去病史与本次急腹症之关系：过去病史与诊断、鉴别诊断和治疗本次急腹症有很大关系，如要详细了解过去手术史、溃疡病史、黄疸史、结石史、妇科疾病史、与本次急腹症之类似发作史及过去之治疗方法等。

超声显像图例见图 7-43-1～7-43-10。

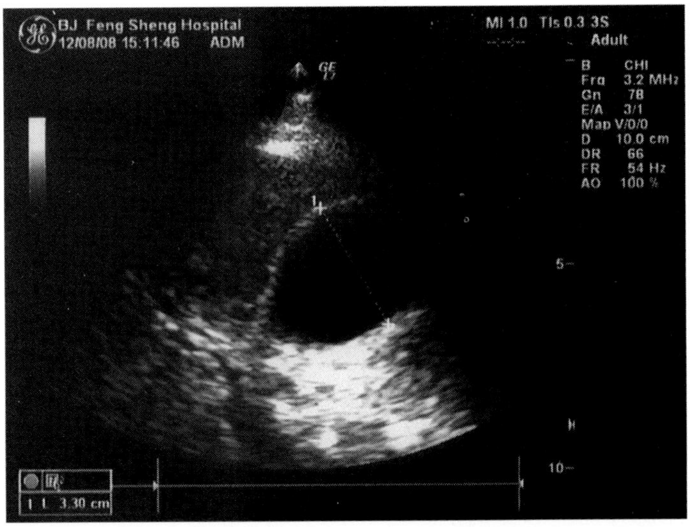

图 7-43-1 胆总管结石，胆囊增大，横径增大如球形(张力大)

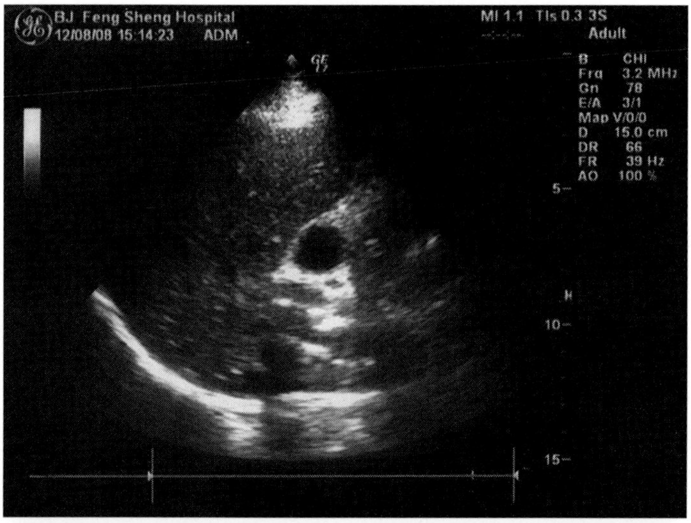

图 7-43-2 胆总管结石，肝总管稍扩张(0.86cm)

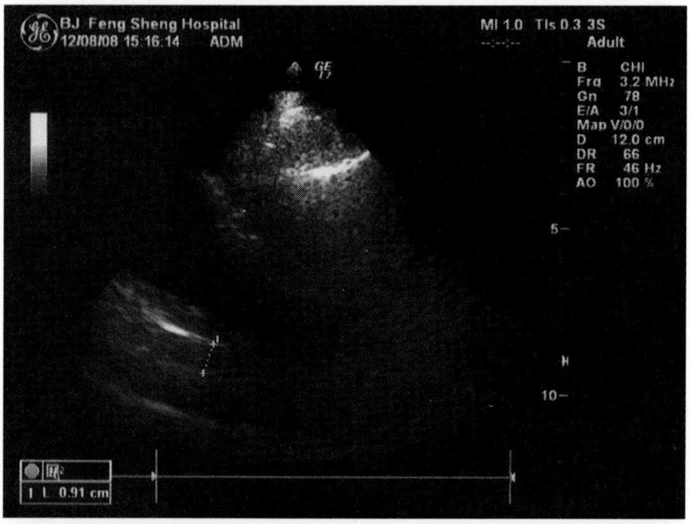

图 7-43-3 胆总管结石，胆总管上段稍增宽(0.91cm)

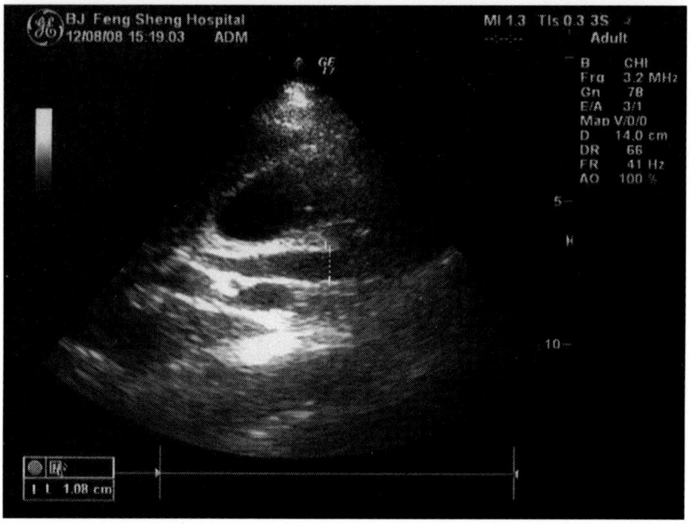

图 7-43-4 胆总管结石，胆总管中段稍增宽(1.08cm)

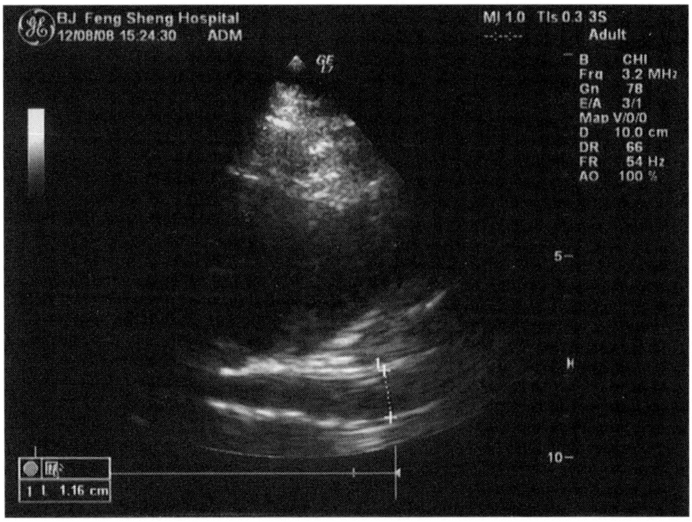

图 7-43-5 胆总管结石,胆总管下段增宽(1.16cm)
(不如胆总管癌及胰头癌患者的胆总管增宽明显)

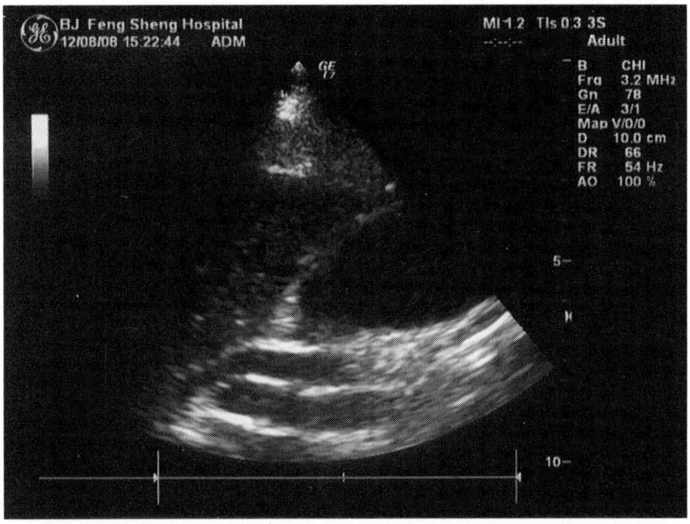

图 7-43-6 胆总管结石,胆囊增大,胆总管增宽

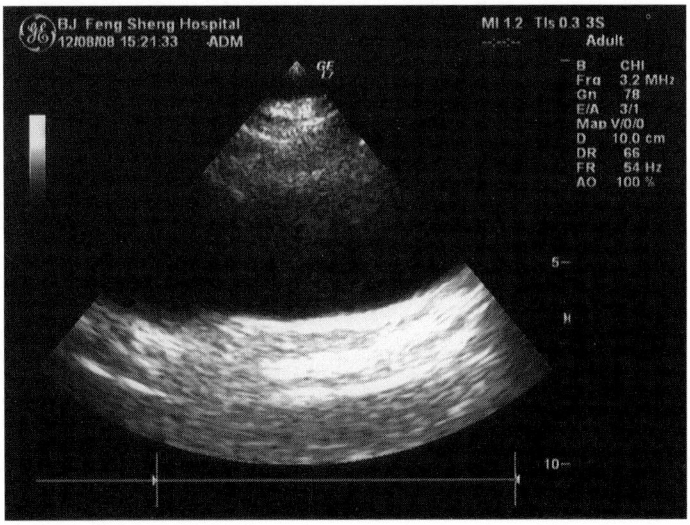

图 7-43-7 胆总管结石,胆囊明显增大

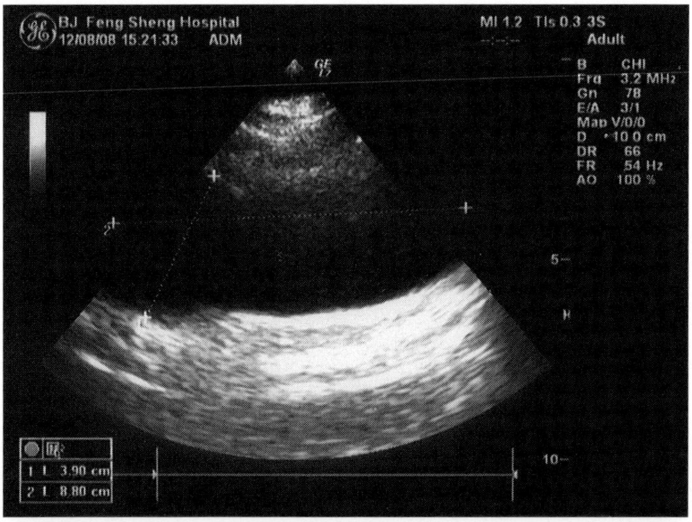

图 7-43-8　胆总管结石，胆囊明显增大(8.8cm×3.9cm)

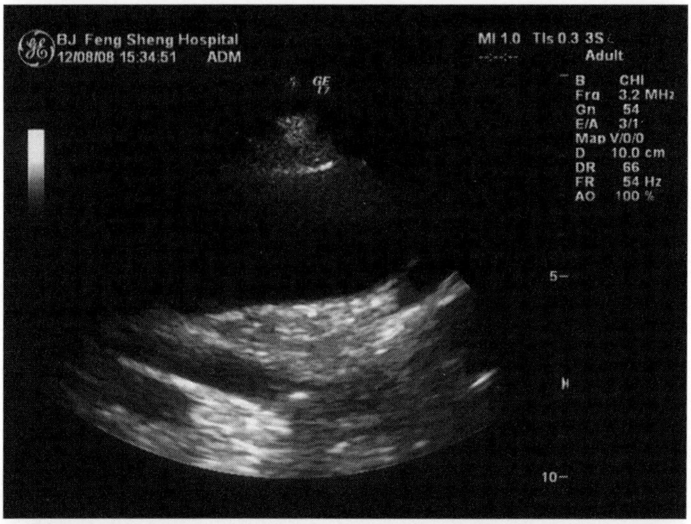

图 7-43-9　胆总管下段结石(一)

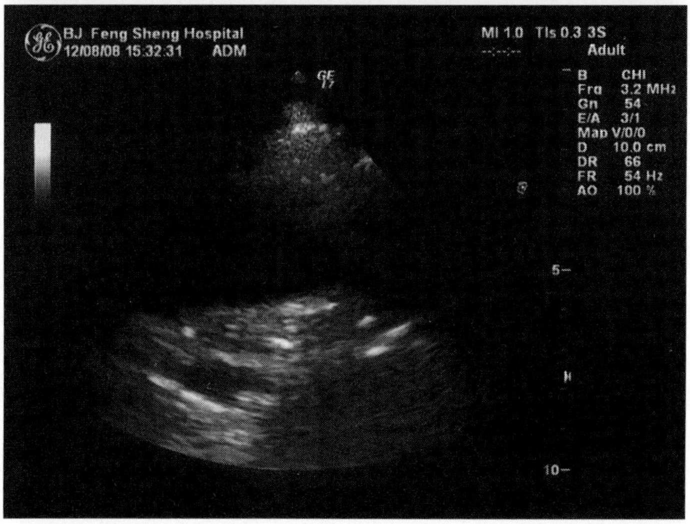

图 7-43-10　胆总管下段结石(二)

第 44 例 慢性胆囊炎超声表现

患者，男性，58 岁。4 年来间断发生右上腹疼痛，饭后常发生上腹胀满，厌油腻，进食肉类食物较多时常发生腹泻。查体右上腹轻度压痛，肝区叩击痛阳性。超声显像检查肝脏弥漫性病变，胆囊 4.2cm×1.8cm，壁厚 0.6cm，其内可见多块结石回声，超声提示慢性胆囊炎，胆囊结石。

分析

慢性胆囊炎(chronic cholecystitis)多为急性胆囊炎经非手术治疗未能治愈发展而来，也可为胆囊结石长期刺激胆囊黏膜而引起的慢性炎症。非结石性慢性胆囊炎多数都有胆道梗阻、胆汁引流不畅或胆道寄生虫感染，甚至与病毒性肝炎及病毒性胆道感染有关。在慢性胆囊炎的基础上常继发胆囊色素性结石。慢性胆囊炎多数都有右上腹疼痛，尤其含结石的慢性胆囊炎可有典型的胆绞痛或急性胆囊炎发作，少数无急性发作史者也常有腹部隐痛或"胃痛"。本病常有消化不良症状，如食后上腹胀满、厌油腻，进食脂肪或蛋白质较多时出现腹泻。右上腹部有轻压痛，肝区叩击痛，其他无明显体征。慢性胆囊炎的病理改变是纤维组织增生和慢性炎性细胞浸润使胆囊壁增厚、肌肉纤维萎缩、胆囊收缩功能逐渐减退。超声显像依病变程度有多种类型图像。轻度仅胆囊壁稍增厚，多数病人胆囊增大，囊壁增厚，回声增强；部分病人胆囊萎缩，囊腔无回声区显示不清，呈一模糊强回声区，慢性胆囊炎多伴有胆结石，是诊断胆囊炎的有力证据。

鉴别诊断

对脂肪饮食不能耐受、腹胀及反复发作的餐后上腹部胀痛不适的患者，经超声显像检查显示胆囊结石、囊壁增厚、胆囊萎缩者可确诊为慢性胆囊炎。但常常需与消化性溃疡、慢性胃炎、慢性肝炎、食管裂孔疝、非溃疡性消化不良、慢性胰腺炎等疾病进行鉴别。

超声显像图例见图 7-44-1～7-44-6。

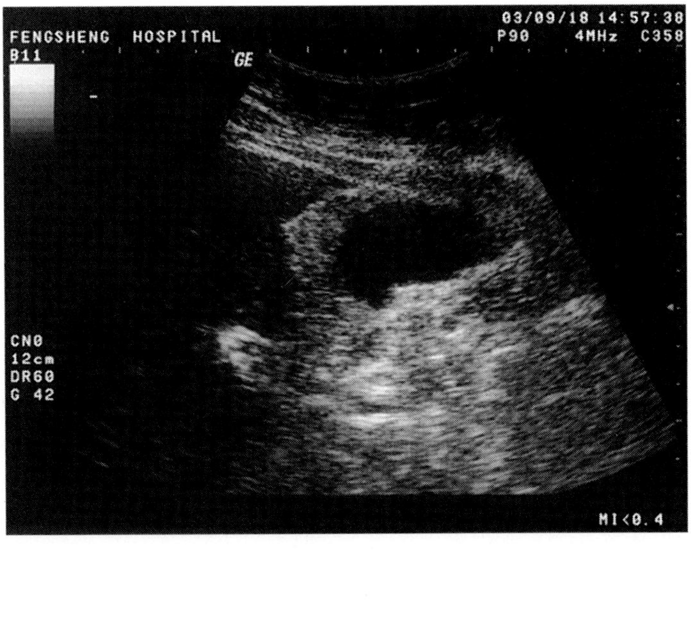

图 7-44-1 慢性胆囊炎(一)

胆囊壁增厚

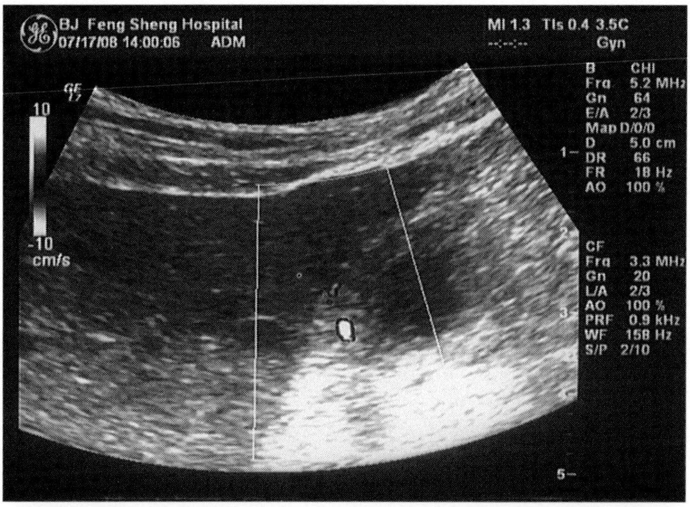

图 7-44-2 慢性胆囊炎(二)

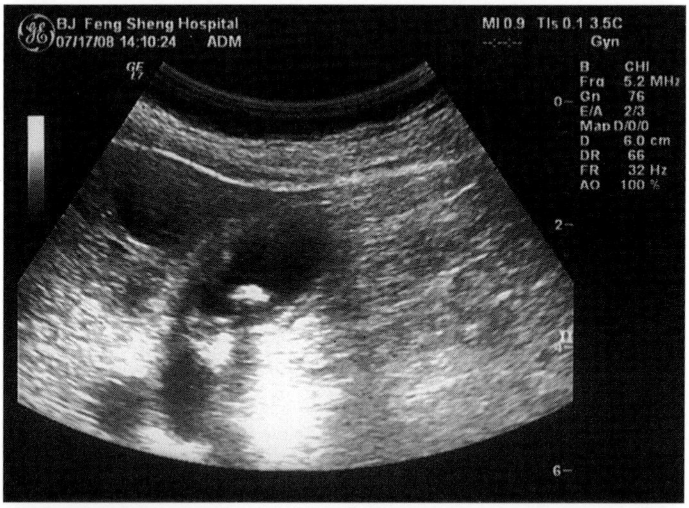

图 7-44-3 慢性胆囊炎伴胆囊结石(一)

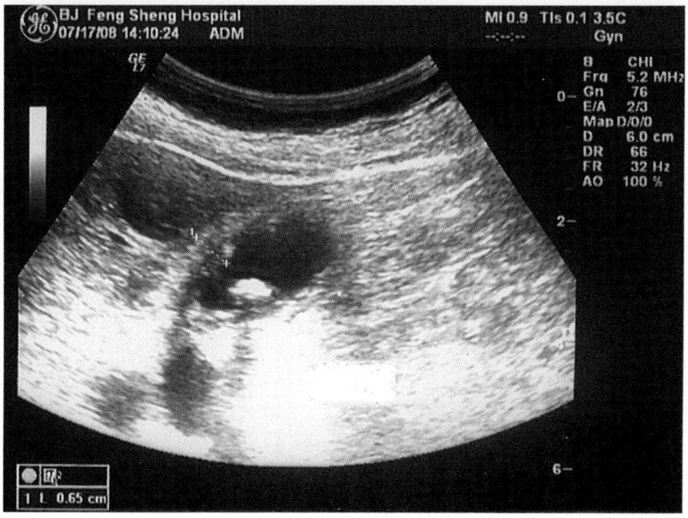

图 7-44-4 慢性胆囊炎伴胆囊结石(二)

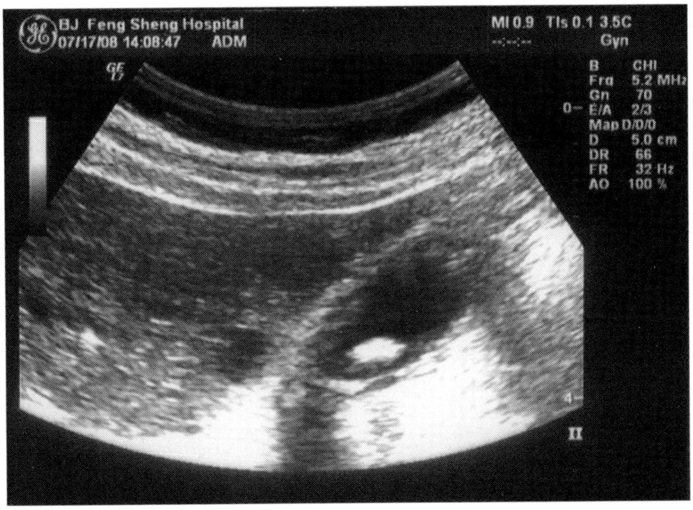

图 7-44-5 慢性胆囊炎伴胆囊结石(三)

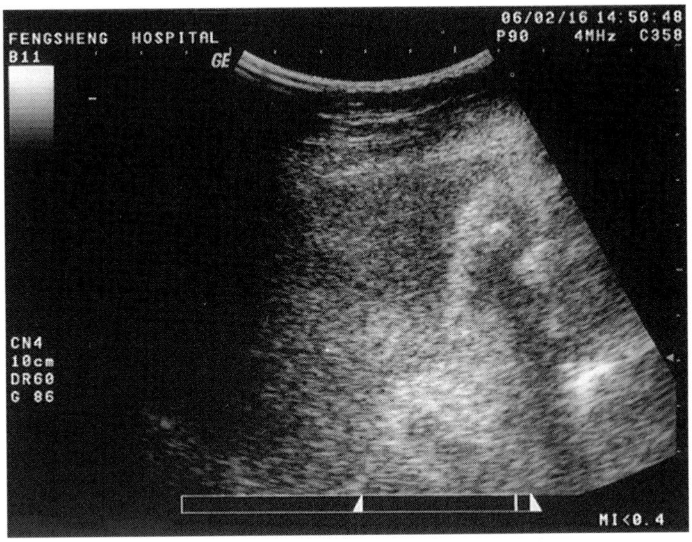

图 7-44-6 慢性胆囊炎伴胆囊结石(四)

(富 玮 张 坚)

第 45 例 右季肋部隐痛不适、黄疸——慢性硬化性胆管炎

患者,女性,51 岁。发现右季肋部隐痛、黄疸 4 个月,来做超声显像检查。患者于 4 个月前无明显诱因发生皮肤轻度发黄、尿黄、乏力、食欲减退,无腹痛等症状,实验室检查发现肝功能异常。

查体:发育营养正常,皮肤及巩膜轻度黄染,未见肝掌、蜘蛛痣及黄色瘤。心肺未见异常,肝肋下 2cm,中等硬,轻触痛,脾左肋下 1.5cm。

实验室检查:多次检查甲、乙、丙、丁、戊型肝炎病毒学指标均为阴性。丙氨酸转氨酶

(ALT)206U/L,天冬氨酸转氨酶(AST)132～236U/L,总胆红素(TBIL)36～62μmol/L,总胆汁酸(TBA)230μmol/L,γ-谷氨酰转移酶(GGT)1 830U/L,碱性磷酸酶(ALP)524U/L。胆固醇 12.2mmol/L(468mg/dl),三酸甘油酯 563mg/dl,大便隐血(－),尿胆红素(＋),尿胆原(－)。凝血酶原时间正常。A/G 为 3.6/3.1。免疫学检查:IgG 2 621mg/dl,IgA 216mg/dl,IgM 566mg/dl。类风湿因子试验(－)。甲胎蛋白＜30ng/ml。抗核抗体 ANA(－)(＜1∶40)。红细胞沉降率(ESR)65mm/1h,巨细胞病毒、EB 病毒抗体(－),蛋白电泳正常。

超声显像检查:肝脏轻度增大,被膜欠光滑,肝实质回声轻度不均匀增强,肝内外胆管管壁不均匀增厚,回声增强,胆管管腔狭窄,脾脏轻度增大。

分析

急性胆管炎反复发作,使胆管管壁黏膜损伤萎缩、纤维化变硬,管壁增厚致使管腔狭窄,最终发展为慢性硬化性胆管炎。其重要病变在部分或全部胆总管,病变严重时可累及肝内胆管,胆管增厚变硬如绳索,常与周围组织粘连,其管腔变狭窄。临床表现因病变部位不同而各异。一般有上腹部阵发性疼痛,但很少出现绞痛,间歇性发热并伴有阻塞性黄疸,食欲缺乏或恶心、呕吐。病变在胆囊管以下的胆总管时病人除有阻塞性黄疸外肝脏与胆囊均可肿大。不完全性梗阻者因恶心、呕吐和血清转氨酶增高临床有误诊为病毒性肝炎者。如果病变局限在肝内两侧肝管时可引发梗阻性黄疸,但胆囊不肿大。本病除阻塞性黄疸外常有右上腹和剑突下压痛,但很少有肌紧张和反跳痛,肝脏可肿大,质硬,表面光滑,压痛不明显。脾脏常有肿大,血白细胞轻度升高,嗜酸性粒细胞增多,血清胆红素明显升高,以结合胆红素为主。丙氨酸转氨酶亦可增高,血清碱性磷酸酶及 γ-谷氨酰转移酶增高。根据临床表现为发热、上腹痛及黄疸应考虑本病的可能性,进一步做纤维十二指肠镜逆行胆管造影及超声显像检查即可确诊。

附:黄疸的诊断与鉴别诊断

黄疸(jaundice)是高胆红素血症(hyperbilirubinemia)的临床症状,即血中胆红素浓度增高,使巩膜、皮肤黏膜以及其他组织和体液发生黄染。正常血中胆红素浓度为 5～17μmol/L(0.3～1.0mg/dl),主要为非结合胆红素。如胆红素超过正常值而无肉眼黄疸时,称隐性黄疸,此时血胆红素常＜34μmol/L。黄疸不是一种独立疾病,而是许多疾病的一种临床表现,多见于肝、胆、胰疾病。如血中胆红素浓度不高。而巩膜或皮肤发黄,则为假性黄疸,可见于服用新生霉素或米帕林(阿的平)等药物时。

正常人每日生成胆红素 340～510μmol/L,平均 425μmol/L,其中 80%～85%来自血液中衰老红细胞。衰老红细胞释放的血红蛋白被肝、脾、骨髓内单核巨噬细胞系统吞噬、破坏和分解,在组织蛋白酶作用下,成为血红素与珠蛋白。血红素经微粒体血红素加氧酶作用转变为胆绿素,胆绿素再由胆绿素还原酶催化成胆红素。胆红素 15%～20%来自其他途径,称旁路性胆红素。主要有两个来源,即骨髓和肝脏。非结合胆红素对神经系统有特殊亲和力,能透过血脑屏障,儿童血脑屏障发育尚不完善,因此在儿童期的高胆红素血症常可致胆红素脑病,对脑细胞具有毒性。

(一)各类型黄疸的临床特征

1. 溶血性黄疸

(1)可有与溶血相关的病史,如输血、应用特殊药物、感染及有溶血家族史等。

(2)急性溶血或溶血危象时起病急,出现剧烈溶血反应,如寒战、高热、呕吐、腰背酸痛、全身不适等。慢性溶血症状轻微,但可有面色苍白。

(3)巩膜轻度黄疸,呈浅柠檬色。

(4)皮肤无瘙痒。

(5)可有肝脾大,特别是慢性溶血者。

(6)有骨髓增生活跃表现,如周围血出现网织红细胞增多,出现有核红细胞,骨髓红细胞系增生活跃。

2. *肝细胞性黄疸* 各种肝病如病毒性肝炎、肝硬化、肝癌及其他原因如钩端螺旋体病、败血症等,可因肝细胞广泛受损而引起黄疸。由于肝细胞病变,对胆红素摄取、结合和排泄功能发生障碍,以致有相当数量的非结合胆红素潴留于血中。同时因肝细胞损害和肝小叶结构破坏致使结合胆红素不能正常地排入细小胆管而反流入血,结果发生黄疸,其中以结合胆红素升高为主。结合胆红素增加的机制可能是由于肝细胞排泄障碍,结合胆红素潴留于肝内并反流入血;或因肝细胞坏死使毛细胆管破裂,胆汁成分反流入血;或因毛细胆管及胆小管通透性增加,胆汁成分经肝细胞入血;也可因胆小管炎症肿胀,胆栓形成,导致胆汁排泄障碍。临床表现可有肝病本身表现,如急性肝炎患者可有发热、乏力、纳差、肝区痛等表现。慢性肝病者可有肝掌、蜘蛛痣、肝脾大及腹水等。同时皮肤和巩膜呈现浅黄至金黄色,有时皮肤瘙痒。

3. *胆汁淤积性黄疸* 根据引起淤胆的解剖部位,可分为肝外阻塞、肝内阻塞和肝内胆汁淤积3种。

(1)肝外阻塞性胆汁淤积:引起胆总管内阻塞的有胆石症、胆道蛔虫症、胆管炎、癌肿浸润及手术后胆管狭窄。引起胆管外阻塞的有壶腹周围癌、胰头癌、肝癌、肝门或胆总管周围淋巴结癌肿转移等压迫胆管,阻塞上段的胆管内压力不断升高,胆管逐渐扩大,最后使肝内胆管因胆汁淤积而破裂,胆汁直接或由淋巴液反流入体循环,结果使结合胆红素升高。

(2)肝内阻塞性胆汁淤积:由包括肝内泥沙样结石、华支睾吸虫病及原发性肝癌侵犯肝内胆管或形成癌栓引起。

(3)肝内胆汁淤积:常见于病毒性肝炎、药物性黄疸、原发性胆汁性肝硬化及妊娠多发性黄疸等。

肝内胆汁淤积或单独出现,或与肝实质损害同时存在,其产生机制复杂,目前尚不完全清楚。常有多因素参与。

①肝细胞膜结构和功能改变:肝细胞膜由液态双层类脂镶嵌蛋白质组成,脂膜上的磷脂与胆固醇的含量有一定比例,以维持正常的膜微黏度和膜流动性,与载体移动和钠离子、钾离子及ATP酶活性的关系甚为重要。胆汁的生成和分泌以及胆汁溶质的转运和出入肝细胞,取决于肝细胞脂膜结构与功能的完好无损。雌二醇、氯丙嗪、石胆酸、内毒素和缺氧等引起肝细胞损害,均可使脂膜胆固醇含量增加,并使膜流动性和钠泵活性降低,致使胆汁分泌和胆汁流量减少。

②微丝和微管功能障碍:使胆固醇的转运、水钠向毛细胆管移动及毛细胆管周围协调性蠕动与收缩作用被削弱,致使胆汁流量和向前流动性降低。

③毛细胆管膜通透性增加:胆汁中溶质分子向周围弥散或反流,致使胆汁的水分减少。

④胆酸代谢异常:羟化不充分,形成具有毒性的单羟胆酸或石胆酸,使肝细胞和胆小管上皮坏死。

临床表现:

(1)肝外梗阻因胆石症、胆管炎引起者常有发热、腹痛、呕吐等症状,黄疸来去迅速。胰头癌和壶腹周围癌引起者常缺乏特征性临床表现，但可有乏力、纳差、消瘦等，黄疸常进行性加重。

(2)肤色呈暗黄、黄绿或绿褐色，甚至黑色。胆红素浓度逐渐增高，可超过 510μmol/L (30mg/dl)，其中以结合胆红素升高为主。

(3)皮肤瘙痒明显，可出现在黄疸之前，可能与血中胆盐刺激皮肤神经末梢有关。

(4)尿胆红素阳性，尿胆原减少或消失。

(5)粪色特点：粪中尿胆原减少或缺如，粪便呈浅灰色或陶土色。若梗阻由壶腹部周围癌引起，可因出血使粪便呈黑色或隐血试验阳性。

(6)肝功能试验：最明显的为碱性磷酸酶、γ-谷胺酰转肽酶升高。血清总胆固醇可升高，脂蛋白-X 可阳性。长时间梗阻可使血清转氨酶升高及白蛋白下降。如维生素 K 缺乏，可使凝血酶原时间延长，若注射维生素 K 可纠正凝血酶原时间。

4. 先天性非溶血性黄疸　系指因先天性酶缺乏所致肝细胞对胆红素的摄取、结合及排泄障碍。临床上少见，大多在小儿和青年期发病，有家族史。除极少数外，多数健康状况良好。

(二)黄疸的鉴别诊断

黄疸的判断要在充分的自然光线下进行，首先应排除假性黄疸，假性黄疸见于过量进食含胡萝卜素食物或服用某些药物，如米帕林(阿的平)、新霉素等，其只引起皮肤发黄，巩膜正常。黄疸的诊断与鉴别诊断应结合病史、症状、体征、实验室检查及超声显像检查等，进行综合分析，才能做到正确地诊断。

1. 一般情况及病史　应详细了解患者的一般情况及有关病史，分析与黄疸发生的关系。

(1)年龄：婴儿期黄疸常见有新生儿生理性黄疸、先天性胆管闭锁、溶血性黄疸及先天性非溶血性黄疸、新生儿肝炎等，儿童期至 30 岁以前黄疸要考虑病毒性肝炎、先天性溶血性黄疸及非溶血性黄疸。中年期所见的黄疸常由胆石症引起。中老年期黄疸多考虑由恶性肿瘤引起，如胰腺癌、肝癌等及慢性肝病和肝硬化。

(2)性别：胆道系统疾病、原发性胆汁性肝硬化好发于女性；胰腺癌、原发性肝癌以男性为多见，胆道肿瘤则以女性为多。

(3)接触史：黄疸性肝炎患者常有接触史，或在不符合卫生要求的饮食摊点进食史，或有近期输血、血液制品及注射史。胆道蛔虫症及阿米巴肝病在农村多见，其他与肝病有关的传染病如血吸虫病、华支睾吸虫病等均有特定的传染区域。

(4)家族史：多人同时或相继出现急性黄疸时，应考虑病毒性肝炎及钩端螺旋体病，后者往往有疫水接触史。

(5)过去史：有胆绞痛史者，应考虑胆结石及胆道蛔虫症。曾做过胆道手术者，应了解手术的原因、手术方式及术后情况。如手术后黄疸消退良好，此后再出现梗阻性黄疸，则应考虑结石未完全清除、结石再形成或术后胆道狭窄。若手术后短期内发现明显黄疸应考虑术中错误的结扎或切断胆管。

(6)妊娠史：妊娠期常合并肝胆系统疾病，需了解与妊娠有关的黄疸。①妊娠期原发性黄疸(妊娠肝内胆汁淤积)：常在妊娠晚期出现，表现为梗阻性黄疸。分娩后黄疸消失，再次妊娠又出现黄疸，患者自觉症状良好；②妊娠急性脂肪肝：常发生于妊娠晚期，多见于初产妇及妊娠高血压综合征者，可发生肝、肾功能不全及 DIC，病死率高；③妊娠高血压综合征：黄疸常在病情危重时出现，妊娠结束后黄疸迅速消失；④妊娠合并病毒性肝炎：孕妇的肝炎发生率为非孕妇的6倍，而暴发性肝炎发生率为非孕妇的66倍。这主要是因为妊娠期间肝脏负担加重，容易感染肝炎病毒，或促使原来存在的肝病恶化。

(7)饮酒史：长期饮酒可发生酒精性肝病，包括酒精性肝炎、酒精性脂肪肝及酒精性肝硬化。

(8)与黄疸有关的其他疾病：如糖尿病、甲状腺功能亢进及减退、结核病、慢性肾炎、结缔组织病、炎症性肠病和其他慢性消耗性疾病均可伴发黄疸。

(9)病程：急骤出现的黄疸常见于急性肝炎、胆囊炎、胆石症和大量溶血。黄疸缓慢或较隐匿发生的，多为癌性黄疸或为溶血性黄疸和先天性非溶血性黄疸。急性病毒性肝炎的黄疸一般在1～2周达到高峰，1～2个月内消退。胆石症的黄疸往往呈间歇发作，黄疸呈波动性。癌肿引起黄疸则多呈进行性加重，但部分壶腹部癌或胆总管癌可因癌肿坏死、出血而有暂时的黄疸减轻现象。

(10)腹痛与黄疸：胆石症患者多先有腹痛，继而出血黄疸；胆道蛔虫症常有急性上腹绞痛，待胆总管炎症或蛔虫堵塞后出现黄疸；病毒性肝炎可有肝区隐痛或胀痛，持续性肝区胀痛见于慢性肝炎、肝硬化及肝癌；溶血性黄疸特别是出现溶血危象时可伴有上腹及腰背酸痛；胰腺癌常伴有腰背酸痛，以夜间为甚；肝癌、肝脓肿如出现剧烈肝区疼痛，病变可能已侵犯到肝包膜；肝外伤或肝癌引起肝破裂造成血腹时，可引起全腹剧烈疼痛，但无腹痛也不能排除上述疾病所致的黄疸。

2. 症状及体征

(1)黄疸的色泽：溶血性黄疸皮肤呈淡黄色或柠檬色，可伴有不同程度的贫血；肝细胞性黄疸轻重不一，急性黄疸多呈金黄色，慢性肝内淤胆时肤色较深；梗阻性黄疸的肤色最深，肤色与梗阻程度有关，初期呈金黄色，以后由深黄变绿，后期呈灰暗甚至黑褐色，这与胆红素氧化为胆绿素乃至胆青素有关。

(2)皮肤其他变化：除黄疸外，在肝硬化及其他慢性肝病患者，可出现全身性黑色素沉着，尤以面部最为明显，出现最早，导致所谓“肝病面容”。黄色瘤或黄疣可出现在长期淤胆患者，常伴有高脂血症，多见于眼周，特别是上眼睑中部皮下。肝细胞性黄疸还可见皮肤黏膜瘀点、瘀斑及口鼻腔出血。暴发性肝功能衰竭时，特别是伴有DIC者，可见皮肤黏膜广泛出血。

(3)肝大：急性病毒性肝炎或中毒性肝炎时，肝脏常呈轻度至中度肿大，质地软，可有压痛或叩击痛，表面无结节。急性或亚急性重症肝炎时，黄疸迅速加深，而肝大不显著或反而缩小，有时肝浊音界消失。慢性肝炎肝大不显著，但质地偏中至硬，无压痛，后期肝脏常缩小。肝癌时肝大明显，质地坚硬，可有压痛，表面有不规则结节。胆汁淤积性黄疸时，肝脏常肿大，但质地软，可有压痛。接近肝表面的肝脓肿局部皮肤可有红肿、压痛等炎症表现。巨大肝脓肿、肝包虫病、多囊肝和体积大的海面状血管瘤肝区可有囊性感及波动感。慢性右心力衰竭或下腔静脉阻塞综合征，肝可肿大，并有压痛。

(4)脾大：黄疸伴有脾大多为失代偿期的肝硬化患者，此时多有门静脉高压表现，如食管静脉曲张，并可伴有脾功能亢进。

(5)胆囊肿大：黄疸伴有胆囊肿大多为肝外阻塞性黄疸。①胆总管癌、胰头癌、肝胰壶腹癌(乏特壶腹癌)：此时胆囊肿大，但胆囊壁光滑，无压痛。胆囊癌时，胆囊肿大、质地坚硬并有压痛。②胆囊癌及胆囊巨大结石：胆囊肿大、坚硬而不规则。前者常伴有压痛，后者无压痛。③其他原因引起的胆囊肿大：慢性胰腺炎及慢性梗阻性胆囊炎等。一般胆囊结石、慢性胆囊炎及肝内胆汁淤积等，胆囊常萎缩。

(6)其他体征:急性黄疸伴有全身表浅淋巴结肿大者,可考虑为传染性单核细胞增多症、淋巴瘤、恶性组织细胞增多症等。粟粒性肺结核亦可同时出现黄疸和表浅淋巴结肿大。

3. 黄疸的超声显像鉴别诊断 超声显像能够方便而清楚地显示肝脏、胆囊和肝内外胆管的形态结构,因此超声显像在黄疸诊断中能起到十分重要的作用,对临床帮助很大。溶血性黄疸有时可发现肝脾轻度肿大,但胆系结构无异常改变。肝性黄疸肝脏结构因不同病变而有各自表现,但胆系并无梗阻征象。超声显像对梗阻性黄疸可提供明确的诊断,并能确定梗阻部位和性质。在成人梗阻性黄疸,胆道系统均有扩张,并能在胆系的不同部位显示梗阻病灶。胆囊增大与否是判定肝内、肝外梗阻的重要标志(有慢性胆囊炎者例外)。肝门区肿瘤(肝总管上段及左右肝管处的胆管癌)超声显像有特征性的表现:左右肝内胆管高度扩张并在肝门处截断,于肝门区左右肝管内或肝总管上段内肿块回声一般较弱,即所谓的"蝴蝶征"(肿块为蝶体,扩张的左右肝内胆管为蝶翅的条纹)。本病患者胆囊不增大,胆总管不扩张。晚期胆囊癌的癌肿沿胆囊管向肝外胆管浸润转移,可形成严重的梗阻性黄疸,超声显像诊断不难。胆总管的占位性病变,癌肿或结石均可引起胆道系统梗阻,在扩张的胆总管远端可显示出癌肿或结石的影像,胆囊常有增大。胆总管癌肿或结石易合并感染。胰头癌引起梗阻性黄疸者也很常见,胆道系统扩张甚为明显。胰头癌为不规则硬癌,超声显像表现为核桃大小、不规则、不均匀低回声肿块,患者多为无痛性黄疸。十二指肠乏特壶腹部肿瘤或结石也可发生梗阻性黄疸,超声显像诊断时有困难(需饮水和脂肪餐,以改善显像条件),需仔细寻找。胆道蛔虫、化脓性或硬化性胆管炎,有时也可以引起黄疸,超声显像有其特点,诊断并不困难。另外手术有时损伤胆管使之狭窄而发生梗阻性黄疸也不少见。此种情况多发生在胆囊切除术后2年内出现黄疸。在儿童梗阻性黄疸,大多由胆道闭锁或胆总管囊肿等胆道先天畸形所引起。

笔者在1985年曾对118例小儿梗阻性黄疸患者做过超声显像检查,发现超声显像检查可以对新生儿肝炎和新生儿胆道闭锁做出鉴别诊断。新生儿肝炎,胆道系统正常,超声显像可以显示出正常的胆囊、胆总管和肝内胆管。新生儿胆道闭锁超声显像则发现胆道系统异常,正常的胆囊、胆总管和肝内胆管扫查不清,胆道系统不同部位呈现条索状强回声表现(闭塞的胆管)。

超声显像图例见图7-45-1～7-45-6。

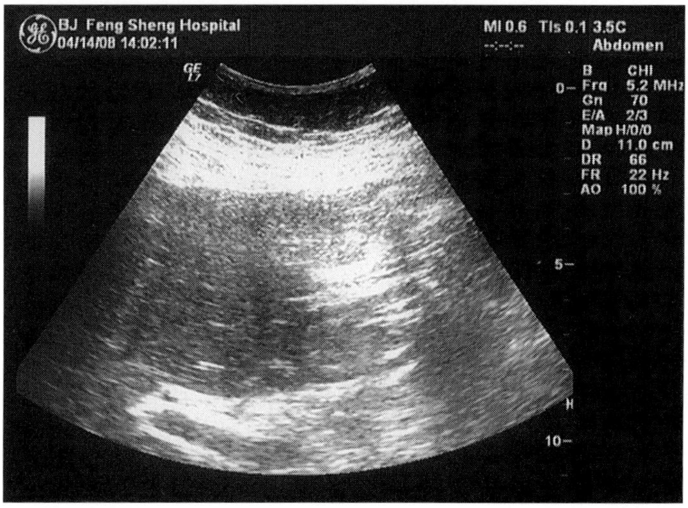

图7-45-1 慢性硬化性胆管炎(一)
胆管增厚变硬

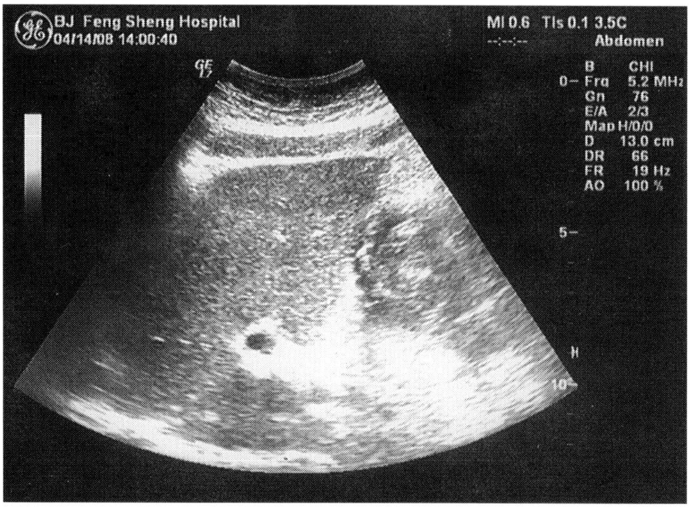

图 7-45-2　慢性硬化性胆管炎(二)
胆管壁回声增厚增粗

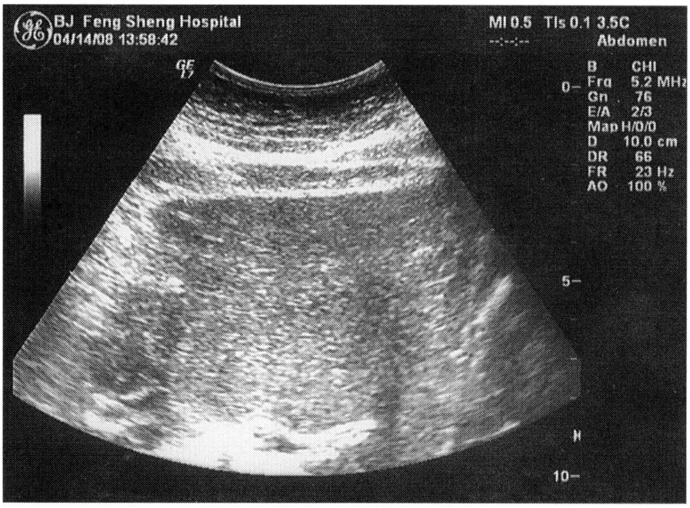

图 7-45-3　慢性硬化性胆管炎(三)
胆管壁增厚增粗

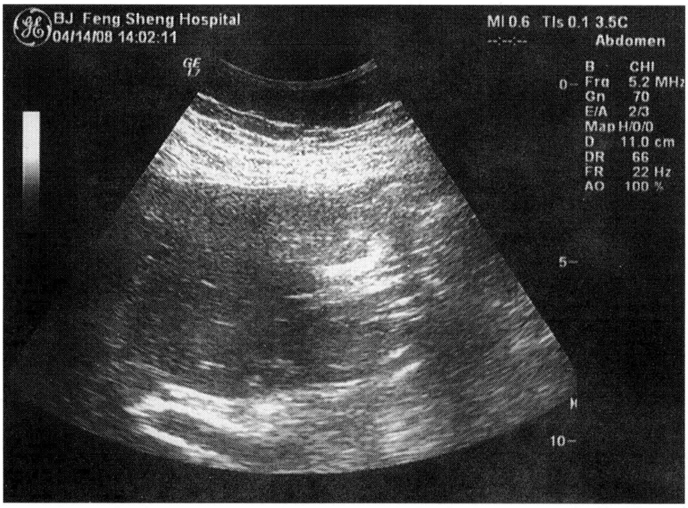

图 7-45-4　慢性硬化性胆管炎(四)

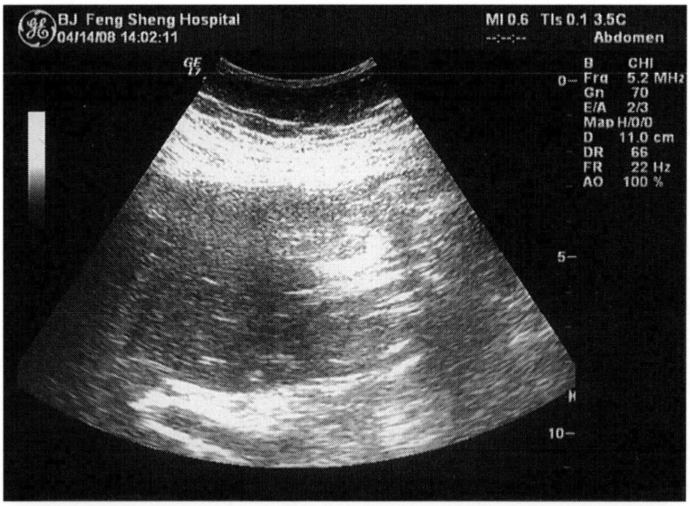

图 7-45-5　慢性硬化性胆管炎(五)

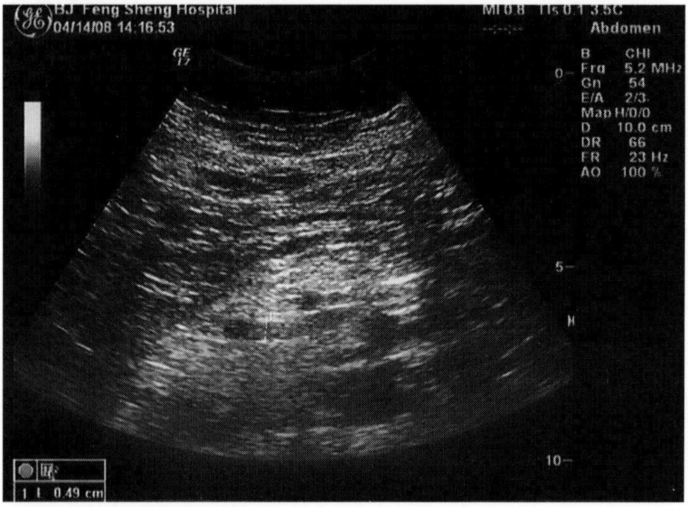

图 7-45-6　慢性硬化性胆管炎(六)
胰腺正常

(富京山　张素敏)

第 46 例　消瘦、黄疸——胆总管癌

患者,男性,60 岁。因进行性消瘦 2 个月,黄疸 2 周收入院。患者于 2 个月前饮酒后,出现上腹部胀痛,皮肤、巩膜黄染,并出现食欲缺乏、厌油。既往史无特殊。

查体:血压 136/90mmHg,体温 37.2℃,脉搏 96/min,呼吸 19/min。消瘦,慢性病容。全身皮肤、巩膜中度黄染,表浅淋巴结不肿大。心肺(—),腹软。肝右肋缘下 4cm,质中等。肝区及剑突下有压痛,脾未触及。腹水征(—)。

实验室检查:黄疸指数 80U,总胆红素 146μmol/L,白蛋白、球蛋白分别为 31g/L 及 29g/L。甲胎蛋白(—),血清丙氨酸转氨酶(ALT)54U/L。

超声显像检查：肝脏增大，肝内外胆管扩张，胆囊增大，其内并可见淤滞物。于胆总管下段可见2.4cm×1.8cm不规则中低回声区，胰、脾未见异常。超声提示梗阻性黄疸，胆囊增大，肝内外胆管扩张，胆总管癌。

分析

胆管肿瘤(tumor of bile duct)分良性和恶性两种，肝外胆管良性肿瘤罕见，多为乳头状瘤，可单发或多发，常为广基带蒂，可呈囊性，偶有恶变。

胆管癌多见于50岁以上男性患者，比胆囊癌少见，发病率为胆囊癌的1/4～1/2，近年发病率有增高趋势。与胆囊癌不同，其发生与结石无明显关系，常伴发慢性非特异溃疡性结肠炎和硬化性胆管炎(此类病人年龄较轻)后者发病原理未明，癌肿2/3发生在胆总管，亦可发生在肝总管、左右肝管汇合处(Klatskin瘤)、左右肝管及胆囊管，除少数为鳞癌外，胆管癌皆为硬化型和乳头型腺癌(前者有大量结缔组织增生)。胆管因癌细胞的弥漫性浸润而变硬增厚，癌肿环绕胆管浸润使胆管狭窄或堵塞，亦可呈结节状或乳头状肿块浸入腔内，使胆管部分或完全阻塞。大体病理分3型即局部狭窄、弥漫性增厚及结节性肿物。前两型易误认为是良性病变(外伤后狭窄或硬化性胆管炎等)。胆管癌以腺癌最多见，腺癌又分为乳头状腺癌和黏液性腺癌。胆管癌常在早期即可发生扩散和转移。常见的扩散转移部位为肝、附近淋巴结、胆囊以及胃肠道、主动脉周围淋巴结和胰腺。肺、肾上腺、肠系膜转移亦可发生，但较为少见。黄疸是最先引起注意的症状，但患者多因急性胆管炎而就诊，临床早期即出现黄疸，黄疸可进行性加重。如伴有继发感染，可出现高热、上腹剧痛及胃肠道症状。其他如体重减轻、衰弱乏力、肝脏增大。有时可触及肿大的胆囊，晚期出现腹水、恶病质等。胆管癌的临床表现与癌肿的发生部位和病程有关。胆总管壶腹部癌有进行性加重性黄疸、消化道出血及顽固性脂肪泻，并可发生贫血。位于壶腹部与胆囊管间的胆总管癌的临床表现与胰头癌相似，胆囊明显增大。肝管癌黄疸极为显著，肝脏明显肿大，但胆囊不肿大。黄疸可因癌组织坏死、脱落或炎症的控制而有所减轻。

胆管癌的超声显像表现为扩张的胆管远端显示乳头状或团块状强回声肿块或扩张的胆管远端突然被截断或呈锥形狭窄，病灶处为强回声，边界不清，是因癌组织浸润所致，胆管癌呈强回声，一般无声影。脂餐后或改日复查病变位置，形态不变，发生在肝总管上端和左右肝管分叉处的胆管癌，即肝门部胆管癌超声显像有特殊表现，肝内胆管高度扩张在肝门处截断，于肝门区左右肝管内可见肿块回声，回声可强可弱，即所谓“蝴蝶征”(肿块为蝶体，扩张的肝内胆管为蝶翅上的条纹)。

偶见胆总管转移癌，笔者曾见一例梗阻性黄疸为胃癌胆总管转移(直接浸润)。超声显像扩张的胆总管远端显示不规则低回声肿块，并与胃癌肿块延续。肝内二级胆管癌多发生在我国香港地区及广东沿海地区，有研究认为与华支睾吸虫感染有关。

鉴别诊断

胆管癌的鉴别诊断应考虑到肝外和肝内胆汁淤积性黄疸的其他原因，胆总管结石的特点是发作性部分性梗阻，伴有胆石性胆管炎的特有三联症，而恶性梗阻性黄疸一般来说为持续性。在结石引起的梗阻中胆红素很少超过150mg/dl以上，通常在100mg/dl以下，而位于胆总管下端的恶性肿瘤往往伴胆囊肿大，而结石性梗阻较少见。梗阻性黄疸伴有无痛性胆囊肿大，往往是肿瘤征象。如果胆囊不肿大，临床应排除原发性胆管硬化、药物性黄疸、慢性活动性肝炎和胆总管结石。对持续时间超过 2 周以上的胆汁淤积性黄疸患者，其诊断未能明确者，应接受进一步检查确诊。当诊断肝外胆管癌特别是肝门部胆管癌时还必须重视鉴别诊断的分析和获得组织学诊断的证实，这是十分重要的，特别是注意肝门区的良性炎症狭窄、胆囊癌侵犯肝门区、肝细胞性肝癌胆管内侵犯而致的胆管内癌栓、肝门区的转移性癌等疾病相鉴别。

超声显像在胆管癌鉴别诊断中的意义

超声显像是简便、快捷、准确的检查，通过超声显像可获得：①肝内胆管扩张、证明胆道的梗阻状态；②梗阻的部位是在胆管(但少数病例在胆总管远端的病变，由于受肥胖、胀气或过去做过其他手术的干扰，显示会有困难)；③胆管梗阻病变的性质。因此，超声显像是梗阻性黄疸患者的首选检查方法。

虽然超声显像一般较难直接检查出肿瘤，但可以根据肝内外胆管扩张情况来推断肿瘤的部位。如果超声显像显示肝内胆管扩张而肝外胆管正常、胆囊不大，说明梗阻部位在肝门部，提示肝门部胆管癌的可能；若肝内外胆管扩张伴胆囊增大，则说明梗阻部位在胆管中下段，提示胆管中下段癌的诊断。此外，彩色多普勒超声检查尚可提供有关门静脉及肝动脉有无受侵犯的信息，有助于对肿瘤的可切除性做出评估。内镜超声是近年来发展起来的一项技术，由于它避免了肠气的干扰，所采用的超声探头频率高，因而可以更清晰、更准确地显示肝外胆管肿瘤。它对中下段胆管癌和肝门部胆管癌的浸润深度判别的准确性可分别达到 82.8%和 85%。另外，它还有助于判别区域淋巴结有无发生转移。

超声显像图例见图 7-46-1～7-46-8。

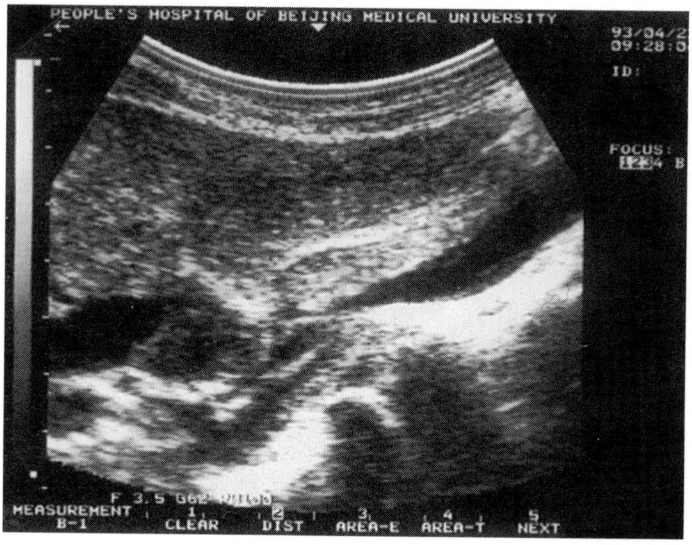

图 7-46-1 胆总管癌(一)

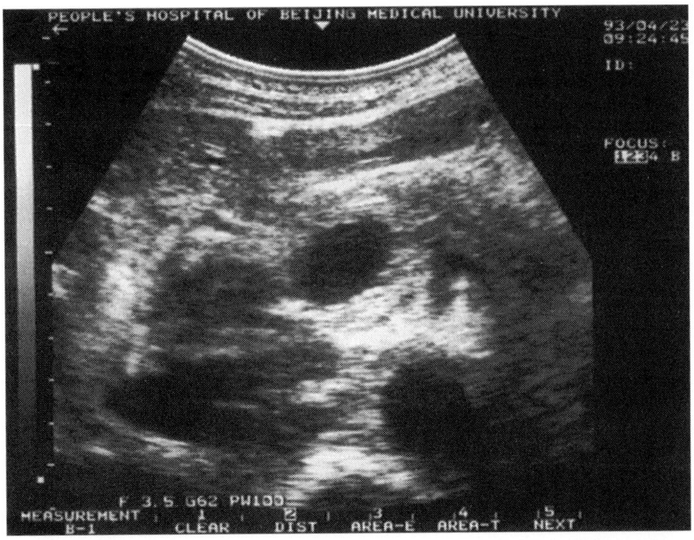

图 7-46-2　胆总管癌(二)

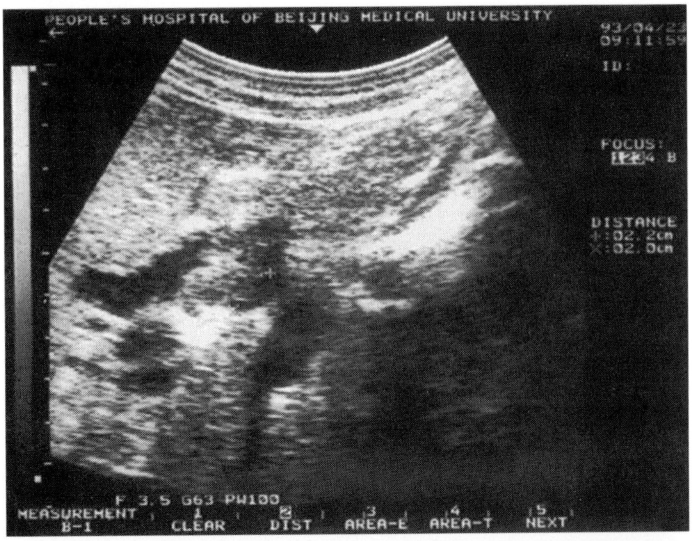

图 7-46-3　胆总管癌(三)

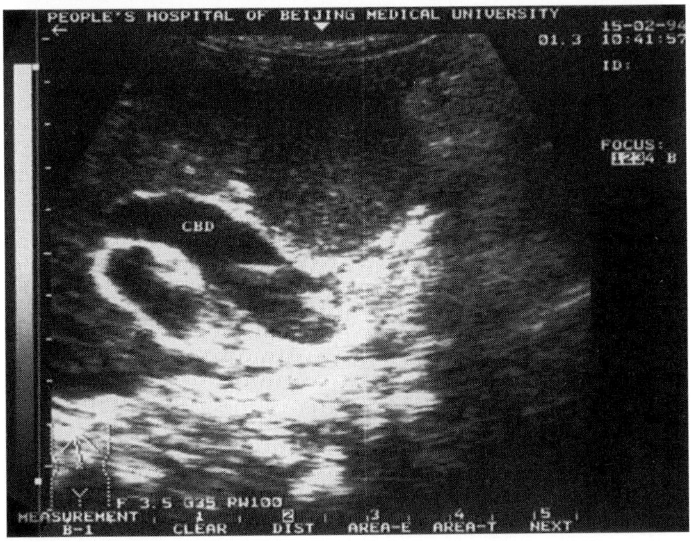

图 7-46-4　胆总管癌(四)

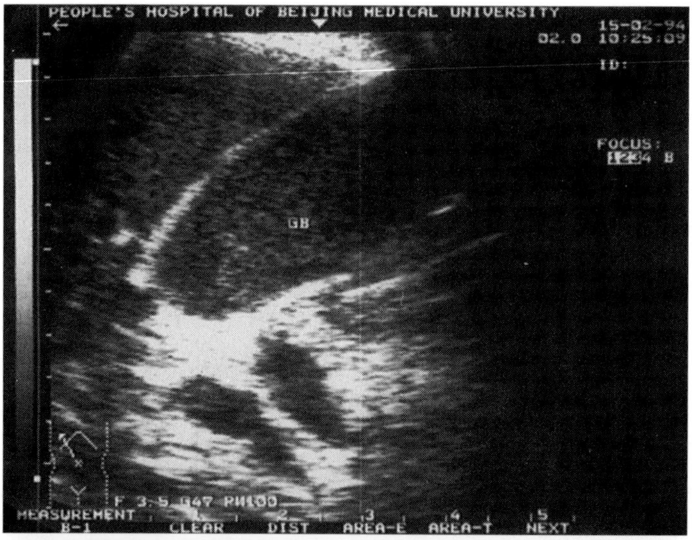

图 7-46-5 胆总管癌(五)
胆囊增大，胆囊内淤滞物

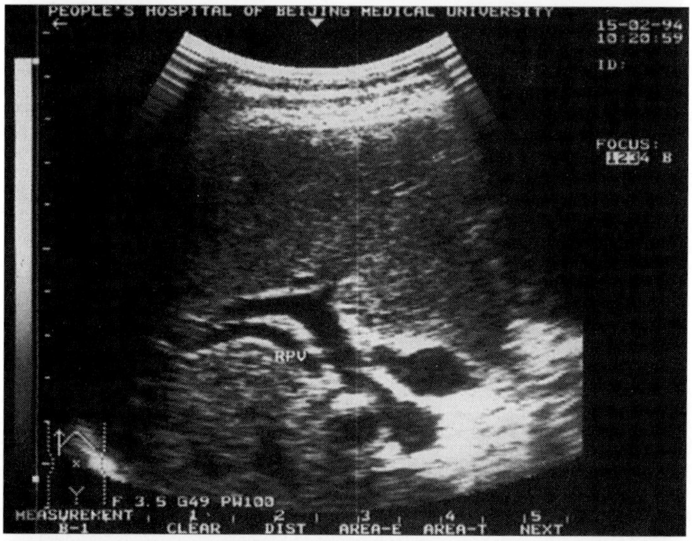

图 7-46-6 胆总管癌(六)
肝内胆管扩张

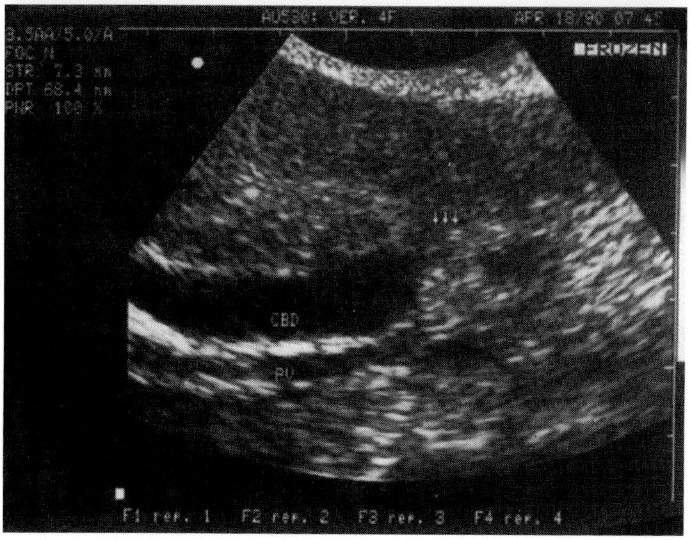

图 7-46-7 胆总管癌(七)

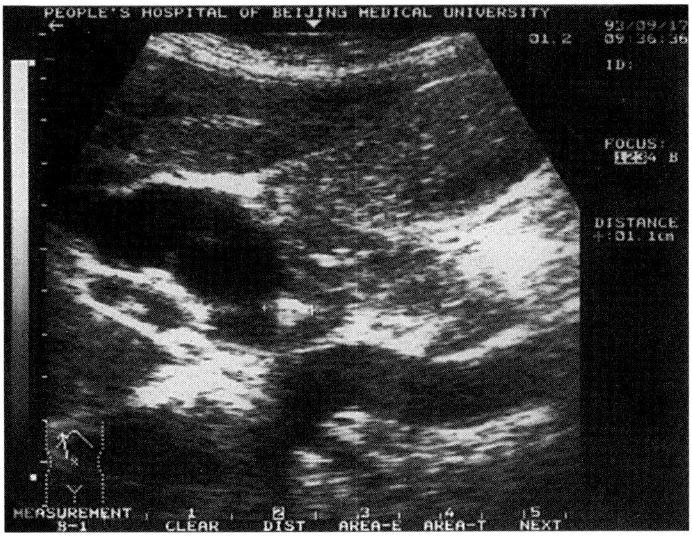

图 7-46-8 胆总管癌(八)

（富 玮 张玉霞）

第 47 例 间断性右上腹痛——胆道蛔虫病

患者，女性，21 岁。农民工。间断发生右上腹痛 3 年。患者 3 年来间断发生右上腹痛多次，开始发病时疼痛较为剧烈并伴有恶心、呕吐，腹痛可自行缓解，一直未予治疗。近 1 周又有上述症状发生，超声显像检查胆总管内可见条状强回声，无声影。超声提示：胆道蛔虫病(蛔虫残体)。

分析

胆道蛔虫病是最常见的胆道疾病之一，多见于青少年及小儿，当胆道蛔虫经十二指肠乳头开口钻入胆道，可引起胆道括约肌痉挛而发生剧烈腹痛。通常停留在胆总管者约占 80%，少数可进入胆囊和肝内胆管。钻入胆管的蛔虫多为 1 条，进入多条者其腹痛反而较轻。蛔虫钻入胆道，可导致胆管不完全梗阻及继发感染。胆道蛔虫病可表现为上腹部剧烈顶钻性疼痛或绞痛，当蛔虫体全部钻入胆道后，腹痛可消失，犹如常人。胆道蛔虫病患者体征多不明显，严重病例可出现黄疸，继发性感染可发生胆管炎和急性胰腺炎。

1. 诊断要点

(1)上腹部剧烈疼痛，为突然发作的剑突下(中上腹)绞痛，呈钻顶性、间歇性，患者辗转不安，不能平卧，甚至呼痛不已，疼痛可向肩背部放射。喜屈膝弯腰取坐位，以手按压疼痛部位。

(2)胃肠道症状，恶心呕吐，有时呕出蛔虫，以往有吐蛔虫史。

(3)上腹痛症状剧烈而体征很轻，间歇期往往无压痛，无肌紧张。

(4)继发胆道感染可发生黄疸及发热，也可引发急性胰腺炎。

(5)胆道蛔虫病新近发病者超声显像可显示胆总管扩张，在扩张的胆总管内可见均匀性条索状高回声或中高回声，与胆管壁分界清楚。条索中间无回声带为虫体假腔，即蛔虫体回声为两条光滑的平行线(与胆总管壁亦平行)，横切面呈“同心圆”状。有时可见虫体蠕动，其对诊断帮助甚大。多条蛔虫进入胆总管，使胆总管高度扩张，其内呈现多条条索状高回声。蛔虫进入胆囊内显示为弧形或卷曲状管状回声。破碎后为斑块高回声。蛔虫死亡并长期留存在胆总管，则虫体断裂破碎，完整的条索状回声变得模糊，显示为不规则高回声虫体钙化或形成结石则为结石强回声。根据上腹部剧烈疼痛而体征不明显的临床表现和扩张的胆总管内显示均匀条状样强回声的显像特征，可以准确诊断胆道蛔虫病，超声显像是诊断本病最方便而准确的方法。其可直观地显示钻入胆道内的蛔虫，还可及时发现其并发症，对急腹症的鉴别诊断有重要的价值。

2. 鉴别诊断　胆道蛔虫与急性胆囊炎的鉴别见表 7-47-1。

表 7-47-1　胆道蛔虫病与急性胆囊炎的鉴别

表　现	胆道蛔虫病	急性胆囊炎
疼痛部位	中上腹	右上腹
疼痛性质	阵发性、钻顶样疼痛	持续性、阵发性加重或绞痛
压痛部位	中上腹和右上腹(程度较轻)	绝大多数在右上腹
反跳痛	无	多数无，少数在右上腹局限部位有
腹肌紧张	无	局部腹肌有压痛
胆囊增大	扪不到	约半数可扪到

超声显像图例见图 7-47-1、7-47-2。

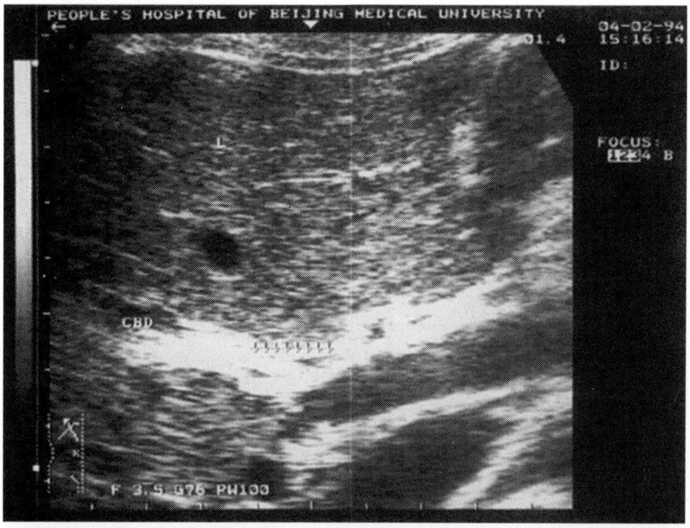

图 7-47-1　胆道蛔虫(一)

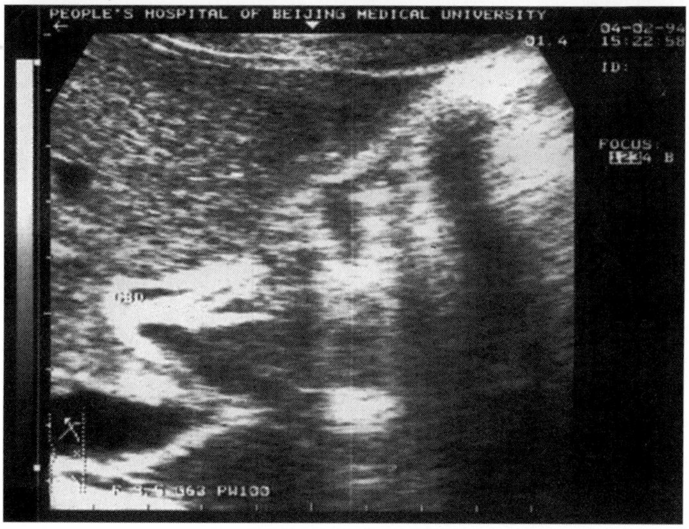

图 7-47-2　胆道蛔虫(二)

（富　玮　阿依夏）

第48例 发冷、发热、右上腹痛——胆囊癌伴感染

患者，女性，56岁。2周来发冷、发热、右上腹痛，急诊入院。患者2周前感冒后发生咳嗽、流涕、出汗、发冷、发热，当时测体温38℃，其后3d体温升至39℃以上，以“发热待查”急诊入院。入院3d后右上腹痛明显加重且向右肩部放射。患者2个月前曾有类似发病史，无呕吐、无腹泻及便秘。

查体：体温38.6℃，脉搏88/min，呼吸24/min，血压130/90mmHg。神志清楚，精神略差，肥胖体型，自动体位，检查合作。巩膜及皮肤无黄染，全身表浅淋巴结不肿大，心肺(－)。腹膨隆，剑突下偏右压痛，未触及明显包块，锁骨上、腋窝、腹股沟未触及肿大淋巴结，脊柱及四肢无异常。

实验室检查：红细胞3.1×10^{12}/L，血红蛋白91g/L，白细胞9.9×10^{9}/L，中性粒细胞0.78，淋巴细胞0.20，血小板116×10^{9}/L，血沉106mm/1h。肝功能正常。甲胎蛋白(－)。尿常规(－)。

胸部X线片：正常。

心电图检查：正常。

超声显像检查：肝脏形态大小正常，肝实质回声不均匀弥漫性增强，门静脉正常，脾脏稍大。胆囊壁增厚，胆囊内可见1.5cm斑块强回声，其周边可见不规则中低回声区，彩色多普勒血流显像，自胆囊壁向包块内有血流显示，并可引出搏动性血流频谱。超声显像提示：弥漫性肝病，胆囊结石，胆囊癌，脾稍大。

分析

胆囊癌(carcinoma of gallbladder)是胆道系统中常见的恶性肿瘤，好发于50岁以上女性，男女之比约为1∶3，80%～90%的患者伴有胆囊结石，故认为结石是胆囊癌的主要发病因素。近年来发病率有逐渐增多的趋势，本病早期诊断甚为困难，且预后差，手术切除后5年生存率<5%。胆囊癌大多是腺癌(80%以上)，其次为鳞癌，大体形态分为乳头状型、浸润型及混合型。多数为浸润性硬性癌，胆囊壁明显增厚或厚薄不均，亦可浸润邻近肝组织。乳头状癌较为少见，可能为乳头状瘤或息肉恶变而来。大的癌瘤肿块突入胆囊腔内，可影响胆囊排空功能。如癌肿阻塞胆囊颈可使胆囊增大，囊壁变薄。腺癌又可分为浸润型、黏液型(胶质癌)、乳头状腺癌3种。早期浸润型腺癌仅局限于胆囊颈部壁内，晚期胆囊壁则弥漫性增厚。胆囊癌多见于底部，其次为颈部。乳头状癌可单发或多发，突入腔内，晚期胆囊腔消失。完全被巨大肿块所充满。胆囊癌转移迅速，可直接浸润肝脏、十二指肠、横结肠等邻近器官，也可转移到胆囊管、总肝管、肝内胆管及肝门周围淋巴结，还可血行转移到肺、胃等处。

在病理上将胆囊癌根据细胞分化程度分为高分化、低分化和未分化癌。Nevin(1976)根据肿瘤侵犯深度和扩散范围将胆囊癌分为5期。

Ⅰ期　病变局限于黏膜，即原位癌。

Ⅱ期　病变局限于黏膜及肌层。

Ⅲ期　癌肿侵犯全层。

Ⅳ期　癌肿侵犯胆囊壁全层伴淋巴结转移。

Ⅴ期　癌肿侵犯肝脏及其邻近脏器或有广泛转移。

Ⅰ、Ⅱ期患者多在术前诊断为胆囊结石或胆囊息肉时，切除胆囊后确认，Ⅳ、Ⅴ期患者尽管可术前做出诊断，但常失去手术机会。因为胆囊癌的位置与肝脏关系密切，淋巴引流途径丰富而且与肝脏直接相通，故在较早期可有局部和区域肝脏转移或浸润在肝实质，因此提高胆囊癌治疗效果的关键在于早期诊断。胆囊癌可通过淋巴转移、局部浸润、血行转移等方式扩散，局部浸润可累及胆总管及肝门部结构和肝脏，其中肝脏转移约占全部转移的62%。淋巴结转移以胆管上、中段淋巴结为主，亦可延肝十二指肠韧带向小网膜、腹主动脉、胰腺周围转移。血运转移可经引流胆囊床的肝静脉扩散到邻近胆囊壁的肝实质。研究证实，胆囊的淋巴引流可分3条途径。①右侧途径：即沿胆总管经胰十二指肠后上淋巴结或门静脉后淋巴结而达主动脉旁淋巴结，约存在于95%的患者中；②左侧途径：经肝十二指肠韧带左侧肝动脉-腹腔动脉-腹主动脉旁淋巴结约<50%；③肝门途径：向上引流至肝门部，约见于20%的患者，胆囊的淋巴引流主要是通过右侧途径，然后注入腹主动脉旁淋巴结。

胆囊癌多伴有慢性胆囊炎和胆结石的病史，临床表现为慢性、间歇性上腹痛或急性胆囊炎表现和持续严重梗阻性黄疸，但早期无特殊症状和体征。因而常延误诊断，X线胆囊造影多不显影。临床所见胆囊癌相当数量已属晚期。超声显像能显示胆囊壁增厚和腔内肿块，以及胆囊管、肝内外胆管梗阻和淋巴转移灶，从而明显提高胆囊癌的诊断水平，胆囊癌早期术前诊断率由不足10%提高到50%～80%。

临床上对有以下症状和体征者，应考虑胆囊癌的可能：

1. 慢性胆囊炎、胆石症的患者近期症状有变化。

2. 40岁以上的女性，有长期慢性胆囊炎、胆石症病史者，近期疼痛性质和规律发生改变。

3. 右上腹扪及之肿块多因肿瘤或结石阻塞胆囊管、胆囊颈引起胆囊积液、积脓等所致。

4. 大约38%的胆囊癌患者伴有黄疸，胆囊癌患者出现黄疸，则提示肿块已侵犯胆管。

超声显像根据胆囊癌病程发展的不同阶段，其声像图可分为以下4种类型。

1. *隆起型*　自胆囊壁向腔内生长，可呈现乳头结节状，菌伞状突起肿块，基底宽、边缘不整，内部回声不均匀，呈中等回声或弱回声。病灶较小。大多为1～2.5cm，小乳头结节常好发于颈部，若合并多发结石可能漏诊，此时应改变体位使结石运动。仔细观察胆囊颈部，提高早期胆囊癌检出率。

2. *厚壁型*　胆囊壁呈不均匀增厚，为局限型或弥漫性，内壁多不规则。早期仅轻度增厚，不易与慢性胆囊炎区别。

3. *混合型*　较为多见的一种类型，即胆囊壁增厚同时伴有乳头状、菌伞状肿块突入腔内。

4. *实块型*　为胆囊癌晚期表现，胆囊腔消失，代之为弱回声或不均匀中强回声，常伴有结石回声的声影。肿块可浸润邻近肝脏组织使胆囊轮廓不清，易误诊为肝内肿瘤。胆囊肿块亦可侵犯胆囊管、肝内外胆管引起肝内胆管扩张一梗阻性黄疸，还可发生胆囊颈部、肝门部及胰头部淋巴结转移。

CDFI检查时，可在胆囊壁附近和肿块内探及红色血流束，并引出高速低阻动脉血流频谱<0.40。CDFI对胆囊癌鉴别诊断有很大价值，能够发现<0.5cm的早期癌瘤。胆囊炎所致胆囊壁增厚则探及不到以上血流信号。

鉴别诊断

胆囊癌早期主要与胆囊息肉和胆囊腺瘤鉴别，其主要鉴别点为病变大小、有无带蒂及胆囊壁厚度。在病变>1.2cm、蒂宽、胆囊壁增厚者，应考虑胆囊癌的可能。胆囊癌应注意与原发性肝癌侵犯至胆囊相鉴别，原发性肝癌因多伴有肝炎、肝硬化病史，脾大及 AFP 升高则有助于鉴别。另外，胆囊癌经淋巴结转移至肝门，引起高位胆管梗阻，则应与肝门部胆管癌相鉴别。

实块型胆囊癌需与肝脏和横结肠肿瘤相鉴别。实块型胆囊癌已无正常胆囊形态，但作为胆囊定位的肝中裂高回声线仍然存在为其重要特征。当肿块内有结石的强回声和声影时，则更支持胆囊癌的诊断。结肠肿块的特征是其黏膜腔有气体强回声表现。厚壁型胆囊癌通常比慢性胆囊炎的增厚更为明显，内壁线多不规则，但早期鉴别困难。

超声显像检查对胆囊隆起型病变有重要的诊断价值，早期胆囊癌呈隆起性病变者占 80%～90%。超声显像对胆囊良、恶性肿瘤鉴别有重要作用。良性肿瘤一般在 1cm 之内，胆囊癌大多超过 1cm。而且对胆囊壁和肝脏多有侵犯。

超声显像图例见图 7-48-1、7-48-2。

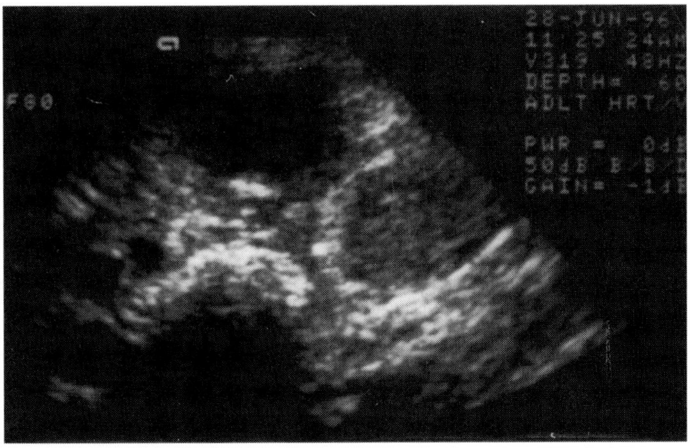

图 7-48-1 胆囊结石合并胆囊癌(一)

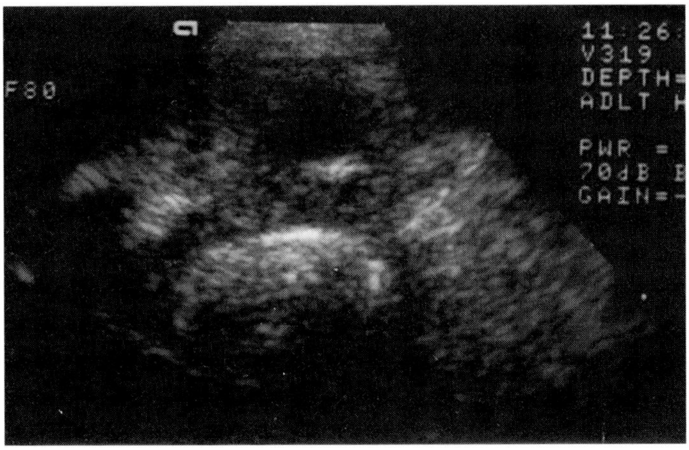

图 7-48-2 胆囊结石合并胆囊癌(二)

（富京山 甘丽云）

第49例　间断黄疸、右上腹痛伴明显腹胀8年——原发性硬化性胆管炎

患者，男性，66岁。于2000年11月无明显诱因发生上腹胀痛、不适，腹部明显胀气，食欲减退，但无恶心、呕吐，无发热。查血转氨酶及淀粉酶增高，但未能明确诊断，给予对症处理。3周后住院本市某三甲医院，复查血淀粉酶1 560U，血常规、胸部X线及腹部超声检查未发现明显异常，仍未能明确诊断，给予对症处理后出院。出院后患者仍有腹胀、右上腹不适、尿黄。再次入院查肝功能示丙氨酸转氨酶升高，怀疑为“丙型肝炎”，检查甲、乙、丙、丁、戊型肝炎病毒学指标均为阴性。在该院肝胆外科行胆总管支架胆总管引流术，术后2d突发高热，体温达40℃，按“感冒”处理，经抗感染治疗热不退，转诊到另一家医院，即将胆总管支架取出，热退。其后患者肝区胀痛、尿黄等间断发生，腹胀一直持续至今。2006年底在本市某特级医院行CT检查疑为“胰腺癌”，患者拒绝手术，辗转来我院行超声显像检查。超声显像显示肝脏形态大小正常，肝被膜欠光滑，肝实质回声轻度不均匀增强，肝内血管尚清晰，尾叶不大。胆囊5.5cm×2.6cm，壁欠光滑，胆总管直径0.9cm，壁厚0.55cm(管壁不均匀增厚)，管腔0.3cm，胰腺失常态，被膜不光滑、不延续，其内回声不均匀增强，有胰管中断现象，胃肠胀气明显，脾和双肾未见异常。超声显像提示：①弥漫性肝病；②胆总管管壁增厚，管腔狭窄(硬化性胆管炎)；③慢性胰腺炎；④胃肠胀气。

分析

原发性硬化性胆管炎是一种少见的慢性胆管阻塞性疾病，是以肝内外胆管的慢性进行性炎症及纤维化，最终导致胆管狭窄与扩张交替为特征的病变。原发性硬化性胆管炎男女发病比率约为2∶1，以40岁左右的男性好发。该病的病因不明，约有87%的病人伴有溃疡性结肠炎，13%伴有Crohn病。原发性硬化性胆管炎可导致继发性胆管硬化，产生阻塞性黄疸、门脉高压及其并发症，肝功能异常，还有9%～15%的患者可发生胆管癌，是肝脏移植的重要指标。目前对原发性硬化性胆管炎的诊断是在结合临床表现、生化检验、组织学检查和影像学检查的基础上进行的，多数学者认为ERCP和PTC是该病诊断的金标准。超声显像检查亦有较好的诊断价值。

原发性硬化性胆管炎的病因目前尚未明确，研究人员从免疫和基因的角度来探究其发病机制，认为其可能是一种器官特异性疾病。胆管癌是原发性硬化性胆管炎的最严重的并发症，有报道发病率最高达4%～20%，尸解发现率为30%～42%，如随访时间足够长则可见1/3病例并发胆管癌。肿瘤好发于胆总管及其分叉周围，预后较差，且影响肝脏移植的效果。老年病人、吸烟者胆管癌并发率高。并发症包括阻塞性黄疸、肝功能异常、肝衰竭、胆管炎及门脉高压等。由于缺乏特征性临床表现、生化试验及影像特征，对原发性硬化性胆管炎并发胆管癌的诊断至今仍为一个难题。临床上一些肿瘤标记物检测受到普遍关注，其中对CEA和CA19-9的研究较多，文献报道CA19-9 ＞180U/ml对74例原发性硬化性胆管炎并发胆管癌的诊断正确率为86%。CEA＞5.2μg/L的敏感性和特异性分别为68%和81.5%。

原发性硬化性胆管炎病理学检查

肉眼所见为胆总管弥漫性管壁纤维性增生，压迫管腔，以及轻中度慢性炎症反应。胆总管外径可无明显缩小，也可有显著缩小，但壁厚腔小，呈条索状。增厚的管壁可达0.3～0.5cm，

切开很少出血，纤维层次分明，分离时有似剥笋壳样感觉。增生以纤维肌层的纤维化为主，黏膜也呈肥厚。显微镜下见黏膜下层有明显纤维化、水肿，淋巴细胞和浆细胞浸润，胆管上皮由于炎症和纤维化过程也可累及。有学者将原发性硬化性胆管炎分为 4 型：Ⅰ型为弥漫性，波及肝内外胆管；Ⅱ型为肝外胆管节段型；Ⅲ型为肝外胆管硬化性周围炎；Ⅳ型见于肝内外胆管硬化并伴有肝硬化。

诊断与鉴别诊断

术前诊断困难。Holubitsky 等提出诊断原发性硬化性胆管炎必须具备以下 4 点：①无胆道手术史；②无胆囊和胆总管结石；③肝外胆管硬化和狭窄；④排除胆管癌等恶性肿瘤。鉴别诊断主要与传染性肝炎、胆囊炎、胆石症和胆管癌相区别。早期症状极似传染性肝炎，右上腹痛者常被误诊为胆囊炎、胆石症，伴有感染性休克者又易被误诊为急性化脓性梗阻性胆管炎，晚期病例则不易与胆管癌区别，经内镜逆行胰胆管造影和超声显像检查多可明确诊断。胆管癌多表现为狭窄以上的胆道扩张，而硬化性胆管炎则显示胆管的弥漫性狭窄。

超声显像图例见图 7-49-1～7-49-3。

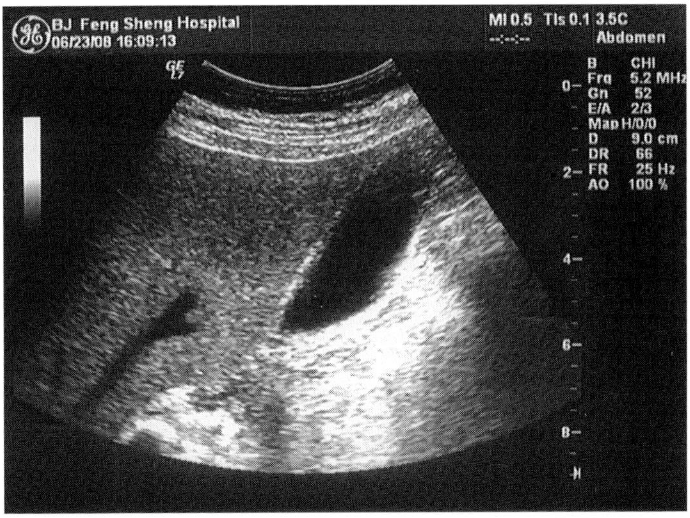

图 7-49-1 原发性硬化性胆管炎(一)
胆囊未见异常，胆总管壁增厚，管腔狭窄

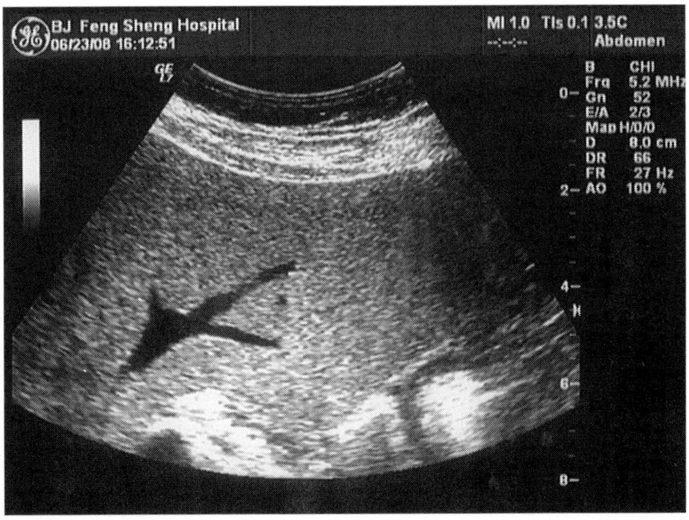

图 7-49-2 原发性硬化性胆管炎(二)
胆总管壁增厚，管腔狭窄(胆总管直径 0.9cm，管壁 0.55cm，管腔 0.35cm)

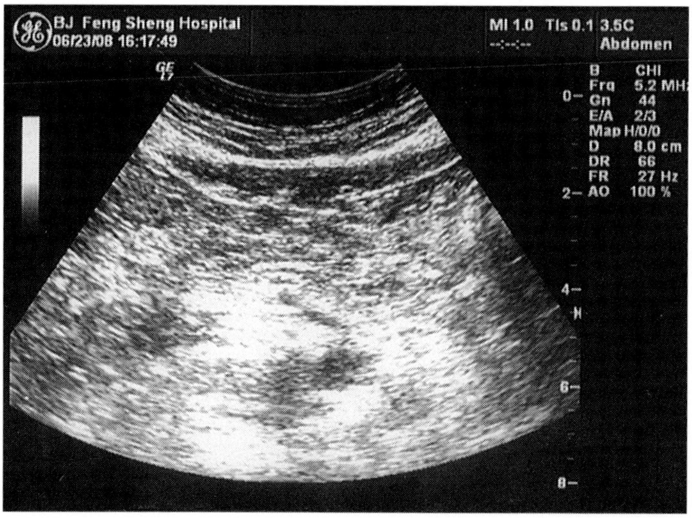

图 7-49-3 原发性硬化性胆管炎
图示慢性胰腺炎

（富京山 章红利 王 彤）

第 50 例 阻塞性黄疸的超声诊断与鉴别诊断

例 1

患者，男性，48 岁。因右上腹不适，持续隐痛 3 个月伴乏力、食欲缺乏、轻度黄疸和低热来院诊疗。

查体：体温 37.3℃，呼吸 20/min，脉搏 88/min，血压 130/90mmHg。神志清，发育营养中等，皮肤及巩膜轻度黄染，五官正常、心肺未见异常。腹胀满，肝脾触诊不满意，腹部可疑移动性浊音。

实验室检查：丙氨酸转氨酶 146U/L，乙型肝炎表面抗原(＋)，纤维蛋白原 492mg/dl，甲胎蛋白 2 250ng/ml。

超声显像检查：肝脏体积增大，肝被膜不光滑，肝内回声不均匀，肝实质内可见多个块状不均匀低回声，最大 3.2cm×2.8cm，并可见部分肝内胆管扩张，胆囊 4.2cm×1.8cm，壁厚 0.6cm，其内可见多个斑块强回声，CBD 0.7cm，壁厚、不光滑；脾厚 6.8cm。超声显像提示：肝硬化，原发性肝癌，脾大。

例 2

患者，女性，51 岁。因腹胀 3 个月，右上腹痛 1 个月，黄疸 20d，发热 1 周，急诊入院。患者于 3 个月前渐感腹胀、食欲缺乏，1 个月前发生阵发性右上腹胀痛并向腰背及右肩部放射，进食后疼痛加重；大稀便，3～4/d。近 20d 发现皮肤、巩膜黄染，呈进行性加重，伴有皮肤瘙痒，尿少，为橘黄色，大便为浅灰白色。

查体：体温 38.7℃，脉搏 88/min，呼吸 20/min，血压 126/80mmHg，发育营养中等，急性病容，神志清，合作，皮肤、巩膜明显黄染，全身表浅淋巴结不大，心肺未见异常、腹部膨隆，无肌紧张，右上腹及剑突下压痛，无反跳痛，肝在右肋下 1cm，剑突下 4.5cm，质地中等。脾及胆囊未触及，肠鸣音存在。

实验室检查：血红蛋白 101g/L，红细胞 4×10^{12}/L，白细胞 15.4×10^{9}/L，中性粒细胞 0.92，

淋巴细胞0.02，嗜酸性粒细胞0.01，血小板110×10^9/L，血沉29mm/1h。尿常规：尿蛋白微量，白细胞4～9个/HP。便隐血试验(+)，血总胆红素318μmol/L(18.6mg)，直接243μmol/L(14.2mg/dl)，丙氨酸转氨酶186U/L，白蛋白26.8g/L，球蛋白36.5g/L，甲胎蛋白(—)。

上消化道造影：未见器质性病变。

ERCP：壶腹乳头型开口正常，胰管充盈良好，位置走向正常，胰腺间质可见造影剂，胆总管中下段充盈良好，至上段肝门处中段左右肝管及胆囊未充盈。

超声显像检查：肝脏轻度增大，肝内回声不均匀，于肝门部肝管内可见2.0cm×1.5cm不均匀低回声肿块，其近端胆管明显扩张，胆总管中下段不扩张，胆囊缩小。胰、脾、双肾未见异常。超声提示：肝门部肝总管癌肿，阻塞性黄疸(肝内阻塞)。

例3

患者，男性，60岁。因进行性消瘦2个月，黄疸2周收入院。患者于2个月前在饮酒后出现右上腹胀痛，皮肤、巩膜黄染，钡剂检查可疑食管下端肿瘤。治疗中反复出现纳差、厌油。病程中无发冷、发热及白色大便。既往史无特殊。

查体：体温37.2℃，脉搏90/min，呼吸19/min，血压120/90mmHg，消瘦，慢性病容。全身皮肤、巩膜中度黄染，表浅淋巴结不大。心肺未见异常。舟状腹，肝脏触诊在右肋缘下4.5cm，质地中等，表面不光滑，肝区及剑突下有压痛，脾为触及，腹水征(—)。

上消化道钡剂造影：可见胃小弯处龛影，十二指肠正常。

实验室检查：黄疸指数80U，凡登白试验呈双相反应，总胆红素145μmol/L，白蛋白/球蛋白比值为3.2/2.9，甲胎蛋白(—)，丙氨酸转氨酶54U/L，血清淀粉酶129U/L，尿淀粉酶220U/L，尿胆红素(+)。便常规：白色陶土样大便，便隐血试验(—)。

超声显像检查：显示肝脏增大，肝内各级胆管均扩张，胆囊增大，胆总管上段增宽达1.7cm，下段可见不规则2.1cm×1.6cm低回声肿块。胰腺未见异常。超声检查提示：梗阻性黄疸，胆系扩张，胆总管癌。

分析

胆汁淤积是指肝细胞排泄胆汁功能障碍、胆汁分泌减少或胆汁流出障碍(胆管梗阻)，而使胆汁到达十二指肠流量减少。此时胆汁反流入血，如果血液中胆汁酸增高，而胆红素正常，则称为胆汁淤滞；如果血液中胆汁酸和胆红素均增高则称为胆汁淤积性黄疸。胆汁在血液中潴留，其成分包括胆汁酸、胆红素、胆固醇、ALP同工酶及脂蛋白等。胆汁淤积症一般以肝门为界限分为肝内胆汁淤积和肝外胆汁淤积两大类。病理上肝内胆汁淤积以小叶中央周围胆汁淤积明显，肝外胆汁淤积时，胆汁淤积现象可在叶间胆管见到，肝实质内有胆汁漏出。电镜下有毛细胆管扩张，其内有胆红素管型。临床上特征为黄疸、瘙痒、黄瘤以及消化道症状。

1. 肝内胆汁淤积症(肝内阻塞)　肝内胆汁淤积症黄疸的发生是因肝内毛细胆管或小胆管发生阻塞而引起胆汁淤积，其阻塞上方胆管内压力不断增高，胆管扩张，最终导致毛细胆管破裂，胆汁中的胆红素反流入血而出现黄疸。胆汁淤积症时肝细胞多不发生坏死，主要是结合胆红素升高，皮肤多呈暗绿色或绿褐色，患者粪中无胆汁，大便呈灰白色。皮肤瘙痒可以是胆汁淤积的主要或唯一症状，其发生是由于胆汁酸浓度增高，刺激皮肤感觉神经末梢所致，瘙痒的程度与血红素增高可不平行。持续性瘙痒为其临床重要特征，精神刺激后感染可使瘙痒加重。一般肝内胆汁淤积性黄疸比肝外完全阻塞性黄疸为轻，皮肤瘙痒可不如后者严重，皮肤瘙痒可与黄疸同时存在或单独存在，亦可在黄疸后几个月内出现。

黄瘤：皮肤脂质沉着形成黄瘤，发生率根据病因不同而不同。如原发性胆汁性肝硬化50%病例发生黄瘤斑，其发生与血脂特别是胆固醇水平增高有关，它是胆汁淤积长期持续与严重程度的表现，当胆固醇持续升高达 20.8mmol/L，时间持续 3 个月以上即有可能在皮肤形成黄瘤。好发在眼内眦或手掌皱襞处，也常发生在腕、肘、踝、臂部及会阴等处，可呈多个结节隆起，即黄瘤斑。胆汁淤积发生缓解或晚期有肝功能衰竭发生，此时血脂及胆固醇合成减少，其瘤则可缩小甚至消失。

吸收不良的症状：由于胆盐减少或缺乏使小肠吸收发生障碍，这是因为胆汁淤积时肠内缺乏胆汁酸，致使脂肪乳化及吸收发生障碍，从而导致一系列的代谢障碍，引起各种临床症状。腹泻为最常见的早期症状之一，呈间歇性或轻度大便增加，严重胆盐减少或缺乏可发生脂肪泻，大便量多，不成形，为淡棕或黄色，恶臭，表面有油腻状光泽。由于食物内营养成分吸收障碍，体重明显减轻，蛋白质吸收不良，出现低蛋白血症和全身水肿。胆汁淤积多年后，由于细胞的损害，患者可出现门静脉高压、腹水、低蛋白血症、水肿、食管静脉曲张等。

胆汁淤积症主要是鉴别肝内胆汁淤积与肝外胆汁淤积，二者的鉴别主要从临床表现、生化改变、组织学及超声显像诊断等方面进行。其中特别注意以下特征：肝外阻塞时肝脏体积增大，慢性肝外阻塞黄疸明显、而肝内阻塞急性者黄疸明显，超声显像表现为胆囊、胆管扩张者为肝外阻塞，而肝内阻塞者胆囊不大；黄疸伴有瘙痒者是胆汁淤积的特征性表现，而肝细胞性黄疸则无瘙痒，肝内胆汁淤积黄疸发生轻微，而肝细胞性黄疸发生快，恢复时黄疸消失缓慢，灰白色粪便是胆汁淤积黄疸的表现，肝细胞性黄疸则无。ALT、AST 在肝内胆汁淤积者＜100U，而肝细胞性黄疸多＞100U。

2. 肝外胆汁淤积症(肝外阻塞性黄疸) 肝外胆汁淤积症与肝内胆汁淤积症的临床表现基本相同，其主要表现为黄疸、黄瘤、瘙痒、吸收不良、出血倾向及肝脏肿大等，因此二者常很难区别。但肝外胆汁淤积症的多数是肝外胆管的结石、炎症及狭窄所致，故临床上常出现右上腹疼痛、发热与寒战、肝脏肿大等。肝外胆汁淤积症其非结合型胆红素仍被肝细胞所摄取，并与葡萄糖醛酸结合，但结合型胆红素不能按正常速度排出，致使胆道内压力逐渐升高，而发生胆汁逆流入血，其途径有 3 条：①肝细胞不再将结合胆红素分泌至毛细胆管内，反而进入血窦或淋巴间隙内；②过高的毛细胆管内压使相邻的两个肝细胞分离，毛细胆管与淋巴直接相通；③小胆管因内压增高，使胆汁渗入汇管区结缔组织中经淋巴管吸收入血，此时血中增加的胆红素主要是结合型胆红素，可高达 427～510μmol/L，由于结合型胆红素是水溶性的，可经尿液排出，形成胆红素尿，则尿色如浓茶，此时患者出现皮肤瘙痒，大便颜色灰白，其皮肤瘙痒症状一般比肝内胆汁淤积症明显。实验室检查表现为在炎症或胆石引起梗阻性黄疸者中性粒细胞常明显升高，血沉加快，十二指肠引流液及血细菌培养多为阳性(尤其是革兰阴性杆菌)，由癌症引起者多有贫血发生。血清丙氨酸转氨酶一般会升高，如果同时伴有胆管炎症，如化脓性胆管炎时，ALT 常可＞400U，长期不恢复者则提示有肝细胞受累的可能。血清 ALT 明显升高，且较肝内胆汁淤积症明显，是因为肝外胆道阻塞时酶的排泄受阻而反流入血所致。其增高程度与阻塞和持续时间成正比。癌肿患者所致常为完全性阻塞，多数患者 ALP 明显增高，特别是有癌肿所致者 γ-GT 明显增高，同时 5'-NT、LAP 亦可明显增高。

大的胆管发生梗阻可使肝内的瘤体静压升高，对肝脏组织的灌装产生不利影响，肝内胆汁淤积可以导致炎症反应，开始时为炎性渗出，其后因胆小管周围胶原纤维沉积而产生肝内纤维化，在肝窦血流受到影响时，则出现门静脉高压症，进而使肝细胞受到严重破坏而影响肝功能。

门静脉血液的质和量是维持肝细胞质量的重要因素，当营养不良时可发生肝叶或肝段萎缩。正常胆道是无菌的，在梗阻发生后大约有 1/3 病例的胆汁中可培养出细菌，常见为大肠埃希菌和粪链球菌，早期时，厌氧菌感染较为少见。

肝外胆汁淤积症是一种常见的临床疾病，国内一组 224 例阻塞性黄疸患者，其中男性 139 例，女性 85 例，就诊时平均年龄为 61.3 岁。除 6 例患者病因性质不明外，其他患者的病因均得以确定，其中恶性疾病患者为 137 例，(61.2%)，良性疾病为 81 例(36.2%)。统计结果显示：①胰胆系恶性肿瘤和胆管结石仍是导致阻塞性黄疸的主要原因，原发性胆管癌所占比例有明显增加；②黄疸重、体重减轻以及相对不明显腹痛和发热是恶性阻塞性黄疸的特征；③肿瘤标志物，特别是 CA19-9 的检测在良恶性疾病的鉴别上起重要作用，但当胆道疾病合并胆汁淤积时 CA19-9 诊断特异性较低(39.1%)；④磁共振胆胰管造影(MRCP)和内镜逆行胰胆管造影(ERCP)检查准确性高，分别为 92.9%和 94.1%，两者相比无差异性($P>0.05$)，但 ERCP 可同时发挥诊断和治疗双重作用；⑤手术和介入治疗是目前阻塞性黄疸的主要治疗手段。

超声显像图例见图 7-50-1～7-50-9。

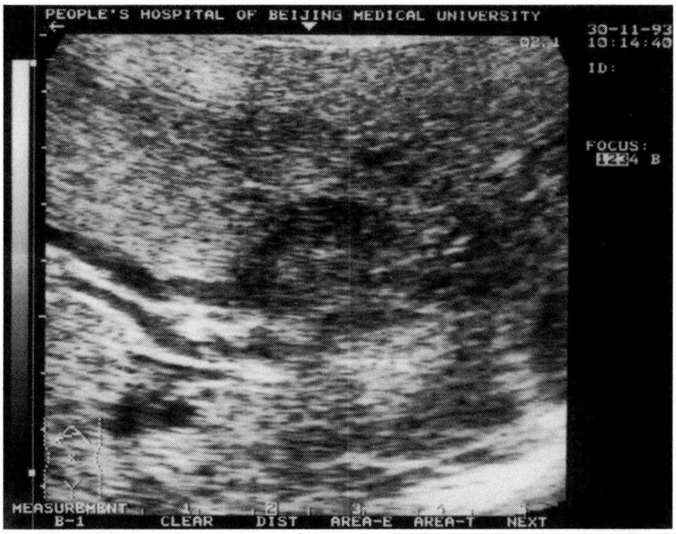

图 7-50-1　肝癌阻塞性黄疸(一)

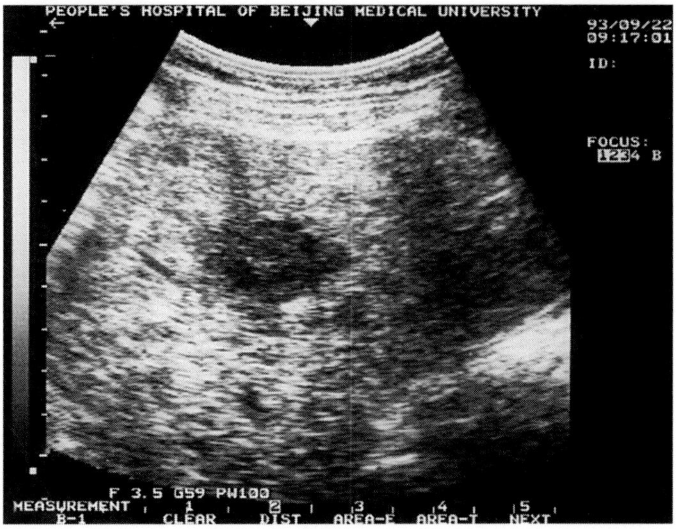

图 7-50-2　肝癌阻塞性黄疸(二)

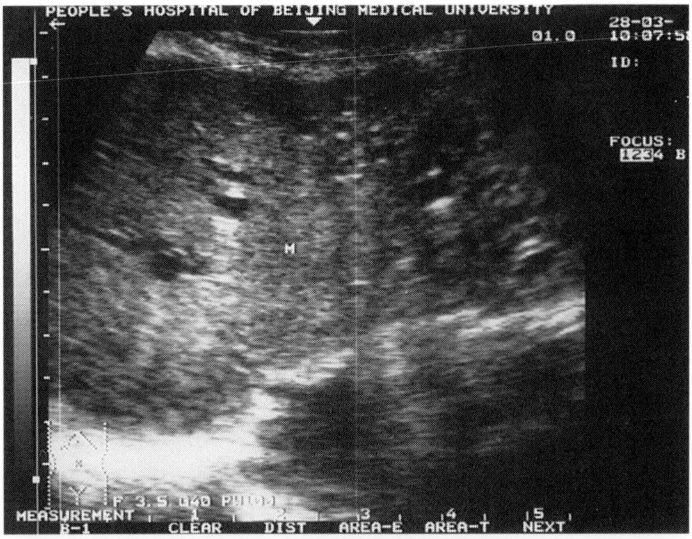

图 7-50-3 肝癌阻塞性黄疸(三)

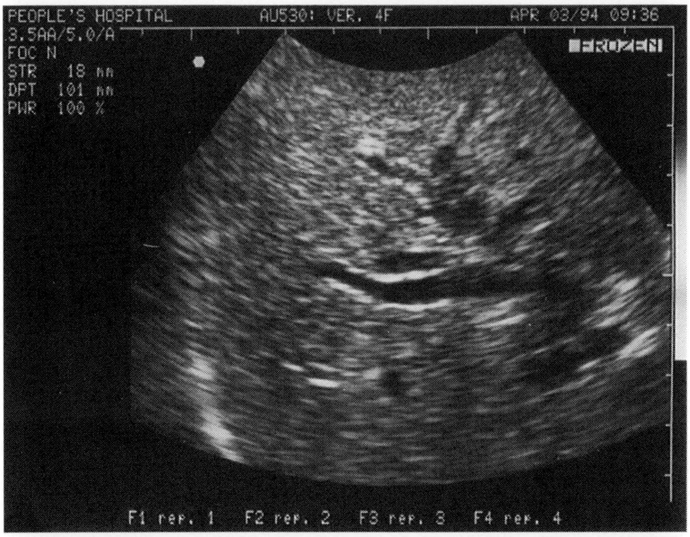

图 7-50-4 肝门部胆管癌(阻塞性黄疸)(一)

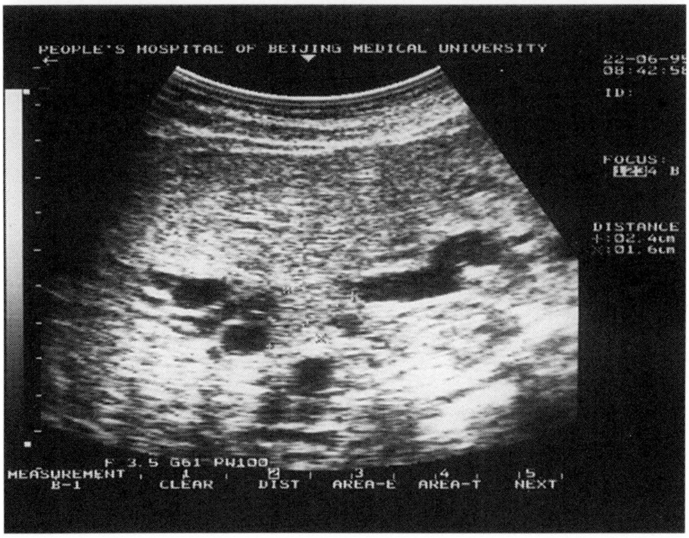

图 7-50-5 肝门部胆管癌(阻塞性黄疸)(二)

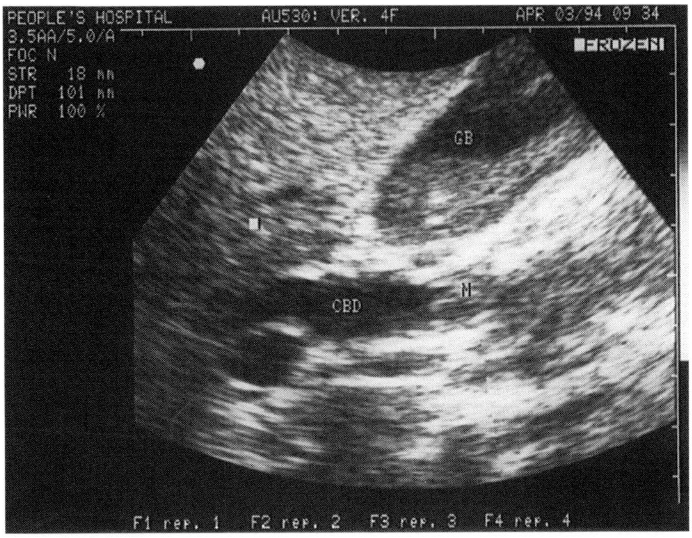

图 7-50-6 胆总管癌(阻塞性黄疸)(一)

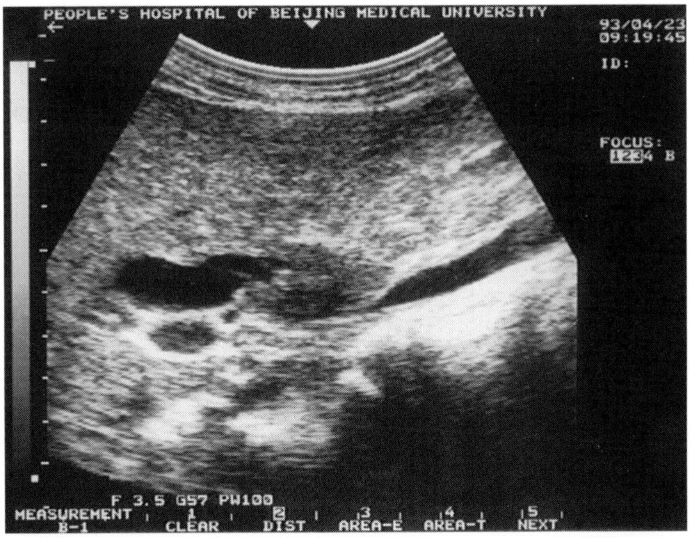

图 7-50-7 胆总管癌(阻塞性黄疸)(二)

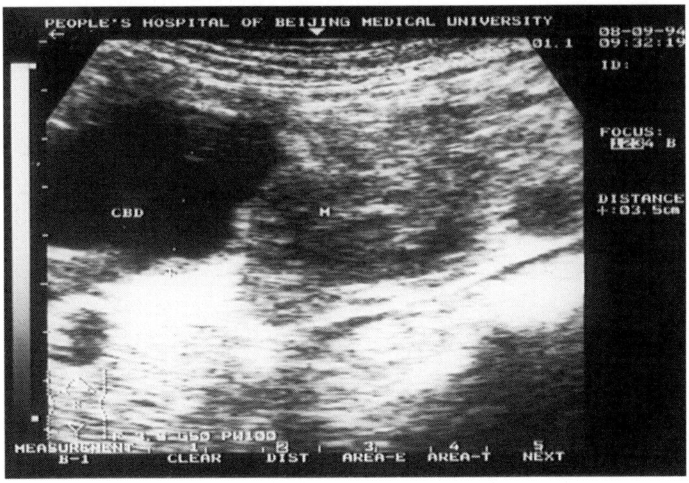

图 7-50-8 胆总管癌(阻塞性黄疸)(三)

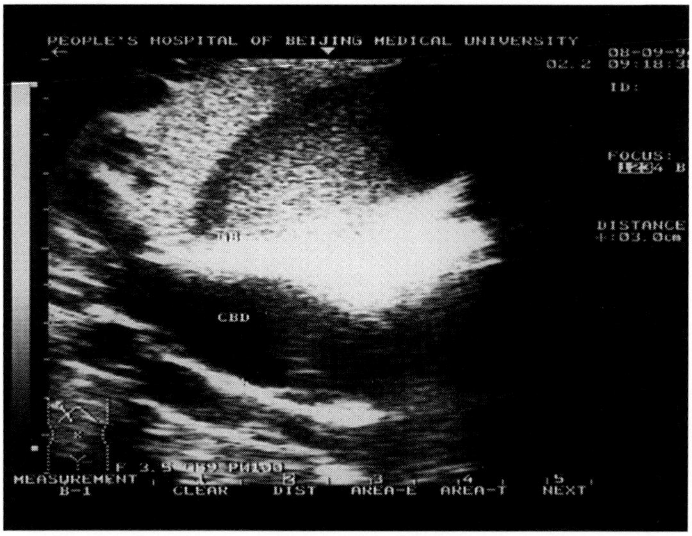

图 7-50-9　胆总管扩张，胆囊增大，胆囊内有淤滞物（阻塞性黄疸）

（富京山）

第 51 例　非外科性阻塞性黄疸

例 1

患者，男性，56 岁。临床发现肝、脾增大，来院做 B 超检查。追问病史，患者有 30 余年饮酒史，250g/d 以上。否认肝炎病史及接触史。近 5 年多次健康体检肝脏未见异常。丙氨酸转氨酶 56 U/L，乙型肝炎病毒学指标为阴性，胆固醇 12.6mmol/L（486mg/dl），三酸甘油酯 581mg/dl，超声显像检查肝脏增大，肝被膜不光滑，呈颗粒状，肝内血管不清晰，肝实质回声弥漫增强，门静脉 1.6cm，脾脏中度增大（厚度 6.5cm），胆囊增大，胆总管 1.68cm。超声显像诊断为酒精性肝硬化，门脉高压，脾大，胆囊增大，胆总管增宽。

例 2

患者，女性，66 岁。发热、疲劳、乏力半年，加重 2 周。患者于半年前无明显诱因开始发热，体温波动于 37.5～38.3℃，曾给予抗感染治疗无效。病程中患者自觉疲劳、乏力，无咳嗽、气急、呕吐及尿频、尿急。近半月发现尿黄，巩膜黄染，食欲减退。既往身体尚好，无肝病、黄疸史，无腹痛及肝炎接触史，亦无输血史。家族成员均身体健康。

查体：全身表浅淋巴结无肿大，无皮疹，皮肤黄染。全身各关节无红肿及功能障碍。

实验室检查：红细胞 $3.46\times10^{12}/L$，血红蛋白 94g/L，白细胞 $5.1\times10^{9}/L$，中性粒细胞 0.61，淋巴细胞 0.43，嗜酸性粒细胞 0.02，单核细胞 0.02，网织红细胞 0.010，血小板 $166\times10^{9}/L$。外周血涂片未见异常细胞。粪、尿常规正常，尿三胆（+），ALT128U/L（穆氏法），黄疸指数 52 U/L，血胆红素 109.44μmol/L。血白蛋白 32g/L，球蛋白 19g/L。血胆固醇 9.9mmol/L（381mg/dl），胆固醇酯 176 mg/dl。碱性磷酸酶 96U/L，γ-谷氨酰转肽酶 1.026U/L，甲胎蛋白 29ng/ml，乳酸脱氢酶 1 460U/L。

心脏超声显像检查：心内结构未见异常。

腹部超声显像检查：胆总管 1.46cm，胆囊 6.5cm×3.1cm，胰腺形态、大小正常，胰头区多个淋巴结肿大，对胆总管有挤压现象。诊断为恶性淋巴瘤，腹腔淋巴结肿大压迫胆总管引起阻塞性黄疸（非外科性黄疸）。

分析

由于胆道梗阻，胆汁反流引起的黄疸以往多数教科书均称为外科性阻塞性黄疸，其实在临床上还有多种疾病引起的阻塞性黄疸是非外科性的。笔者多年来所诊断的可引起阻塞性黄疸的疾病有以下多种：

1. 肝门部胆管癌。
2. 胆总管结石。
3. 胆总管癌。
4. 胆总管转移癌。
5. 胰头癌。
6. 十二指肠 Vater 壶腹癌。
7. 先天性胆道闭锁。
8. 十二指肠憩室。
9. 慢性胆管炎。
10. 硬化性胆管炎。
11. 胰头区淋巴结肿大压迫胆总管（恶性淋巴瘤）。
12. 心力衰竭及肝硬化引起胃肠管壁淤血、水肿。

其中，前 8 种病变引起外科性阻塞性黄疸（占阻塞性黄疸的大多数），后 4 种病变引起非外科性阻塞性黄疸。曾有恶性淋巴瘤、胰头区淋巴结肿大引起阻塞性黄疸被 CT 和临床误诊为胰头癌而行外科手术的病例，应引起临床及影像学医师的重视。

超声显像图例见图 7-51-1～7-51-18。

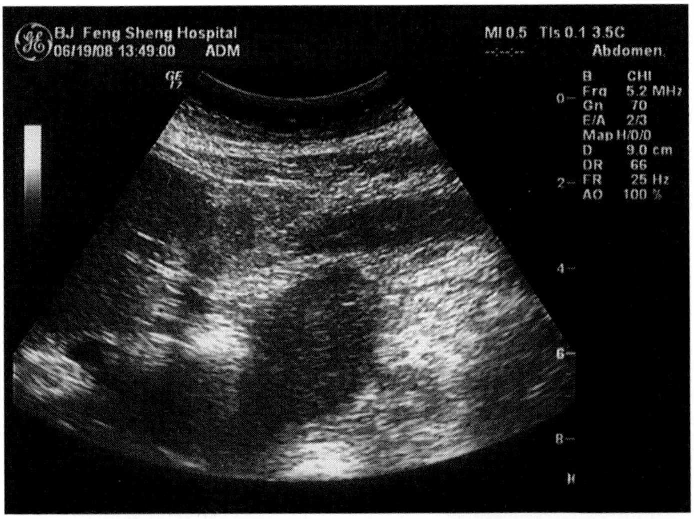

图 7-51-1 恶性淋巴瘤（非霍奇金淋巴瘤）腹腔淋巴结肿大（非外科性阻塞性黄疸）（一）

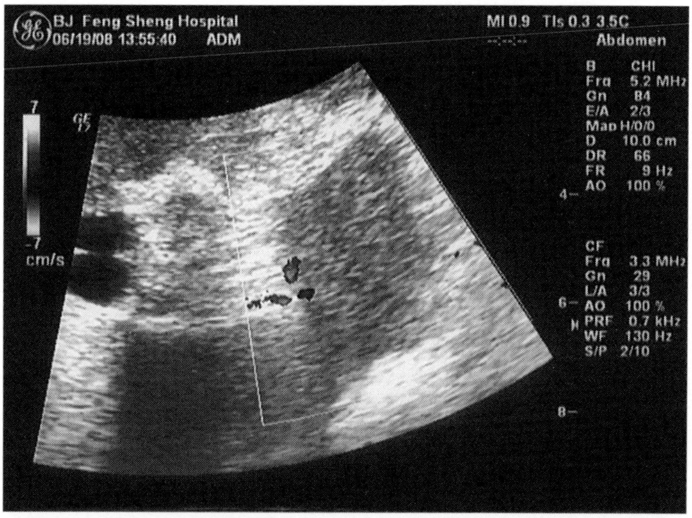

图 7-51-2　恶性淋巴瘤(非霍奇金淋巴瘤)腹腔淋巴结肿大(非外科性阻塞性黄疸)(二)

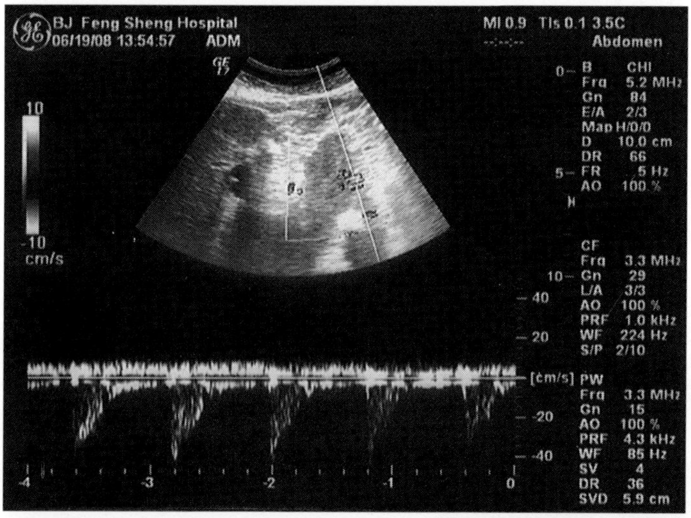

图 7-51-3　恶性淋巴瘤引出搏动性血流频谱(供血血流)(非外科性阻塞性黄疸)

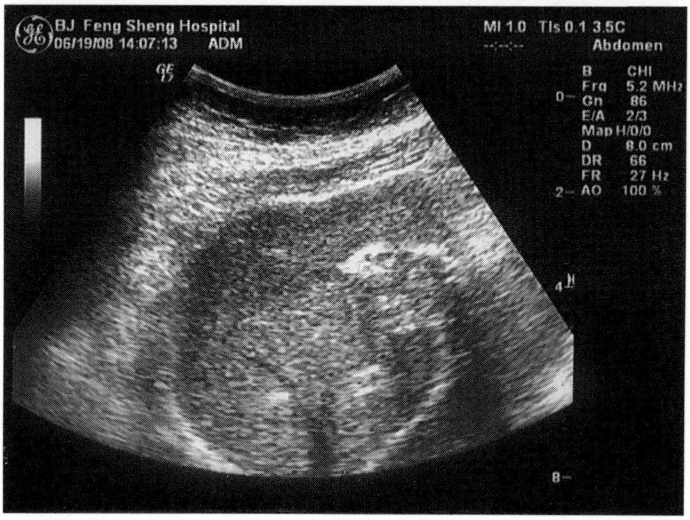

图 7-51-4　恶性淋巴瘤肝转移(非外科性阻塞性黄疸)(一)

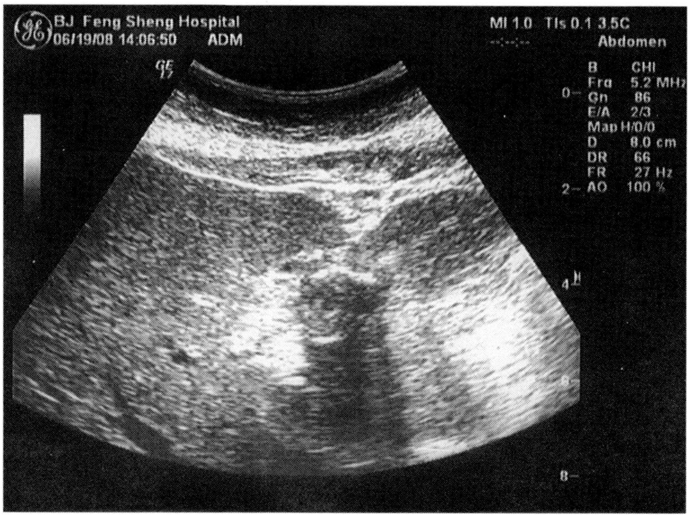

图 7-51-5 恶性淋巴瘤肝转移(非外科性阻塞性黄疸)(二)

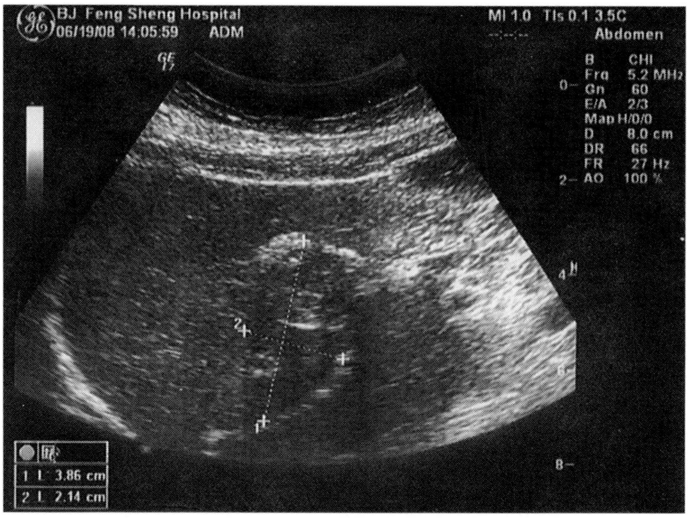

图 7-51-6 恶性淋巴瘤肝转移(非外科性阻塞性黄疸)(三)

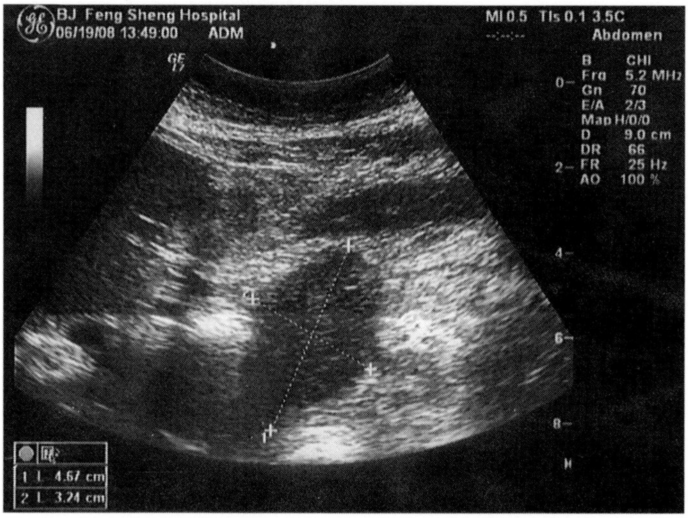

图 7-51-7 恶性淋巴瘤(非霍奇金淋巴瘤)腹腔淋巴结肿大(非外科性阻塞性黄疸)(三)

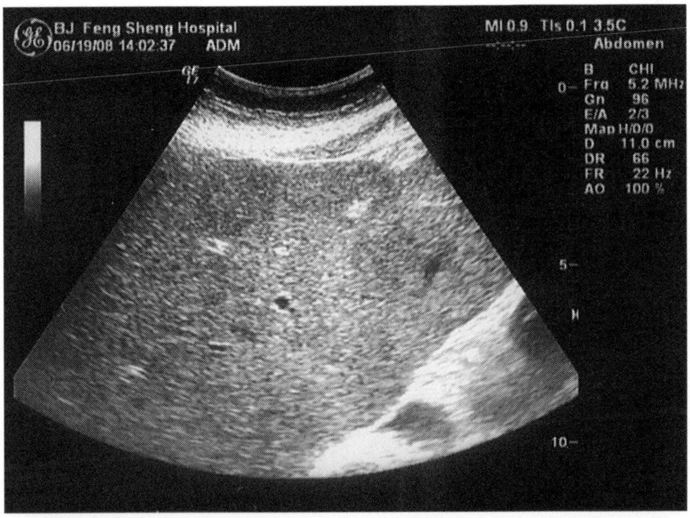

图 7-51-8 恶性淋巴瘤肝转移(非外科性阻塞性黄疸)(四)

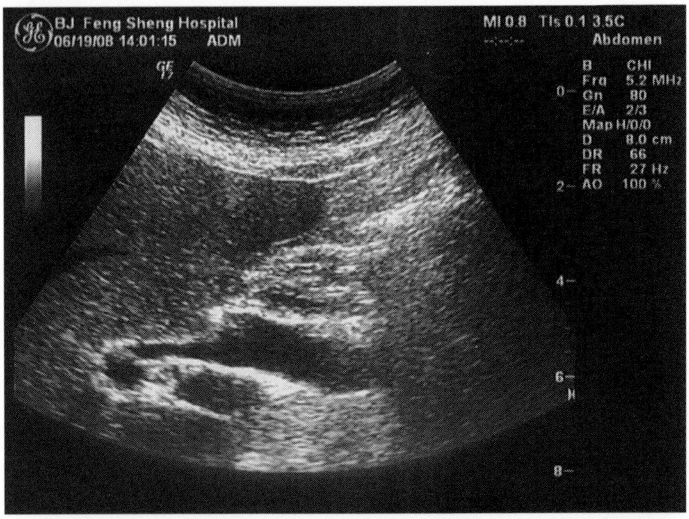

图 7-51-9 恶性淋巴瘤淋巴结肿大压迫胆总管(非外科性阻塞性黄疸)胆总管宽达 1.5cm

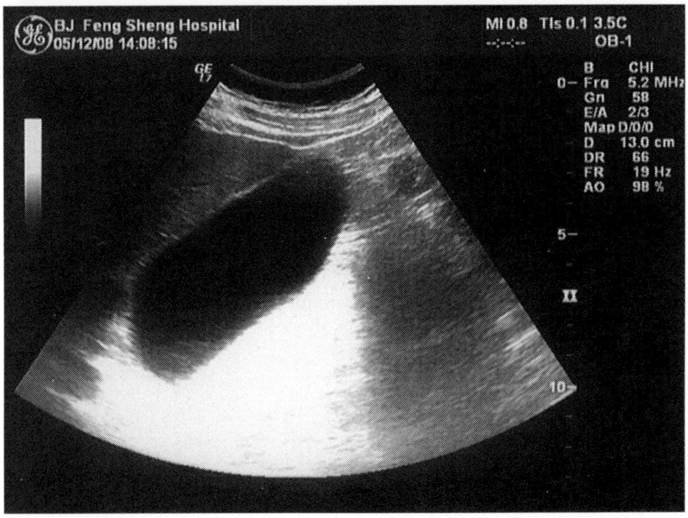

图 7-51-10 胆囊增大(非外科性阻塞性黄疸)

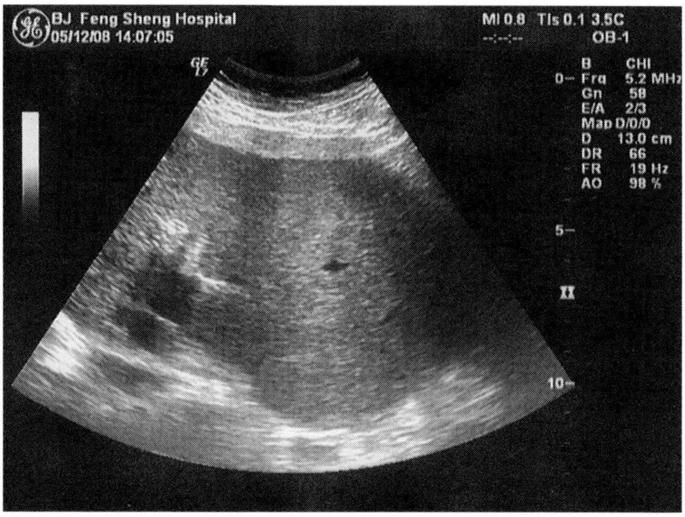

图 7-51-11 酒精性肝硬化(非外科性阻塞性黄疸)(一)

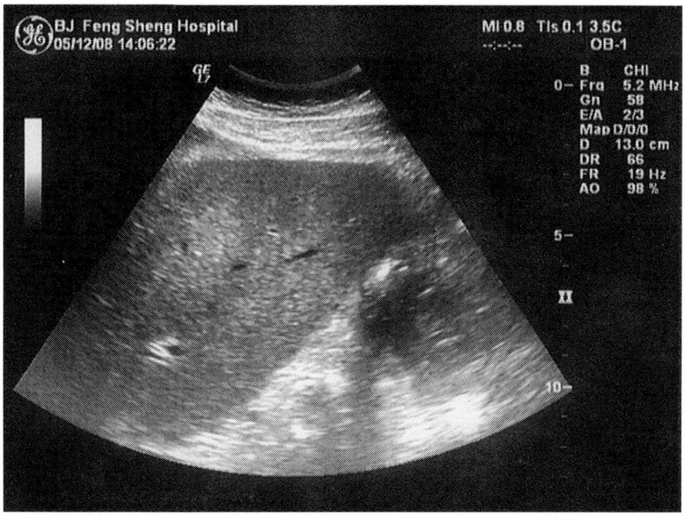

图 7-51-12 酒精性肝硬化(非外科性阻塞性黄疸)(二)

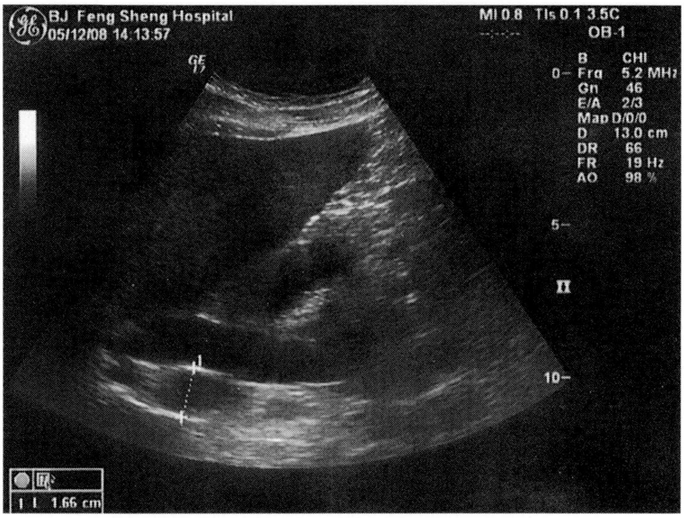

图 7-51-13 门脉高压(非外科性阻塞性黄疸)

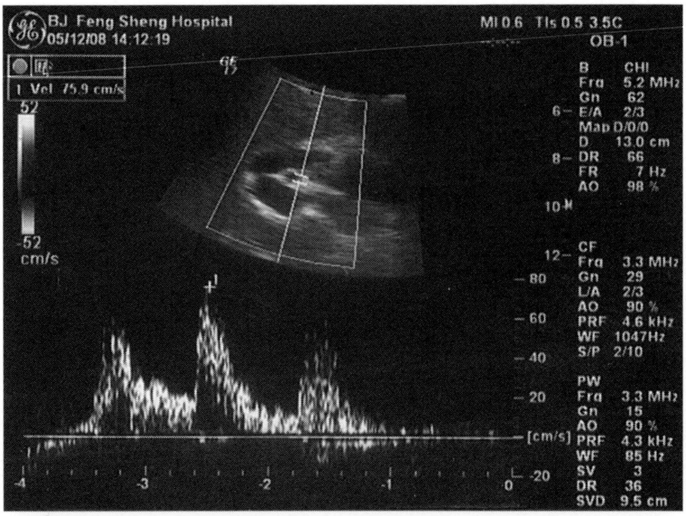

图 7-51-14 肝动脉血流频谱(非外科性阻塞性黄疸)

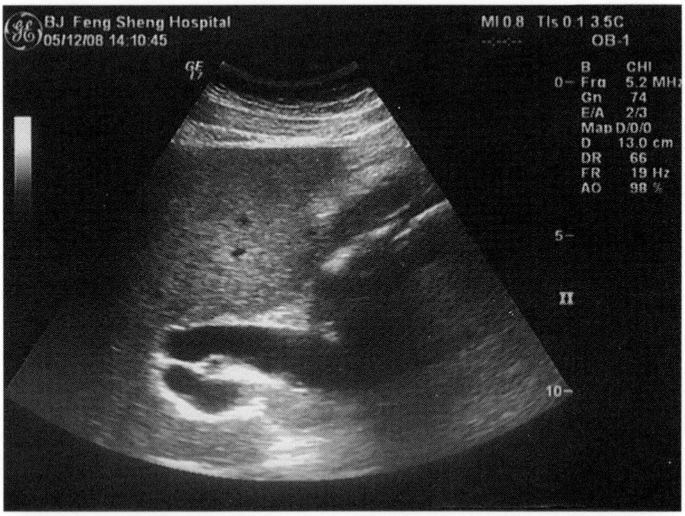

图 7-51-15 胆总管扩张(肝硬化、胃肠淤血、十二指肠肠壁淤血水肿所致胆总管开口狭窄而引起阻塞性黄疸)

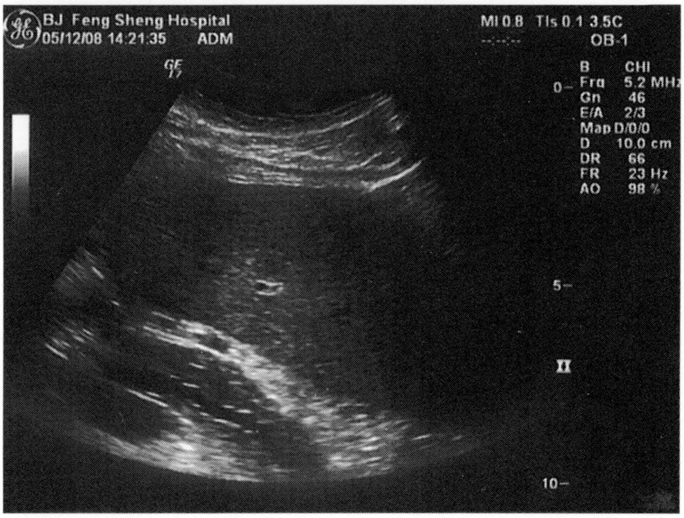

图 7-51-16 主胰管扩张(非外科性阻塞性黄疸)

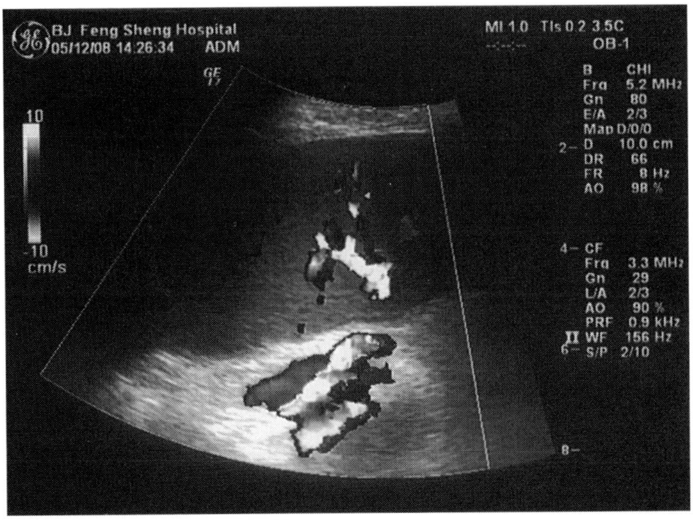

图 7-51-17 脾大，图示血流（非外科性阻塞性黄疸）

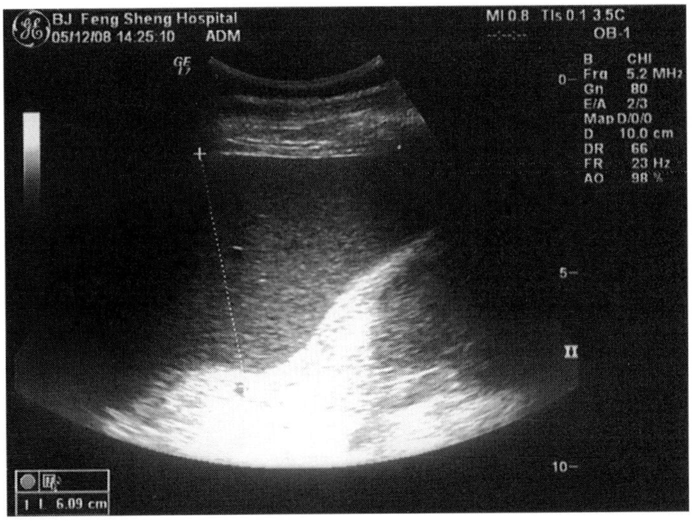

图 7-51-18 脾大（非外科性阻塞性黄疸）

（富京山）

第8章 Chapter 8 胰腺疾病

第52例 急性上腹痛1天——急性胆源性胰腺炎

患者，女性，42岁。因急性上腹痛1d入院。患者1d前无明显诱因出现上腹束带样疼痛，阵发性加重，不放射。伴恶心，呕吐胃内容物1次，吐后腹痛未缓解。急诊检查血白细胞19.6 $\times10^9$/L，中性粒细胞(N)0.968，血红蛋白及血小板正常，血淀粉酶(sAMY)60.60U/L(＜125 U/L)，丙氨酸转氨酶(ALT)124 U/L(＜40 U/L)，胆红素正常，血糖6.71mmol/L。患者4年前曾被诊断患有“胆囊结石”，近年有间断上腹部疼痛，可自行缓解。

查体：体温38.4℃，脉搏88/min，血压125/70mmHg。神志清楚，肺部及心脏未见异常，腹膨隆，上腹部轻压痛，无反跳痛、肌紧张，肝脾肋下未及，墨菲征(—)，移动性浊音(—)。

实验室检查：血钙正常，血三酰甘油(TG)156mg/dl［(38～140) mg/dl］，总胆固醇(CHO)正常，监测血糖谱正常。

腹部超声显像显示：胰腺体积明显增大，被膜不光滑，并有破溃处，其周围及胰腺内部均有片状无回声区；胆囊可见多发结石，胆总管宽0.9cm。结合患者的症状、体征及实验室检查急性胰腺炎诊断明确。

患者起病前无暴饮暴食及酗酒，既往有胆囊结石病史，腹部B超提示有胆囊结石和肝外胆管扩张，ALT升高，考虑为胆源性胰腺炎。

分析

急性胰腺炎(acute pancreatis)为胰腺的急性炎症过程，并在不同程度上波及邻近组织和其他脏器及系统。其为急性发病，多在饱食或酗酒后突然发作。由于胰管引流不畅，胰管内压突然增高或胆汁、十二指肠液反流导致腺泡损伤，胰酶被激活而造成胰腺急性炎症。最常见的病因是胆系结石和过量饮酒，占发病的80％以上，胆源性胰腺炎多见于女性，酒精性胰腺炎多见于男性。此外，外伤和手术损伤、低血压、胰腺缺血以及某些药物也可引起急性胰腺炎。临床以急性腹痛、呕吐和血、尿淀粉酶增高为特点。炎症往往以渗出和水肿为主要病理变化，称之为水肿型胰腺炎，具有自限性和可逆性的特点，可以恢复而痊愈(此型占80％)。如果病情发展，被激活的酶参与病理损害，形成自身消化。如有微血管栓塞或破坏，则发生坏死或出血，称之为出血坏死性胰腺炎。部分病人最终继发细菌感染，加重胰腺的坏死，成为胰腺囊肿，病死率高达50%以上。

临床上急性胰腺炎分为急性水肿型胰腺炎和急性出血坏死型胰腺炎。

1. 急性水肿型胰腺炎　这一类型的急性胰腺炎临床比较多见，诊断和处理比较容易，预后比较好，诊断要点如下。

(1)腹痛：多在饱餐或酗酒后突然发作(与酗酒有关的急性胰腺炎临床常在酒后12～36h发生)，在上腹部或稍微偏于左上腹部，深部压痛，肌紧张及反跳痛不甚明显。随着病情发展腹痛可扩展至全上腹部，疼痛持续并阵发性加剧，可向腰部放射。

(2)胃肠道症状：多数患者有明显的反射性恶心及呕吐。

(3)发热：患者发病时多有低热，第2、3天热度升高。

(4)黄疸：因胆道疾病引发的急性胰腺炎可有黄疸，因胰头水肿，局限性炎症增大而压迫胆总管也可引发轻度黄疸。

(5)体征：上腹部压痛和自觉疼痛的部位一般相符合，有胆道感染者其右上腹压痛明显，也可有肌紧张和反跳痛，但通常都较轻微。

(6)实验室检查：血清淀粉酶升高对急性胰腺炎诊断有肯定价值，其高于350U/L时应怀疑本病，超过500U/L便可确定诊断。但应注意患者发病6～8h血清淀粉酶才升高，发病初期淀粉酶不高也不能排除本病，需做动态观察。

2. 急性出血坏死型胰腺炎　主要有以下表现。

(1)腹痛：异常剧烈，如刀割样，范围广泛，以上腹为主可扩展至全腹。

(2)中毒休克症状：显著，四肢发冷、潮湿，脉微细速，血压急剧下降，体温不升反而下降。

(3)胃肠道症状：较水肿性急性胰腺炎明显并很快出现肠麻痹梗阻，腹胀明显。

(4)腹部体征：较为明显，有弥散性腹膜炎表现(以上腹为主)，全腹压痛，肌紧张和反跳痛均显著，甚至可出现腹水。严重者在脐周、肋部或腰部出现皮下青紫瘀斑。

(5)实验室检查：血清淀粉酶明显升高，但若未及时检查，可因胰腺严重破坏而使血清淀粉酶不升高，但腹水中淀粉酶很高，血钙下降比较明显。

急性胰腺炎超声显像诊断：

急性胰腺炎病例有的超声显像可无异常发现。其原因可能为早期，超声显像未能发现轻微的胰腺大小和回声的变化，或为轻型急性胰腺炎，胰腺本身无明显改变。这种最初的正常声像图无确定诊断之价值，但可作为以后超声显像随诊之参考对照。急性胰腺炎时，特别是坏死性胰腺炎，超声显像可发现胰腺本身和胰腺外部的多种病变，其典型表现和动态变化分述如下。

1. 腺形态、大小的改变　临床所见约半数以上的急性水肿型胰腺炎可有轻至中度的胰腺肿大，以前后径(厚度)肿大为主，其中，大多数为全胰腺弥漫性肿大，少数为局限性肿大。急性出血坏死型胰腺炎的胰腺肿大程度较水肿型胰腺炎更为显著，其胰腺前后径厚达5cm。其中绝大多数为全胰弥漫性肿大，少数为局限性肿大。在上腹部探头加压扫查时，上腹部可有明显的压痛。急性水肿型胰腺炎的胰腺边缘多光滑、清晰，而出血坏死型胰腺边缘多不规则并模糊不清。

2. 胰腺实质回声表现　急性水肿型胰腺炎，其病理为胰腺充血、水肿，胰腺实质回声减低，其后方回声可无明显改变或轻度增强。少数水肿严重者，其透声良好，可显示为无回声，类似囊性病变，后方回声可增强。另有在胰腺实质内出现强回声光点，分布尚均匀。急性出血坏死型胰腺炎因出血，组织坏死或脂肪坏死后皂化等，形成胰腺不均质改变，内部回声增强，为密集粗大光点不均匀强回声。如果液化病变明显，则可出现小片状不规则无回声区。以上表现复杂的回声是由于超声显像检查的时间不同，在急性腹痛初次发作后 2～5d 时，胰腺回声明显减低或胰腺内脂肪和出血多少不等，或有慢性胰腺炎伴钙化等。急性胰腺炎的不同阶段，超声显像表现亦不同，大多数患者的胰腺肿大和胰腺的异常回声随病变的吸收及消退而逐渐恢复，其中血清淀粉酶恢复很快，而超声显像图像恢复较慢，尤其是出血坏死型急性胰腺炎恢复更慢，有的病例可达数十天。

3. *胰管扩张情况* 大多数急性胰腺炎，特别是水肿型急性胰腺其胰管的宽窄及回声均属正常，一些病例其胰管可有轻度扩张，管腔内径可＞3mm，但管壁回声尚正常。随着水肿消退、吸收，胰管可逐渐恢复正常。如果胰管有明显扩张或呈串珠状改变，应考虑是否合并有慢性复发性胰腺炎或胰腺癌。

4. *胰腺内外积液* 急性胰腺炎由于胰酶对胰腺组织的作用，可有大量的炎性、血性液体渗出或直接出血。这些液体或血液可局限性积聚在胰腺内部或蔓延积聚在胰腺周围或更远之区域，称为胰腺内、外积液，病变越严重积液范围越广。

5. *急性胰内积液* 急性胰内积液超声显像表现为胰腺内部局限性无回声或低回声，其边缘大多模糊不清，后方回声增强。胰腺内出血或蜂窝织炎也可形成胰内肿块回声，新鲜出血为高回声，以后可逐渐变为低至无回声。蜂窝织炎显示边界不清的不均匀低回声区，此需要和胰腺癌鉴别。急性胰腺炎胰内积液，出血随疾病好转可以吸收消退，也可形成假性胰腺囊肿及脓肿，超声显像可以动态观察之。

6. *急性胰外积液* 急性胰腺炎严重者可在纵隔、心包、腹腔或盆腔发现积液。最常见为小网膜囊、肾前旁间隙和横结肠系膜，超声显像确定小网膜囊积液较 CT 更为方便和直接，小网膜囊为位于胃和胰腺之间的潜在间隙，其内不含脂肪和实质器官。超声显像小网膜囊积液为无回声区，后方回声增强，因有组织碎屑，可显示为中强的点状回声。急性坏死型胰腺炎，大量血性渗液可积聚在小网膜囊。急性出血表现为团块状高回声，1 周后逐渐变成低回声。数周后呈囊肿样改变，其内可见片状无回声区并可见分隔，最后形成类圆形假性胰腺囊肿。肾前旁间隙为腹膜后方与肾脏前筋膜前方之间的间隙，内有胰尾、腹膜后结肠旁疏松组织和脂肪。急性胰腺炎的渗出液可积聚此间隙内，超声显像显示为液性无回声区，伴有后方回声增强，患者右侧卧位，经左肾冠状切面扫查，能清楚地显示肾前旁间隙积液。重症出血坏死型胰腺炎可引起横结肠系膜脂肪变性、出血或急性积液，最终形成假性囊肿，因横结肠多有积气，超声显像显示此处积液有一定困难，CT 检查效果应良好。胰腺内外急性积液是急性胰腺炎的重要表现，表明病情严重，在急性出血坏死型胰腺炎更易发生，且更为严重，超声医师应予以注意。

7. *假性胰腺囊肿* 有 4.5％～53％的急性胰腺炎于发病后 2～4 周，在胰腺内部或外部发生假性胰腺囊肿，典型的假性胰腺囊肿为边界清楚的无回声区，壁光滑，后方回声增强，少数可见内部分隔，或因出血、继发感染等产生组织碎屑所致的中强回声的光点、光斑。囊肿可继续增大，亦可自行破裂、缩小或吸收。

8. *胰腺脓肿* 胰腺脓肿是重症急性胰腺炎的严重并发症之一，发病率在 4％左右。急性期其边界模糊，内部回声不均匀增强、粗糙，慢性期后脓肿逐渐形成，有较厚的脓腔壁，内部为无回声伴有低-中高点状、斑块回声。如果脓肿内有产气杆菌感染，还可见气体强回声。由于急性胰腺炎胃肠积气明显,干扰超声显像,有时超声显像显示胰腺和脓肿并不满意,CT检查有较好效果。

9. 腹腔积气、积液　严重急性胰腺炎常有肠麻痹,初期时有小肠和横结肠明显积气,可干扰超声显像检查。疾病后期可引起麻痹性肠梗阻,超声显像表现为肠管扩张和积液,此为坏死出血型胰腺炎较常见的并发症而水肿型急性胰腺炎则无。

由于病理变化不同,急性水肿型胰腺炎与急性出血坏死型胰腺炎的超声显像表现有不少区别,见表8-52-1。

表8-52-1　急性水肿型胰腺炎与急性出血坏死型胰腺炎超声显像比较

	急性水肿型胰腺炎	急性出血坏死型胰腺炎
胰腺肿大	半数为轻、中度弥漫性肿大	全部为明显的弥漫性肿大
胰腺边缘	大多数为光滑、清晰	重度肿胀、不规则、模糊不清
胰腺实质回声	为均匀低回声	大多数为不规则、不均匀高回声或混合回声,回声粗糙
主胰管扩张	大多数正常,少数为轻度扩张	多有扩张,为轻至中度
胰腺内外积液或假性囊肿	少见	多见,常较严重
胸腔积液、腹水	少见	多见
肠麻痹,肠腔扩张,积气、积液	无	比较多见
声像图恢复时间	较快	较慢

重症急性出血坏死型胰腺炎还常发生全身并发症,如低血压及休克、消化道出血、细菌及真菌感染、慢性胰腺炎和糖尿病、低钙血症、高脂血症、贫血、心功能不全或衰竭、肾功能不全或衰竭、呼吸功能不全或衰竭、胰性脑病及多器官功能衰竭。

急性胰腺炎临床鉴别要点表8-52-2。

表8-52-2　急性胰腺炎的临床鉴别要点

疾　病	鉴别要点
溃疡病急性穿孔	①疼痛位于右上腹;②腹膜刺激征重,一般情况较急性出血坏死型胰腺炎好;③膈下可有游离气体;④血清淀粉酶在300U/L以下
急性心肌梗死	①心电图有特异性变化;②血清淀粉酶不高;③无腹部体征;④血清酶(CPK、LDH、GOT)在急性期增高
急性胆囊炎或胆囊结石,化脓性胆管炎	①多有寒战、高热;②早期出现黄疸;③腹痛多在右上腹,有肌紧张;④有反复发作史;⑤淀粉酶在300U/L以下;⑥偶尔合并胰腺炎

呈局限性肿块的急性胰腺炎应与胰腺癌鉴别,前者表现为低回声,胰腺边缘多规则、肿胀,上腹部探头加压检查时可出现明显的疼痛反应,超声显像随诊复查可见胰腺大小及回声有动态变化,大多能逐步恢复正常。而胰腺癌为不规则硬癌,肿块边缘不规则,向外突起或向周围浸润,呈现不均匀低回声,后方回声可见衰减。结合临床症状和实验室检查,一般均可做出鉴别,有时鉴别困难者可行超声引导下细针穿刺组织学检查,一般应在急性期后穿刺。并可做

CT 等其他影像学检查尽早明确诊断。

少数水肿严重，严重肿大的急性胰腺炎超声显像为球型无回声，后方回声增强，酷似囊肿，亦需鉴别。急性胰腺炎者无明显囊壁，局部压痛反应明显，随诊观察可见肿大的胰腺逐步恢复正常，内部回声也逐渐增多、增强。

慢性胰腺炎急性发作的超声显像表现与急性胰腺炎的高回声型及混合回声型近似，根据图像不易区别，需结合临床、实验室检查，并进行动态观察予以鉴别。

超声显像图例见图 8-52-1～8-52-3。

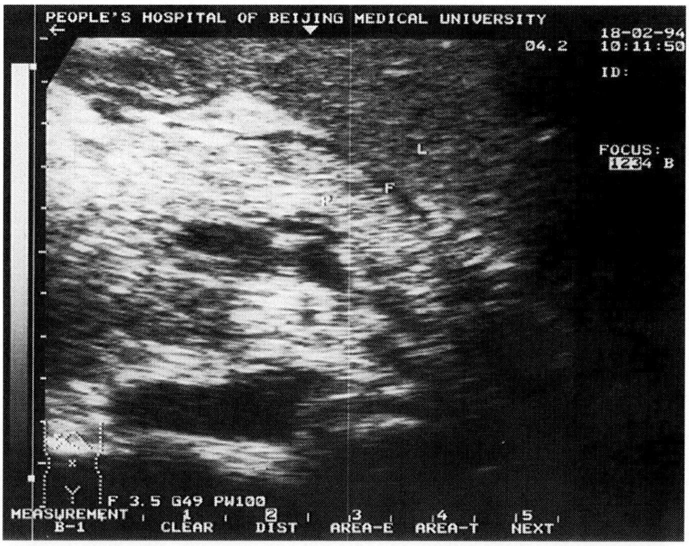

图 8-52-1　急性胆源性胰腺炎(一)

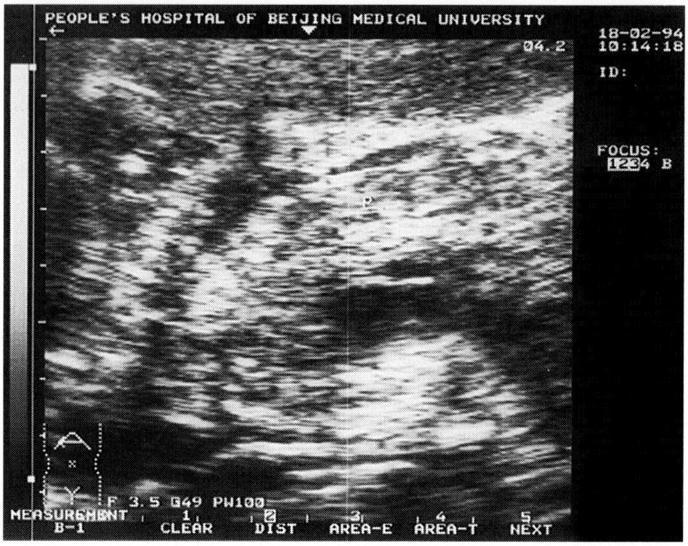

图 8-52-2　急性胆源性胰腺炎(二)

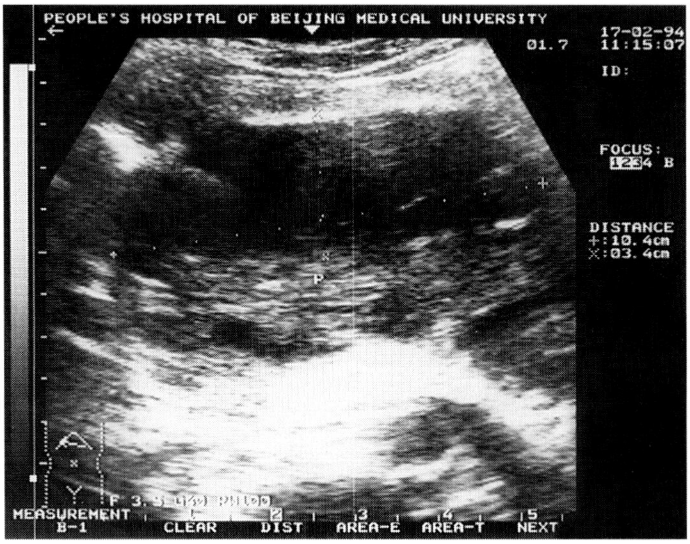

图 8-52-3 急性胆源性胰腺炎，胰腺坏死

（富京山）

第53例 上腹痛伴呕吐7天——急性胰腺炎后假性胰腺囊肿

患者，女性，46岁。因上腹痛伴呕吐7d入院。患者7d前进食烤鸭后出现上腹痛伴呕吐。查血淀粉酶及脂肪酶均高于正常4倍。腹部超声显像检查提示：胰腺肿大，胆囊及胆总管结石，肠管明显胀气，诊断为急性胆源性胰腺炎。给予禁食、胃肠减压、补液及抗感染等治疗后其腹痛逐渐缓解，进食后肠管胀气仍然明显。

查体：体温37.9℃，心率88/min，体重62kg。营养中等，痛苦病容，皮肤多汗湿冷。腹部膨隆，上腹部肌紧张、压痛，无反跳痛，肝脾触诊不满意，移动性浊音(—)，肠鸣音1/min。

实验室检查：白细胞 9.8×10^9/L，中性粒细胞0.91，总胆红素35.4μmol/L，直接胆红素21.2μmol/L，丙氨酸转氨酶64U/L，天冬氨酸转氨酶126U/L，血钙2.06mmol/L，C反应蛋白184mg/L，血糖11.6mmol/L，血淀粉酶82U/L，脂肪酶105U/L。

超声显像检查：胰腺肿大，胰腺被膜不光滑，回声不均匀，胰腺周围可见边界尚清晰的8.1cm×6.7cm无回声区，其内有散在光点。胆囊及胆总管内可见多个结石回声。超声显像检查提示：急性胰腺炎后假性胰腺囊肿，胆囊结石、胆总管结石。

分析

急性胰腺炎(acute pancreatis，AP)是指由多种病因导致胰酶被激活，胰酶消化自身胰腺及其周围组织所引起的化学性炎症，为常见急腹症之一，可伴有或不伴有其他器官功能的改变。尽管AP的病因和发病机制尚未完全阐明，但在国内外学者不断努力下，AP的基础研究取得了较大进展。近年来研究发现，AP的发病机制与胰酶的激活、炎症介质的活化、胰腺血液循环紊乱及细胞凋亡等因素密切相关。在2002年泰国曼谷世界胃肠大会上，对AP临床诊断统一了用语。根据临床表现和累及的脏器，分为轻症急性胰腺炎(MAP)与重症急性胰腺炎(SAP)，废弃了一些含有病理变化而临床上又无法证实的一些命名法(如急性出血坏死型胰腺炎等)。此后，国内大多数医务工作者已接受了此类命名，但还存在新老命名混用的现象。对

MAP临床诊断通常无太多困难。典型的上腹疼痛，并向后背放射，常伴呕吐、血清淀粉酶升高超过3倍以上，一般即可诊断。但在急腹症时出现血清淀粉酶升高的疾病不乏其数，但一般升高的幅度较小，不如AP时高。尿淀粉酶因留取标本比较方便，常与血清淀粉酶检测一样，作为诊断AP依据，但尿淀粉酶检测值随尿量改变变化很大，作为诊断AP指标，应予废弃。

近年来，SAP发病率在国内不断攀升，除与生活水平提高、饮食结构改变有关外，还与诊断水平提高有关。所谓SAP是指急性胰腺炎时，胰腺有局部并发症（如坏死、囊肿、脓肿等）或合并其他脏器（肺、肾、脑、心等）并发症。与MAP相比，SAP的病情凶险、病死率高。识别这两类不同性质的胰腺炎对临床至关重要。目前对SAP的诊断水平较10余年前有了显著提高，可归功于胰腺影像检查和有关化验检查的进步。在超声显像、CT广泛应用于胰腺检查前，临床上无法诊断出在急性胰腺炎时是否并发胰腺坏死、囊肿形成等改变。以超声显像及CT为代表的胰腺影像等检查，既能显示胰腺实质变化，又能观察胰管的变化，对临床诊断SAP有较大帮助。

对AP不能单纯满足于明确诊断，应尽可能做出病因诊断。在我国，最常见的AP病因是胆道疾患、酗酒、饮食因素、高脂血症、乳头括约肌功能紊乱等。因而通过CT或超声显像、超声内镜，以显示胰腺和胰胆管形态，检查血脂，进行乳头括约肌测压等检查均是AP病因诊断的重要措施。要求对AP诊断必须做分型、病因及并发症诊断，如轻型急性胰腺炎，胆源性；重型急性胰腺炎，高脂血症，呼吸功能衰竭等。

近10年来国内外对AP认识从理论到临床均有了飞跃性的发展，其最重要的标志是对SAP早期诊断水平的提高，病死率显著降低。但目前的进步在诊断上还局限于胰腺影像学的进步。急性胰腺炎在诊断和鉴别诊断中应注重临床线索。所谓临床线索就是病人的主诉和医师采集的详细病史和体格检查。急性胰腺炎患者最常见的主诉是上腹痛，最常见的体征是上腹压痛。然而有相似上腹痛的病种很多，需要在诊断中仔细鉴别。轻症急性胰腺炎临床表现为急性持续性腹痛，血清淀粉酶活性增高，大于正常值3倍。超声显像胰腺有形态学改变（少数可无形态学改变），而且可排除其他疾病者。少数病例血清淀粉酶可正常或轻度增高，对液体补充治疗反应良好。Ranson评分＜3分或APACHE-Ⅱ评分＜8分，或CT分级为A、B、C。对于轻症急性胰腺炎，抓住临床线索，诊断并不困难，唯一应注意的是当临床线索提示胰腺炎，但血清淀粉酶不高时，不要轻易放弃急性胰腺炎的诊断。在排查其他可能疾病时，仍需随诊行血清淀粉酶检查。

急性胰腺炎由于胰酶对胰腺组织的作用，可有大量的炎性、血性液体渗出或直接出血。这些液体或血液可局限性积聚在胰腺内部或蔓延积聚在胰腺周围或更远的区域，称为胰腺内、外积液，病变越严重积液范围越广。

急性胰内积液超声显像表现为胰腺内部局限性无回声或低回声，其边缘大多模糊不清，后方回声增强。胰腺内出血或蜂窝织炎也可形成胰内肿块回声，新鲜出血为高回声，以后可逐渐变为低至无回声。蜂窝织炎显示边界不清的不均匀低回声区，此需要与胰腺癌鉴别。急性胰腺炎胰内积液，出血随疾病好转可以吸收消退，也可形成假性胰腺囊肿及脓肿，超声显像可以动态观察之。

急性胰腺炎严重者可在纵隔、心包、腹腔或盆腔发现积液。最常见于小网膜囊、肾前旁间隙和横结肠系膜，超声显像确定小网膜囊积液较CT更为方便和直接，小网膜囊位于胃和胰腺之间的潜在间隙，其内不含脂肪和实质器官。超声显像小网膜囊积液为无回声区，后方回声增强，因有组织碎屑，可显示为中强的点状回声。急性坏死性胰腺炎，大量血性渗液可积聚在小网膜囊。急性出血表现为团块状高回声，1 周后逐渐变成低回声。数周后呈囊肿样改变，其内可见片状无回声区并可见分隔，最后形成类圆形假性胰腺囊肿。肾前旁间隙为腹膜后方与肾脏前筋膜前方之间的间隙，内有胰尾、腹膜后结肠旁疏松组织和脂肪。急性胰腺炎的渗出液可积聚于此间隙内，超声显像显示为液性无回声区，伴有后方回声增强，患者右侧卧位，经左肾冠状切面扫查，能方便清楚地显示肾前旁间隙积液。重症出血坏死型胰腺炎可引起横结肠系膜脂肪变性、出血或急性积液，最终形成假性囊肿，因横结肠多有积气，超声显像显示此处积液有一定困难，CT 检查效果应良好。胰腺内外急性积液是急性胰腺炎的重要表现，表明病情严重，在急性出血坏死型胰腺炎更易发生，且更为严重，超声医师应予以注意。

有 4.5％～53％的急性胰腺炎于发病后 2～4 周，在胰腺内部或外部发生假性胰腺囊肿，典型的假性胰腺囊肿为边界清楚的无回声区，壁光滑，后方回声增强，少数可见内部分隔，或因出血，继发感染等产生组织碎屑所致的中强回声的光点、光斑。囊肿可继续增大，亦可自行破裂、缩小或吸收。

超声显像图例见图 8-53-1、8-53-2。

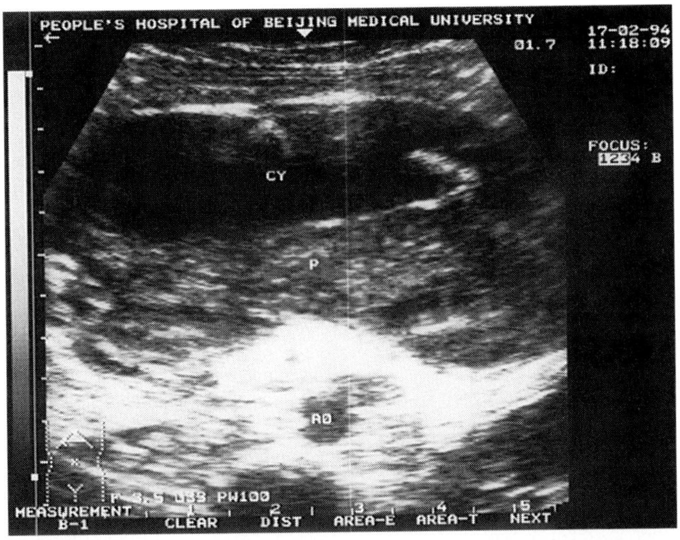

图 8-53-1　假性胰腺囊肿(一)

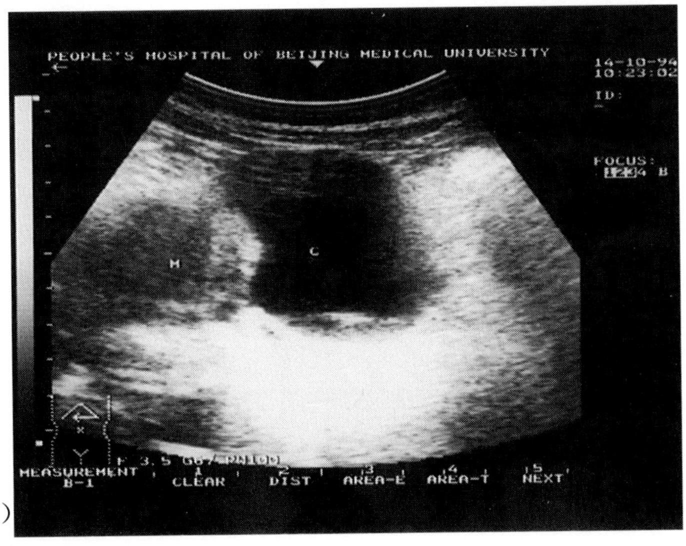

图 8-53-2　假性胰腺囊肿(二)

（富　玮　胡淑芳）

第54例 腹痛、腹泻3天——急性胰腺炎

患者,女性,59岁。因腹痛、腹泻3d急诊入院。患者3d前进食冷粽子后出现恶心、呕吐、持续性上腹痛,排稀便2次,无脓血。2d前腹痛、腹泻加重,来院急诊。

查体:急性病容。体温38.8℃,脉搏105/min,呼吸22/min,血压120/70mmHg。巩膜及皮肤无黄染,浅表淋巴结未扪及。双肺(—),心率105/min,律齐,未闻及杂音。腹部膨隆,全腹肌紧张,压痛及反跳痛(+),脾脏未触及,移动性浊音可疑。下肢轻度凹陷性水肿,病理反射未引出。

实验室检查:血红蛋白88g/L,白细胞$31.8\times10^9/L$,中性粒细胞0.98,有中毒颗粒,血小板$96\times10^9/L$,血淀粉酶986U/L,出血时间30s,凝血时间2min。尿蛋白+～++,尿白细胞0～5个/HP,红细胞2～10个/HP,偶见颗粒管型,尿三胆(—),尿糖(—),黄疸指数正常,丙氨酸转氨酶30U/L,白蛋白/球蛋白为2.11/3.16。

超声显像检查:肝脏轻度弥漫性病变,胆囊结石,胰腺增大,被膜不光滑,并有回声中断,胰腺内外均有片状无回声区,超声提示急性胰腺炎(重型)。

分析

在诊断中,一些诸如Grey-Turner征、Gullen征,以往为诊断重症急性胰腺炎(SAP)的重要体征,实质上为皮下瘀斑所致,不但罕见,对诊断价值也不大。对SAP的诊断,应将重点放在对心、肺、肾脏等重要脏器功能的判断及合并细菌或真菌感染的严重程度上。感染是各类AP的主要并发症,在疾病早期AP大多为非细菌性炎症,但若2周后体温不退,症状与体征加重,就必须考虑合并细菌或真菌感染的可能,因而合理应用抗生素是提高SAP存活率的重要措施,因为AP死亡的主要原因是感染。早期确诊SAP有否合并感染至关重要。通过超声显像对比复查,或在其引导下做细针抽吸液培养能为选择抗生素提供依据。

近10年来国内外对AP认识从理论到临床均有了飞跃性的发展,其最重要的标志是对SAP早期诊断水平的提高,病死率显著降低。但目前的进步在诊断上还局限于胰腺影像学的进步。急性胰腺炎在诊断和鉴别诊断中应注重临床线索。所谓临床线索就是病人的主诉和医师采集的详细病史和做的体格检查。急性胰腺炎患者最常见的主诉是上腹痛,最常见的体征是上腹压痛。然而有相似上腹痛的病种很多,需要在诊断中仔细鉴别。轻症急性胰腺炎临床表现为急性持续性腹痛,血清淀粉酶活性增高,大于正常值3倍。超声显像胰腺有形态学改变(少数可无形态学改变),而且可排除其他疾病者。少数病例血清淀粉酶可正常或轻度增高,对液体补充治疗反应良好。Ranson评分<3分,或APACHE-Ⅱ评分<8分,或CT分级为A、B、C。对于轻症急性胰腺炎,抓住临床线索,诊断并不困难,唯一应注意的是当临床线索提示胰腺炎,但血清淀粉酶不高时,不要轻易放弃急性胰腺炎的诊断。在排查其他可能疾病时,仍需随诊血清淀粉酶检查。

重症急性胰腺炎除具备急性胰腺炎典型临床表现和生化改变,且具备下列情况之一,即局部并发症(胰腺坏死、假性囊肿、胰腺脓肿)、器官功能障碍、Ranson评分≥3分,或APACH-Ⅱ评分≥8分、或CT分级为D、E。从诊断标准上轻症急性胰腺炎与重症急性胰腺炎最重要的区别是是否合并胰腺局部并发症和(或)器官功能障碍。因此,重症急性胰腺炎的临床线索就会比轻症急性胰腺炎复杂许多,有时还会显得杂乱无章。如何发现与抓住临床线索,关键还是

临床的问诊与查体。对于病情重的患者,查体不仅限于就诊时,应定时监测,特别是治疗后的变化反应尤为重要。重症急性胰腺炎容易被误诊的另一原因是缺乏典型临床表现。因此,对于那些急重病人,临床症状无法解释时,在鉴别诊断中应考虑与重症急性胰腺炎相鉴别。例如有的病人腹胀伴有血压的改变、恶心伴烦躁不安等,首先除外心脏病等常见疾病。当常见病不典型时,除了随诊常见可能疾病的同时,还应鉴别重症急性胰腺炎。对于诊断重症急性胰腺炎,特别是在确定有无局部(胰腺)并发症,如胰腺坏死、假性囊肿和胰腺脓肿,以及有其他器官功能障碍时,超声显像检查是非常重要和必不可少的。

辅助检查的应用在诊断和鉴别诊断中有重要作用:

轻症急性胰腺炎,一般通过血清淀粉酶(有条件可同时做脂肪酶)与超声显像检查即可明确诊断。重症急性胰腺炎的超声显像检查及化验项目种类的重复次数均远多于轻症急性胰腺炎。除了检测血清淀粉酶以外,重症急性胰腺炎还应做以下检查:

1. 血生化检查

(1)暂时性血糖升高,可能与胰岛素释放减少和胰高血糖素增高有关。若持久的空腹血糖高于10mmol/L,则反映胰腺坏死,表示预后严重。

(2)C反应蛋白是组织损伤和炎症的非特异性标志物,其测值若>250ng/L,则提示胰腺广泛坏死。

(3)高胆红素血症,可见于少数患者,大多发病后47d恢复正常。

(4)暂时性低钙血症(血钙<2mmol/L),常见于重症急性胰腺炎。若血钙低于1.75mmol/L,则提示预后不良。

2. 影像学检查　影像学检查是确定是否有急性胰腺炎并发症及了解本病病情是否得到控制以及判定预后的最好方法。增强CT是诊断胰腺坏死的最佳手段。CT可以根据胰腺组织的影像学改变进行(Balthazar CT)A~E分级(表8-54-1)对急性胰腺炎的诊断和鉴别诊断、评估其严重程度,特别是对鉴别轻症和重症胰腺炎,以及附近器官是否累及具有重要价值。轻症胰腺炎可见胰腺非特异性增大和增厚,胰腺周围边缘不规则;重症胰腺炎可见肾周围区消失;网膜囊和网膜脂肪变性,密度增加;胸腹膜腔积液。由于病人常腹胀明显,故影响超声显像检查,同时难以判断胰腺坏死,在重症急性胰腺炎并不首选超声显像检查。

表8-54-1　Balthazar CT分级系统

分级	胰腺组织影像学改变	积分
A	胰腺显示正常	0
B	胰腺局限性或弥漫性增大(包括轮廓不规则、胰管扩张、局限性积液)	1
C	除B级病变外,还有胰周的炎症改变	2
D	除胰腺病变外,胰腺有单发性积液区	3
E	胰腺或胰周有2个或多个积液、积气区	4

生命体征的监测是治疗措施,又是尽早发现其他器官障碍的方法。特别应注意血氧含量以及血液循环的变化。

在AP的诊断和鉴别诊断中,还应注意轻型急性胰腺炎,诊断多不困难。仍在应用尿淀粉酶测定来辅助诊断急性胰腺炎。有学者认为当血淀粉酶正常时,仅凭尿淀粉酶确诊应慎而又慎。但尿淀粉酶增高给医生以有关提示，可在腹痛再次发作时，及时检测血淀粉酶变化，同时也可警示及时做相关检查以明确诊断。

在重症急性胰腺炎，当血淀粉酶不高，病情急聚变化，无其他病因且除外心脏等疾病时，特别对于一些外科手术后的病人，出现难以解释的腹胀、呕吐，应警惕发生重症急性胰腺炎的可能。

急性胰腺炎的超声表现主要是胰腺形态、大小和实质回声的改变，病情轻重不同可有不同表现。病情轻者，胰腺被膜整齐光滑，病情严重者被膜不光滑不延续，胰腺体积多增大、增厚。严重者体积可增大3～4倍。一般呈全胰普遍均匀增大，波及胰腺的头、体、尾部，上腹横切面呈“腊肠样”，纵切面呈圆形。慢性胰腺急性发作时，胰腺可有局部限型肿大，胰腺内部回声大多为低回声（尤其是水肿型胰腺炎），出血坏死型胰腺炎多呈不均质强回声，亦可见低回声和强回声并存图像，严重者宛如腹膜后血肿（低或无回声），急性出血坏死性胰腺炎常合并腹水和假性胰腺囊肿，急性胰腺炎，特别是出血坏死型胰腺炎常发生胃肠积气，严重者可发生麻痹性肠梗阻，肠腔存在强烈气体反射，致使胰腺显示不清，部分轻型急性胰腺炎超声显像胰腺并无异常发现，诊断需结合临床。

超声显像图例见图8-54-1。

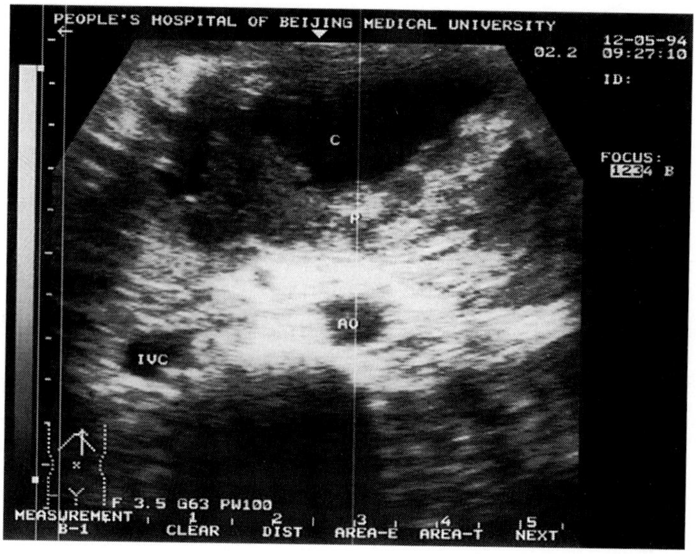

图8-54-1 急性胰腺炎(重型)

（富 玮 张文凯 吴桂君）

第55例 胸痛、心电图异常、血清酶谱增高——急性胰腺炎

患者，女性，68岁。胸痛及心前区、剑突下疼痛6h，以冠心病、心绞痛、不除外心肌梗死收入院。

查体：体温37.8℃，脉搏108/min，呼吸23/min，血压130/90mmHg，心音较弱，双肺(—)，左中上腹有压痛，肝脾未及，肠鸣音正常。患者有冠心病、心绞痛病史。

心电图示：ST-T 改变，提示心肌供血不足。

实验室检查：血谷草转氨酶（SGOT）86U/L，谷丙转氨酶（SGPT）74U/L，肌酸磷酸激酶（CPK）1 004 U/L，乳酸脱氢酶（LDH）1 263U/L，淀粉酶（Amy）2 240U/L。

胸部 X 线检查：未见异常。

经进食、抗感染、改善冠状动脉供血等处理后第 4 天复查 SGOT、SGPT、CPK、LDH 降至正常，10d 后淀粉酶恢复正常，检测心电图无动态变化。

超声显像检查：肝、脾、双肾未见异常；胰腺增大，被膜不光滑并有破口处，胰腺内部回声不均匀增强，胰腺内外均有片状无回声区；胆囊壁增厚（0.7cm），胆囊内可见多个结石回声。超声显像提示：急性胰腺炎、胆囊炎、胆石症。

分析

本例为老年患者，有冠心病、心绞痛病史，胸痛伴血清酶学增高，心电图异常，警惕心肌梗死是必要的。血清酶学短暂升高，4d 后降至正常，所以不考虑心肌梗死。

本例患者胸部及中上腹疼痛，左中上腹有压痛，血淀粉酶明显升高，超声显像检查胰腺明显肿大，可明确诊断急性胰腺炎。

通过本例病例可得到如下启示：

1. 部分中、重度急性胰腺炎患者不仅血清淀粉酶升高，也伴有 SGOT、SGPT、CPK、LDH 等异常升高。国内一组 52 例急性胰腺炎中有 67.3%的病例伴有血清酶学异常，其可能原因有：

（1）胰腺细胞坏死、损伤，细胞内的酶释放入血流，且组织酶活力远高于血清酶活力。

（2）LDH 除在心肌损伤时可升高外，胰腺、肾脏损伤时亦可升高。

（3）出血坏死型胰腺炎并发休克或多器官功能衰竭时可致心血管系统损伤，引起血清酶升高，LDH、CPK 则多在心肌损伤时升高。

2. 急性胰腺炎与急性心肌梗死血清酶变化规律不同，急性胰腺炎的血清肌酶升高是短暂的，治疗 3～4d 可恢复正常，而血清淀粉酶则需 1～2 周逐渐降至正常。急性心肌梗死的血清肌酶的恢复需数周，但不伴血清淀粉酶的升高。

3. 急性胰腺炎只有少数伴有心电图的异常，以 T 波、ST 段改变为主，较少有类似心肌梗死的图形，待病情好转时可恢复，而心肌梗死患者多有典型的心电图演变过程。

4. 急性胰腺炎除血清酶学异常外，多有超声显像、CT 检查显示其胰腺的肿大，或坏死的改变，而心肌梗死患者则无此改变。

5. 对中、重度急性胰腺炎，尤其是老年患者，在综合治疗过程中注意监测和保护心脏是非常必要的。

超声显像图例见图 8-55-1。

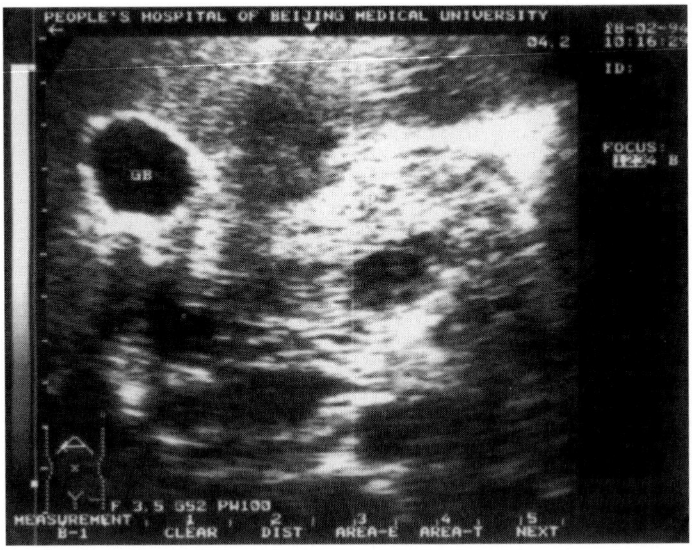

图 8-55-1 急性胰腺炎

（富京山 范安娜）

第 56 例 顽固性腹痛——胰体部腺癌

患者，女性，55 岁。因左上腹痛、食欲减退、消瘦近 5 个月收入院。患者自 5 个月前开始感觉疲劳，左上腹痛，3 个月后腹痛加重，呈持续性并阵发性加剧，有时向腰背部放射，伴恶心、呕吐，有时发热至 38℃。患者有高血压病史 6 年，血压在 140～160/90 ～100mmHg，服降压药可降低。

查体：神志清楚，一般情况差，消瘦，贫血貌。血压 150/100mmHg，体温 36.8℃，脉搏 106/min。巩膜不黄，全身浅表淋巴结不肿大，心肺（－）。腹部略膨隆，有胀气，肝脾触及不满意。左上腹有压痛，肠鸣音正常。脊柱及四肢无异常。

实验室检查：血红蛋白 86g/L，红细胞 3.36×10^{12}/L，白细胞 9.8×10^{9}/L，中性粒细胞 0.79。尿蛋白（＋），尿糖（卄）。大便常规检查正常，隐血试验（－）。血沉 48mm/1h，血糖 10mmol/L。肝功能正常，肝炎病毒标志物（－）。

X 线上消化道造影示：十二指肠窗扩大。

超声显像检查：肝胆未见异常。胆总管 0.8cm，于胰腺体部发现 4.2cm×3.1cm 大的不规则、不均匀低回声区并侵犯了 SMA。超声显像提示胰体部癌。

分析

胰腺癌（carcinoma of pancreas）是胰腺最常见的恶性肿瘤，发病率在全球范围内呈上升趋势。目前在西方国家中，胰腺癌已成为 10 种最常见的恶性肿瘤之一。美国在过去 10 年中胰腺癌的发病率升高了 3 倍，每年新发现的病例约 28 000 例，确诊后存活超过 1 年的不足 10%，在 60 余种恶性肿瘤中预后最差。我国上海 1990 年的统计结果表明，胰腺癌的发病率为 5.1/10 万，较 20 年前增加了 4 倍。虽然近年来胰腺癌的影像学诊断技术取得了较大的进步，但总的预后并未发生显著改观。大量文献资料表明,术后5年生存率仍在5%左右。

胰腺癌的病因尚不清楚,吸烟可能是最危险的致病因素。据估计吸烟能使胰腺癌的发病机会增加2～3倍。尼古丁可诱发实验动物的胰腺癌。酗酒也是胰腺癌的致病因素之一。流行病学调查显示,饮食可能在胰腺癌发生中具有重要作用,进食脂肪过多增加胰腺癌的发生率。

许多胰腺癌患者并发糖尿病。80%的胰腺癌患者有糖耐量的异常。长期患糖尿病并不增加胰腺癌发病的危险性。但突发的糖尿病是胰腺癌的早期症状之一。慢性胰腺炎是胰腺癌的高危因素,而且各种慢性胰腺炎均可增加胰腺癌的发病率,有些研究显示,胃切除后胰腺癌患病率增加。约10%的胰腺癌患者有家族史。

90%以上的胰腺外分泌肿瘤在组织学上属导管腺癌。最常发生的部位是胰头,约占胰腺导管胰癌的2/3。

近年来,分子生物学研究的进展为胰腺癌发病机制的研究提供了许多有益的帮助,并为胰腺癌的基因诊断和基因治疗奠定了基础。胰腺癌最常见的染色体缺失为17p和18q,其他依次为3p、4q、7p、10p、11q、12q和16q。至少有3种抑癌基因如P53、DPC4和MST1参与胰腺癌的发生。80%以上的胰腺癌患者有K-ras基因的突变。吸烟的胰腺癌病人K-ras基因突变率高于非吸烟者,进一步证明吸烟与胰腺癌有关。

癌肿块大多向胰腺表面不规则隆起,与周围胰腺组织界限不清。癌肿为实质性,质硬,切面为灰白色或淡黄色,形态不规则。还可见有棕色或棕红色出血斑点或坏死灶。液化时可见浑浊的棕灰色黏液性液体。胰腺癌多数为起源于胰管上皮的腺癌,因富含纤维,质地坚实(不规则硬癌)。少数起源于腺泡的髓样癌,质地软,容易出血、坏死,成为囊腺癌。癌肿块可阻塞胰管而引起腹痛,并诱发胰腺炎。胰头癌环绕并压迫胆总管,使胆总管梗阻扩张、胆囊增大及胆汁淤积性肝大。胰体癌或胰尾癌可破坏胰岛组织而发生糖尿病,也可以发生全身性静脉血栓形成。胰腺癌肿块内可有出血、坏死,亦可形成不规则囊样病变。如癌肿阻塞胰管,可使胰管扩大、扭曲或狭窄,还可形成潴流性囊肿。某些胰管分支发生破裂可引起胰腺内局部炎症或脂肪坏死。胰腺本身常因伴有纤维组织增生而导致胰腺质地坚硬或发生胰腺萎缩,此时不易与慢性胰腺炎区别。胰腺癌转移可直接侵犯胃、十二指肠、结肠、胆囊及胆管等脏器。胰体癌可压迫或侵犯腹腔神经丛,而引起顽固性腹痛和腰背痛。由于胰腺的被膜很薄,淋巴和血运甚为丰富,容易发生胰腺周围的淋巴结转移。胰头癌常转移至幽门下淋巴结和肠系膜上动脉周围淋巴结,胰体癌和胰尾癌易转移至脾门淋巴结。血行转移以经门静脉至肝最为常见。胰腺癌的临床表现与癌肿部位、病程早晚及邻近组织受累情况有关。一般胰头癌出现症状较早,胰体和胰尾癌出现症状较晚,一旦出现症状,病程已属晚期。胰腺癌早期症状为腹部不适、食欲缺乏和乏力等。晚期的临床表现为:①可有不同程度的腹痛和腰背痛。胰头癌的腹痛偏于右上腹,胰体和胰尾癌的腹痛则偏左,有时可发生全腹痛。持续性剧烈的腹痛和腰背痛提示腹腔神经丛受累。②胰头癌常直接浸润或压迫胆总管或引起进行性阻塞性黄疸,其黄疸出现较早而严重。胰体癌和胰尾癌侵犯胰头或有肝门及胆管周围淋巴结转移时,也可出现黄疸。③大多有进行性消瘦和乏力。④约半数患者可触及肿大的胆囊。⑤胰体和胰尾癌可发现上腹部肿块,提示已属晚期。⑥可出现消化道症状如食欲缺乏、腹胀、恶心、呕吐、呕血、黑便等。⑦有的病例可有发热、腹水、肝大和血栓性静脉炎等表现。本病早期诊断非常困难,当出现腹痛或黄疸典型症状时已属晚期。过去认为黄疸是胰头癌的早期症状,近年来发现腹痛或上腹部不适、食欲减退、乏力和体重减轻等是胰腺癌的早期表现，比黄疸出现为早。

胰腺癌早期容易侵及胆道，大约 80％的胰头癌患者具有黄疸。除了胰腺癌直接累及胆管下端外，还可以通过胰腺内淋巴管转移至胆管周围，造成“围管浸润”现象。25％的患者早期可发生十二指肠受侵，多数胰腺癌早期即侵犯腹膜后组织。除了直接侵犯外，相当一部分是沿胰腺神经丛扩散的。90％的患者具有不同程度的神经周围浸润。50％可累及门静脉或肠系膜上静脉，甚至导致血栓形成。胰体尾癌可侵犯脾静脉，造成血栓形成和区域性门脉高压。晚期患者可侵犯肠系膜上动脉、脾动脉、横结肠、胃、肾脏和左侧肾上腺。胰腺癌的多中心起源比较少见，少数患者可沿胰管扩散。最常见的转移方式是局部淋巴转移和肝转移。早期淋巴转移多见于胰十二指肠后淋巴结和胰腺上缘淋巴结。

胰腺癌早期无特异性症状，多数仅表现为上腹不适或隐痛、钝痛和胀痛等。因此，89％以上的患者就诊时已属晚期。部分就诊的患者也因与胃肠和肝胆疾患混淆而误诊。根据肿瘤所在部位不同，首先出现的症状也有所不同。胰头癌以腹痛、黄疸和上腹饱胀不适最多见。体尾部癌则多以腹痛、背痛和腹部包块多见。

胰腺癌的疼痛多位于上腹部，呈持续性的钝痛和剧痛，可向腰背部放射。黄疸是胰头癌的特征性症状，由于胰腺癌有围管浸润的生物学特性，黄疸可早期出现。随着胆道梗阻的加重，大便呈陶土色，小便呈酱油色，并出现全身皮肤瘙痒。黄疸一般呈进行性加重，但约 10％的患者黄疸也可出现波动。消化道症状主要有食欲缺乏，个别患者出现恶心、呕吐，甚至黑粪和腹泻。产生这些症状的原因除了肿瘤代谢产物对机体的毒性外，还与胰管、胆管等梗阻造成的消化吸收障碍有关。与其他肿瘤不同的是，胰腺癌患者早期即可以有消瘦、乏力。体重明显下降是其突出特点，体重下降可达 10～20kg。

胰腺癌的特征为肝脏及胆囊肿大、腹部包块和腹水，这多表示疾病处于进展期或晚期。约 60％的患者出现肝脏肿大，25％的患者出现黄疸，并可触及肿大的胆囊，10％可触及腹部包块，5％的患者有腹水。

胰腺癌超声显像为胰腺部位的不规则、不均匀、低回声肿块（占 80％），并向胰腺表面隆起。其与周围胰腺组织分界不清，呈浸润性生长。肿块后方回声可显衰减。癌肿块对周围脏器血管可有压迫侵犯现象，如胰头癌可使胆总管和胰管扩张，引起梗阻性黄疸，也可压迫下腔静脉使其移位。尚可发现癌肿包绕侵犯肠系膜上动脉、腹主动脉及门静脉等血管。弥漫性胰腺癌（全胰癌）超声显像表现为胰腺弥漫性肿大，形态失常。

早期体积小的胰腺癌也称为可切除癌，临床多无明显症状，易误诊为胃炎、十二指肠溃疡或肝胆系统炎症。癌肿块直径多＜2.0cm，尚未侵犯胰腺被膜，无局部淋巴和血管转移。超声显像检查不易，由于癌肿体积小，胰腺形态可无改变。体积较大或靠近胰腺被膜者，胰腺可有局部肿大，肿块边缘较为清晰，超声显像为低回声，常无伪足浸润，胰管和胆总管也无扩张。超声导向细针组织学穿刺活检有助于诊断。

超声显像图例见图 8-56-1～8-56-3 及彩图 26～31。

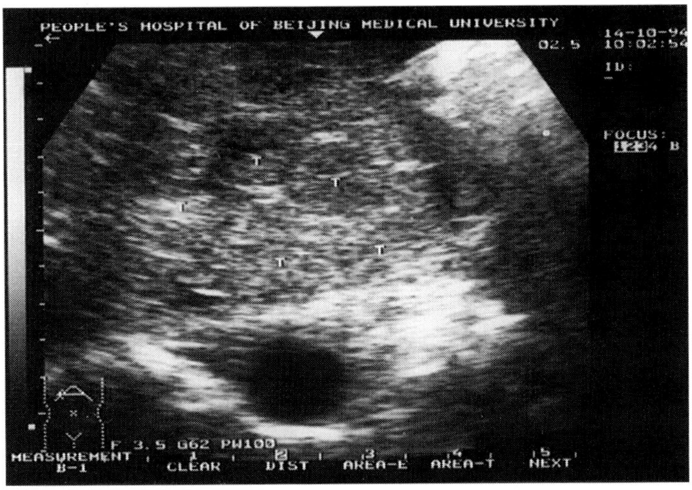

图 8-56-1　胰体癌(一)
胰腺体部多个低回声结节融合成团块

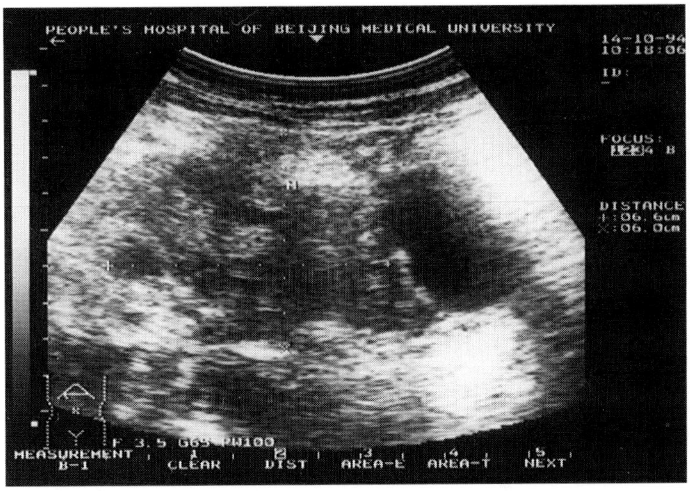

图 8-56-2　胰体癌(二)
胰腺体部不规则不均匀低回声肿块

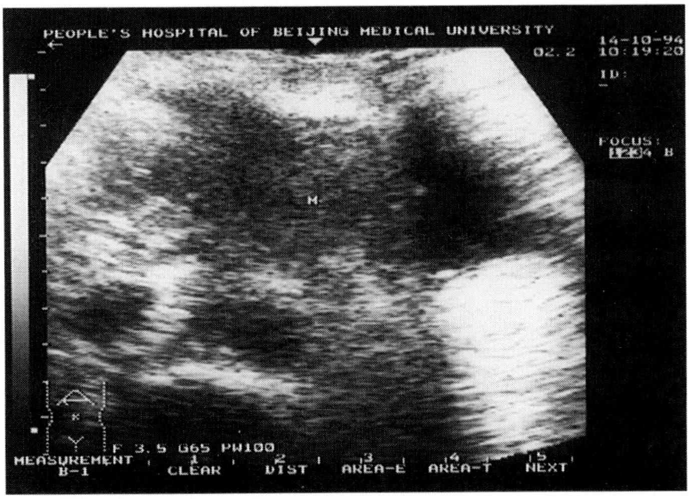

图 8-56-3　胰体癌(三)
胰腺体部不规则不均匀低回声肿块

（富京山　章红利　王　彤）

第57例 无痛、无黄疸——胰头癌

患者，男性，54岁。因上腹不适伴恶心、呕吐近2个月入院。患者自2个月前开始发生原因不明的上腹部不适，进食后胃部有胀满感，并有恶心、呕吐，间有腹泻，每日3、5次不等，其后食欲明显减退，身体逐渐消瘦，2个月体重下降3.5kg，按"胃病"治疗无效。

查体：体温36.7℃，脉搏84/min，血压125/80mmHg。巩膜、皮肤无黄染，全身浅表淋巴结不肿大。心肺(－)，腹平软，无压痛，未触及包块。

实验室检查：血红蛋白132g/L，白细胞7.1×10^9/L，中性粒细胞0.70，淋巴细胞0.29，单核细胞0.01，血小板80×10^9/L。黄疸指数和胆红素定量正常，ALT 200U/L，A/G为4.7/1.8，γ-谷氨酰转肽酶220U/L，胆碱酯酶72U/L，碱性磷酸酶17U/L，血糖11.2mmol/L，血淀粉酶500～750U/L。甲胎蛋白、乙肝表面抗原、血沉、胆固醇、三酰甘油、尿素氮、血清电解质、CO_2结合力及心电图等均正常。

超声显像检查：肝、胆、脾、双肾未见异常。胰腺形态、大小在正常范围，于胰腺钩突处可见2.4cm×2.2cm不规则低回声肿块。超声提示胰腺钩突部癌。

分析

由于大多数胰腺癌患者就诊时已属晚期，失去了手术根治的机会，因此，强调早期诊断胰腺癌，必须首先明确早期胰腺癌的概念，给予充分重视。结合影像学和实验室检查，进一步寻找更加敏感的肿瘤标记物，加强其分子生物学特性的研究，最终使胰腺癌早期诊断困难的局面有所突破。

1. 胰腺癌早期诊断的概念和意义　临床胰腺癌早期诊断的标准是发现肿瘤直径≤2cm的小胰癌。无淋巴结转移，无胰腺被膜、胰腺后方及门静脉浸润的胰腺癌。早期胰腺癌的概念包含有形态学和组织学两部分，是切除肿瘤和的病理学诊断。临床上能够发现的早期胰腺癌比例非常低，仅为3%左右。小胰癌手术切除率一般为90%左右，术后5年生存率可达50%。局限于导管上皮内的微小胰癌术后5年生存率可达100%，远高于直径2cm以上胰腺癌的切除率和长期存活率。早期胰腺癌与小胰癌虽然在内容上有交叉的地方，但两者不完全等同。胰腺癌在生物学行为上具有高度侵袭性，有些肿瘤很小时即可有神经、血管和周围淋巴的侵犯，甚至远处转移，已属于Ⅲ或Ⅳ期胰腺癌。即使获得手术切除，术后也很快复发和转移，预后仍然很差。Mao等发现11例<2cm的胰腺癌有7例已有远处转移，占64%。Furukawa等收集了7个单位近5年31例≤2cm的胰腺癌，符合国际抗癌联盟(UICC)Ⅰ期标准的仅有13例，占41.9%，其余18例(59.1%)均有淋巴结转移和腹膜转移。31例小胰癌术后总的4年生存率为54.5%，其中Ⅰ期患者为77.9%。由此可以看出，小胰癌仅仅反映了肿瘤的大小，并未反映其生物学行为。由于目前条件下很难发现早期胰腺癌，所以胰腺癌早期诊断比较现实的目标是努力发现小胰癌，提高胰腺癌手术切除率和患者的长期生存率。

2. 重视胰腺癌的早期诊断　肿瘤早期发现是获得最佳治疗效果的关键。虽然临床发现的早期胰腺癌比例非常低，但手术切除率为90%～100%，5年生存率可达70%～100%，与进展期胰腺癌相比，治疗效果存在着巨大的差异。

在各种影像学技术取得飞速发展的今天，为何早期发现胰腺癌如此困难，除了胰腺癌本身的特点以外，缺乏应有的警惕性和足够的重视是导致这种状况的主要原因之一。25%的患者确诊前6个月已有上腹不适的症状。15%的患者就诊后，仍需6个月以上才能获得确诊。追问病史，

50%以上有误诊为胃肠或肝胆疾病的病史，时间多在3～6个月，个别长达1年之久。当患者获得确诊时，多数已失去根治性切除的机会。若患者初次就诊医生就能意识到胰腺癌的存在，并进行有针对性的检查，可显著降低误诊率，缩短确诊时间，提高早期诊断率和5年生存率。

3. 加强宣传工作　难以早期发现胰腺癌的原因来自医生与患者两方面。胰腺专科医生相对容易做到及早确诊，而大多数普通内科和外科医师需要提高诊断胰腺癌的意识。对40岁以上的患者，因腹痛、黄疸、上腹不适、消化不良、消瘦、恶心、呕吐或突发糖尿病而就诊时，在排除其他疾病后，应考虑到胰腺癌的可能性，进行必要的相关检查，力争早期诊断。超声显像检查在鉴定黄疸性质方面已无太大困难，因此误诊为肝炎的患者逐渐减少。目前最常见的误诊原因是满足于慢性胃炎的诊断，以致贻误病情。行胃镜检查时，相当部分患者均有浅表性胃炎，对于40岁以上患者，上腹部有非特异性症状时，切忌满足于此项诊断，应做仔细筛查，以免延误诊断。同时许多患者在症状轻微时，常不到医院就诊，也是胰腺癌难以早期发现的原因之一。医务工作者特别是胰腺专科医师，有责任加强宣教，普及相关知识，提高人们的保健意识，早期到医院就诊，以获得早期诊断。

4. 加强对早期胰腺癌的警惕和对高危人群的监测　早期胰癌并非大多数没有症状，只是症状隐蔽和缺乏特异性而已。前述Furukawa的资料显示31例<2cm的胰癌中，18例有症状，占56%。其中以腹痛就诊者10例，黄疸5例，发热、呕吐、消瘦者1例。有国内资料显示<2cm的胰头癌14例中，有黄疸者7例，占50%。因此对因腹痛、黄疸、上腹不适、消化不良、消瘦、恶心、呕吐、腹泻或突发糖尿病等原因就诊的患者，应警惕胰腺癌的可能性，进行必要的检查，争取早期诊断。胰腺癌的高危人群为：

(1)年龄在40岁以上，有上腹部非特异性症状者。

(2)有胰腺癌家族者。有人认为遗传因素在胰腺癌发病中占5%～10%。

(3)突发糖尿病患者，特别是不典型糖尿病，患者年龄在60岁以上，缺乏家族史，无肥胖，很快形成胰岛素抵抗者。40%的胰腺癌患者在确诊时伴有糖尿病。

(4)慢性胰腺炎患者。目前认为慢性胰腺炎在小部分患者中是一个重要的癌前病变，特别是家族性慢性胰腺炎和慢性钙化性胰腺炎。

(5)导管内乳头状黏液瘤，也属癌前病变。

(6)家族性腺瘤息肉病合并胰腺癌者高于正常人群。

(7)良性病变行远端胃大部切除者，特别是术后20年以上的人群，胰腺癌发病率升高1.65～5倍。

(8)有胰腺癌的高危因素者，如吸烟、大量饮酒，以及长期接触有害化学物质等者。

5. 胰腺癌的影像学早期诊断

(1)B超：超声显像以其简便、经济、无创伤、可重复检查、相对准确等优点成为对胰腺癌高危人群和临床上怀疑胰腺癌患者进行筛查首选的影像学手段。对<2cm胰癌的诊断率为21%～64.5%。但受肠气的影响，以及胰体、胰尾位置深在造成回声减弱，常规超声显像有时不能显示胰腺全貌，诊断小胰癌时很难根据回声的变化做出判断。胰头或胰体部癌，可造成胰管扩张，超声显像对此非常敏感，但慢性胰腺炎亦可造成胰管扩张，鉴别仍需其他检查。对于胰尾和来源于胰管分支的小胰癌，由于无此征象，超声显像很难发现。

(2)内镜超声(EUS)：自从1980年Diamagno等首次将EUS用于临床以来，随着超声技术的提高和设备的不断改进，EUS不但用于小胰癌的诊断和分期，而且广泛应用于上消化道肿瘤的分期以及胰腺内分泌肿瘤的定位诊断。EUS是将内镜和超声显像结合，将高分辨率的探头通过内镜直接送入胃和十二指肠进行检查。由于探头紧贴胃和十二指肠壁行走，避免了常规超声显像检查时的衰减和肠气干扰，使隐蔽于胰头和胰尾的小胰癌得以发现。小胰癌在EUS上表现为低回声。对于≤2cm的小胰癌诊断阳性率为73.7%～100%，明显优于普通超声显像和CT。Muller等报道15例<3cm的胰腺癌，EUS敏感性为93%，同期CT和MRI检查其敏感性则为53%和67%。EUS甚至可以探查出<1cm的微小胰癌，目前被认为是诊断小胰癌最具价值的诊断手段之一。

(3)CT：CT是目前诊断胰腺癌最常用的检查方法之一。虽然常规CT诊断胰腺癌的阳性率可达90%左右，但大多为不可切除的晚期胰腺癌。由于<2cm的胰腺癌多为等密度，未引起胰腺轮廓的改变，而胰腺体积又有较大变异，所以常规CT对诊断2cm以下胰腺癌的敏感性为27%～64.5%，与超声检查相似，无特殊价值。但近年来随着影像技术的发展，特别是薄层动态CT的应用，使CT检出2cm以下胰腺癌成为可能。Furukawa等对35例胰腺癌行薄层动态CT检查，阳性率达97%。其中3例<2cm的胰腺癌也全部检出。在动态CT上肿瘤呈低密度影，与周围正常胰腺组织对比良好。其中1例患者在常规CT上仅见主胰管和肝外胆管扩张，胰内未见肿块，胰腺外形也无改变，误诊为胆管癌，通过动态CT得以发现位于胰头区的小胰癌。

超声显像图例见图8-57-1、8-57-2。

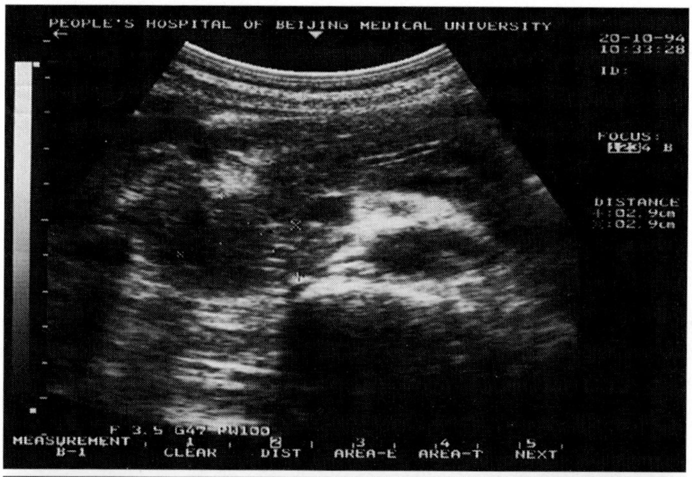

图8-57-1 无痛无黄疸胰头癌，胰头不规则低回声肿块

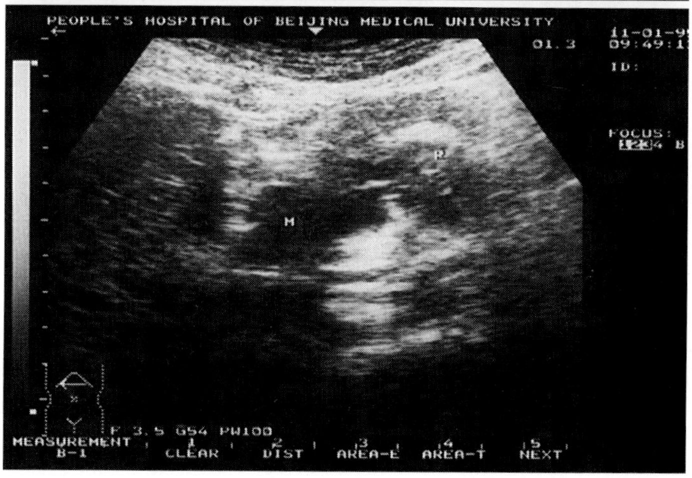

图8-57-2 无痛无黄疸胰头癌，胰头低回声肿块

（富 玮 张素敏）

第58例 腹胀、消瘦——胰体尾癌

患者，男性，70岁。因腹胀、食欲减退、消瘦2个月，加重20d收入院。患者于2个月前因感冒后出现发热、咳嗽，经抗感染治疗后咳嗽好转，但腹胀、消瘦、食欲减退明显加重。近20日出现尿少、尿黄、乏力等症状。钡剂造影胃、十二指肠未见异常，食管和胃底亦无静脉曲张，肝功能正常。近1周出现恶心、呕吐，呕吐物为胃内容物及少量咖啡色液体。患者既往无肝炎病史。

查体：体温36.1℃，脉搏92/min，血压110/80mmHg，发育正常，神志清楚，巩膜及全身皮肤无黄染，表浅淋巴结不肿大。双肺可闻及小水泡音，以右肺为主。心律整，心率92/min，未闻及杂音。腹略膨隆，肝脾触及不满意，血红蛋白115g/L。

实验室检查：白细胞8.4×10^9/L，中性粒细胞0.71，淋巴细胞0.23，嗜酸性粒细胞0.01，单核细胞0.03，血小板141×10^9/L，血沉48mm/1h，白蛋白39g/L，球蛋白19 g/L。肝功能正常，HBsAg(－)，γ-谷酰胺转肽酶90U/L，碱性磷酸酶(ALP)12U/L，甲胎蛋白(AFP)(－)，尿素氮18.6mmol/L。便隐血(＋)。

超声显像检查：肝脏慢性弥漫性病变，胆、脾、双肾未见异常。于胰腺体尾部可见一个7.2cm×5.6cm，不规则不均匀肿块，周边及内部彩色血流丰富，超声提示胰腺体尾癌。

分析

90％以上的胰腺外分泌肿瘤在组织学上属导管腺癌。最常发生的部位是胰头，约占胰腺导管胰癌的2/3。导管胰癌的亚型包括黏液胰癌和腺鳞癌，腺泡细胞癌相对少见。

癌肿块大多向胰腺表面不规则隆起，与周围胰腺组织界限不清。癌肿为实质性，质硬，切面为灰白色或淡黄色，形态不规则。还可见有棕色或棕红色出血斑点或坏死灶。液化时可见浑浊的棕灰色黏液性液体。胰腺癌多数为起源于胰管上皮的腺癌，因富含纤维、质地坚实(不规则硬癌)。

胰腺癌早期无特异性症状，多数仅表现为上腹不适或隐痛、钝痛和胀痛等。因此，89％以上的患者就诊时已属晚期。部分就诊的患者也因与胃肠和肝胆疾患混淆而误诊。根据肿瘤所在部位不同，首先出现的症状也有所不同。胰头癌以腹痛、黄疸和上腹饱胀不适最多见。体尾部癌则多以腹痛、背痛和腹部包块多见。

胰腺癌的疼痛多位于上腹部，呈持续性的钝痛和剧痛，可向腰背部放射。黄疸是胰头癌的特征性症状，由于胰腺癌有围管浸润的生物学特性，黄疸可早期出现。随着胆道梗阻的加重，大便呈陶土色。小便呈酱油色，并出现全身皮肤瘙痒。黄疸一般呈进行性加重，但约10％的患者黄疸也可出现波动。消化道症状主要有食欲缺乏，个别患者有恶心、呕吐，甚至出现黑便和腹泻。产生这些症状的原因除了肿瘤代谢产物对机体的毒性外，还与胰管、胆管等梗阻造成的消化吸收障碍有关。与其他肿瘤不同的是，胰腺癌患者早期即可以有消瘦、乏力。体重明显下降是其突出特点，体重下降可达10～20kg。

胰腺癌的特征为肝脏及胆囊肿大、腹部包块和腹水，这多表示疾病处于进展期或晚期。约60％的患者出现肝脏肿大，25％的患者出现黄疸，并可触及肿大的胆囊，10％的患者可触及腹部包块，5％的患者有腹水。

超声显像图例见彩图32～36。

(富　玮　章红利　张素敏)

第 59 例 胰腺转移癌

患者，男性，40 岁。胃癌术后 8 个月，复查 B 超。患者无黄疸，无腹痛、腹泻和其他不适。超声显像发现胰腺边界清楚的、限局性低回声肿块。肝、胆、脾、双肾未见异常，超声提示胰腺转移癌。

分析

胰腺转移癌在临床上意义不大。本例的诊断主要是结合病史，超声显像检查胰腺有边界清楚的均匀低回声肿块，其超声显像表现与原发性胰腺癌不同，后者其声像图表现主要为不规则、不均匀低回声肿块，边界不清，并向周围组织浸润，其病理诊断为不规则硬癌。

超声显像图例见图 8-59-1～8-59-3。

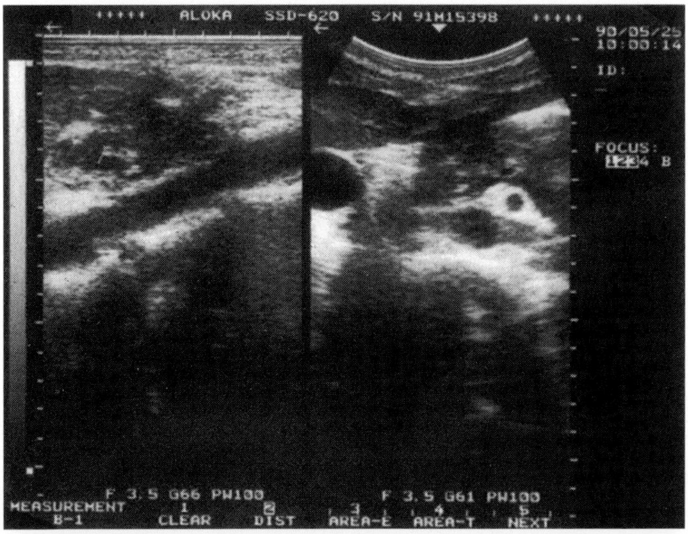

图 8-59-1 胰腺转移癌(胃癌术后胰腺转移)(一)

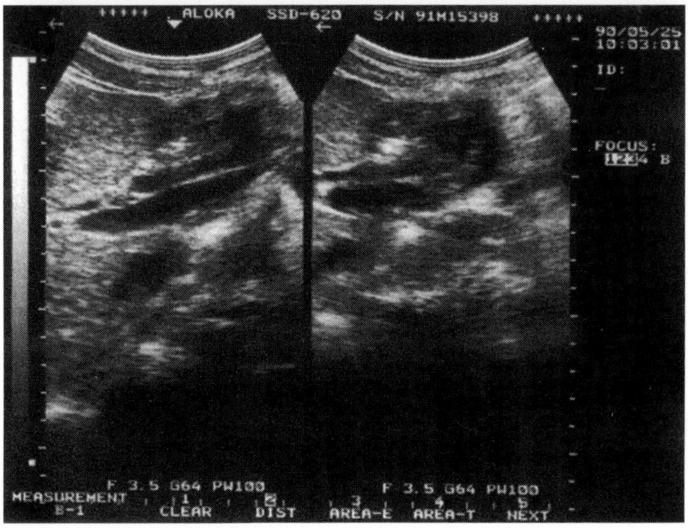

图 8-59-2 胰腺转移癌(胃癌术后胰腺转移)(二)

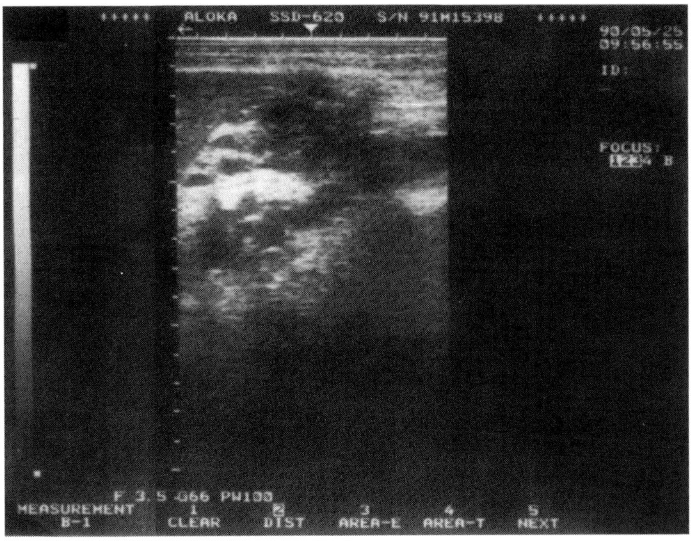

图 8-59-3 胰腺转移癌(胃癌术后胰腺转移)(三)

（富京山 仝春芳）

第9章 泌尿及男性生殖系统疾病

Chapter 9

第 60 例 颜面水肿、高血压、蛋白尿——急性肾小球肾炎与急进性肾小球肾炎

例 1

患者，男性，19 岁。2 周来颜面水肿、头晕。查体：血压 145/95mmHg，尿蛋白(＋＋＋＋)。超声显像显示双侧肾脏增大，肾皮质增厚，回声弥漫增强，肾盂肾盏不扩张，超声提示双肾弥漫性病变。

例 2

患者，男性，26 岁。2 周前感冒后出现颜面水肿、头晕、乏力伴恶心呕吐，尿少。查体：血压 150/100mmHg，尿蛋白(＋＋＋＋)。腹部超声显像显示双侧肾脏明显增大，肾皮质明显增厚，回声弥漫增强，肾盂肾盏不扩张，超声提示双肾弥漫性病变。

分析

1. 急性肾小球肾炎(acute glomerulonephritis) 简称急性肾炎，是一组常见疾病，急性起病。以血尿、蛋白尿、高血压、水肿、少尿和氮质血症为常见临床表现，病因多种，其中以链球菌感染后急性肾炎最常见。急性肾炎，肾脏体积较正常大约 2 倍，苍白色，包膜下肾组织光滑。急性肾炎的病变主要在肾小球，呈弥漫型增殖性病变，少数患者为肾小球系膜细胞和基质增生，肾小管病变不突出。

急性肾小球肾炎的超声显像依病理类型和病变轻重不同而有不同表现，即肾脏体积增大程度和皮质回声强度可有差别。超声显像显示肾脏常增大，包膜光滑。肾皮质与肾髓质分界清楚，但比例倒置。肾皮质增厚，肾柱亦增大，皮质回声弥漫性增强。肾髓质、肾盂、肾盏可无异常发现。双肾病变程度可有差别。有时可见腹水。超声显像发现的肾脏改变与临床表现和化验异常基本一致。

急性肾小球肾炎应与下列疾病鉴别。

(1)其他肾小球肾炎所表现的急性肾炎综合征：无论是原发或继发肾小球肾炎，在上呼吸道感染后都可诱发其活动性，出现急性肾炎综合征的症状，应与链球菌感染后的肾小球肾炎鉴别。非链球菌感染后的肾小球肾炎包括感染后心内膜炎、分流性肾炎、败血症、肺炎球菌性肺炎、伤寒、二期梅毒、脑膜炎球菌血症、病毒和寄生虫感染后肾小球肾炎。继发性者包括多系统疾病，如系统性红斑狼疮、血管炎、过敏性紫癜等。可呈现急性肾炎综合征特征的非肾小球疾病主要包括血栓性血小板减少性紫癜、溶血性尿毒综合征、动脉硬化栓塞性肾病和急性过敏性间质性肾炎。继发性者常有其他系统症状，有疑难时可做肾活组织检查，可能对诊断有帮助。

(2)少数链球菌感染后肾小球肾炎：表现为肾病综合征，应与其他肾病综合征鉴别。

(3)急进性肾小球肾炎：本病起病常与急性肾小球肾炎相似，然而治疗及预后均不同，故对症状严重、病情急剧恶化者要高度警惕，必要时做肾活检以明确诊断。

2. 急进性肾小球肾炎(rapidly progressive glomerulonephritis) 不常见，但预后恶劣，是一组病期发展急骤，由蛋白尿、血尿，迅速发展为少尿、无尿性肾衰竭的肾小球肾炎。临床分为原发性和继发性(如继发于肺出血-肾炎综合征、过敏性紫癜、系统性红斑狼疮等)。原发性急进型肾小球肾炎约半数以上患者有上呼吸道前驱感染史。病理改变为肾脏肿大，平均达360g。表面光滑，呈苍白或暗色，可有出血点，故称之“大彩肾”。

切面可见肾皮质增厚，髓质淤血。其特征性形态学改变为肾小球内有新月体改变，受累肾小球占50%～70%。严重者可达100%，数周后出现肾小球硬化或纤维化。急进型肾小球肾炎与急性肾炎不同之处还有病损常波及到肾小管，严重者可发生肾小管坏死。超声显像特征突出，常显示肾脏明显增大，被膜光滑。病情较轻者，肾皮质与肾髓质分界尚清楚，比例倒置。严重者皮质与髓质分界不清。肾皮质、肾柱明显增厚、增大，回声弥漫型增强。肾髓质回声亦增强。肾盂肾盏一般无异常发现。患者常有腹水。

急进性肾小球肾炎鉴别诊断：

(1)肾前性或肾后性急性肾衰竭，应注意肾前性因素加重急进性肾炎肾损害。

(2)急性间质性肾炎或急性肾小管坏死，鉴别困难时需做肾组织活检。

(3)重型链球菌感染后肾小球肾炎，本病多数为可逆性，少尿和肾损害持续时间短，肾功能一般在病程4～8周后恢复，肾活检或动态病程观察可有助于鉴别。

(4)溶血性尿毒症综合征、急进性高血压等，此外，军团病引起的急性肾衰竭是可治愈的，由于其常伴有肺部病变，有报道误诊为肺出血-肾炎综合征的病例。

超声显像图例见图9-60-1～9-60-6。

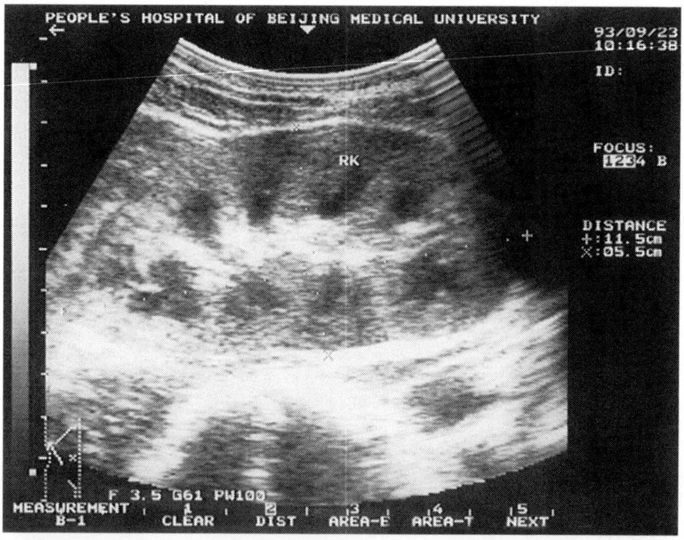

图 9-60-1　急性肾小球肾炎(一)

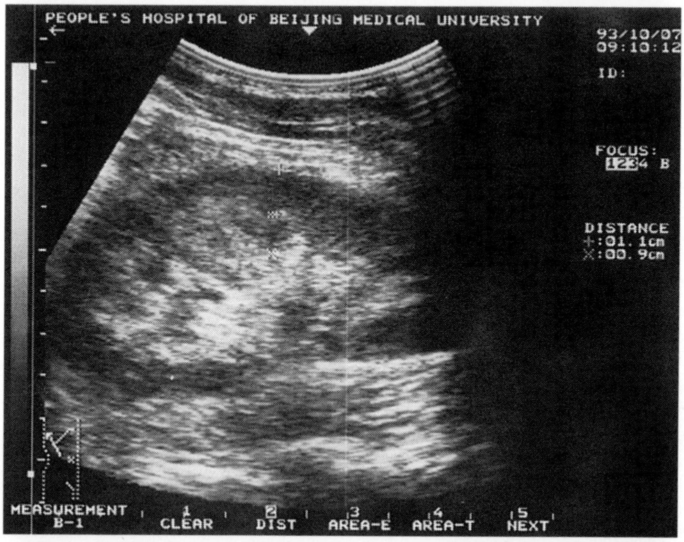

图 9-60-2　急性肾小球肾炎(二)

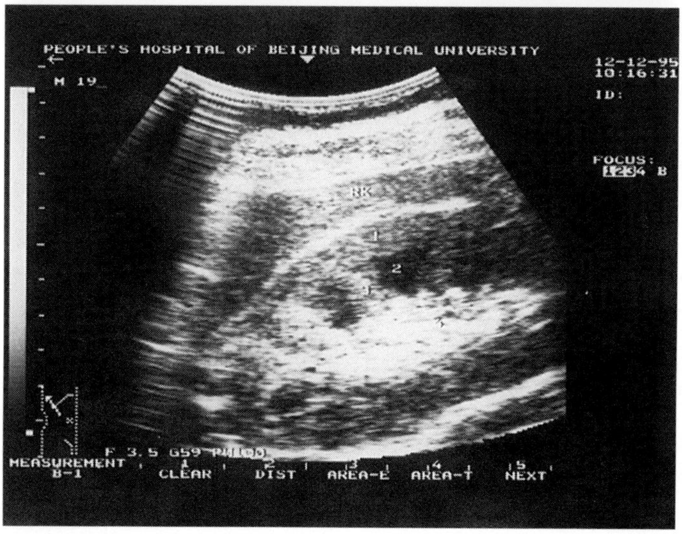

图 9-60-3　急性肾小球肾炎(三)

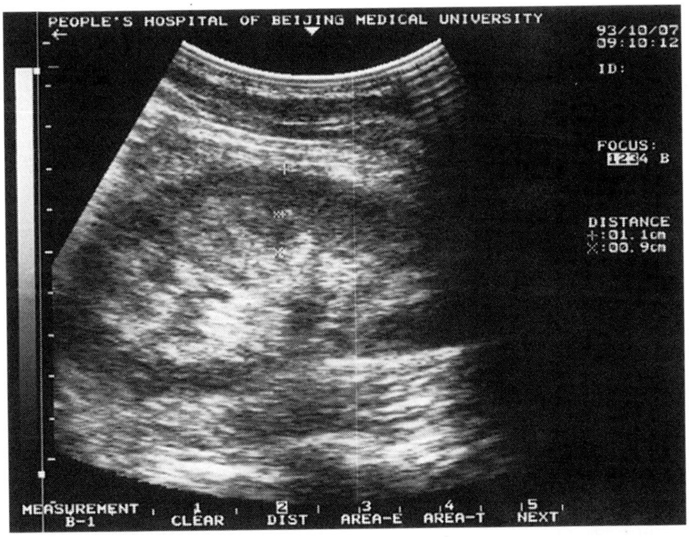

图 9-60-4 急性肾小球肾炎(四)
肾脏弥漫性病变

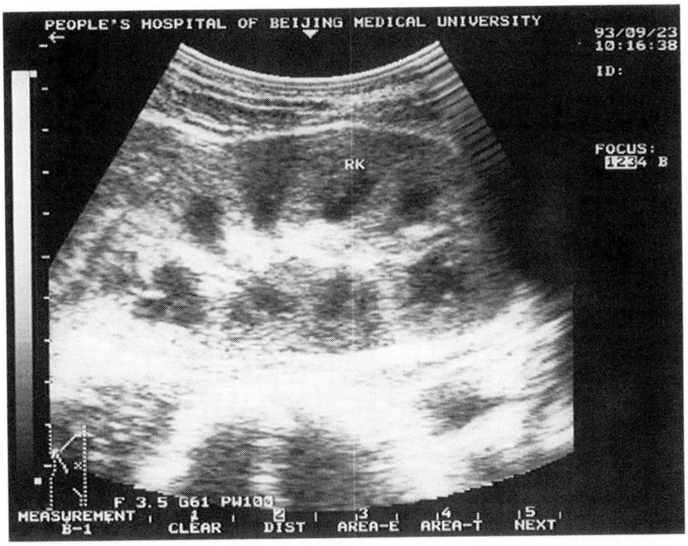

图 9-60-5 急性肾小球肾炎(五)
肾脏弥漫性病变

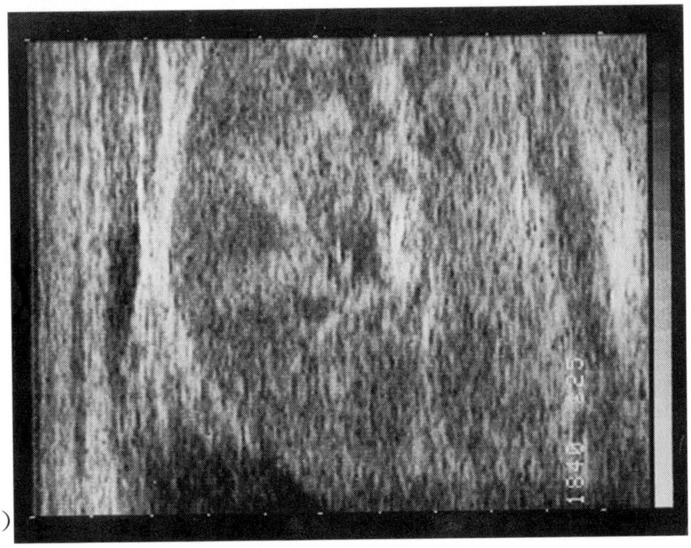

图 9-60-6 急进型肾小球肾炎
肾脏弥漫性病变

(富 玮 吴桂君)

第61例　左腰部不适——左肾癌

患者，男性，60岁。因左腰部不适伴间断性低热2个月入院。患者于2个月前无任何诱因地发生左腰部、左上腹部不适，体温38.1℃，轻咳，无痰。无尿频、尿急、尿痛及血尿。2次查血沉分别为6mm/1h，93mm/1h。查体：体温37.6℃，脉搏88/min，呼吸20/min，血压120/80mmHg。慢性病容，左上腹似有包块。血、尿常规正常，晨尿找抗酸杆菌为阴性，血沉96mm/1h。同位素肾图显示左肾排泄延缓曲线。超声显像检查肝、胆、胰、脾、右肾未见异常。于左肾下段可见一个6.3cm×5.8cm，边界清楚的不均匀中高回声区，并有彩色血流伸入其内。超声提示左肾癌。

分析

肾癌是泌尿外科较常见的恶性肿瘤，发病率仅次于膀胱癌。近年来其临床发病率有逐步增加趋势，发病年龄多在40岁以上，高峰年龄为60岁，男女之比为2.4∶1。吸烟、肥胖、职业(炼焦、印刷、石油、石棉制作等)工人长期接触有害化学物质，可能是致病的危险因素。遗传因素所致的肾癌发病年龄较早，有多灶性和双侧发病趋向。

肾癌的组织形态学特征与细胞遗传学有密切关系。因基因变异的数目和部位不同，产生各种不同病理类型的肿瘤。其恶性程度和临床过程也不尽相同。

典型肾癌为透明细胞和(或)嗜色细胞，癌细胞起源于近曲小管。透明细胞型肿瘤呈圆形、结节状或分叶状，有假包膜，切面呈黄色或灰白色，偶有小囊肿形成、出血或钙化灶。癌细胞胞质富含糖原和脂质，HE染色呈透明或空虚。

肾癌肿块多发生在肾上、下极，常为圆球形，直径可为5～15cm，亦可为分叶状，有包膜，切面呈黄色，瘤体内可见出血、坏死及钙化。临床主要症状为无痛性血尿和腹部肿块。过去教科书曾把肾癌的症状归纳为间歇性、无痛性、全程肉眼血尿、肿块和疼痛或发热三大症状，实际这都是晚期表现。目前超声显像等影像检查可在临床出现症状前做出诊断。近年一些医院80%的肾癌是在正常体检时发现的，从而得以早期治疗，预后较好。因此必须强调40岁以上的人应定期体检，而且必须把肾脏超声显像作为检查内容。肾癌超声显像在瘤体较小时(2～3cm)呈高回声，瘤体在4cm以上时多为低回声。肿瘤继续增大，内部可有坏死、出血、钙化，则为不均有回声。肾癌一般边界较为清楚，大多向肾脏包膜隆起，或向内挤压肾盂肾盏。其转移主要为血行转移，常在肾静脉和下腔静脉中形成癌栓。肿瘤还可向邻近的肾包膜、脂肪组织、淋巴结及同侧的肾上腺浸润。亦可向远处脏器转移，如肺、纵隔、骨骼、肝脏、中枢神经系统和甲状腺等。

超声显像检查对肾肿瘤的诊断敏感率高，可显示肾实质团块回声。肾轮廓局限性增大，边界清楚，多呈低回声球体状肿块，凸向肾周或压迫肾盏或集尿系统。但较小的肿瘤偶会被忽略。少数肿瘤呈不均匀回声，伴钙化者呈强回声。肿瘤坏死、液化呈边缘不规则的无回声区。肾门淋巴结肿大有时也可在超声显像检查时发现。CDFI可发现肾腔静脉癌栓和瘤内动静脉瘘。

鉴别诊断

成人最常见的是肾癌和肾盂肿瘤，主要症状是血尿，因此最重要的是血尿的鉴别诊断。婴幼儿最常见的是肾胚胎瘤，主要症状是腹部肿物，所以腹部肿物的鉴别诊断是最重要的。血尿在泌尿系肿瘤、非特异性感染、结核、结石等均可出现。但亦各有其特点。肾肿瘤血尿特点为无痛性间歇性全血尿。非特异性感染引起的血尿常伴有全身感染和膀胱刺激症状，尿内可有大量脓球。结核性血尿为终末血尿，病程进展缓慢，血尿出现前常先有长期的尿频、尿急、尿痛的症状。肾和输尿管结石可引起血尿，但出血量不大，且伴有疼痛。膀胱肿瘤可引起无痛性血尿，临床较难鉴别。但如排出较大血块，同时伴有尿频、膀胱疼痛时，应考虑膀胱肿瘤；若排出的血块呈细长条状，并出现腹部肿物及腰痛时，则诊断为肾癌。经膀胱镜和泌尿系造影检查，更可明确诊断。但也不除外肾与膀胱同时存在肿瘤之可能。先天性多囊肾也有肿物、疼痛和血尿症状，但一般肾脏为双侧增大，增长缓慢，可触及多数结节或囊肿，并有肾功能不全及高血压等症状。还要注意鉴别其他内科疾病引起的血尿，如肾炎、出血性疾患、药物过敏等原因引起的血尿，结合临床及病史，可以鉴别。但必须指出的是，约有30%的肾癌既无肉眼可见的血尿，显微镜下亦无红细胞增多，因此超声诊断至关重要。

超声显像图例见彩图37～44。

（富　玮　章红利）

第62例　发热、恶心、呕吐——高钙血症、急性肾衰竭

患者，女性，54岁。因恶心、呕吐、发热2个月，血肌酐(Scr)升高3d入院。患者2个月前感冒伴恶心、呕吐、发热，体温38℃，血白细胞升高至15.6×10^9/L，予以“头孢唑啉钠”静滴治疗，1周后体温正常，白细胞降至12.3×10^9/L，并出现消化道症状，以恶心、呕吐为主，无腹痛、腹泻，无消化道出血，给予止吐处理，效果不佳。胃镜显示“浅表性胃炎”。查血红蛋白78g/L，血钾3.1mmol/L，Scr 3.57mg/dl。患者半年前夜尿增多，每晚3～4次，无水肿、少尿、肉眼血尿、高血压，无皮疹、关节痛、面部红斑等。平素体健，无药物过敏史。

查体：中度贫血貌，全身皮肤黏膜苍白，未见出血点、瘀斑。全身浅表淋巴结未触及肿大。结膜苍白，巩膜无黄染。胸骨无明显压痛，两肺呼吸音清，未闻及干湿性啰音，心界不大，心律齐，各瓣膜区未闻及病理性杂音。腹平软，无压痛，无反跳痛，肝脾肋下未及，移动性浊音(－)。双下肢无水肿。

实验室检查：血常规，血红蛋白79g/L，白细胞5.2×10^9/L，中性粒细胞0.62，淋巴细胞0.32，嗜酸性粒细胞0.01，血小板146×10^9/L，网织红细胞0.014。尿常规，蛋白(＋)，隐血(－)，24h尿蛋白定量0.59g，尿沉渣红细胞计数1万/ml，白细胞10～20个/HP。肾小管功能，NAG酶9.2～17.6U/g，视黄醇结合蛋白(RBP)9.58mg/L，β_2微蛋白64mg/L，尿氨基酸定量215.2mg/24h，尿本周蛋白(－)。尿淀粉酶正常；肾衰指数(RFI)2.82。生化检查：白蛋白36.8g/L，球蛋白25.2g/L，胆红素正常，天冬氨酸转氨酶16U/L，丙氨酸转氨酶23U/L，乳酸脱氢酶566U/L，尿素氮17.5mmol/L(48.9mg/dl)，肌酐555μmol/L(6.28mg/dl)，碱性磷酸酶489U/L，钾2.86mmol/L钠134mmol/L，氯97.4 mmol/L，钙3.88mmol/L，磷1.43 mmol/L，二氧化碳结合力26.3 mmol/L，胆固醇4.27 mmol/L，三酰甘油2.41 mmol/L。免疫学检查：IgG、IgA、IgM分别为10.1g/L、1.72g/L、0.791g/L，IgE 573IU/ml，补体C_3 1.09 g/L，C_4 0.323 g/L，C反应蛋白(CRP)22.9 mg/L，抗溶血性链球菌素O正常。甲胎蛋白(AFP)＜20μg/L、癌胚抗原(CEA)0.9μg/L。血清甲状旁腺素(PTH)64pg/ml(正常值12～65pg/ml)。

超声显像检查：肝、胆、胰、脾形态大小正常，未见异常回声。双肾饱满，肾被膜光滑，肾皮质略增厚，回声轻度弥漫性增强，骨髓质回声明显增强，肾盂肾盏不扩张。右侧下甲状旁腺增大，大小为2.2cm×1.4cm。超声提示：甲状腺腺瘤，肾钙质沉积，双肾弥漫性病变。

为明确诊断，进行了超声引导下肾穿刺活检（结果见分析）。

分析

患者起病时有发热、恶心、呕吐，虽然消化道症状明显，但无少尿、低血压等血容量不足表现，尿检以肾小管间质损害为主，RFI、FENa 均＞1，故不支持肾前性因素导致的急性肾功能不全。肾脏超声显像未见肾盂、输尿管扩张，亦可排除肾后性因素导致的急性肾功能不全。高度怀疑为肾实质性疾病导致的急性肾功能不全，但需与一些疾病相鉴别。

1. 急进性肾小球肾炎　患者病史较短，起病急，临床表现为急性肾功能不全，但尿检无蛋白尿和镜下血尿，血压正常。不支持急进性肾炎。

2. 急性肾小管坏死　患者在出现急性肾功能不全之前有一过性发热，胃纳差、呕吐等症状，虽然有容量不足，但患者无少尿、低血压表现，尿检以小管间质性损害为主，故不能完全排除急性肾小管坏死。此外患者有严重高钙血症，血钙为 3.88mmol/L，临床上消化道症状突出，频繁恶心、呕吐并逐渐出现肾功能受损，因此不能排除高钙血症导致的肾脏损害。

B 超引导下肾活检，光镜下见肾小管间质病变严重，片状小管上皮细胞扁平，刷状缘脱落，少数再生，见小管炎；灶性小管萎缩；腔内见蛋白管型、细胞管型及脱落的上皮细胞。间质增宽，广泛水肿，部分间质尤其髓质间质增宽、纤维化，多数间质及小管腔内见嗜碱性物质（钙盐）。肾小球病变较轻，外周襻脏层上皮细胞附着减少，轻度系膜区增宽，襻开放可见，外周襻与囊壁粘连。动脉管壁增厚、闭锁。免疫荧光 IgA（＋＋），弥漫分布，呈颗粒状沉积于系膜区。肾活检证实肾脏病变为高钙血症导致的肾小管间质急性病管变。

本例为原发性甲状旁腺功能亢进症（甲状旁腺腺瘤）。由于甲状旁腺激素分泌过多，钙自骨转移至血液引起血钙增高，同时肾小管对无机磷再吸收减少，尿磷排出增多，血磷降低。由于钙肿瘤的自主性、血钙过高不能抑制甲状旁腺功能亢进分泌甲状旁腺激素，所以血钙持续增高，如肾功能完好，尿钙排泄量增加，而使血钙降低，但持续增多的甲状旁腺激素引起广泛的骨质脱钙，骨基质分解，黏蛋白、羟脯氨酸等代谢产物自尿排泄增多，形成尿路结石或肾钙盐沉着症，加之继发性感染等因素，此病人肾功能遭受严重损害。

超声显像图例见图 9-62-1～9-62-3。

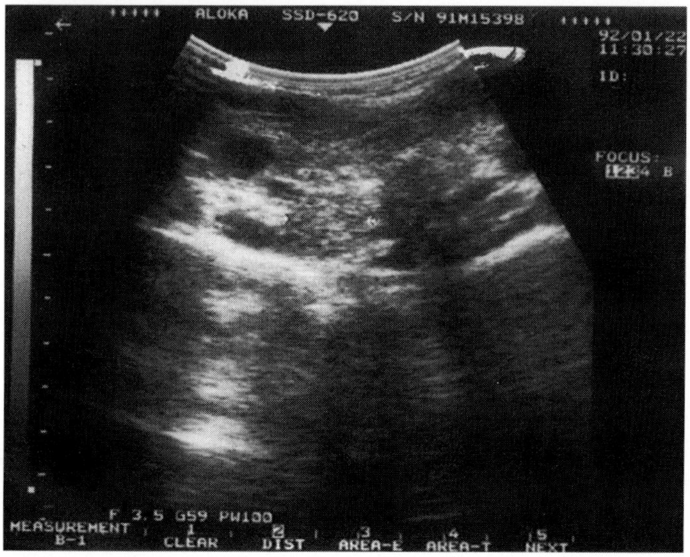

图 9-62-1　甲状旁腺腺瘤，高钙血症（一）

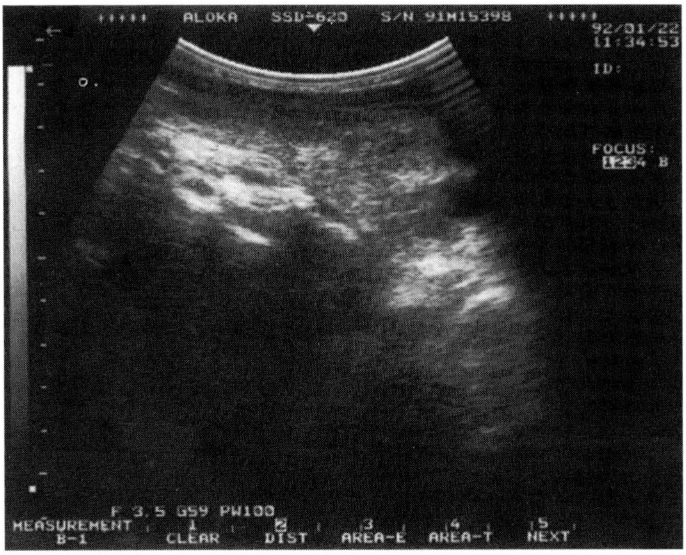

图 9-62-2 甲状旁腺腺瘤，高钙血症(二)

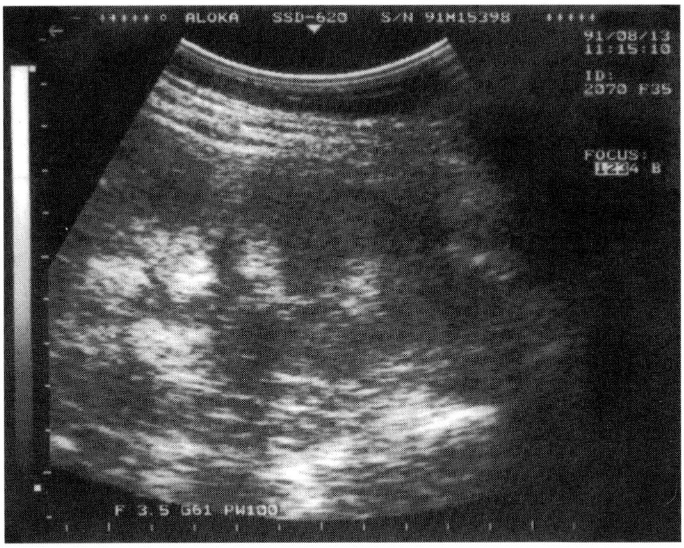

图 9-62-3 肾钙质沉积，急性肾衰竭，高钙血症

（富京山　甘丽云　宋　清）

第 63 例　肾结核误诊为泌尿系感染、肾盂肾炎 4 年

患者，女性，36 岁。因尿频、尿急反复发作 4 年，曾在多家医院门诊按“泌尿系感染、肾盂肾炎”诊治，效果不明显，无腰痛、腹痛病史。近 1 个月来尿频加剧，但尿量较少，曾有血尿发生，伴左侧腰部钝痛，以“血尿待查”收入院。

查体：体温 37.5℃，脉搏 78/min，呼吸、血压正常。一般情况尚好，发育正常，营养中等，心肺听诊无异常，腹软，无压痛，肝脾不大，腹部、腰部未触及包块。左肾区轻叩击痛，脊柱及四肢无异常。

实验室检查：血常规，血红蛋白106g/L，红细胞3.75×10^{12}/L，白细胞4.7×10^{9}/L，中性粒细胞0.60，淋巴细胞0.40，血沉31mm/1h。肝功能正常。非蛋白氮4.1mg/dl。尿常规，白细胞(++)，红细胞(+++)。

超声显像检查：双肾失常态，以左肾明显，肾被膜不光滑，皮质、髓质分界不清，肾实质及肾盂肾盏处可见多个不规则高回声，无声影，最大直径2.1cm，肾内可见小片状低至无回声区。超声显像提示：双肾结核，以左侧明显。

分析

肾结核(renal tuberculosis)是全身结核病的一部分，其原发病灶几乎都在肺内，亦偶见继发于骨关节结核、肠结核和全身粟粒性结核者。结核杆菌可经血液、尿流、淋巴管或直接蔓延到达肾脏，其中绝大部分经血行感染。结核杆菌主要在肾小球毛细血管丛中发展成为结核病，形成微结核病灶。其中大部分可全部愈合，不引起任何症状。如果患者对结核免疫力低，病灶不愈合，则发展为髓质结核病(临床结核病)，多数为单侧。患有髓质肾结核后，病变进行性发展，肾乳头发生溃疡坏死，病变蔓延到肾盏时，形成空洞性溃疡。然后累及肾盏、肾盂和全肾。肾盂结核性纤维化造成梗阻时，形成无功能的结核性脓肾。结核病灶扩展到肾周围时，可发生结核性肾周围炎和肾周围寒性脓肿。肾结核病灶可发生钙化，可呈散发钙化灶，亦可使全肾成为弥漫性钙化肾。肾结核病灶侵入肾盂后，可从黏膜表面、黏膜下层及尿内的结核杆菌扩展到输尿管和膀胱。凡有尿频、尿急、尿痛等膀胱刺激症状时，除有引起膀胱炎的明显原因外，都应考虑肾结核的可能性。慢性膀胱炎最常见原因是肾结核，尤其是经抗感染治疗无好转者或尿培养无细菌生长者皆应考虑肾结核。肾结核超声显像表现依肾结核不同病理改变而各异，并无明显特征。国内学者把肾结核的声像图分为4型或5型。即肾盂扩张型(扩张回声型)、干酪空洞型(混合回声型)、结核脓肿型(无回声型)、纤维硬化型(强回声型)和钙化型(似结石型)。实际上这几种病变类型往往混合存在，变化很多。硬化型以纤维化为主。干酪空洞型是肾结核最常见的病理变化，可局限于肾的一部分或影响到全肾，最后成为结核性脓肾。钙化型是整个病变肾脏有大量钙盐沉着。轻型肾结核时，肾脏尚无破坏，肾脏超声显像一般无异常发现。重型肾结核超声显像显示肾脏轮廓增大，形态不规则。受累严重的部分往往比肾脏其他部分明显增大。有结核性脓肿者可发现圆形低回声区，如囊肿内为稀薄脓液则透声良好，内无光点或有少许光点。干酪样脓液透声较差，囊肿内表现有较多光点。囊肿发生钙化时，在其表面呈现弧形强光带，其后可有声影。当肾结核伴有肾积水时，则有肾积水超声显像特点。当肾结核钙化成为油灰肾时，超声显像为弧形强光带，伴有大片声影，其深部结构包括患肾腹侧的肠段均不能显示。肾结核发生结核性脓肾或伴有肾积水时，超声显像有些像肾积水，但其内含有低回声光点，且轮廓不清晰；肾结核含有干酪样物质时，超声显像有些像肾肿瘤，但这种表现往往为多处，又经常伴有肾积水和钙化灶等；有钙化病灶时，超声显像又与肾结石类似，但钙化灶往往在肾表浅的肾实质部位，而且回声不如结石强；伴有肾外形局部隆起者，又有些像分叶肾，但肾的内部结构往往显示不清。超声显像有以上特点即与某病似与不似时，应考虑为肾结核。肾结核可累及输尿管、膀胱、前列腺和附睾等处。超声显像有各自表现。肾结核的超声显像诊断尚需结核临床。

鉴别诊断

凡有尿频、尿急、尿痛等膀胱刺激症状时，除有引起膀胱炎的明显原因外，都应考虑肾结核的可能。慢性膀胱炎的最通常原因是肾结核，尤其是经一般抗非特异性感染诊疗无好转者，若合并终末血尿，更应以肾结核为初步诊断而进一步检查。膀胱炎患者如尿培养无细菌生长，则肾结核的可能性很大。若培养发现其他细菌时，并不能除外肾结核。男性生殖系结核患者必须注意同时存在肾结核的可能，即使没有泌尿系症状也必须查尿，注意尿内有无结核杆菌。肾结核的特点就是原发病虽在肾，却很少有肾本身的病状，几乎全表现在膀胱方面。泌尿系检查若有异常，也多由合并的附睾结核等病变引起。

尿检查对肾结核诊断有重要意义。尿一般呈酸性反应，为肾结核尿的特点，但必须是新鲜排出尿。若尿存放过久，则往往由于尿素分解而使尿转为碱性。尿中有蛋白、白细胞、红细胞。尿沉淀涂片抗酸染色在50%～70%的病例可查出结核杆菌。清晨第一次尿的检查阳性率最高，与留24h尿检查结核杆菌的结果相似。若能做结核杆菌培养和豚鼠接种，阳性率可达90%。尿结核杆菌检查是诊断肾结核病的关键，对诊疗也有决定性意义。因肾结核的结核杆菌常间断、少量排出，检查应连续进行3次。凡对结核杆菌有抑制的药物，应先停药1周，可提高尿检阳性率。

凡是尿内查出结核杆菌的病例，都应诊断为肾结核。尿内查出结核杆菌虽可做出肾结核的诊断，但并没有完成诊断的全部要求。因为只有了解肾结核破坏程度，另一侧肾是否正常，以及膀胱病变的严重程度等情况后，才能制定全面诊疗计划，所以进一步检查是必要的。

泌尿系造影在肾实质有明显破坏时才出现改变。早期肾乳头坏死表现肾盏阴影边缘不光滑如虫蛀状，肾盏失去杯形，严重时形成空洞。若肾盏颈部结核病变纤维化狭窄或完全堵塞时，可见空洞充盈不全或肾盏完全不显影。局限的结核性脓肿亦可使肾盏、肾盂变形或出现压迹。若全肾广泛性破坏时，排泄性泌尿系造影由于肾功能低下或完全丧失，表现为“无功能”，不能显示典型的结核性破坏病变，逆行性泌尿系造影有时能显示多数空洞性破坏阴影。输尿管结核溃疡和狭窄，在造影片上表现为输尿管僵直、虫蛀状边缘、管腔狭窄，有时尚可见输尿管钙化阴影。膀胱镜检查早期可见黏膜充血、水肿，有浅黄色粟粒样结核结节，以三角区及两侧输尿管口为著。后期出现结核溃疡，膀胱镜检查充水时易出血，溃疡处肉芽组织可能误诊为肿瘤。

肾结核的鉴别诊断主要是膀胱炎和血尿的鉴别诊断。非特异性膀胱炎常突然发生，并可反复发作，时轻时重，血尿与膀胱刺激症状同时发生。而肾结核引起的结核性膀胱炎以尿频开始，逐渐并持续加剧，并无发作性加重。血尿都在膀胱刺激症状出现一段时间后才出现。在结核性膀胱炎时，可合并非特异性感染，资料报告约为20%。致病菌绝大多数为大肠埃希菌，通过细菌性检查才能确诊。膀胱尿道梗阻性病变引起的尿频、尿急、尿痛均在排尿困难症状以后发生，多数伴有非特异性感染。膀胱结石引起的膀胱炎在排尿时可有尿线突然中断，伴有尿道内剧烈疼痛。膀胱肿瘤的膀胱刺激症状都在长期无痛血尿以后才出现，肿瘤有浸润或邻近三角区，而肾结核血尿多在长时间尿频以后出现，以终末血尿为其特点。

超声显像图例见图9-63-1～9-63-6。

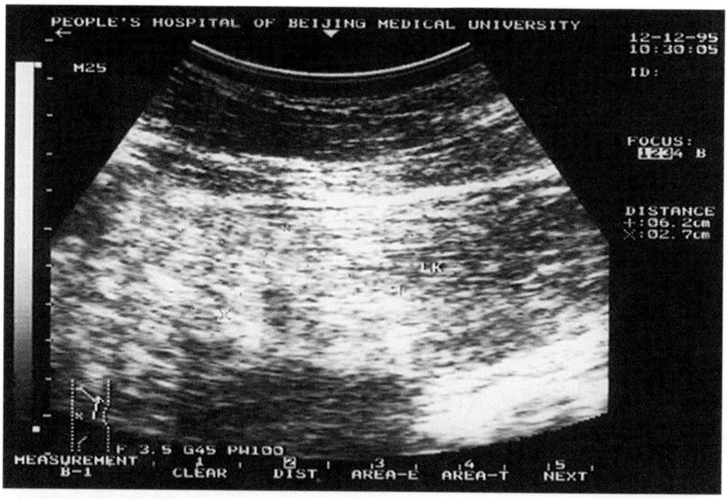

图 9-63-1 肾结核(一)

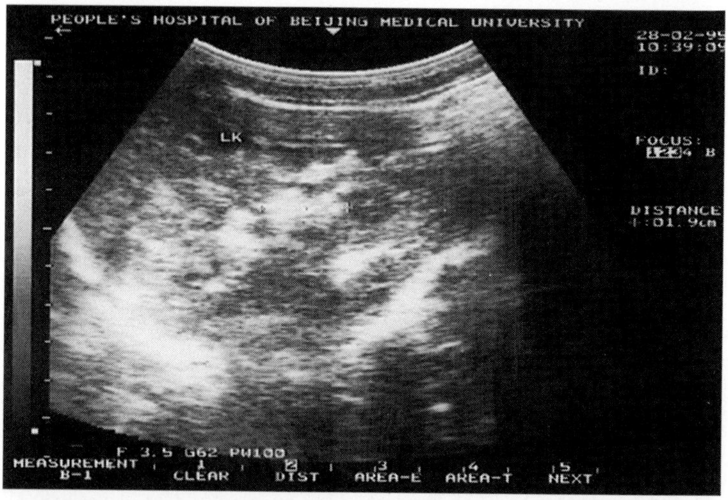

图 9-63-2 肾结核(二)

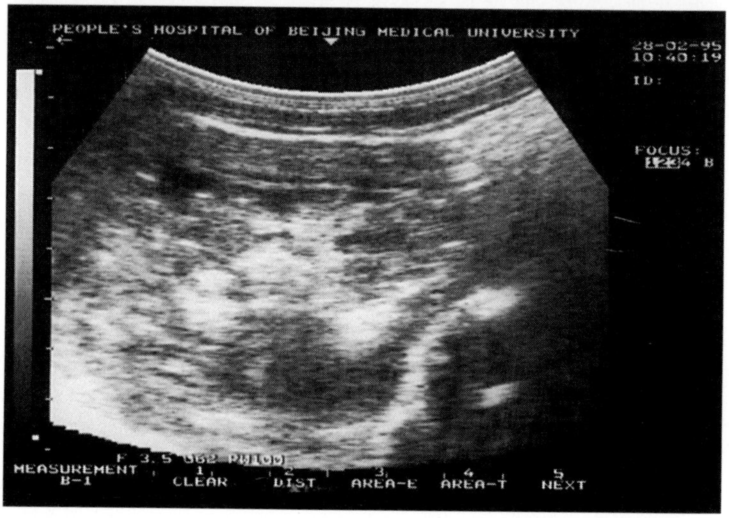

图 9-63-3 肾结核(三)

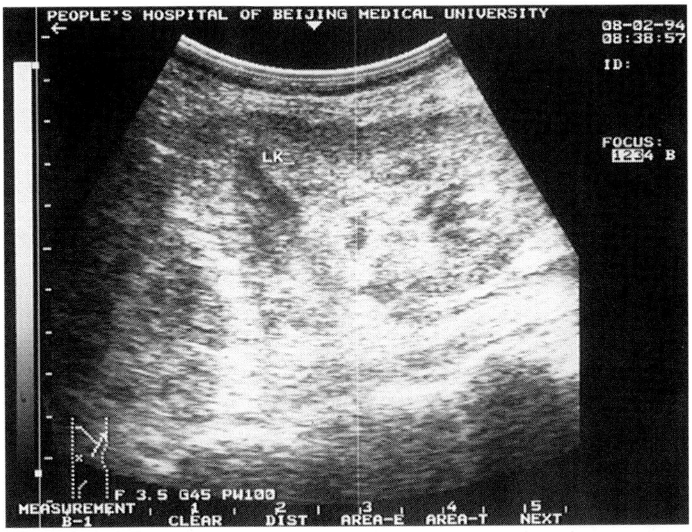

图 9-63-4　肾结核(四)

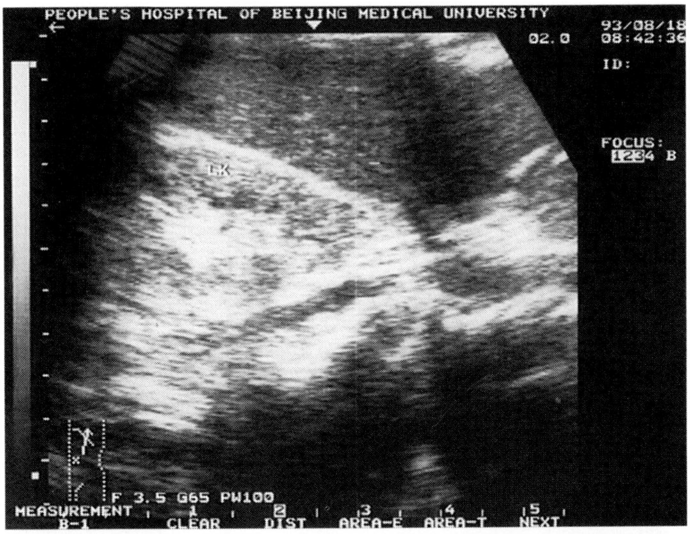

图 9-63-5　肾结核(五)

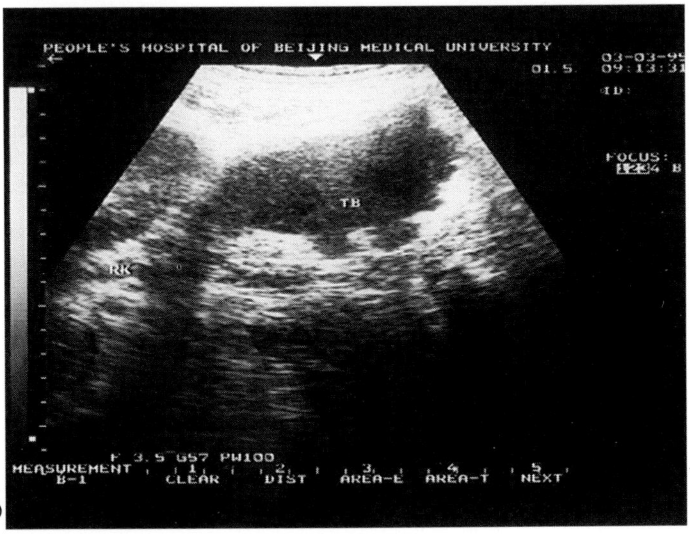

图 9-63-6　肾结核(六)

（富　玮　张玉霞）

第64例 肾脏畸形的超声显像表现

例1

患者，男性，22岁。无不适，健康查体。超声显像显示左肾12.6cm×5.0cm，结构正常，右肾未能显示。报告为右肾缺如，左肾代偿性增大。

分析

肾脏畸形必须从肾脏的胚胎发育过程来认识。肾脏由两部分组成：

1. 输尿管芽(ureteral bud) 输尿管芽是从靠近肛穴的中肾管(metanephric duct)开始生长的，逐渐向上延伸膨大呈肾盂，分支成为肾大盏、肾小盏和集合管。

2. 中胚层的生肾组织 包围着输尿管芽，形成肾小管，继而血管长入与肾小管的膨大端接触形成肾小球，肾小管最后与集合管连接。

肾脏就这样初步形成，在胎儿时期，肾脏位于盆腔，当脊柱快速向尾段伸长时，肾脏相对上升，在胚胎第5周时，其上升至第1～3腰椎的位置，在上升过程中肾盂由面向前方向正中旋转。以上每一步骤在发育过程中，出现异常时就会发生肾脏畸形，如输尿管芽分支过早，形成重肾双输尿管。由于胚胎时期一些血管的遗留使肾脏不能上升至正常位置，则出现异位肾，或肾脏上升至对侧(交叉异位肾)。

本列为先天性单肾缺如即肾脏不发育，如无泌尿系症状，只有在对侧肾脏患病时或有外伤时才出现问题，不了解患者只有一个肾脏而轻易施行肾切除的后果是严重的。超声检查问世后，对单肾的检出很有帮助，杜绝了上述意外发生。

虽然单肾多见于男性，但女性由于合并生殖器官畸形，如阴道缺如，故就诊者较多(泌尿器官、生殖器官畸形常合并)。肾缺如侧也常无输尿管，仅10%～20%的病例有下段输尿管，同侧膀胱三角区也不发育。另外，有些病例同侧肾上腺也缺如(8%～12%)。男性肾缺如常合并单侧睾丸发育不良或缺如，也可以并发尿道下裂。女性肾缺如常合并单侧卵巢、输卵管缺如或发育不良及双角子宫、子宫发育不良及阴道不发育。

例2

患者，男性，20岁，腹胀不适，外科检查发现腹中部肿块，有搏动感，诊断为腹主动脉瘤，申请超声显像检查。超声显像检查为蹄铁形肾。

分析

蹄铁形肾(horseshoe kidney)是最常见的一种融合肾。两侧肾脏的一极可在脊柱前或腹主动脉前相互融合，约90%病例是在下极互相融合，称蹄铁形肾，其融合的部分称为峡部，由肾实质或结缔组织所构成，多位于腹主动脉及下腔静脉之前，腹主动脉分叉之上，其位置较正常位置为低，肾盂受融合的限制不能正常旋转。输尿管常越过融合的峡部下行，由于引流不畅，容易并发肾积水、感染和结石。临床发病多见于男性，主要症状是因神经丛或输尿管受压出现脐周痛或胃肠道症状，在小儿可以全无症状，也有被误诊为腹部肿瘤而做切除的惨痛教训。蹄铁形肾可并发其他系统的严重畸形，如心血管或神经系统的畸形。

例3

女性，59岁。因乏力、腹胀10d来诊。超声显像检查发现左肾形态异常，诊断为重肾双输尿管畸形。

分析

重肾是指肾脏分为上下两部分，融合为一体，其表面可见一浅沟，两部各有一肾盂，并各有一条输尿管相通，即双输尿管。双输尿管畸形可以是完全性的，各有一条输尿管也可以是不完全性双输尿管，即“Y”字形输尿管，两输尿管汇合处可在肾盂与膀胱间的任何一处甚至可以发生在膀胱壁内。重肾、双输尿管是常见的肾脏畸形，在尸检中约占1%，在泌尿系造影中占2%～3%。上部肾脏一般发育较小，仅占全肾的1/4～1/3。10%～15%的重肾双输尿管合并其他泌尿系畸形，如输尿管口异位、输尿管囊肿等。下部肾脏一般发育较大，其输尿管开口位于膀胱内正常位置，而上肾部输尿管开口常位于其下内方，亦可位于膀胱外，如外阴部。重肾双输尿管如无合并症可终身不被发现，或在超声体检时意外发现。重肾双输尿管畸形如无生理障碍不需要治疗。

超声显像图例见图 9-64-1～9-64-8。

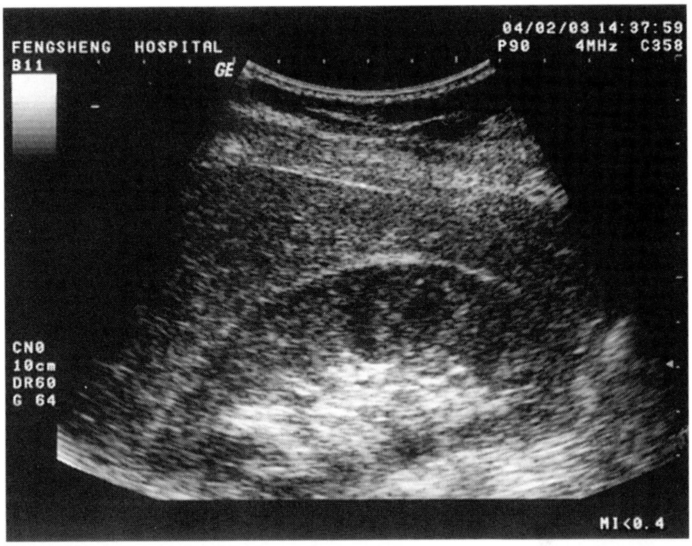

图 9-64-1 正常肾脏

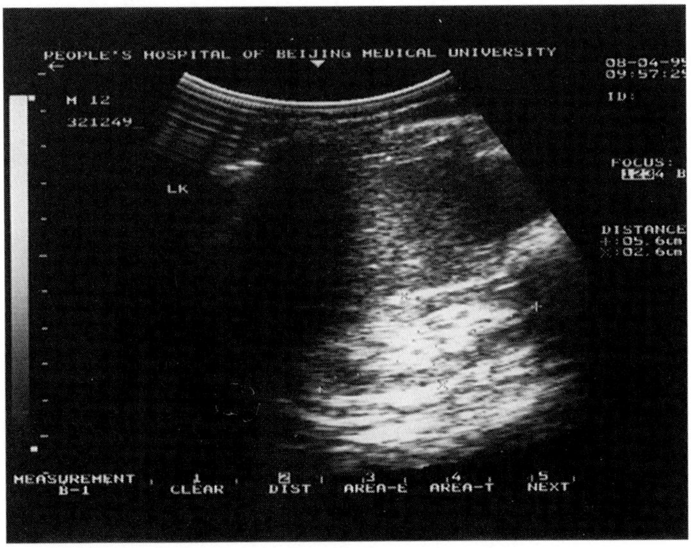

图 9-64-2 肾脏畸形——先天性肾发育不全

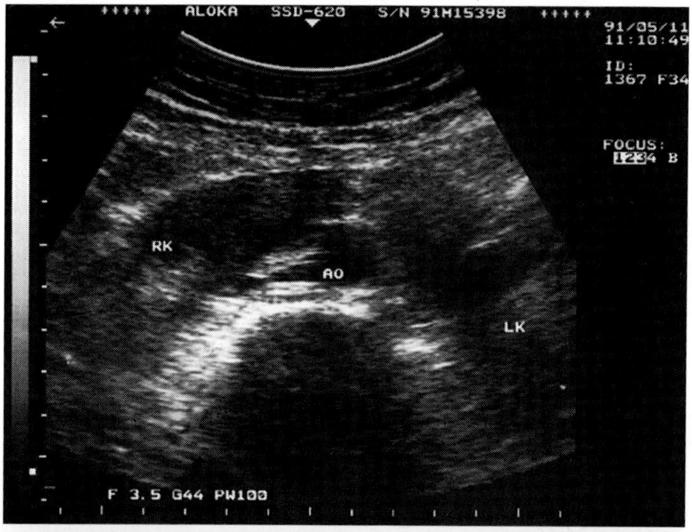

图 9-64-3 肾脏畸形——蹄铁形肾

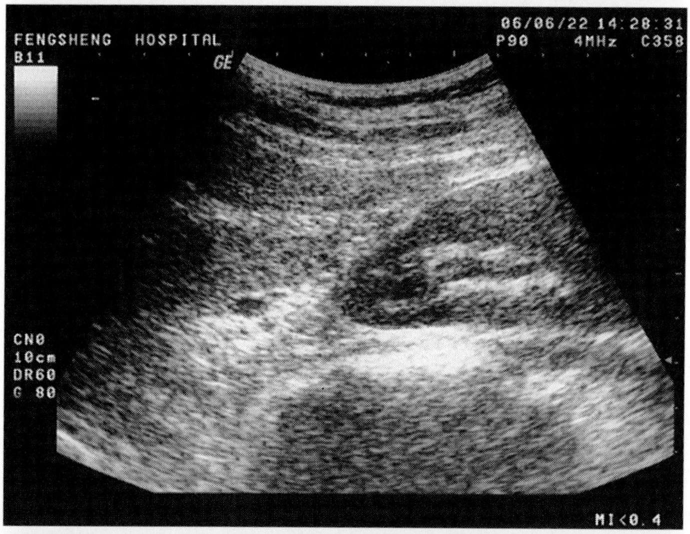

图 9-64-4 肾脏畸形——单侧重复肾

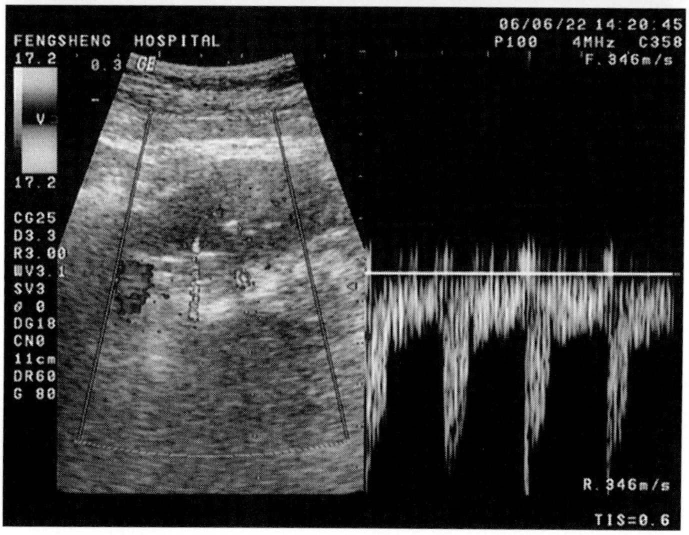

图 9-64-5 肾脏畸形——单侧重复肾，上位肾肾动脉血流频谱

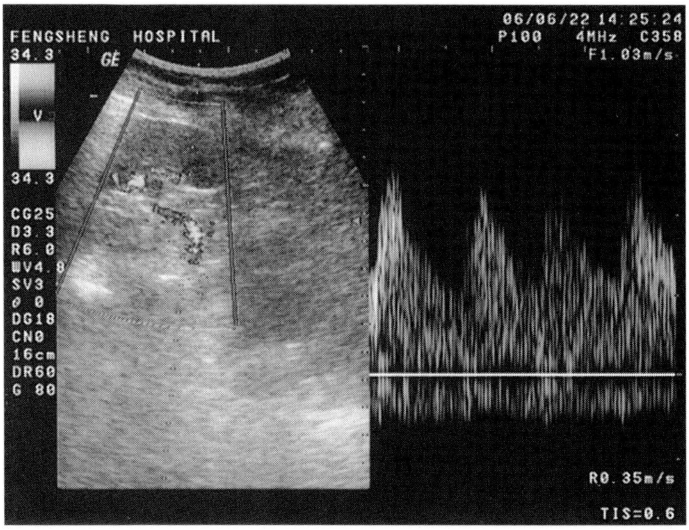

图 9-64-6 肾脏畸形——单侧重复肾，下位肾肾动脉血流频谱

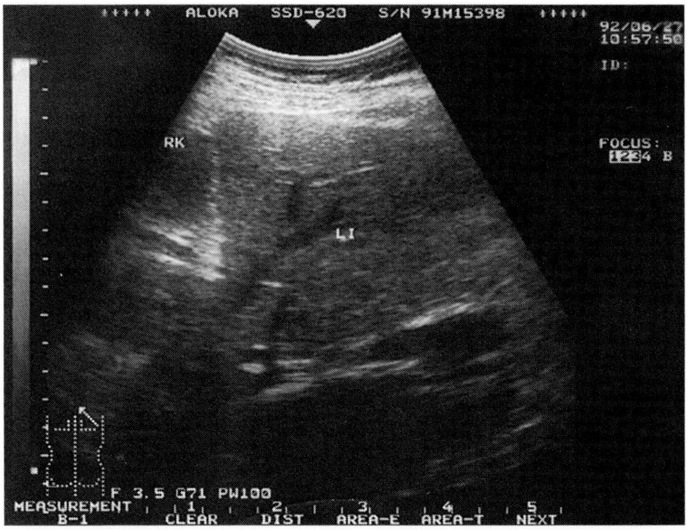

图 9-64-7 肾脏畸形——胸腔异位肾(一)

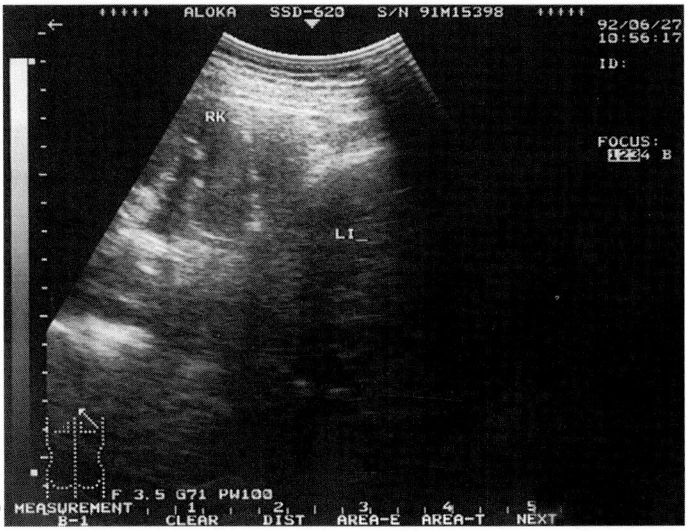

图 9-64-8 肾脏畸形——胸腔异位肾(二)

（富京山 张玉霞）

第65例 发热、进行性尿少1周——急性肾衰竭

患者，男性，34岁。10d前因感冒出现发热(体温38.0～39.5℃)、咽干、乏力，尿常规示蛋白(＋＋＋＋)，红细胞(＋)，按肾炎治疗效果不明显。2d来尿量减少至400～500ml/24h，口内有氨味，食欲缺乏，急诊入院。

查体：体温38.5℃，呼吸22/min，脉搏92/min，血压140/90mmHg。颜面水肿，心肺(－)，腹软，无压痛，未扪及包块，腹水征(－)。

实验室检查：尿蛋白(＋＋＋＋)，白细胞微量，红细胞10～15个/HP。尿蛋白定量2 620～5 230mg/24h，尿红细胞形态：均一80%，多形20%。血红蛋白66～87g/L，白细胞6.9 $\times 10^9$/L，分类正常，血小板288 $\times 10^9$/L。红细胞沉降率(血沉)106mm/1h，C反应蛋白19.4mg/L。血清钙1.97mmol/L，肌酐清除率(CCr)3.92～6.96ml/min。白蛋白27.2g/L，总蛋白48.6 g/L，三酰甘油2.36 mmol/L，IgA 750～900mg/L，IgG 2.96～5.06g/L，IgM 100～400mg/L。C_3 56～102 mg/L，C_4 188～256 mg/L，血钾、钠、氯、二氧化碳结合力、胆固醇、碱性磷酸酶、肌酸激酶、乳酸脱氢酶、天冬氨酸转氨酶、丙氨酸转氨酶、胆红素均正常，乙肝五项指标正常。

超声显像显示：双肾明显增大(左肾12.1cm×5.6cm，右肾11.9cm×5.3cm)，肾皮质、髓质分界清楚，肾皮质厚度1.5cm，其回声弥漫增强，肾髓质厚度及回声正常，肾盂肾盏不扩张。超声显像提示为双肾弥漫性病变、急性肾衰竭。

分析

(一)急性肾衰竭

急性肾衰竭(acute renal failure，ARF)是临床急症。近几年来，轻型、单一脏器衰竭的存活率已有明显提高，但重危患者，特别是创伤、大手术后或严重感染患者的病死率仍高达70%以上。急性肾衰竭是人体各脏器衰竭经治疗后能完全恢复功能的疾病。因此，预防急性肾衰竭发生、早期诊断并中止其病情的进展，已成为目前急性肾衰竭临床和研究工作中的一项重要课题。

1993年，中华肾脏病学会统计我国急性肾衰竭6 669例患者发病概况。在临床统计急性肾衰竭中，40岁以下成人占50.3%，41～60岁者占33.6%，60岁以上者占15.3%。内科病因中，流行性出血热占首位，为29%；药物中毒占17.1%；生物毒(青鱼胆中毒、蛇咬伤和毒蕈中毒等)占15.1%；感染占11%；肾小球疾病占16.8%。外科病因中，挤压伤、灼伤和其他创伤占30.2%；胸及脑外科手术后占25%；胆道疾患与胰腺炎占9.6%。产科病因中，妊娠子痫占44.8%；产后急性肾衰竭占27.1%。儿科病因中，药物中毒占53.7%；流行性出血热占16.7%；肾小球肾炎占11.1%。

临床按病因分类将急性肾衰竭分为肾前性、肾实质性和肾后性3大类。这有助于临床诊断。

1. 肾前性衰竭　肾前性衰竭系指循环血容量减少，使肾血流量急骤下降。或心排血量减低，导致肾循环不良。临床上对每一例急性肾衰竭患者都要判断有无肾前性因素，因为肾前性因素可发展为缺血性急性肾小管坏死，亦可加重其他种类实质性急性肾衰竭的程度。在已有实质性急性肾衰竭基础上，若有轻微血容量不足或心排血量降低，可使血肌酐成倍升高。所

以，判断肾前性因素及其程度对实质性急性肾衰竭的合理治疗和预后估计十分重要。常见病因有：

（1）急性血容量不足：包括①肾性多尿，如糖尿病、过度利尿、失盐肾病等；②胃肠道丢失体液，如呕吐或腹泻等；③皮肤失液，如灼伤或大量出汗等；④大量出血；⑤体液转移至第三间隙，如腹膜炎或胰腺炎等。

（2）心排血量减少：①急性心肌梗死；②严重快速性心律失常；③充血性心力衰竭；④心脏压塞；⑤手术后低心排血量综合征，如心瓣膜换瓣术后；⑥急性肺栓塞。

（3）周围血管扩张：①麻醉或使用降压药后；②感染性休克或过敏性休克。

（4）肾血管阻力增加：①应用血管收缩药，如去甲肾上腺素等；②应用前列腺素抑制药。

2. 肾实质性衰竭　实质性急性肾衰竭指各种肾实质疾病发生不同病理改变的急性肾衰竭。它是急性肾衰竭中最常见的类型。一般分为急性肾小管坏死、急性间质性肾炎、急性肾小球和（或）肾小血管病变，以及急性肾血管病变等急性肾衰竭4类。确定肾实质性急性肾衰竭诊断后，必须对上述4类不同性质病变进行鉴别诊断。肾实质性衰竭的常见病因如下。

（1）急性肾小球肾炎及小血管炎：①急性感染后肾小球肾炎；②急性快速进展性肾小球肾炎；③狼疮性肾炎；④紫癜性肾炎；⑤肺出血肾炎综合征；⑥IgA肾炎；⑦硬皮病；⑧全身性小血管炎；⑨溶血性尿毒综合征；⑩亚急性细菌性心内膜炎。

（2）肾血管病变：①肾动脉栓塞或血栓形成；②肾静脉血栓形成；③恶性或急进性高血压。

（3）急性间质性肾炎：①感染性；②药物性；③代谢性。

（4）急性肾小管坏死：①缺血性；②肾毒性：如药物、重金属及生物毒等；③急性溶血。

3. 肾后性衰竭　肾后性衰竭系指各种原因引起的急性梗阻性肾病，约占急性肾衰竭病因的3.5%～8%，其中又以输尿管结石梗阻最为常见。常见病因如下。

（1）尿路梗阻：包括①膀胱肿瘤；②前列腺肿大；③尿道损伤及炎症水肿、狭窄等；④功能性神经源性膀胱。

（2）双侧输尿管梗阻：主要有①结石；②肿大淋巴结压迫；③血块阻塞；④腹膜后纤维化。

（二）急性肾小管坏死

急性肾小管坏死（acute tubular necrosis，ATN）是急性肾衰竭最常见的类型，占75%～80%。它是由于各种病因引起肾缺血和（或）肾毒性损害导致肾功能急骤、进行性减退而出现的临床综合征。主要表现为肾小球滤过率明显降低所致的进行性氮质血症，以及肾小管重吸收和排泌功能低下所致的水、电解质和酸碱平衡失调。根据尿量减少与否分为少尿（无尿）型和非少尿型两种类型。少尿型急性肾衰竭在临床上占绝大多数。急性肾小管坏死的主要病因传统上分为急性肾缺血和急性肾毒性损害等两大类。但血管内溶血和某些感染引起者亦不少见。有时肾缺血和肾毒性因素可同时存在。

1. 急性肾缺血　急性肾缺血是ATN最常见的类型，部分是由于肾前性因素持续作用和进展，造成较长时间肾缺血、缺氧而引起ATN。胸、腹部大手术或手术后大量出血或输血、各种原因休克与休克纠正后、体外循环心脏复跳、同种肾移植恢复肾血液循环和心脏复苏等都属于肾缺血再灌注的病况。

2. *急性肾毒性损害* 肾毒性损害主要为外源性肾毒性物质，如药物、重金属和化学毒物及生物毒素等所致的损害。

3. *传染性疾病* 如流行性出血热、钩端螺旋体病等引起 ATN。其中以出血热最为常见。出血热的病理基础是全身小血管出血性损害，重型者病死率甚高，应强调早期施行透析治疗。

4. *急性溶血及血管内溶血* 如不相配合的异型输血、各种体外循环造成的红细胞破坏、免疫性疾病引起的溶血性贫血危象、各种原因的血红蛋白尿、疟疾流行区的黑尿热、恶性疟疾及抗疟药物如伯氨喹啉及奎宁等引起的溶血。另外挤压、创伤和非创伤横纹肌裂解引起大量肌红蛋白沉积肾小管，也造成与溶血相似的肾脏损害。急性肾小管坏死的发病机制是多环节的。肾血流动力学改变和急性肾小管损害等为主要因素。

急性肾小管组织损害部位、性质和程度随病因和疾病严重程度不同而异。肾脏的主要病理改变为肾脏肿大、苍白、重量增加。切面皮质苍白，髓质暗红色。光镜检查见肾小管上皮细胞变性、脱落和坏死改变。管腔内充满脱落的肾小管上皮细胞、管型和渗出物。由肾毒性物质引起者，肾小管病变主要分布在近曲小管近端，而由氯酸盐引起者在中、后段。砷化物引起者可累及整个近曲小管。上皮细胞的变性、坏死多累及细胞本身，分布均匀，肾小管基膜表面完整或缺陷，肾间质水肿等。有时间质尚有明显炎症细胞浸润。一般至病程 1 周左右，坏死的肾小管上皮细胞开始再生，并很快重新覆盖于基膜上，肾小管的形态逐渐恢复正常。肾缺血所致者，小叶间动脉末梢部分最早受累且程度严重。故皮质区小管，特别是小管髓襻升段和远端小管的病变最为明显，上皮细胞呈灶性坏死随缺血程度加重，病变发展波及肾小管各段和集合管，故病变分布甚不均匀，常呈节段性分布。从近曲小管直至集合管均可有散在性分布，小管上皮细胞坏死、脱落和脂肪变性。受损严重部位的小管基膜也可发生断裂、溃破，以致管腔内容物进入间质，引起间质水肿、充血和炎性细胞浸润。此外，尚见皮质小管收缩，髓质小管扩张、淤血。若病变累及邻近小静脉，可引起血栓形成或间质出血，出现血尿。肾小管上皮细胞基膜损害严重者，细胞往往不能再生，该部位为结缔组织代替，故缺血性损害恢复时间较长。电镜检查可发现肾小管上皮细胞腔面的微绒毛断裂和脱落，TEC 的线粒体肿胀、线粒体嵴消失和线粒体膜破裂，初级和次级溶酶体增多，吞噬空泡亦可见有增多现象。TEC 严重损害时尚可见到线粒体、高尔基体等细胞器崩解、溶解，甚至完全坏死。血栓性微小管病 ATN，肾脏微血管有血小板和纤维蛋白等透明物质沉积，阻塞微血管腔。受损的血管壁常有灶性坏死及炎症，肾小球可有轻度系膜细胞增殖及缺血性改变，甚至出现肾小管硬化。少数病例可出现双侧广泛性肾皮质的肾小球和肾小管坏死。

ATN 临床表现包括原发疾病、急性肾衰竭引起的代谢紊乱和并发症等三方面。ATN 病因不一，起始表现也不同。一般起病多较急骤，全身症状明显。根据临床表现和病程的共同规律，一般分为少尿期、多尿期和恢复期三个阶段。

ATN 最突出的特征是患者尿量明显减少，每日尿量持续少于 400ml 者称为少尿；少于 50ml 者称为无尿。ATN 患者少见完全无尿，持续无尿者预后较差，此时应除外肾外梗阻和双侧肾皮质坏死。由于致病原因和病情轻重不一，少尿持续时间不一致，大多为 1～3 周。研究显示肾毒性者持续时间较短，而缺血性者持续时间较长。

根据原发病因、急骤进行性氮质血症伴少尿，结合临床表现和实验室检查，一般不难做出

ATN 诊断。确定诊断主要依据血肌酐和尿素氮测值。血肌酐浓度相对恒定，目前仍以血肌酐为诊断急性肾衰竭的主要指标，但亦需除外某些药物的影响而造成假性血肌酐升高。常见的药物有西咪替丁、长效磺胺、甲基多巴、头孢菌素和酮体等。但值得提出的是临床上由于对急骤、进行性氮质血症的含义无统一标准，不少医师误以慢性肾衰竭的标准来诊断急性肾衰竭，以致延误早期诊断和治疗。急骤、进行性氮质血症指血肌酐在数日内每日增加 44.2～88.4μmol/L 或血肌酐每日增加 50％或数日内增至 265.2μmol/L。

地震致挤压综合征常引起急性肾功能衰竭，强烈地震可使众多人群被挤压在倒塌的建筑物之下，大批病人发生挤压综合征。若抢救工作能在短时间内开始，约 20％伤员可获得解救，仍有 40％以上存活者将发生挤压综合征。挤压伤所致急性肾衰竭的发病机制有缺血、代谢、创伤和肾毒素等因素参与。挤压伤早期因肢体受压造成受压部位肌肉损伤，肌膜通透性增加，水分、钠等溶液快速进入肌肉并堆积在肌肉内，引起肌肉细胞肿胀、肌体高度肿胀、肌内压增高，血容量急骤减少。临床发现广泛肌群挤压几小时即可使相当于细胞外液的液体量进入受损肌肉，故很快即可出现低血容量休克。因此，早期积极扩容十分重要，它可预防不可逆休克。坏死或受损伤部位肌肉释放大量钾、肌球蛋白、磷、尿酸进入细胞外液，加上细胞外钙进入受损肌肉内造成低钙血症以及休克和急性肾衰竭引起代谢性酸中毒，加重高钾血症所致心血管抑制、严重心律失常、休克和急性肾衰竭。横纹肌断裂、肌球蛋白沉积肾小管造成肾小管阻塞。肾小管腔内液反流入肾间质造成间质水肿。故在血容量恢复，血流动力学稳定后即应充分渗透性利尿，冲洗沉积于肾小管内肌红蛋白，消除肾间质水肿，缓解、减轻受压肢体水肿。

为预防挤压引起 ATN，应尽早积极治疗休克以维持循环。若静脉内补充液体不足或延迟到 6h 以上才开始治疗，极易发生 ATN。

在鉴别诊断方面，病史十分重要，应首先除外肾前性少尿和肾后性尿路梗阻。确定为肾实质性 ATN 后，尚应鉴别是由肾小球、肾血管或肾间质病变引起的。不同病因所致的 ATN 在早期有不同的治疗方法。如过敏性肾间质病变和肾小球肾炎引起者多需应用糖皮质激素治疗，而肾小管坏死引起者则不能用激素治疗。

超声显像检查对诊断急性肾衰竭能起到重要作用。肾前性急性衰竭时，肾脏本身无病变，一般由心功能衰竭、血容量减少引起的肾血流量减少所致。超声显像肾脏结构无异常发现，彩色多普勒检测可发现肾血流量减少。肾前性肾衰竭病因如不能及时去除，持续肾血流量减少可导致肾实质损害，发展为肾性急性肾衰竭。肾后性肾衰竭一般由尿路梗阻所致，常见病因是结石、肿瘤或前列腺肥大等，发生肾盂积水，肾实质因挤压受损害。超声显像可以发现肾盂积水及导致积水之病灶。诊断肾后性急性肾衰竭较为容易。肾性急性肾衰竭的病理表现为肾脏肿大、肾皮质苍白、肾髓质充血发黑、肾小管坏死和间质水肿。超声显像见肾脏增大。急性肾小管坏死时，可见肾髓质增大，呈明显低回声。急性或急进型肾小球肾炎可见肾皮质增厚，肾柱亦增大增宽、回声明显增强。

超声显像图例见图 9-65-1、9-65-2。

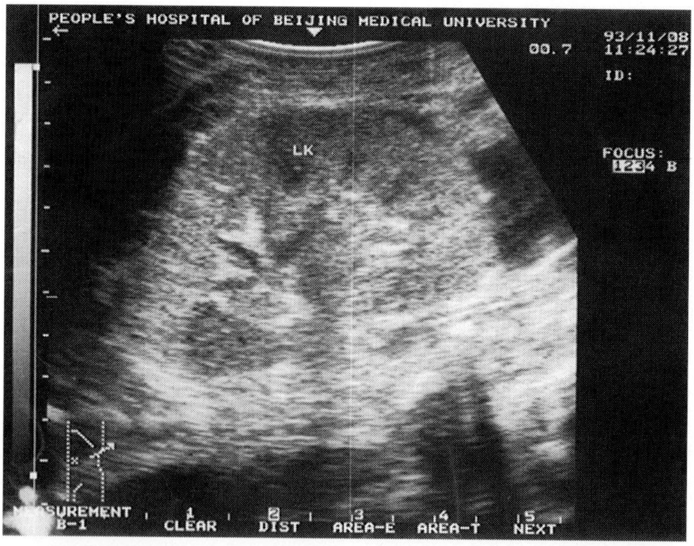

图 9-65-1　急性肾衰竭(一)

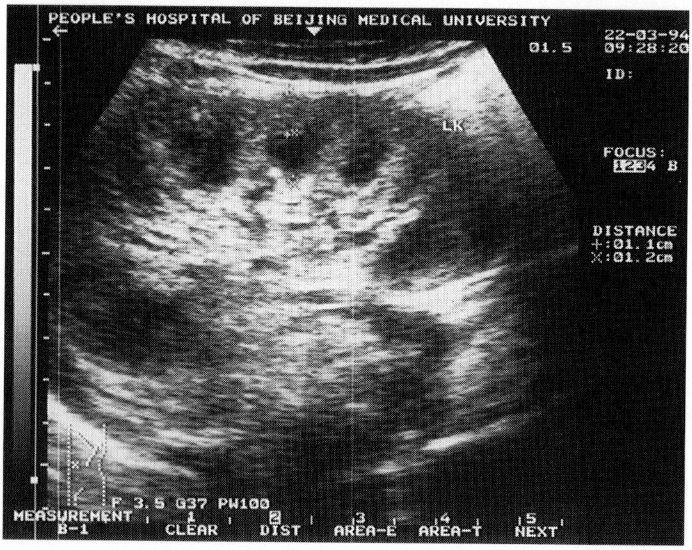

图 9-65-2　急性肾衰竭(二)

（富京山　范安娜　吴桂君）

第 66 例　肺出血-肾炎综合征

患者，男性，26 岁，交通警察。2 周前在工作时受到雨淋后出现发热、咳嗽、咳痰，痰中带血，渐加重，发生胸痛、咯血。近 1 周咯血量逐渐增加伴头痛、头晕来诊。患者既往身体健康，无呕血、黑粪及血尿史，否认结核和其他传染病史。未去过外地。血压 145/95mmHg。入院后行实验室检查：血红蛋白 98g/L，白细胞 11.3×10^9/L，中性粒细胞 0.82，淋巴细胞 0.15，单核细胞 0.02，嗜酸性粒细胞 0.01，血小板 1.7×10^{12}/L，血细胞比容 29.6%。出血时间 1min，凝血时间7min24s(试管法)。丙氨酸转氨酶44U/L,天冬氨酸转氨酶51U/L,乳酸脱氢酶146U/L。血沉31mm/1h。血糖6.14mmol/L,抗心肌抗体(±)。尿蛋白卌,尿红细胞布满视野,颗粒管型1/HP,细胞管型1～2/HP,血尿素氮27.8mmol/L(78mg/dl)。

超声显像检查:双肾明显增大,肾皮质髓质分界清楚,肾皮质及肾柱增厚,回声弥漫增强,超声显像诊断为双肾增大、双肾弥漫性病变,为急性肾炎声像表现。患者临床诊断为肺出血-肾炎综合征、急性肾衰竭。

分析

肺出血-肾炎综合征(goodpasture syndrome)可能是病毒感染或吸入某些化学物质引起的原发性肺损害。由于肺泡壁毛细血管基膜与肾小球基底膜存在着交叉反应抗原,所以可以引起继发性肾脏损害。本症的特点是咯血、肺部损害、急性肾小球肾炎、血和累及的组织中有抗基底膜抗体。据研究,本症的发生与感染尤其是病毒感染有关。另有报道,患者发病前曾有汽油、碳氢(烃)化合物接触史。所以认为以上化学物质和病毒可能是致病因素。目前研究已确认,本病肾脏发病原理是抗基底膜抗体型肾炎的免疫反应过程。由于一些发病因素损伤了肺泡间隔和肺毛细血管基膜,后者刺激机体而产生抗肺基膜抗体,在补体等作用下引起肺泡一系列免疫反应。由于肺泡壁基膜和肾小球基底膜间存在着交叉抗原,故内源性抗肺基膜抗体又能与肾小球基底膜起免疫反应而损伤肾小球。

肺出血-肾炎综合征病理表现为:肺表面弥漫性出血,切面可见水肿和陈旧性出血。镜下见肺泡内出血,肺泡腔内常有吞噬含铁血黄素的吞噬细胞,另外可见局灶性肺泡纤维组织增生。免疫荧光检查显示肺泡间隔和肺、毛细血管基膜有免疫球蛋白和 C_3 呈线性沉积,肾脏病理改变似急进性肾小球肾炎。另外,早期肾小球毛细血管呈局灶性和节段性坏死,晚期肾小球周围有淋巴细胞浸润。

本症发病前许多患者有呼吸道感染,此后出现反复咳嗽、咯血,此种表现大多数出现在肾脏病变之前,其时间长短不等(可数月),少数病例咯血在肾炎后发生。肺部的X线检查为弥漫性或结节性阴影,从肺门向周围扩散,而肺间和近膈肌处则清晰,病变常一侧较重。肾脏病变的表现为蛋白尿、红细胞和管型,可有肉眼血尿。肾衰竭进展速度不等,严重病人可在1～2d内呈现急性肾衰竭,大多数在数周至数月内发展为尿毒症,少数病例进展较慢。

根据反复咯血、血尿、肺X线征象、肾脏超声显像及痰中含铁血黄素细胞阳性,临床即可做出肺出血-肾炎综合征诊断。

需与以下疾病鉴别:

1. 韦格纳肉芽肿　病变临床表现有发热、鼻及口腔黏膜溃疡,视物障碍、重听,有贫血、血沉快、血尿、蛋白尿。肺部X线检查为肺内小结节阴影。病理表现为呼吸道灶性坏死性肉芽肿、全身灶性坏死性血管炎、灶性坏死性肾小球肾炎。

2. 结节性多动脉炎　病变临床表现为发热、咯血、血尿,特别是无皮肤改变及皮下结节,而肺、肾同时受累时,两病鉴别较困难。临床表现还有关节痛,沿动脉分布区域可扪及皮下结节,可无压痛。咳嗽、气短、呼吸困难,肺部X线显示为斑片状或双肺中下野网状小结节状阴影。病程长,患者年龄大。病理学检查为主要鉴别依据,结节性多动脉炎的病理表现为中小动脉的坏死及纤维组织增生改变。

3. 特发性含铁血黄素沉积症　当肺出血-肾炎综合征患者有肺部损害而尚未出现肾脏损害,尿常规正常,血尿素氮正常,而临床表现咯血时,二者痰中均能找到含铁血黄素巨噬细胞。

肺出血-肾炎综合征多发生于16岁以上者，特发性含铁血黄素沉积症临床多发生于儿童，无肾小球肾炎改变，病程较长。

超声显像图例见图9-66-1～9-66-4。

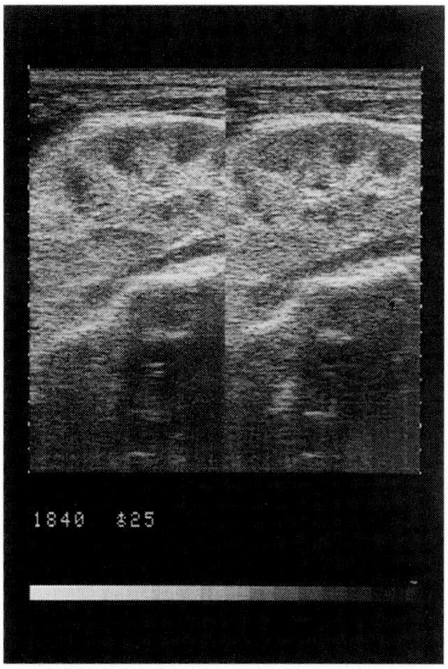

图9-66-1 肺出血-肾炎综合征，图示急进性肾炎表现(一)

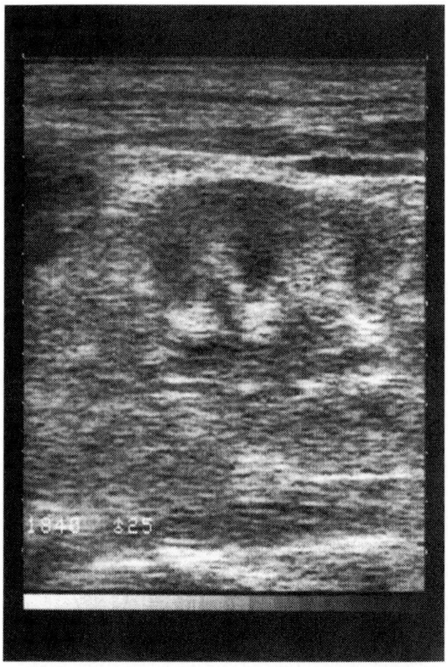

图9-66-2 肺出血-肾炎综合征，图示急进性肾炎表现(二)

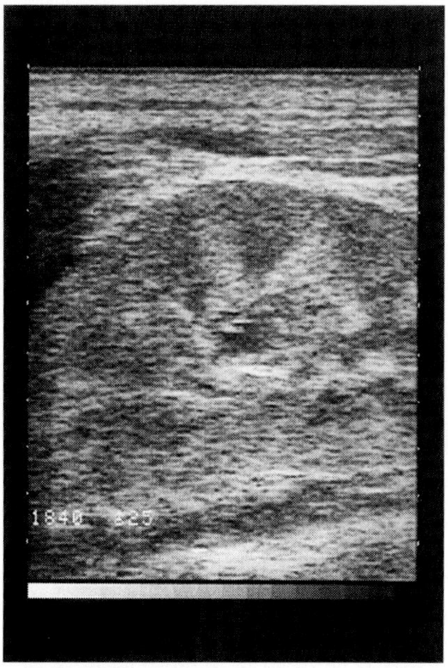

图9-66-3 肺出血-肾炎综合征，图示急进性肾炎表现(三)

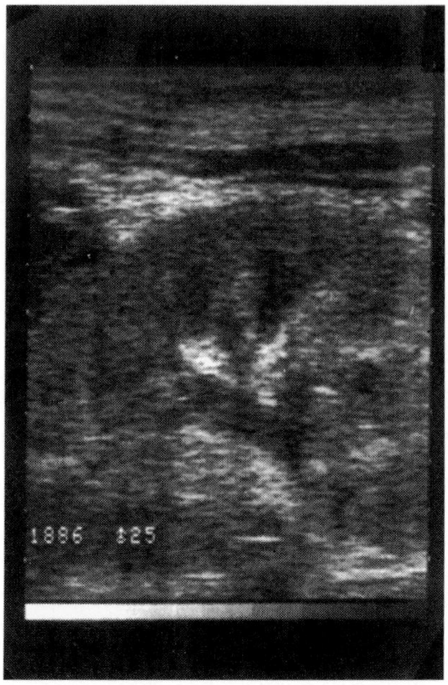

图9-66-4 肺出血-肾炎综合征，图示急进性肾炎表现(四)

（富京山）

第67例 急性小腿肌肉疼痛——急性横纹肌溶解症、急性肾衰竭

患者，女性44岁。小腿肌肉疼痛2个月，加重1个月。患者2个月来双下肢小腿肌肉疼痛，右侧严重。近1个月逐渐加重，不能行走。近1周出现低热、乏力、恶心，未呕吐。既往病人患类风湿关节炎十余年，双手指关节可见畸形。患者长期服用爱若华、乐松、莫比可及德保松治疗。

右小腿腓肠肌肿胀、压痛、紧张感，皮温略高，皮肤颜色无改变。

超声显像检查：右小腿腓肠肌中上段呈囊实性病变，肌肉损伤断裂，肌纤维回声不连续、排列紊乱，肌肉溶解病灶呈较均匀低回声，并有大量的液体无回声包绕其周围，张力甚大。病灶穿刺抽出透明、无血性液体，即可与外伤性血肿及脓肿进行鉴别。首诊后第3天超声显像发现双肾增大(左肾12.3cm×5.3cm，右肾11.6cm×5.2cm)，肾皮质、髓质分界清楚，回声增强，厚度增加(左肾肾实质厚3.0cm，右肾肾实质厚2.6cm)，肾盂肾盏不扩张。彩色多普勒超声显像显示肾脏血流中等度减少。超声显像诊断为，右小腿腓肠肌肌纤维溶解症，继发肾脏弥漫性病变(急性肾衰竭)。

入院后实验室检查：血常规，血红蛋白126g/L，白细胞11.6×10^9/L，中性分叶核细胞0.84，嗜酸性粒细胞0.03，嗜酸粒细胞计数148×10^6/L，血小板159×10^9/L。红细胞沉降率26mm/h。尿常规，尿比重1.016，pH5.2，尿蛋白(++)，白细胞54/HP，可见肾小管上皮细胞，红细胞89/HP，尿细胞管型3～4/HP。尿浓缩试验，尿比重最高为1.016。血白蛋白31.4 g/L，血肌酐(SCr)326.74μmol/L，尿素氮29.34mmol/L，肌酐清除率(CCr)37ml/min。肝功能正常。免疫学检查，IgA、IgG、IgM均正常。

分析

急性横纹肌溶解症在1911年由Meyer Betz首先报道，1941年Bywarters及Beall也报道了相似的病变，这些研究多讨论的是由创伤引起的急性横纹肌溶解症。20世纪70年代以后不少学者报道了中毒、感染及卒中等非创伤因素所致的急性横纹肌溶解症。近年来研究发现，继急性横纹肌溶解症后急性肾衰竭的发生率为4%～33%，在美国急性肾衰竭的病人中，由急性横纹肌溶解症引起者占5 %～7%。

急性横纹肌溶解症是一组由各种原因引起的骨骼肌损伤，细胞膜遭受破坏，细胞内容物(如酶类、钾、磷、肌酐和肌球蛋白等)释放入血液中而发生的临床综合征。临床表现为横纹肌肌痛、肿胀、无力、棕色尿(肌球蛋白尿)，主要特征是血清肌酸激酶(CK)、肌球蛋白升高和肌球蛋白尿，并继发急性肾衰竭。早期病因治疗减少肌肉损伤、恢复其血流，防治急性肾衰竭对改善预后有积极作用。

急性横纹肌溶解症的基本病理生理改变是，横纹肌细胞内外的各种电解质紊乱。横纹肌占人体体重的40 %～50%，横纹肌细胞内外的电解质失去平衡对整个人体的影响十分巨大。电解质的平衡对维持人体正常生理功能十分重要，钠、钙、氯及碳酸氢根离子主要位于细胞外，钾、镁及磷酸盐离子位于细胞内。维持细胞内外电解质浓度差主要依赖3种机质：完整的细胞膜、良好的细胞钠钾泵及充足的能量供应。细胞膜受到损伤(如挫伤、撕裂伤、烧伤、撞击伤、中毒等)将导致细胞内浓度高的离子向细胞外溢出，并且使细胞外浓度高的离子流向细胞内。机

体本身的严重的电解质紊乱也会破坏细胞膜钠钾泵，钠钾泵需要 ATP 作为能量供应来驱动。若机体严重缺氧（如休克、血栓形成、组织压迫等）或相对耗氧增加从而导致供氧不足（如癫痫发作、锻炼过度、高热等）将导致钠钾泵衰竭。细胞膜破坏的直接后果将使钠离子内流，伴随大量水的进入，细胞内水中毒。经研究，有多达 12L 的水从血液循环中进入细胞内，这不但造成组织水肿还能导致严重的低血容量，造成肾前性肾衰竭，若不纠正低血容量将最终导致真正的急性肾衰竭。钙、氯离子也会进入细胞内，血清钙水平降低、钙质沉积于肌肉组织内，而最重要的电解质紊乱则是钾离子从已遭破坏的骨骼肌细胞内进入血清中，使血清中钾离子浓度骤然升高，从而使患者发生致死性心律失常，如果此时伴随低钙血症和低血容量将更加危险。磷酸盐离子也从细胞内移向细胞外，并加剧细胞胞外的低钙血症，促使更多的钙离子从血清中向受损的肌肉组织及肾脏组织转移，受损的肌细胞也漏出乳酸以及其他有机酸，形成代谢性酸中毒和酸尿症。受损的肌细胞释放嘌呤并被代谢成尿酸，导致高尿酸血症，同时嘌呤将直接损害肾小管。肌红蛋白主要为肌细胞携氧并供氧，只要有 100g 的骨骼肌溶解就将出现肌红蛋白尿（酱油尿），肌红蛋白在少尿或酸尿症时对肾脏损害更为严重。凝血激酶和纤溶酶原都同时从受损的肌肉组织中释放时横纹肌溶解症的患者容易发生弥散性血管内凝血（DIC），横纹肌溶解可使血清中的肌酸激酶（CK）急剧升高，其升高是肌细胞膜已被破坏的重要标志，也是判断横纹肌溶解症最特异的指标。横纹肌溶解症的病理生理改变可简单归纳为如下内容：

1. 水、钠离子、氯离子、钙离子等电解质从细胞外流向细胞内，而造成低血容量、细胞水肿、血液循环不稳、前期肾衰竭、急性肾衰竭、低钙血症、钙质沉积于受损肌细胞等。

2. 钾离子、磷酸盐离子、乳酸及其他有机酸、嘌呤、肌红蛋白尿、凝血激酶和纤溶酶原、肌酸、肌酸激酶（CK）等物质从受损的肌细胞内流出，导致高钾血症、心脏毒性、高磷酸盐血症、代谢性酸中毒、尿酸症、高尿酸血症、尿酸盐结晶、肾毒性、DIC、CK 升高等。

在诸多外漏的细胞内容物中，肌红蛋白在急性肾衰竭发病中的作用最早受到重视。既往认为，肾小管内形成肌红蛋白管型造成肾小管堵塞是急性肾衰竭的主要发病机制，但肾小管微穿刺试验发现肾小管内压力并未增高，用正常或低于正常压力的缓冲液灌洗肾小管即可冲刷掉肌红蛋白管型。近期研究认为，来源于肌红蛋白的亚铁血红素在肾小管损伤中起重要作用，除形成管型外，更重要的是血红素可诱发 OH^- 自由基形成，引起肾小管上皮氧化损伤。另外，血红素还是血管松弛介质一氧化氮的清除剂，可引起肾小管缺血性损伤。

本病的直接病因是肌肉组织的创伤，但其他非创伤性因素引起的急性横纹肌溶解症也发生甚多。创伤因素包括挫伤、咬伤、深度烧伤、肌肉肿瘤组织的坏死、反复击打伤。其他非创伤性的因素有：①过度的生理活动，如马拉松长跑、癫痫或精神病发作；②肌肉组织缺血；③体温过高或过低；④电解质或渗透压不正常；⑤内分泌紊乱如糖尿病酮症酸中毒；⑥遗传或自身免疫性疾病；⑦感染；⑧吸毒、毒素或毒液。

本病早期的症状轻微且无特异性，包括肌肉组织的无力、触痛、全身不适以及恶心，这些症状容易被患者忽视。临床上最重要的表现是肌红蛋白尿以及尿比重＞1.025（尿中含有大量的肌红蛋白）。肌红蛋白尿色可以从最初的淡红色、深红色发展到酱油色。实验室检查最重要的指标为肌酸激酶急剧升高，可高达 10 000～20 000U/L，血气分析为低氧血症以及代谢性酸中毒等。横纹肌溶解症的临床表现、实验室检查和检查相关并发症可归纳为表 9-67-1 的内容。

表 9-67-1 急性横纹肌溶解症的临床表现、实验室检查与并发症

内容	表现
症状、体征	肌肉组织无力、触痛，全身不适、恶心
病史	挫伤、撞伤、缺血、肾损害、严重感染、深度烧伤
并发症	血清或尿电解质紊乱、代谢性酸中毒、低血容量、凝血障碍
急性肌萎缩	肌肉组织体积缩小、心和肺功能衰竭
肌红蛋白尿性肾衰竭	少尿或非少尿性肾衰竭、肌红蛋白尿、管型尿、尿酸盐结晶、低 pH 等
血清电解质变化	高血钾或低血钾，高血钙或低血钙、高或低磷酸盐离子浓度
其他血清学变化	CK 急剧升高，肌红蛋白升高，尿氮与肌酸比为 6∶1，凝血障碍，血气分析为代谢性酸中毒

通过对本例急性肌纤维溶解症和继发急性肾衰竭的分析，总结的经验是：虽然本病少见，但是临床医师或超声医师应提高警惕，增强对本病的认识，丰富诊断经验，使之不会漏诊。

超声显像图例见图 9-67-1～9-67-7。

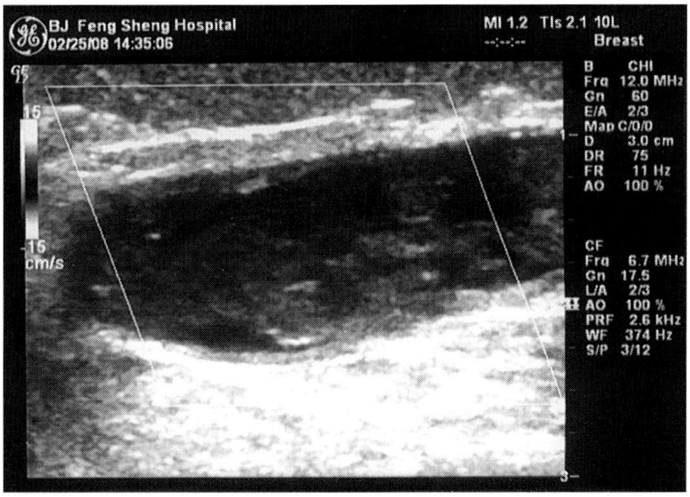

图 9-67-1 急性横纹肌溶解症(左小腿腓肠肌横纹肌溶解症)(一)

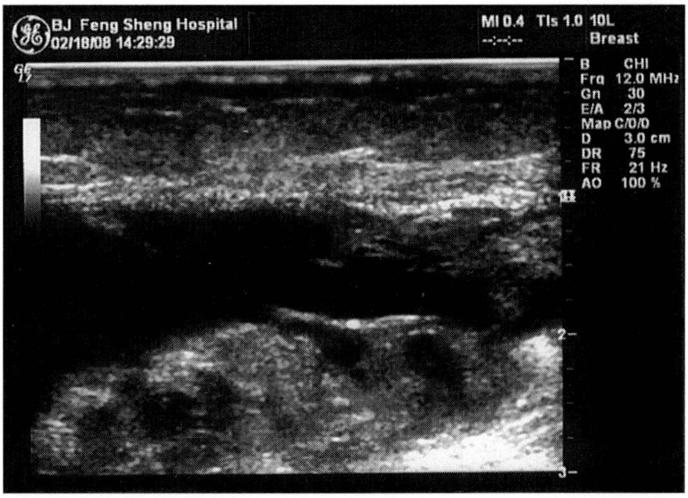

图 9-67-2 急性横纹肌溶解症(左小腿腓肠肌横纹肌溶解症)(二)

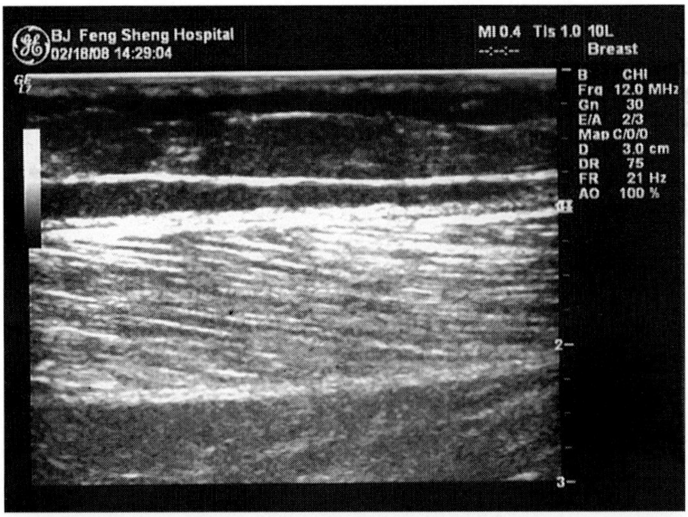

图 9-67-3 急性横纹肌溶解症(右小腿腓肠肌正常)

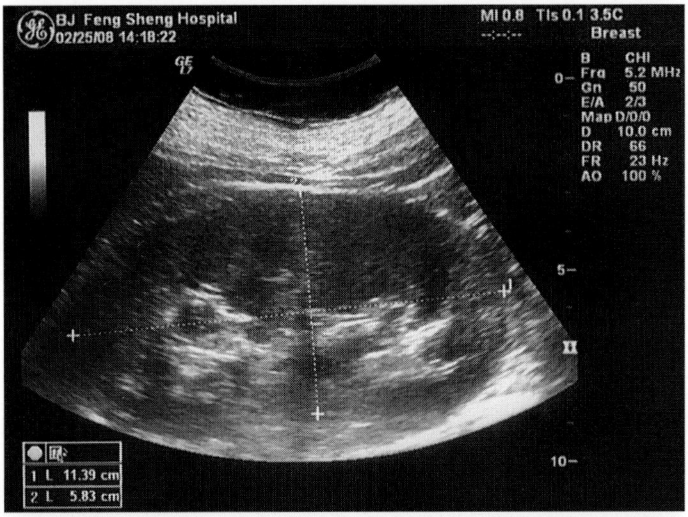

图 9-67-4 急性横纹肌溶解症所致肾脏增大

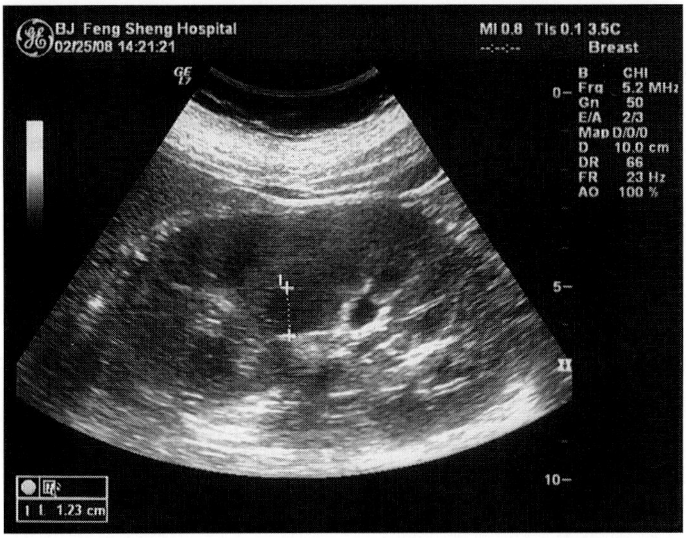

图 9-67-5 急性横纹肌溶解症(肾髓质厚度正常)

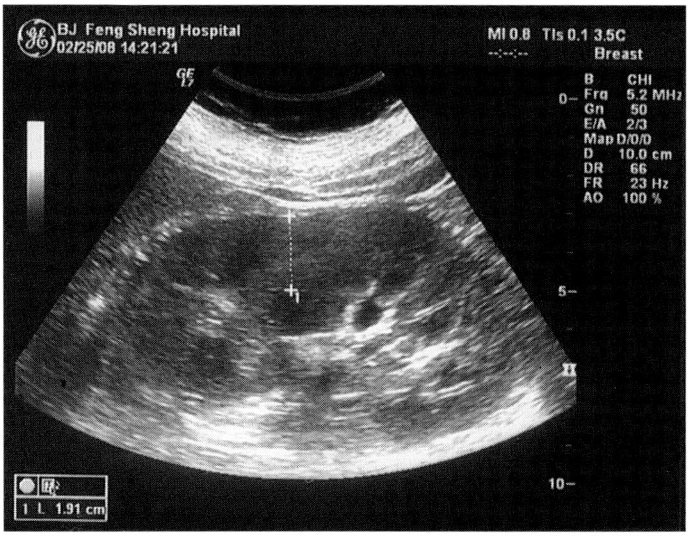

图 9-67-6 急性横纹肌溶解症（肾皮质增厚，回声增强）

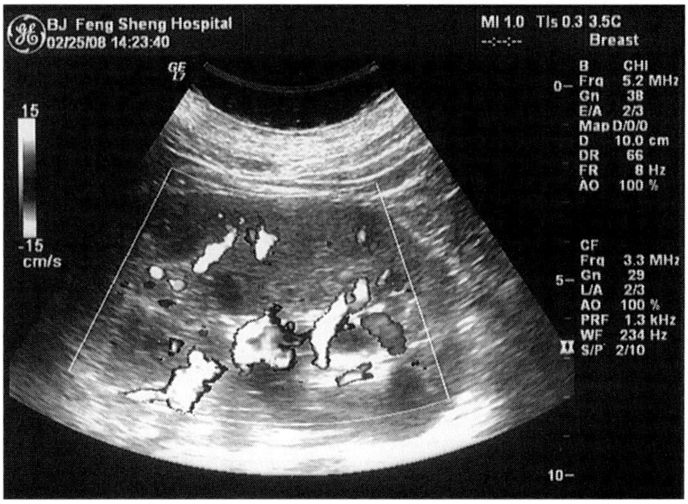

图 9-67-7 急性横纹肌溶解症 肾脏血流减少

（富京山）

第 68 例 发热、颜面水肿、尿少、血压高——慢性肾衰竭

例 1

患者，男性，46 岁。因颜面水肿 2 个月，发热 1 周入院。2 个月前患者感冒后发现颜面水肿，尿量减少，无尿频、尿急，并有头晕、心悸及咳嗽。1 周前患者畏寒、发热，咳嗽加剧，咳黄痰，食欲缺乏，精神差。有恶心、未呕吐，无腹痛。患者自 8 年前开始出现游走性关节痛，并经常发作伴有头晕、心悸、气短，本次发病亦出现关节痛，无红肿。其父 40 年前死于肝病、水肿。

查体：神志清、精神差，慢性病容，颜面水肿。全身表浅淋巴结不大，心界向左轻度扩大，律整，心尖部可闻及2/6收缩期吹风样杂音，双肺散在湿啰音，以右下肺明显。肝右肋下2cm，轻压痛，脾未扪及，双肾区叩击痛阳性，左膝关节疼痛，无红肿，下肢轻度水肿。

实验室检查：血红细胞 1.97×10^{12}/L，血红蛋白59g/L，白细胞 11.875×10^{9}/L，中性粒细胞0.85，淋巴细胞0.09，血小板 120×10^{9}/L，血沉104mm/1h。尿蛋白（++），尿红细胞（—），白细胞2～3/HP，颗粒管型（++），24h尿蛋白定量0.07g/500ml。大便隐血试验（—）。血清谷丙转氨酶86U/L，甲胎蛋白（—），类风湿因子弱阳性，BUN31.3 mmol/L。

超声显像检查：肝脏被膜不光滑，肝实质回声弥漫性不均匀增强，胆囊缩小，壁增厚，可见多个结石回声。双肾缩小（长度＜7.5cm），肾被膜不光滑，肾皮质变薄，回声弥漫增强，肾盂肾盏不扩张。超声提示肝脏弥漫性病变，慢性胆囊炎、胆囊结石，双肾萎缩性弥漫性病变，慢性肾衰竭。

例 2

患者，男性，41岁。因食欲下降、恶心、腹胀、头晕、乏力月余来做超声检查。超声显像检查发现腹水，双肾弥漫性萎缩性病变（肾皮质变薄）。追问病史，患者5年前患有肾炎，其后血压升高，超声显像提示肾小球肾炎、肾衰竭。

分析

1. 慢性肾小球肾炎（chronic glomerulonephritis） 为常见病，青年男性多见，病程在1年以上。临床常有蛋白尿，可伴有血尿、水肿和高血压。可有不同程度的肾功能损害。其病理表现为双肾弥漫性肾小球病变，长期持续进展并反复发作。肾小球和肾间质亦可继发病变，引起肾皮质变薄，而髓质变化不明显，导致肾组织严重破坏，肾脏发生不同程度萎缩，最后形成终末性固缩肾。由于广泛的肾小球纤维化、玻璃样变和肾小管萎缩纤维化，病变较轻的肾单位发生代偿性肥大，使肾体积缩小的同时，表面呈现细颗粒状，称颗粒状固缩肾。

根据慢性肾小球肾炎的病程和病变程度不同，超声显像有不同表现。肾炎早期，超声显像肾脏大小可无改变，但肾皮质回声增强，髓质无大变化。皮质与髓质分界清楚，肾盂肾盏无异常发现。随着病程发展和病情加重，超声显像发现肾脏萎缩，肾被膜不光滑，肾皮质变薄，回声增强。髓质变化不大，皮质与髓质比例失调。病情越严重，肾脏越缩小，直至终末固缩肾。超声显像肾脏明显萎缩，长度＜5～6cm，被膜不光滑，皮质变薄，回声增强，甚至肾内结构不清，成为无结构的团状中高回声，即无功能肾。结合临床与实验室检查，诊断一般无困难。狼疮肾炎的组织学改变，其超声显像特点与慢性肾炎相似，结合临床可资鉴别。

鉴别诊断

典型病例诊断不难，具有蛋白尿、血尿（相差显微镜检多见多形态改变的红细胞）、高血压、水肿、肾功能不全等肾小球肾炎临床表现者及病程较长持续1年以上、病情发展缓慢并除外继发性肾小球肾炎引起者，应考虑本病。肾脏活组织检查是诊断病理类型、指导治疗和判断预后的主要依据。有以下情况应考虑做肾脏活组织检查：①蛋白尿和（或）血尿持续1年以上，特别是最近有增多趋势；②第一次出现肾功能减退而肾脏体积无明显缩小；③虽经积极治疗，但蛋白尿、血尿无明显好转；④中、重度肾实质性高血压，难以控制或近期血肌酐有升高者；⑤疑有继发性肾小球病变。在鉴别诊断上需与慢性肾盂肾炎、慢性肾间质肾炎、狼疮性肾炎和遗传性肾炎等鉴别。

2. 慢性肾衰竭（chronic renal failure，CRF） 是一种综合征，是由于各种慢性疾病晚期肾功能减退引起的。临床表现为水、电解质和酸碱平衡失调，以及由于毒素储留引起的一系列全身中度症状。肾功能全面破坏是慢性肾衰竭的特征，尿毒症即为其终末表现。所以慢性肾衰竭就是长期慢性进行性肾损害酿成的后果，病程数月或数年，一般为不可逆转的。慢性肾衰竭可分为早、晚及终末3期。慢性肾衰竭的病因很多，其中以各类型肾小球肾炎最为多见，占50%～60%，慢性肾盂肾炎次之，约占20%。在全身系统疾病中以肾脏小动脉硬化及结缔组织疾病多见，糖尿病肾病与肾结核亦可发生。其他原因为间质性肾损害、先天性多囊肾和肾发育不全等。

超声显像检查可以了解肾脏形态、大小，彩色多普勒血流显像可以了解肾脏的血液供应情况。对于慢性肾衰竭的病因诊断及判断肾脏功能状况有一定参考价值。如果双肾明显萎缩、被膜光滑，彩色多普勒血流显像显示血供不同程度的减低，多提示为慢性肾小球肾炎或弥漫性萎缩性病变，如肾脏细小动脉硬化和糖尿病肾病等。其中以肾小球肾炎和结缔组织疾病，如狼疮肾的肾脏皮质回声增强为突出特征。如果一侧肾脏明显萎缩，而另一侧肾脏形态大小变化不大，常提示为先天性肾发育异常、肾盂肾炎或肾结核，超声显像有各自表现，超声显像诊断还应结合临床。双肾大小基本正常，还应注意是否为急性肾炎。急性肾炎皮质增厚，肾柱亦增大，回声明显增强。双肾明显增大而且有多囊性病变者为多囊肾，有明显肾盂积水者应考虑为尿路畸形或梗阻，超声显像诊断并无困难。超声显像诊断还可判定慢性肾衰竭之分期，即轻、中、重度肾衰竭。轻度：肾脏形态大小正常，肾实质回声增强。中度：肾脏缩小，肾实质回声增强。重度：肾脏明显缩小，肾内结构不清，回声增强。彩色多普勒血流显像显示程度不同的血供减低，甚至无血流信号显示。

鉴别诊断

典型的慢性肾衰竭诊断比较容易。肾脏具有强大的代偿能力，隐匿起病或轻度症状者往往不易引起患者和医务人员的注意。患者就诊时大多已进入晚期，因而，临床上对于不明原因的恶心、呕吐、表情淡漠、嗜睡、高血压及视力障碍、贫血、肤色萎黄、呼吸深快或有高血压和肾脏病变家族史者应警惕本症的存在。需进行尿常规、血肌酐、尿素氮检查及超声显像检查。

慢性肾衰竭有时需与急性肾衰竭相鉴别，后者贫血常不明显或轻微，心脏、眼底病变少，肾脏大小正常或增大。进行询问病史后可帮助诊断，有时慢性肾衰竭在各种损害肾脏的诱因基础上可重叠急性肾衰竭，致病情更加严重。去除诱因后肾功能有可能恢复到相对稳定期，因此，临床上要仔细寻找诱因。

致使慢性肾衰竭加重的诱发因素有：

(1)血容量不足，包括绝对血容量不足和有效血容量不足，可由过分钠、水限制伴强效利尿治疗，消化道丢失如恶心、呕吐、腹泻等引起，尿电解质有助于诊断。

(2)肾毒性药物的使用，最常见的是氨基糖苷类抗生素、X线造影剂等，特别在容量不足的情况下更容易发生。

(3)梗阻包括肾内梗阻和肾外梗阻，前者主要有尿酸结晶和大量本周蛋白沉积阻塞肾小管及严重肾病综合征导致肾小管-间质水肿压迫肾小管。肾外梗阻主要有尿路结石、前列腺肥大或增生，糖尿病患者常可因肾乳头坏死而引起尿路梗阻。

(4)感染(包括全身感染和尿路感染)。

(5)严重高血压，包括原发性高血压和继发性高血压，可引起肾小动脉尤其是入球小动脉痉挛，造成肾血流量下降，致使肾功能恶化。

(6)水、电解质、酸碱平衡失调，失水或水过多，高钠或低钠血症，高钾或低钾均可促进肾功能进一步恶化。

(7)过度蛋白饮食和大量蛋白尿,已成为肾脏病变进展的因素之一。

(8)充血性心力衰竭或心脏压塞可引起肾脏有效血循环容量不足和肾淤血。

(9)严重的甲状旁腺功能亢进也是促进肾脏病变进展的重要因素。

(10)高分解代谢状态,如手术、消化道出血、应用大剂量激素冲击疗法及发热等。

此外,慢性肾衰竭原发病的诊断也甚为必要,部分肾脏原发病,如狼疮性肾炎、结节性动脉炎、Wegener 肉芽肿、恶性高血压、超敏性血管炎、慢性肾盂肾炎、肾结核、近期出现的尿路梗阻、镇静药肾病、高钙血症及糖尿病肾病等,积极治疗后可望逆转,亦会延缓肾功能减退的进展。慢性肾衰竭原发病的诊断可通过了解病史、体格检查、实验室检查及超声显像检查而确定。

超声显像图例见图 9-68-1～9-68-3 及彩图 45～47。

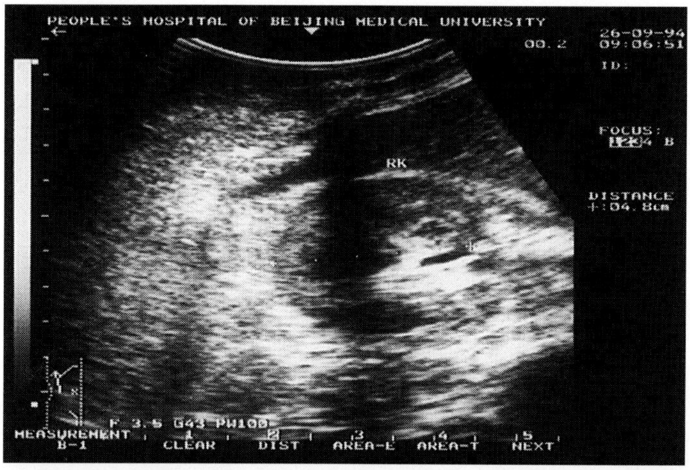

图 9-68-1　慢性肾小球肾炎(一)

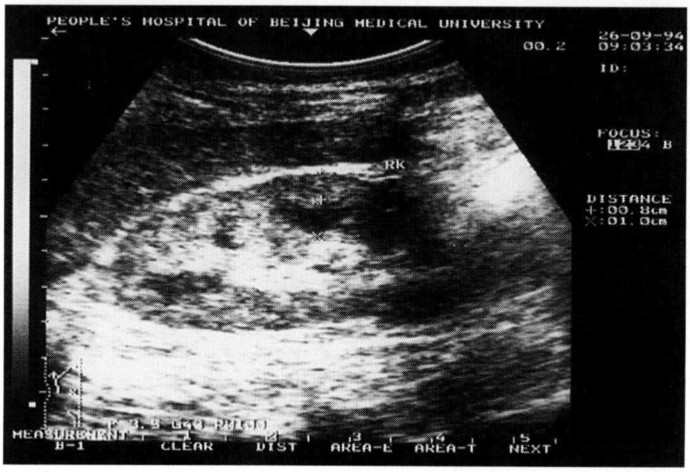

图 9-68-2　慢性肾小球肾炎(二)

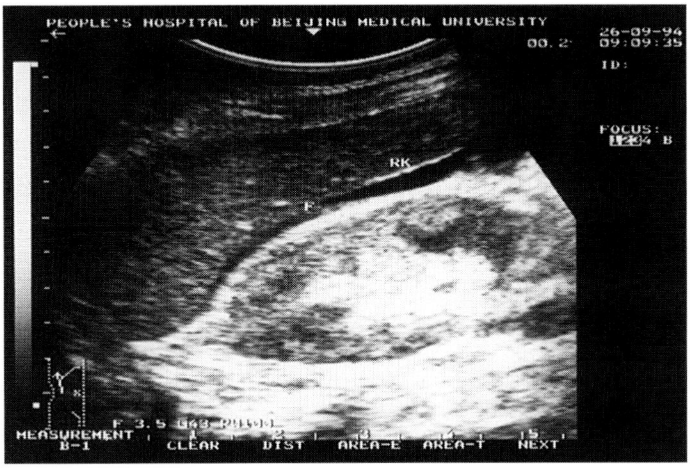

图 9-68-3 慢性肾小球肾炎(三)

(富 玮)

第69例 肉眼血尿2天——左肾盂癌

患者,女性,94岁。因肉眼血尿2d行超声显像检查。患者既往身体健康,近2d来发现肉眼血尿,每日4～5次,每晚1～2次,均为洗肉水样尿。患者无尿频、尿急、尿痛,24h尿量1 500ml。

查体:体温36.8℃,脉搏80/min,呼吸25/min,血压140/80mmHg,体型偏瘦,神志清,查体合作。皮肤、巩膜无黄染,浅表淋巴结无肿大,双肺未闻及干湿性啰音,心界不大,心率80/min,律整,无杂音。腹软,无压痛及包块,肝脾未及,肝区无叩击痛,肠鸣音正常。左肾区叩击痛(±),右肾区无叩击痛,未闻及肾血管杂音,双侧输尿管行程无压痛,膀胱区不胀,无压痛。

实验室检查:血常规:白细胞9.2×10^9/L,中性粒细胞0.77,淋巴细胞0.22,红细胞4.10×10^{12}/L,血红蛋白110g/L,血小板230×10^9/L。尿常规,红细胞满视野,白细胞(±)。血生化,血钾4.5mmol/L,肌酐106μmol/L,尿素氮5.7 mmol/L。

胸部X线片检查:心、肺未见异常。

超声显像检查:双肾饱满,以左肾明显,肾被膜光滑,肾皮质、髓质分界清楚,未见异常回声,左肾肾盂内可见中低回声影像,部分上肾盏略有扩张。超声显像诊断为左肾盂癌。

分析

肾脏肿瘤是肾脏各类型肿瘤的总称,绝大多数为恶性。由于现代二维超声显像和彩色多普勒血流显像的广泛应用,已经突破了一个传统的概念——肾脏实质性肿瘤在组织学检查以前都应看作是恶性肿瘤。超声二维显像和彩色多普勒血流显像检查可以对肾脏肿瘤的良恶性做出明确判断。

肾脏的各种组织均可发生肿瘤,通常可分为5种类型:

1. 发源于肾脏实质上皮 属于肾细胞类型,有良性的腺瘤和恶性的腺癌。

2. *发源于肾盂肾盏的上皮* 属于移行上皮，有良性的乳头状瘤和恶性的肾盂癌。

3. *发源于胚胎组织* 如肾胚胎瘤。

4. *发源于间叶组织* 包括错构瘤、血管瘤、平滑肌瘤和平滑肌肉瘤、纤维瘤和纤维肉瘤、脂肪瘤和脂肪肉瘤及球旁细胞瘤（肾血管外皮细胞瘤）等。

5. *由肾外转移而来的肿瘤* 肾盂癌（pyelo carcinoma）在成人是仅次于肾癌的常见肾肿瘤，90％以上来源于肾脏集合系统移行上皮细胞，其余为鳞癌和腺癌。可多中心发生，常出现于膀胱癌之后。危险因素有接触芳香烃胺，尤其是 2-萘胺（吸烟、染料、橡胶等）及反复发作的肾盂肾炎、肾结石、长期应用环磷酰胺和镇痛药肾病。60％患者有无痛性肉眼血尿，输尿管梗阻及由此引起的疼痛并不多见。肾盂癌多为乳头状结构，血运丰富。少数为坚实硬结，可单发或多发。病变发生在肾盂肾盏，常向输尿管及膀胱扩散，但亦可各自发生，可先后发生或同时发生。发生在肾盂流出道或肾盂与输尿管交界处的肿瘤可造成肾盂积水。临床症状是间歇性无痛性血尿，为较明显的肉眼血尿，偶有排出烂肉状瘤组织。另外还有腹部肿块及腰酸等。无肾盂积水的较小的肿瘤（＜1cm）超声显像不易发现，较大癌肿块一般易于显示，特别是合并肾盂积水者更为清楚。在肾盂扩张积水的衬托下，可于肾盂或肾盂与输尿管连接处显示低回声肿块。但对不向腔内突起或突起不明显而向壁外浸润的肾盂癌，超声检查容易误诊，需要结合临床和 X 线肾盂造影仔细扫查，方可发现。肾盂癌经常发生淋巴转移，此时可显示肾门淋巴结增大。超声显像不但能显示肾内肿瘤，还能观察肿瘤对肾外组织的浸润和血管淋巴转移，其优越性为 X 线造影等检查所不及。彩色多普勒血流显像更有助于进一步诊断肾脏肿瘤。

成人最常见的是肾癌和肾盂肿瘤，主要症状是血尿，因此最重要的是血尿的鉴别诊断。婴幼儿最常见的是肾胚胎瘤，主要症状是腹部肿物，所以腹部肿物的鉴别诊断是最重要的。血尿在泌尿系肿瘤、非特异性感染、结核、结石等均可出现，但亦各有其特点。肾肿瘤血尿特点为无痛性间歇性全血尿。非特异性感染引起的血尿常伴有全身感染和膀胱刺激症状，尿内可有大量脓球。结核性血尿为终末血尿，病程进展缓慢，血尿出现前常先有长期的尿频、尿急、尿痛的症状。肾和输尿管结石可引起血尿，但出血量不大，且伴有疼痛。膀胱肿瘤可引起无痛性血尿，临床较难鉴别。但如排出较大血块，同时伴有尿频、膀胱疼痛时，应考虑膀胱肿瘤；若排出的血块呈细长条状，并出现腹部肿物及腰痛时，则诊断为肾癌。经膀胱镜和泌尿系造影检查，更可明确诊断。但也不除外肾与膀胱同时存在肿瘤之可能。先天性多囊肾也有肿物、疼痛和血尿症状，但一般肾脏为双侧增大，增长缓慢，可触及多数结节或囊肿，并有肾功能不全及高血压等症状。还要注意鉴别其他内科疾病引起的血尿，如肾炎、出血性疾患、药物过敏等原因引起的血尿，结合临床及病史，可以鉴别。但必须指出的是，约有 30％的肾癌既无肉眼可见的血尿，显微镜下亦无红细胞增多，因此超声诊断至关重要。

超声显像图例见图 9-69-1～9-65-5。

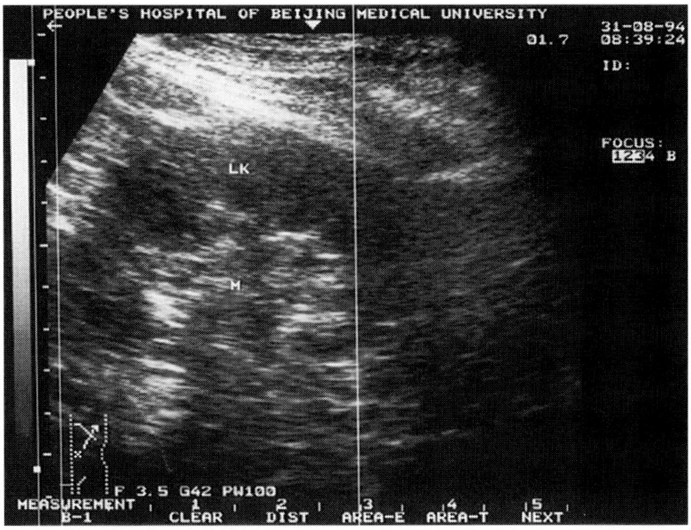

图 9-69-1　肾盂癌(一)

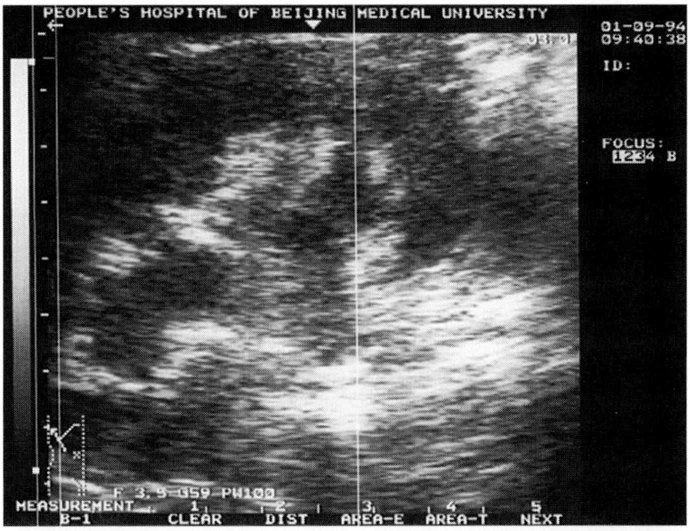

图 9-69-2　肾盂癌(二)

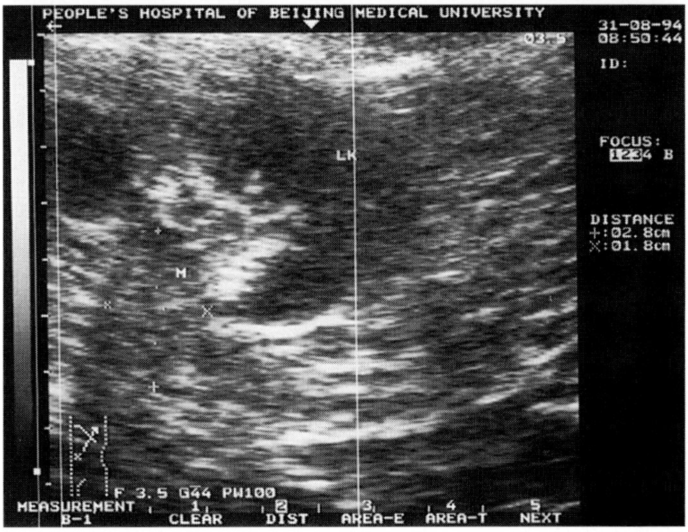

图 9-69-3　肾盂癌(三)

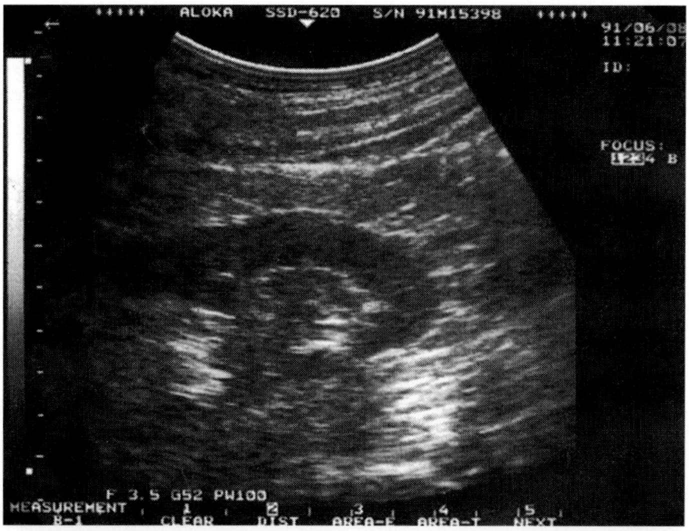

图 9-69-4　肾盂癌(四)

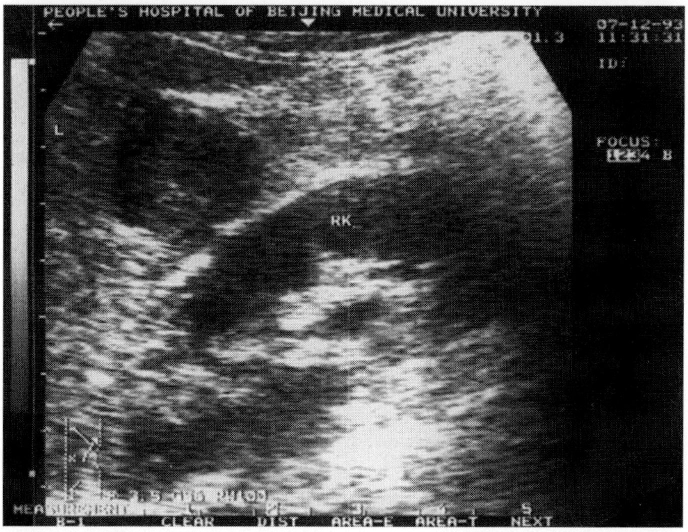

图 9-69-5　肾盂癌(肾癌肝转移)

（富　玮）

第 70 例　婴幼儿腹部肿块——肾胚胎瘤

患儿,2 岁 4 个月。于 1 个月前洗澡时发现右侧腹部肿块。超声显像显示肝、胆、胰、脾、左肾未见异常。于右肾中下段可见一个 9.8cm×8.7cm 大小、边界清楚的中低回声区,超声提示右肾胚胎瘤。

分析

肾胚胎瘤又名肾母细胞瘤(nephroblastoma)或 Wilms 瘤,是儿童期最常见的泌尿系统肿瘤,1/3 在 2 岁以内起病,其余在 4 岁以前起病,10%患者可累及双肾,80%有腹部肿块,直径小至数厘米,大至充满腹腔,并影响呼吸。肿块质地硬,表面光滑,偶有结节,不活动。约 50%患儿有腹痛,10%～20%有血尿(常为镜下血尿),60%并发高血压。肾胚胎瘤由胚胎组织混合组成。肿瘤好发于肾脏的上极或下极，一般发生在单侧，也可发生于双侧。肿瘤生长快，瘤体常有包膜，易侵犯血管，发生转移，以转移至肺最为常见。由于肾胚胎瘤结构复杂，其声像图变化甚多(笔者 1985 年曾有"灰阶超声显像诊断肾胚胎瘤 25 例分析")，根据肿瘤的均匀程度及出血、坏死的出现而有不同的图像表现。组织结构均匀时为低回声，组织结构不均匀时为强回声，出血坏死液化处为低回声或无回声，但肿瘤包膜非常清楚，与肾的正常部分有明显分界。肾胚胎瘤恶性程度很高，其转移主要为淋巴转移，最早转移处为肾门淋巴结。

肾脏肿瘤与其他腹部肿瘤的鉴别诊断一样，首先要确定肿物的来源。在体检时，根据部位、形状、硬度、是否随呼吸而上下移动等，一般可以确定肿物的来源。肾脏是腹膜后器官，当肾脏中度增大时，由于肿物前方有肠管，叩诊为鼓音，这与腹腔内肿瘤不同，但肾脏极度增大时肠管被推向内侧，叩诊亦可为浊音。肾盂肿瘤与尿液直接接触，因此可早期发现尿脱落细胞异常，但尿内发现肿瘤细胞并不能诊断肾盂肿瘤，必须结合泌尿系 X 线造影、超声显像及彩色多普勒血流显像等检查进行诊断。

婴幼儿腹部肿瘤首先应考虑肾胚胎瘤；肾胚胎瘤亦称肾母细胞瘤，其主要症状是腹部肿物和体温增高，如发生在左肾易被误诊为传染性疾病或寄生虫病引起的脾大，这样的误诊危害极大，延误治疗以致危害患儿生命。详细的体检可以鉴别脾和肾，因前者有切迹。肾胚胎瘤应与肾上腺成神经细胞瘤和巨大肾积水相鉴别，成神经细胞瘤早期转移至颅骨和肝脏，肾积水保留肾脏外形，表面光滑、柔软而有囊性感。肾胚胎瘤与肾上腺神经母细胞瘤恶性程度极高，发展很快，患儿就诊时大多已转移，故全身检查极为重要。肾胚胎瘤的诊断应尽快完成，超声显像可确定诊断。

肾脏肿瘤 90%以上为恶性，在肾脏肿瘤病变中，以肾囊肿、肾癌、肾胚胎瘤和肾平滑肌脂肪瘤(肾错构瘤)等 4 种病变最为常见。其中肾癌、肾胚胎瘤为恶性肿瘤；肾囊肿和肾平滑肌脂肪瘤(肾错构瘤)为良性肿瘤。这 4 种疾病的超声显像各不相同，又各有特征性表现，诊断不困难。因此超声显像和 CDFI 可以明确鉴别肾脏肿瘤的良、恶性，从而修正了肾实质性肿瘤在组织学检查之前都应看作"恶性肿瘤"的理论。

超声显像图例见图 9-70-1～9-70-2。

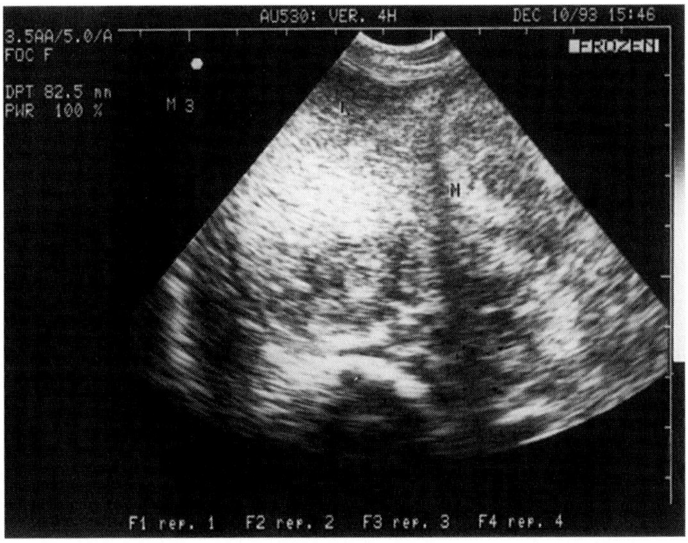

图 9-70-1 肾胚胎瘤(一)

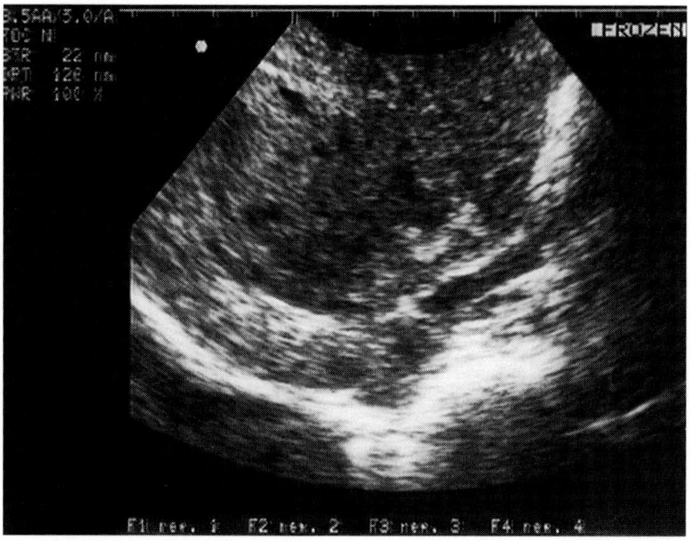

图 9-70-2　肾胚胎瘤(二)

(富　玮　张　坚)

第 71 例　肾移植超声显像表现

患者,男性,61 岁。因慢性肾小球肾炎、终末肾、慢性肾衰竭于 10 个月前行右髂窝肾移植。尿蛋白(++),尿素氮 12.9mmol/L(36mg/dl)。超声显像检查移植肾体积明显增大,肾实质明显增厚,其回声弥漫增强。自身肾脏体积明显缩小,为弥漫性、萎缩性病变,超声显像提示:移植肾慢性排斥反应,自身肾脏弥漫性、萎缩性病变。

分析

肾移植(renal transplantation)作为晚期慢性肾衰竭患者一种积极治疗方法已取得较为满意的效果。在肾移植前后,供肾者和受肾者都需要做超声显像检查,这对供肾者的安全、手术计划的制定、判定移植肾的功能,以及观察术后的并发症等都很必要。活体供肾者的肾脏应该健康正常,肾实质无病变,肾盂肾盏无异常。CDFI 证实为单支肾动脉,且血流正常,并应提供肾动脉的腔径和长度等解剖情况。肾移植后可能发生一系列并发症,均需做出早期诊断并及时处理。了解这些并发症的方法有实验室检查、超声显像、放射性核素和 X 线检查,其中超声显像和 CDFI 检查是最主要的,而且是首选的方法。

肾移植的主要并发症是排异反应(免疫反应),分为超急排异反应和急、慢性排异反应。超急排异反应是术后早期发生的不可逆的体液免疫反应,移植肾迅速肿胀、发紫、皮质广泛坏死而失去功能。急性排异反应发生率高,多发生在术后半年内,为可逆的细胞免疫反应。移植肾体积增大,质地较硬,包膜易剥离。肾实质散在暗红色出血坏死灶。肾锥体乳头水肿,肾盂肾盏黏膜弥漫性出血。临床表现为尿量减少、肾衰竭,可伴有高血压及发热等症状。慢性排异反应多发生在移植术后半年以后,属体液及细胞免疫均存在的免疫反应,进展缓慢。肾体积由增大逐渐缩小,表面凹凸不平,色苍白而质硬,皮质变薄并与髓质分界不清。临床表现肾功能逐渐受损、蛋白尿及血压增高等。此外，肾移植后还可因感染而引起肾盂肾炎、肾囊肿或肾周脓肿、吻合的输尿管受压或狭窄致肾积水、动脉狭窄、阻塞致肾缺血及萎缩等。尚可出现肾静脉血栓形成导致的肾严重淤血、肿胀，因出血、渗尿或淋巴管阻塞导致的血肿、尿性囊肿和淋巴管囊肿等。严重者可因急性肾小管坏死导致肾衰竭。超声诊断以上含液性病变多无困难。超声显像检查移植排异反应可进行动态追踪鉴别。一般应于术后即刻或24h内做超声显像检查，以后每隔3d检查一次。由于移植肾担负双肾功能，所以超声显像显示其代偿性增大(轻度)。CDFI显示动静脉血流正常(RI＜0.7)。当超急排异反应发生时，超声显像肾体积一般无明显增大，但内部结构紊乱，皮质呈广泛或片状回声减低，肾周可见无回声区。CDFI显示广泛的肾内动脉狭窄，RRI异常增高。急性排异反应时超声显像显示肾脏明显增大，肾皮质回声增强，肾锥体因水肿亦增大，回声减低。肾窦回声减低，严重者肾窦与肾实质分界不清。CDFI显示肾血流异常。急性排异反应的病理变化是肾小动脉炎和间质水肿，致使肾内小动脉管腔狭窄、不规则，以致闭塞，间质水肿亦压迫血管。CDFI显示血流速度减慢，血流阻力明显增高，RI＞0.7，PI＞0.5则提示急性排异反应。慢性排异反应超声显像肾脏开始时增大，以后逐渐缩小。肾脏轮廓粗糙不平，肾皮质变薄，回声增强。晚期不能分辨肾脏结构。CDFI显示血流减低，RI增高，但不如急性排异反应明显。移植引起的血管并发症以肾动脉狭窄最常见，大多发生在吻合口，还可发生在远端。CDFI显示狭窄处血流速度异常增高。严重者肾脏可萎缩。CDFI还可发现肾静脉血栓，于静脉腔内见不规则低回声肿块，局部彩色血流不充盈，肾脏体积明显增大。

超声显像图例见图9-71-1～9-71-4。

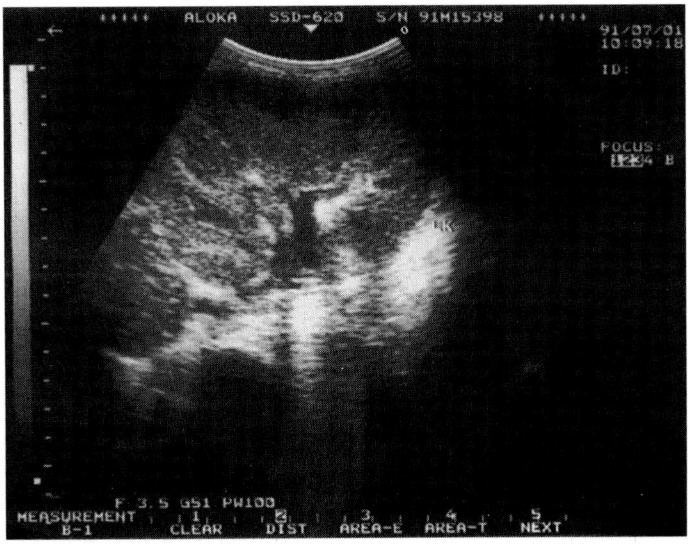

图9-71-1 移植肾超声显像表现(一)

移植肾体积增大，呈弥漫性病变

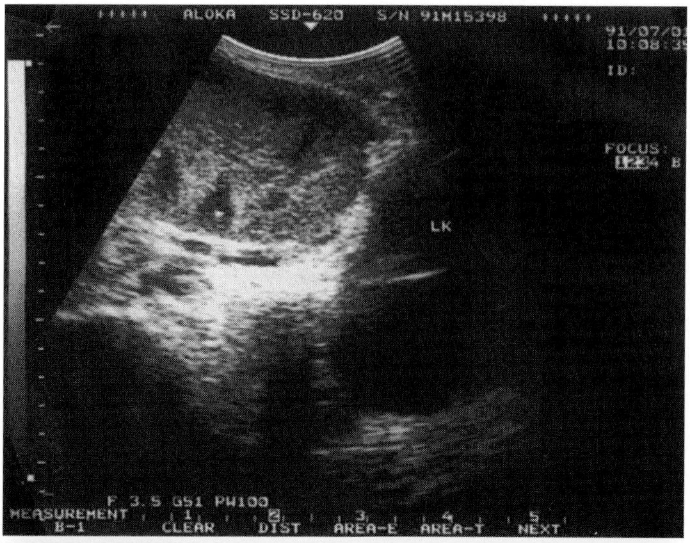

图 9-71-2 移植肾超声显像表现(二)

移植肾体积增大,呈弥漫性病变

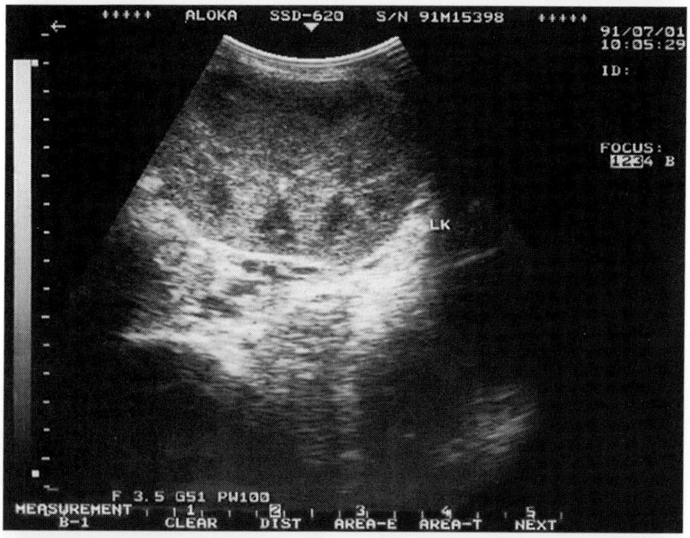

图 9-71-3 移植肾超声显像表现(三)

移植肾体积增大,呈弥漫性病变

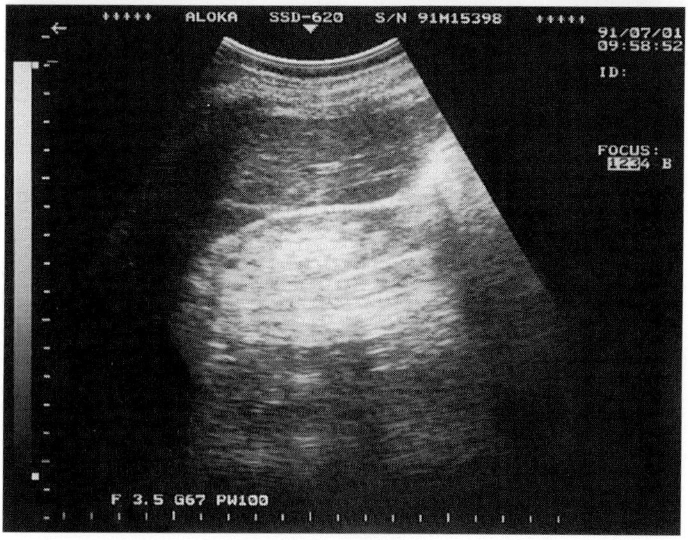

图 9-71-4 移植肾超声显像表现(四)

本图为患者自身肾脏,是慢性肾小球肾炎终末期,为无功能肾

(富 玮 刘 杰)

第72例 肾结石碎石术后肾脏损伤引发弥散性血管内凝血

患者，男，58岁。因右肾结石行碎石术，术后半日即出现发冷、发热、腰胀痛、明显血尿。超声显像显示右肾外形及结构均有明显改变，右肾明显增大，被膜不光滑，皮质、髓质分界不清，肾盂、肾盏亦不能显示。整个肾脏变为模糊不清的一团增大的不均质软组织回声团块。超声显像报告为右肾损伤，肾功能明显受损。

分析

许多疾病在发病过程中都可以引起弥散性血管内凝血（disseminated intravascular coagulation，DIC），主要是由于促凝物质进入血液循环，而引起广泛的血液凝固。临床主要表现两种症状，一方面由于血液凝固后形成微血栓堵塞血管，组织器官发生缺血性损害；另一方面由于在血液凝固过程中大量的凝血因子（包括血小板）被消耗，同时激活继发性代偿性的纤维蛋白（原）溶解而发生严重的大出血。本病分为急性和慢性两类。急性病势凶险，病死率高；慢性者有时临床不易发现。本病临床主要表现为出血、休克、内脏器官损害及溶血等。引起DIC的病因很多，其中以感染和肿瘤最为多见，占其病因的2/3。另有不少报道认为，在产科意外中也常发生。其他常见的病因还包括严重的组织创伤、外科手术和体外循环等。由于DIC的病因和发病机制不同，其病理生理过程也极为复杂，其临床表现和实验室检查结果也变化多端，治疗的根本在于去除病因。本例系碎石术后导致严重的肾脏损伤，由于肾脏组织内的大量组织因子进入血液循环，即发生DIC，而导致大量出血。本病常见的病理变化包括肾脏在内的多数器官有广泛的大量出血和出血性坏死。除大、中血管内可见血栓外，小血管内也可见到微血栓，此种病变最常见于肾脏和肺，其次是脑、心、肝、脾、肾上腺、胰腺和胃肠道等。在肾脏中急性肾小管坏死比肾皮质坏死更常见。

本病急性者起病急而重，大多表现为广泛的严重出血。严重的病例可有休克，还伴有肝、肾、肺及中枢神经系统严重的功能障碍。DIC的临床表现应与原发病密切相关，概况之DIC主要表现为出血、休克、栓塞和溶血等四个方面。其出血是最主要的表现，常为突然发生的广泛大量出血，皮肤出现一处或多处的大片瘀斑和血肿，本例为出现严重的血尿。除出血外，DIC可有发热和低血压。休克一旦出现后会加重DIC引起器官功能障碍。

DIC是在一些原发病的基础上发生的。因此，在一些有可能发生DIC的疾病中要提高警惕，可以早期明确诊断。从临床症状中，特别要注意到突然出现在原发疾病中难以解释的大量或广泛的出血、血液凝固障碍、难以纠正的顽固性休克，血管内栓塞及器官功能障碍。急性的表现以大量出血为主。急性DIC出血还需与纤溶和严重的肝病出血加以鉴别。原发性纤溶是由于某些原因（手术、产科意外等）造成纤溶酶原激活物增多，纤溶抑制物减少，致使血液中纤溶酶活性增高，纤维蛋白原及其他凝血因子被降解。原发性纤溶比DIC远为少见，临床上出血表现与DIC相似，但其血小板计数、红细胞形态和血浆抗凝血酶Ⅲ均正常。

超声显像图例见图9-72-1～9-72-3。

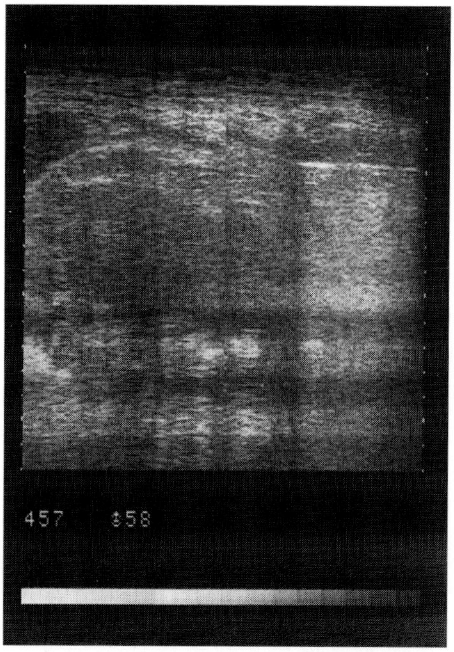

图 9-72-1 肾结石碎石术后肾脏损伤(一)

肾脏损伤,肾脏增大,回声不均匀

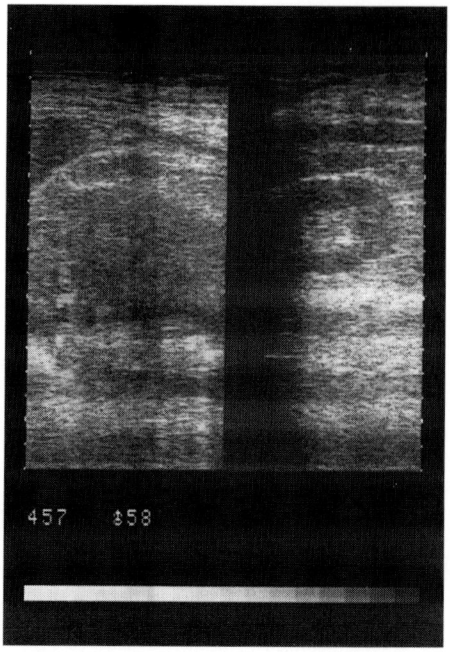

图 9-72-2 肾结石碎石术后肾脏损伤(二)

左图为损伤肾脏;右图为正常肾脏

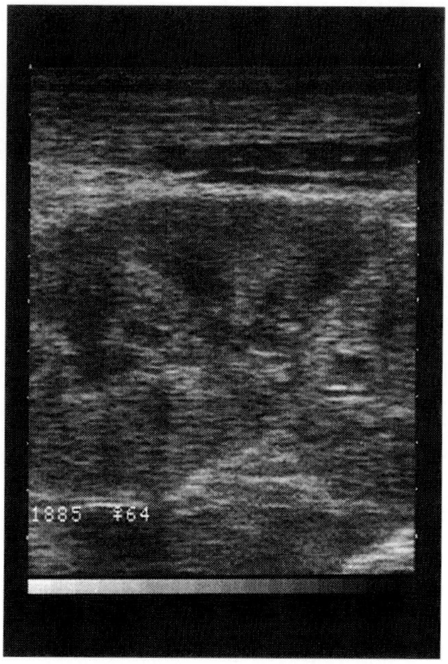

图 9-72-3 肾结石碎石术后肾脏损伤(三)

肾脏损伤,肾脏增大,回声不均匀

(富京山)

第73例　左肾部分缺失、先天性发育不良——肾盂肾炎

患者，女性，60岁。在外院行腹部B超检查发现左肾缩小且上段凹陷，超声诊断为“先天性肾发育不良”，要求我院B超会诊。腹部超声显像显示肝、胆、胰、脾未见异常。右肾8.4cm×4.2cm，左肾6.7cm×3.4cm，左肾上段凹陷萎缩如部分缺损状，双侧肾盂回声增强、增粗，左肾盂明显畸形。追问病史，患者30年前曾患严重的泌尿系感染，发热，尿检白细胞、脓球满视野，治疗不规范，其后上述症状经常发生。超声提示：肾盂肾炎（肾盂畸形），以左侧为重。

分析

肾盂肾炎（pyelonephritis）为泌尿系统最常见疾病，占泌尿系统疾病首位。通常分为急性和慢性。急性肾盂肾炎多见于女性。致病菌主要为大肠埃希菌，病变常累及一侧或双侧肾脏。起病急剧，突然高热达39～40℃，伴有寒战、恶心、呕吐、腹泻及全身疼痛。伴有膀胱炎时可有尿频、尿急、尿痛。腰部常有明显压痛，有时可触及肿大的肾脏。血白细胞升高，尿内有多数脓细胞，涂片可查到细菌。急性肾盂肾炎无梗阻者经抗感染治疗后，症状多在7～10d消失，一般预后良好。男性患者常伴有梗阻、结石及慢性前列腺炎等，治疗效果不佳及有菌血症时，应考虑有这些病变的存在。慢性肾盂肾炎是由于急性肾盂肾炎未彻底治疗迁延而来的。急性肾盂肾炎伴有尿路梗阻、间质性肾炎、糖尿病、膀胱输尿管回流及神经性排尿障碍等易发展成慢性肾盂肾炎，其中最常见的为儿童期膀胱输尿管反流，患者症状可很轻微，仅有轻度腰部不适或尿频、尿急、尿痛等症状，有时低热或贫血是唯一的表现，亦可表现为反复发作尿路感染、高血压及尿毒症。当儿童反复发作尿路感染时，需进一步查明有无膀胱输尿管反流。

慢性肾盂肾炎病变特点是肾小管和肾间质活动性炎症，肾脏组织纤维化及瘢痕形成，肾盂、肾盏和肾脏外形均可变形。病变可累及一侧或两侧肾脏。病变分布不均匀，呈不规则灶性或片状分布。两侧肾脏不对称，大小不等，体积缩小，质地变硬。其表面高低不平，可有不规则凹陷性瘢痕。切面可见皮、髓质界线模糊，肾乳头部萎缩。肾盂、肾盏因瘢痕收缩而变形。肾盂黏膜增厚、增粗。肾脏表面呈颗粒状，有不规则瘢痕，镜下呈不规则片状病变区夹杂于相对正常的肾组织之间。瘢痕区的肾组织破坏，肾间质和肾盂黏膜纤维组织大量增生，其中有大量的淋巴细胞、浆细胞、单核细胞及中性粒细胞浸润。病变区内的小血管都有炎症、管壁增厚和管腔狭窄。肾小管多萎缩坏死并由纤维组织替代。有些肾小管腔扩张，腔内有均匀红染的胶样管型，类似甲状腺滤泡。在肾小管腔内还可见中性粒细胞浸润。严重者肾小球可萎缩、纤维化或玻璃样变。病灶周围肾组织的肾小球尚完好，有些肾小球球囊壁增厚，可有纤维化，有些肾单位则代偿肥大。

慢性肾盂肾炎经常反复急性发作。发作时症状与急性肾盂肾炎相似，尿中有白细胞、蛋白和管型。由于肾小球损害发生较晚而肾小管病变比较严重，发生较早，因此肾小管功能障碍出现较早。肾小管浓缩功能降低，常可出现多尿和夜尿。电解质如钠、钾等和重碳酸盐丧失过多可导致缺钾、缺钠和酸中毒。其后由于肾组织纤维化和小血管硬化导致肾组织缺血，肾素分泌增加而引起高血压。肾乳头萎缩，肾盂肾盏因瘢痕收缩而变形，可以通过超声显像检查发现，对临床诊断有帮助。晚期大量肾组织被破坏，可引起肾功能损害。

超声显像检查可对肾盂肾炎的诊断提供帮助，但一般缺乏特征性表现。超声显像诊断需结合临床和其他有关检查。轻度肾盂肾炎超声显像可无异常发现。肾盂炎症明显者，肾脏可增大，肾盂肾盏可不同程度扩张。肾盂黏膜因充血水肿，回声粗糙而增强。此外超声显像尚可发现泌尿道的先天异常和梗阻。慢性肾盂肾炎病理表现为肾小管及间质炎性感染灶。晚期病变严重时可波及肾小球，并可见肾间质大量纤维组织增生，导致肾实质萎缩、肾盂肾盏变形狭窄而影响肾功能。超声显像可发现双肾不等大，即患肾或病变较重的肾体积缩小、被膜不光滑、肾皮质与髓质分界不清、实质回声不均匀增强、肾盂肾盏可见轻度扩张或变形狭窄、回声增强而粗糙，或黏膜破损，出现不连续及中断现象。病情严重者，肾内结构显示不清，此时肾功能发生衰竭。

鉴别诊断

急性肾盂肾炎有高热、寒战及泌尿系典型症状和尿液异常，诊断不难。如仅有高热而尿路症状不明显者，应与各种发热性疾病相鉴别。腹痛、腰痛明显者应与胆囊炎、阑尾炎、盆腔炎、肾周脓肿等鉴别。一般经多次尿液检查及超声显像检查后即能确诊。慢性肾盂肾炎的泌尿道症状不明显，尿常规无明显改变，或尿液异常间歇出现，易被误诊。在女性凡有不明原因发热、腰酸、乏力、轻度泌尿道症状者，均应考虑本病的可能性，需反复检查尿常规及做尿培养，或行超声显像检查，以寻找证据。伴有高血压的慢性肾盂肾炎需与原发性高血压相鉴别。此外，尚需与下列疾病鉴别。

1. *肾结核* 泌尿道、生殖道结核常同时并发，是最常见的肺外结核，多为血行性感染。急性期有低热、盗汗、乏力、腰痛、尿频、尿急、尿痛、血尿等症状。约有20%病例可无临床症状。数年后，肾实质破坏，结核的肉芽肿干酪样变先累及髓质和乳头区，继而乳头坏死、肾盂肾盏变形、皮质变薄，偶可累及肾周围组织。肾结核后期肾功能受损，膀胱挛缩。肺部X线检查，前列腺、附睾及盆腔结核的检出有助于此病的诊断。尿液检查可有血尿（镜下或肉眼血尿）和脓尿。尿结核菌培养阳性，检出率为90%以上。聚合酶链反应（PCR）也可用于尿结核杆菌的检测，阳性率高达95%，但应注意假阳性。超声显像检查有助于鉴别。

2. *慢性肾小球肾炎* 若有水肿、大量蛋白尿则鉴别不难。肾盂肾炎的尿蛋白量一般在1～2g/d以下，若＞3g/d则多属肾小球病变。但本病与隐匿性肾炎较难鉴别，后者尿常规中有较多红细胞，而肾盂肾炎则以白细胞为主。此外，尿培养及长期观察患者有无低热、尿频等症状亦有助于鉴别。晚期肾炎继发泌尿道感染时，鉴别困难。此时可详细询问病史，结合临床特点加以分析。

3. *前列腺炎* 50岁以上的男性因有前列腺增生、肥大及放置导尿管、膀胱镜检等易发生前列腺炎。急性前列腺炎除畏寒、发热、血白细胞总数升高外，可有腰骶部和会阴部疼痛以及尿频、尿痛。尿液检查有红细胞，与急性膀胱炎易相混淆。慢性前列腺炎除尿检异常外，临床症状多不明显。在前列腺按摩得到的前列腺液中，白细胞数＞10/HP及前列腺超声显像检查有助于鉴别诊断。

超声显像图例见图9-73-1～9-73-3。

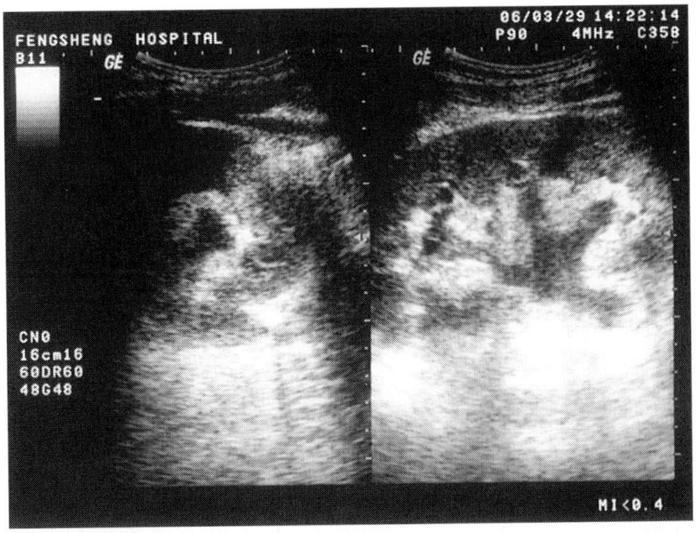

图 9-73-1　肾盂肾炎(一)

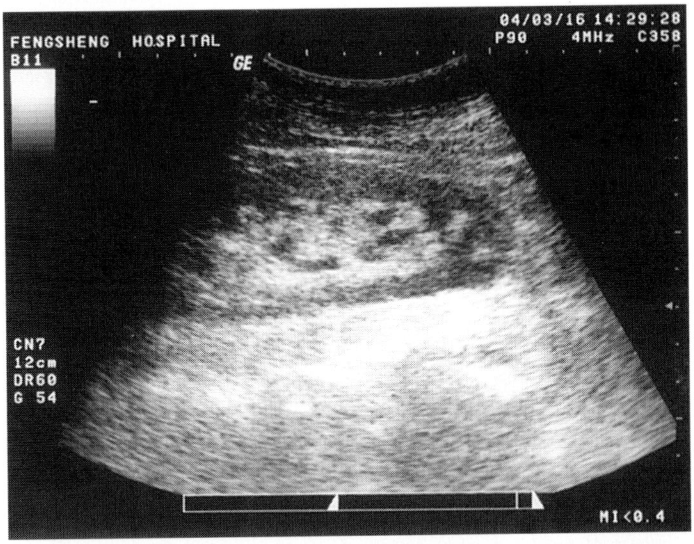

图 9-73-2　肾盂肾炎(二)

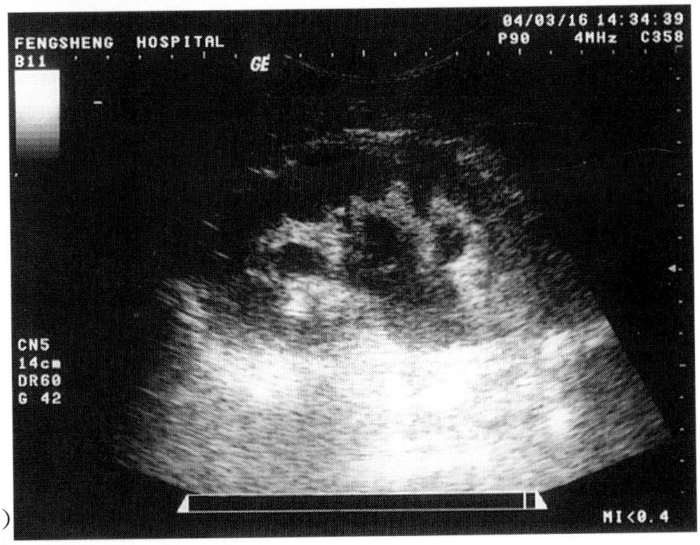

图 9-73-3　肾盂肾炎(三)

（富　玮）

第 74 例 肾脏肿瘤的诊断与鉴别诊断

本组病例中肾盂癌有血尿临床表现，肾转移癌——绒癌肾转移有绒癌病史，其余肾细胞癌及肾血管平滑肌脂肪瘤均在常规腹部超声显像检查中发现并无临床症状。

分析

肾脏肿瘤是肾脏各类型肿瘤的总称，绝大多数为恶性。肾脏的各种组织均可发生肿瘤，分类如下：

1. 发源于肾脏实质上皮 肾细胞类型有良性腺瘤和恶性腺癌。

2. 发源于肾盂肾盏的上皮 属于移行上皮，有良性的乳头状瘤和恶性的肾盂癌。

3. 发源于胚胎组织 如肾胚胎瘤。

4. 发源于间叶组织 包括错构瘤、血管瘤、平滑肌瘤和平滑肌肉瘤、纤维瘤和纤维肉瘤、脂肪瘤和脂肪肉瘤及球旁细胞瘤（肾血管外皮细胞瘤）等。

5. 由肾外转移而来的肿瘤

原发性肾脏恶性肿瘤来自肾实质和集合系统上皮及结缔组织，以肾细胞癌（简称肾癌，renal cell carcinoma）最为常见，约占 85%，肾盂肾癌约占 10%，肾胚胎瘤约占 5%，肾脏肉瘤罕见。良性肿瘤以腺瘤最为多见，其他有纤维瘤、中胚层肾瘤、错构瘤、平滑肌瘤和血管瘤等。继发性肾脏恶性肿瘤可由邻近脏器肿瘤直接浸润或由远处脏器转移而至，发病率较原发性为高，但除镜下血尿外常无其他表现。体内原发性肿瘤常为肾上腺癌、腹膜后肿瘤、胰腺癌、胃癌、结肠癌、肺癌、乳腺癌、恶性淋巴瘤、白血病及多发性骨髓瘤等。近年来发现约 45% 长期透析的尿毒症患者，可并发获得性肾囊肿，其中 10% 转变为肾腺瘤，甚至肾细胞癌，故透析 3 年以上的患者应定期做肾脏超声显像检查。肾脏肿瘤以恶性居多，约占 90% 以上，可发生在任何年龄，但常见于婴幼儿时期和 50～60 岁或以上的老年人。肾胚胎瘤占小儿恶性肿瘤的 20% 以上，是婴幼儿时期常见的腹部肿瘤。在成人肾脏恶性肿瘤中，肾癌最常见，肾盂癌次之。

肾癌是泌尿外科较常见的恶性肿瘤，发病率仅次于膀胱癌。近年来其临床发病率有逐步增加趋势，发病年龄多在 40 岁以上，高峰年龄为 60 岁，男女之比为 2.4：1。吸烟、肥胖、职业（炼焦、印刷、石油、石棉制作等）工人长期接触有害化学物质，可能是致病的危险因素。遗传因素所致的肾癌发病年龄较早，有多灶性和双侧发病趋向。

肾癌的组织形态学特征与细胞遗传学有密切关系。因基因变异的数目和部位不同，产生各种不同病理类型的肿瘤。其恶性程度和临床过程也不尽相同。

嗜色细胞型（颗粒细胞型）肿瘤为实质性，有假包膜，切面呈灰棕色至白色。胞质内富含细胞器，尤其是线粒体，缺乏糖原和脂质。生长方式呈乳头型，少数病例癌细胞分化不良，呈肉瘤样进展，细胞呈梭形或多型性。肾直管型或称集合管癌，发生于肾的中心部位，向周围浸润，无明显界限。切面为灰色实质性，沿血管扩散。血管阻塞导致肾实质梗死、出血，转移至淋巴结和同侧肾上腺。神经内分泌型为大的肿块。浸润肾盂和肾周脂肪，常见有血管浸润和区域淋巴结转移。细胞可为小细胞型或柱状细胞型。梭形细胞癌又称肉瘤样型或多形细胞癌，可由各型肾细胞癌发展而来。此型肿瘤凭 p53 基因突变率高，分化差，增长快，初诊时肿瘤多>10cm，多发生浸润和转移。

肾细胞癌可能会出现多种肾外表现，约半数患者血沉增快，往往为首先查出的征象。约

20%患者发热；约20%患者出现高血压，可能因肾素分泌过多、瘤内存在动-静脉瘘或肾血管受压所引起。肾切除后血压可恢复正常。因肿瘤产生甲状腺素样物质而发生高血钙。肿瘤骨转移也可致高血钙。肿瘤压迫至正常肾实质而发生肾缺血导致红细胞增多症。此外，患者可发生肝功能异常及贫血、体重下降、血清碱性磷酸酶增高、血清铁增高、淀粉样变及神经病变等。精索静脉曲张可因肾静脉或腔静脉瘤栓梗阻精索静脉致回流不畅所致，平卧后曲张静脉不排空。

超声显像检查对肾肿瘤的诊断敏感性高，可显示肾实质团块回声。肾轮廓局限性增大，边界清楚，多呈低回声球体状肿块，凸向肾周或压迫肾盏或集尿系统。但较小的肿瘤偶会被忽略。少数肿瘤呈不均匀回声，伴钙化者呈强回声。肿瘤坏死、液化呈边缘不规则的无回声区。肾门淋巴结肿大有时也可在超声显像检查时发现。CDFI可发现肾腔静脉癌栓和瘤内动静脉瘘。

肾癌肿块多发生在肾上、下极，常为圆球形，直径可为5～15cm，亦可为分叶状，有包膜，切面呈黄色，瘤体内可见出血、坏死及钙化。临床主要症状无痛性血尿和腹部肿块。过去教科书曾把肾癌的症状归纳为间歇性、无痛性、全程肉眼血尿，肿块和疼痛或发热三大症状，实际这都是晚期表现。目前超声显像等影像检查可在临床出现症状前做出诊断。近年一些医院80%的肾癌是在正常体检时发现的，从而得以早期治疗，预后较好。因此，必须强调40岁以上的人应定期体检，而且必须把肾脏超声显像检查作为检查内容。肾癌超声显像在瘤体较小时(2～3cm)呈高回声，在瘤体4cm以上时多为低回声。肿瘤继续增大，内部可有坏死、出血、钙化，则为不均有回声。肾癌一般边界较为清楚，大多向肾脏包膜隆起，或向内挤压肾盂肾盏。其转移主要为血行转移，常在肾静脉和下腔静脉中形成癌栓。肿瘤还可向邻近的肾包膜、脂肪组织、淋巴结及同侧的肾上腺浸润。亦可向远处脏器如肺、纵隔、骨骼、肝脏、中枢神经系统和甲状腺等转移。

血管平滑肌脂肪瘤(angiomyolipoma)是错构瘤的一种，是一种少见的良性肿瘤，超声显像有特征性表现，容易诊断。通常有两种类型，一种是单发的，仅发生在一侧肾脏，常为1或2个；另一种为多发性，可累及双肾，瘤体较大，常有内部出血。部分病例常伴有面颊部结节性硬化。血管平滑肌脂肪瘤超声显像有特征性表现，小的单发性肿瘤一般为强回声(与肝血管瘤类似)。大的肿瘤由于内部出血，其声像图为一种洋葱样图像表现(高、低回声层层相间)，可与肾脏其他肿瘤区别。血管平滑肌脂肪瘤常发生在肾脏表面，这也是和其他肿瘤相鉴别的特点。静脉肾盂造影、逆行肾盂造影、同位素扫描或CT对肾囊肿、肾错构瘤和肾癌的鉴别诊断时有困难。肾动脉造影虽然可以对大多数肾肿瘤做出鉴别，但对于血管肿瘤则易漏诊。而超声显像诊断可以对以上3种肾脏占位性病变做出明确诊断。所以二维超声显像和彩色多普勒血流显像现已成为诊断肾脏肿瘤的首选方法。

肾胚胎瘤又名肾母细胞瘤(nephroblastoma)或Wilms瘤，是儿童期最常见的泌尿系统肿瘤，1/3在2岁以内起病，其余在4岁以前起病，10%患者可累及双肾，80%有腹部肿块，直径小至数厘米，大至充满腹腔，并影响呼吸。肿块质地硬，表面光滑，偶有结节，不活动。约50%患儿有腹痛，10%～20%有血尿(常为镜下血尿)，60%并发高血压。肾胚胎瘤由胚胎组织混合组成。肿瘤好发于肾脏的上极或下极，一般发生在单侧，也可发生于双侧。肿瘤生长快，瘤体常有包膜，易侵犯血管，发生转移，以转移至肺最为常见。由于肾胚胎瘤结构复杂，其声像图变化甚多(笔者1985年曾有“灰阶超声显像诊断肾胚胎瘤25例分析”)，根据肿瘤的组织结构均匀程度及出血、坏死的出现而有不同的图像表现。组织结构均匀时为低回声，组织结构不均匀时为强回声，出血坏死液化处为低回声或无回声，但肿瘤包膜非常清楚，与肾的正常部分有明显分界。肾胚胎瘤恶性程度很高，其转移主要为淋巴转移，最早转移处为肾门淋巴结。

肾盂癌(pyelo carcinoma)的发生率在成人是仅次于肾癌的常见肾肿瘤，90%以上来源于肾脏集合系统移行上皮细胞，其余为鳞癌和腺癌。可多中心发生，常出现于膀胱癌之后。危险因素有接触芳香烃胺，尤其是2-萘胺(吸烟、染料、橡胶等)及反复发作的肾盂肾炎、肾结石、长期应用环磷酰胺和镇痛药肾病。60%患者有无痛性肉眼血尿，输尿管梗阻及由此引起的疼痛并不多见。肾盂癌多为乳头状结构，血运丰富。少数为坚实硬结，可单发或多发。病变发生在肾盂肾盏，常向输尿管及膀胱扩散，但亦可各自发生，可先后发生或同时发生。发生在肾盂流出道或肾盂与输尿管交界处的肿瘤可造成肾盂积水。临床症状是间歇性无痛性血尿，为较明显的肉眼血尿，偶有排出烂肉状瘤组织，另外，还有腹部肿块及腰酸等。无肾盂积水的较小的肿瘤(<1cm)超声显像不易发现，较大癌肿块一般易于显示，特别是合并肾盂积水者显示更为清楚。在肾盂扩张积水的衬托下，可于肾盂或肾盂与输尿管连接处显示低回声肿块。但对不向腔内突起或突起不明显而向壁外浸润的肾盂癌，超声检查容易误诊。需要结合临床和X线肾盂造影仔细扫查，方可发现。肾盂癌经常发生淋巴结转移，此时可显示肾门淋巴结增大。超声显像不但能显示肾内肿瘤，还能观察肿瘤对肾外组织的浸润和血管淋巴转移，其优越性为X线造影等检查所不及。彩色多普勒血流显像更有助于进一步诊断肾脏肿瘤。

肾脏转移癌并不少见，甚至高于原发癌，但因转移癌体积小、回声低，有时不易发现，而且实际临床意义较小。超声显像于肾实质内显示小圆形低回声，诊断需结合临床。

肾脏肿瘤鉴别诊断

成人最常见的是肾癌和肾盂肿瘤，主要症状是血尿，因此最重要的是血尿的鉴别诊断。婴幼儿最常见的是肾胚胎瘤，主要症状是腹部肿物，所以腹部肿物的鉴别诊断是最重要的。血尿在泌尿系肿瘤、非特异性感染、结核、结石等均可出现。但亦各有其特点。肾肿瘤血尿特点为无痛性间歇性全血尿。非特异性感染引起的血尿常伴有全身感染和膀胱刺激症状，尿内可有大量脓球。结核性血尿为终末血尿，病程进展缓慢，血尿出现前常先有长期的尿频、尿急、尿痛症状。肾和输尿管结石可引起血尿，但出血量不大，且伴有疼痛。膀胱肿瘤可引起无痛性血尿，临床较难鉴别。但如排出较大血块，同时伴有尿频、膀胱疼痛时，应考虑膀胱肿瘤；若排出的血块呈细长条状，并出现腹部肿物及腰痛时，则诊断为肾癌。经膀胱镜和泌尿系造影检查，更可明确诊断。但也不除外肾与膀胱同时存在肿瘤的可能。先天性多囊肾也有肿物、疼痛和血尿症状，但一般肾脏为双侧增大，增长缓慢，可触及多数结节或囊肿，并有肾功能不全及高血压等症状。还要注意鉴别其他内科疾病引起的血尿，如肾炎、出血性疾患、药物过敏等原因引起的血尿，结合临床及病史，可以鉴别。但必须指出的是，约有30%的肾癌既无肉眼可见的血尿，显微镜下亦无红细胞增多。因此超声诊断至关重要。

肾脏肿瘤的鉴别诊断与其他腹部肿瘤的鉴别诊断一样，首先要确定肿物的来源。在体检时，根据部位、形状、硬度、是否随呼吸而上下移动等，一般可以确定肿物的来源。肾脏是腹膜后器官，当肾脏中度增大时，由于肿物前方有肠管，叩诊为鼓音，这与腹腔内肿瘤不同，但肾脏极度增大时肠管被推向内侧，叩诊亦可为浊音。肾盂肿瘤与尿液直接接触，因此可早期发现尿脱落细胞异常，但尿内发现肿瘤细胞并不能诊断肾盂肿瘤，必须结合泌尿系X线造影、超声显像及彩色多普勒血流显像检查等进行诊断。

婴幼儿腹部肿瘤首先应考虑肾胚胎瘤。肾胚胎瘤亦称肾母细胞瘤，其主要症状是腹部肿物和体温增高，如发生在左肾易被误诊为传染性疾病或寄生虫病引起的脾大，这样的误诊危害极大，延误治疗以致危害患儿生命。详细的体检可以鉴别脾和肾，因前者有切迹。肾胚胎瘤应与肾上腺成神经细胞瘤和巨大肾积水相鉴别，成神经细胞瘤早期转移至颅骨和肝脏，肾积水保留肾脏外形，表面光滑、柔软而有囊性感。肾胚胎瘤与肾上腺神经母细胞瘤恶性程度极高，发展很快，患儿就诊时大多已转移，故全身检查极为重要。肾胚胎瘤的诊断应尽快完成，超声显像可确定诊断。

肾脏肿瘤 90％以上为恶性，在肾脏肿瘤中，以肾囊肿、肾癌、肾胚胎瘤和肾平滑肌脂肪瘤(肾错构瘤)等 4 种病变最为常见。其中肾癌、肾胚胎瘤为恶性肿瘤；肾囊肿和肾平滑肌脂肪瘤(肾错构瘤)为良性。这 4 种疾病的超声显像各不相同，又各有特征性表现，诊断不困难。因此超声显像和 CDFI 可以明确鉴别肾脏肿瘤的良、恶性，从而就修正了肾实质性肿瘤在组织学检查之前都应看作"恶性肿瘤"的理论。

超声显像图例见图 9-74-1～9-74-4。

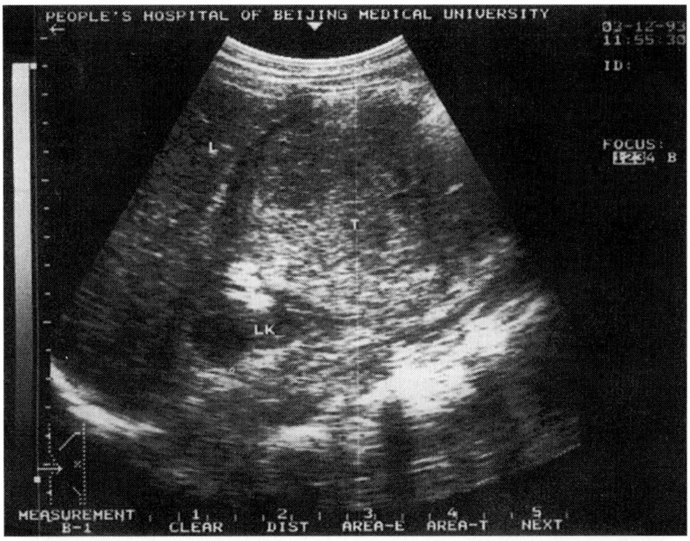

图 9-74-1　肾细胞癌

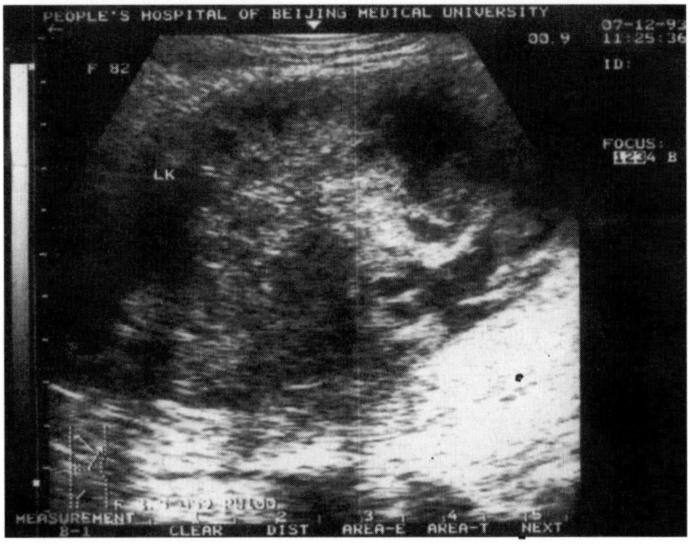

图 9-74-2　肾盂癌(五)

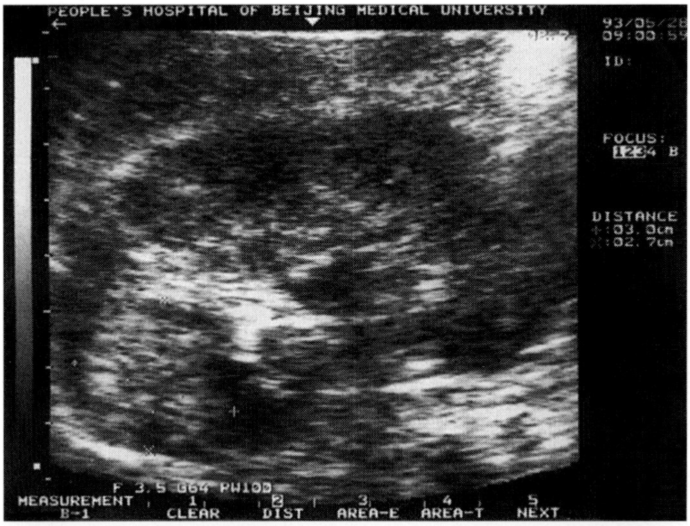

图 9-74-3 肾转移癌(绒癌肾转移)

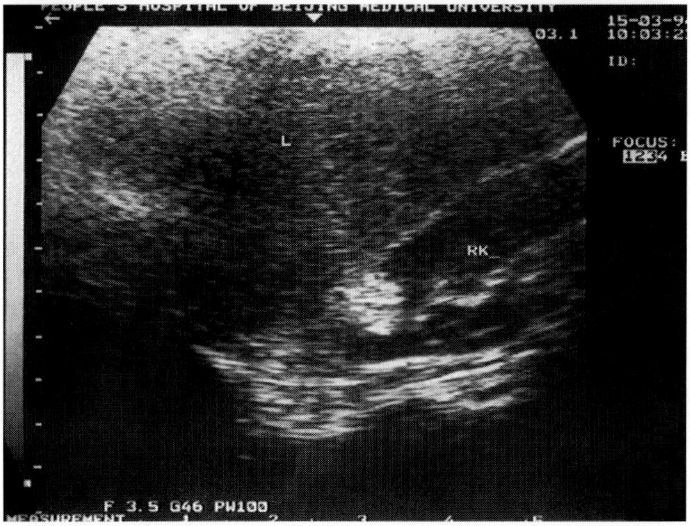

图 9-74-4 肾错构瘤(肾血管平滑肌脂肪瘤)

(富 玮 单玉辉)

第75例 恶寒、发热、排尿不出——前列腺脓肿

患者,男性,41岁。恶寒、发热1周,会阴部疼痛伴尿频、尿急、尿痛,排尿困难至排尿不出。实验室检查:白细胞 $14.8\times10^9/L$,中性粒细胞0.90。2d后,经尿道排出大量脓液,即热退,以上症状缓解。超声显像检查显示盆腔膀胱后方有一9.0cm×8.0cm,厚壁囊性无回声,其内充满低回声光点,似实性肿物。

分析

1. 前列腺炎(prostatitis) 为中青年男性常见的泌尿系疾病,分急性和慢性两种。临床又分感染性和非感染性两类,其中急性前列腺炎多为化脓性炎症,慢性前列腺炎一般由急性前列腺炎迁延转化而来。另外,长时间充血、自身免疫因素等均与发病有关。慢性前列腺炎常与尿路感染互为因果关系。临床以慢性前列腺炎多见,其中还包括特发性非细菌性前列腺炎和非特异性肉芽性前列腺炎。急性前列腺炎腺体充血、水肿,有血性和脓性渗出,腺管和周围间质有炎性细胞浸润,严重者可发展成脓肿。急性前列腺炎80%侵犯精囊。慢性前列腺炎最后可导致腺体纤维组织增生,前列腺缩小,部分病人纤维化累及后尿道,可使膀胱颈硬化。急性前列腺炎主要有全身感染症状和尿道刺激症状,如畏寒、发热、尿频、尿急、尿痛,会阴部及耻骨上胀痛,前列腺明显触痛。慢性前列腺炎以尿道刺激症状为主,另外还可出现性功能障碍、腰骶部痛及睾丸隐痛。合并精囊炎时,精囊管可扩张,触诊前列腺质地稍硬、触痛。急性前列腺炎超声显像显示前列腺体积增大,表面不光滑,前列腺内部回声减低、不均匀。有脓肿发生时可出现无回声区。前列腺周围间隙可出现少量液性无回声区。精囊可增宽,边缘模糊。慢性前列腺炎超声显像前列腺体积可增大或缩小,边缘欠光滑。前列腺内部回声不均匀增强,并常见钙化灶的斑块强回声伴声影。慢性前列腺炎合并前列腺增生者前列腺体积明显增大。

2. 前列腺脓肿(prostatic abscess) 是急性前列腺炎加剧所致,因前列腺化脓而形成。病状为发热、会阴部疼痛伴尿频、尿急、尿痛、排尿困难,或有急性尿潴留。一旦脓肿成熟,向尿道、直肠或会阴部穿破,流出大量脓液,症状迅即缓解。超声显像显示前列腺脓肿时前列腺肿大,包膜完整,内部回声为散在细小低回声,均匀分布。脓液稀薄者出现液性无回声区。

超声显像图例见彩图48、49。

(富 玮)

第76例 右腰部憋胀——右输尿管结石

患者,男性,46岁,农民工。半年来腹胀、右腰部憋胀,近2个月来加重伴尿少来诊,超声显像检查示肝、胆、胰、脾及左肾未见异常,右肾失去正常形态。诸肾盏均明显增大,呈彩碟状,肾盂亦明显扩张,肾实质明显变薄并发现破裂处,导致肾周围明显积液(尿液)。于输尿管起始部可见2.4cm×1.4cm结石强回声。超声显像提示右输尿管上段结石,肾盂肾盏扩张积液,肾实质明显变薄(肾功能减退),肾实质破裂,肾周积液(尿液)。

分析

泌尿道结石(urinary tract stone)是泌尿系统最常见的疾病,患者男性多于女性。结石形成在肾脏,可下降至输尿管、膀胱及尿道,膀胱也可形成结石。肾结石发病率有一定地区性,我国云南、贵州、湖南、两广地区为高发区。上尿路结石即肾和输尿管结石在20~50岁多见,下尿路结石即膀胱和尿道结石则好发于10岁以下儿童和老年人。结石主要成分是草酸盐、尿酸盐和磷酸盐等。多数结石由两种以上盐类混合而成,但常以一种盐类为主,其中以草酸盐结石最为常见,占80%以上,X线平片上不显影(阴性结石)。泌尿道结石可以引起尿路梗阻、感染和损伤,它们互为因果关系。

尿路梗阻可使肾盂肾盏扩张积水,肾实质受压变薄、破坏,最终导致肾衰竭。结石和梗阻常并发细菌感染,以大肠埃希菌和变形杆菌感染多见,可发生肾盂肾炎、肾积脓、肾周围炎、膀胱炎等。粗糙的结石可直接损伤泌尿道黏膜,引起血尿,长期慢性刺激还可诱发鳞状上皮癌。肾结石患者出现输尿管和肾盂积水时,会产生腰部胀痛。如果刺激肾盂、输尿管平滑肌剧烈收缩,则可出现肾绞痛,小结石易引起肾绞痛。超声显像诊断泌尿道结石甚为方便,肾结石不论在X线平片上是否显影，在超声显像中均能显示，但需一定技术。主要是操作者应知道在什么部位寻找结石。肾和输尿管结石一般是单侧性的，亦可见双侧的（8%～17%），肾结石多位于一侧肾盂内或下肾盏内，为斑块状强回声光团伴声影。小的结石呈小珠状，大的结石往往仅见到结石表面回声，呈弧形光带。鹿角形肾结石由于切面关系，有时误作两枚或多枚结石，需耐心连续扫查才能正确诊断。肾盏结石一般均在肾窦性回声的边缘，尤以下盏后部多见。肾结石伴积水时，结石更易显示，尤其输尿管结石伴肾盂肾盏扩张时，超声显像显示梗阻以上输尿管扩张积水更为明显。结石常发生在肾盂输尿管连接处（上段）、输尿管和髂动脉相交处（中段）及输尿管膀胱入口处（下段）的生理狭窄区，以下段最为多见。膀胱结石多数在膀胱内形成（原发），少数来自肾脏，好发于10岁以下男性儿童。在老年人，膀胱结石常由于前列腺肥大引起梗阻所致，这种结石并无地区性。

鉴别诊断

对肾结石的诊断分为确定肾结石存在、病因及病理生理诊断，后者有助于指导治疗和预防。

1. *确立肾结石诊断*　具有典型临床表现或从尿中排出结石者诊断较容易。超声显像检查能够诊断出X线阴性结石。当结石直径＞0.5cm时，超声显像容易显示，细小结石常容易漏诊。肾绞痛伴有血尿尚需与肾结核或肿瘤鉴别。此外，肾绞痛尚应与胆结石、胰腺炎或急性阑尾炎等相区别。应定期随访结石生长速度、部位变动和有无新的结石形成。

2. *病因和病理生理诊断*　肾结石诊断一旦成立，在详细了解患者病史、饮食习惯、家族史、既往疾病（小肠、胆道、尿路感染）及用药史后，应进一步检查以做出病因和病理生理诊断。尿生化检查（尿pH、尿酸、尿钙、草酸、胱氨酸、枸橼酸等）、尿细菌培养和血生化检查（血钙、镁、PTH、pH、氯及钾等）。评价某种物质尿排泄和血浓度的关系时，应同时考虑到此物质的饮食摄入。肾结石家族史多见于吸收性高钙尿、偶见于胱氨酸尿、原发性高草酸尿和Ⅰ型肾小管酸中毒。痛风患者的肾结石多为尿酸结石，少数混有草酸钙结石。有慢性腹泻、回肠疾病或手术史者，应怀疑尿酸结石或草酸钙结石（肠源性高草酸尿或低枸橼酸尿）。X线检查阳性者多为含钙结石、胱氨酸结石和感染性结石，此三者可呈鹿角状。X线检查阴性者除有草酸盐结石外还有单纯性尿酸结石，罕见的有黄嘌呤结石和2,8-二羟腺嘌呤结石。尿培养有变形杆菌等分解尿素细菌生长并伴有碱性尿时，提示感染性结石。对于高钙尿和高草酸尿患者尚需判断其类型。

在原发性甲状旁腺功能亢进时，血PTH、血钙和尿钙升高，血磷下降，饥饿时尿钙也可升高。吸收性高钙尿时，血PTH正常或偏低，血钙正常，饥饿时尿钙一般正常。肾性高钙尿时血钙正常，饥饿时尿钙升高较原发性甲状旁腺功能亢进时血PTH升高更为显著。不伴PTH升高的饥饿性高钙尿，饥饿时尿钙明显升高，而血钙和血PTH正常，饥饿时尿钙的测定方法为，在早晨空腹留取2h尿，测定其中钙和肌酐含量，正常钙/肌酐＜0.11。

原发性高草酸尿酸患者除尿草酸升高外，还有尿羟乙酸盐和甘油酸盐升高，并常伴有其他组织草酸钙沉着、贫血、肾功能损害以及家族遗传史。

超声显像图例见图9-76-1～9-76-6及彩图50、51。

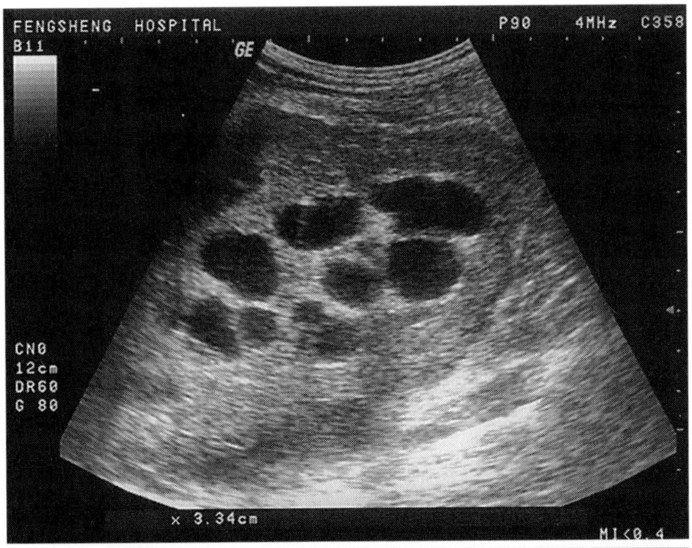

图 9-76-1 右输尿管结石致右肾囊性病变似多囊肾(一)

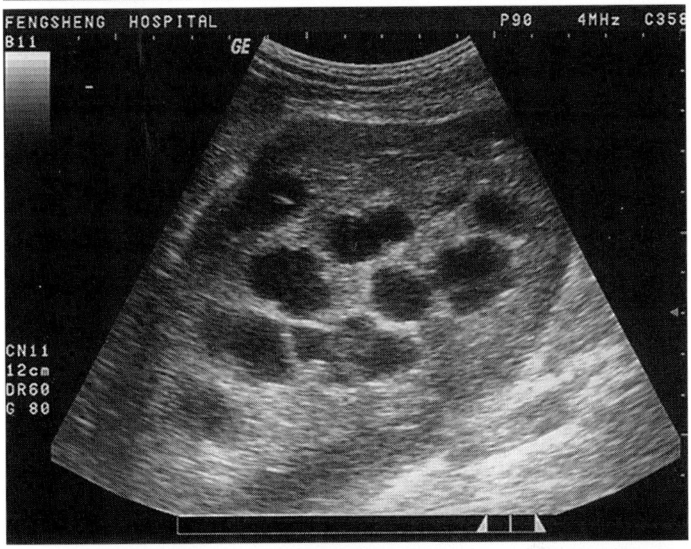

图 9-76-2 右输尿管结石致右肾囊性病变似多囊肾(二)

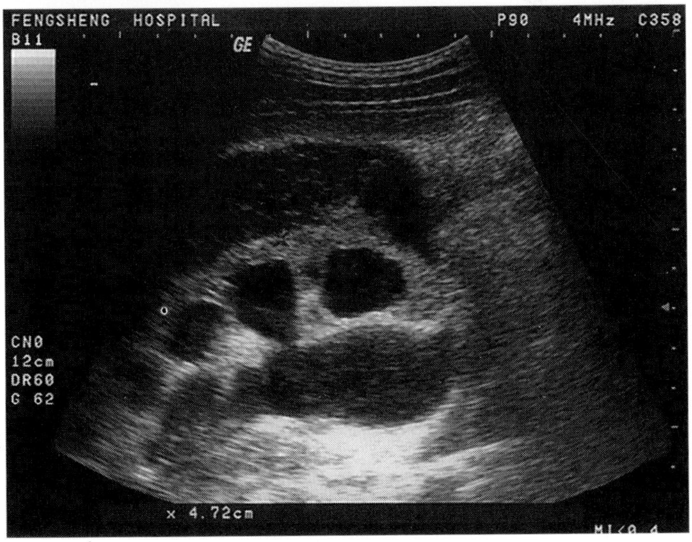

图 9-76-3 右输尿管结石,肾盂、肾盏扩张积液,肾外亦有积液

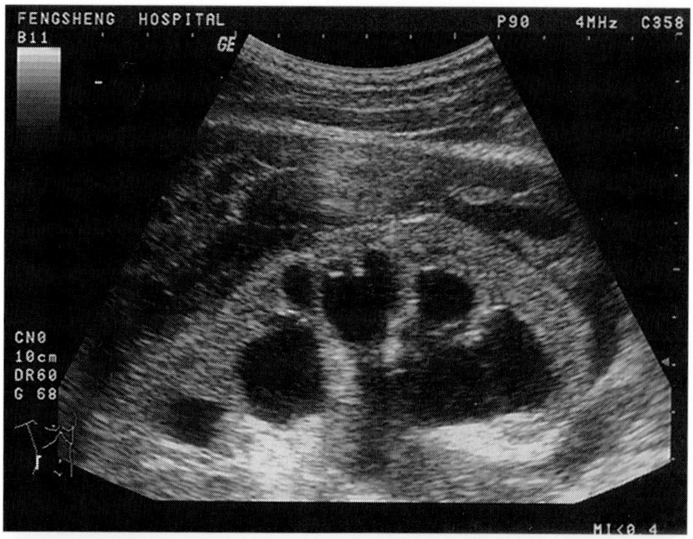

图 9-76-4 右输尿管结石肾盂、肾盏扩张积液，肾周围积液，肾实质有破裂处

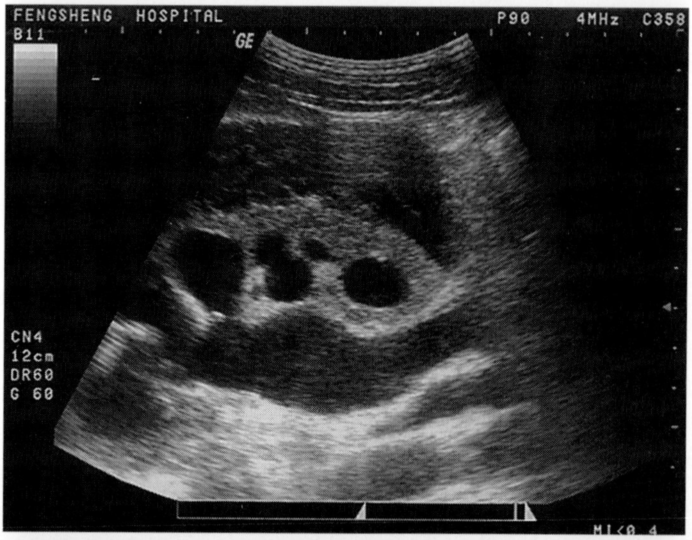

图 9-76-5 右输尿管结石肾盂、肾盏扩张积液，肾固积液(尿液)

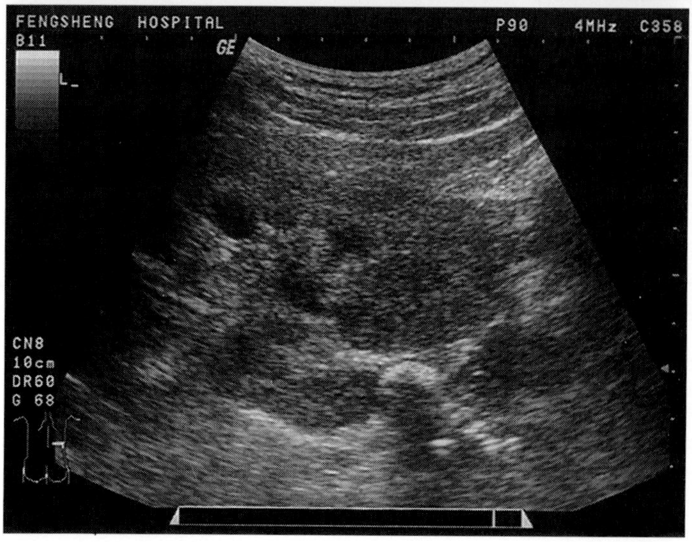

图 9-76-6 右输尿管结石

(富京山 章红利)

第77例 肾脏囊性病变超声显像诊断

本组病例为临床常见的肾囊肿、肾多发囊肿及多囊肾，其临床和超声显像表现及鉴别诊断小结如下。

肾囊肿(cyst of kidney)可由多种病因所致。可分为先天性或获得性，病变可发生在肾皮质、髓质或球旁组织。囊肿可为单发或多发、单侧或双侧，也可同时与其他器官的囊肿并存。

1. *单纯性肾囊肿*　为肾实质发生的囊肿，系因肾小管梗阻后囊性扩张所致。可为单侧肾病变，亦可双肾发生，大小不一，多不伴其他畸形。发生部位以肾下极最多见，占50%，中部占20%，上极占30%。囊肿大小不等，小者仅显微镜下始可发现，大者可充满整个腹腔。囊壁菲薄，内部为透明的浆液性液体。较大的肾囊肿可影响肾功能。肾囊肿多于成年发病，50岁以上常见，患者男性多于女性。一般无明显临床症状，亦无疼痛或血尿，多数在肿物较大时或行B超查体时发现。

超声显像诊断肾囊肿简单明了，于肾实质区发现边界清楚、囊壁菲薄、整齐光滑的圆形无回声区(一般向肾表面隆起)。表浅的肾囊肿可受体壁混响伪像影响，囊内似为点状回声，可与实性肿物相混淆，但伪像回声不随肾脏移动，可做鉴别。囊内有纤维隔膜光带则为多房囊肿。囊肿合并感染和出血时，则囊内发现不均匀低回声光点、光团，有时囊肿可发生钙化，有报道说7%可发生恶性变。

大多数患者无明显症状，仅在因其他原因行腹部超声等影像学检查时偶尔发现。部分患者偶可扪及腹块，特别是儿童患者，出现血尿及微量蛋白尿等表现。多数病人可有高血压、红细胞增多症及尿路感染等。囊肿极大时可有胁腹部疼痛。极少数患者出现压迫性肠道或胆道梗阻。一旦出现感染，可有腰痛、脓尿、发热等表现。囊肿破裂罕见，一旦发生，后果较严重。其他并发症包括肾结石等。

肾囊肿主要依靠超声显像诊断。鉴别诊断主要考虑恶性囊肿。有报道二者同时存在的发生率为2%～4%。鉴别要点见表9-77-1。

2. *多发性肾囊肿*　系肾内出现多个囊性无回声区。一般限于一侧肾脏，亦可累及双肾。各个囊肿的声像图表现与单纯性肾囊肿相同，未受累及部分肾实质回声正常。这也是和多囊肾不同之处。多囊肾无正常肾脏结构，且大多数为双肾病变，占90%以上，一半病例为多脏器多囊性病变同时存在，而多发性肾囊肿则否。

3. *多囊肾*(polycystic kidney)　为先天性囊肿，有家族遗传倾向。成人型为常染色体显性遗传，儿童型为染色体阴性遗传。儿童型多囊肾囊肿体积小，而数量多，患儿很早出现肾衰竭而死亡。其病程与受累肾单位数量有关，受累肾单位数量越多，病情越严重。超声显像可不出现囊肿图像(因囊肿体积小)，而只是全肾增大。肾实质回声增强，本病需结合临床并与肾小球肾炎鉴别。严重者可无肾脏结构，显示为一团中强回声块状组织。成人型多囊肾大多数为双肾病变，肾的实质和表面布满大小不等含黄色液体之囊泡，使肾脏明显增大。大约50%病例伴有肝、脾、胰腺多囊性病变。超声显像可见肾脏体积增大，肾区出现多个大小不等囊性无回声区，扫查不到正常肾实质结构。多囊肾是一种遗传性疾病，应对患者家属进行超声显像普查，以助尽早做出明确诊断。

表 9-77-1 肾脏良、恶性囊肿的鉴别要点

		良性囊肿	恶性囊肿
囊肿穿刺液特征	颜色	淡黄色	
	细胞学检查	正常	非典型或恶性细胞
	乳酸脱氢酶	低	高
平均总脂(nmol/L)		0.3	13.2
平均胆固醇(nmol/L)		0.18	8.5
超声显像特征	囊壁回声	光滑	不规则
	囊内回声	无回声	无回声内可见低回声
CT 特征	质地	均匀与水相似	不均匀,高于水
	造影剂增强	无增强	增强
	囊壁	薄	厚
	钙化	少见	周边

彩色多普勒血流显像在诊断多囊肾中的作用

多囊肾的病程呈长期慢性进展,一般 30 岁左右起病。随着年龄增长,囊肿的数量和体积逐渐增加,进行性破坏肾脏正常的结构和功能,最终导致肾衰竭,在终末期肾病的病因中占 10%。

多囊肾囊肿形成过程首先是肾小管局部细胞增殖,向外膨出,形成憩室,体积逐渐增大,当直径达到数毫米时,与肾小管脱离形成封闭的囊腔。囊肿不断长大,压迫周围正常肾组织及血管。长期压迫导致血管的狭窄与阻力增高,影响肾脏血供,肾实质逐渐萎缩,最终导致肾脏功能受损。肾脏血流的改变可影响肾脏功能,测定血流参数能直接反映肾脏病变的情况。二维超声显像可显示多囊肾形态及测量囊肿大小,多囊肾常用的治疗方法是囊肿穿刺或去顶减压术。治疗指征是囊肿较大并出现疼痛、感染等症状。

彩色多普勒超声测定多囊肾患者肾脏血流参数,了解肾脏血流灌注,为监测疾病进展提供敏感指标,测定的最大峰值流速、最小峰值流速和阻力指数为临床常用且较为准确的指标。尤其是阻力指数不仅可以反映血管弹性的变化,而且包含了收缩期和舒张期的血流信息,能较好地提示小血管的流量。最小峰值流速和阻力指数的高低直接反映脏器的血流灌注情况(舒张期血流是脏器灌注的主要成分)。

多囊肾患者肾脏血管阻力升高、血流减慢,说明肾脏存在血流灌注不足的现象。血流动力学改变先于肾脏功能的改变,与肾功能检查相比,彩色多普勒超声检查可更为简便、敏感地监测病变的进展。通过测定囊肿周边的血流参数,发现多囊肾肾脏的血流动力学改变与囊肿的大小相关,证实了囊肿的挤压是造成血流缓慢、血供减少的直接原因。直径>2cm 的囊肿对周边的血流产生了明显影响,因此彩色多普勒超声检查为确定穿刺硬化治疗或腹腔镜囊肿去顶减压治疗的时机提供了参考。建议对于囊肿直径>2cm,并出现疼痛、感染等症状,或囊肿直径>4cm 者,无论有无临床症状,均应实行手术治疗,以减少对肾脏血流灌注的影响,保护肾脏功能。

早期多囊肾无临床表现时诊断较难。下列表现有助于明确诊断：有肾内和肾外表现者；超声显像检查发现肾实质布满大小不等、数量众多的囊性无回声；有明确家族遗传病史；有肝囊肿、颅内血管瘤、胰腺囊肿等肾外表现。肾外表现不明显、家族史不明确、患者只有单侧肾囊肿或囊肿数目较少时，应行超声显像随访检查。发现囊肿增大、数量增多及对侧肾脏累及即可诊断。基因连锁分析对于尚未出现囊肿的患者可提供诊断参考。结合超声显像检查可减少假阳性及假阴性率，但花费昂贵，技术要求高。鉴别诊断主要考虑与多房性单纯性肾囊肿鉴别，见表 9-77-2。

表 9-77-2 早期多囊肾与多房性单纯性肾囊肿鉴别

特点	多房性单纯性肾囊肿	多囊肾
家族史	无	约 60%有
其他家庭成员	无	约 90%有
超声显像检查	有囊肿	有囊肿
发病年龄	成人多见	儿童多见
性别	男性多见	男女比例相似
肾脏大小	正常	正常至轻度增大
肾脏累及范围	通常单侧，可双侧	通常双侧，早期可单侧
囊肿分布	皮质	皮质和髓质
囊肿大小	通常＜2cm，偶尔大些	早期＜2cm
囊内出血	罕见	常见
肝囊肿	无	40%～60%有，可随年龄增加
颅内小动脉瘤	无	10%～40%有
高血压	罕见	60%有

4. *海绵肾(sponge kidney)* 本病是一种先天性发育异常性疾病，为肾集合管扩张，形成囊肿，又称髓质海绵肾。发生率约 1/5 000，男性多见，多无家族史。大多为双侧肾脏病变，肾功能一般无影响。病变位于肾髓质及乳头部，常累及多个锥体。肾脏大小正常或略大。集合管扩张形成无数大小不等、圆形、卵圆形或不规则的囊肿，内覆上皮细胞。切面外观似海绵状，囊内含钙质、小结石等。囊内液体清亮，有时呈胶冻状。多数囊肿与肾单位相通。患者大多无症状，常在 40～50 岁时因出现肾结石、尿路感染等而偶然发现。主要表现为腰酸、反复血尿和泌尿道反复感染。可因肾结石引起肾绞痛。肾浓缩功能及酸化功能有轻度损害时，可有不完全性肾小管酸中毒表现。常伴甲状旁腺功能亢进症表现，有高尿钙症。肾结石主要位于髓质内或锥体部，分布广泛，主要为磷酸盐结石，少部分为草酸钙结石。约 25%的海绵肾患者有偏身肥大。诊断主要依靠影像学检查。X 线腹部平片可见许多小结石或囊肿区钙化；静脉肾盂造影可见髓质明显增大，多数囊肿和扩张的小管与肾单位相通。造影剂充满小囊肿呈花束样或葡萄串样。超声显像有特征性改变，肾髓质回声不均匀，可见其内有众多细小囊性无回声及弯曲线条状强回声(为细小结石回声)，在肾锥体内形成环状强回声结构。肾皮质、肾盂、肾盏一般无明显改变。

5. *肾盂源性囊肿* 又称肾盂憩室、肾盂旁囊肿。囊肿直径 2～4cm，囊肿与肾盂肾盏常有一细管相通，也可因炎症而阻塞。囊肿内常有结石形成。临床症状轻微，可有腰痛和间歇性尿路感染。超声显像于紧邻肾盂旁可见囊性无回声。有时囊肿内可见结石。超声显像一般不能像肾盂造影那样显示细小管道与囊肿相通。

6. 肾周囊肿 大多由外伤引起。通常在肾周有包裹的尿液聚积，也称肾周积水。如在肾周是血液，则称肾周血肿。超声显像在肾周可见液性无回声区，大小不一，可不规则。仔细寻找可发现肾被膜有破损处。尿液或血液在超声显像上区别不大。若是血肿，可见囊性无回声区中有低回声光团、光点（血块）等物。

7. 获得性肾囊肿性疾病 获得性肾囊肿性疾病（acquired cystic kidney disease，ACKD）系以往无肾脏囊肿疾病患者因不同原因导致肾衰竭而行慢性透析，在治疗过程中肾脏出现囊肿的一种疾病。此病不仅出现在透析病人中（血透或腹透），非透析的氮质血症患者也可出现。男性相对多见。囊肿可出现在患者原有的肾脏，亦可发生在慢性排斥的移植肾上。发生率为10％～95％不等，取决于患者肾功能及病程。在透析患者中，其发生率与透析时间成正比，平均约为45％。

囊肿大小不等，至少25％～40％的肾组织被囊肿所替代。囊内液体清晰，偶尔为血性。囊液钠与血清钠比值约为1，而囊内Cr与血Cr比值＞1。患者与单纯性囊肿及ADPKD明显不同，可资鉴别。典型囊肿壁水平呈扁平状。此外肾脏内尚有许多不典型囊肿，囊壁由多层柱状细胞覆盖，呈增生态，可能与肾脏萎缩后反应性地产生的一些促肾因子有关。患者成功接受肾移植后，原有肾脏不再出现囊肿或原有囊肿消失或退缩。

大多数患者无症状，部分患者可因囊内出血出现肉眼血尿、腰酸等表现，严重者可因后腹膜出血导致休克发生。出血原因与尿毒症的出血倾向、透析时肝素应用，以及萎缩肾脏血管床缺乏支持易破裂等有关。另一重要特点为伴发肾脏肿瘤。10％～20％ACKD患者透析3±2年出现腺瘤；3％～6％透析5±3年后出现腺瘤。有报道指出，慢性透析患者肾肿瘤的发生危险比正常人群高57～134倍。

根据患者病史及影像学检查，诊断一般不难。鉴别诊断主要与ADPKD区别，前者肾脏相对小，无肝脏累及，无阳性家族史。囊肿出现一般后于肾衰竭出现。

8. 髓质囊性病（medullary cystic disease，MCD） 又称家族幼稚性肾单位痨病、囊性髓质复合体或肾-视网膜发育异常，为少见遗传性疾病。患者双肾较小，皮质、髓质均变薄。囊肿大小不等，位于皮髓交界处、髓质深部及乳头部。肾小球常呈透明样变，基底膜增厚；肾小管萎缩或扭曲，小管基底膜增厚、变薄或缺损；间质出现纤维素样改变及单核细胞浸润，囊壁细胞呈柱状或立方形，另一种呈鳞状细胞状，前者类似集合管上皮细胞。囊腔与肾小管之间有沟通。

80％患者早期出现浓缩功能障碍，贫血明显。后期出现肾衰竭。少数患者可有失盐型肾炎，高、低血钾，近、远端肾小管酸中毒等表现。部分患者有视网膜病变，表现为色素性视网膜炎及黄斑退行性变等。尿中可有轻度蛋白尿及红白细胞。腰痛、高血压、肉眼血尿、肾结石罕见，可与多囊肾及海绵肾鉴别。

本病诊断较困难，凡儿童或青少年有肾浓缩功能障碍、失盐性肾炎、肾功能下降、肾脏偏小伴髓质囊肿形成、有家族史，应考虑诊断。若同时伴色素性视网膜炎者可确诊。早期肾穿刺活检有助于诊断。

肾脏囊性病变超声显像鉴别诊断

单纯性肾囊肿诊断容易，但许多非典型性囊肿需要与其他疾病鉴别。

1. 多囊肾与多发性肾囊肿的鉴别　二者的超声声像图一般较容易鉴别，前者为无数大小不等囊肿，后者为数个或数十个囊肿。当多囊肾以囊肿不多表现时，就需与多发性肾囊肿鉴别。鉴别要点为多囊肾没有完好的肾实质，在没有较大囊肿的肾实质部位，其回声也明显，高于正常肝脏或脾脏的内部回声；多发性肾囊肿的肾实质回声正常。

2. 出血性肾囊肿与肾肿瘤的鉴别　出血性肾囊肿超声显像判断多有困难，CT 也不能对二者做出鉴别。可在超声引导下行穿刺活检，做病理检查以明确诊断。

3. 肾盂旁囊肿与肾积水的鉴别　肾盂旁囊肿与肾积水均为肾窦回声分离，其中出现液性区，但前者仅局限于局部，不累及肾盂；而且对肾窦回声的压迫、推挤在各个方向往往不同，形成不对称现象。肾积水超声显像为肾窦分离先后对称。肾盂旁囊肿与个别肾盏积水不同。肾盏积水大多在肾盏漏斗部有结石或肿瘤等病变。

4. 肾囊肿与肾积水的鉴别

(1)肾积水超声显示其液性无回声暗区相互连通，而肾囊肿则不同，这一点在实时超声显像连续切面观察中可明确判断。

(2)各肾盏的液性无回声暗区大小基本一致，排列整齐，呈调色碟形，可与多囊肾或多发性肾囊肿的无规则液性暗区相区别。

(3)肾积水可见不完全的分隔和漏斗状突起，与输尿管相通，以此可与巨大肾囊肿区别开来。

5. 肾囊肿与肾囊性肿瘤的鉴别　肾细胞癌液化和畸胎瘤声像图表现为实质肿物占主要部位，与肾囊肿易区分。肾乳头状囊腺瘤与囊腺癌极少见，囊壁有乳头状突起，恶性囊肿囊液呈血性。当超声显像显示非典型性肾囊肿，且有实性成分者，应考虑行超声引导下穿刺活检，以明确诊断。

6. 肾囊肿与肾包虫囊肿的鉴别　包虫囊肿多发生于肝脏，发生在肾脏者不多见。肾包虫囊肿中的单纯囊肿型和囊壁钙化型可与肾囊肿相混淆。对于来自牧区或与牲畜有密切接触史的患者，应考虑肾包虫囊肿。肝包虫囊肿的发现有利于鉴别诊断。

超声显像图例见图 9-77-1～9-77-10。

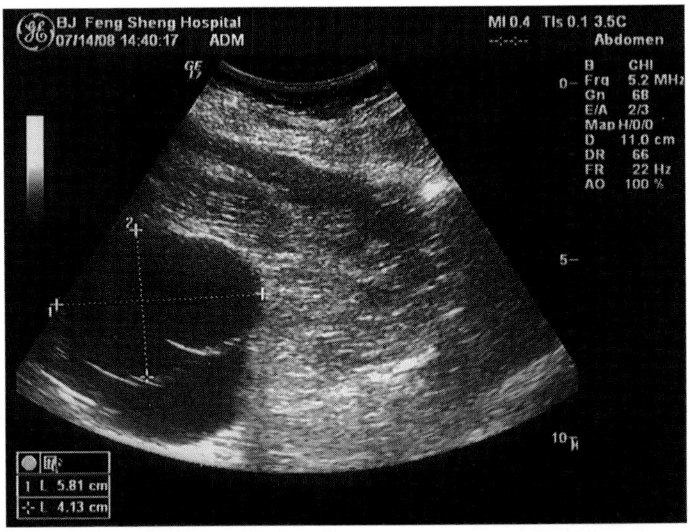

图 9-77-1　肾囊性病变——多囊肾(一)
右肾多囊性病变，最大囊肿为 5.81cm×4.13cm

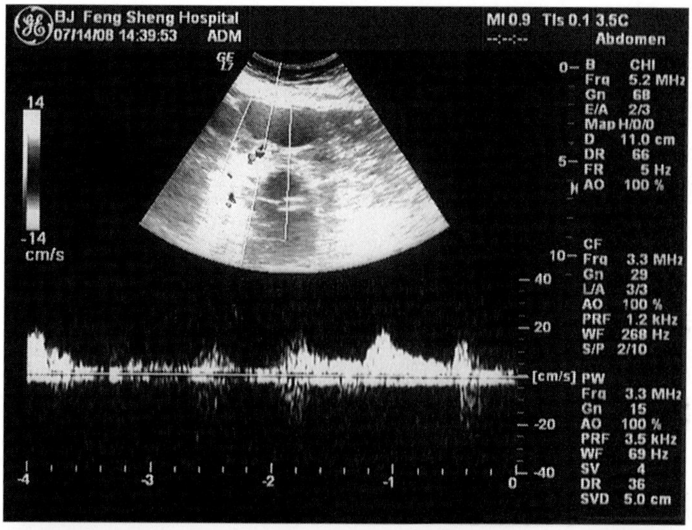

图 9-77-2 肾囊性病变——多囊肾，肾动脉分支血流频谱

肾实质血流甚少

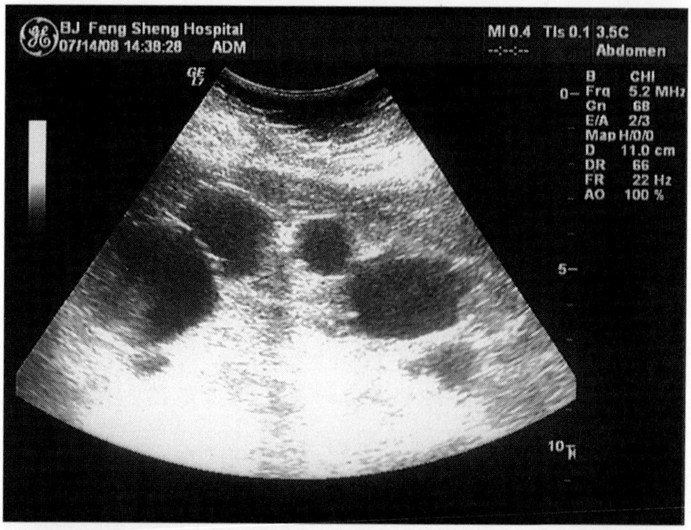

图 9-77-3 肾囊性病变——多囊肾(二)

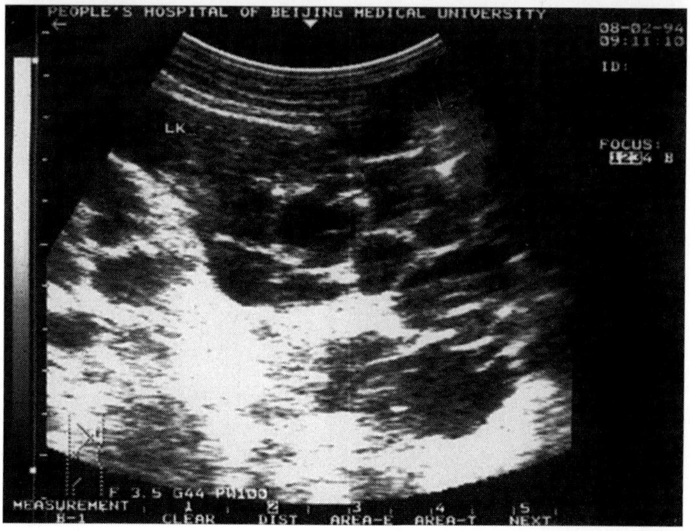

图 9-77-4 肾囊性病变——多囊肾(左肾)(一)

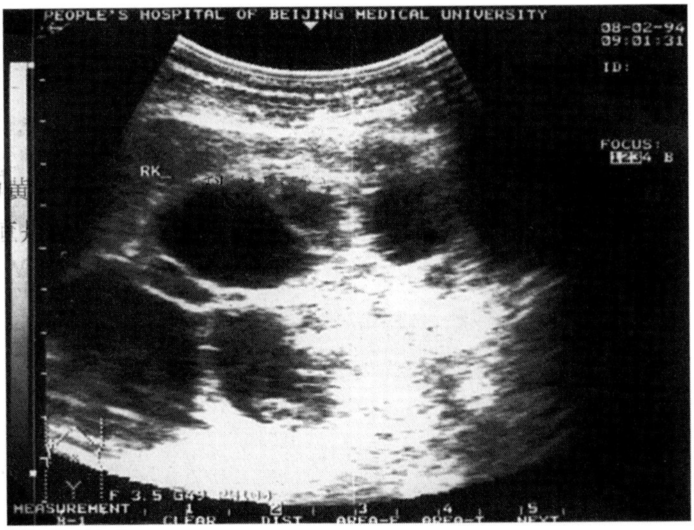

图 9-77-5 肾囊性病变——多囊肾（右肾）（一）

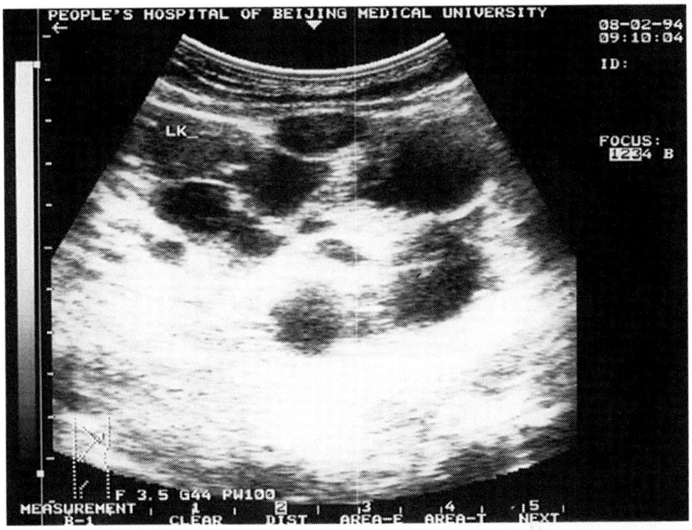

图 9-77-6 肾囊性病变——多囊肾（左肾）（二）

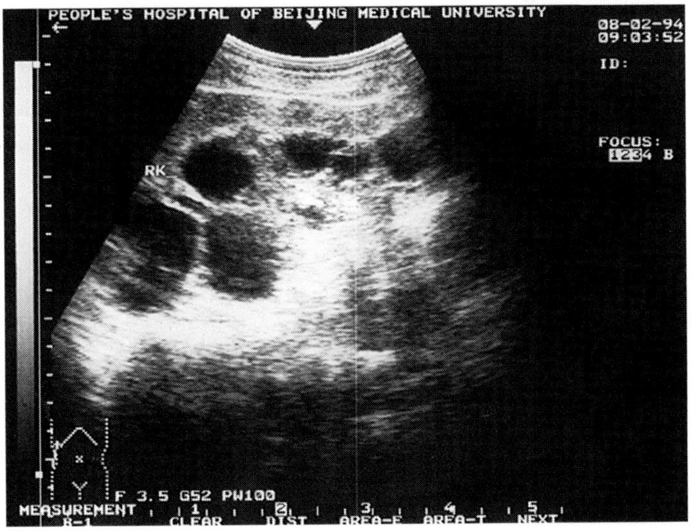

图 9-77-7 肾囊性病变——多囊肾（右肾）（二）

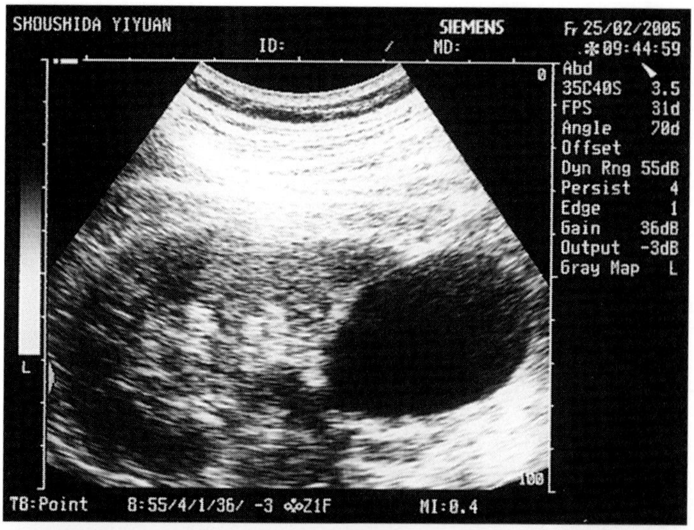

图 9-77-8 肾囊性病变——肾囊肿(一)

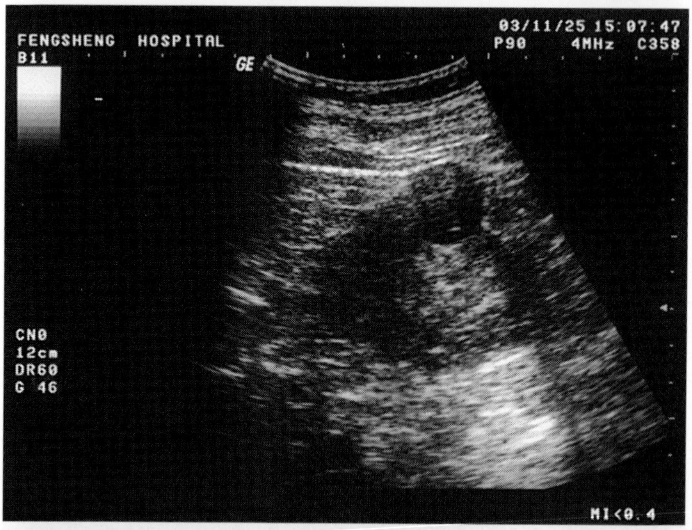

图 9-77-9 肾囊性病变——肾囊肿(二)

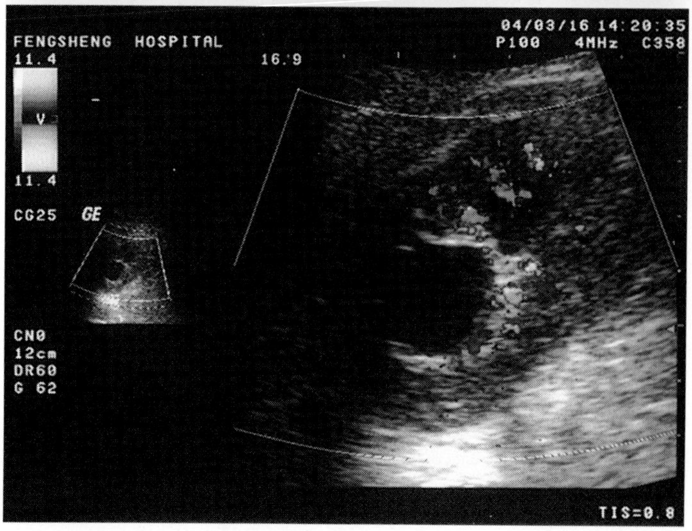

图 9-77-10 肾囊性病变——肾囊肿(三)

（富 玮）

第78例 超声显像在肾脏钙质沉积症诊断中的应用

由于高血钙及高尿钙而引起的肾脏功能和器质性损害称为高血钙肾病。肾钙质沉积(nephrocalcinosis)是指可由超声显像或X线检查而显示的肾髓质(肾锥体)内钙质沉着。本病甚为少见。现将笔者自1987年至2006年所遇到的8例不同病因的肾脏钙质沉积症报告如下。

本组病例共8人(16只肾脏),年龄为5个月至57岁,其中,男5例,女3例。2例为婴幼儿肾小管酸中毒,4例为原发性甲状旁腺功能亢进症(甲状旁腺腺瘤),1例为包括甲状旁腺腺瘤的多发内分泌腺瘤,1例为骨转移癌。肾小管酸中毒患者有多饮、多尿、消瘦、恶心、呕吐。骨转移癌患者有骨骼疼痛。而甲状旁腺腺瘤患者并无明显的临床症状。

使用仪器为Acuson-128×p/10彩色电脑超声诊断仪3.5MH_2及7.0MH_2线阵探头;Aloka620超声诊断仪3.5MH_2凸阵探头;GE LOGIQ™500PRO彩色电脑超声诊断仪4MH_2凸阵探头及10MH_2线阵探头进行扫查。

患者取左侧卧位或右侧卧位,略屈膝屈髋,躯体自然放松。于侧腹部(冠状切面)对双侧肾脏进行纵横多方位扫查(主要为肾脏长轴纵切面)观察肾脏形态,测量其大小,重点观察肾脏髓质的形态和回声。用彩色多普勒超声观察肾脏四级动脉血流,并用频谱多普勒检测其血流参数。同时扫查同一病人的甲状腺及甲状旁腺。

所检查的8例病人的肾脏(16只肾脏)形态大小均在正常范围,肾脏被膜光滑,肾皮质厚度和回声正常,肾髓质增厚并表现为多个锥体形强回声光团,界限分明,特征非常明显,尤以肾小管酸中毒的小儿肾锥体更为清晰明亮。肾脏彩色血流无异常发现。其中5例同时发现甲状旁腺边界清楚的低回声结节,分别为1个、2个或3个结节,大多发生在下甲状旁腺。

分析

高钙血症以及由高钙血症引起的尿钙增多而发生的肾脏钙质沉积症可以引起多种肾脏功能受损,有研究指出,钙在肾组织内的沉积对促进肾功能恶化起着重要作用。肾钙质沉积症肾功能受损的临床表现和病理形态学改变与血清钙浓度的高低及发生高钙血症的缓急和持续时间(是急性高钙血症还是慢性高钙血症)密切相关。电镜显示肾小管上皮细胞内可见高电子密度的钙质颗粒,尤以线粒体和溶酶体内易见。

慢性高钙血症和高尿钙患者最常发生肾钙质沉积症,获得性免疫缺陷患者也可发生肾钙质沉着,并伴有其他器官钙化。此外,Bartter综合征、急性肾小管坏死或肾皮质坏死等患者均可见肾组织中有钙质沉着。

高钙血症病因很多,只有部分病例发生肾钙质沉积,有时高钙血症本身也可以引起明显的肾损害,但不并有肾钙质沉积。以下情况可发生高钙血症。

1. *甲状旁腺激素分泌增高* 见于原发性甲状旁腺亢进症,大多为甲状旁腺腺瘤、增生或腺癌。高血钙合并低磷血症、高尿钙症和血清碱性磷酸酶升高,应高度怀疑原发性甲状旁腺功能亢进。

2. *恶性肿瘤相关* 一些恶性肿瘤可分泌甲状旁腺激素相关蛋白(PTHrP),其分子结构与PTH不同,但有升血钙作用,如乳腺癌、肾癌等。而卵巢癌、小细胞肺癌则可产生(真性)甲状旁腺激素。另外,溶骨性肿瘤如多发性骨髓瘤、淋巴瘤或淋巴细胞增生性疾病、白血病等和骨转移癌亦都可发生高钙血症。

3. 钙在肠内吸收过多 见于特发性婴儿高钙血症(Williams 综合征);维生素 D 中毒;结节病和肉芽肿瘤可分泌过多的肾外 1,25(OH)$_2$D$_3$。

4. 其他 ①甲状腺功能亢进;②肾上腺皮质功能减退;③失用性;④家族性低尿钙伴高钙血症;⑤噻嗪类利尿药引发。

早期高钙血症临床表现为尿浓缩功能减退,患者多尿,有的病例可发生近端型或远端型肾小管酸中毒。多种原因引起的急性高钙血症的严重病例,如多发性骨髓瘤患者则常发生恶心、呕吐、脱水、嗜睡、感觉迟钝或精神改变,以及心律不齐或发生急性肾衰竭。

慢性钙质沉积症以原发性甲状旁腺亢进症为多见,患者常发生间质性肾炎,临床表现为多尿,但尿沉渣检查无异常发现,有时可有少量蛋白尿,患者可以发生不同程度的肾功能不全。

肾脏病理

(1)大体标本:慢性肾钙质沉积患者的肾脏形态大小不一,超声显像检查肾脏体积有的病例可见缩小,有的则正常,肾脏组织切面可见楔形瘢痕和正常肾实质交替出现的区域。

(2)光镜改变:急性高钙血症患者的肾组织中可见钙质沉积在肾小管的管腔中,引起肾小管管腔阻塞,造成肾功能减退。

慢性肾钙质沉积症最明显的病理改变是沿小管基膜钙化,以近端小管发生最多,其他部位如硬化的肾小球、包囊壁、小动脉壁也可见钙质沉积。

瘢痕区,尤其在集合管钙化较常见,邻近小管的间质区域也可见致密的、嗜碱性的钙质沉积。

间质中不规则大的钙质沉积常引起小管损害及炎性细胞反应,有时伴巨细胞,最终引起小管萎缩和间质纤维化。

以上肾脏病理改变与患者长期高钙血症及高尿钙相关。

诊断

血钙高于 2.75mmol/L 即可诊断为高钙血症。高钙血症发生多饮、多尿、反复尿路结石,合并肾损害,可考虑为高血钙肾病。

超声显像检查肾脏髓质呈现一个个明亮的锥体形强回声,为超声特征性表现,超声显像即可诊断肾脏钙质沉积症。

超声显像图例见图 9-78-1～9-78-4。

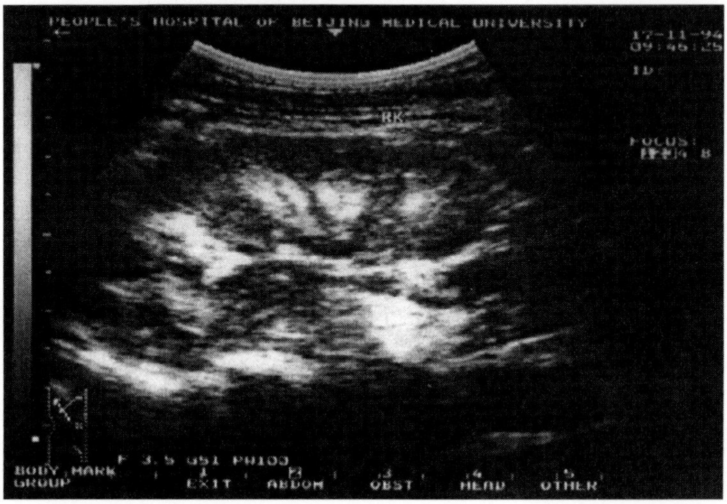

图 9-78-1 肾钙质沉积症(一)
一个个肾锥体呈现明亮的强回声区

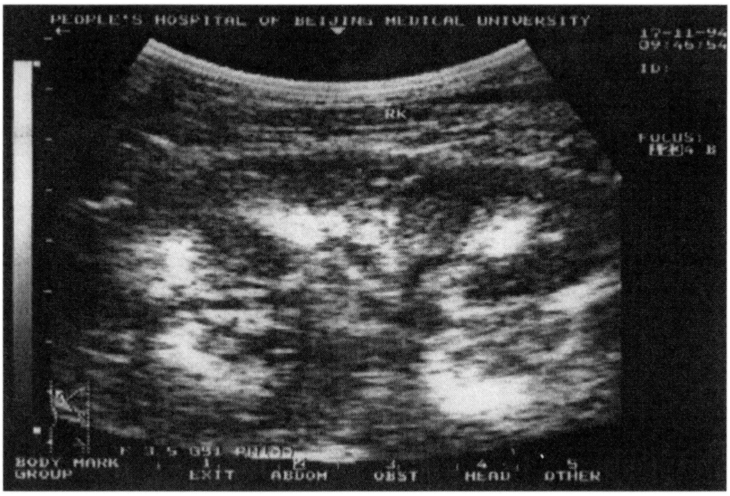

图 9-78-2 肾钙质沉积症(二)

一个个肾锥体呈现明亮的强回声区

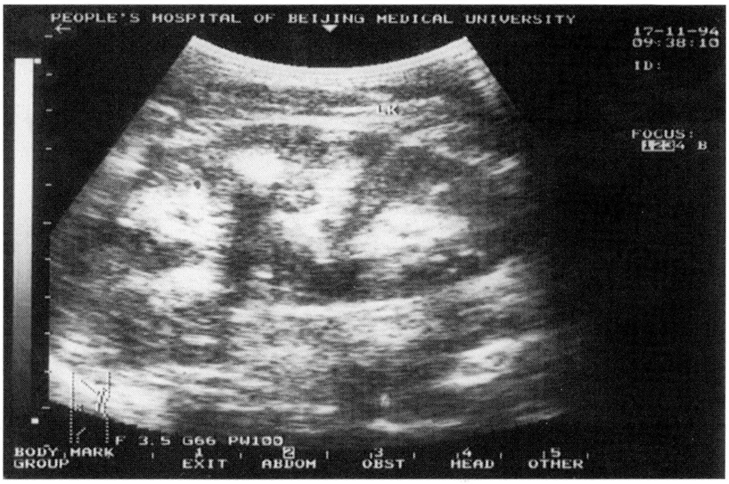

图 9-78-3 肾钙质沉积症(三)

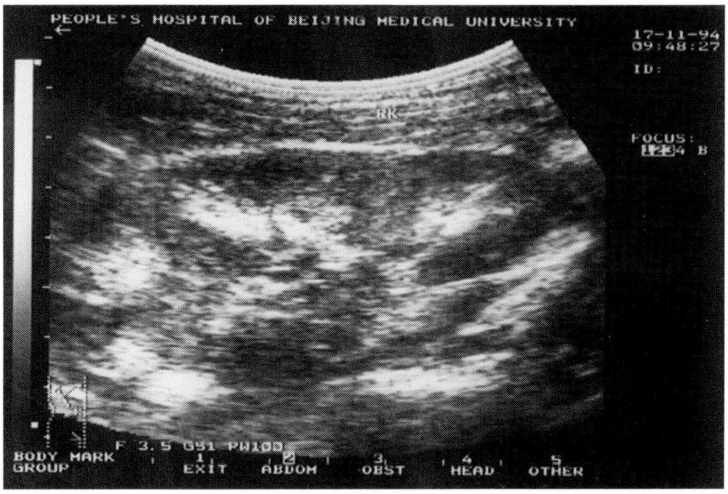

图 9-78-4 肾钙质沉积症(四)

(富京山)

第79例 无痛性血尿——输尿管癌

患者，男性，73岁。腰背部胀痛不适1周，无痛血尿2d。患者既往身体健康，无胃肠疾病和肾脏疾病史，无便血和血尿史。患者自1周前发生腰背部位胀痛不适，伴间断性无痛性尿血2d。超声显像显示双肾形态大小正常，肾被膜光滑，肾皮质、髓质分界清楚，厚度正常，未见异常回声，左肾盂及左输尿管中等度扩张。于膀胱左输尿管开口内2.5cm处可见不均匀低回声团块，充满整个输尿管，并向膀胱壁浸润延伸。肿块内可见彩色血流丰富。超声显像诊断左输尿管末端输尿管癌，并侵犯膀胱。

分析

原发性输尿管癌比膀胱癌和肾癌发生率低很多，其病理学特征与膀胱癌十分相似。输尿管癌肿起始于输尿管黏膜。癌肿与输尿管壁的关系与膀胱癌相似，但膀胱癌在早期时肿块基底一般较细小，而输尿管癌的肿块基底部大多较宽。若肿瘤浸润深层组织，肿瘤周围常有水肿区域。肿瘤表面则表现为多个淡红色、较短的、部分融合的乳头，癌细胞可侵入基底膜或更深层组织，癌细胞排列一般无秩序，细胞核染色较深，核分裂象多见。当肿瘤侵犯输尿管壁时，常造成管腔狭窄、僵硬、变形。病变进一步发展，肿瘤中心部位可坏死形成溃疡。严重者可造成输尿管梗阻并影响本侧肾脏功能。尽管从病理形态上看，输尿管癌和膀胱癌近似，但从转移方式来看二者则截然不同。输尿管壁周围的淋巴管甚丰富，壁层较薄，可能是较早发生转移或直接侵犯邻近组织的原因。输尿管癌一般转移到腹膜后淋巴结、远处的淋巴结、肝、腰椎和肾。

输尿管癌和膀胱癌、肾癌在临床多发生于50岁左右的人群。男性和女性患者发病率为2∶1，发生部位大多为单侧，输尿管下端最易受累，其次为中段，上段少见。其临床表现与肾癌相似，多为血尿、疼痛和肿块。其中血尿最为常见，约占全部输尿管癌患者半数以上。血尿可多可少，可以为大量肉眼血尿，亦可为镜下血尿。血尿发生时间不一，可在发病早期出现，也可持续或间断发生。血尿一般不伴有疼痛，但如血凝块造成输尿管腔梗阻，发生输尿管和肾盂积水，则可引起绞痛、恶心、呕吐、腰痛、发热等肾梗阻症状。输尿管癌引起的血尿为均匀的全程血尿，但如肿瘤位于输尿管下端进入膀胱处，亦可发生终末血尿。本病患者约半数伴有疼痛，疼痛的原因为：①肿瘤或凝血块引起的输尿管绞痛；②肿瘤侵犯输尿管周围组织造成的侧腹钝痛或胀痛。这两种疼痛的性质不同，但程度均较剧烈，常需使用吗啡、哌替啶等止痛药物才能缓解。若肿瘤侵入膀胱，则可能发生排尿刺激的症状。若肿瘤引起输尿管梗阻，则会有恶心、呕吐及全身发热等症状。晚期患者由于长期疼痛、血尿、梗阻、转移而发生恶病质的各种表现。

本病患者尿常规有红细胞，癌有继发感染和坏死时，尿中有白细胞。尿液的细胞学检查可检到瘤细胞。

本例手术后病理报告为输尿管移行细胞癌。

超声显像图例见图9-79-1～9-79-8。

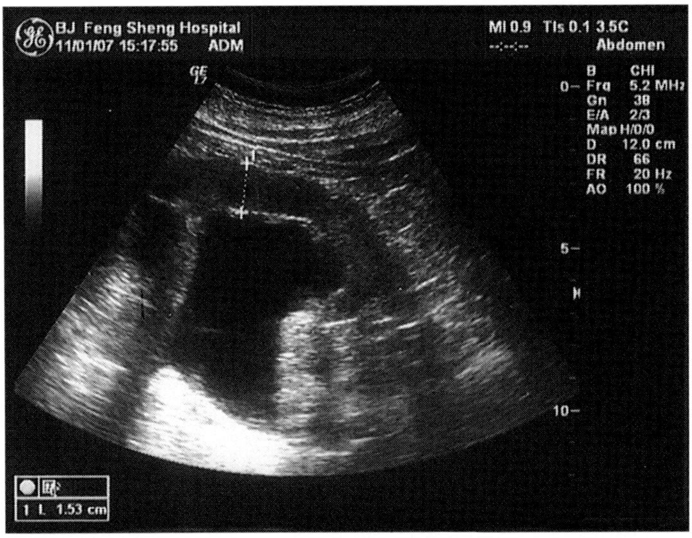

图 9-79-1 输尿管癌，肾盂积水(一)

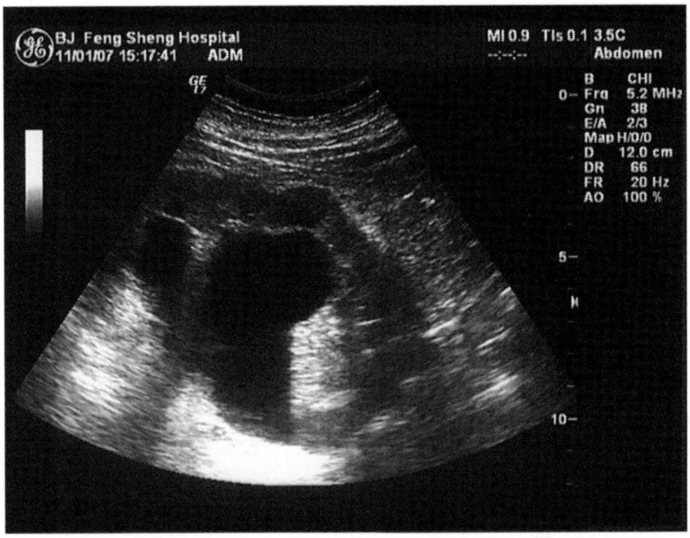

图 9-79-2 输尿管癌，肾盂积水(二)

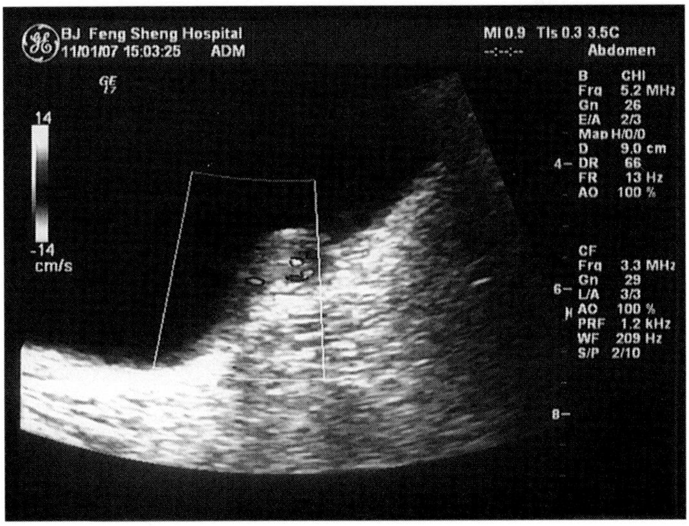

图 9-79-3 输尿管癌(一)

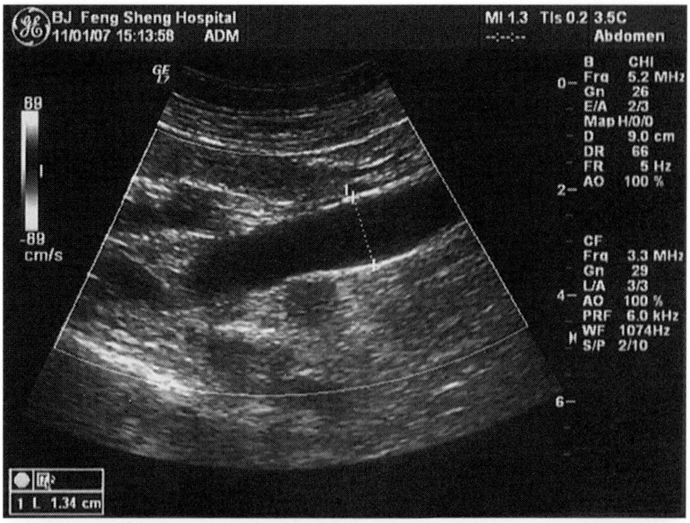

图 9-79-4 输尿管癌，输尿管扩张

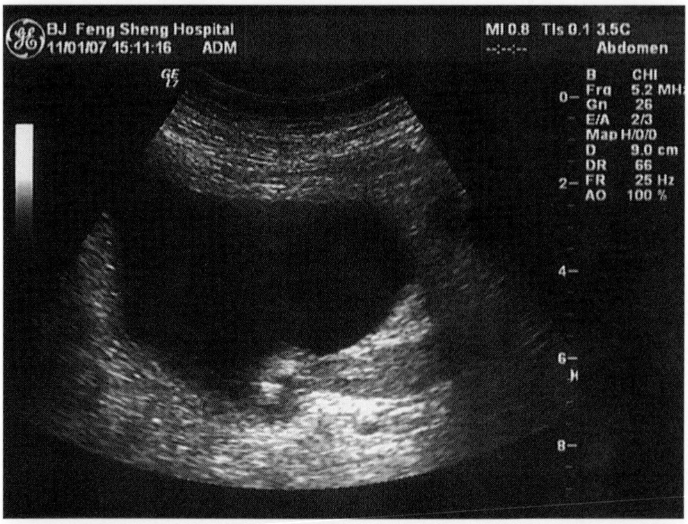

图 9-79-5 输尿管癌（二）

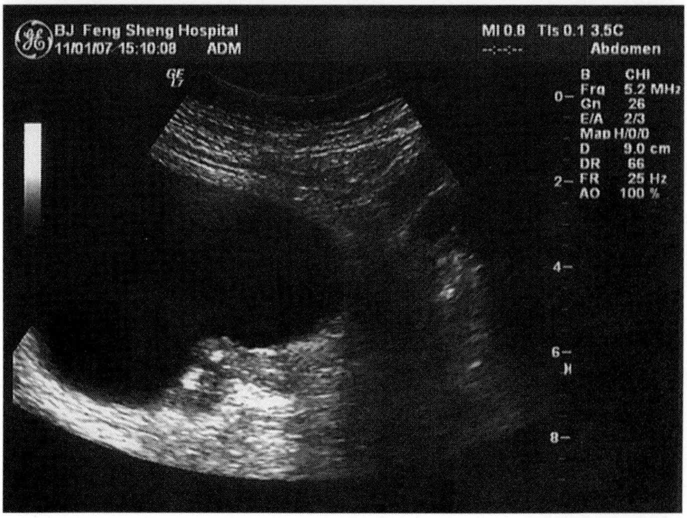

图 9-79-6 输尿管癌（三）

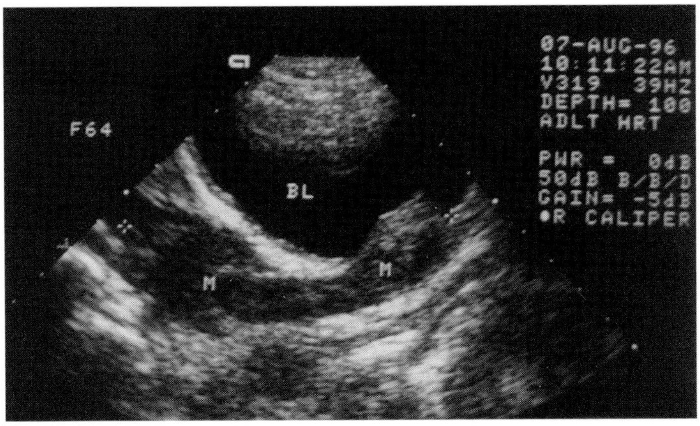

图 9-79-7 输尿管癌(四)

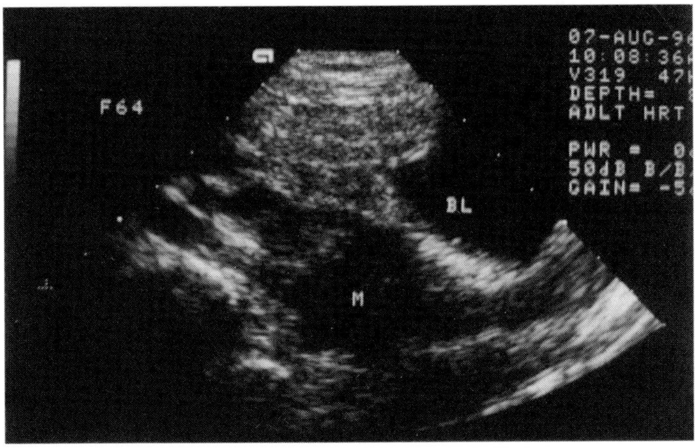

图 9-79-8 输尿管癌(五)

(富京山 王 彤 章红利)

第 80 例 左腰部不适,左下肢活动受限——脾大、左肾严重积水及左侧腹膜后积液(积尿)

患者,女性,53 岁。3～4 个月来左上腹及左腰背部不适、有憋胀感,无腹痛、腹胀,无发热。近 1 个月来上述症状加重,伴坐下中活动受限,行走困难,左下肢不能屈伸,伸展时左腰部疼痛不适。患者发病以来无发热、恶心、呕吐、腹泻等。既往患有胆囊结石。平时从事较重体力劳动,否认肝炎、结核病史。

查体:面部轻度水肿,慢性病容,轻度贫血貌,全身皮肤黏膜无出血点及蜘蛛痣,全身表浅淋巴结不肿大,心肺(—)。腹软,肝未触及,脾左肋下 3cm,左上腹及左腰部触痛明显,叩击痛(+),左下肢不能屈伸,右下肢未见异常。

实验室检查:血红蛋白 96g/L,白细胞 8.33×10^9/L,中性粒细胞 0.73,血小板 178×10^9/L,乳酸脱氢酶(LDH)291U/L,天冬氨酸转氨酶(AST)42U/L。

超声显像检查:肝硬化,脾大,胆囊结石,左肾严重积水,左输尿管起始部结石,左侧腹膜后可见限局性不规则片状无回声区(积尿)。

分析

1. 脾大病因较多,按发生机制归纳为以下几类。

(1)感染性脾大:急性感染性疾病如传染性单核细胞增多症、病毒性肝炎、巨细胞病毒感染、伤寒与副伤寒、败血症、播散性结核、回归热、钩端螺旋体病及亚急性细菌性心内膜炎等可导致脾大。由于病原体刺激,引起巨嗜细胞和淋巴细胞增生导致脾大。慢性感染如结核病、布氏杆菌病、梅毒、真菌感染、椎体虫病、疟疾、黑热病及血吸虫病等常伴有脾大。直接侵犯脾脏的感染,如脾脓肿及脾结核性肉芽肿伴有脾大。

(2)充血性脾大:因脾脏静脉压力增高,脾血回流受阻,脾淤血,体积增大。常见于各种原因引起的慢性心功能不全、慢性缩窄性心包炎、肝静脉阻塞(Budd-Chiari)综合征、各种原因所致的肝硬化及门静脉或脾静脉血栓形成等。充血性脾大常伴有腹水。由于红髓内单核巨噬细胞增生、小梁增厚、脾索增宽,故充血性脾大易伴有脾功能亢进。

(3)异常免疫反应所致脾大:类风湿关节炎、系统性红斑狼疮、特发性血小板减少性紫癜、风湿热、贝赫切特综合征及血清病等因机体免疫功能异常亢进,使脾内淋巴细胞和巨噬细胞增生,而出现脾大。Felty综合征是指类风湿关节炎合并白细胞减少及脾大的特殊类型。患者在关节症状出现数月至数十年后,出现中性粒细胞减少或缺乏,同时伴有感染,脾大为中至重度。

(4)血液疾病所致脾大:按发生机制可分为红细胞在脾内破坏增加、脾髓样化生、血液恶性肿瘤细胞浸润、脾组织细胞增生。

(5)脾囊肿与脾肿瘤:脾囊肿包括寄生虫囊肿和非寄生虫囊肿两大类。前者有包虫囊肿,后者有先天性囊肿和假性囊肿(脾血肿退行性变所致)。良性肿瘤包括错构瘤、血管瘤、淋巴管瘤、纤维瘤等。恶性肿瘤有原发性和继发性两类,前者有淋巴瘤、浆细胞瘤、纤维肉瘤、血管肉瘤;后者有黑色素瘤及癌转移。淋巴瘤是最常侵犯脾脏的恶性肿瘤。

(6)其他:结节病、铍中毒、甲状腺功能亢进症、淀粉样变等均可引起脾大。

本例为肝硬化:脾大。

2. 超声显像可以方便而直接显示整个泌尿系统结构,包括肾脏形态大小、肾脏被膜、肾皮质和肾髓质厚度、肾小盏、肾大盏、肾盂、双侧输尿管、膀胱、前列腺和尿道等器官,以及以上器官的形态、走行、宽度和大小。而且还可以显示以上器官的病变或肾脏、输尿管及膀胱以外的病变,如腹膜后肿瘤、子宫及卵巢肿瘤或前列腺肥大等病变。尿液是超声显像的天然造影剂,因此,超声显像对尿路扩张及梗阻的显示尤为清晰,对尿路梗阻的部位及病因可以做出明确的判断。

尿路梗阻后发生的肾盂和输尿管内尿液滞留、肾脏扩大或有肾实质萎缩称为肾积水。梗阻可以发生在尿路的任何部位,上起肾盏漏斗部,下至包皮口。梗阻的原因有机械性的和动力性的。单侧肾积水多为上尿路梗阻引起的,最多见的是输尿管结石。超声显像可发现在输尿管3个狭窄处,即肾盂和输尿管连接部、输尿管跨过髂动脉处及膀胱壁输尿管开口处,显示为枣核样、斑块状强回声光团,其后伴明显声影,其结石近端输尿管、肾盂、肾盏扩张积液。双侧肾积水常由下尿路梗阻引起,最常见为前列腺肥大,大多为明显肥大者,超声显像可显示前列腺体积明显增大、被膜不光滑,其内回声不均匀,并可见双输尿管、肾盂、肾盏扩张、积液,找不到结石强回声。另外,双侧肾积水也可以是两侧上尿路梗阻。梗阻部位越低，对肾脏产生不利影响的时间越慢；梗阻部位越高，对肾脏产生危害的时间越快。这是因为低位梗阻时，膀胱、输尿管均有缓冲作用。此外，肾外肾盂积水时，肾盂向外扩张，对肾实质产生不利影响晚。肾内肾盂积水时，肾盂无扩张余地，较早影响肾实质。肾积水量少时，仅有十余毫升；量大时，可达数千毫升。巨大肾积水均为长期不完全性尿路梗阻所致。急性梗阻的肾盂容量均不大。完全性输尿管梗阻很快导致肾萎缩，肾盂容量也不大。间歇性肾积水是因为尿路梗阻时而缓解时而加重所致。肾积水随积水程度不同可分为轻度、中度、重度和巨大型积水，积水量达到 2 000ml 以上者称为巨大型肾积水。

肾积水除积水量巨大时在腹部出现肿块外，并无其他表现。间歇性肾积水的腹部肿块可忽大忽小，但造成肾积水的各种原因，如结石、肿瘤、感染等会导致各种症状的出现，如肾绞痛、血尿及发热等。

(1)肾积水的超声显像表现：肾盂积水的基本表现是肾窦回声(集合系统回声)分离，其内出现液性无回声，有饱满扩张感(一般厚度>2cm)，并可见下列各种类型。

①菱角型：菱角型肾积水显示为上下两个肾大盏的肾内肾盂轻度积水。肾小盏尚无明显扩张，肾实质未受影响。

②烟斗型：烟斗型肾积水为肾外肾盂轻度或中等度积水，并合并输尿管积水。肾小盏无明显扩张，肾实质无明显损害。

③调色碟型：调色碟型肾积水是重度肾积水的表现，肾盂和各个肾盏均明显积水，肾实质受压变薄。各个扩张积水的肾盏形成大小相似的液性无回声区，排列在积水的肾盂四周，构成一幅调色碟形图案。

④花朵型：花朵型肾积水也是一种轻度积水，各肾盏和肾盂普遍均匀积水，肾盂形如花蒂，各肾盏就成为花瓣。肾实质未受影响。

⑤肾上极囊肿型：双肾盂双输尿管畸形的肾脏，其上方一个肾盂常发育不良，无肾盏。这个肾盂一旦发生积水，颇像在肾上极的一个囊肿。此型肾积水多同时存在输尿管积水，应与肾囊肿鉴别。

⑥巨大囊肿型：巨大囊肿型肾积水是肾外肾盂的重度积水或巨大型积水的表现。肾实质长期受压变薄。肾盂肾盏形成巨大囊腔，颇似一个巨大的囊肿，但仔细在囊腔的外侧边缘探寻，可以找到残存肾柱所形成的不完全的分隔回声，向囊腔内伸入或找到肾盂输尿管连接部及扩张的输尿管，从而确认为肾积水。

⑦飘动光点型：飘动光点型肾积水是肾盂内积液中有稀薄脓液、陈旧血液或组织碎片存在的表现，是合并感染或出血所致。

(2)肾积水与多囊肾或多发性肾囊肿的鉴别

①肾积水的液性无回声区互相通连，肾囊肿的液性区不通连，这在实时超声成像连续切片观察中不难判定。

②调色碟型肾积水，各肾盏的液性区大小基本一致，排列整齐，呈调色碟形与多囊肾或多发性肾囊肿的液性区无规则形态不同。

③肾积水可找到不完全的分隔(肾柱)，漏斗状积水与输尿管相通，可与巨大肾囊肿区别。

(3)尿路梗阻部位和梗阻原因的判定：超声显像对肾积水的探测，首先是判定是否有肾积水，然后还需确定梗阻的部位及梗阻的原因(病灶)。

单侧肾积水的梗阻部位在上尿路，双侧肾积水的梗阻部位在常在下尿路，但亦可在双侧上尿路。双侧肾积水合并有膀胱的梗阻性病变时，则可确定由下尿路梗阻所引起。超声显像可发现的膀胱梗阻性病变有：

①残余尿的出现；

②膀胱壁增厚和小梁小房的形成；

③膀胱憩室形成；

④膀胱容量的增大或挛缩性小膀胱；

⑤膀胱结石形成；

⑥膀胱内的下尿路梗阻因素，如膀胱颈及其附近的带蒂肿瘤、巨大输卵管囊肿和前列腺增生等。

对上尿路梗阻病例应仔细探测输尿管，判定扩张与不扩张的交界处位置，即梗阻的部位。对于下尿路梗阻，若在膀胱内已发现膀胱颈部或后尿道的梗阻因素如上所述，则已可认定为梗阻部位。如膀胱颈部附近未发现梗阻因素，可探查尿道并在尿道及其周围寻找梗阻原因。

对于尿路的梗阻原因，如结石、肿瘤、前列腺增生、输尿管囊肿以及泌尿系的多种多样先天性反常，超声显像多能发现。至于输尿管先天性狭窄、粘连、索带压迫、异位血管压迫等超声显像则不能显示。

急性尿潴留病人临床表现极为痛苦，腹部膨隆(尤其是下腹部膨隆)，似板状腹，临床多有认为是外科急腹症。超声显像诊断方便而快速，可显示巨大的膀胱及两侧扩张的输尿管和肾盂(肾盂扩张并不严重)，肾盏多不显示明显扩张。

3. 本例左侧腹膜后可见局限性不规则片状无回声区，为含液性病变，实际为积液(尿液)，是左肾盂长期严重积水至肾脏破裂而引起。此积尿液位于腹膜后，刺激左侧髂腰肌致使左下肢活动受限。

超声显像图例见图 9-80-1～9-80-7。

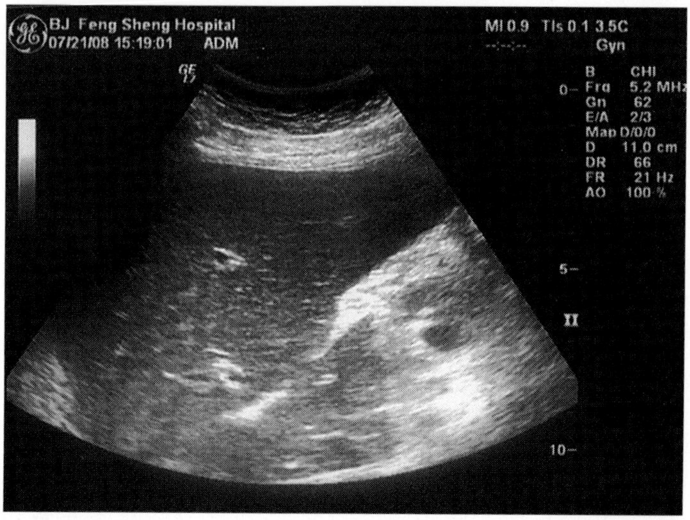

图 9-80-1 左上腹肿块肝硬化，尾叶增大

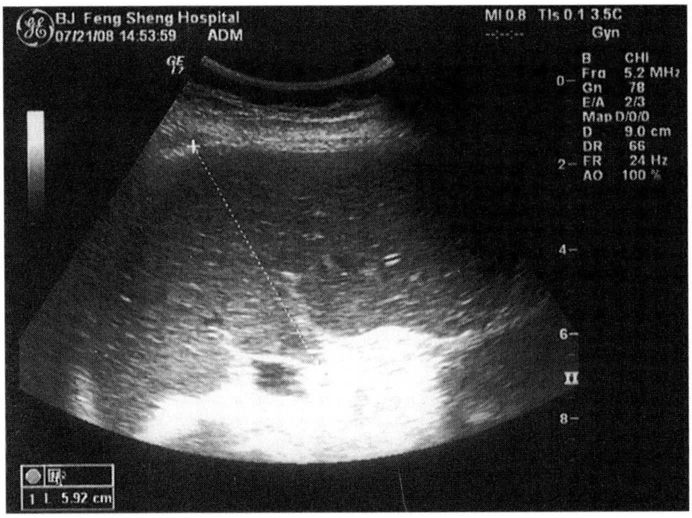

图 9-80-2 左上腹肿块——脾脏增大

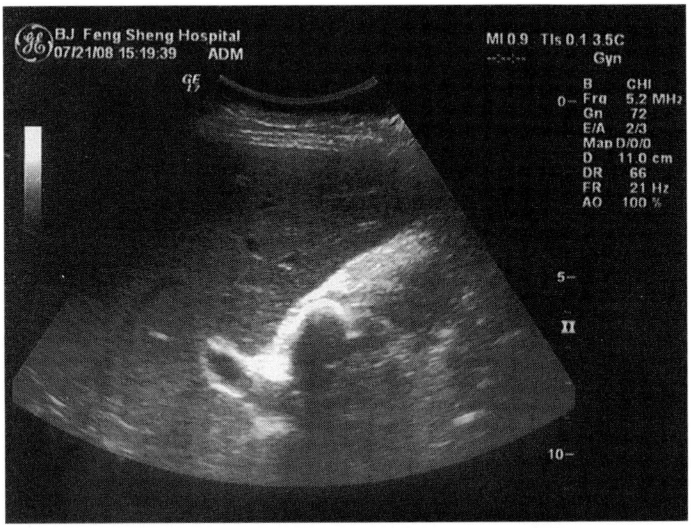

图 9-80-3 左上腹肿块——胆囊结石

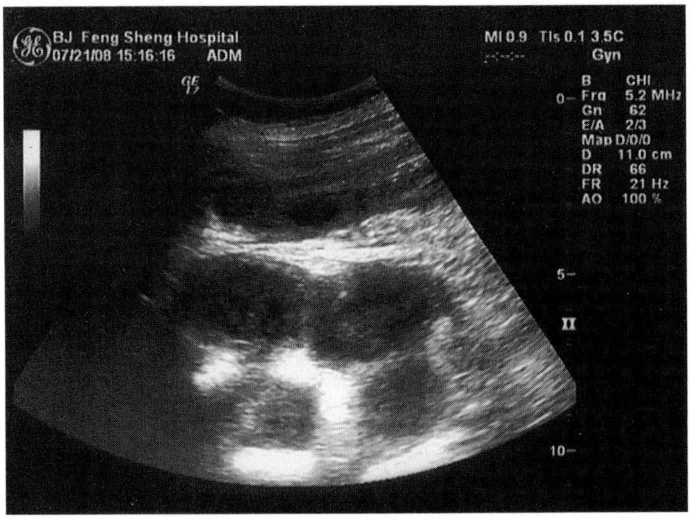

图 9-80-4 左上腹肿块——严重肾积水(左肾)

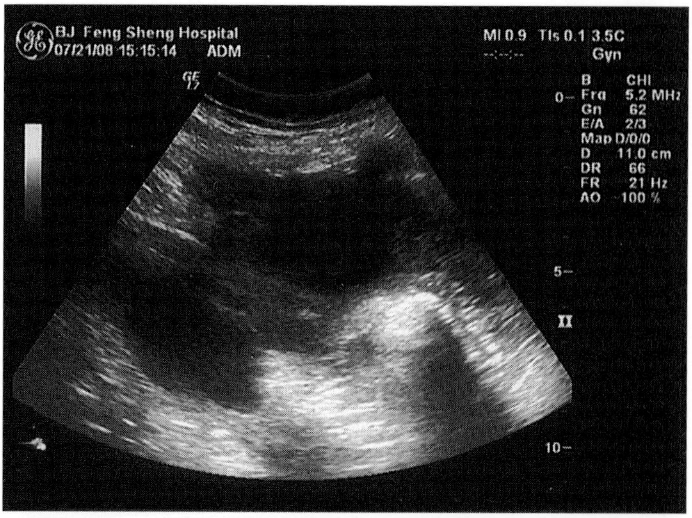

图 9-80-5 左上腹肿块——左腹膜后局限性积液(尿液)(一)

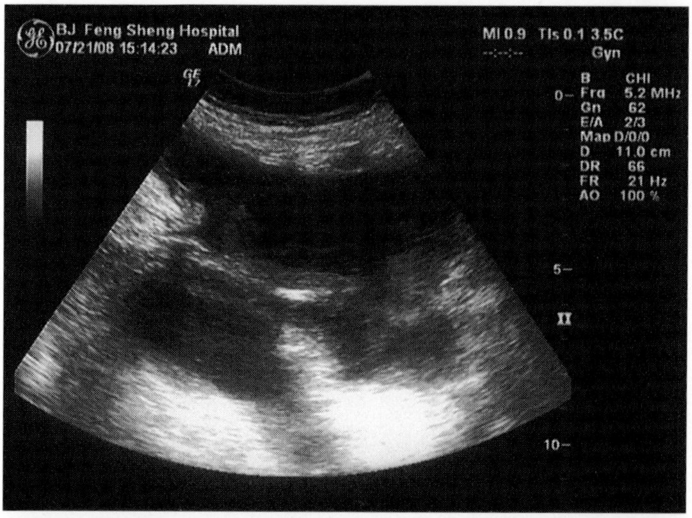

图 9-80-6 左上腹肿块——左腹膜后局限性积液(尿液)(二)

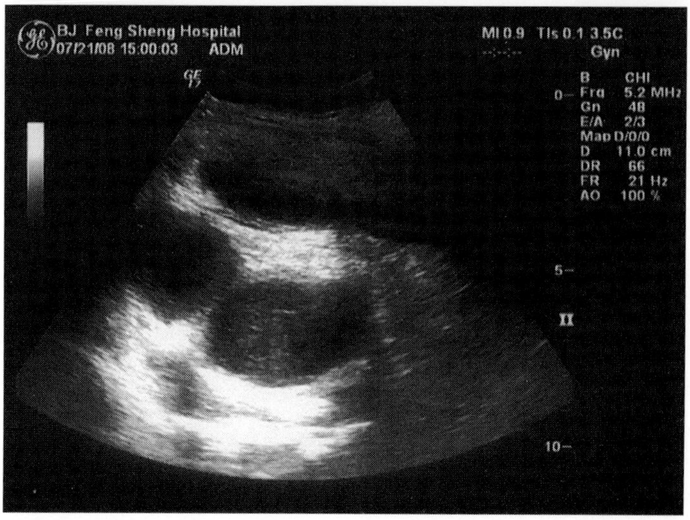

图 9-80-7 左上腹肿块左输尿管结石，左肾盂积水(严重积水)，左腹膜后局限性积液(尿液)

（富 玮 富京山）

第81例 无痛性血尿——膀胱癌

患者，女性，88岁。无痛性血尿3周。患者自3周前开始出现尿频、排尿不畅，开始为终末血尿，渐发展为无痛性肉眼血尿，自觉小腹有一“肿物”并排尿困难。入院后行导尿，在导尿管尿液中发现烂肉样组织。超声显像检查发现双肾形态大小正常，双肾盂、双输尿管扩张，以右侧明显。双肾皮质、髓质厚度正常(借以判定为刚发生的肾积水)。膀胱三角区可见4.7cm×2.5cm不均质中高回声区，其与膀胱壁相连接，内部血流丰富，尤以基底部为明显，并能引出搏动性血流频谱。肿块基底部甚宽。双侧输尿管开口及尿道内口显示不清。超声显像诊断为膀胱癌(位于膀胱三角区并浸润双输尿管末端及尿道内口)。

分析

膀胱癌中绝大多数是移行上皮癌(transitional cell carcinoma of bladder)，为一组由不同癌素质的变种构成不同生物学潜能的肿瘤谱。传统上根据组织学侵犯膀胱壁深度和相应的预后，分为表浅型和肌浸润型。不同类型膀胱肿瘤的发生有不同的发展路径，反应了癌发生可能决定将来的发展、复发和升级。膀胱癌的发病机制是内在遗传因素与外在环境因素相互作用的结果。肿瘤发生是极复杂的多基因、多阶段、多步骤的过程。

膀胱癌的临床分期一般沿用TNM和WHO修改的分期标准。

Tis：原位癌。

Ta：侵犯黏膜。

T_1：侵犯固有层。

T_{2a}：浸润浅肌层。

T_{2b}：浸润深肌层。

T_{3a}：镜下浸润透过肌层。

T_{3b}：广泛浸润膀胱周围组织。

T_4：侵犯前列腺、输尿管、子宫、盆壁或腹膜。

$N_{1\sim3}$：淋巴结转移，1为同侧区域，2为双侧，3为区域外。

M：远处转移。

WHO将癌级分为G_1、G_2、G_3 3级，即高分化、中分化及低分化。

膀胱癌开始是尿路上皮细胞恶变，产生上皮内癌即原位癌，其发展难以预测，有时长期稳定，有时迅速发展而形成乳头状癌或浸润癌。膀胱癌常发生于40岁以上者，男性较女性多见，血尿最早出现，也最常见，多数是无痛肉眼血尿，只有生长在膀胱三角区的肿瘤可引起尿频等排尿不畅及终末血尿。偶见排出烂肉样瘤组织者，肿瘤晚期或引起尿潴留时腹部可触及肿块。

膀胱癌按生长方式分为：①原位癌，病变限黏膜层，肉眼看不到或仅见局部充血及粗糙，临床易被忽略，超声显像不能显示，尿细胞学检查可找到细胞。②乳头状癌，最常见，绒毛分化较乳头状瘤差，常融合成块，并侵及黏膜下或更深。其蒂粗细不等，周围可有水肿。肿瘤较大时可见坏死及溃疡，偶可见坏死边缘有钙质沉着。③浸润癌，恶性程度高，一般呈团块状并向深部浸润，瘤体表面高低不平呈菜花状，无乳头绒毛，多伴坏死及深的溃疡，且以未分化癌为主。除局部向深层浸润蔓延外，也通过淋巴及血管转移。

膀胱癌的好发部位是膀胱三角区。对膀胱三角区的观察应特别注意，超声显像膀胱壁局部增厚，来自膀胱壁向腔内突起的乳头状、菜花样肿块，早期膀胱壁回声正常，改变体位或拍击膀胱，肿块可在尿液中晃动。分化不良的乳头状癌基底宽广，瘤体一部分突向膀胱腔，另一部浸润肌层或向外突起，该处层次不清，连续性中断，甚至侵犯到膀胱周围组织或器官。鳞状上皮癌和腺癌基底更宽广，凸向腔内部分更少，浸润肌层较早，此处膀胱壁回声往往显示不清。

膀胱镜检查对诊断血尿患者有重要作用，可直接窥视尿道及膀胱黏膜情况。原位癌可表现为红斑、天鹅绒样或溃疡病灶。输尿管口有血性液喷出提示上尿路可能有病变。注意膀胱肿瘤是乳头状或实体性。用硬活体组织钳钳取肿瘤及其基部黏膜达浅肌层和在正常或可疑黏膜，以及后尿道黏膜做活检，以帮助确定分级、分期、膀胱黏膜有无原位癌及癌前病变。

了解膀胱癌肿在膀胱内的位置及分布对超声显像检查寻找肿瘤很有帮助，另外，某些位置的肿瘤常能提示肿瘤的种类和预后。国内一组 319 例有部位记录的膀胱肿瘤位置如下：侧壁 26%，三角区 25%，后壁 18%，颈部 10%，顶部 8%，前壁 3%，多发 10%。由此可见膀胱肿瘤发生在侧壁及三角区较多，发生在顶部及前壁者较少，但此处的肿瘤常较隐蔽，症状少发现晚而恶性程度高，预后不良。顶部的肿瘤多为腺癌，是起源于脐尿管的残余。膀胱癌的转移途径与其他癌一样，有淋巴转移、血行转移、直接浸润、癌细胞直接种植。

膀胱癌的诊断一般并不困难，40 岁以上成年人出现间歇性无痛性血尿，无论是否伴有尿频、尿急等膀胱刺激症状都要想到泌尿系统肿瘤的可能，其中最多见的是膀胱癌。膀胱癌绝大多数以血尿为起始症状，而临床上所见到大量血尿患者中的 1/3～1/2 是膀胱癌引起的。长期从事染料、橡胶或塑料等工业劳动者，或与芳香胺类化学物质密切接触的工作人员出现无痛血尿时更应该高度怀疑膀胱癌。

超声显像图例见图 9-81-1～9-81-6 及彩图 52。

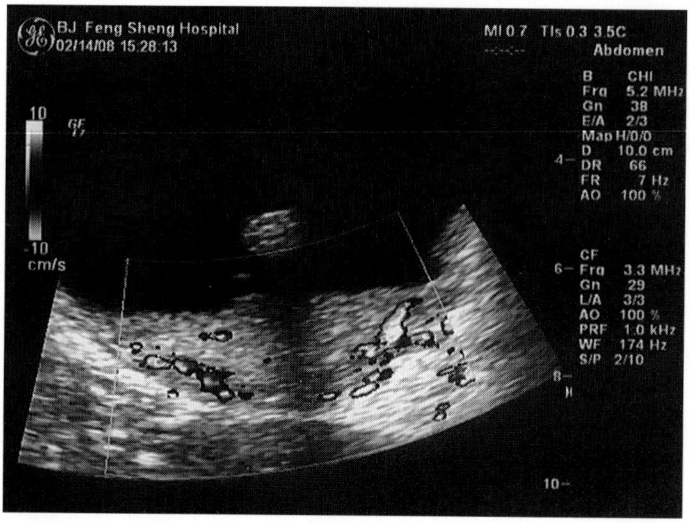

图 9-81-1 膀胱癌(一)

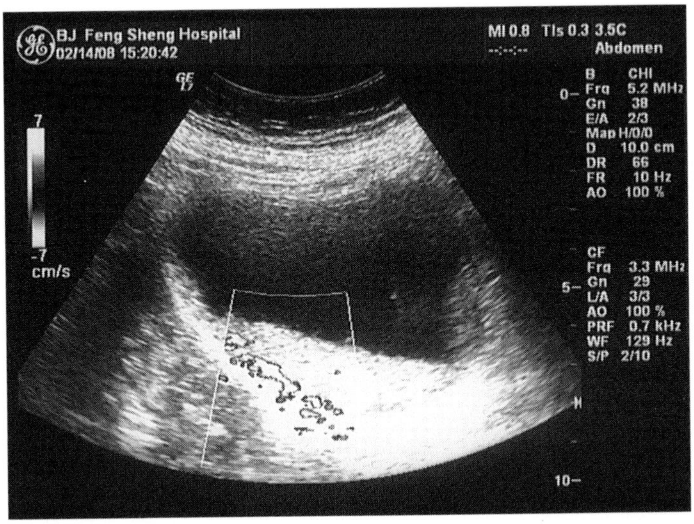

图 9-81-2 膀胱癌(二)

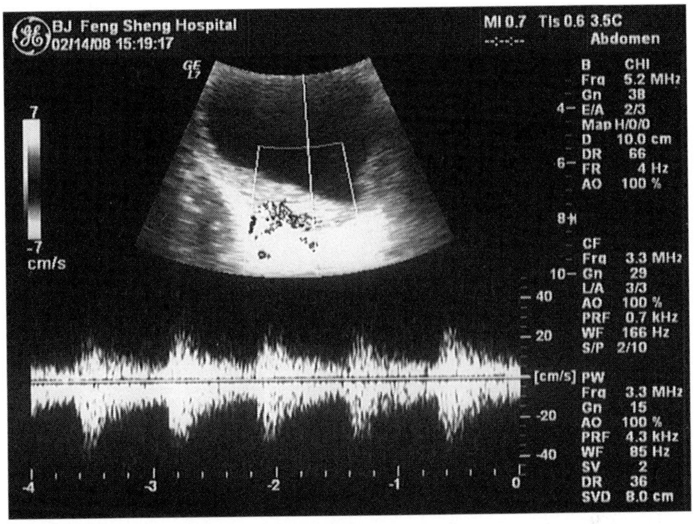

图 9-81-3 膀胱癌,图示血流

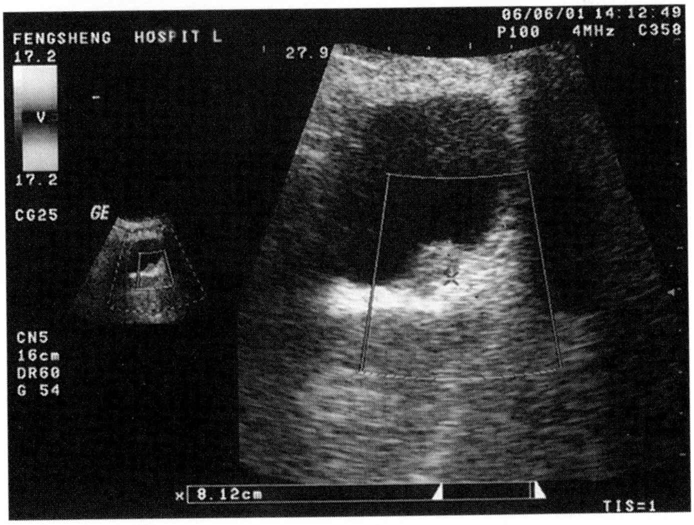

图 9-81-4 膀胱癌(三)

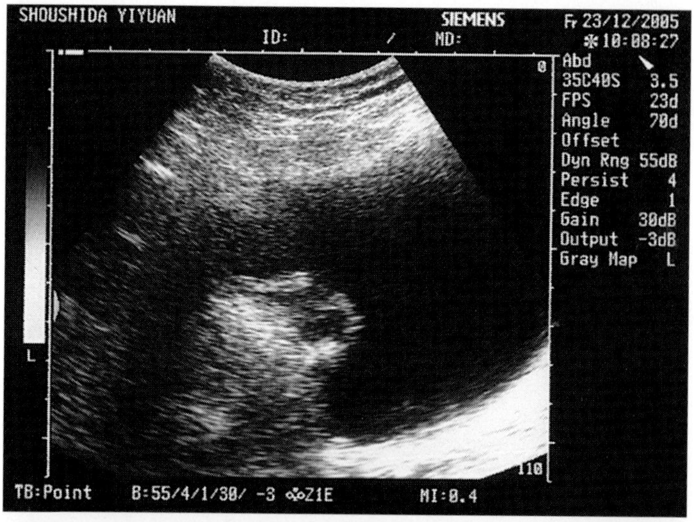

图 9-81-5　膀胱癌(四)

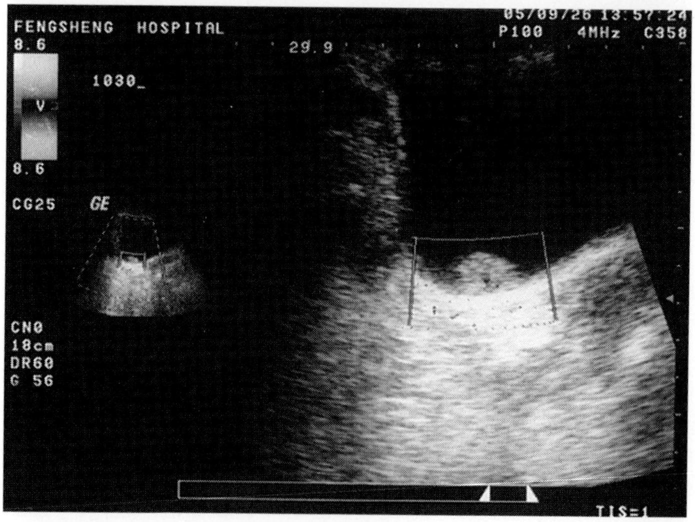

图 9-81-6　膀胱癌(五)

（富　玮）

第 82 例　恶心、呕吐、贫血——慢性肾衰竭误诊分析

慢性肾衰竭是常见的疾病,但在临床上误诊为其他疾病者并不少见,分析误诊的原因主要是临床医师基本功不扎实,理论知识与临床实践尚有一段距离,不善于抓住疾病的主要线索及诊断要点,因而诊断偏差甚大。慢性肾衰竭是各种病因造成的肾脏慢性损害,比较常见的病因有慢性肾小球肾炎、慢性肾盂肾炎、晚期肾结核、严重肾结石、多囊肾、肾肿瘤及前列腺肥大引起的尿路梗阻等。由于以上诸多病因造成肾脏慢性损害,肾脏不能维持人体内环境的稳定,出现代谢产物的潴留以及水、电解质紊乱和酸碱平衡失调而产生一系列临床症状。临床医师有时由于疏忽或经验不足,把上述的某一症状考虑为另一种疾病因而造成误诊。泌尿外科疾病中的双肾晚期结核、双肾及输尿管结石、前列腺肥大所导致的尿路梗阻,进而发展成慢性肾衰

竭，其诊断一般不易发生错误。有急性肾小球肾炎病史者，其后发生的慢性肾衰竭也不难诊断，但临床上却有一部分病人没有明显的急性肾小球肾炎病史而发生慢性肾衰竭，多属隐匿性肾炎，此种类型病人在临床上一般无明显症状，其主要表现为轻度的持续性蛋白尿，间断性或持续性血尿，病程长短不一，长者可延续数年至十数年。本文报道的2例老年患者在未确诊为慢性肾衰竭前曾拟诊为胃癌、再生障碍性贫血、肝硬化腹水、肝脏肿瘤、冠心病等，均未考虑到慢性肾衰竭。

例1

患者，男性，65岁。近2年来因恶心、呕吐、乏力、贫血、精神差在本市多家医院就诊，曾怀疑为再生障碍性贫血和胃癌。经过电子胃镜检查、骨髓涂片检查排除了再生障碍性贫血、胃癌及溃疡病。后经查尿常规示蛋白(++)，尿比重固定在1.010，尿素氮16.6mmol/L(46.6mg/dl)，超声显像检查双肾体积缩小，肾被膜不光滑，肾皮质厚度0.5cm，回声弥漫增强，肾髓质厚度0.6cm，肾盂肾盏不扩张，超声显像报告为双肾弥漫型萎缩性病变。

例2

患者，女性，62岁。1年前淋雨、感冒后出现全身水肿，尿量减少，开始时用利尿药水肿可消退，近2个月服利尿药效果不明显，全身水肿加重。体检：面黄、慢性病容，全身轻度可凹性水肿，血压150/90mmHg，脉搏88/min，心肺(－)，腹部膨隆，移动性浊音(+)，肝脾触及不满意。实验室检查：肝功能正常，乙肝五项指标正常。血常规示：红细胞3.1×10^{12}/L，白细胞7.6×10^{9}/L，中性粒细胞0.60，淋巴细胞0.40。尿常规：白细胞6～8个/HP，红细胞2～3个/HP，尿素氮16.7mmol/L(46.8mg/dl)。胸部X线检查：心肺(－)。心电图检查：心肌受损。1年来多次在门诊就诊，曾以肝硬化腹水、冠心病、溃疡病、再生障碍性贫血诊治，尿常规检查发现蛋白尿，血尿素氮增高，超声显像检查双肾体积缩小，肾皮质变薄，回声弥漫增强，彩色多普勒超声显像显示肾脏血流量明显减少，腹水。超声报告为：双肾弥漫性萎缩性病变，慢性肾衰竭。

分析

慢性肾衰竭(chronic renal failure)是一种综合征，是由于各种慢性疾病晚期肾功能减退引起的。临床表现为水、电解质和酸碱平衡失调，以及由于毒素储留引起的一系列全身中度症状。肾功能全面破坏是慢性肾衰竭的特征，尿毒症即为其终末表现。所以慢性肾衰竭就是长期慢性进行性肾损害酿成的后果，病程数月或数年，一般为不可逆转的。慢性肾衰竭可分为早、晚及终末3期。慢性肾衰竭的病因很多，其中以各类型肾小球肾炎最为多见，占50%～60%，慢性肾盂肾炎次之，占20%左右。在全身系统疾病中以肾脏小动脉硬化及结缔组织疾病多见，糖尿病肾病与肾结核亦可发生。其他原因为间质性肾损害、先天性多囊肾和肾发育不全等。

超声显像检查可以了解肾脏形态大小，彩色多普勒血流显像可以了解肾脏的血液供应情况。对于慢性肾衰竭的病因诊断及判断肾脏功能状况有一定参考价值。如果双肾明显萎缩、被膜光滑，彩色多普勒血流显像显示血供不同程度的减低，多提示为慢性肾小球肾炎或弥漫性萎缩性病变，如肾脏细小动脉硬化和糖尿病肾病等。其中以肾小球肾炎和结缔组织疾病，如狼疮肾的肾脏皮质回声增强为突出特征。如果一侧肾脏明显萎缩，而另一侧肾脏形态大小变化不大者，常提示为先天性肾发育异常、肾盂肾炎或肾结核，超声显像有各自表现，超声显像诊断还应结合临床。双肾大小基本正常，还应注意是否为急性肾炎。急性肾炎皮质增厚，肾柱亦增大，回声明显增强。双肾明显增大而且有多囊性病变者为多囊肾，有明显肾盂积水者应考虑为尿路畸形或梗阻，超声显像诊断并无困难。超声显像诊断还可判定慢性肾衰竭之分期，即轻、中、重度肾衰竭。轻度：肾脏形态、大小正常，肾实质回声增强。中度：肾脏缩小，肾实质回声增强。重度：肾脏明显缩小，肾内结构不清，回声增强。彩色多普勒血流显像显示程度不同的血供减低，甚至无血流信号显示。

本文病例误诊原因分析：

1. 误诊为溃疡病或胃癌。因慢性肾衰竭患者常有食欲缺乏、恶心、呕吐，甚至消化道出血，且患者呈慢性病容。实际上胃肠道症状主要是由于胃肠道中尿素分泌增加，被细菌分解为氨刺激黏膜的结果，造成尿毒症的毒素使胃肠道自主神经功能失调。伴有低钠血症、酸中毒以及中枢神经系统障碍者，亦与厌食、恶心、呕吐等发生有关。

2. 慢性肾衰竭患者均贫血，红细胞计数大多在 3×10^{12}/L 以下，血红蛋白常在 60～70g/L，血小板多正常、偏低或明显减少，因而往往误诊为再生障碍性贫血。慢性肾衰竭贫血原因多为红细胞寿命受潴留代谢产物影响而缩短，网状内皮系统功能减退，使体内的铁质再利用受到障碍；组氨酸及转铁蛋白等从尿中漏失及营养不良所致。

3. 由于患者不思饮食、乏力、恶心、贫血、长期低蛋白、腹腔有不同程度漏出液等，常误诊为肝硬化腹水、肝癌。

4. 晚期肾衰竭患者，血压大多升高，伴有尿毒症心肌病，表现为心力衰竭、传导阻滞、心律失常及心室扩大等，因而误诊为高血压、冠心病。

5. 慢性肾衰竭的诊断只要抓住要点，诊断并不困难，从以上病例不难看出，凡有贫血、水肿、恶心、呕吐等临床表现者，要考虑到有慢性肾衰竭的可能性，应进行尿常规、尿生化检查，并及时结合超声显像检查助诊。

超声显像图例见图 9-82-1～9-82-3。

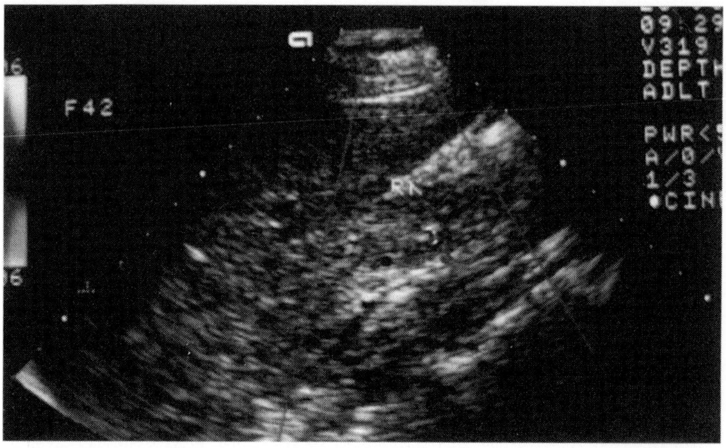

图 9-82-1　慢性肾衰竭，肾脏萎缩，肾血流量明显减少

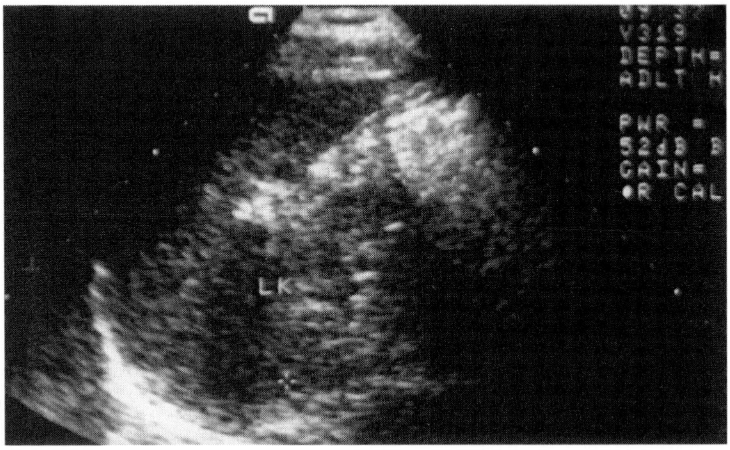

图 9-82-2 慢性肾衰竭,肾脏萎缩

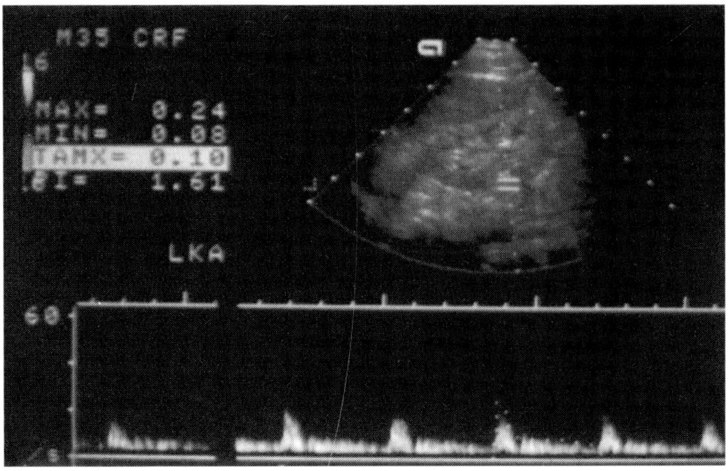

图 9-82-3 慢性肾衰竭,多普勒频谱显示肾动脉血流明显减低

(富 玮)

第 83 例 发冷、发热、尿痛、排尿困难——急性尿潴留

患者,男性,24 岁。尿痛、排尿困难至不能排尿,伴发冷、发热(39.6℃)1d,来做急诊超声显像检查。病人面红,急性病容、痛苦状,板状腹。超声显像显示:肝、胆、胰、脾(—),双肾轻度积水,为进行积水表现,肾皮质、髓质厚度正常。双输尿管可见扩张,膀胱巨大,充满尿液,未见结石回声。超声提示:急性尿潴留。病因为急性尿道炎。

分析

泌尿系统是尿形成和排泄的器官。从肾小管开始,肾盏、肾盂、输尿管、膀胱及尿道都是管道系统,管道通畅才能保证泌尿系统的正常功能。泌尿系统的内外有许多病变都能引起管腔的梗阻,导致发生一系列的病理生理改变。这些病变统称为泌尿系统梗阻性病变,最终会引起肾积水。

泌尿系梗阻一般不是一种独立的疾病，但临床上却有重要意义，因为很多疾病本身并不严重，但由这些疾病引起的泌尿系梗阻却能造成严重后果。泌尿系统许多疾病与梗阻可能互为因果，如感染和结石可引起梗阻，而梗阻又可以是感染和结石的诱因，这三者关系密切，相互影响。因此，在治疗泌尿系统疾病时，必须注意管腔是否通畅和管腔内外有无引起梗阻的病变。

自肾至尿道口、包皮口的任何部位都可发生梗阻，其原因和部位虽有不同，但持续梗阻终将导致一系列的肾梗阻性病变，如肾积水、肾功能损害，甚至尿毒症。膀胱以上梗阻可直接影响肾脏，而且积水发生较快，但仅一侧肾脏受影响。若梗阻在膀胱以下，则膀胱可做缓冲，肾积水发生较慢，但常损伤双侧肾脏。

泌尿系统梗阻中急性尿潴留为急症，情况紧急，原因复杂，需要正确诊断并及时处理。常见病因为：

1. 机械性梗阻　膀胱颈部和尿道的任何梗阻性病变都可以引起急性尿潴留。常见者有前列腺增生、尿道损伤和尿道狭窄。尿道狭窄大都由外伤性和炎症两种病因引起，尿道狭窄有时在扩张尿道之后由于局部水肿和疼痛也可诱发急性尿潴留。膀胱、尿道结石、肿瘤、异物等可堵塞膀胱颈或尿道，膀胱癌引起的膀胱内血块或盆腔肿瘤、妊娠子宫以及处女膜闭锁的阴道积血，甚至婴幼儿在直肠内的粪块都有可能引发急性尿潴留。

2. 动力性梗阻　膀胱及尿道并无器质性梗阻病变，尿潴留系排尿功能障碍所引起的，例如麻醉、手术后尿潴留，特别在行腰麻和肛管、直肠手术后，由于中枢神经系统及周围神经的损伤、炎症或肿瘤均可引起尿潴留。另外，松弛平滑肌的药物，如阿托品、普鲁本辛等有时亦可引起尿潴留。

各种原因引起的低血钾，例如醛固酮症、腹泻以及长期应用利尿药等，可使膀胱逼尿肌无力，发生排尿困难，引发尿潴留。

急性尿潴留亦可见于高热和昏迷的病人，在小儿和老年人更为多见。有些病人因不习惯卧床排尿也可有尿潴留发生。

超声显像可以方便而直接显示整个泌尿系统结构，包括肾脏形态大小、肾脏被膜、肾皮质和肾髓质厚度、肾小盏、肾大盏、肾盂、双侧输尿管、膀胱、前列腺和尿道等器官，以及以上器官的形态、走行、宽度和大小。而且还可以显示以上器官的病变或肾脏、输尿管及膀胱以外的病变，如腹膜后肿瘤、子宫及卵巢肿瘤或前列腺肥大等病变。尿液是超声显像的天然造影剂，因此，超声显像对尿路扩张及梗阻的显示尤为清晰，对尿路梗阻的部位及病因可以做出明确的判断。

急性尿潴留病人临床表现极为痛苦，腹部膨隆（尤其是下腹部膨隆），似板状腹，临床多认为是外科急腹症。超声显像诊断方便而快速，可显示巨大的膀胱及两侧扩张的输尿管和肾盂（肾盂扩张并不严重），肾盏多不显示明显扩张。

超声显像图例见图 9-83-1、9-83-2。

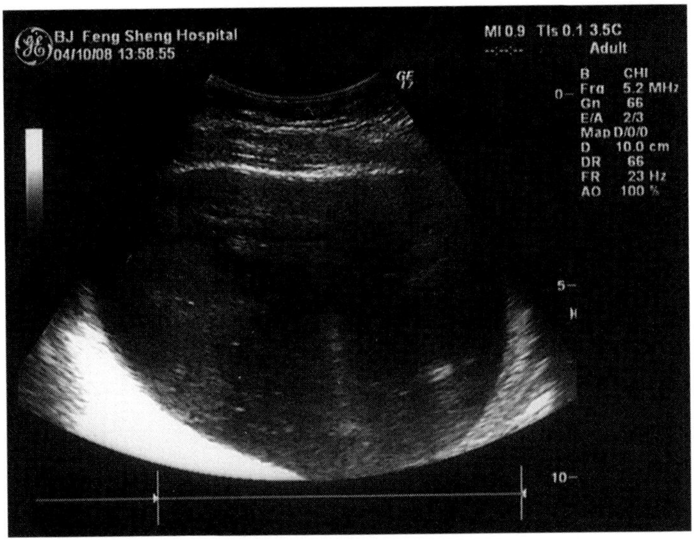

图 9-83-1 急性尿潴留(一)

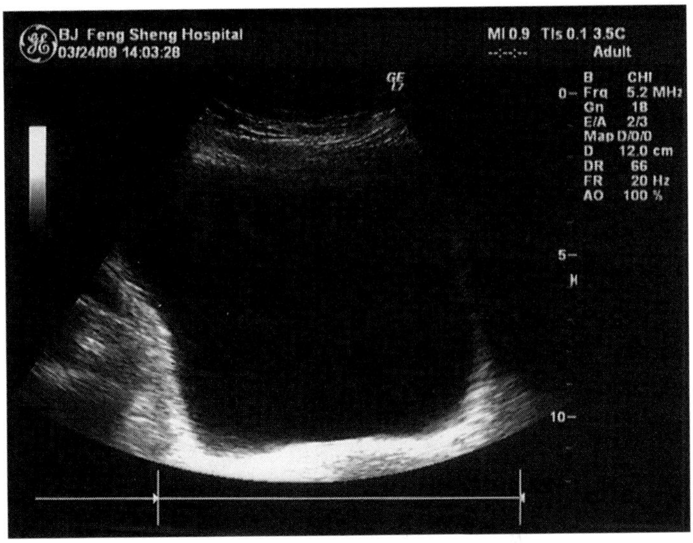

图 9-83-2 急性尿潴留(二)

(富 玮 王 彤)

第 84 例 排尿困难、前列腺增大——前列腺癌

男性,70 岁,既往体健,无慢性病史。常规检查,今年发现前列腺特异性抗原(PSA)由去年的 3.5ng/ml,升至 5.2 ng/ml,肛门指诊前列腺Ⅱ度大,中央沟变浅,扪及左后叶似小结节。3 周后再次复查 PSA 为 5.4 ng/ml。随后行经直肠超声(TRUS)引导下的前列腺穿刺(10 针)。病理检查结果为,80%(8/10 针)为前列腺增生,20%(2/10 针)为前列腺癌(左后叶)。超声显像显示:前列腺体积为 5.8cm×4.6cm×4.2cm,被膜不光滑,回声不均匀增大,彩色多普勒血流显示其血流略显丰富。

分析

前列腺癌(carcinoma of prostate)的发病率在欧美国家居男性肿瘤的第2位,在我国发病率较低,但近年来有显著增长的趋势。欧美国家84岁以上的男性患前列腺癌者为15%。前列腺癌的发生是遗传基因和环境因素相互作用的结果。癌的发生和发展是阶段性进行的,某些原癌基因被活化,使细胞增殖、分化、无限制地进行,某些抑癌基因失活,导致癌的发生。前列腺癌起源于腺上皮,好发部位在外周带。肿瘤沿带间疏松组织迁延至精囊,沿神经侵犯至脊髓,浸润周围组织或经血行转移。

早期前列腺癌常无症状,当癌肿增大至阻塞尿路时,可出现与前列腺增生症相似的膀胱颈梗阻表现,有逐渐加重的尿流缓慢、尿频、尿急、尿流中断、排尿不尽、排尿困难、甚至出现尿失禁,血尿不常见。晚期出现腰痛、腿痛、贫血(广泛骨转移)、下肢水肿、骨痛、病理性骨折、截瘫(骨转移)或排便困难及少尿、无尿,发展为尿毒症。一些患者以转移症状为就诊症状,而无前列腺癌的原发症状。直肠指诊是首要的诊断程序,检查时要注意前列腺的大小、形态,有无不规则的结节以及癌肿大小、硬度、扩展范围及精囊情况,应绘图表示指诊情况。前列腺癌大多在常规指诊时触到前列腺结节才被发现。原发于移行带的癌肿只有在体积增大到一定程度时才能触及。通常癌肿硬度如石,但广泛浸润、发生间变的病灶较软。与前列腺增生伴发的癌肿有时不易区别。前列腺癌硬结的鉴别诊断有肉芽肿性前列腺炎、前列腺结石、前列腺结核、非特异性前列腺炎和结节性前列腺增生。

超声显像显示前列腺癌表现为左右两侧不对称,前列腺增大,包膜回声不完整,间断或不规则,内部回声不均匀,出现局灶异常回声,小病灶为低回声结节,病变较大者为中强回声和混合回声。晚期病例可看到癌肿侵及精囊、前列腺周围、膀胱和直肠壁等处,CDFI检查显示病灶区域血流增加。早期前列腺癌,前列腺增大不明显,包膜尚未破坏或侵及,超声显像诊断有一定困难。前列腺癌合并前列腺增生者,声像图复杂,难以确定诊断。病人需要在超声检查前,先做肛门指诊,了解需要重点检查的部位,效果可能好些。对不能肯定的病例,应在超声监视下做前列腺穿刺活检,以做出进一步诊断。

超声显像诊断价值:经直肠超声显像检查对发现早期前列腺癌的准确性有限,可发现体积4ml以上的癌硬结。显示侵犯包膜外或精囊并不可靠,但对指引前列腺穿刺活检很有价值。较大的病灶可表现为低回声结节,少数表现为等回声病灶而易被忽略。另外可清楚显示前列腺外周带与增生腺体的分界,可清楚显示肿瘤的三维图像,并可测量肿瘤的体积。

手指引导经会阴或直肠穿刺活检已应用数十年,但因准确性较差,对早期癌结节确诊率较低。近年来应用经直肠超声显示引导活检准确率较高。先做肛门指诊了解结节或异常触诊区的位置,然后做直肠超声显像检查,对低回声结节的穿刺活检准确性高。由于前列腺从头至尾平均长度只有4cm,因此Stamy建议经直肠超声显像检查时做系统活检,即在两个侧叶的中部旁矢状面扇形方向各做3次穿刺,取出15mm圆柱形组织共6块,外周带全层组织在此平面很少超过10mm,都包括在所取的组织内。远侧(最深)的针芯内组织是取移行带的样本。置入福尔马林前用蓝墨水标记活体组织的远端,以显示为移行带组织。

超声显像图例见图9-84-1～9-84-7。

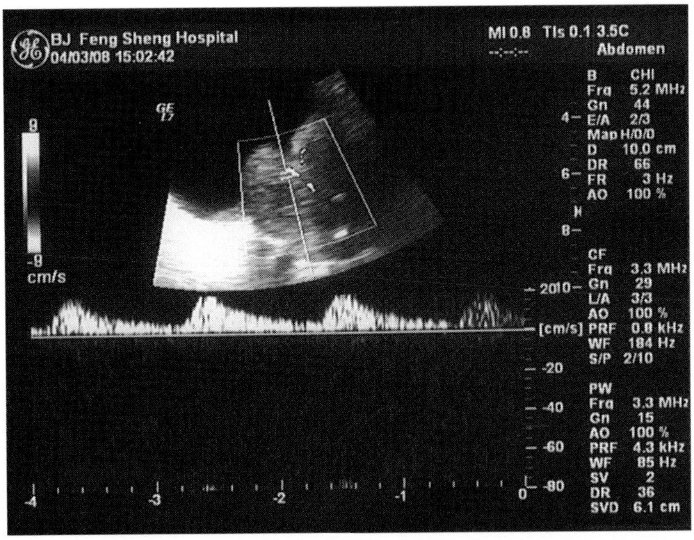

图 9-84-1 前列腺癌，前列腺血流频谱（一）

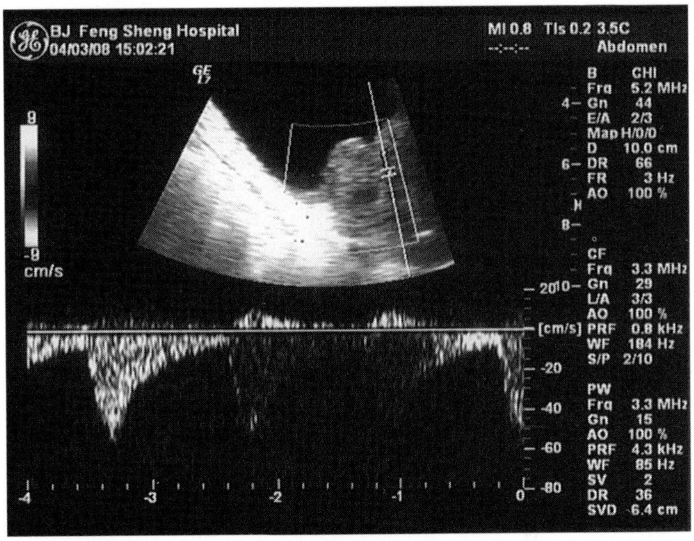

图 9-84-2 前列腺癌，前列腺血流频谱（二）

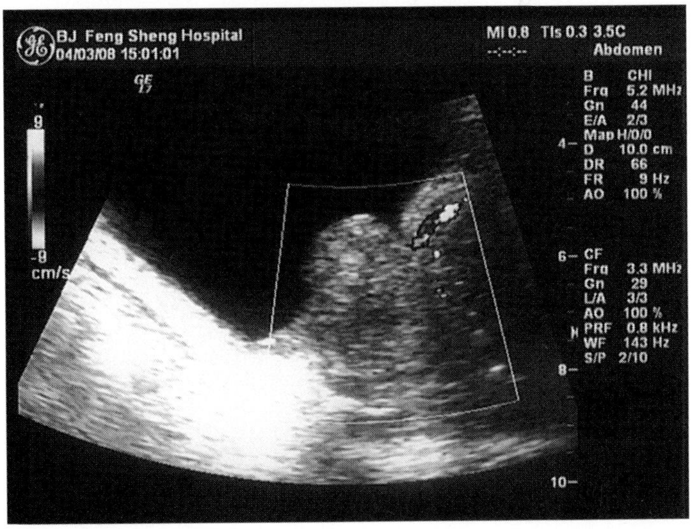

图 9-84-3 前列腺癌（一）

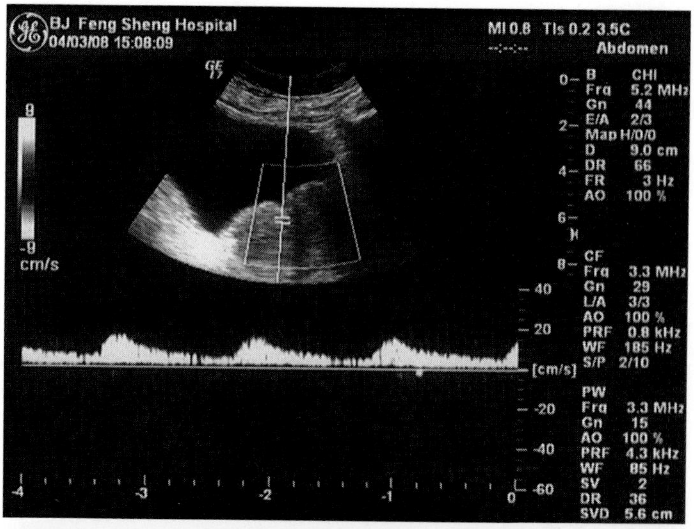

图 9-84-4 前列腺癌，前列腺血流频谱(三)

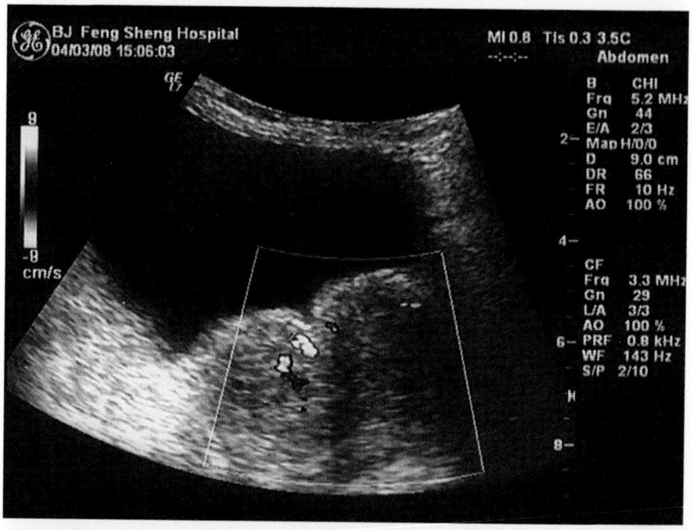

图 9-84-5 前列腺癌(二)

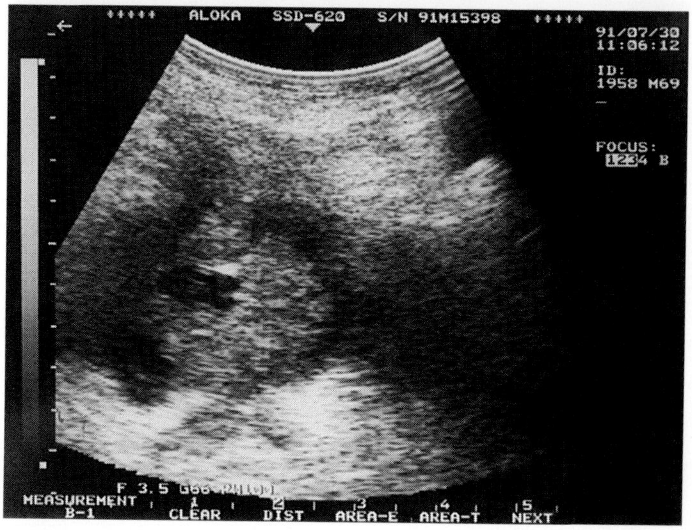

图 9-84-6 前列腺癌(三)

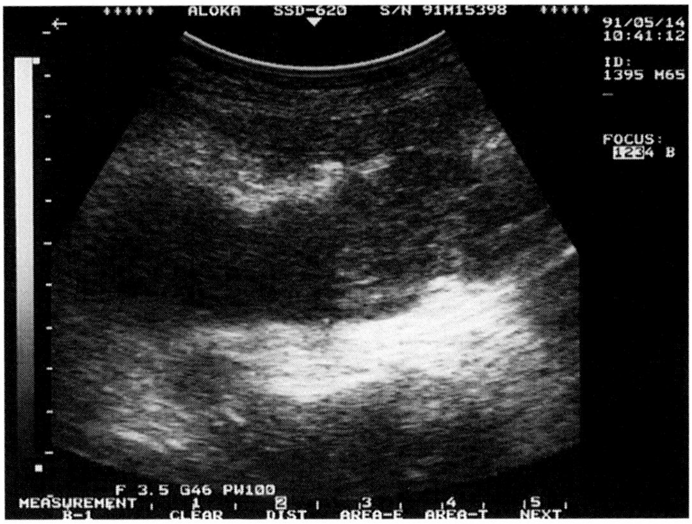

图 9-84-7 前列腺癌(四)

(富 玮)

第85例 肾盂积水的诊断与鉴别诊断

例1

患者,男性,64岁。肉眼血尿2d,伴右腰部胀感。超声显像检查于右肾盂明显积水,于近膀胱处的输尿管内可见低回声肿块,其上端输尿管明显扩张,超声显像提示右输尿管癌。

例2

患者,男性,59岁。肛管黑色素瘤切除后8个月,现下腹及右腰部有憋胀感。超声显像检查显示双肾盂扩张,以右肾盂及右侧输尿管扩张明显,于盆腔下方正中偏右可见8.7cm×7.0cm低回声肿块。超声显像提示肛管黑色素瘤复发引起双肾盂、输尿管积水、扩张,以右侧明显。

分析

尿路梗阻(urinary tract obstruction)是指肾集合管至尿道的任何部位的排尿障碍,其最终导致肾盂扩张、尿液潴留或同时伴有肾实质萎缩则称为肾积水(hydronephrosis)。引起尿路梗阻原因很多,可为腔内病变如结石和异物,腔壁病变如炎症、肿瘤或损伤,以及腔外因素如血管纤维带或肿瘤的压迫。其他尚有先天性异常及神经肌肉功能紊乱等。其中最常见原因为结石、肿瘤和前列腺肥大。由于尿液为超声天然造影剂,超声显像可以清楚地显示泌尿道结构及梗阻部位、程度及性质,因此可以对病变做出定位、定性与病因诊断。单侧的肾盂积水为该侧上尿路梗阻所致;双侧肾盂积水常由下尿路梗阻引起,但亦可以由双侧上尿路梗阻引起。肾外尿路梗阻时,肾盂扩张明显,而对肾盏的影响较小、较慢。肾盂内梗阻时,肾盂扩张不明显,而对肾盏影响较大。肾盂、输尿管连接部梗阻时,很快出现肾盏肾盂积水,各肾盏大多形成大小相差不多的多个囊性无回声,形成所谓的彩盘状结构。双侧肾盂积水而膀胱正常者,为双侧上尿路梗阻。双侧肾积水、膀胱体积缩小、臂增厚有小梁小房者为下尿路梗阻。慢性尿路梗阻时，肾盂积水量较大。急性尿路梗阻者，肾盂积水量较小。完全性尿路梗阻时，病肾功能很快消失，不会造成大量肾盂积水。

超声显像可以方便而直接显示整个泌尿系统结构，包括肾脏形态大小、肾脏被膜、肾皮质和肾髓质厚度、肾小盏、肾大盏、肾盂、双侧输尿管、膀胱、前列腺和尿道等器官，以及以上器官的形态、走行、宽度和大小。而且还可以显示以上器官的病变或肾脏、输尿管及膀胱以外的病变，如腹膜后肿瘤、子宫及卵巢肿瘤或前列腺肥大等病变。尿液是超声显像的天然造影剂，因此，超声显像对尿路扩张及梗阻的显示尤为清晰，对尿路梗阻的部位及病因可以做出明确的判断。

尿路梗阻后发生的肾盂和输尿管内尿液滞留、肾脏扩大或有肾实质萎缩称为肾积水。梗阻可以发生在尿路的任何部位，上起肾盏漏斗部，下至包皮口。梗阻的原因有机械性的和动力性的。单侧肾积水多为上尿路梗阻引起的，最多见的是输尿管结石。超声显像可发现在输尿管三个狭窄处，即肾盂和输尿管连接部、输尿管跨过髂动脉处及膀胱壁输尿管开口处，显示为枣核样、斑块状强回声光团，其后伴明显声影。结石近端输尿管、肾盂、肾盏扩张积液。双侧肾积水常由下尿路梗阻引起，最常见为前列腺肥大，大多为明显肥大者，超声显像可显示前列腺体积明显增大、被膜不光滑，其内回声不均匀，并可见双输尿管、肾盂、肾盏扩张、积液，找不到结石强回声。另外，双侧肾积水也可以是两侧上尿路梗阻。梗阻部位越低，对肾脏产生不利影响的时间越慢；梗阻部位越高，对肾脏产生危害的时间越快。这是因为低位梗阻时，膀胱、输尿管均有缓冲作用。此外，肾外肾盂积水时，肾盂向外扩张，对肾实质产生不利影响晚。肾内肾盂积水时，肾盂无扩张余地，较早影响肾实质。肾积水量少时，仅有十余毫升；量大时，可达数千毫升。巨大肾积水均为长期不完全性尿路梗阻所致。急性梗阻的肾盂容量均不大。完全性输尿管梗阻很快导致肾萎缩，肾盂容量也不大。间歇性肾积水是因为尿路梗阻时而缓解，时而加重所致。肾积水随积水程度不同可分为轻度、中度、重度和巨大型积水，积水量达到2 000ml以上者称为巨大型肾积水。

肾积水除积水巨大时在腹部出现肿块外，并无其他表现。间歇性肾积水的腹部肿块可忽大忽小，但造成肾积水的各种原因，如结石、肿瘤、感染等会导致各种症状的出现，如肾绞痛、血尿及发热等。

1. 肾积水的超声显像表现　肾盂积水的基本表现是肾窦回声（集合系统回声）分离，其内出现液性无回声，有饱满扩张感（一般厚度＞2cm），并可见下列各种类型。

（1）菱角型：菱角型肾积水显示为上下两个肾大盏的肾内肾盂轻度积水。肾小盏尚无明显扩张，肾实质未受影响。

（2）烟斗型：烟斗型肾积水为肾外肾盂轻度或中等度积水，并合并输尿管积水。肾小盏无明显扩张，肾实质无明显损害。

（3）调色碟型：调色碟型肾积水是重度肾积水的表现，肾盂和各个肾盏均明显积水，肾实质受压变薄。各个扩张积水的肾盏形成大小相似的液性无回声区，排列在积水的肾盂四周，构成一幅调色碟形图案。

（4）花朵型：花朵型肾积水也是一种轻度积水，各肾盏和肾盂普遍均匀积水，肾盂形如花蒂，各肾盏就成为花瓣。肾实质未受影响。

（5）肾上极囊肿型：双肾盂双输尿管畸形的肾脏，其上方一个肾盂常发育不良，无肾盏。这个肾盂一旦发生积水，颇像在肾上极的一个囊肿。此型肾积水多同时存在输尿管积水，应与肾囊肿鉴别。

(6)巨大囊肿型:巨大囊肿型肾积水是肾外肾盂的重度积水或巨大型积水的表现。肾实质长期受压变薄。肾盂肾盏形成巨大囊腔,颇似一个巨大的囊肿,但仔细在囊腔的外侧边缘探寻,可以找到残存肾柱所形成的不完全的分隔回声,向囊腔内伸入,或找到肾盂输尿管连接部及扩张的输尿管,从而确认为肾积水。

(7)飘动光点型:飘动光点型肾积水是肾盂内积液中有稀薄脓液、陈旧血液或组织碎片存在的表现,是合并感染或出血所致。

2. 肾积水与多囊肾或多发性肾囊肿的鉴别诊断

(1)肾积水的液性无回声区互相通连,肾囊肿的液性区不通连,这在实时超声成像连续切片观察中不难判定。

(2)调色碟型肾积水,各肾盏的液性区大小基本一致,排列整齐,呈调色碟型与多囊肾或多发性肾囊肿的液性区无规则形态不同。

(3)肾积水可找到不完全的分隔(肾柱),漏斗状积水与输尿管相通,可与巨大肾囊肿鉴别。

3. 尿路梗阻部位和梗阻原因的判定　超声显像对肾积水的探测,首先是判定是否有肾积水,然后还需确定梗阻的部位及梗阻的原因(病灶)。

单侧肾积水的梗阻部位在上尿路,双侧肾积水的梗阻部位常在下尿路,但亦可在双侧上尿路。双侧肾积水合并有膀胱的梗阻性病变时,则可确定为下尿路梗阻所引起。超声显像可发现的膀胱梗阻性病变有:

(1)残余尿的出现。

(2)膀胱壁增厚和小梁小房的形成。

(3)膀胱憩室形成。

(4)膀胱容量的增大或挛缩性小膀胱。

(5)膀胱结石形成。

(6)膀胱内的下尿路梗阻因素,如膀胱颈及其附近的带蒂肿瘤、巨大输卵管囊肿和前列腺增生等。

对上尿路梗阻病例应仔细探测输尿管,判定扩张与不扩张的交界处位置,即梗阻的部位。对于下尿路梗阻,若在膀胱内已发现膀胱颈部或后尿道的梗阻因素如上所述,则已可认定为梗阻部位。如膀胱颈部附近未发现梗阻因素,可探查尿道并在尿道及其周围寻找梗阻原因。

对于尿路的梗阻原因,如结石、肿瘤、前列腺增生、输尿管囊肿以及泌尿系的多种多样先天性反常,超声显像多能发现。至于输尿管先天性狭窄、粘连、索带压迫、异位血管压迫等超声显像则不能显示。

急性尿潴留病人临床表现极为痛苦,腹部膨隆(尤其是下腹部膨隆),似板状腹,临床多认为是外科急腹症。超声显像诊断方便而快速,可显示巨大的膀胱及两侧扩张的输尿管和肾盂(肾盂扩张并不严重),肾盏多不显示明显扩张。

超声显像图例见图 9-85-1～9-85-3 及彩图 53～55。

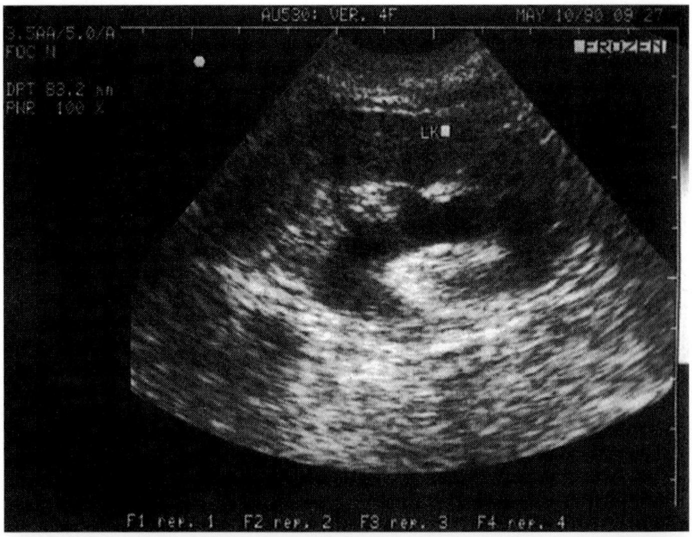

图 9-85-1　左肾盂积水

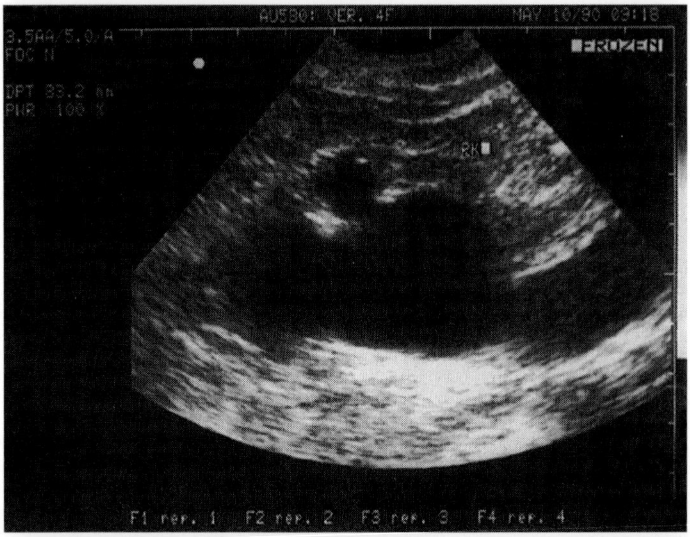

图 9-85-2　右肾盂积水(较左肾严重)

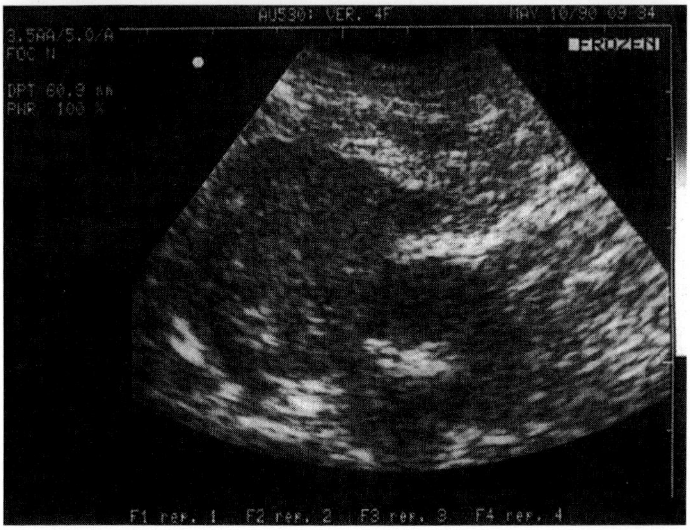

图 9-85-3　肛管黑色素瘤

（富　玮　富京山）

第 86 例　头昏、心悸、出汗、呕吐——嗜铬细胞瘤

患者,男性,48 岁。因头昏、心悸、出汗 2d,上腹痛、恶心、呕吐 1d,急诊入院。患者于 2d 前劳累后出现头昏、心悸、恶心、出汗来院急诊。查体:神志清楚,血压 130/90mmHg,心率 90/min,心律不齐,当即做心电图检查,显示窦性心动过速及频发房性期前收缩。对症治疗未见明显效果,6h 后出现上腹痛伴频发恶心、呕吐,少尿,血压升至 180/140mmHg,心率 120/min,血白细胞 1.7×10^{9}/L,尿蛋白(++),尿糖(++),尿酮体(—),血糖 11mmol/L,血肌酐 180μmol/L,血尿素氮 12mmol/L。患者既往有心律不齐史 10 年,有胃痛病史 5 年,间断发作。近 10 个月来常有发作性头昏、恶心、出汗等症状,症状有时可自行缓解。

查体:体温 37.6℃,血压 130/80mmHg,神志清楚,四肢湿冷,巩膜及皮肤未见黄染,全身浅表淋巴结不大,心界不大,心率 150/min,心律不齐,未闻及病理性杂音,双肺(—)。腹平软,左上腹深压痛,无肌紧张及反跳痛,肝脾未触及。移动性浊音(—),肠鸣音存在。神经系统未见异常。

实验室检查:血红蛋白 126g/L,白细胞 1.9×10^{9}/L,中性粒细胞 0.87,淋巴细胞 0.10,单核细胞 0.02,血钾 5.0mmol/L,尿蛋白(++),尿糖(+),尿酮体(—),血糖 10mmol/L,血肌酐 148μmol/L,血尿素氮 8mmol/L。

超声显像检查:肝、胆、胰、脾、双肾形态、大小正常,未见异常回声,于胰尾旁可及一个 4.7cm×3.9cm 边界清楚的圆形中低回声肿块。超声显像提示:胰尾旁嗜铬细胞瘤可能。

分析

嗜铬细胞瘤(pheochromocytoma)为肾上腺髓质嗜铬细胞或交感神经节残余嗜铬组织发生的肿瘤,分泌大量儿茶酚胺(肾上腺素和去甲肾上腺素),引起发作性或持续性高血压及代谢紊乱。占高血压病人的 0.4%~2%。肿瘤若能早期切除可达到彻底治愈。嗜铬细胞瘤可与其他分泌腺瘤如甲状旁腺腺瘤、甲状腺髓样癌等并存,少数有家族史。嗜铬细胞瘤 90%发生在肾上腺髓质,身体任何有交感神经节的部位亦可发生,绝大多数在腹部,颈部、胸腔、膀胱内也时有发生。嗜铬细胞瘤 90%为良性,通常为单个,亦有多发者,儿童患者及多发者可有恶性。病人发作性血压升高,常在 170~180/110~120mmHg(22.7~24.0/14.7 ~16.0kPa)以上。可有剧烈头痛、心悸、心率加快、面色苍白、大汗、视物模糊。儿童患者可抽搐,历时几分钟至几小时。发作频率为数日一次至数次,间歇期可无不适。发作可无诱因或因按压肿块而引起。有的病例呈持续性高血压或在持续性高血压基础上骤然升高。少数病人由于瘤体较大,可在腹部触及肿块。血压升高程度与瘤体大小无关。尿儿茶酚胺及其代谢产物 VMA 升高。高血压发作时 α 受体阻滞药酚妥拉明可使血压下降。发作时血糖升高。肿瘤绝大多数为良性,有包膜,内部常有囊性变,偶有出血。约 2%为恶性,可转移至肝、淋巴结、骨和肺等器官。嗜铬细胞瘤体积可相差很大,通常直径 4~5cm,病状与大小不成正比。超声显像为边界有明亮光带的圆形或椭圆形均匀的中等回声,有时肿瘤内可见不规则无回声区,为液化坏死区或出血。嗜铬细胞瘤患者身体消瘦,缺乏皮下脂肪,超声显像容易探测。肾上腺外嗜铬细胞瘤出现的部位,最常见的是在肾门附近,背后探测容易显示。恶性嗜铬细胞瘤肝转移时,在肝内可显示多发边界清楚的圆形或椭圆形低回声结节。

超声显像图例见图 9-86-1~9-86-8。

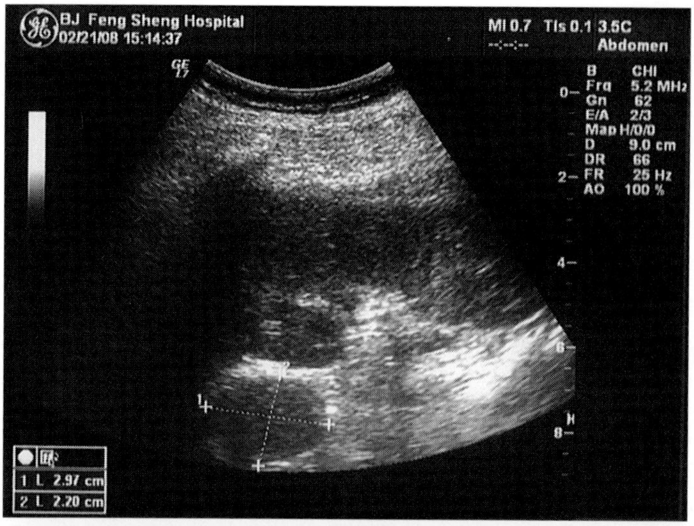

图 9-86-1 嗜铬细胞瘤(一)

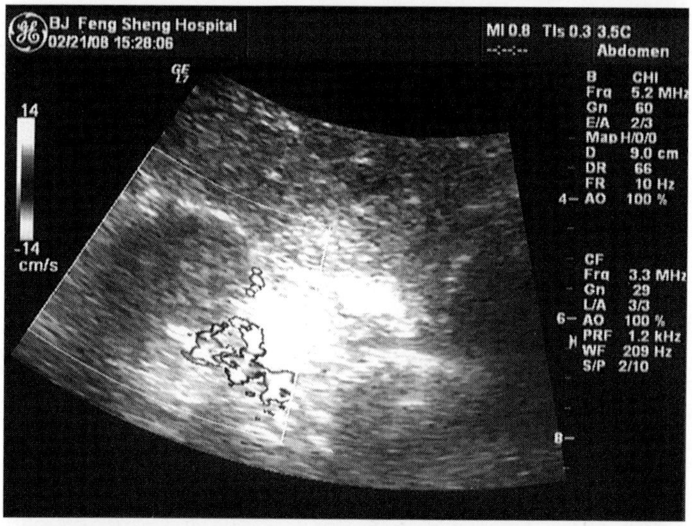

图 9-86-2 嗜铬细胞瘤,图示血流(一)

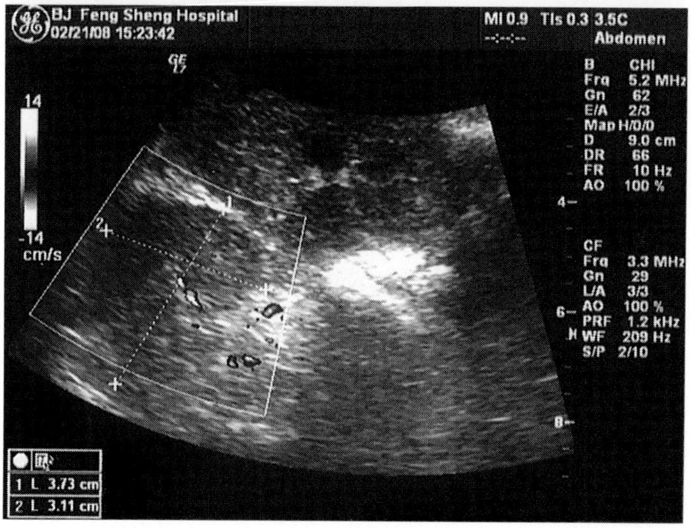

图 9-86-3 嗜铬细胞瘤,图示血流(二)

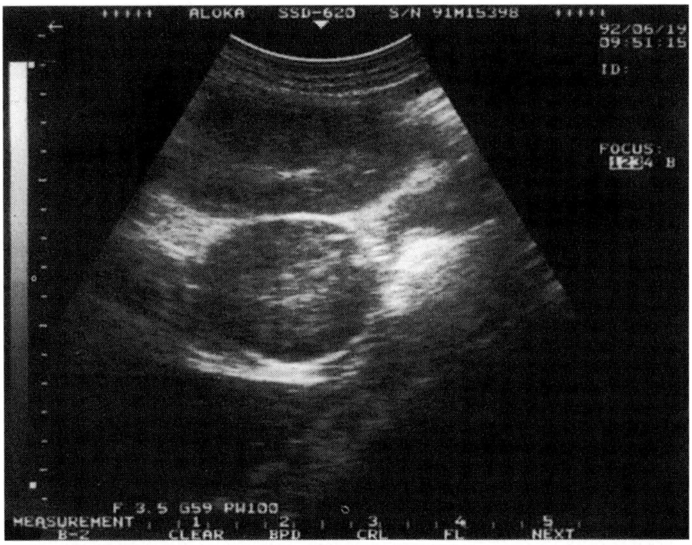

图 9-86-4 嗜铬细胞瘤(二)

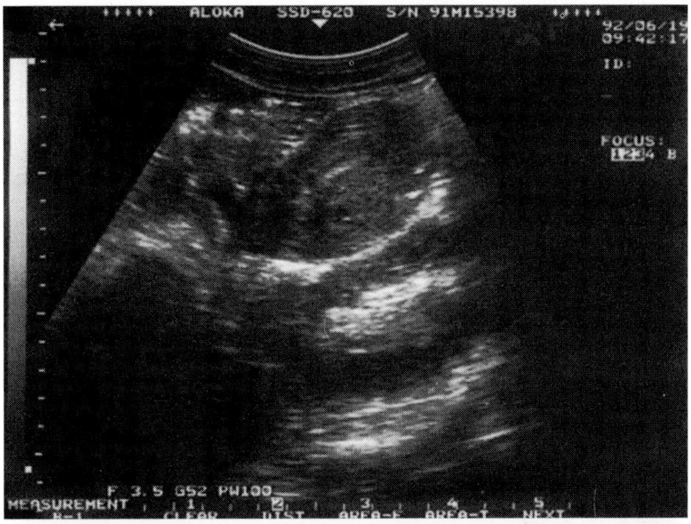

图 9-86-5 嗜铬细胞瘤(三)

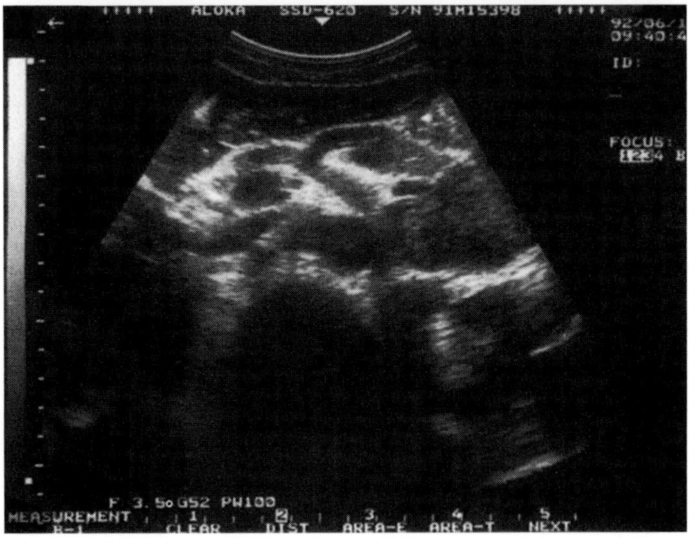

图 9-86-6 嗜铬细胞瘤(四)

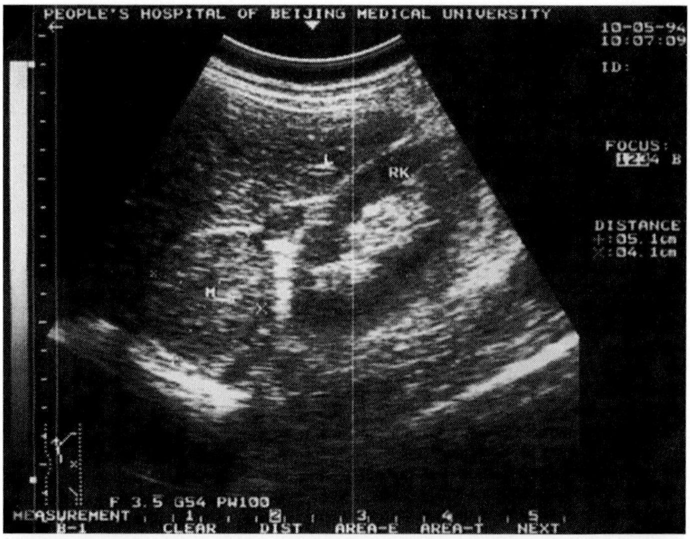

图 9-86-7 嗜铬细胞瘤(五)

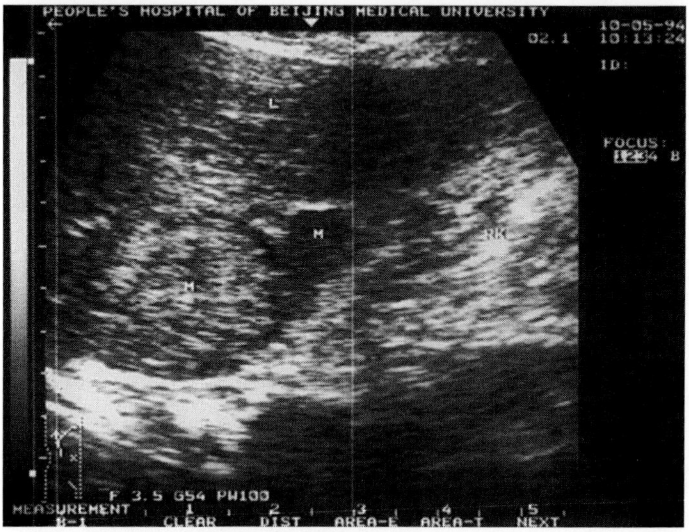

图 9-86-8 嗜铬细胞瘤(六)

(富京山 甘丽云)

第 87 例 右肾切除后原位置新生酷似肾脏外形的肿物——无症状肾上腺肿瘤

患者,女性,68 岁。10 年前因肾脏恶性肿瘤行右肾全切除(病理报告为透明细胞癌)。术后未做化疗,只应用干扰素治疗。2 年前常规 B 超检查右肾区有一肿物,逐渐增大,半年前 CT 检查证实右肾区有肿物,考虑肾癌复发?多次行 B 超检查均在右肾区发现肿物,但未能明确判定肿物的来源及性质,来我院行 B 超会诊。腹部超声显像检查示肝、胆、胰、脾未见异常;左肾略大(代偿性),右肾区显示一个 8.7cm×7.2cm,边界清楚的中等回声区,向左上压迫下腔静脉，彩色多普勒超声显像显示肿物后方有一个彩色血流，可引出类似肾动脉的血流频谱。二维超声显像及彩色多普勒血流显像根据声像表现判定肿物为实性肿块，并位于腹膜后原肾脏位置。根据多普勒血流频谱图形为类似肾动脉频谱图形的肾上腺动脉而非新生血管。因此，该肿瘤为良性肿瘤，来源于右肾上腺。最后判断为右肾上腺无功能性良性肿瘤。

分析

近年来，随着医学影像学的发展，尤其是超声显像和彩色多普勒血流显像在临床上的广泛应用，无症状肾上腺肿瘤的检出率明显提高。无症状肾上腺肿瘤为无功能性或分泌激素很少或活性很低的功能性肿瘤，大多在因其他疾病就诊或健康查体时由超声显像偶然发现，目前对这类肿瘤称为无功能肾上腺肿瘤，亦有称肾上腺偶发瘤(incidentaloma)或无症状肾上腺肿瘤(asymptomatic adrenal mass)者。Geelhoed 在 1982 年首次采用"肾上腺偶发瘤"这一名称，并报道 20 例。

无症状肾上腺肿瘤包括：

(1)肾上腺髓质的嗜铬细胞瘤、神经母细胞瘤、神经节瘤。

(2)肾上腺结节样增生、肾上腺皮质腺瘤及腺癌。

(3)转移性肿瘤。

(4)其他肾上腺肿瘤，如髓样脂肪瘤、神经纤维瘤、错构瘤、畸胎瘤及黄瘤等。

(5)原发或继发性淀粉样变性、囊肿、肉芽肿病及血肿等。

无症状性肾上腺肿瘤可以单独发生亦可与其他恶性肿瘤并存。

由于超声显像等影像学技术的广泛应用，患者因腹部不适就诊或健康检查时超声显像发现的无症状肾上腺肿瘤高达 1%～10%，这与尸检发现的(生前无肾上腺疾病症状者)肾上腺肿块为 2%～9%的结果相近，因此大多数学者认为无症状肾上腺肿瘤是肾上腺最多见的肿瘤。

研究表明，部分无症状肾上腺肿瘤有微量的激素分泌，但患者确无激素分泌过多的临床表现，可以认为是激素分泌量不足以引起临床症状。文献中曾有报道，少数无症状肾上腺肿瘤具有功能，分泌皮质醇、醛固酮、肾上腺雄性激素及儿茶酚胺。有报告显示隐匿性嗜铬细胞瘤患者无高血压或阵发性高血压临床表现，切除肿瘤时均发生明显的血压波动，并有发生高血压危象、急性肺水肿和心力衰竭的情况。这说明隐匿性的嗜铬细胞瘤亦具有分泌儿茶酚胺的功能，推测平时无临床高血压表现可能是肿瘤体积较大，在其内部儿茶酚胺产生以后即进行灭活降解或在肿瘤内代谢分解成为不具活性的 3-甲基-4 羟甘油(MHPG)。

无症状肾上腺肿瘤中有一些内分泌功能较低，还有少数为恶性或由他处转移而来的肿瘤，因此临床诊治过程中应明确回答以下问题：①肿瘤是否有功能；②肿瘤的性质；③肿瘤的来源是否为肾上腺；④如何处理。上述问题的正确判断是合理处理无症状肾上腺肿瘤所必需的。图 9-87-1 所示无症状肾上腺肿瘤的诊治程序。

1. 肾上腺功能测定　一般功能性肾上腺肿瘤通常有症状和体征，但无症状或体征并不能认为没有功能，肾上腺实验室功能测定异常者也不一定都有症状和体征。因此必须详细了解患者的病史，进行全面体检及肾上腺功能测定，以排除所有的功能性肾上腺皮质或髓质肿瘤。

2. 肿瘤性质的鉴别　根据患者的病史和肾上腺功能生化测定及 B 超检查，大多数可明确肿瘤的良恶性。恶性肾上腺肿瘤 B 超显像的特征为肿瘤直径＞7cm、肿瘤回声不均匀，有坏死灶，形态不规则、肿瘤边界不清，边缘有钙化、肿瘤周围组织器官受侵犯，并有淋巴结和远处转

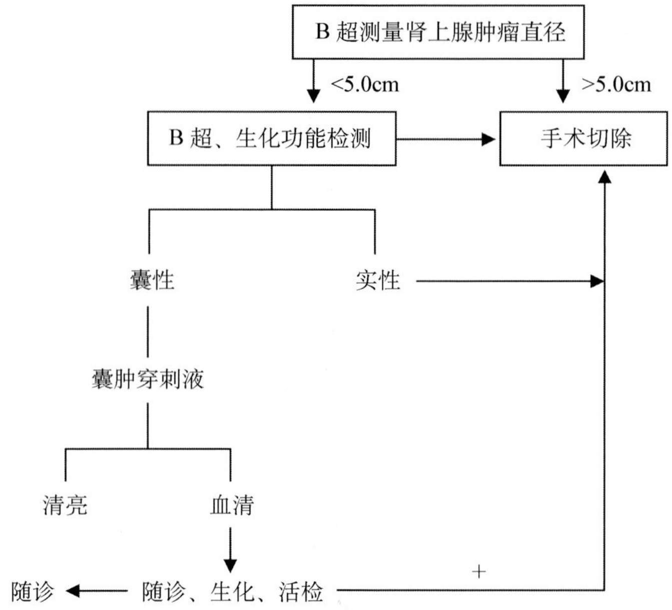

图 9-87-1　无症状肾上腺肿瘤诊疗程序图

移征象。必要时可做细针穿刺活检，这对鉴别肿瘤良恶性有很大帮助。

3. *肿瘤的来源是否为肾上腺*　无症状肾上腺肿瘤与转移性肾上腺肿瘤两者的治疗方案和预后截然不同。转移性肾上腺肿瘤主要来源于肺癌、乳腺癌(50％)、肾癌(40％)和恶性黑色素瘤，其他原发肿瘤部位依发生肾上腺转移的频率由高到低顺序分别为对侧肾上腺癌、结肠癌、膀胱癌、食管癌、肝癌、胆囊癌、胰腺癌、前列腺癌、胃癌和子宫癌。转移性肾上腺肿瘤是其他器官晚期恶性肿瘤的一部分，原发癌灶的诊断有助于区别是否为转移性肾上腺肿瘤。

无症状肾上腺肿瘤又称肾上腺偶发瘤，它不是一种独立的疾病，这一概念的提出丰富了肾上腺肿瘤早期诊断的内容，增加了治疗的复杂性，尤其在治疗时应特别慎重。根据肿瘤的性质、有无功能、大小、影像学特征，并结合患者的年龄、身体状况及医疗条件等因素选择适当的治疗方案。其处理原则为：

(1)肿瘤恶性可能大，直径＞5cm，实性，疑有部分功能或低功能时应尽早切除。

(2)肿瘤直径＜5cm，偏良性，无功能，患者年龄较大，身体状况较差，可密切行B超随访，不主张手术切除。如随访发现肿瘤体积增大，有恶变倾向，可考虑手术切除。

(3)如肿瘤经全面检查仍未能定性，而且直径＜3cm，可考虑3个月或6个月行B超随访，如肿瘤增大可考虑手术切除。

(4)肾上腺囊肿直径＜5cm，穿刺液清亮，采用非手术治疗；直径＞5cm时，且穿刺液呈血性，应考虑手术切除。

(5)转移性肾上腺肿瘤一般不主张手术切除，如原发肿瘤切除完全，患者身体情况好，年轻，又无其他部位转移存在，可考虑切除转移性肾上腺肿瘤。

超声显像图例见图9-87-2～9-87-7。

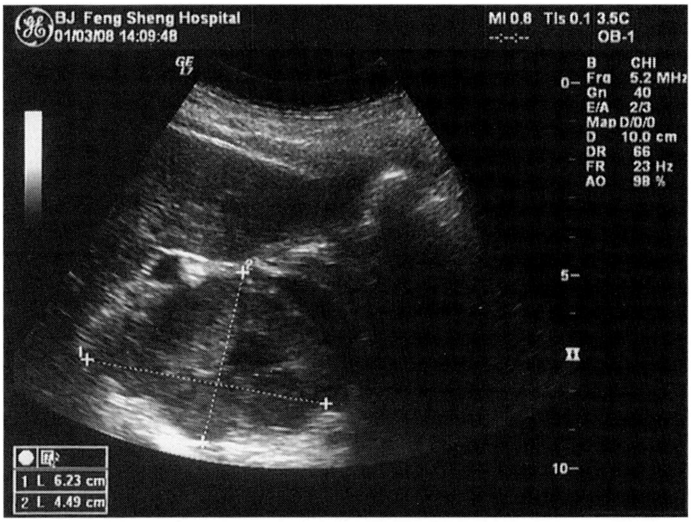

图 9-87-2 无症状肾上腺肿瘤
肾癌切除后 10 年，原位置新生实性肿块

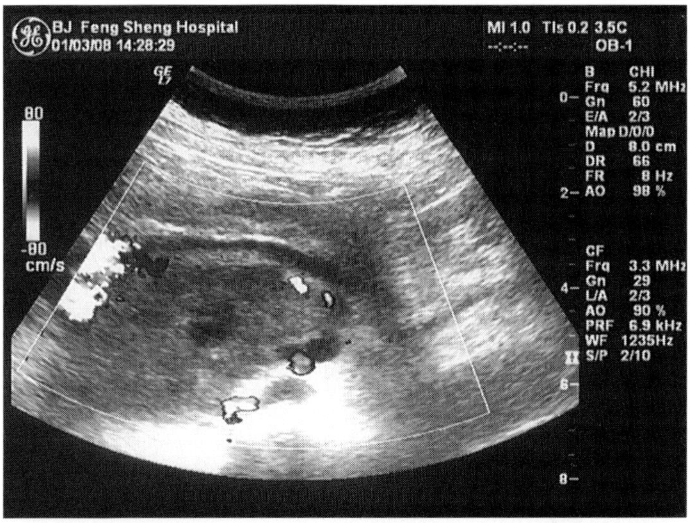

图 9-87-3 无症状肾上腺肿瘤，图示周边血流
肾癌切除后 10 年，原位置新生实性肿块

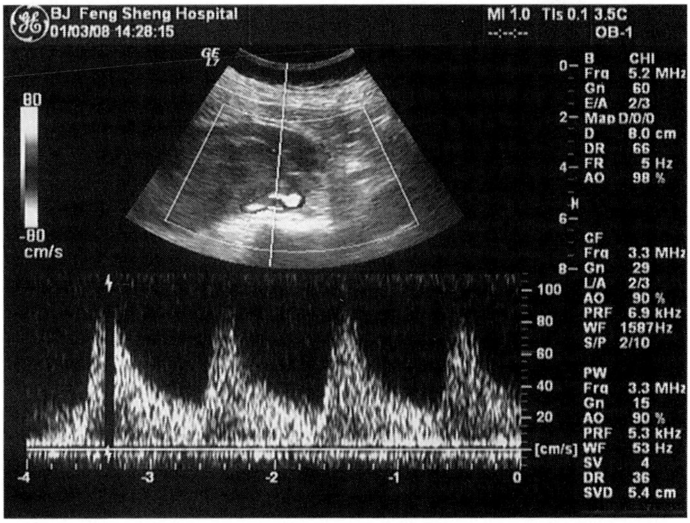

图 9-87-4 无症状肾上腺肿瘤，多普勒显示搏动性血流频谱（为肾上腺动脉）

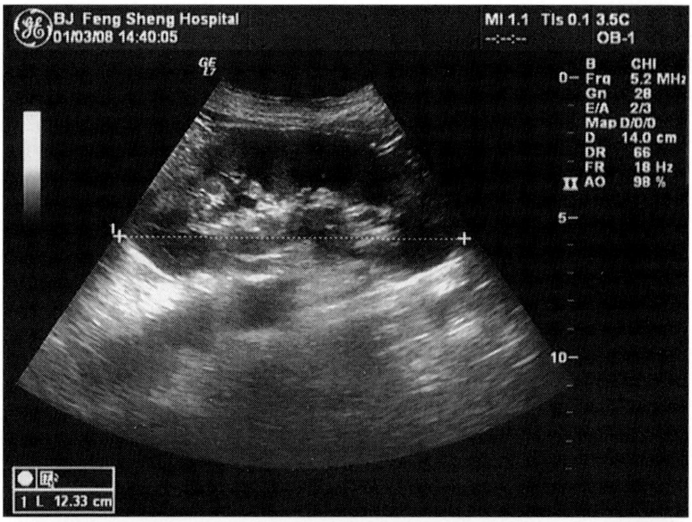

图 9-87-5 无症状肾上腺肿瘤，左肾代偿性轻度增大

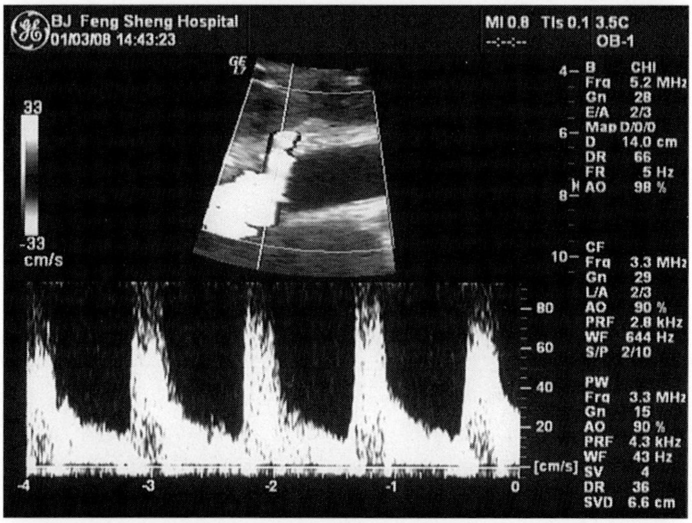

图 9-87-6 无症状肾上腺肿瘤，多普勒显示左肾动脉频谱正常

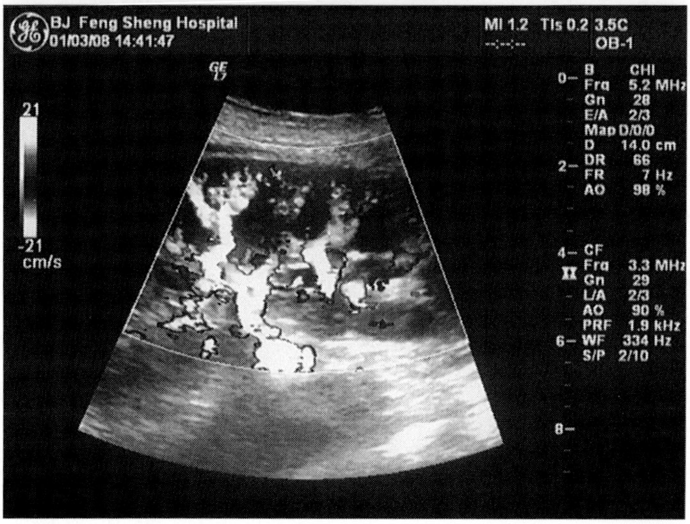

图 9-87-7 无症状肾上腺肿瘤，左肾血流正常

（富京山）

第88例 排尿迟缓、尿线变细——前列腺增生

患者，男性，72岁。4～5年来尿急、尿频、夜尿次数增多，近2年来排尿迟缓，尿线变细，来诊做超声检查，超声显像显示膀胱充盈良好，前列腺明显不规则增大，并向膀胱突出，超声提示前列腺增生。

分析

前列腺增生(benign prostate hyperplasia)又称前列腺良性增生症或前列腺肥大，是老年男性最常见的泌尿系疾病之一。前列腺位于膀胱颈下方，尿道从其中间穿过。前列腺肥大后可压迫此段尿道而产生下尿路梗阻。前列腺肥大与性激素有关，老年期体内和前列腺组织中性激素代谢发生很大的改变，这种改变是前列腺良性增生症发病的主要原因。目前已知前列腺增生必须具备睾丸存在及年龄增长两个条件，近年来随着基础研究的深入，认为前列腺增生是前列腺上皮细胞与间质细胞相互作用的结果。有研究认为，男子从40岁开始，尿道周围组织和移行区内即有结节形成。男性50岁以后前列腺均有不同程度的增生，但只有10%的病人因病情严重而需要手术治疗。前列腺良性增生症的临床症状与前列腺增生程度并不成正比，如前列腺向尿道方向生长，即使前列腺体积增加不大也可引起较严重的症状。早期症状为尿意急促、尿频、夜尿次数增多、排尿迟缓、尿线变细、尿程变短及有残余尿发生。随着残余尿量的增加，尿频症状更为严重。受凉、憋尿、劳累和饮酒可刺激前列腺充血，导致排尿不能(急性尿潴留)，需紧急治疗。长期慢性尿潴留可引起双肾积水及肾衰竭。前列腺增生多见于两侧叶和中叶，前列腺在尿道周围的称为内层腺体，远离尿道的称为外层腺体。增生是发生在内层腺体。由于内层腺体的增生，压迫外层腺体并推向周围。外层腺体长时期压迫变薄，形成假包膜。

直肠指诊为简单而重要的诊断方法，需在膀胱排空后进行。应注意前列腺的界限、大小、质地。前列腺增生时，腺体可在长度或宽度上增大，或二者均有增大，表面光滑、边缘清楚，质地为中等硬度而有弹性，中央沟变浅或消失。正常前列腺为栗子大小，若为鸽子蛋大小定为＋，鸡蛋大小为＋＋，鸭蛋大小为＋＋＋，再大为＋＋＋＋。Rous于1985年提出直肠指诊前列腺大小分度和估计法：Ⅰ度，腺体大小为正常的2倍，估计为20～25g；Ⅱ度，腺体大小为正常的2～3倍，中央沟可能消失，为25～50g；Ⅲ度，腺体为正常的3～4倍，直肠指诊刚能触及前列腺底部，中央沟消失；Ⅵ度：腺体超过正常大小4倍以上，指诊不能触及前列腺底部，重量约在75g以上。

前列腺增生超声显像显示前列腺形态增大而饱满，前后径的增大往往比横径增大明显。可呈圆形或类似圆形，包膜回声连续、完整。横切面图两侧叶常呈僧帽样向膀胱突出。中叶增生者可，在纵切面图上见膀胱颈后唇向膀胱突出。经耻骨上横切图能见到内层腺体和外层腺体的分界。内腺呈球样增生，为不均匀中低回声。正常前列腺的内、外腺比例为1∶1，前列腺增生者内、外腺比例可为3∶1～7∶1。本症常合并前列腺结石，重度前列腺增生可形成膀胱残余尿增加、膀胱壁增厚、憩室形成和尿潴留以及双侧输尿管、肾盂积水。

鉴别诊断

1. 膀胱颈挛缩　患者有下尿路梗阻症状，直肠指诊未发现前列腺明显增大。除可能为增大腺叶突向膀胱外，应考虑膀胱颈挛缩之可能。一般认为膀胱颈挛缩继发于炎症病变，膀胱颈

部平滑肌为结缔组织所代替，可伴有炎症。患者大多有较长的下尿路梗阻病史。膀胱镜检可见膀胱颈后唇抬高，后尿道与膀胱三角区收缩变短；前列腺段尿道无挤压变形；膀胱颈高抬，尿道内口缩小。而单纯的前列腺增生腺叶突向膀胱颈部时，被柔软黏膜覆盖，膀胱三角区下陷，后尿道延长。但膀胱颈挛缩可同时伴有前列腺增生，若摘除腺体后不同时处理挛缩的膀胱颈，下尿路梗阻难以解除。

2. 前列腺癌　前列腺癌尤其是导管癌类型，可能以下尿路梗阻为首发症状。部分患者则在前列腺增生的同时伴发前列腺癌。血前列腺特异性抗原(PSA)升高，大多>10.0ng/ml。直肠指诊前列腺表面不光滑，呈岩石样感觉。超声显像指导，经直肠活检病理检查可明确诊断。

3. 神经性膀胱、逼尿肌括约肌协同失调　也为下尿路排尿异常、尿失禁等表现。应详细询问损伤病史，检查有无提肛反射并应用尿流动力学检查以排除。

4. 无力性膀胱(膀胱壁老化)　表现为尿潴留、下尿路排尿异常、大量残留尿，应与前列腺增生鉴别，并排除损伤、炎症、糖尿病等因素。主要也通过尿流动力学检查加以鉴别。

超声显像图例见图 9-88-1、9-88-2。

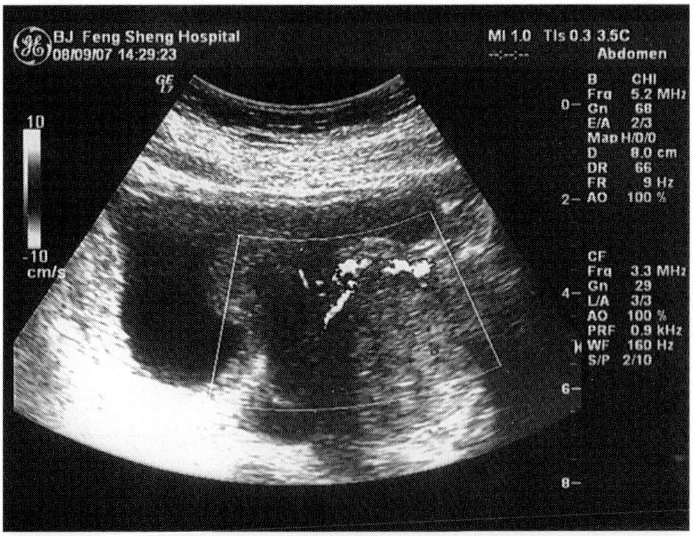

图 9-88-1　前列腺增生(一)

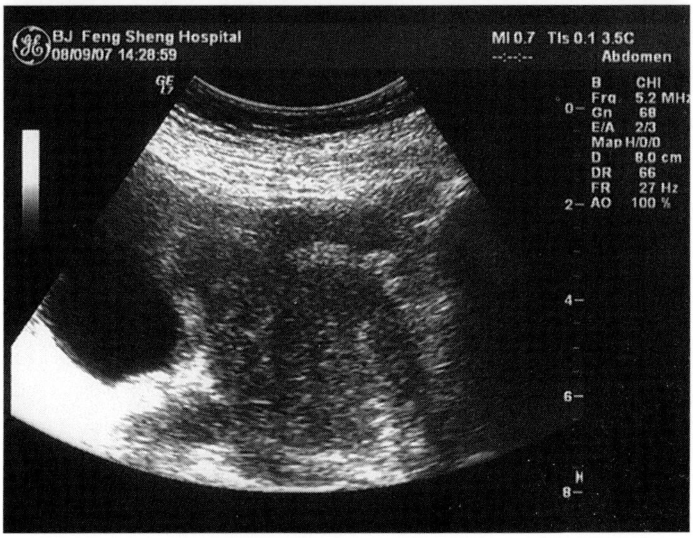

图 9-88-2　前列腺增生(二)

(富京山　章红利)

第 89 例　右侧腰部疼痛、憋胀——肾上腺癌

患者，男性，46 岁。右侧腰部不适半年，近 3 个月来右腰部憋胀、隐痛，无头晕、出汗，无恶心、呕吐，无腹痛、腹泻。超声显像检查肝、胆、胰、脾、肾未见异常。于右肾上腺区可见 7.9cm×7.1cm，边界清楚的低回声肿块，挤压并侵犯下腔静脉。下腔静脉内发现癌栓，超声提示右肾上腺癌、下腔静脉癌栓。

分析

无内分泌功能的皮质腺瘤和腺癌较为少见，因临床无症状，不易发现。皮质腺瘤有被膜，多为单侧发生，体积小。皮质腺癌发现时都比较大，常以腰痛、局部肿块或转移癌为主要症状，超声显像腺瘤呈圆形或椭圆形，为 1～2cm，有球体感，边界整齐明亮，瘤内回声中等。腺癌多为 6～8cm，边界回声明亮，呈圆形，或椭圆形，或分叶状，为不均匀中等回声。一般与肝脏有明亮的分界。肿瘤与肝、肾交界形成海鸥样图形，称为海鸥征，肿瘤可压迫下腔静脉，癌瘤内有液化坏死，可出现不规则无回声区，有时癌瘤可侵犯下腔静脉形成癌栓。

近年来，随着医学影像学的发展，尤其是超声显像和彩色多普勒血流显像在临床上的广泛应用，无症状肾上腺肿瘤的检出率明显提高。无症状肾上腺肿瘤为无功能性或分泌激素很少或活性很低的功能性肿瘤，大多在因其他疾病就诊或健康查体时由超声显像偶然发现，目前对这类肿瘤称为无功能肾上腺肿瘤，亦有称肾上腺偶发瘤（incidentaloma）或无症状肾上腺肿瘤（asymptomatic adrenal mass）者。Geelhoed 在 1982 年首次采用“肾上腺偶发瘤”这一名称，并报道 20 例。

无症状肾上腺肿瘤包括：

（1）肾上腺髓质的嗜铬细胞瘤、神经母细胞瘤、神经节瘤。

（2）肾上腺结节样增生、肾上腺皮质腺瘤及腺癌。

（3）转移性肿瘤。

（4）其他肾上腺肿瘤：髓样脂肪瘤、神经纤维瘤、错构瘤、畸胎瘤及黄瘤等。

（5）原发或继发性淀粉样变性、囊肿、肉芽肿病及血肿等。

无症状性肾上腺肿瘤可以单独发生亦可与其他恶性肿瘤并存。

由于超声显像等影像学技术的广泛应用，患者因腹部不适就诊或健康检查时超声显像发现的无症状肾上腺肿瘤高达 1%～10%，这与尸检发现的（生前无肾上腺疾病症状者）肾上腺肿块为 2%～9%的结果相近，因此大多数学者认为无症状肾上腺肿瘤是肾上腺最多见的肿瘤。

研究表明，部分无症状肾上腺肿瘤有微量的激素分泌，但患者确无激素分泌过多的临床表现，可以认为是激素分泌量不足以引起临床症状。文献中曾有报道，少数无症状肾上腺肿瘤具有功能，分泌皮质醇、醛固酮、肾上腺雄性激素及儿茶酚胺。有报告显示隐匿性嗜铬细胞瘤患者无高血压或阵发性高血压临床表现，切除肿瘤时均发生明显的血压波动，并有发生高血压危象、急性肺水肿和心力衰竭的情况。这说明隐匿性的嗜铬细胞瘤亦具有分泌儿茶酚胺的功能，推测平时无临床高血压表现可能是肿瘤体积较大，在其内部儿茶酚胺产生以后即进行灭活降解或在肿瘤内代谢分解成为不具活性的 3-甲基-4 羟甘油（MHPG）。

肿瘤性质的鉴别：根据患者的病史和肾上腺功能生化测定及 B 超检查，大多数可明确肿瘤的良恶性。恶性肾上腺肿瘤 B 超显像的特征为肿瘤直径＞7cm、肿瘤回声不均匀，有坏死灶，形态不规则、肿瘤边界不清，边缘有钙化、肿瘤周围组织器官受侵犯，并有淋巴结和远处转

移征象。必要时可做细针穿刺活检，这对鉴别肿瘤良恶性有很大帮助。

根据肿瘤的性质、有无功能、大小、影像学特征，并结合患者的年龄、身体状况及医疗条件等因素选择适当的治疗方案。其处理原则为：

（1）肿瘤恶性可能性大、直径＞5cm，实性，疑有部分功能或低功能时应尽早切除。

（2）肿瘤直径 ＜ 5cm，偏良性，无功能，患者年龄较大，身体状况较差，可密切行 B 超随访，不主张手术切除。如随访发现肿瘤体积增大，有恶变倾向，可考虑手术切除。

（3）如肿瘤经全面检查仍未能定性，而且直径 ＜ 3cm，可考虑 3 个月或 6 个月行 B 超随访，如肿瘤增大可考虑手术切除。

（4）肾上腺囊肿直径 ＜ 5cm，穿刺液清亮，采用非手术治疗；直径＞5cm 时，且穿刺液呈血性，应考虑手术切除。

（5）转移性肾上腺肿瘤一般不主张手术切除，如原发肿瘤切除完全，患者身体情况好，年轻，又无其他部位转移存在，可考虑切除转移性肾上腺肿瘤。

超声显像图例见图 9-89-1～9-89-3。

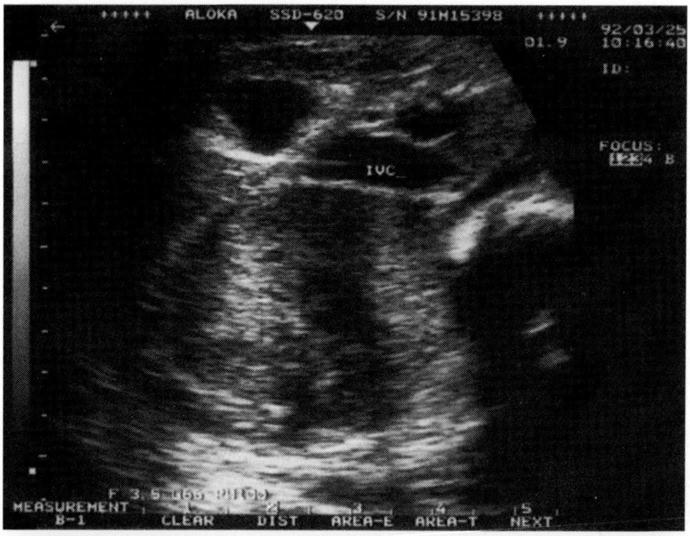

图 9-89-1　右侧肾上腺癌

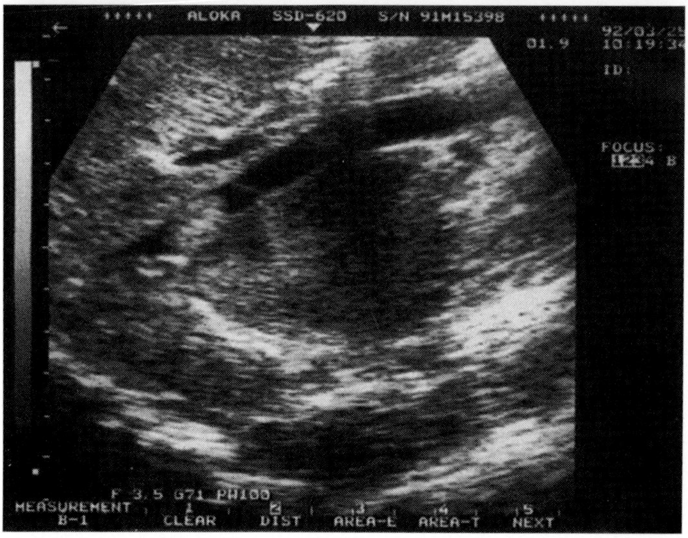

图 9-89-2　右侧肾上腺癌并侵犯下腔静脉(一)

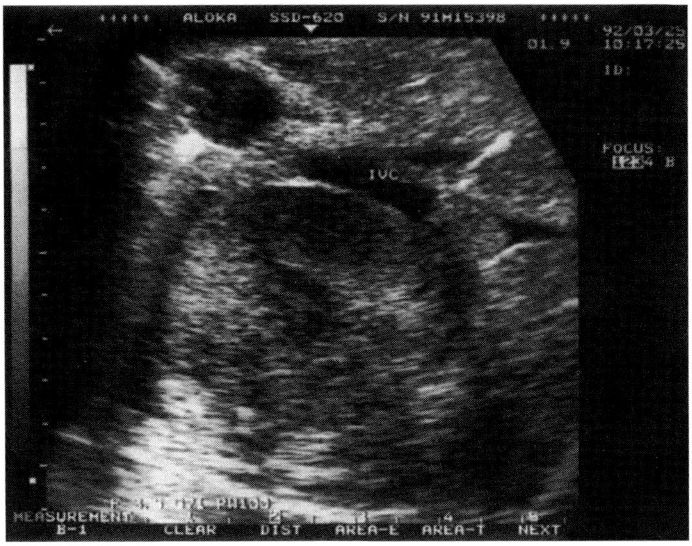

图 9-89-3 右侧肾上腺癌并侵犯下腔静脉(二)

（富 玮 张素敏）

第90例 睾丸无痛性肿大——精原细胞瘤

患者，男性，39岁。发现左侧睾丸增大月余，无痛，伴有轻度坠胀感。查体发现左侧睾丸较右侧睾丸明显增大，质硬，无压痛。超声显像显示左侧睾丸明显增大，其内为较均匀细点状中高回声，超声提示左侧睾丸实质性肿瘤。

分析

睾丸肿瘤(testicular tumor)约占男性恶性肿瘤的10%，在青年男性则为最常见的恶性肿瘤，可见于男性从婴儿到老年的各个时期，平均发病年龄为34岁左右。睾丸位置表浅，一旦发生肿瘤易被发现。若肿瘤局限于阴囊内，治疗效果良好；发生区域性淋巴结转移时，综合治疗仍可取得满意疗效；远处转移预后不良。因此，早期诊断、及时手术是决定预后的关键。

睾丸肿瘤分为原发性和继发性两大类。原发性睾丸肿瘤又可分为睾丸生殖细胞瘤和睾丸非生殖细胞瘤。前者包括精原细胞瘤、胚胎癌、绒毛膜上皮癌、卵黄囊肿瘤及混合型癌。后者主要有睾丸基质肿瘤、间质细胞瘤、支持细胞瘤等。继发性睾丸肿瘤主要来自网状内皮组织肿瘤及白血病。

睾丸肿瘤发病早期无明显症状。接诊医师应详细询问病史，仔细检查睾丸形态、质地，是诊断睾丸肿瘤的重要步骤。多数患者为无意中触及一侧阴囊内有无痛性结节，或发现一侧睾丸较另一侧睾丸大或形态不一。仔细询问病史，30%～40%患者可有轻微坠胀或钝痛。只有少数患者可有急性疼痛表现，多由肿瘤内梗死、坏死、出血或合并睾丸炎所致。此时应注意与睾丸炎、睾丸扭转和外伤等鉴别进行鉴别。亦有部分患者存在睾丸肿瘤并发炎症、扭转、外伤、鞘膜积液而就诊。对睾丸病变的患者，均应治疗后随访，以免因某些疾病掩盖了睾丸肿瘤，延误治疗。

发现睾丸近期增大，或患有隐睾者腹股沟区或腹部出现肿块，均应高度怀疑睾丸肿瘤。男性不育患者和有男乳女性化者，应想到睾丸肿瘤的可能。有文献报道不育男性睾丸活检时发现睾丸原位癌，阴囊超声显像检查时发现睾丸内回声异常而临床体检尚不能触及肿块。3%～5%睾丸肿瘤（间质细胞瘤、支持细胞瘤、绒癌）可引起男乳女性化。个别患者因睾丸肿瘤转移引起症状，如呼吸困难、腰背痛、颈部肿块等而就诊。淋巴系统肿瘤、白血病、肾移植术后及HIV感染等患者应想到有睾丸转移癌的可能。

查体应仔细、全面，注意年轻男性颈部肿块、男乳女性化等第二性征异常及腹股沟区或腹部肿块等，可能为睾丸肿瘤的诊断提供重要线索。精原细胞瘤多限于睾丸白膜内，无痛，如橡皮样肿块；而胚胎癌可不规则。睾丸炎症时睾丸肿大、触痛明显。伴发炎症、反应性鞘膜积液时，睾丸肿瘤易被掩盖，超声显像检查有助于诊断。睾丸肿瘤发病原因不完全明确，但隐睾发生睾丸肿瘤的机会比正常要高10～14倍，所以隐睾应及时发现，及时治疗，终生随诊。睾丸肿瘤从组织学来源分为生殖性与非生殖性肿瘤。生殖性肿瘤又可分为精原细胞瘤和非精原细胞瘤。睾丸肿瘤常常被误诊误治，所以无论多大年龄的男性发现睾丸肿大，尤其是无痛性肿大，要及时到专科就诊。

生殖细胞性睾丸肿瘤约95%为恶性，成熟型畸胎瘤为良性。常见的恶性肿瘤有精原细胞瘤、胚胎瘤、绒毛膜上皮癌、畸胎瘤和混合型肿瘤。其中精原细胞瘤占35%～71%。睾丸肿瘤的转移途径为淋巴转移和血行。前者较后者为重要。淋巴转移常最先累及同侧肾蒂附近淋巴结。血行转移常侵犯肺、脑、肝、骨等器官。精原细胞瘤的转移绝大多数限于腹膜后的淋巴结。胚胎癌、畸胎癌和绒毛膜上皮癌除淋巴转移外，还有血行转移。

非生殖细胞性睾丸肿瘤少见，仅占睾丸肿瘤的3.5%。这些肿瘤有纤维瘤、纤维肉瘤、平滑肌瘤、平滑肌肉瘤、横纹肌瘤、横纹肌肉瘤、血管瘤、淋巴肉瘤等。两侧睾丸同时有肿瘤者，常为转移性淋巴肉瘤或白血病累及睾丸所致。

精原细胞瘤（seminoma）超声显像显示睾丸增大，边界整齐。肿瘤内部回声常为中等回声的细小光点，均匀分布，似正常睾丸回声。如果肿瘤弥漫地侵入整个睾丸，声像图显示睾丸肿大。如果肿瘤仅累及睾丸的一部分，超声可以发现肿瘤与正常睾丸的分界。

胚胎癌（embryonic carcinoma）超声显像显示睾丸增大，肿瘤内部回声不均匀，在低回声区内有高回声出现。

畸胎癌（teratocarcinoma）和畸胎瘤（teratoma）超声显像显示睾丸增大，边界可高低不平，呈分叶状。内部回声不均匀，常有多个不规则无回声区，或有钙化物强回声。

绒毛膜上皮癌（choriocarcinoma）超声显像显示睾丸增大，边界整齐，肿瘤内部均匀中等回声。

混合型睾丸肿瘤 声像图因混合的肿瘤成分和比例，有很大区别。一般呈不均匀中强回声，或有液性无回声区，或有钙化强回声和声影。

转移性淋巴肉瘤可同时累及双侧睾丸，内部为均匀低回声。

白血病累及睾丸，往往双侧睾丸受累。超声显像显示双侧睾丸肿大，呈中等回声细小光点均匀分布。

超声显像诊断睾丸肿瘤，在确定肿瘤的存在以后，还要扫查两侧肾脏有无积水和腹主动脉旁有无淋巴结肿大。有腹主动脉旁淋巴结肿大或有两侧肾盂积水者，应考虑腹膜后淋巴结转移。

鉴别诊断

1. *睾丸附睾炎* 急、慢性睾丸附睾炎均可出现阴囊肿块和睾丸肿大、疼痛。查体可发现睾丸及附睾均肿大，边界不清、触痛明显。超声显像检查发现睾丸及附睾增大，伴有反应性睾丸鞘膜积液。CDFI 显示睾丸附睾血流明显增加，而健侧血流正常。

2. 睾丸血肿　有外伤史，睾丸肿块由外伤初期较大逐渐缩小至一定大小。

3. 睾丸扭转　常发生于青少年，有突发睾丸疼痛及肿胀病史。超声显像检查示患侧血流明显减少。

4. 睾丸表皮样瘤　是睾丸较少见的良性肿瘤，为一侧睾丸无痛性肿块，发生率不足睾丸肿瘤的 1/3。超声显像睾丸内见圆形、局限性、多样性回声，即囊内容物可为无回声，亦可呈均匀或不均匀回声或洋葱样小圈及钙化等改变。这种改变亦可见于单一上皮样畸胎瘤。

5. 睾丸囊肿　常为感染或外伤致睾丸导管梗阻扩张而形成。超声显像示卵圆形无回声区。睾丸常不易触及肿块。如睾丸肉芽肿，常为梅毒肉芽肿或输精管结扎后形成的精子肉芽肿，局部体征与睾丸肿瘤相似。华康反应阳性或输精管结扎史有助于诊断。再如鞘膜积液和浆液囊肿，有时也需要与睾丸肿瘤鉴别。透光试验和超声显像检查对鉴别诊断有重要帮助。

超声显像图例见图 9-90-1、9-90-2。

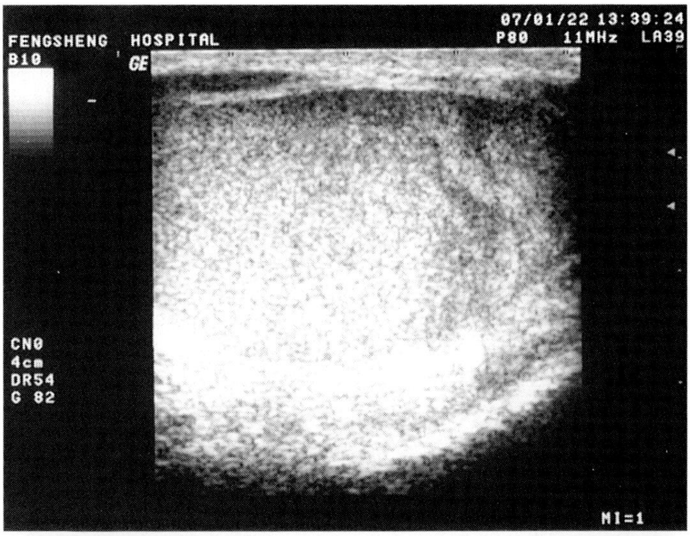

图 9-90-1　睾丸肿瘤——左侧睾丸精原细胞瘤(一)

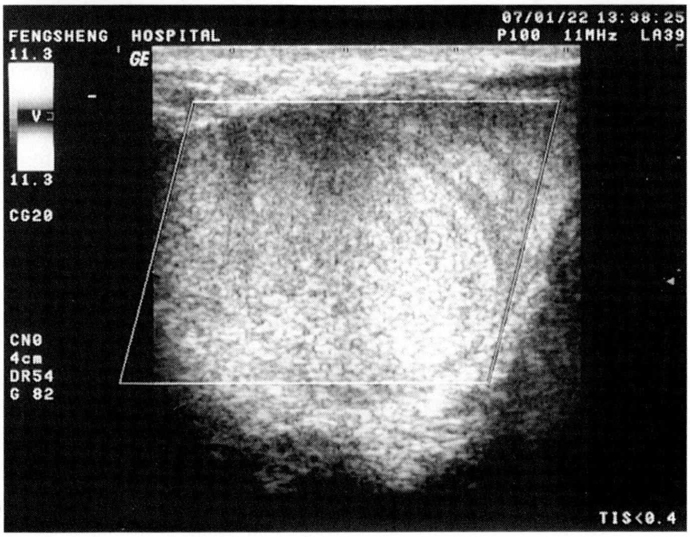

图 9-90-2　睾丸肿瘤——左侧睾丸精原细胞瘤(二)

（富京山）

第 91 例 左侧阴囊睾丸外伤(踢伤)——睾丸破裂

患者,男性,32 岁。左侧阴囊及睾丸外伤(踢伤)后 2h,左侧阴囊、睾丸肿胀、疼痛。超声显像检查显示左侧睾丸失常态,其被膜回声连续性中断,在睾丸组织内及睾丸外可见片状、不规则无回声区,超声显像提示左侧睾丸破裂。

分析

阴囊和睾丸外伤(钝挫伤和踢伤多见)可引起阴囊和睾丸血肿。此外,也可于阴囊手术后引发。血肿可为局限性或弥漫性,临床表现为阴囊肿大和疼痛。超声显像阴囊血肿表现为鞘膜积液,睾丸周围有程度不等的无回声区,单侧多见。其内可见浮动细点状回声和低回声肿块,有时呈云絮状。睾丸被挤压至一侧。患侧阴囊壁增厚。睾丸血肿一般较小,与睾丸破裂并存。睾丸外形异常,失去卵圆形,提示睾丸破裂,睾丸血肿表现为睾丸组织间有不规则无回声区。

超声显像图例见图 9-91-1。

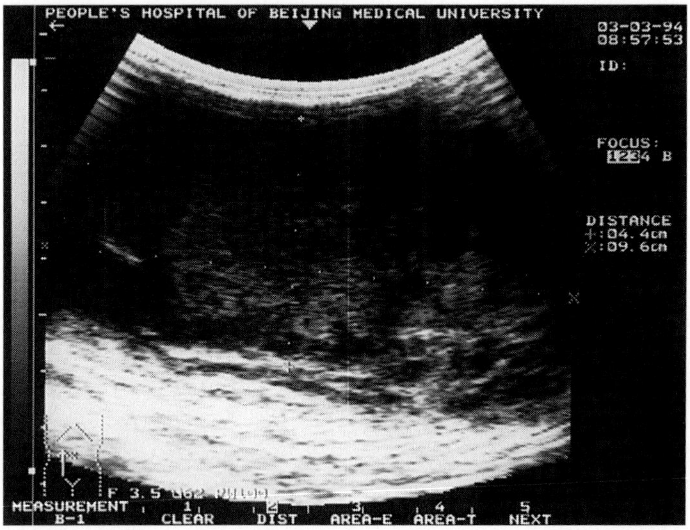

图 9-91-1 左侧睾丸破裂

(富京山)

第 92 例 右侧阴囊间隙性肿大——交通性睾丸鞘膜积液

患儿,男性,7 岁。右侧阴囊间歇性肿大 1 年。超声显像显示右侧腹股沟上下两端均可见囊性无回声区并相互连接,其内液体随体位变化流动(上下两端的囊性无回声区大小随液体流动而变化)。超声显像提示右侧交通性睾丸鞘膜积液。

分析

睾丸鞘膜囊内积聚的液体超过正常量而形成囊肿者,称为睾丸鞘膜积液(hydrocele of tunica vaginalis)。胎儿出生前后,睾丸经腹股沟管下降到阴囊内,同时腹膜随睾丸一起下移。

腹膜在内环口以下形成鞘状突。覆盖在睾丸和附睾的腹膜称为鞘膜脏层，靠近阴囊组织的部分称为鞘膜壁层。正常鞘膜腔内仅分泌少量浆液，若分泌过多或吸收减少，均可造成鞘膜囊内或沿着未闭锁的鞘状突内发生不同类型的积液。鞘状突在婴儿出生后不久，除阴囊部分成为睾丸固有鞘膜外，其余部分鞘膜腔均闭塞成纤维条索。由于右侧睾丸下降比左侧晚，鞘状突闭塞延迟，故右侧伴发腹股沟斜疝较多。

原发性鞘膜积液呈清亮的淡黄色渗出液，含3%～6%蛋白。急性鞘膜积液浑浊，若有出血则呈褐色，含有大量的红、白细胞。炎症严重时积液呈脓性。根据鞘膜闭塞程度，临床有以下5种积液类型。

1. 睾丸鞘膜积液　为最多见的一种，鞘膜突闭合正常，睾丸鞘膜腔内分泌液体较多，呈球形或梨形增大。由于睾丸、附睾被包裹，临床体检时睾丸不能触及。

2. 婴儿型鞘膜积液　又称睾丸精索鞘膜积液。鞘膜突仅在内环处闭合，精索处未闭合，并与睾丸鞘膜腔相通。

3. 交通型鞘膜积液　腹膜鞘状突未闭合，腹腔液体通过未闭合的鞘状突到达睾丸鞘膜内，并随体位改变而流动。

4. 精索鞘膜积液　鞘膜腔两端已闭合，中间的精索鞘膜腔形成积液，体积较小，呈椭圆形、梭形或哑铃形，有一个或多个，与精索平行，其下方可扪及正常睾丸、附睾。

5. 混合型鞘膜积液　睾丸与精索鞘膜积液同时存在，但二者并不相通，亦可并发疝或睾丸未降等异常。

鞘膜积液多发生于一侧。积液量少时无自觉不适，积液增多时患者感觉阴囊下坠、胀痛。巨大的鞘膜积液可使阴茎头缩入包皮内，不仅影响排尿和性生活，而且行走、工作均不便。

鞘膜积液的诊断较为容易。病史有一侧或双侧阴囊肿块，呈慢性无痛性逐渐增大。触摸肿物有囊性波动感，表面较光滑。透过试验，若积液为脓性、血性或乳糜性，则透过试验为阴性。若鞘膜壁因炎症而增厚，亦可使透过的光线减弱。超声显像显示鞘膜积液甚为敏感，检查肿物为液性暗区，有助于睾丸肿瘤和腹股沟疝的鉴别诊断。

鉴别诊断

1. 睾丸肿瘤　睾丸肿瘤呈实质性肿块，质硬且沉重，肿物表面不规则。

2. 腹股沟斜疝　可回纳，平卧消失，不透亮。肿大的阴囊可见肠形，听诊有肠鸣音。

3. 先天性(交通性)鞘膜积液　与先天性腹股沟斜疝是同一病因、同时并存的疾病。

超声显像显示阴囊内囊肿样无回声区，睾丸附着于鞘膜囊的一侧，液体包绕除附着部分外的睾丸周围，为睾丸鞘膜积液。液体除包绕睾丸外并延伸到精索部者，为婴儿型鞘膜积液。积聚的液体位于精索部位，呈囊肿样回声区而与睾丸不相关的，为精索鞘膜积液。交通性鞘膜积液往往积液量不多，且交通的管道腔隙甚小，超声显像很难与婴儿型鞘膜积液区别，需结合病史或体征鉴别。

超声显像图例见图9-92-1～9-92-3。

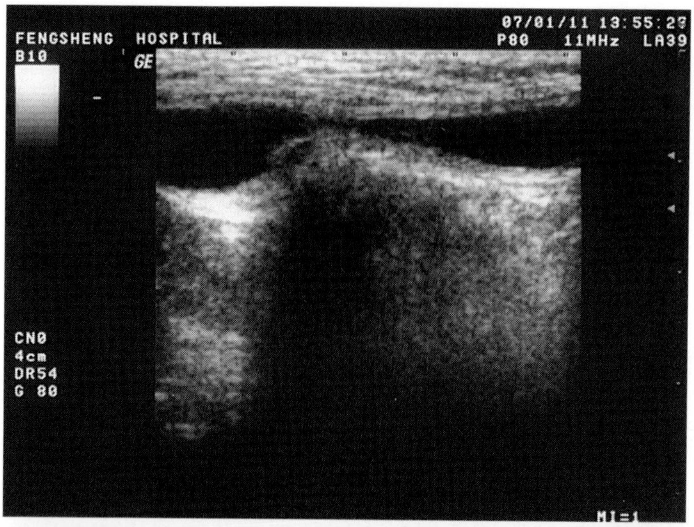

图 9-92-1 交通性睾丸鞘膜积液(一)

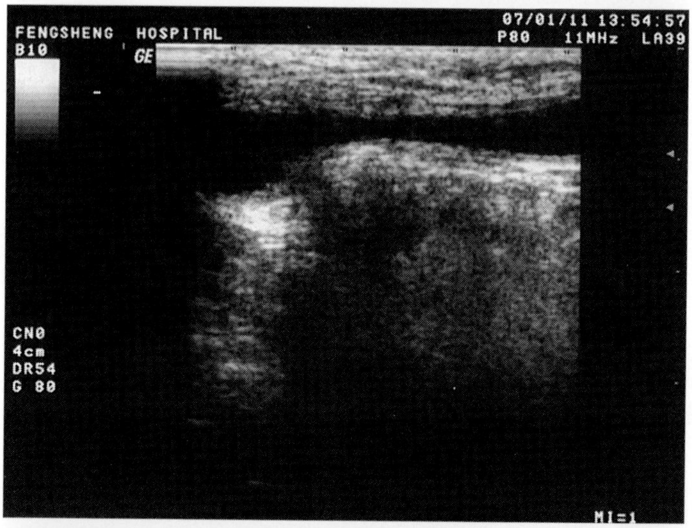

图 9-92-2 交通性睾丸鞘膜积液(二)

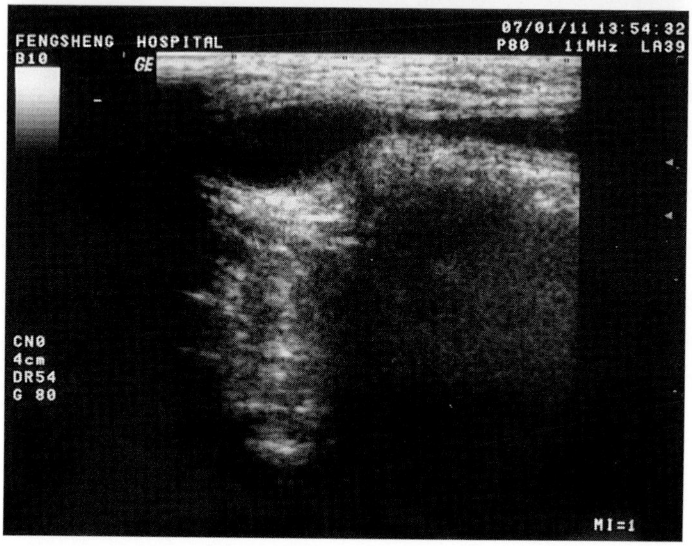

图 9-92-3 交通性睾丸鞘膜积液(三)

（富京山　阿依夏）

第93例 双侧肾上腺肿块——肾上腺转移癌

患者，女性，48岁。11个月前行左下肺小细胞癌切除术，1个月前行B超检查发现双侧肾上腺肿块。查体发现病人全身皮肤粗糙而色黑，超声显像检查显示双侧肾上腺肿块，左侧5.0cm×3.5cm，右侧4.0cm×2.5cm，为形态相似的不均匀中低回声区，超声显像提示双侧肾上腺肿块（肺癌转移）。

分析

肾上腺转移癌（adrenal metastatic carcinoma）在早期由于肿瘤体积较小，通常没有任何症状，因此不易被发现。肾上腺是恶性肿瘤易转移部位之一，仅次于肺、肝、骨等器官。全身各部位原发癌转移到肾上腺的分辨率高达26%～50%，有学者认为尸检证明恶性肿瘤发生肾上腺转移者为8%～38%。肾上腺转移癌的原发癌以肺癌最多，在一组23例肾上腺转移癌的报道中，来源于肺癌者16例（69.5%）所占比例之大，与文献相符。20世纪60年代Abrams的研究结果表明，肺癌引起肾上腺转移的发生率为35.5%，而小细胞肺癌较其他类型的肺癌更易发生肾上腺转移，本组原发16例肺癌中有8例为未分化小细胞肺癌，应引起足够的重视。

肾上腺转移癌的临床表现主要取决于肿瘤体积大小。只有当转移癌体积达到一定程度时才会出现相应的症状。肾上腺转移癌可引起局部的压迫症状，病人表现为腰、腹胀痛。因此，要注意对癌症患者的肾上腺进行超声显像检查。肾上腺转移癌的转移途径主要是血液循环播散和淋巴系统播散，一般为双侧转移。有学者统计，在肾上腺转移癌中有25%的病例为双侧转移，但临床统计肾上腺转移癌多为单侧。90%的肾上腺组织可被恶性转移癌所破坏，产生相应的肾上腺激素分泌不足的现象。有人认为肾上腺转移癌转移途径可能是多渠道的，如通过肾上极和肾上腺之间的小血管丛扩散转移；癌栓由肾静脉或腔静脉逆行蔓延至肾上腺静脉，最终达肾上腺；肿瘤细胞的全身血液循环播散等。肾上腺转移癌的病灶隐匿，缺乏特殊的临床表现，诊断十分困难。肾上腺形态和密度正常，不能除外转移癌的存在，有文献报道29例小细胞肺癌中的5例CT图像肾上腺形态和密度都正常，但细针穿刺活检证实有转移癌存在。也就说明了CT表现有17%的假阴性，而假阳性为10%。

肾上腺转移癌的诊断主要依靠超声显像、CT及MRI等检查。超声显像显示为边界欠平整的圆形、椭圆形或分叶状低回声实性肿块，大小不等。癌肿中心坏死亦可出现不规则无回声。CT能发现直径＜0.5cm的肾上腺肿瘤，密度不均匀，边界不清晰。肾上腺转移癌、肾上腺原发癌及肾上腺良性肿瘤相互之间鉴别比较困难，除非有肾上腺皮质或髓质功能亢进的实验室检查以及高血压、低血钾、水钠潴留等特征性改变，可以提示有肾上腺良性肿瘤的可能，它主要包括肾上腺嗜铬细胞瘤、原发性醛固酮增多症和库欣综合征。即使如此，个别的肾上腺转移癌也伴有肾上腺激素增多或减少的相关临床症状，临床医师应引起足够的重视。

超声显像图例见图9-93-1、9-93-2。

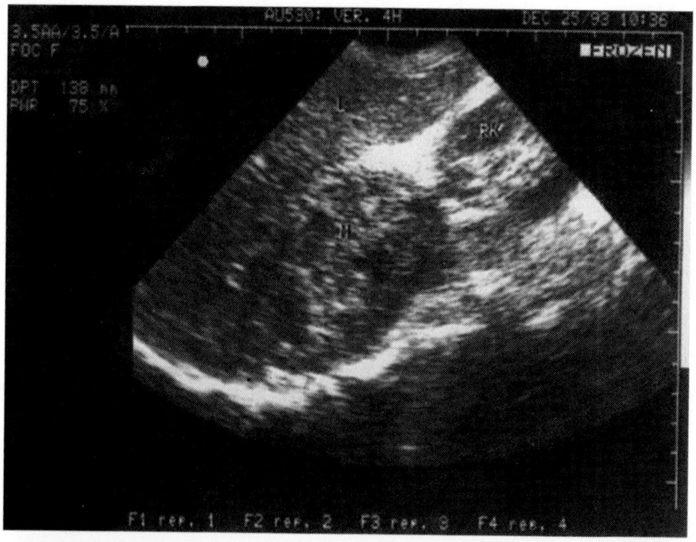

图 9-93-1 左侧肾上腺转移癌（肺癌转移）

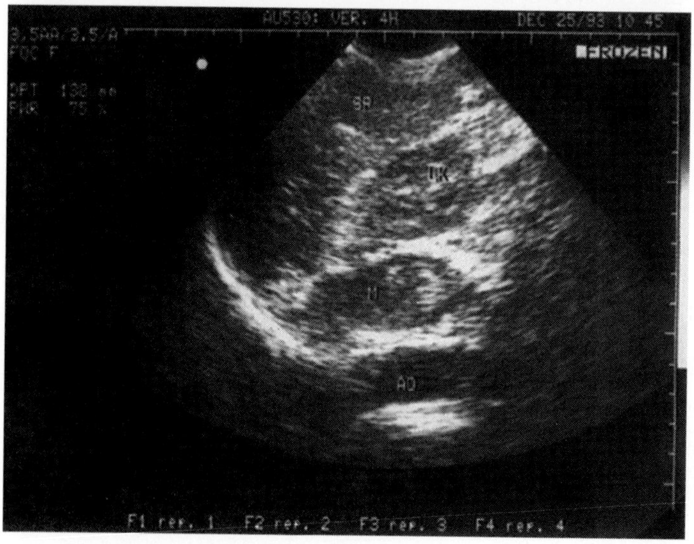

图 9-93-2 右侧肾上腺转移癌（肺癌转移）

（富京山 甘丽云）

第 94 例 阵发性冷性血红蛋白尿所致急性肾衰竭

患者，男性，36 岁。2 年前参加长跑比赛后于当天晚上出现发冷、发热，体温达 39.2℃。急诊检查发现尿隐血试验阳性，血肌酐 128μmol/L，次日血肌酐为 260μmol/L。当时按急性肾衰竭收入院治疗，卧床休息，给予维生素 C、葡萄糖静脉滴注，1 周后恢复，血肌酐降至正常，出院。2 个月后又因游泳后出现酱油色尿，此后尿隐血试验均为阳性。1 周前查血肌酐 125μmol/L，尿隐血试验阳性。超声显像检查示肝、胆、胰、脾未见异常，双肾形态大小正常，表面光滑，双肾皮质回声轻度弥漫增强，彩色多普勒血流显像显示肾脏血流速度减低，超声显像提示双肾皮质轻度弥漫性病变。

分析

阵发性冷性血红蛋白尿(paroxysmal cold hemoglobinuria PCH)为全身或局部受寒后突然发生的以血红蛋白尿(酱油色尿)为特征的一种罕见疾病。本病占自身免疫性溶血性贫血的1.7%～5.1%，其可发生在所有的年龄段，但以青少年为常见。以往认为本病大多由梅毒感染引起，近年发现水痘、传染性单核细胞增多症、支原体肺炎、腮腺炎、麻疹等也可引起。目前研究已确定，本病溶血是由Donath- Landsteine溶血素所介导，这是一种属于IgG型的冷反应性自身免疫抗体并具有抗P特异性。此抗体在寒冷条件下(低于20℃)可结合大量补体，在温度上升后使红细胞溶解。大部分文献报道本病是自限性的，与非特异性病毒感染有关。此病在儿童免疫性溶血性疾病发作中约占30%，治疗包括对严重贫血者予以输血并应避免寒冷环境。

阵发性冷性血红蛋白尿诱发因素多为受寒，表现为遇冷后再回到温暖的环境中几分钟至几小时内突然出现发热(体温可达40℃)伴寒战，全身无力、腰腿酸痛、腹痛、头痛、恶心、呕吐，随后排出酱油色尿，但都持续时间较短，多为几小时，偶有几天者。患者伴有黄疸、脾大，反复发作者可有含铁血黄素尿。

肾脏病理改变较为突出，近端曲小管袢上皮细胞内有大量含铁血黄素沉着，集合管内可见血红蛋白管型，小管上皮变性、脱落、间质水肿，少数可见肾小球纤维化及间质纤维组织增生，个别病例可见类似重金属肾中毒性间质性肾炎组织学表现。肝脏可有含铁血黄素沉着、肝内胆管结石及胆囊结石。脾脏淋巴组织萎缩而巨噬细胞增生。

本病发作时贫血明显，进展较快，实验室检查周围血液内可见红细胞大小不等和畸形，并有球形红细胞、红细胞碎片、嗜碱点彩、多染性红细胞及幼红细胞出现，发作20min以后可有短时的白细胞减少，随后白细胞则增多，冷热溶血试验(DL)阳性。除典型临床表现外，冷热溶血试验阳性是诊断本病的依据。

阵发性冷性血红蛋白尿应与下列疾病相鉴别。

(1)阵发性睡眠型血红蛋白尿(PNH)：为一种获得性造血干细胞疾病，其致病因素可能有化学物质、放射线、病毒感染等，位于X染色体上的PIG-A基因发生突变使造血干细胞及其分化成熟的各种血细胞生成糖化磷脂酰肌醇障碍，造成红细胞膜缺陷而引起慢性血管内溶血，常在睡眠时加重，可伴有发作性血红蛋白尿、全血细胞减少及血栓形成等。如患者临床表现符合PNH，且实验室检查中酸溶血、糖水、蛇毒因子或含铁血黄素尿试验有2项为阳性，或仅1项为阳性但有2次以上的阳性者即可诊断。阵发性冷性血红蛋白尿是在遇冷后急性发作的溶血性疾病，血红蛋白尿一般持续几小时，Hams试验、糖水试验、蛇毒因子、Rous试验均为阴性。

(2)冷凝集素病：二者发病均与寒冷有关，同属于寒冷性免疫性溶血性贫血，但冷凝集素病症状以耳郭、鼻尖、手指发绀为主，可有贫血和黄疸，冷凝集素试验阳性；阵发性冷性血红蛋白尿则表现为寒战、高热、乏力、腰背痛，随后出现血红蛋白尿，冷热溶血试验阳性。

(3)行军型血红蛋白尿：二者均有血红蛋白尿，但阵发性冷性血红蛋白尿是在寒冷情况下发生的，行军型血红蛋白尿发生前常有长途行走或跑步史，突然排出红褐色尿，6～12h后尿色趋于正常。

超声显像图例见图9-94-1。

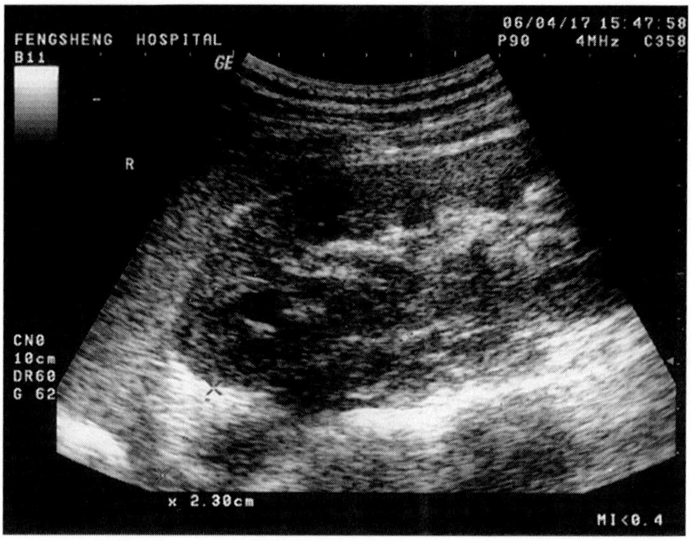

图 9-94-1 阵发性冷性血红蛋白尿所致急性肾衰竭(肾脏轻度病变)

(富 玮)

第 95 例 低血糖昏迷——先天性肾性糖尿

患者,女性,52 岁。2d 前下午 3:00 无任何诱因突然出现头晕、心慌、出汗、不能直立。急查血糖为 1.1mmol/L,血压 90/60mmHg。追问病史,患者既往 20 余年尿糖为++~++++,(患者 27 岁时孕期发现尿糖阳性),但血糖不高,未做任何治疗,从未发生低血糖症状。超声显像检查显示肝、胆、胰、脾未见异常,双肾形态、大小正常,表面光滑,肾实质回声略高,肾皮质、髓质比例正常,肾盂、肾盏不扩张。超声显像提示:双肾轻度弥漫性病变(结合临床和病史考虑患者为先天性肾性糖尿)。

分析

原发性肾性糖尿(primary renal glucosuria)系肾小管疾病,为近端肾小管对于葡萄糖再吸收功能障碍而引发的疾病,又称为家族性肾性糖尿(familial renal glucosuria)或良性糖尿(benign glucosuria)。本病为常染色体显性遗传性疾病,发病可能与下列因素有关:①近端肾小管面积减少,其与肾小球滤过面积相比比率下降(肾小球与肾小管功能失衡);②肾小管细胞对葡萄糖的运转有器质性或功能性的缺陷;③肾小管细胞内对不同浓度的葡萄糖储运功能减低;④肾小管细胞的细胞膜对葡萄糖的渗透性减低;⑤肾小管转运葡萄糖的细胞载体对葡萄糖的亲和力下降。

本病病理形态学检查未发现明显异常表现。近年来有研究报道,在近端肾小管上皮细胞有空泡变性,糖原染色物质阳性反应物聚集,线粒体溶解。

原发性肾性糖尿甚为少见,其发病率据 Joslin 统计在 5 万名有糖尿的病人中仅有 94 例为本病。国内仅见少数病例报道。本病临床表现为:

(1)持续糖尿,轻者仅在饭后出现糖尿,重者空腹也有糖尿,尿糖量为轻至中度,一般 24h

尿糖＜30g，亦有较高者，可达 100g 以上。

(2)婴儿期即可发病，多无临床表现，也不影响生长发育。虽终生不愈，但不影响健康和寿命。

(3)空腹血糖和糖耐量试验均正常，尚未发现有转变为代谢性糖尿病者；亦可出现酮症，但与糖尿病酮症不同，多为饥饿性。因此，本病酮症多发生在空腹时，而不是在餐后。

(4)多有家族史，大多为常染色体显性遗传，重型为同型合子，轻型为异性合子，亦有隐性遗传的报道。

根据糖滴定曲线将原发性肾性糖尿分为两种类型。

(1)A 型：肾糖阈与肾小管最大葡萄糖重吸收能力(TMG)均减低，为真性尿糖，其常合并有其他肾小管传输功能缺陷(如 Fanconi 综合征)。

(2)B 型：肾糖阈降低，但 TMG 正常，为假性肾性糖尿，又称孤立性肾性糖尿(isolated Renal Glucosuria)。

另有学者提出第 3 类型，为疲劳性回吸收型，即在增加糖负荷的情况下，肾小管的回吸收糖量呈进行性下降。

本病因无明显临床症状，大多在查体中或根据家族史追踪发现。根据上述临床表现和家族史诊断并无困难。有时需与下列疾病鉴别

(1)糖尿病：二者鉴别非常重要，特别是糖尿病病人伴有肾糖阈降低者(可占糖尿病病人的 1/3)。因为两种疾病的治疗方法完全不同，其鉴别可通过测定血糖、尿糖及糖耐量试验进行。

(2)其他糖尿：如戊糖尿(pentosuria)为常染色体隐性遗传性疾病，Bial 反应阳性；果糖尿(fructosuria)为特发性或遗传性不耐受性果糖症；Selivanoff 反应阳性；乳糖尿(lactosuria)、半乳糖尿(galactosuria)及甘露庚糖尿(manoheptulosuria)等，可以用纸上层析法进行鉴别。

慢性肾小球肾炎、肾盂肾炎、多发性骨髓瘤、Fanconi 综合征及妊娠等均可以发生糖尿，因原发病明确，鉴别诊断多无困难。

除此之外还应鉴别神经性糖尿、药物性糖尿和饮食性糖尿。神经性糖尿是因患者患有脑血管意外、肿瘤、颅骨骨折、脑炎、癫痫等疾病，会改变神经及内分泌的调节，使肝脏内贮存的糖原分解、血糖增高而引起糖尿。药物性糖尿是由于长期使用肾上腺皮质激素、脑垂体后叶激素、咖啡因及苯丙胺类药物会使血糖增高而造成糖尿。还有些药物如吗啡、水杨酸类、水合氯醛、氨基比林、对氨苯甲酸及大量枸橼酸等，可使尿糖出现假阳性。在甲状腺功能亢进、自主神经功能紊乱时，食物中的糖在胃肠道吸收过快，进餐后出现暂时性的血糖增高而使尿糖增高。长期饥饿的人突然饱餐一顿，可因胰岛素的分泌功能相对低下而产生糖尿，此为饮食性糖尿。

另有肢端肥大症、嗜铬细胞瘤、皮质醇增多症以及严重的肝脏疾病患者也可出现继发性尿糖。

超声显像图例见图 9-95-1。

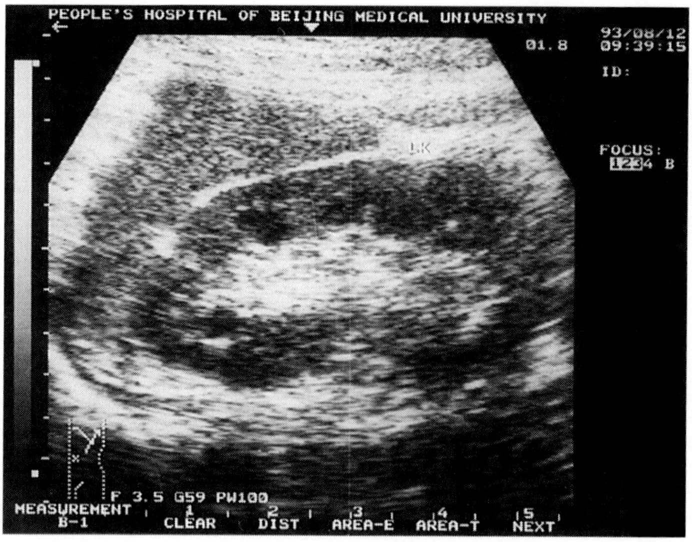

图 9-95-1 先天性肾性糖尿，肾皮质回声轻度增强

（富京山 张素敏）

第10章 Chapter10 胃肠及腹部疾病

第96例 上腹不适、食欲下降、消瘦——胃癌

患者,女性,47岁。因3个月来食欲缺乏、乏力、消瘦,1个月来出现发热、咳嗽收入院。患者自3个月前无明显诱因出现上腹不适、食欲下降、乏力,逐渐消瘦。1个月前受凉后发热,体温38℃,轻咳、无痰。胸片发现双肺纹理粗重,诊断为支气管炎。抗感染治疗后未见好转,以上症状逐渐加重,并出现下肢酸痛,不能下床。

查体:体温38.4°C,呼吸38/min,脉搏110/min,血压110/70mmHg,面色苍白,全身皮肤及巩膜无黄染,表浅淋巴结不大。双肺底有少量细小水泡音。心界不大,心律整。心尖部有2/6及收缩期杂音。腹软,肝脾不大,上腹部似有肿块,移动性浊音可疑。双下肢轻度水肿。

实验室检查:血红蛋白76g/L,白细胞8.6×10^9/L,血小板56×10^9/L,尿蛋白(++)。镜检红细胞20个/Hp,血沉36mm/h。ALT 88U/L,尿素氮13.6mmol/L(38mg/dl)。骨髓象呈缺铁性贫血改变。

超声显像检查:肝、胆、胰、脾、肾未见异常。胃失常态,胃壁层次紊乱,整个胃部表现为6cm×5.4cm不规则、不均匀低回声肿块,超声提示胃癌。

分析

胃癌(carcinoma of stomach)是最常见的胃部恶性肿瘤,其发病在全部癌症中占第2位,在消化道恶性肿瘤中占第1位。近年来胃癌的发病率有全球性的下降,原因尚不明。发病原因与环境因素、食物因素、种族和血型有关。有些疾病是胃癌的癌前状态,胃息肉的癌变率在7%~10%,直径>2cm的息肉,癌变率更高。胃溃疡、萎缩性胃炎、恶性贫血、胃酸缺乏症及胃大部切除术后的病人,胃癌发生率较一般人为高。胃癌发病年龄以40~60岁多见,40岁以下占15%~20%,男女比例为3∶1。胃癌最常发生于胃窦部,其次是胃小弯、贲门和胃大弯。癌肿局限于胃黏膜及黏膜下层者为早期胃癌,术后5年生存率可达90%以上。国内根据胃镜所见提出,病灶直径在6~10mm者称小胃癌,病灶直径≤5mm者称微小胃癌,术后5年生存率可达100%。由此可见胃癌的早期诊断及早期手术极为重要。进展期胃癌指癌肿的浸润超过上述范围者,术后5年生存率仅23%左右。胃癌大部分为腺癌,组织学上可分为高分化、中分

化、未分化及黏液腺癌。未分化及黏液腺癌的恶性程度最高。胃癌可直径浸润邻近脏器如肝、胰、大网膜、十二指肠及横结肠等。淋巴转移是胃癌转移的主要途径,约占60%,一般为有规律的转移至相关淋巴结。高度恶性和晚期胃癌可有“跳跃”式转移,经胸导管至锁骨上淋巴结,亦可经肝圆韧带淋巴转移至脐周围。胃癌的血行转移常播散至肝、肺、肾及脑等处。癌肿浸透胃浆膜层后,癌细胞可脱落而种植于腹膜及腹腔内其他脏器,卵巢也常是胃癌转移的好发部位。早期胃癌种植不明显,仅有不规则的上腹隐痛、反酸、嗳气、食欲减退和轻度贫血等,常被认为是胃和十二指肠溃疡、胃炎和胃神经官能症等而进行治疗,以致延误诊断。胃癌发展至一定阶段后症状才逐渐明显,出现上腹痛、食欲缺乏、消瘦和贫血。肿瘤较大时可引起胃、幽门部部分或完全梗阻而出现呕吐。贲门部癌则发生进食困难和呕吐食入不久的食物。胃窦癌和胃体癌在晚期发生全胃浸润(皮革样胃)时,才发生梗阻症状。胃癌破溃或侵及血管而发生呕血和黑粪,癌溃疡的坏死能导致胃急性穿孔。上腹部肿块、肝脏增大、腹水、锁骨上淋巴结转移、明显贫血和消瘦则属晚期表现。小胃癌和微小胃癌超声显像不能提供帮助。进展期胃癌(中晚期胃癌)超声显像可提供诊断。超声显像显示胃壁局限增厚、隆起呈不均匀低回声,形态不规则,胃壁结构破坏,胃壁层次紊乱、中断。胃壁隆起厚度>1.5cm,局部蠕动消失。肿块型胃癌表现为菜花状或蕈伞状低回声或杂乱回声肿块,有时癌瘤破坏浆膜,向外生长,形成外生性肿块并与周围脏器粘连。溃疡型胃癌表现为隆起,胃壁表面形成不规则凹陷。凹底部不光滑,可见小结节状回声,凹陷周围缘隆起不规则,厚度不均匀。弥漫型胃癌表现为胃壁大部或全部呈弥漫性增厚、隆起,厚度>1.5cm,黏膜面破溃呈强回声。严重者胃长轴断面呈“线状”狭小胃腔,短轴断面呈“假肾”征。饮水后增厚的胃壁更为清楚。淋巴转移是胃癌转移的主要途径。首先转移到局部淋巴结,胃下部癌瘤常转移至幽门下、胃小弯和腹腔动脉旁淋巴结;胃上部癌肿常转移至胰旁、贲门旁、胃大弯处淋巴结。晚期胃癌可转移到腹主动脉周围的淋巴结。超声显像可以发现以上部位的淋巴结转移,显示为圆形或椭圆形低回声结节,有时聚积、融合成团。

诊断与鉴别诊断

凡有下列下列情况者,应高度警惕,并及时进行胃肠钡剂X线检查、胃镜和活组织病理检查及超声显像检查,以明确诊断。

1. 40岁以后出现中上腹不适或疼痛,无明显节律性并伴有明显食欲缺乏和消瘦。

2. 胃溃疡患者经严格内科治疗仍无好转。

3. 慢性萎缩性胃炎伴有肠上皮化生及不典型增生,经内科治疗无效。

4. X线检查显示胃息肉>2cm。

5. 中年以上患者出现不明原因贫血、消瘦和大便隐血试验持续阳性。

胃癌需与胃溃疡、胃内单纯性息肉、良性肿瘤、肉瘤、胃内慢性炎症鉴别。有时尚需与胃皱襞肥厚、巨大皱襞症、胃黏膜脱垂症、幽门肌肥厚和严重胃底静脉曲张等相鉴别。鉴别诊断主要依据X线钡剂造影、超声显像检查、胃镜和活组织检查。

鉴别诊断

1. 溃疡型胃癌和良性胃溃疡的鉴别　要点见表10-96-1。

表 10-96-1 胃良性溃疡与溃疡型胃癌的鉴别要点

		良性溃疡	溃疡型胃癌
临床表现	年龄	青中年居多	多见于中年以上
	病史	周期性间歇发作	持续性进行性发展
	病程	较长,多以年计	较短,多以月计
	全身表现	轻	多明显,消瘦显著
	制酸药	可缓解腹痛	效果不佳
胃镜检查	溃疡形状	圆或椭圆形,规则	不规则形
	溃疡边缘	钻凿样,锐而光整,充血	凹凸不平、肿瘤状突起、较硬而脆、可糜烂出血
	基底苔色	平滑、洁净、灰白或灰黄色苔	凹凸不平、污秽苔、出血、岛屿状残存
	周围黏膜 胃壁蠕动	柔软,皱襞常向溃疡集中正常	呈癌性浸润、增厚、常见结节状隆起、皱襞中断减弱或消失
X线检查	龛影直径	多<2.5cm	多>2.5cm
	龛影形状	常呈圆形或椭圆形	常呈三角形或不规则形
	溃疡边缘	光滑	不整齐
	龛影位置	胃腔外	胃腔内
	周围黏膜	黏膜纹粗细一致、柔软,龛影四周有炎症性水肿引起的密度较低 透明带,溃疡口部常显示 1～2cm 的透亮细影,即 Hampton 线无透亮区	胃癌性浸润而隆起成结节状或息肉状,黏膜变厚、而不规则、僵硬、皱襞中断、断端杵状、变尖、边缘毛糙,龛影也无 Hampton 线
	胃壁蠕动	正常	减弱或消失
其他检查	粪便隐血	活动期可阳性,治疗后转阴	多持续阳性
	胃液分析	胃酸正常或偏低,无真性缺酸	缺酸者较多

2. 胰腺癌与胃癌的鉴别　要点见表 10-96-2。

表 10-96-2 胰腺癌与胃癌的鉴别

	胰腺癌	胃　癌
早期症状	持续上腹部不适或隐痛	无明显症状或类似溃疡病
自症状出现到就诊时间	平均 3～4 个月 6～12 个月	
病程	进展快速较慢全身情况短期内恶化,食欲减退、消瘦明显	变化不大,晚期出现食欲减退,呕吐、消瘦
出血情况	少见	多见于晚期患者

3. *胃结核* 胃结核患者在手术前常误诊为胃癌。幽门部结核多继发于幽门周围淋巴结结核，十二指肠常被累及，且范围较广，可引起十二指肠变形，胃癌却很少广泛地侵入十二指肠。胃结核患者可同时伴有肺结核及颈淋巴结结核。胃镜检查时发现多发性匍行性溃疡，胃底色暗，溃疡周围有灰色结节。

4. *血吸虫病性肉芽肿* 血吸虫病性肉芽肿可引起上腹部疼痛不适，食欲减退，甚至幽门梗阻。但本病发病年龄一般较轻。X线下肉芽肿和结节的病变范围不及胃癌患者广，胃壁僵硬不显著。胃镜直视下活检可确诊。

超声显像图例见图10-96-1～10-96-6。

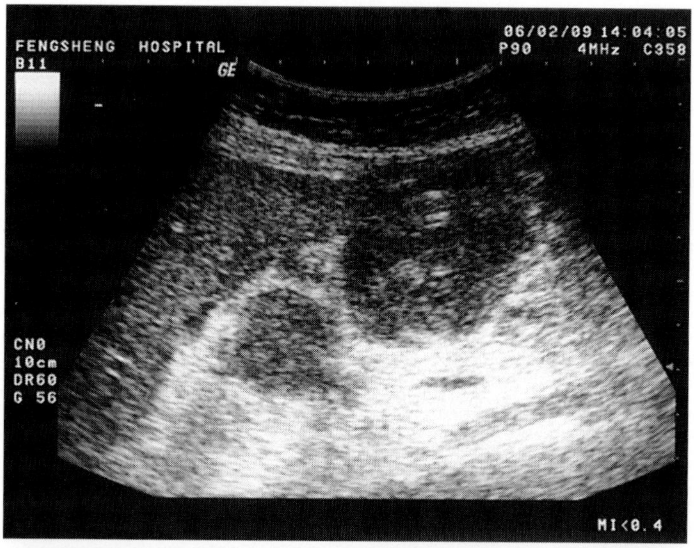

图10-96-1 胃癌(一)

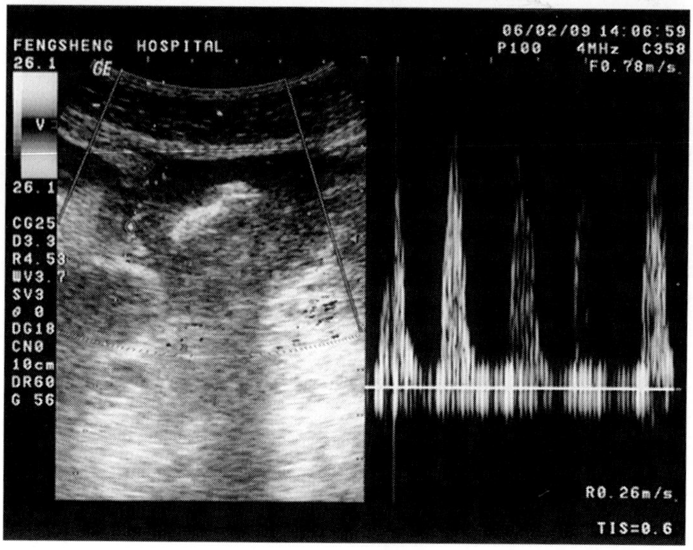

图10-96-2 胃癌血流频谱

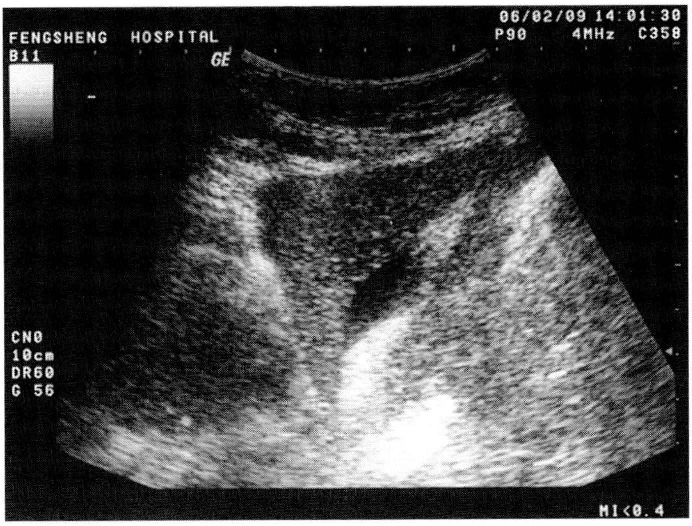

图 10-96-3 胃癌,腹水(一)

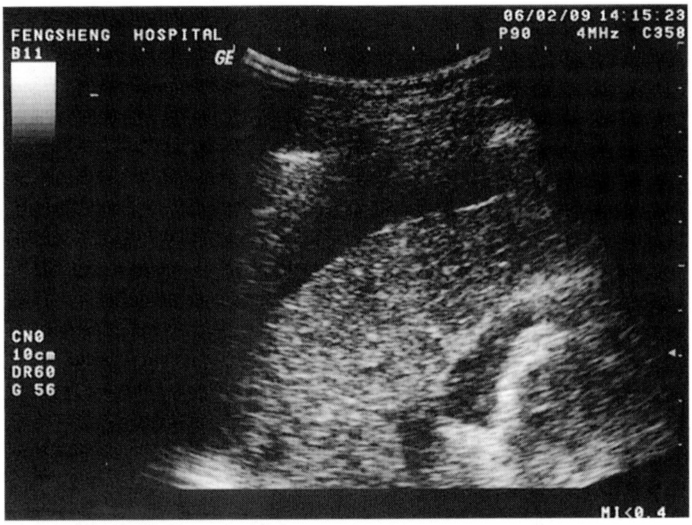

图 10-96-4 胃癌,腹水(二)

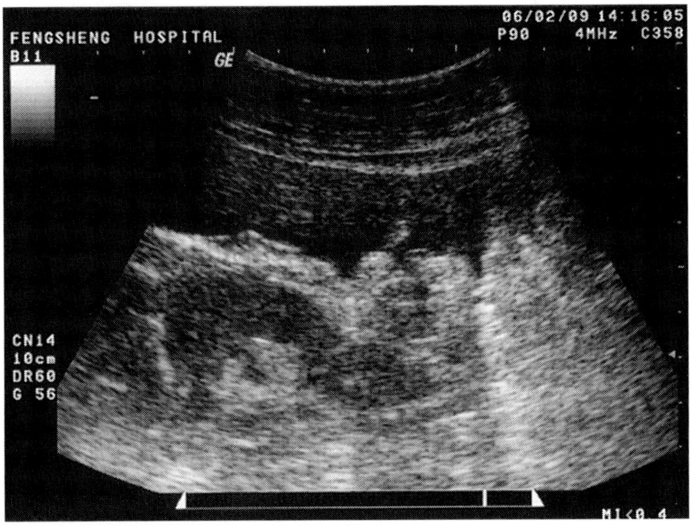

图 10-96-5 胃癌,腹水(三)

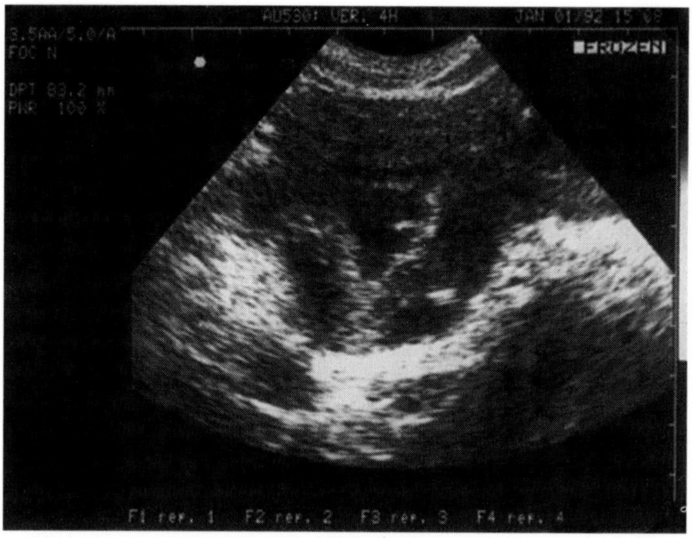

图 10-96-6 胃癌(二)

（富 玮 韩济琼）

第 97 例 贫血、上腹部肿块——胃平滑肌肉瘤

患者，男性，62 岁。近 1 个月来间断发热(体温 38℃)，并出现恶心、呕吐，为胃内容物及咖啡色液体，体检发现贫血，血沉增快，大便隐血试验(+)，上腹部有肿块，并有压痛，超声显像检查示整个胃部呈现 7cm×6.5cm 大小不规则、不均匀低回声肿块。

分析

胃平滑肌肉瘤较为少见，约占胃肉瘤 20%，男女发病率差别不大。

胃平滑肌肉瘤发生在胃壁内平滑肌组织，亦可由胃良性平滑肌瘤恶变而来。大多数发生在胃的近侧 1/2，为有坚韧感的球形或半球形肿物，表面呈分叶状或结节状，可单发或多发，大小不等。本病早期症状多不明显，因此早期诊断不易，肿瘤多数体积较大，大者直径可超过 20cm，亦有重量达 9kg 的报道。因为肿瘤体积较大，其内部容易发生出血、坏死和囊性变，表面黏膜可以形成溃疡，肿瘤内的坏死液化组织可以经溃疡排入胃内，形成瘤体内的较大空腔，或者表现为肿瘤与胃腔相通的窦道。由于胃平滑肌肉瘤的血运丰富，其破溃后容易造成上消化道出血。根据生长方式不同，胃平滑肌肉瘤可分为：①胃内型，肿瘤位于黏膜下，突入腔内，最容易引起出血。②胃外型，比较少见，肿瘤位于胃浆膜下，向浆膜表面发展，不突入胃腔内，有时可有蒂悬挂于胃壁外。③胃壁型，肉瘤发生于肌层，有时肿瘤部分位于黏膜下，部分位于浆膜下，中间有瘤组织相连，成为哑铃状。

胃平滑肌肉瘤转移方式多以血行转移为主，转移率为 15%～25%，最常转移部位为肝脏，其次为肺。

胃平滑肌肉瘤临床症状多不明显。症状出现的时间和程度取决于肿瘤生长的部位、大小、生长速度和有无溃疡、出血等。患者可有上腹痛、上腹不适、呕吐、上消化道出血、贫血等。其中比较突出的是常有上消化道出血，甚至有时大出血需要紧急手术止血，部分患者可在上腹部触及肿块，亦有出现肝转移症状。

超声显像图例见图 10-97-1～10-97-3。

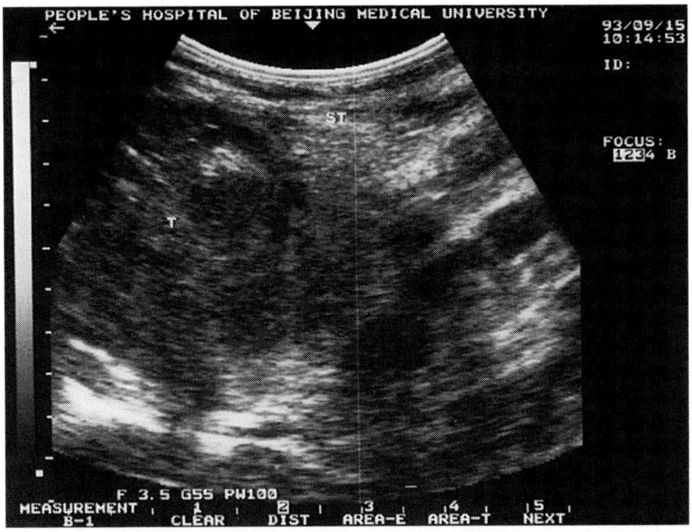

图 10-97-1 胃平滑肌肉瘤(一)

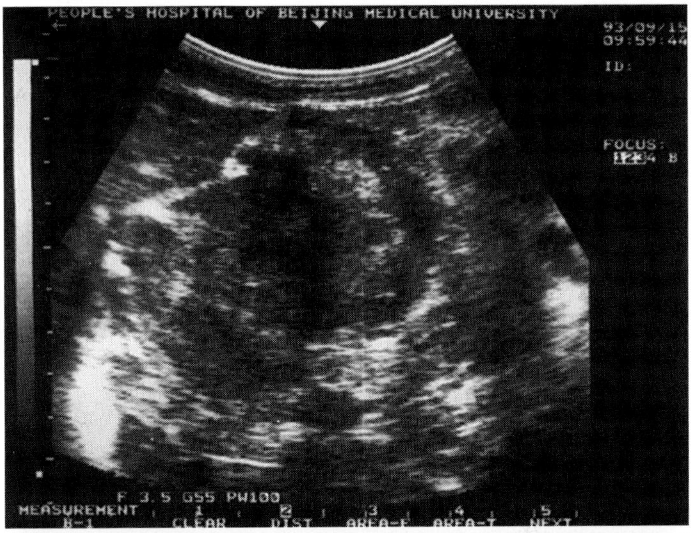

图 10-97-2 胃平滑肌肉瘤(二)

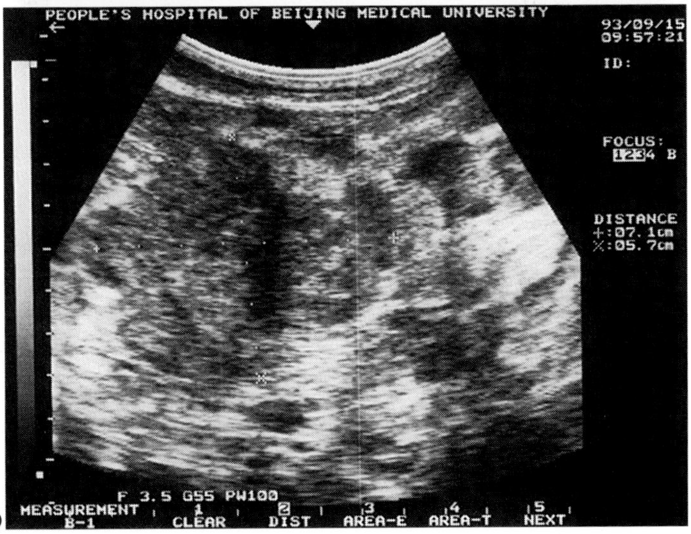

图 10-97-3 胃平滑肌肉瘤(三)

(富 玮 仝春芳)

第98例 上腹疼痛、发热、消瘦——胃恶性淋巴瘤

患者，男性，59岁。2个月来上腹部疼痛并伴有间断发热、食欲缺乏，明显消瘦。X线上消化道造影及纤维胃镜检查诊断为胃占位性病变。5个月前术后病理报告为胃恶性淋巴瘤，今来做腹部超声显像检查，检查显示肝脏左叶有7cm×6cm均匀低回声肿块，超声显像提示胃恶性淋巴瘤肝转移。

分析

胃恶性淋巴瘤(malignant lymphoma of stomach)原发于胃壁内淋巴滤泡，可为多发。男性多于女性。病变多位于胃体中部小弯侧和后壁，可形成溃疡和穿孔。转移为直接浸润和淋巴转移。患者症状一般不明显，无特异性表现，全身状况较好，有时可有上腹部不适，服制酸药可缓解或减轻。食欲缺乏、体重减轻、可有发热。部分病人上腹部可有肿块，但很少引起梗阻。胃镜检查可见黏膜下肿块，表面可有溃疡，活检阳性率不高。肿瘤通常直径在4cm或更大，单个或呈分叶状突入胃腔，肿瘤质地较软，内部常有出血、坏死、囊性变。透声性好，后方回声增强。由于肿瘤质地较软，胃腔狭窄程度并不严重。肿物黏膜可有溃疡凹陷，为不规则强回声斑。

本病鉴别诊断应注意以下几点：

1. 本病临床症状缺乏特征性，早期症状不甚明显，晚期症状类似胃癌。

2. X线钡剂检查确定胃部病变者达93%～100%，但能诊断为胃恶性淋巴瘤者仅18%，多误诊为胃癌、胃溃疡及胃炎。胃镜检查和病理活检的阳性率可达76%以上。

3. 临床上凡见到上腹部疼痛并伴有发热、明显消瘦者，尤其是中老年男性，应怀疑有胃淋巴瘤之可能，均应进行X线钡剂造影及纤维胃镜检查，或超声显像检查，并对病变部位进行多部位活检以明确诊断。

超声显像图例见图10-98-1。

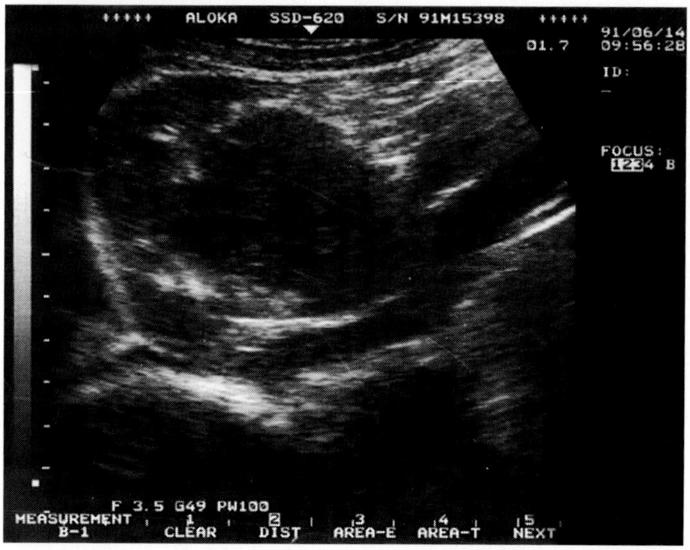

图10-98-1 胃恶性淋巴瘤肝转移

（富 玮 吴桂君）

第99例 外生性胃间质瘤

患者，女性，47岁。1年来间断性左肋部疼痛伴上腹部不适。1个月来食欲缺乏，食量下降伴乏力。半年来曾2次行腹部B超检查，未发现异常。既往身体健康。发病以来无发热、腹痛、呕吐及黑便。月经正常，家族史无特殊。

超声显像检查：肝、胆、胰、脾、肾、子宫及附件未见异常。于左上腹肝左叶左侧、胃体部左上方、脾脏右侧（肝脾之间），左肾上内侧区域（上达膈肌）可见一个10cm×6cm，边界清楚的不均匀囊实性肿物，其内可见脂质液体缓慢流动。部分实质肿块区域内彩色血流丰富并可引出转动性血流频谱（新生血管）。饮水后可见液体顺利通过胃腔，该肿瘤位于胃体部左侧，另一切面显示肿瘤与胃体关系密切。超声提示左上腹囊实性肿瘤部分恶变（左上腹腹膜后可能）。

1周后行手术切除肿瘤。病理报告为胃外生性间质瘤伴恶变。大体所见：切面为灰黄色，实质肿块质地均匀，呈鱼肉样，部分囊性变内有鸡油状物。镜下肿瘤主要由梭形细胞组成，部分肿瘤细胞呈编织状排列，细胞核呈杆状，胞浆红染，核周有空泡，部分细胞围绕血管呈放射状排列。围绕血管的肿瘤细胞为透明状。病理性分裂象为：核分裂象＞5/50HPF。免疫组织化学CD117强阳性，CD34强阳性，S-100阴性，SM-actin阴性。

分析

胃肠道间质瘤（gastrointestinal stromal tumers，GISTs）是最常见的消化道间叶性肿瘤，约占消化道肿瘤的2.2%，为1998年以后确定的新病种。1983年Mazur等提出GISTs概念以前，其常被诊断为胃肠道平滑肌瘤、平滑肌肉或神经鞘瘤。但免疫组化和超微结构的研究显示大部分肿瘤无典型平滑肌和神经细胞的特征。直到1998年，Sarlomo-Rikala等发现CD117（c-kit）蛋白是胃肠道间质瘤的特有敏感标志物，GISTs才被识别并列为一种新的肿瘤实质。目前认为GISTs起源于消化道间叶组织的具有多项分化潜能的间质干细胞Cajal细胞（intestitial cells of csjal，ICC）是胃肠道慢波活动的起搏点。由于人类染色体$4q^{12-13}$区的c-Kit基因第11外显子发生突变，极少数是由第9、13、14、17外显子上发生突变所致酪氨酸激酶失控性激活，引起肿瘤细胞增殖，抑制细胞凋亡。GISTs可见于各年龄段，高峰发病年龄为50～70岁，无性别显著差异。按GISTs发生率的高低，排次依次为胃体40%、胃窦20%、贲门20%、小肠15%、结直肠5%。患者以腹部隐痛不适、腹部肿物和消化道出血为主要表现。有一组23例行内镜检查，虽发现病变，但镜下确诊率只有20.8%。原因是GISTs发生在消化道肌层，主要在肌壁内或向浆膜面生长，内镜无法在消化腔取到肿瘤组织。肿瘤即使向腔内生长，引起黏膜溃疡、出血、坏死，但钳取肿瘤组织的阳性率也较低。CT、超声、X线造影等虽能发现肿瘤，但定性、定位诊断都很困难。GISTs的CT表现为多呈圆形和类圆形的软组织块，可向腔内、腔外或同时向腔内、外突出，少数呈不规则或分叶状。有分叶者多为恶性。良性者肿块直径多＜5cm，密度均匀，与周围组织器官的界限较清楚，或仅轻度压迫邻近器官组织。恶性者肿块多＞5cm，但对其周围组织的浸润相对较轻。肿瘤较大时易囊变。

肿瘤良恶性判断：病理上根据肿瘤大小和核分裂象计数判断良恶性。发生于胃的GISTs，肿瘤最大径线＜5cm且核分裂数≤5/50HPF认为是良性。若肿瘤最大径＞10cm且核分裂数≥5/50HPF认为是恶性，其余为交界性。同样大小的小肠GISTs较发生在胃部者更具恶性倾向，大多食管、结肠和直肠肛门区GISTs为恶性。根据CT表现即肿瘤大小，有否囊变、坏死和出血的小片或大片状低密度区及增强特点等并不能与肿瘤的良恶性建立相性。临床有病理表现为良性生物学行为，也可有复发和转移之发生。

鉴别诊断：肿瘤较小时，诊断较易，需要与胃肠道其他的间叶组织肿瘤鉴别。其他间叶组织肿瘤均起源于胃肠壁，影像表现相似，但发生率低。进展期胃癌、胃淋巴瘤也可向外生长，与胃 GISTs 可有类似表现，但一般表现为胃壁不均匀增厚，局部侵犯明显，伴有胃周、肝门区和腹腔淋巴结肿大，淋巴瘤形成较大肿块，往往强化均匀和较弱。体积大的 GISTs，若大部分位于胃外，则判断肿瘤起源困难。仔细观察相应部位有无短蒂与胃壁相连，或是否伴有胃壁轻度增厚并结合其他表现，如肿块多呈环形强化，强化明显和持续，低密度区无强化，可发生钙化，淋巴结转移极少。若有溃疡形成，则推测与胃关系密切。另外，胃底内侧的间质瘤要与左外叶的肝癌鉴别。

超声显像图例见图 10-99-1～19-99-12。

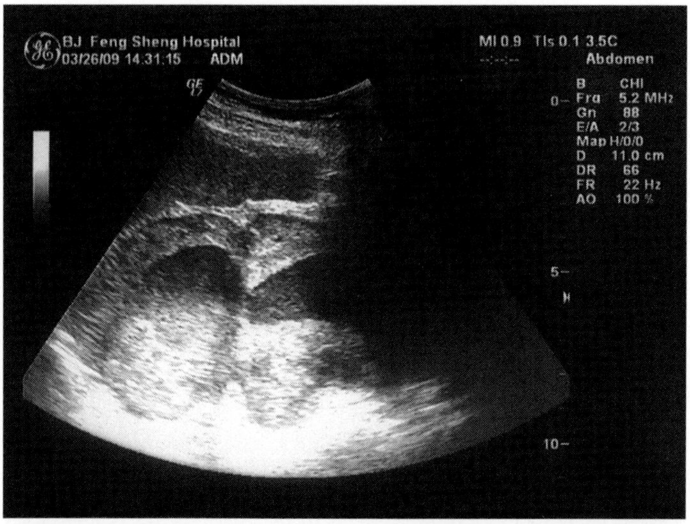

图 10-99-1 胃外生性间质瘤(一)
左上腹囊实性肿瘤

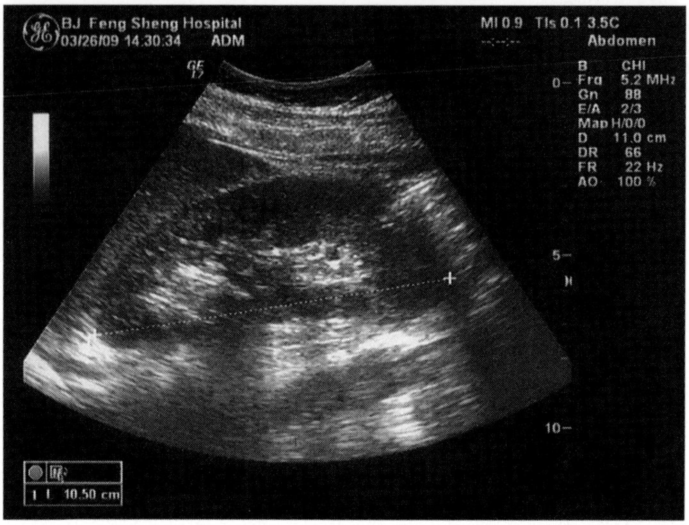

图 10-99-2 胃外生性间质瘤(二)
左肾正常，左肾上腺正常

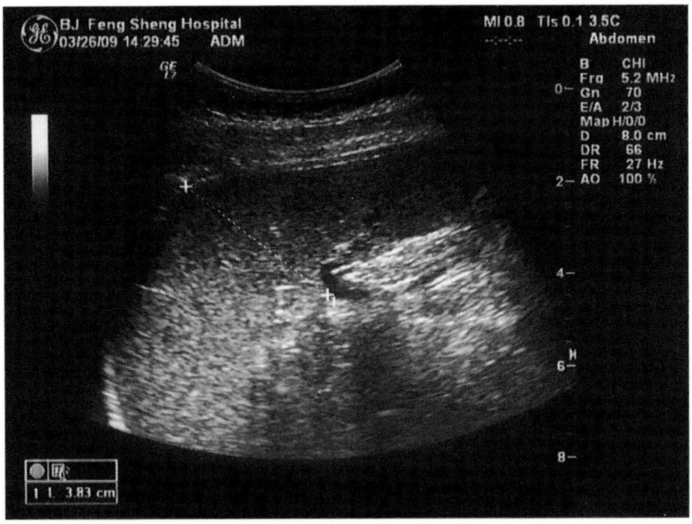

图 10-99-3　胃外生性间质瘤(三)

脾脏正常

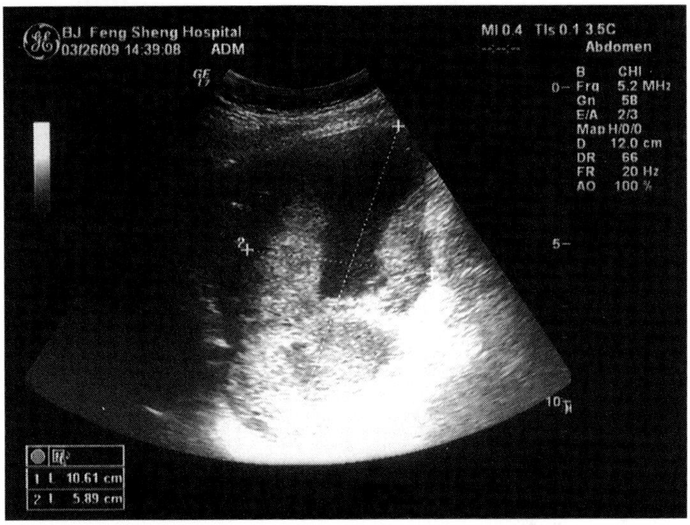

图 10-99-4　胃外生性间质瘤(四)

左上腹囊实性肿瘤

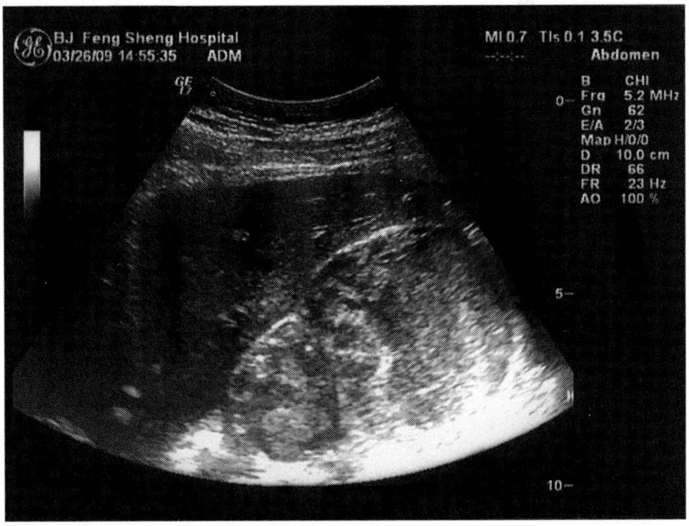

图 10-99-5　胃外生性间质瘤(五)

左上腹肿物位于肝右叶左侧

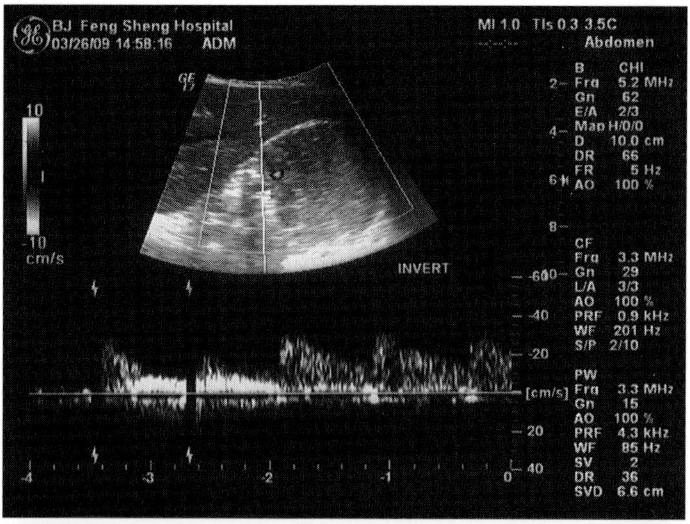

图 10-99-6 胃外生性间质瘤(六)
多普勒频谱显示该肿瘤部分恶性变(新生血管)

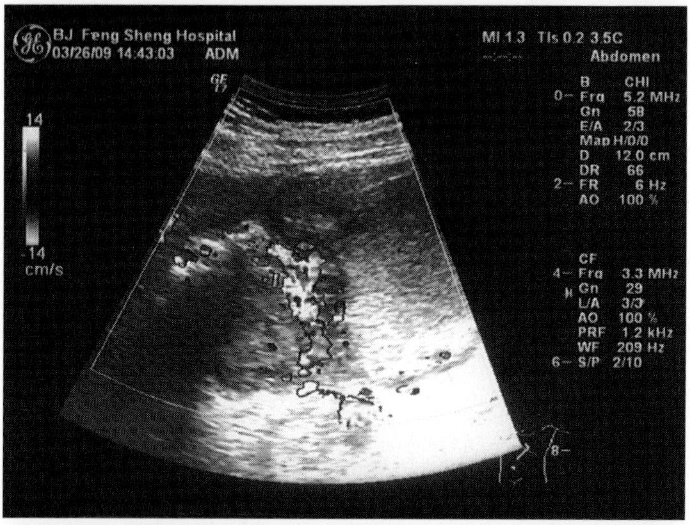

图 10-99-7 胃外生性间质瘤(七)
该肿物部分区域血流丰富
(新生血管)

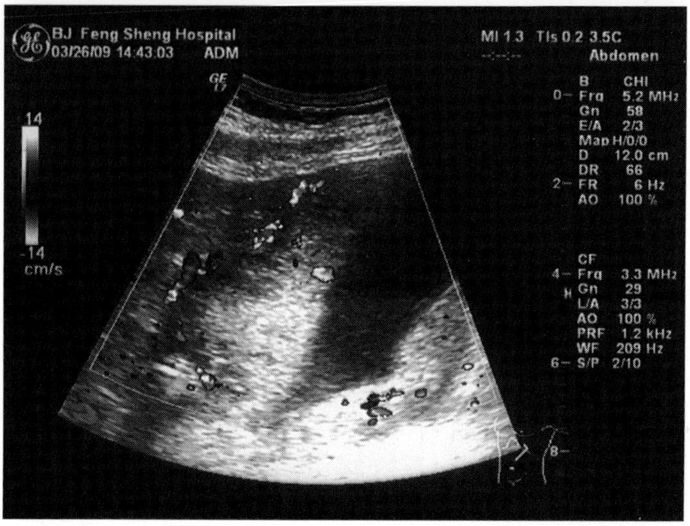

图 10-99-8 胃外生性间质瘤(八)
该肿瘤实性部位血流丰富(新生血管)

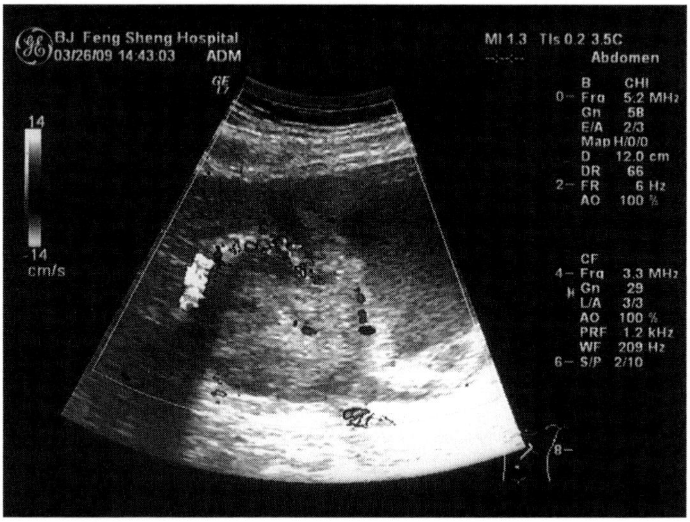

图 10-99-9 胃外生性间质瘤(九)
该肿瘤部分区域血流丰富
(新生血管)

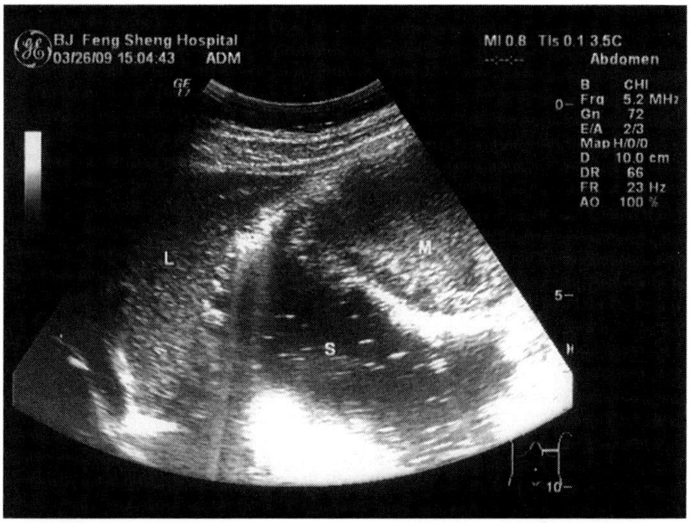

图 10-99-10 胃外生性间质瘤(十)
患者饮水后,液体顺利通过胃腔,判定肿瘤位于胃体左上方

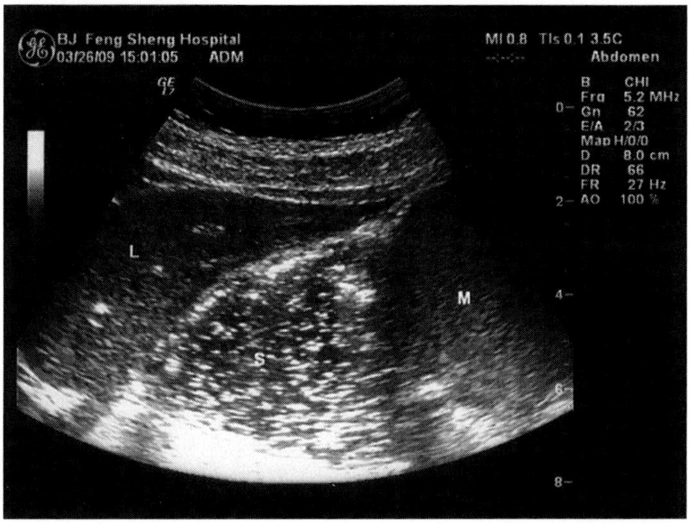

图 10-99-11 胃外生性间质瘤(十一)
本图显示肿瘤与胃关系密切

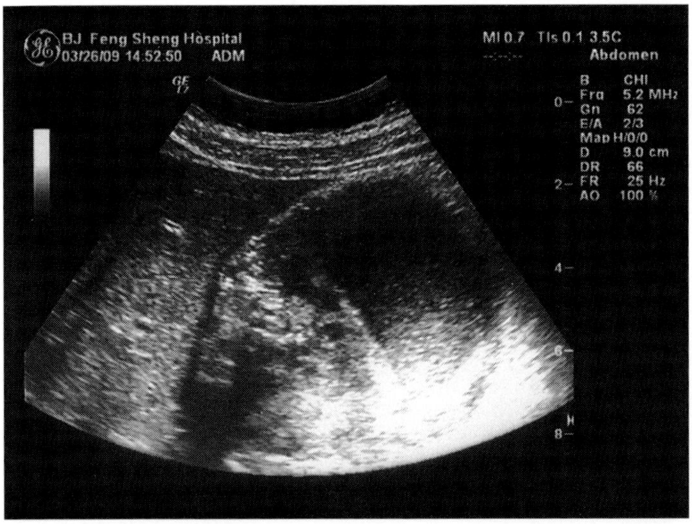

图 10-99-12　胃外生性间质瘤(十二)
胃外生性间质瘤全貌

（富京山　马克梅）

第 100 例　发热、消瘦、贫血——结肠癌

患者，男性，88 岁。间断发热 4 个月，曾口服抗生素等药物治疗无明显效果。3 个月前因贫血在本市某三级甲等医院入院诊疗 1 个月，未能明确诊断。出院后仍消瘦、乏力、间断发热，病情明显加重。门诊以贫血待查收入院治疗。

实验室检查：红细胞 2.6×10^{12}/L，血红蛋白 72g/L，白细胞 9.6×10^{9}/L，血小板 102×10^{9}/L；尿蛋白＋、细胞(－)；便镜检无异常，便隐血试验(＋)；血尿素氮 7.5mmol/L(21mg/dl)，肌酐 120μmol/L(1.36mg/dl)，血浆总蛋白 63.4g/L，白蛋白 29.1 g/L，球蛋白 34.3g/L、白/球为 1∶1.18；肝功能正常。

超声显像检查：肝、胆、胰、脾、双肾未见异常，于升结肠上段近结肠肝曲处可见一个 6.0cm×5.8cm，边界清楚、不均匀低回声肿物。多普勒血流显像显示该肿物血流丰富并可引出搏动性血流频谱。腹腔内未见淋巴结肿大。

分析

大肠癌(carcinoma of the large intestine)包括结肠癌和直肠癌，是常见的消化道恶性肿瘤。在经济发达国家，如北美、西欧地区，发病率高达 35/10 万～ 50/10 万，但近年发病率上升较慢。在经济迅速崛起的国家和地区，大肠癌的发病率则迅速上升。我国上海、浙江、江苏、福建为大肠癌高发区，且发病率上升迅速。发病年龄 75％在 31～60 岁，男女之比为 1.65∶1。大肠癌的发病与下列因素有关。

(1)致癌物质：高脂、高蛋白饮食引起胆酸分泌增加，经细菌分解后产生致癌物质，食物中的硝酸盐和亚硝酸盐可形成亚硝酸盐，亦具有致癌作用。

(2)结肠炎性病变：如溃疡性结肠炎、克罗恩病、日本血吸虫病等可发生癌变。

(3)结肠息肉：为结肠癌的癌前病变，绒毛状息肉或直径＞2cm 的息肉易癌变。

(4)遗传因素:如家族性腺瘤病及有癌家族史患者易发生癌变。

(5)土壤及饮水污染:是致癌因素。

(6)胆囊切除术及阑尾切除术后:病人有较高的结肠癌发生率。

结肠癌以40～50岁发病率高患者,男多于女,50～60岁发病率最高。国内比国外的直肠癌发病年龄早10年,国内青年人的直肠癌发病率高于国外,且直肠癌发生位置低于国外。

大肠癌绝大部分为单个发生,少数病例同时或先后有一个以上癌肿发生。国内3 102例大肠癌中多发者仅占0.7%。好发部位是直肠和乙状结肠,占75%～80%,其次为盲肠及升结肠,结肠右曲(肝曲)、降结肠、横结肠及结肠左曲(脾曲)亦有发生。大体形态可分为:

(1)隆起型,瘤体大、质软,又称髓样癌。肿瘤向肠腔突起,为结节状、息肉状或菜花样隆起,境界清楚,有的有蒂,多发于右半结肠,特别是盲肠。

(2)溃疡型,瘤体一般较小,早期形成溃疡。溃疡底可深达肌层,穿透肠壁侵入邻近器官和组织。好发于直肠和远段结肠。

(3)浸润型,肿瘤向肠壁各层弥漫浸润,伴纤维组织异常增生,肠壁增厚,形成环形狭窄,易引起肠梗阻,好发于直肠、乙状结肠及降结肠。

(4)胶样型,瘤体较大易溃烂,外观及切面均呈半透明胶冻状,好发于右侧结肠和直肠。在这4种类型中以隆起型和溃疡型多见,胶样型少见。

组织病理学分类有管状腺癌、乳头状腺癌、黏液腺癌、印戒细胞癌、印戒细胞未分化癌、腺鳞癌、鳞状细胞癌等。其中以管状腺癌最多见,约占67%。鳞癌少见,后者见于直肠与肛管周围。大多数大肠癌细胞分化程度较高,因此病程较长,转移较迟,但有部分癌细胞分化程度低,病程进展快。

大肠癌转移途径有:

(1)直接蔓延,癌肿浸润浆膜层而累及附近组织或器官,如腹膜、腹膜后组织、膀胱、子宫及输尿管等,并可能发生直肠-膀胱瘘和胃-结肠瘘。脱落的癌细胞可种植到所接触的组织,如直肠膀胱或直肠子宫陷凹,或手术肠吻合口等处。

(2)淋巴转移:先转移至结肠旁淋巴结,再至肠系膜血管周围淋巴结及肠系膜根部淋巴结。

(3)血行转移:癌栓易通过门静脉转移到肝脏,亦可经体循环到肺、脑、肾、肾上腺、骨髓等处。

大肠癌早期多无症状,随着癌肿的增大与并发症的发生才出现症状。主要症状有排便习惯与粪便性状改变、腹痛、腹部肿块,以及贫血、消瘦、发热、黄疸、腹水以及恶病质等全身症状。国内资料报道,结肠癌患者的首诊症状以便血最多,占48.6%,其次为腹痛,占21.8%。癌肿部位不同,临床表现也不相同。

(1)右侧结肠癌:右侧结肠肠径较大,肠腔内粪汁稀薄。故患右侧结肠癌一般无肠梗阻发生,其临床表现可有腹泻、便秘、腹泻与便秘交替、腹胀、腹痛、腹部压痛、腹块及进行性贫血。晚期可有肠穿孔、局限性脓肿等并发症。

(2)左侧结肠癌:由于左侧结肠腔不如右侧结肠宽大,乙状结肠腔狭小并与直肠形成锐角,且粪便已在左侧结肠形成,因此,左侧结肠癌时容易发生慢性进行性肠梗阻。患者大多有顽固性便秘,亦可间以排便次数增多。由于肠梗阻大多在乙状结肠下段,故呕吐较轻或缺如。而腹胀、腹痛、肠鸣及肠形明显。癌肿破溃时可使粪便外面染有鲜血或黏液,甚至排出脓液。

(3)直肠癌:主要表现为大便次数增多,粪便外形变细,带黏液和血,伴有里急后重或排便不净感。当癌肿蔓延至直肠周围而侵犯骶丛神经，可出现剧痛。若癌肿累及前列腺或膀胱，则可出现排尿不畅和血尿等症状，并可形成通向膀胱或女性生殖器的瘘管。

(4)肛管癌：主要表现为便血及疼痛，疼痛于排便时加剧。当癌侵犯肛门括约肌时，可有大便失禁。肛管癌可转移至腹股沟淋巴结。

诊断和鉴别诊断

详细询问病史、认真进行体格检查辅以内镜和X线检查，确诊一般无困难。结肠癌常用以下方法检查：

(1)直肠指诊，我国下段直肠癌远比国外多见，绝大部分直肠癌可在直肠指诊时触及，是早期发现直肠癌的重要检查方法，但常被忽视。直肠指诊可扪及肠腔内菜花样硬块，或边缘隆起中心凹陷的溃疡，或肠腔环状狭窄，指套常染有黏液或血。

(2)乙状结肠镜检查。国内77.7%的大肠癌发生在直肠和乙状结肠。常用的乙状结肠镜管长30cm，可直接见到直肠和乙状结肠中段以下的肿瘤，是简便有效的检查方法。

(3)全结肠镜检查，可观察到全部结肠，并在直视下钳取可疑病变，或收集冲洗液或擦刷下来的脱落细胞进行细胞学检查，有利于发现早期及微小的结肠癌。近年来强调术前结肠镜检查的重要性，比钡灌肠X线检查更容易发现同时性癌及同时性息肉。

(4)钡灌肠X线检查，是常规的检查方法之一。但普通钡灌肠X线检查对较小的癌易漏诊。应用气钡双重造影技术可清楚显示黏膜破坏、肠壁僵硬、结肠充盈缺损、肠腔狭窄等病变，可提高诊断正确率。

(5)超声显像检查。结肠癌超声显像显示以下特点：①肠内肿块，局限性隆起向肠腔突出，表面不规则，呈息肉状或菜花样改变，经常在突出部分的表面形成溃疡，肠黏膜连续中断，溃疡周边稍高，底部粗糙不平，在肠腔充盈的情况下，可见肿块。也有的肿块带蒂，移动度较大。多数结肠癌呈不规则的椭圆形改变，厚度达2cm以上始被发现，可使肠腔变窄。②溃疡型结肠癌，其边缘降起，基底粗糙不平，往往侵入整个肠壁，使肠腔变窄。③弥漫性浸润型结肠癌：多见于继发性结肠癌，多来自胃，其主要表现为肠壁增厚，范围较广，在结肠横切时，肠壁则为低回声环绕的强回声光团(假肾征)。④环形病变，环绕肠腔一周的肠壁不规则增厚，呈环形突入肠腔，造成肠腔狭窄，增厚的肠壁为低回声。⑤肠外肿块，显示肿瘤向外浸润生长，界限不清，常可侵袭周围脏器。

直肠腔内超声扫描可清晰显示直肠肿块大小、深度及周围组织情况，可分辨直肠壁各层的细微结构。方法简单，可迅速提供图像，对选择手术方式及术后随访有否复发有一定帮助。

右侧结肠癌应与阑尾脓肿、肠结核、血吸虫病肉芽肿、肠阿米巴病以及克罗恩病鉴别。左侧结肠癌的鉴别诊断包括血吸虫肠病、慢性细菌性痢疾、溃疡性结肠炎、结肠息肉病、结肠憩室炎等。直肠癌应与子宫颈癌、骨盆底部转移癌粪块嵌塞等相区别。

超声显像图例见彩图56～61。

(富京山　甘丽云)

第101例　持续性左上腹痛阵发性加剧伴呕吐——急性肠梗阻

患者，男性，37岁。急性左上腹痛，伴呕吐4h，急诊入院。患者于入院前4h开始腹痛，为持续性疼痛阵发性加剧，绞痛性质。疼痛部位在左上腹及脐周，同时伴有恶心、呕吐，为胃内容物及胆汁。呕吐后疼痛不减轻，腹胀。10 年前患者曾做过阑尾切除术，2 个月前曾有类似发作病史。近 1 年来患者有阵发性心动过速和心律不齐。

查体：体温 37.6℃，脉搏 106/min，呼吸 24/min，血压 90/70mmHg。神志清，精神差，发育正常，营养中等。急性痛苦面容，平卧位，巩膜及皮肤无黄染，全身表浅淋巴结不肿大。心肺(—)。腹部未见肠形及蠕动波，肝、脾触及不满意。左上腹肌卫明显，压痛伴反跳痛，肠鸣音活跃，脊柱及四肢无异常。

实验室检查：白细胞 1.1×10^{9}/L，中性粒细胞 0.81，淋巴细胞 0.19，红细胞 3.36×10^{12}/L，血红蛋白 90g/L。尿常规(—)。

腹部透视：腹部中等量胀气，其右中腹及左上腹均可见液平面。

超声显像检查：肠管扩张，小肠肠腔扩张，其内径超过 3cm，因肠管内积液、积气，患者坐位时做纵行扫查可见左上腹小肠内上部有气体回声，下部为液体回声的所谓“气-液平面”，肠管管壁黏膜可清楚显示，其纵断面上可见小肠黏膜层水肿增厚，显示为“鱼刺样”或“琴键征”。超声显像提示：急性肠梗阻(空肠部位)。

分析

肠梗阻(intestinal obstruction)为肠内容物在肠道中通过受阻。是常见的急腹症，其病因有多种。发病初期梗阻肠段先有解剖和功能改变，继而发生体液和电解质的丢失，肠壁循环障碍，坏死及继发感染，最后导致毒血症、休克、死亡。若能及时诊断、积极治疗，大多能阻止病情发展，最后能彻底治愈。

急性肠梗阻按梗阻的原因分为：机械性肠梗阻、麻痹性肠梗阻和缺血性肠梗阻；按肠壁血液供应情况分为：单纯性肠梗阻及绞窄性肠梗阻；按梗阻发生的部位可分为：小肠梗阻(又分为高位小肠梗阻和低位小肠梗阻)与结肠梗阻；按梗阻程度又分为：完全性肠梗阻与不完全性肠梗阻；按起病急缓可分为：急性肠梗阻与慢性肠梗阻。

绞窄性机械性肠梗阻为急性完全性肠梗阻，慢性肠梗阻多为不完全性单纯性肠梗阻。必须指出的是临床所见肠梗阻之类型不是固定不变的，可随病理过程的转变而转化，可由单纯性转变为绞窄性，由不完全性变为完全性，由慢性转变为急性等。

单纯性完全性机械性肠梗阻发生后，梗阻以上的腹腔因积气、积液而发生膨胀，肠管对梗阻的最先反应是增强蠕动，而强烈的蠕动引起肠绞痛。此时食管上端括约肌发生反射性松弛，患者吸气时吞入大量空气进入胃肠。此时肠壁变薄，黏膜易有糜烂和溃疡发生，浆膜可被撕裂，梗阻段肠壁可因血供障碍而发生坏死、穿孔。梗阻部位以下肠管多呈空虚塌陷。麻痹性肠梗阻时肠管扩张、肠壁变薄。

在绞窄性肠梗阻发病早期，由于静脉回流受阻，小静脉和毛细血管发生淤血，通透性增加，甚至破裂而渗出血浆和血液。此时肠管因充血和水肿而呈紫色，继而出现动脉血流受阻，血栓形成，肠壁因出血而坏死，肠内细菌和毒素可通过损伤的肠壁进入腹腔。坏死的肠管呈紫黑色，最后自行破裂。肠梗阻性肠膨胀可引起反射性呕吐，高位小肠梗阻呕吐频繁，大量水分和电解质丢失。呕吐出胃酸过多，可产生脱水和低氯低钾性碱中毒。低位肠梗阻呕吐远不如高位肠梗阻明显，但肠黏膜吸收功能降低而分泌流量增加，梗阻以上肠腔内积存大量液体，也相当于体液之丢失。绞窄性肠腔液体中含有大量细菌、血液和坏死组织、细菌毒素等，均可通过破损的肠壁进入肠腔，可引起强烈的腹膜刺激和感染，被腹膜吸收后，则可引起脓毒血症，可导致病人死亡。

典型机械性肠梗阻临床表现如下。

(1)急性腹痛:位于腹中部位的阵发性腹部胀痛绞痛是急性完全性机械性肠梗阻的突出表现,阵发性绞痛是由梗阻部位以上的肠管强烈收缩所致。腹痛常突然发作,逐步加剧至高峰,持续数分钟后缓解,间歇期可完全无痛,但过一段时间再发生。以空肠部位完全性梗阻腹痛最为剧烈。不完全性肠梗阻腹痛较轻,在一阵肠鸣或排气后腹痛缓解。严重完全性肠梗阻若肠壁发生缺血坏死则其腹痛呈持续性且剧烈。麻痹性肠梗阻则无腹痛。

(2)呕吐:完全性肠梗阻易发生呕吐,其内容物与梗阻部位高低有关,高位梗阻的呕吐比低位梗阻的呕吐显著而频繁。

(3)腹胀:除少数高位梗阻外,低位梗阻均有腹胀、气胀。晚期病例其肠腔内积液过多可出现震水音。停止排气、排便,为肠梗阻早期就出现的症状。

(4)全身症状:单纯性肠梗阻患者一般无全身症状,但呕吐频繁和腹胀严重者可有脱水、血钾过低。绞窄性肠梗阻患者的全身症状显著,早期可有虚脱,很快进入休克状态。伴有腹腔感染者,腹痛持续并扩散至全腹,同时有畏寒发热,白细胞增多等毒血症表现。

(5)腹部体征:可见腹胀、肠鸣音亢进、肠蠕动波等体征,在因蛔虫、肠套叠及肠癌所致的肠梗阻可扪及肿块。

(6)绞窄性肠梗阻:主要表现为剧烈腹痛,呈持续性绞痛,疼痛多固定于一处,腹胀可不明显,肠鸣音亦可减弱或消失。局部可有压痛,如果疼痛突然减轻而全身中毒症状明显,腹部出现腹膜刺激征,则提示肠管已呈坏死。

(7)X线腹部平片:可见小肠积气、扩张、气液平面或孤立的扩张肠襻(如果是典型咖啡豆样变或复查时不改变位置形态等,均应考虑为绞窄性肠梗阻)。如为肠套叠结肠回盲型,于钡灌肠时可出现“杯状”征。吞碘化油观察其从胃中排空情况有助于鉴别是否为绞窄性肠梗阻(长期滞留)。如小肠位置有改变,例如扩张的小肠曲不呈梯状排列,而集中于腹部某一象限等,有助于诊断肠扭转,以上X线现诊断均需结合临床和超声显像综合判断。

急性肠梗阻超声显像表现

(1)机械性肠梗阻:①超声显像可见肠管扩张,小肠肠腔扩张,其内径超过3cm,因肠管内积液、积气,患者立位或坐位时做纵行扫查可见上部为气体回声,下部为液体回声的所谓“气-液平面”;②肠管管壁黏膜可清楚显示,其纵断面上可见小肠黏膜层水肿增厚,显示为“鱼刺样”或“琴键征”;③梗阻部位以上的肠管蠕动增强,在充盈和扩张的肠管纵断面上可见肠管蠕动频率和幅度均增大,肠腔内容物回声可随其蠕动呈现双向滚动。

绞窄性小肠梗阻时,肠壁血运出现障碍,超声显像可显示肠管蠕动由强变弱,蠕动幅度和频率由大变小,甚至无蠕动。在肠腔内可出现游离液体,在短期内复查时可发现腹腔内液体无回声区增大。

(2)麻痹性肠梗阻:超声显像可见其肠管高度扩张而肠蠕动则明显减弱或消失。急性肠梗阻早期梗阻部位以上的肠管扩张,但此时对于无明显气体的病例,因缺乏气体对比,X线腹部平片检查可无阳性发现,无法支持和证实临床诊断,但超声显像对肠管扩张积液甚为敏感,还可发现肠蠕动增强,从而可以早于X线腹部平片诊断急性肠梗阻。在短期内腹水增多,肠蠕动由强变弱的病例,其阵发性腹部绞痛的剧烈程度可减轻,此时容易误认为病情有所好转,而超声显像可显示病情并未缓解。另外,对妊娠妇女、老年人、儿童及重病不能起立者,超声显像有其独特的优越性,可作为首选检查方法。

急性肠梗阻之鉴别诊断

典型急性肠梗阻之临床诊断多不困难，其诊断要点为：

(1)有腹痛，腹胀，呕吐，肛门停止排气:排便 4 项主要症状。

(2)腹部检查可见肠形，腹部压痛、肠鸣音亢进或消失。

(3)腹部 X 线平片及超声显像检查可见肠腔明显扩张、"气-液平面"、肠蠕动亢进或减弱及腹水出现。

符合以上诊断要点的病例，急性肠梗阻诊断便可成立。但判定病因则需从病史、年龄、体征、X 线及超声显像检查等方面综合分析。例如，有过创伤、腹部手术及感染的病例，应考虑肠粘连或粘连肠所致的梗阻；如果患者有肺结核应考虑患者有肠结核或黏膜结核引起的肠梗阻。风湿性心脏病伴心房纤颤、动脉粥样硬化或动脉内膜炎有可能为肠系膜上动脉栓塞。肝门静脉高压及静脉炎应想到门静脉血栓栓塞。儿童中，蛔虫因可引起急性肠梗阻；3 岁以下婴幼儿的急性肠梗阻以原发性肠套叠为多见。中年急性肠梗阻患者的常见病因是肠粘连、嵌顿性外疝和肠扭转；在老年人其病因多为结肠癌、乙状结肠扭转和粪块阻塞，而结肠性梗阻绝大多数为癌性梗阻。成年人中肠套叠少见，多继发于 Mecke 憩室炎、肠息肉和肿瘤。在腹部检查时，要特别注意手术切口瘢痕及隐蔽的外疝。麻痹性肠梗阻常见于腹部大手术和腹腔感染后，全身脓毒血症、严重肺炎、药物中毒、低血钾、腹膜后出血、肠出血及输尿管绞痛等均可引起麻痹性肠梗阻。

急性肠梗阻鉴别诊断主要是鉴别梗阻部位、梗阻是否完全或绞窄，见表 10-101-1～10-101-3。

表 10-101-1 梗阻部位的鉴别

梗阻部位	症状	体征	X 线腹部平片
高位小肠	呕吐频繁，吐出物为内容物及胆汁；腹胀轻，腹痛较轻(绞窄者重)	偶见肠形，可有腹水征	上腹部有膨大的空肠襻，黏膜呈青鱼刺状
低位小肠	腹胀重，呕吐发生较晚，吐出物为黄色糊状、臭味；腹痛重	可见肠形及阵发性蠕动波	全部小肠胀气，梯状液平面可布满全腹
结肠	腹胀重，呕吐发生较晚，可吐出粪便状物	腹胀严重，与低位小肠梗阻不易鉴别	部分结肠胀气，可见结肠袋
乙状结肠扭转	腹胀重，腹痛重，呕吐少	下腹部膨隆，可不对称	可见胀大的一个大肠襻，起源于左下腹，钡灌肠可确诊

表 10-101-2 完全性与不完全性肠梗阻的鉴别

梗阻程度	症 状	腹部 X 线平片
完全性梗阻	完全停止排气、排便、呕吐比较剧烈	结肠内无气体或显示只有孤立扩张肠襻
不完全性肠梗阻	常有少量排气、排便，但排气后症状不缓解	结肠内含有气体

表 10-101-3 单纯性肠梗阻与绞窄性肠梗阻的鉴别

	单纯性肠梗阻	绞窄性肠梗阻
起病	较缓,以阵发性腹痛为主	突然发病,剧烈绞痛,呈持续性,可牵涉到腰背
腹胀	比较均匀	不对称性或出现麻痹性腹胀
肠鸣音	亢进,气过水声、金属音等	可减弱甚至消失
腹部压痛	轻而不固定	明显而固定;腹部或直肠触诊可触及压痛性肿块
腹膜刺激征	无	可有肌紧张、压痛、反跳痛
一般情况	良好	可有脉快、体温高、白细胞升高
休克	一般无	可发生,且可为进行性
腹腔穿刺	阴性	可抽吸出血性液体
血性大便	无	可有
X 线检查	小肠襻扩张呈梯形排列	可出现孤立肠襻,形态固定不变,局限性密度增加
超声显像	肠管扩张,小肠腔内径>3cm;可见气-液平面;肠黏膜水肿增厚呈鱼刺状;梗阻部以上肠管蠕动增强;无腹水	除肠梗阻表现外,可见腹水,肠管蠕动减弱或消失

超声显像图例见图 10-101-1～10-101-4。

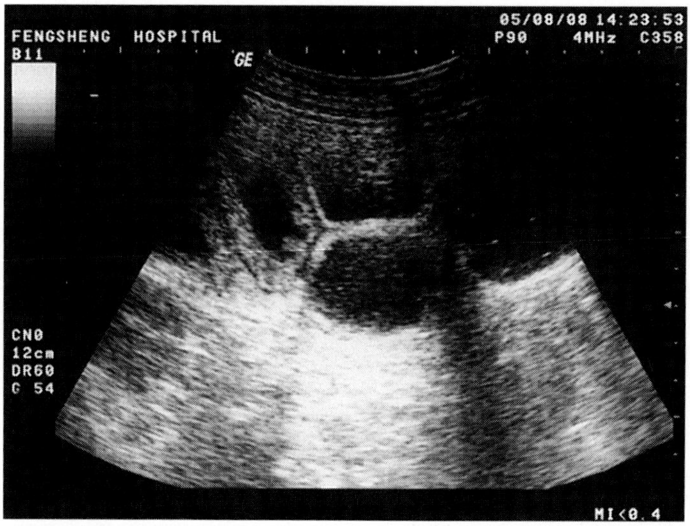

图 10-101-1 急性肠梗阻,小肠肠管扩张(一)

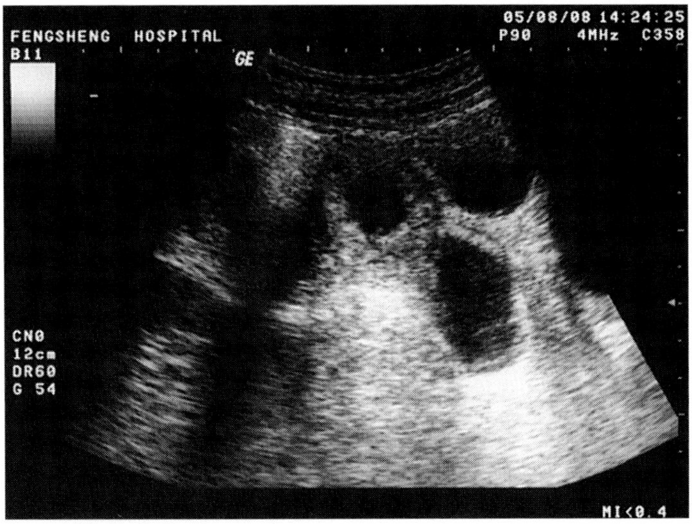

图 10-101-2 急性肠梗阻，小肠肠管扩张（二）

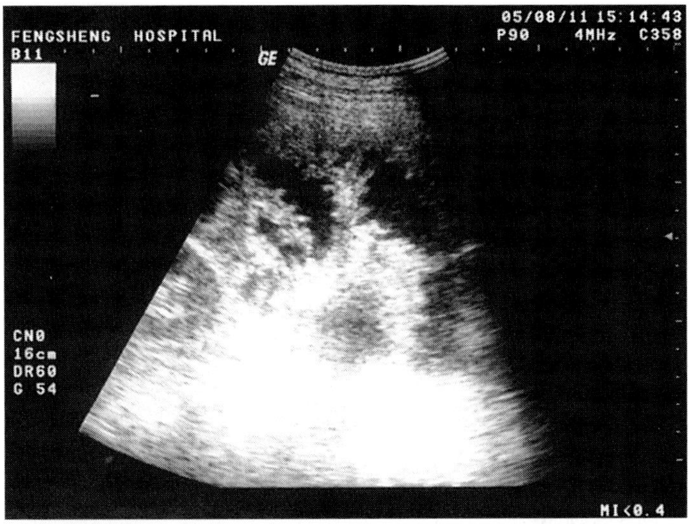

图 10-101-3 急性肠梗阻，可显示小肠黏膜绒毛

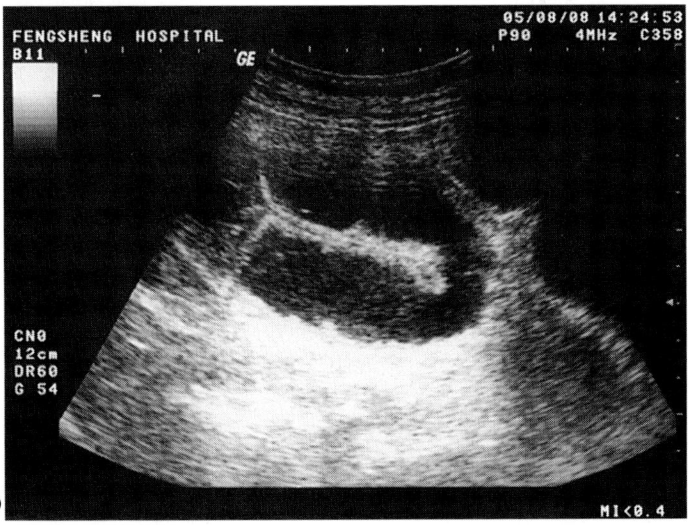

图 10-101-4 急性肠梗阻，肠管扩张积液

（富 玮 阿依夏）

第102例 发热、呕吐、急性腹痛——急性阑尾炎

患者,男性,13岁。因急性上腹痛,发热、呕吐半日急诊入院。患者自入院前约20h开始突然出现上腹痛,伴频繁呕吐,其后即发冷、发热。当时血压120/80mmHg,胸腹联合X线透视,心肺(一),腹部未见明显游离气体。急征外科会诊,以“腹痛待查”留急诊观察并补液抗感染治疗。3h后患者腹痛加剧,右上腹及右下腹均有压痛,尤以右下腹明显。肠鸣音减弱,白细胞 $1.1\times10^{9}/L$,中性粒细胞0.82,淋巴细胞0.18,以“阑尾炎、腹膜炎”收入院。

查体:体温39℃,呼吸24/min,脉搏110/min,血压90/70mmHg。神志清,面色苍白,急性病容,被动体位。巩膜及皮肤无黄染,全身浅表淋巴结不肿大,心肺(一)。腹部未见明显膨隆,肝脾触及不满意,腹肌紧张,脐下满腹压痛明显,伴有反跳痛,尤以右侧为甚,肠鸣音亢进。

实验室检查:入院后复查白细胞 $1.82\times10^{9}/L$,中性粒细胞0.90,淋巴细胞0.10。再次行腹部X线透视显示:膈下未见游离气体,腹部胀气明显。

超声显像检查:肝、胆、胰、脾、双肾、胃及小肠未见异常。于右下腹回盲区可见不规则中低回声区,其间有片状无回声区。超声显像提示右下腹炎性包块(急性阑尾炎)。

分析

急性阑尾炎发病率居急腹症首位,其病因为梗阻和感染。根据其病理过程可分为单纯性阑尾炎、化脓性阑尾炎及坏疽性阑尾炎。

1. 单纯性阑尾炎 为病变早期,其主要病变是充血、水肿和白细胞浸润,阑尾腔内少量积液或积脓,阑尾轻度肿胀,在炎症尚未侵及浆膜前,其症状多为阵发性脐周疼痛和右下腹局限性压痛。

2. 化脓性阑尾炎 阑尾壁各层均受累,并形成小脓肿、阑尾肿胀明显,可膨胀如囊,腔内积脓。浆膜高度充血并有脓性分泌物附着,阑尾周围可有脓液包绕。症状可有转移性右下腹痛及右下腹压痛、反跳痛,患者常有发热和白细胞总数升高。

3. 坏疽性阑尾炎 为炎症进一步加重,阑尾壁缺血、坏死,多有穿孔,并发弥漫性腹膜炎,表现为右下腹或全腹压痛,肌紧张或肠麻痹。阑尾穿孔后也可在其周围形成炎性包块或脓肿,在右下腹可扪及压痛性包块。

由于阑尾位置较深又有肠气干扰,正常阑尾超声显像不能显示,当阑尾炎发生时,特别是化脓性或坏疽性阑尾炎,超声显像可显示阑尾肿胀、僵硬及化脓、坏疽后的继发改变。急性阑尾炎未穿孔时超声显像显示阑尾呈肿胀的管状结构,一般其内径达0.7 ~1cm时超声显像始可显示。其典型声像图表现为:中央无回声区阑尾腔积液或积脓,周围为一层较强回声的黏膜,环绕黏膜的低回声带为阑尾壁之肌层最外层,较强回声线为浆膜层。化脓性阑尾炎腔内大量积脓,阑尾脓肿可如囊状,其内为无回声,有气体和粪石时可出现强回声,后者可有声影。坏疽性阑尾炎,炎性渗出增多,其周围呈不规则低回声区。穿孔后的阑尾炎多呈不对称管壁增厚,病程较长则可显示为边缘不规则、模糊的不均匀低至无回声区。有时脓肿内有气体强回声。如果有阑尾穿孔发生,在阑尾周围则有片状无回声区,并可流入盆腔形成囊肿。伴发肠麻痹时可见肠管扩张,肠蠕动减弱或消失。

急性阑尾炎之诊断以往一直停留在临床诊断阶段。超声显像检查方法简单,对急性阑尾炎检出较高,对不典型阑尾炎也能提供影像学依据,并对病变阑尾做出定位,对手术切口位置

提供帮助。在诊断中应注意将阑尾周围炎与阑尾穿孔形成的周围囊肿进行鉴别：炎性渗出为阑尾周围的无回声带，脓肿为阑尾周围不规则无回声区。还应将有脓肿发炎的阑尾与含液之正常肠管加以区别。肠管管腔较宽，动态观察可见肠内容物流出及环形皱襞，并与上下肠管相通。急性阑尾穿孔时，还需与以下急腹症鉴别：

1. 右侧宫外孕及黄体囊肿破裂。患者多为生育年龄妇女，宫外孕妇女多有停经史及有下腹痛（无转移性），超声显像于盆腔内子宫旁见无回声或混合回声包块，液体量多时无回声区可在右结肠外侧沟等部位，穿刺应抽吸出不凝血液。

2. 胆囊穿孔或胃肠道穿孔。超声显像在穿孔部位显示不规则的囊性或囊实性包块，有压痛。胆囊穿孔者应有胆囊结石的急性胆囊炎病史；胃肠穿孔者则常见游离气体强回声。

3. 回盲部肿瘤、回盲部结核、肠套叠、克罗恩病、泌尿系结石、肠道炎症、附件炎及卵巢肿瘤扭转等。

急性阑尾炎超声显像缺乏特异性，而且由于腹腔肠气干扰，影响阑尾显示。另外，阑尾解剖变异较多，所以超声显像假阳性及假阴性均有发生，特别是病情较轻的单纯性阑尾炎显示率较低，阴性检查结果并不能排除急性阑尾炎之诊断。诊断需密切结合临床。此外，在诊断中还需注意到不典型阑尾炎、特殊性急性阑尾炎及急性阑尾炎并发症的情况。

1. 异位阑尾炎

（1）盆腔急性阑尾炎：病人腹痛症状较为模糊，往往不能确定腹痛转移之部位，大多右下腹并无压痛，触痛带位于耻骨或腹股沟韧带上方，较典型急性阑尾炎的触痛范围广泛，程度较轻，肌紧张也不显著，可有大小便刺激症状，直肠或阴道指检常有明显触痛，全身症状较为严重。

（2）盲肠后腹膜外急性阑尾炎：可有转移痛，但体征多不显著，触痛较轻，肌紧张不明显，腹痛与白细胞升高常与局部体征不符，而腰大肌刺激征常明显。病人多呈右下肢屈曲位，右侧髂嵴以上部位常有显著的深压痛。

（3）高位阑尾炎：由于盲肠停留在右上腹（肝下）未下移，阑尾也位于右上腹。急性阑尾炎时，疼痛的转移部位及体征均在右上腹部，此时需要与急性胆囊炎鉴别。超声显像对鉴别诊断帮助很大。急性胆囊炎超声显像特征明确，常合并胆囊结石及胆囊肿大，有继发病变者则有相应超声显像特征，而高位阑尾炎则甚为少见，超声显像诊断不难，其鉴别并不困难。

（4）左侧阑尾炎：甚少见，由于先天性内脏转位或活动性盲肠因粘连等原因固定于左下腹，急性阑尾炎时，转移痛和局限压痛均在左下腹，超声显像对诊断也有帮助。主要是超声医师思想上要有左侧阑尾炎的概念，其他内脏多同时转移，超声显像易于识别。

2. 特殊情况的急性阑尾炎

（1）小儿急性阑尾炎：病史往往叙述不清，症状也常不典型，胃肠道症状多较重，体温较高。体征一般较重，范围也较广泛。

（2）老年急性阑尾炎：症状和体征多较轻，与急性阑尾炎病理改变不符。实际病情偏重。

（3）妊娠急性阑尾炎：随着妊娠月份增加，阑尾的位置向外上移位。触痛位置较高。有时还被子宫所掩盖，一般体征较病变程度为轻。

3. 急性阑尾炎之并发症

（1）局限性腹膜炎：急性阑尾炎穿孔，局部症状和体征加剧，有腹膜炎体征，但范围局限于右下腹或下腹部。

（2）弥漫性腹膜炎：急性阑尾炎穿孔后继发腹膜炎，其范围超过下腹部两个象限，全身中毒明显，感染症状显著，可出现腹胀或肠麻痹等症状。

(3)阑尾周围脓肿：急性阑尾炎发生后，右下腹出现触痛性包块，边界较为清楚。其他部位腹肌正常。肠鸣音正常或增强。体积大的包块可出现部分肠梗阻表现，体温、白细胞常较一般急性阑尾炎高，全身情况尚好。

急性阑尾炎之鉴别诊断见表 10-102-1。

表 10-102-1 急性阑尾炎之鉴别诊断

内科疾病	右侧大叶性肺炎右侧胸膜炎	①早期体温即升高；②有轻度呼吸道症状和体征如肺部啰音、摩擦音；③右下腹无局限性压痛、反跳痛；④胸部 X 线检查有阳性发现
	急性胃肠炎	①呕吐、腹泻突出；②腹部体征少；③大便常规检查有阳性发现
	肠系膜淋巴结炎	①患者多为儿童，有呼吸道感染史；②发热出现较早，在腹痛出现之前可有体温升高；③右下腹触痛与肠系膜根方向一致；④腹肌紧张不明显
外科疾病	溃疡病急性穿孔	①发病开始就出现剧烈腹痛，范围广泛，腹膜炎体征也广泛；②腹腔内出现游离气体；③有胃肠溃疡病史；④右上腹体征始终显著
	伤寒回肠穿孔	①突发腹痛，不转移，为脐下部位；②腹痛发生前有发热、头痛、关节痛、全身酸痛、食欲缺乏；③有腹腔游离气体；④白细胞计数开始时不超过 $10\times10^9/L$；⑤肥达反应阳性；⑥多在夏、秋季发病
	小肠憩室炎	①腹痛及体征偏腹中部；②穿孔后腹膜炎症状比较弥散；③常有部分小肠梗阻表现
	局限性回肠炎	①可有多次发作史；②常有腹泻；③体征较广泛，常不局限在右下腹；④触痛部位可随体位改变而变化；⑤有时可触及条状肿块
妇科疾病	急性盆腔炎	①下腹痛；②伴有发冷、发热；③阴道侧穹窿有压痛；④经阴道穿刺可抽吸出脓液
	卵巢滤泡破裂或黄体破裂	①腹痛突然发作，开始即在下腹；②胃肠道症状不明显；③体温多不升高；④发病多在月经中期或中期以后数日；⑤严重者可有内出血症状
	宫外孕破裂	①有停经史；②有内出血症状；③阴道检查：阴道内有血液，患侧有痛性肿块；④尿妊娠试验阳性，血 HCG 升高；⑤后穹窿穿刺有血液
	卵巢囊肿扭转	①阵发性剧烈腹痛多在下腹部；②可触及肿块；③阴道、腹部双合诊可触到囊肿并有触痛

超声显像图例见图 10-102-1～10-102-3。

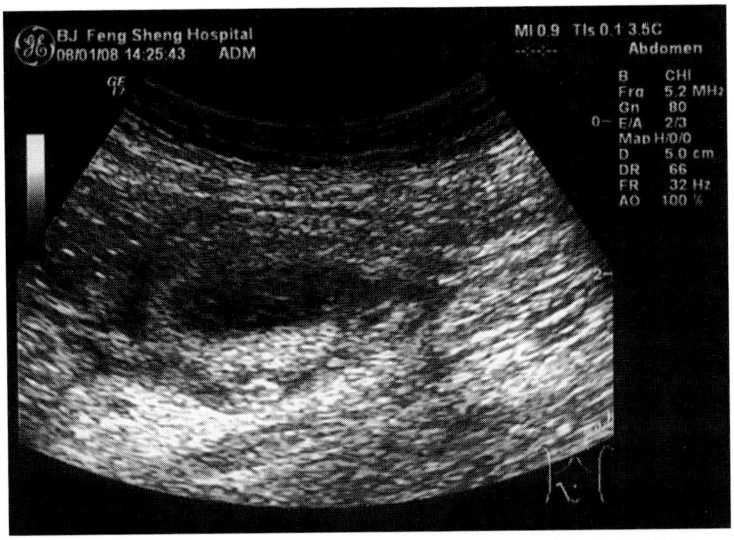

图 10-102-1 急性阑尾炎回盲部炎性包块(一)

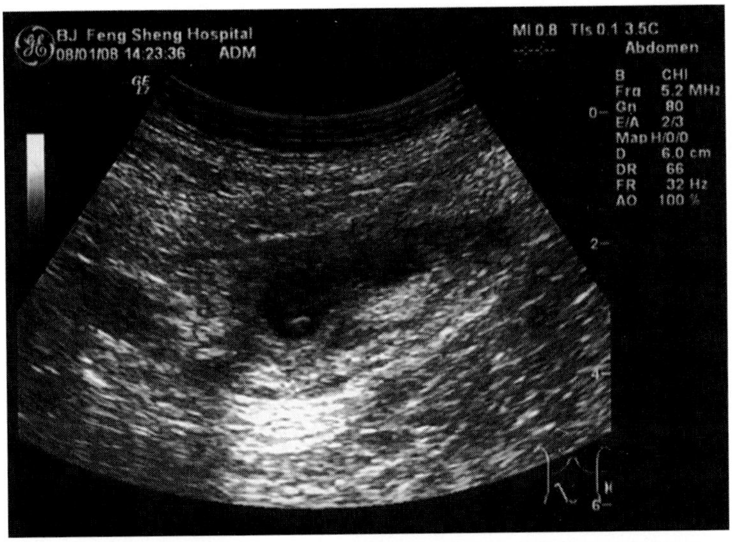

图 10-102-2 急性阑尾炎回盲部炎性包块(二)

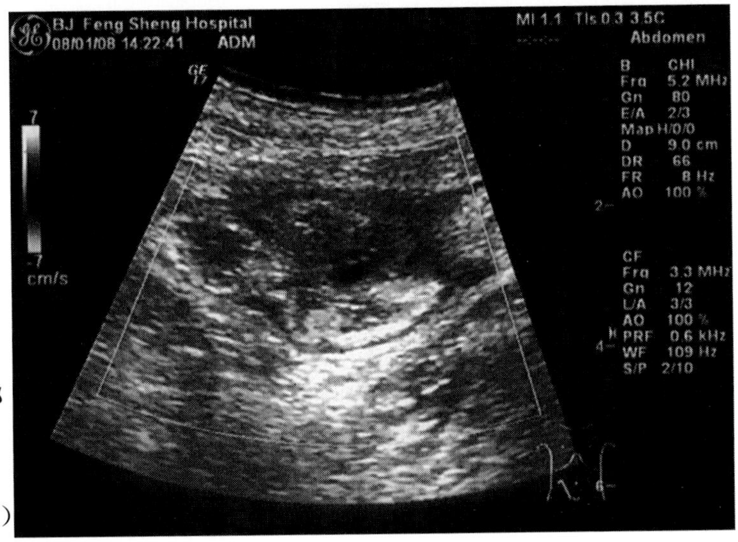

图 10-102-3 急性阑尾炎回盲部炎性包块(三)

(富 玮)

第103例 B超查体发现腹水、右下腹肿物——阑尾黏液腺瘤伴腹膜多发假性黏液腺瘤

患者，男性，62岁。1d前在体检行B超检查时发现"腹水、右下腹肿物及肝血管瘤"，为进一步明确诊断，要求我院行B超会诊。患者既往身体健康，无不适。平时工作繁忙，常年坚持长跑锻炼，并进行一种头低足高运动。每年体检1次(包括做B超检查)，均未发现异常。无烟、酒嗜好。其父40年前死于肝癌。追问病史，患者3～4个月来略有消瘦，但腹围有增加，并无明显腹胀、乏力、纳差。病程中无腹痛、腹泻、呕吐、血便、盗汗、黄疸及黏膜出血。否认肝炎和结核病史。

查体：体温36.4℃，脉搏76/min，呼吸18/min，血压120/80mmHg。一般情况好，发育正常，营养中等。皮肤黏膜无黄疸、蜘蛛痣及出血点，无肝掌。全身浅表淋巴结不肿大。心肺无异常，腹部略膨隆。右下腹可触及约6.0cm×5.0cm大小的肿块，质地中等，略有活动，表面光滑，边缘尚清，无压痛。肝脾未触及，腹部叩之浊音。移动性浊音(—)。肠鸣音正常，双下肢正常。

实验室检查：血红蛋白110g/L，白细胞5.6×10^9/L，中性粒细胞0.63，淋巴细胞0.37，血小板212×10^9/L。白蛋白33.4g/L，球蛋白37.2g/L。尿、大便常规正常。血糖、血脂、肾功能均正常。肝炎病毒血清学标志物均阴性。腹腔穿刺未抽出腹水。

心电图和胸部X线片检查：正常。

超声显像检查：腹腔内可见片状无回声区，于右下腹回盲部位可见一个6.5cm×5.8cm边界清楚的中低回声区，与肠道关系密切，其周边及内部彩色血流甚少。肿瘤周围可见片状无回声区。在肝与膈之间、脾与膈之间以及整个腹膜均可见形态相似、大小不等的囊性无回声区，并未见彩色血流。肝、胆、胰、脾、肾及胃未见异常。超声显像提示：①右下腹囊实性肿物，来源于阑尾(阑尾黏液囊腺瘤)；②黏液瘤腹膜广泛种植(腹膜假性黏液瘤)；③腹水；④肝、胆、胰、脾、肾及胃未见异常。

分析

本例病人临床特点为老年男性，既往身体健康，近3、4个月略有消瘦伴腹围增大。患者一般情况良好，无发热、盗汗、腹痛及大便习惯异常。B超发现腹水及右下腹肿物，并有广泛腹膜种植。结合临床，考虑为阑尾黏液性囊腺瘤伴腹膜假性黏液瘤。阑尾黏液性囊腺瘤临床甚为少见，在外科切除的阑尾标本中0.5%以下是含黏液的囊性肿物。阑尾含黏液的囊性肿物有两种类型，一种是阑尾腔因严重闭塞而形成的潴留性囊肿，囊肿壁仅有单层上皮，不是真性肿瘤；另一种是囊壁上皮细胞呈乳突状排列的囊腺瘤。后一种黏液性囊腺瘤瘤壁破裂后，瘤细胞可在腹膜种植和生长，并分泌黏液，产生黏液性腹水。阑尾黏液性囊腺瘤十分少见，有报道，国内一有500张床位的医院，每年发现本病不超过1例。1901年Frankal首次报道阑尾黏液囊腺瘤并发腹膜假性黏液瘤。1955年国内文献报道1例。本病可在任何年龄发病，国内报道年龄最小者10个月，最大者71岁。好发于40岁以上者，男女之比为2∶3。腹膜假性黏液瘤主要来源于卵巢和阑尾的黏液性囊腺瘤，约45%来源于卵巢，29%来源于阑尾，另外26%来源于有卵巢畸胎瘤、卵巢纤维瘤、子宫体癌、肠黏液瘤、脐尿管囊腺癌、脐黏液样肠系膜囊肿和胆总管癌等。10.6%

～29％的阑尾黏液腺瘤合并腹膜假性黏液瘤。阑尾黏液囊腺瘤破裂后，流动性的黏液物质（酸性黏多糖）连同脱落下来的囊壁被覆的柱状上皮细胞种植于腹膜、大网膜和腹腔脏器表面形成形态相似、大小不等的半透明囊泡（豌豆至栗子大），内含黏液性胶质物，囊泡壁即为腹膜增生的纤维结缔组织。这些囊泡自腹膜脱落后游离于腹腔内，即形成种植性腹膜假性黏液瘤。此种假性黏液瘤不同于胃肠道黏液结节型腺瘤的腹腔转移。后者在腹腔内形成实性结节并广泛粘连，并无明显的黏液性腹水。腹膜假性黏液瘤大多为薄壁囊泡，不侵犯脏器本身，也不转移至淋巴结。腹膜假性黏液瘤很少超过腹腔范围，一般认为是良性过程，部分病理学家认为本病有恶性肿瘤特点。目前认为它是一种低度恶性肿瘤。本病临床表现无特异性，主要表现为腹胀、腹部包块、消瘦，虽有大量腹水，腹部外形不似蛙腹。浊音不在腹部两侧，移动性浊音也为阴性。腹部虽膨大，但患者一般健康情况良好。腹水难抽或以粗针抽出胶胨状物为本病特点。文献中本病误诊率为70％以上，主要应与结核性腹膜炎、肝硬化腹水、腹膜恶性间皮瘤、其他恶性肿瘤腹腔转移相鉴别。确诊依赖腹腔镜及剖腹探查，前者方便、价廉，易为患者接受，应列为首选。一般认为本病为良性过程，多数学者认为，有弥漫性腹膜种植者为交界性或低度恶性。早期诊断、手术切除很重要，术中应探查结肠部位并检查黏液中有无黏液细胞。应切除阑尾和大网膜并尽量清除黏液性腹水，但不易彻底，术后容易复发。一般认为全身化疗效果不佳。有报道腹腔注射氟尿嘧啶和顺铂者似有疗效。

阑尾黏液腺癌：笔者曾见1例51岁女性患者，右下腹痛、腹块，按阑尾炎诊治达8个月之久。在一次急性腹痛发作时，按急性阑尾炎行手术治疗，病理报告为阑尾黏液腺癌。阑尾黏液腺癌的临床表现多为阑尾梗阻的并发症表现。在国内一组94例阑尾腺癌中，44％的临床表现为急性阑尾炎，14％表现为阑尾脓肿，11％表现为慢性阑尾炎。14％在因其他疾病手术切除阑尾中发现。为良性表现和无临床表现者占阑尾腺癌患者的83％。按目前的知识水平，手术中仔细观察阑尾的病变和术后对每个阑尾标本都做病理切片检查乃是诊断阑尾腺癌的重要方法。先发现腹部肿物，而经进一步检查判定为阑尾腺癌的甚少。有经验的超声医师，进行仔细的超声显像检查有助于诊断，至少应该想到有本病的可能。

阑尾黏液腺癌亦称为恶性黏液囊肿或乳头状黏液囊腺癌。癌肿体积小时无症状，增大后的囊肿因剧烈运动或创伤易发生破裂，黏液进入腹腔后形成腹膜假黏液瘤，持续分泌黏液至腹腔内，发生种植转移后，继发病灶常比原发病灶大。黏液性囊腺癌从不向淋巴结、肝脏及远处转移。肿瘤体积小者无症状，体积较大者可有右下腹不适或发现局部肿物。伴有腹膜假性黏液瘤时，可有腹胀或腹围增大。有时假性黏液瘤可有小肠梗阻症状，部分患者可有恶病质表现。X线钡剂检查可以发现盲肠内后方有充盈缺损，回肠末端与盲肠的间歇增宽，但盲肠和回肠的黏膜无破坏。阑尾黏液腺癌若无腹膜种植，经手术治疗预后良好。但若并发腹膜假性黏液瘤，则预后不良，手术后易复发，患者可因多次手术而衰竭死亡。

超声显像图例见图10-103-1～10-103-12。

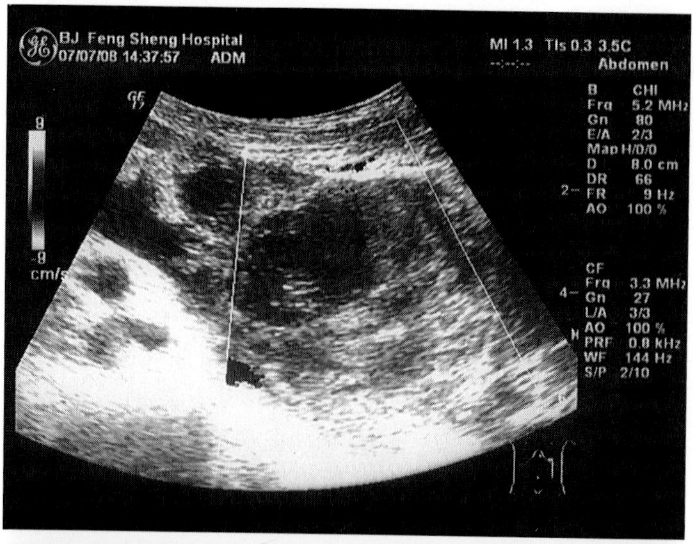

图 10-103-1 右下腹囊实性肿瘤——阑尾黏液囊腺瘤

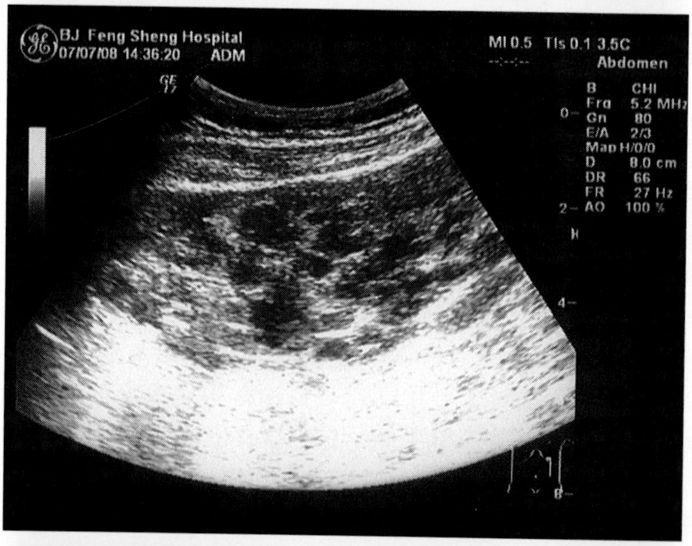

图 10-103-2 腹膜假性黏液腺瘤（阑尾黏液腺瘤腹膜种植）

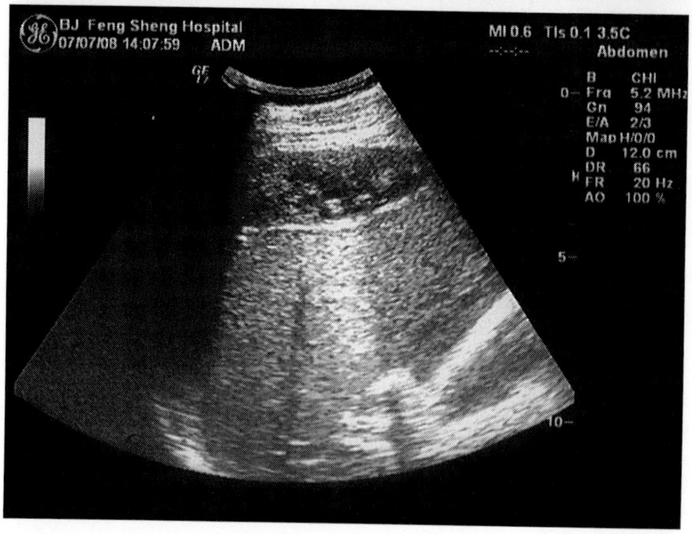

图 10-103-3 腹膜假性黏液腺瘤（膈顶部腹膜种植）

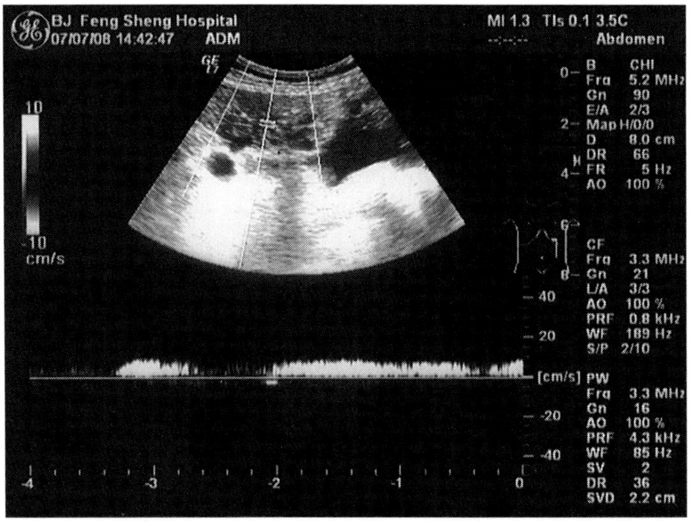

图 10-103-4 阑尾黏液腺瘤血流甚少（静脉血流频谱）

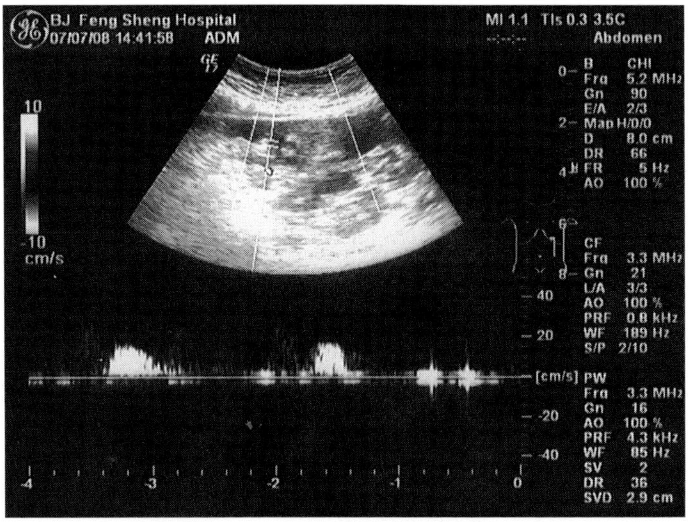

图 10-103-5 阑尾黏液腺瘤血流甚少（动脉血流频谱）

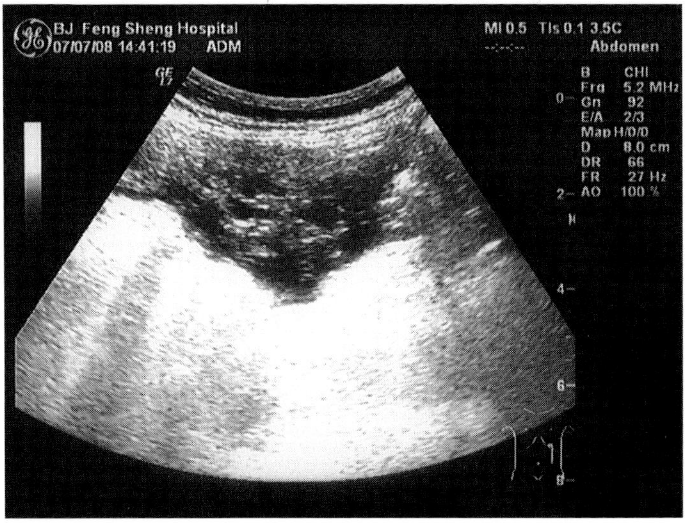

图 10-103-6 腹膜假性黏液腺瘤

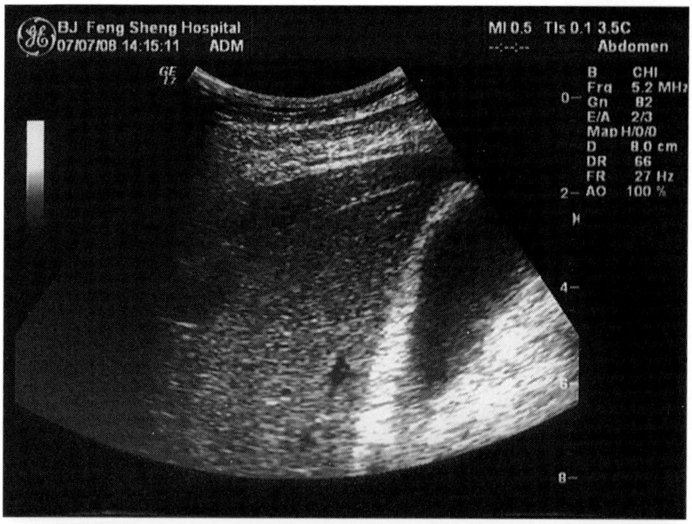

图 10-103-7 胆囊壁增厚

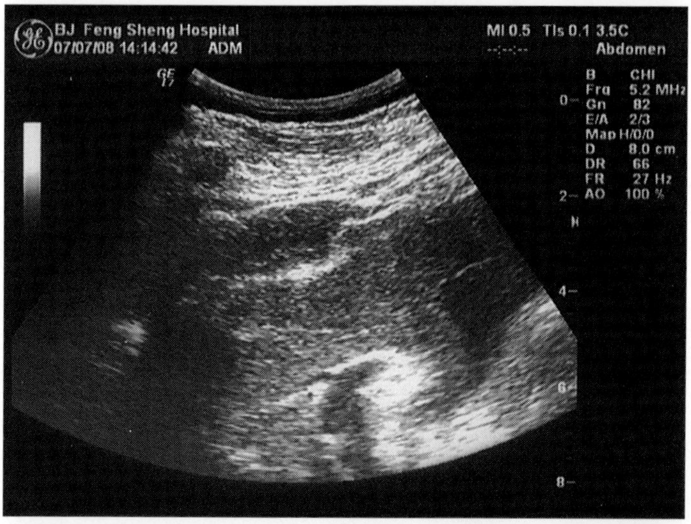

图 10-103-8 左肝与膈之间腹膜种植

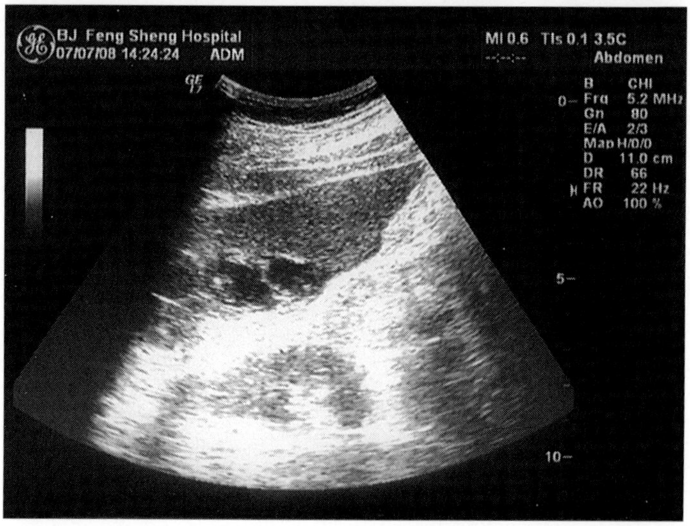

图 10-103-9 肝与右肾之间腹膜种植

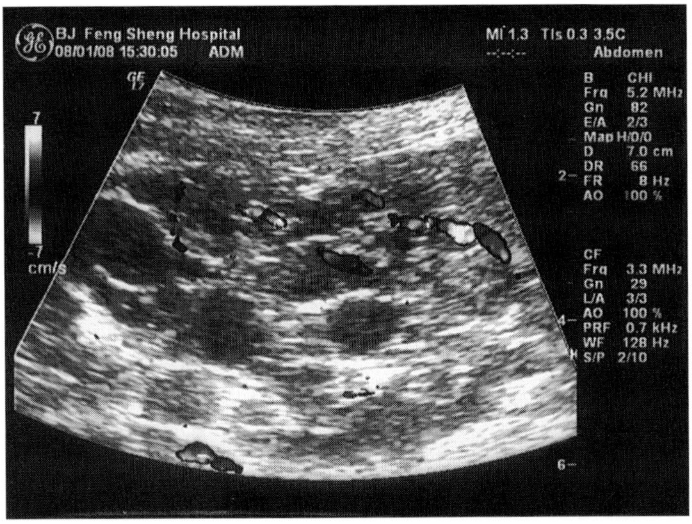

图 10-103-10　阑尾黏液囊腺瘤同一病人 25d 后复查，腹膜充满腹膜假性黏液瘤且血流较 25d 前丰富

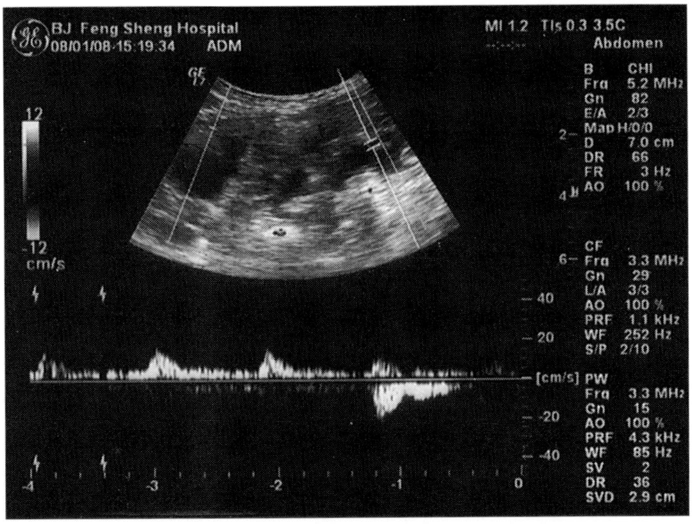

图 10-103-11　阑尾黏液囊腺瘤腹膜多处种植（一）

可引出搏动性血流频谱

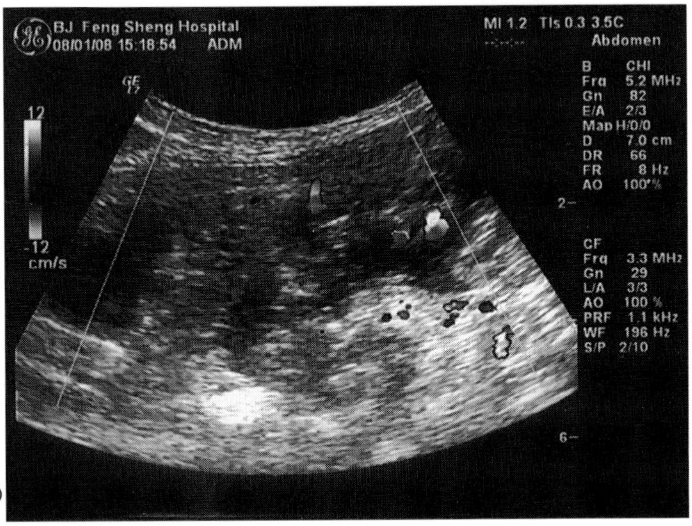

图 10-103-12　阑尾黏液囊腺瘤腹膜多处种植（二）

局部血液较前检查丰富

（富京山）

第104例 排便困难——盆腔术后粘连性肠梗阻

患者，女性，31岁。因排便困难2年来诊。患者自2年前开始逐渐发生排便不畅、排便困难，1～2周排便1次，以致患者不敢多食，终日腹胀，但无腹痛，有时恶心、呕吐，不发热。患者多次到县、市医院就诊均按“便秘”诊治，服用各种泻药及应用开塞露等药物治疗，渐至无效，近2～3个月来以上症状加重，3周不排便。检查患者头-颈、心、肺无异常，腹部略膨隆，叩诊全腹鼓音，小腹正中发现手术瘢痕，追问病史，患者13年前因卵巢囊肿行卵巢囊肿及子宫切除术。实验室化验无特殊。超声显像检查未见子宫(已切除)，双附件(—)，升结肠、横结肠、降结肠及乙状结肠上部均明显胀气，十二指肠、空肠及回肠均扩张，并可见双向蠕动。直肠未见充气，并有空、瘪感，最后判定梗阻部位应在乙状结肠下段。超声检查提示结合临床考虑为盆腔术后肠粘连，粘连不全肠梗阻。

分析

粘连性肠梗阻是肠粘连或腹腔内粘连带所致的肠梗阻，临床上最为常见，占小肠梗阻的60%以上，其中约80%发生在腹部手术后，尤其是下腹部手术后。20世纪50年代以前，疝气是肠梗阻最常见的原因，现在肠粘连已是肠梗阻的第一位原因。肠粘连部位大多发生在小肠，结肠梗阻很少见，即使发生一般只限于横结肠右曲和左曲及乙状结肠。急性粘连性肠梗阻多表现为小肠机械性肠梗阻。患者多有腹腔手术史或感染病史。以往有慢性梗阻症状和多次急性发作的病史者多为广泛粘连和单纯性梗阻，突然出现急性梗阻症状者多为粘连带或点状粘连，常是绞窄性梗阻，但这也不是绝对的，如诊断为粘连性肠梗阻应警惕其为绞窄性肠梗阻的可能。粘连和粘连带虽然是导致肠梗阻的常见原因，但粘连的存在并不等于必然会发生肠梗阻。腹膜在创伤、炎症或异物刺激后发生炎症反应而有大量含纤维素的液体渗出，在数小时内渗出液即凝固成纤维素性疏松的粘连，将相邻脏器的浆膜面粘连在一起。这种纤维素性粘连如未能吸收，就有血管和成纤维细胞长入，最后形成粘连。绝大部分粘连不会引起肠梗阻症状，但约有3%的患者会发生需外科手术治疗的肠粘连。即使腹腔内有广泛的肠粘连，如肠曲未形成锐角，肠内容物通过无困难，亦无梗阻症状。当肠曲扭转成团，影响蠕动波将内容物向前推进，或当粘连造成牵拉使肠曲折叠呈锐角，或粘连形成支点，肠曲环绕而扭转，或粘连带压迫肠管，或肠管在粘连带下形成内疝时，均可形成肠梗阻。

粘连性肠梗阻的诊断主要根据典型的症状和体征，以及过去腹腔手术或感染病史。X线检查具有一定诊断意义。在立位片上可见大小不等的液平面，或有肠积气现象。如在平卧位X线片可见孤立或突出胀气肠襻，曲折成一“咖啡豆”形状，即应考虑为粘连带所致的闭襻性梗阻。

粘连性肠梗阻与肠功能性疾患的鉴别诊断也很重要，后者多表现为肠痉挛，患者突然发作剧烈腹痛、呕吐、腹胀，与机械性肠梗阻的症状相似，但症状持续时间较短，一般不超过数小时，呕吐物为胃内容物，从无“呕粪”症状，症状消失迅速，恢复后即无任何不适。发作时X线腹部平片检查亦可见肠内积气，往往以结肠积气为明显。这些患者常有多年类似发作史，每次发作经注射止痛或抗痉挛药后可自行消失，全身营养情况并无不良改变，有的患者曾因诊断急性肠梗阻而施行手术，术后症状仍然发作，有的可能在粘连性肠梗阻的诊断下，多次施行手术，使诊断更加复杂，处理十分困难。

本例为临床最常见的肠梗阻——粘连性肠梗阻，其原因归咎于13年前的盆腔手术，术后乙状结肠部位发生粘连、狭窄而引起排便困难。

超声显像图例见图 10-104-1～10-104-9。

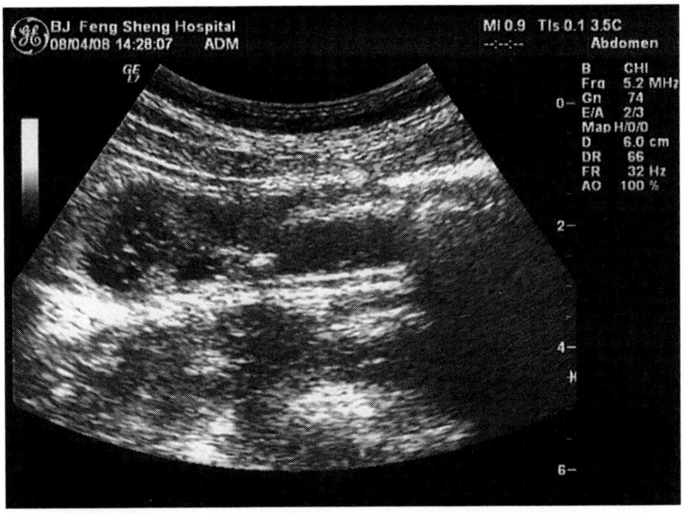

图 10-104-1 粘连性不全性肠梗阻(一)
十二指肠及空肠肠管扩张并可见双向蠕动

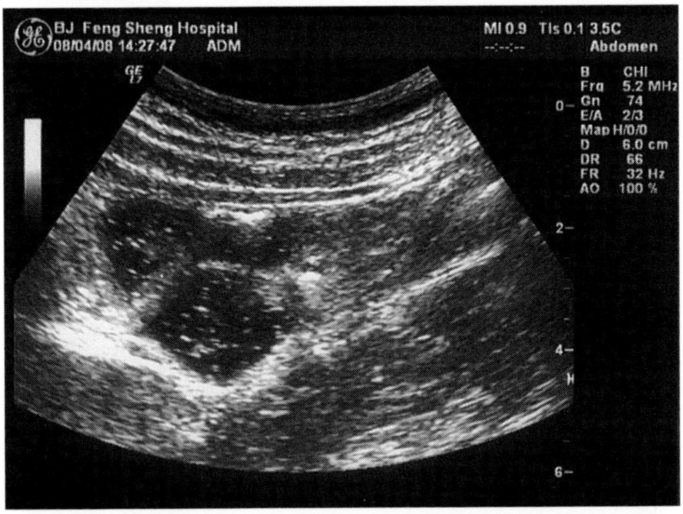

图 10-104-2 粘连性不全性肠梗阻(二)
十二指肠及空肠肠管扩张并可见双向蠕动

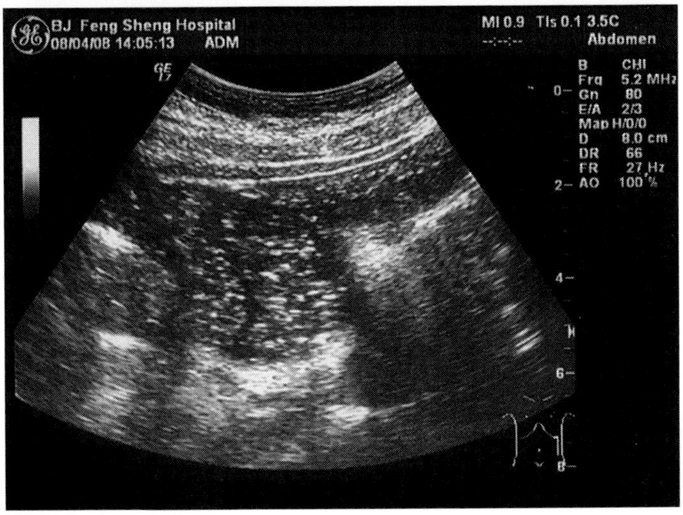

图 10-104-3 粘连性不全性肠梗阻(三)
回肠肠管扩张并可见双向蠕动

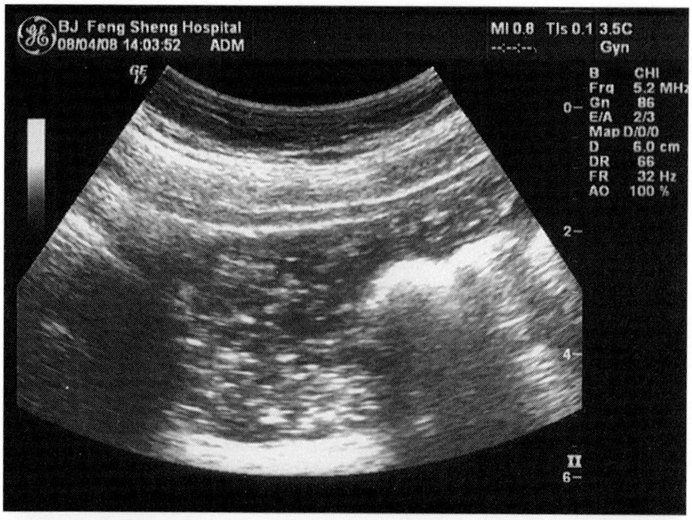

图 10-104-4 粘连性不全性肠梗阻(四)
回肠肠管扩张并可见逆蠕动

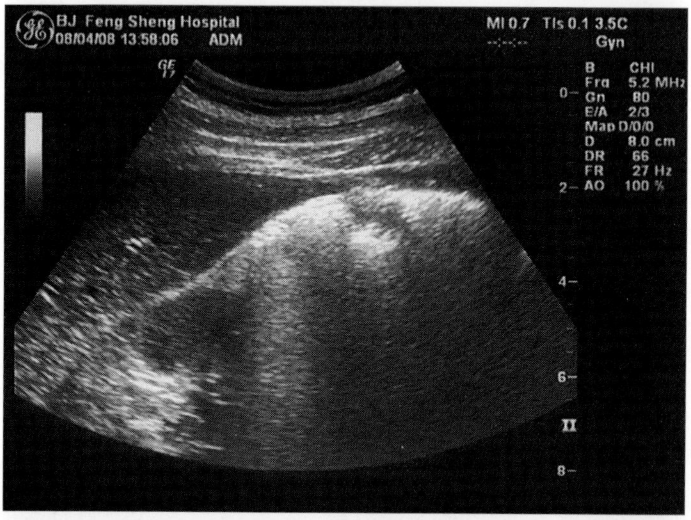

图 10-104-5 粘连性不全性肠梗阻(五)
结肠右曲肠管积气

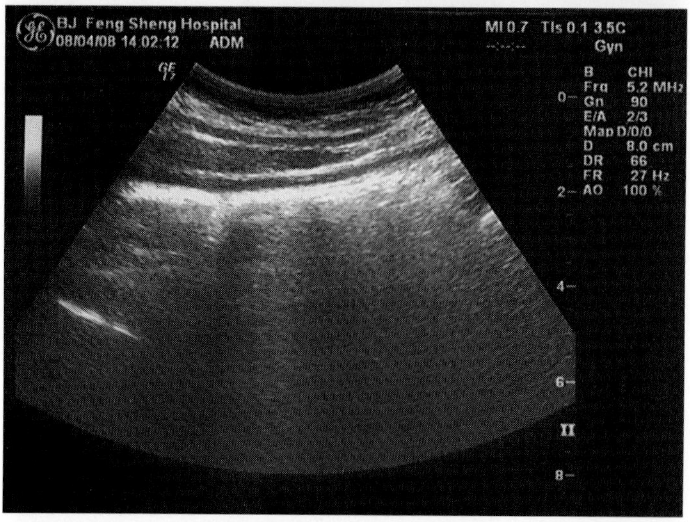

图 10-104-6 粘连性不全性肠梗阻(六)
升结肠肠管积气

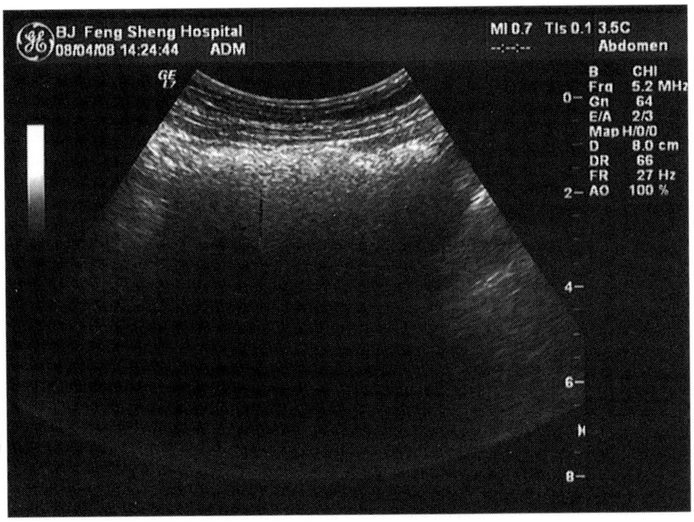

图 10-104-7　粘连性不全性肠梗阻(七)
降结肠肠管积气

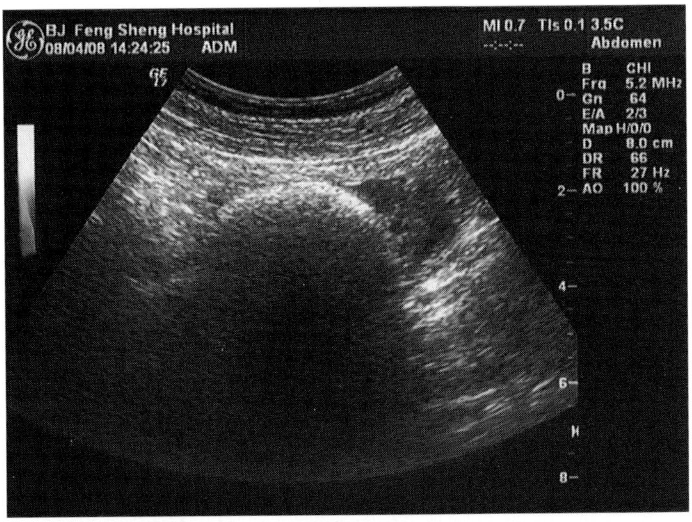

图 10-104-8　粘连性不全性肠梗阻(八)
乙状结肠上段肠管积气

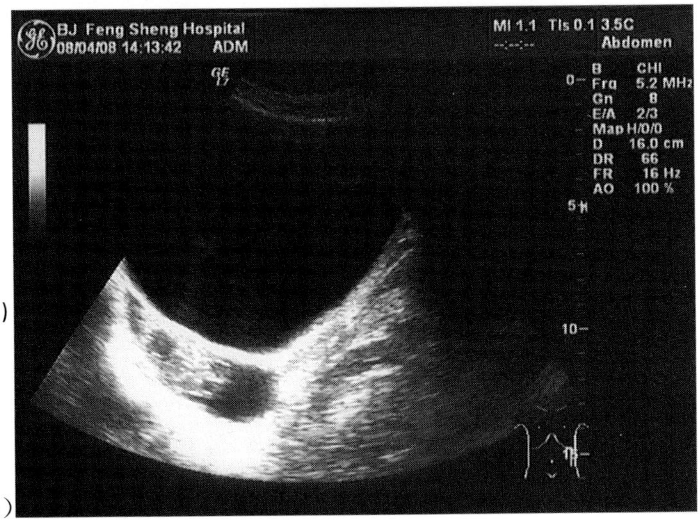

图 10-104-9　粘连性不全性肠梗阻(九)
直肠未见积气，并有空瘪感(最后判定因盆腔手术造成乙状结肠粘连性狭窄)

（富　玮）

第105例 双侧肾盂积水——肛管黑色素瘤复发

患者，男性，56岁。肛管黑色素瘤切除术后6个月，右腰部及下腹部憋胀感近2个月。腹部超声显像检查显示双侧肾盂积水，以右侧肾盂积水明显，于膀胱后上方可见7.9cm×6.4cm不规则、均匀、低回声肿块，位于盆腔正中偏右。超声显像提示盆腔正中偏右实性肿块(恶性肛管黑色素瘤复发)；双侧肾盂积水，以右侧严重。

分析

恶性黑色素瘤是一种产生黑色素的高度恶性肿瘤，仅少数为无色素的恶性黑色素瘤。本病多发生在中老年期，很少发生在青春期前。恶性黑色素瘤于孕期发展迅速。这些现象提示恶性黑色素瘤可能与内分泌有关。儿童恶性黑色素瘤罕见，称为幼年性恶性黑色素瘤，恶性程度低，手术切除后预后良好。

肛、直肠恶性黑色素瘤少见，发病年龄大多在40～60岁，且男女发病率相似。绝大多数起病于肛管，直肠中段很少见，几乎不发生于直肠上段或更高部位，亦可多发。初起时病变在黏膜下，发展较大时可有溃疡，并可在附近出现继发结节，可显黑色。常发现原发瘤无黑色素而转移瘤显黑色。瘤体可向肠腔生长，或为球样向腔内和腔外生长，一般不环形生长达肠壁全周，较直肠癌易于沿肠纵轴发展。转移同肛门部癌。最早期肛、直肠恶性黑色素瘤无症状，待长成结节后，因部位很低，可致大便变形，或有肛门内异物感。有时在排便后于肛门口见到或扪及肿物，被误诊为痔。肿物破溃后有出血，多为大便表面部有血丝。继发感染后会出现疼痛。本病应与良性病变鉴别，方法同直肠癌和肛门部癌。直肠指检很重要。与腺癌的鉴别很困难。

恶性黑色素瘤多发生在有摩擦的部位，如足底、外阴、腰、头、颈等处。一般认为恶性黑色素瘤来自于交界痣的色素母细胞，位于表皮与真皮交界处。瘤细胞有圆形、多边形和梭形。胞质丰富，含有多少不等的微细黑色素颗粒。核呈椭圆形或梭形，深染，分裂象多。瘤细胞可形成巢状或束状，间质内可有吞噬黑色素的细胞。瘤细胞向下浸润真皮，深入皮下脂肪，向上浸润表皮棘层，形成瘤细胞巢。当瘤细胞局限于皮肤与真皮交界处，仅浸润表皮但未浸润真皮时，称为恶性黑色斑或原位恶性黑色素瘤。

肛管癌可直接扩散。肛管黏膜下层薄弱，使得肛管黏膜与括约肌结合紧密。因此，肛门部癌易向肛门括约肌、肛门周围组织、坐骨直肠窝的脂肪组织中直接扩散、蔓延。有的可向皮下组织广泛浸润。女性可向外生殖器扩散，男性可向尿道和前列腺扩散。淋巴转移是肛管部癌的主要扩散形式，经肛管壁内淋巴丛沿会阴部皮下组织转移至腹股沟淋巴结，肛门后方和尾骨部病灶也可转移至腹股沟淋巴结。另外，肛管淋巴网或直肠淋巴网之间有广泛的交通支互相贯通，沿阴部淋巴管转移至阴部淋巴结和腹下淋巴结，也可沿痔中和痔上血管向上转移至髂淋巴结和肠系膜下血管旁淋巴结。恶性黑色素瘤的转移灶在原发灶切除后有自行消退的现象，提示自体免疫能力。

超声显像图例见图10-105-1～10-105-3。

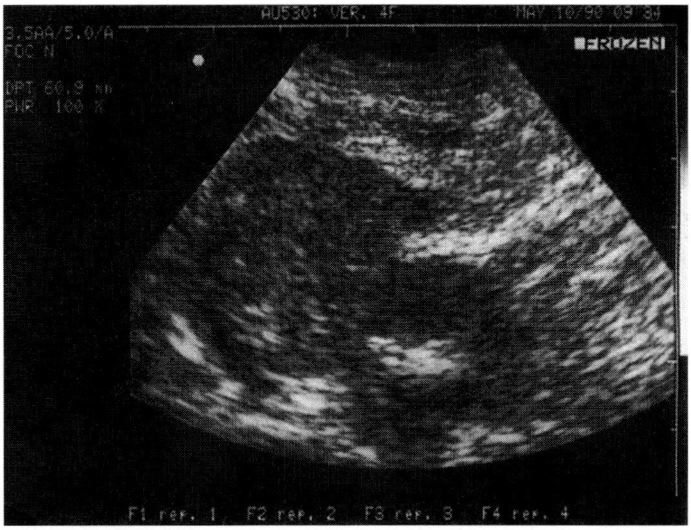

图 10-105-1　肛管黑色素瘤术后复发

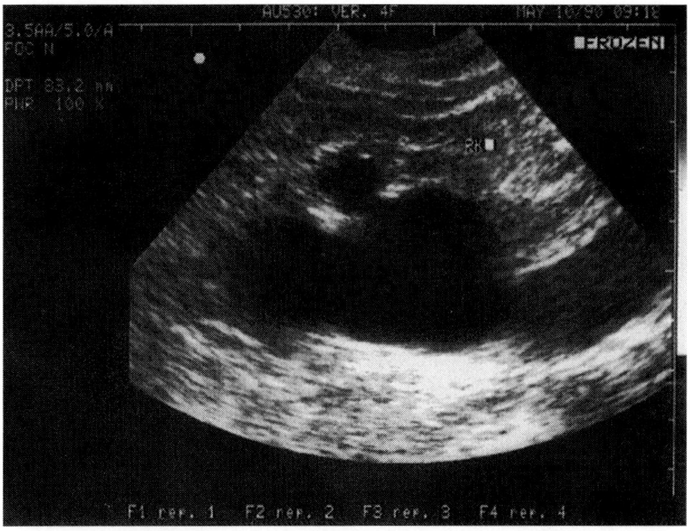

图 10-105-2　肛管黑色素瘤术后复发侵犯输尿管引起右肾盂积水(较左肾盂积水严重)

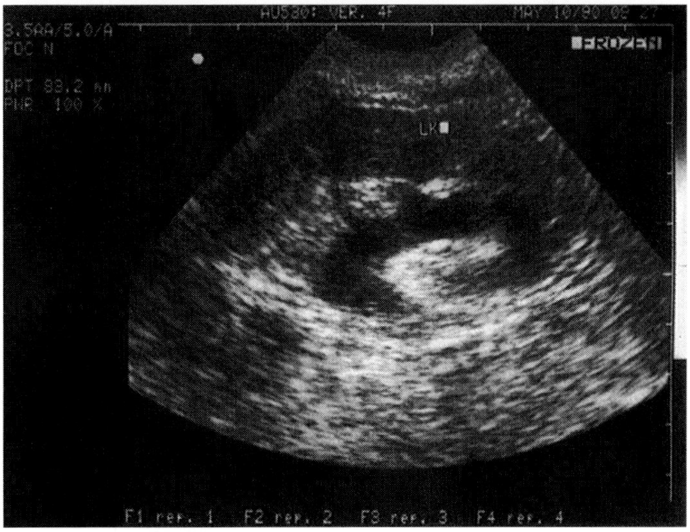

图 10-105-3　肛管黑色素瘤复发引起左肾盂积水

（富　玮）

第106例 难治性腹水病因诊断思维

例1

患者，女性，48岁。患风湿性心脏病20余年。患者20年前自生产后经常出现活动后心慌气短、腹胀、下肢水肿、食欲减退。超声显像检查示肝脏增大，肝实质回声弥漫性增强，肝静脉、下腔静脉、门静脉均增宽；脾轻度增大，并有腹水。超声显像提示为淤血性肝硬化、腹水。当即做心脏超声显像检查，显示二尖瓣狭窄，右心室、右心房及肺动脉扩大。

例2

患者，男性，42岁。因复发性急性上消化道出血入院。查体发现腹部膨隆，腹水征阳性。肝功能化验指标升高，天冬氨酸转氨酶210U/L(正常为0～35U/L)，丙氨酸转氨酶324 U/L(正常为0～35U/L)，总胆红素61.1μmol/L(3.7mg/dl)[正常为5.1～17.1μmol/L(0.3～1.0 mg/dl)]，白蛋白24g/L(正常为35～55g/L)。食管内镜显示食管静脉曲张。超声显像显示肝后下腔静脉膜蹼。肝尾叶增大，肝硬化，门静脉高压，脾大(中等度)，腹水。入院后施行经皮经股静脉、下腔静脉膜蹼再通术，但效果不明显。

例3

患者，男性，76岁。腹胀、下肢水肿、食欲减退3个月。超声显像检查发现右肾肾癌并发生肝转移(转移至第二肝门处)，下腔静脉癌栓，腹水。超声显像提示右肾癌、转移性肝癌(第二肝门处)、下腔静脉癌栓、腹水。

例4

患者，男性，60岁。2个月来消瘦、腹胀。超声显像检查示肝、胆、胰、脾、双肾未见异常，腹腔内片状无回声区，在腹膜多处可见2.0cm×3.0cm大小的囊性无回声。超声提示腹膜多发假性黏液腺瘤，腹水。

例5

患者，女性，76岁。5个月来食欲减退、消瘦、乏力、间断发热并腹胀、超声显像检查显示腹腔内多发2.0～4.0cm大小的，边界清楚的低回声结节，并见片状液性无回声区。超声提示恶性淋巴瘤(非霍奇金淋巴瘤)，腹水。

分析

腹腔积液简称腹水，即腹腔内有液体潴留。潴留的液体有漏出液和渗出液两种。漏出液的腹水一般为浅黄色液体，常见于肝硬化、充血性心力衰竭、营养不良、肾病综合征、Budd-Chiari综合征(肝静脉下腔静脉阻塞综合征)等。渗出液的腹水常见于腹膜的炎症，如结核性腹膜炎。恶性肿瘤的腹膜种植转移也可导致腹水，此时腹水内可含有癌细胞，腹水常为血性。有时腹水为乳糜状，见于胸导管或乳糜池受肿瘤或炎症浸润阻塞时，含脂质的淋巴液流入腹腔，致腹水呈乳糜状。腹膜间皮细胞的脂肪变性或腹水中含有大量蛋白亦可使腹水呈乳糜样，称为假乳糜性腹水。

腹腔积液量过多时可压迫胸腔内脏器或大血管而引起相应的变化。若膈肌因腹水被推上移可引起呼吸困难。下腔静脉受压易合并血栓形成。有时由于腹腔内充满腹水，使腹内压增加而发生脐疝。

正常人腹腔内可有少量液体。如果腹腔内的液体积聚＞200ml即为腹腔积液。腹腔积液是由多种疾病引起的一种症状，其病因诊断有时甚为困难。当腹水的病因不明确时，其治疗很难收到满意效果，如果经常规治疗，腹水顽固存在或短期消退后又迅速增长在3个月以上不见消退，即称为难治性腹水。这些病例中有不少是病因未能确定或诊断错误的。为理清腹水病因的诊断思路，首先要了解腹水的性质，根据腹水外观、比重、细胞计数及白细胞分类、蛋白定性和定量，一般将腹水分为漏出液、渗出液、血性腹水及乳糜性腹水。其中，大多数腹水属于漏出液或渗出液。漏出液呈淡黄色、透明、不凝固，比重常低于1.018，细胞数常＜0.1×10^9/L，多为间皮细胞和淋巴细胞，Rivalta试验反应阴性，蛋白定量在25g/L以下；而渗出液呈淡黄色或草黄色，浑浊且易凝固，比重一般高于1.018，细胞数多在0.5×10^9/L以上，Rivalta试验反应阳性，蛋白定量在25～30g/L以上，但以上这些数据不能绝对化。临床上有不少病例腹水化验结果有几项符合漏出液，而其他几项又符合渗出液，因此，要得到正确的判断，不仅要依靠腹水化验结果，还必须结合全面的临床资料进行深入细致的分析。若腹水为漏出液，而临床仅有腹水并无全身水肿，或腹水出现于下肢水肿之前，并有低蛋白血症，其腹水常见的病因为肝硬化，典型表现有黄疸、肝掌、蜘蛛痣、脾大、肝功能异常等，此时诊断容易判定。但临床上有些病例缺乏特异表现，除低蛋白血症外肝功能并无明显异常，此时超声显像诊断可提供有价值的资料。上消化道造影可能会对食管静脉曲张漏诊，最有帮助的诊断手段是胃镜检查，胃镜检查对有无食管静脉曲张一目了然。其阳性发现即可有门脉高压存在。门脉高压最常见的病因为肝硬化。肝硬化腹水合并结核性腹膜炎其腹水可以接近漏出液，如果肝硬化腹水常规治疗后腹水不消退，患者又有腹痛、发热、盗汗等症状，应高度警惕是否合并结核性腹膜炎。由于结核性腹膜炎多为继发性病变，故应在肺、肠道或泌尿、生殖系统寻找结核病灶，对诊断结核性腹膜炎多有帮助。肝硬化腹水经应用利尿药及静脉输入白蛋白并放腹水治疗，一般应该有效，如果经上述治疗腹水仍然顽固存在，甚至增长，此时应考虑是否在肝硬化基础上合并原发性肝癌，超声显像检查应仔细寻找肝癌病灶，特别是弥漫型肝癌，超声检查有一定困难。若能发现门静脉内的癌栓，则诊断成立。

研究资料表明，肿瘤性腹水大多为渗出液（占68.9%），其次为漏出液（占22.3%）、乳糜性腹水（占4.4%）、血性腹水（占4.4%）。当肿瘤性腹水为渗出液时，其最容易与结核性腹膜炎混淆，尤其是腹膜间皮瘤，由于容易被临床忽视，在鉴别诊断中应加以注意。当肿瘤性腹水为漏出液时，常误诊为肝硬化或不明原因腹水，肝脏或胰腺等器官的恶性肿瘤，胃肠道肿瘤或女性盆腔肿瘤，经过规范的、仔细的超声检查一般均能明确诊断。许多原发性或转移性恶性肿瘤都可有腹水，有的消化道肿瘤及妇科肿瘤常以腹水为首发症状。经统计，在男性肿瘤性腹水中肝癌占首位，女性肿瘤性腹水以卵巢癌占首位。其他引起腹水的常见肿瘤有腹膜间皮瘤、胃癌、大肠癌、胰腺癌、子宫癌、恶性淋巴瘤等。恶性肿瘤性腹水产生原因常是多方面的。主要是由于恶性肿瘤转移种植于腹膜或腹腔，渗出液增多；癌组织浸润引起糜烂出血；癌肿组织压迫门静脉或下清静脉引起腹水。恶性肿瘤性腹水表现不一，常见为血性腹水或渗出液，也可表现为漏出液或乳糜性腹水，腹水中找到瘤细胞是确诊的重要手段。若瘤细胞检查阴性时应进一步做超声显像检查、CT或腹腔镜检查。此外，应考虑腹膜间皮瘤，因大量间皮细胞增生渗出可形成腹水。腹膜间皮瘤有良性的和恶性的，主要依靠病理诊断。临床特点是出现反复顽固性的腹水，可伴腹胀、消瘦、发热，腹水为渗出液或血性。临床上易误诊。

有大量腹水、低蛋白血症等在排除肝硬化后应考虑肾病综合征。肾病综合征患者最早出现的症状是下肢水肿，然后出现腹水，尿常规出现蛋白，尿蛋白定量＞3.5g/24h，常伴有高脂蛋白血症，经应用皮质激素治疗后腹水迅速消退。

巨大肥厚性胃病、肠淋巴管扩张症、肠系膜淋巴结结核及 Crohn 病引起的肠系膜和肠淋巴管广泛阻塞及过敏性胃肠炎等均可引起蛋白丢失性胃肠病所致的腹水，但病因易被忽略。这一组疾病造成的血浆蛋白由胃肠道大量丢失导致低蛋白血症和周围血肿并可同时存在脂肪和糖吸收不良，表现为严重腹泻。胃肠道 X 线检查和胃镜检查是确定本组疾病的重要手段，由心瓣膜病引起的慢性充血性心力衰竭严重者可发生大量腹水，腹水为漏出液，听诊并可闻及心脏杂音和慢性充血性心力衰竭的表现。慢性缩窄性心包炎常有肝脏肿大及大量腹水，容易与肝硬化混淆。此类患者常有颈静脉怒张，在吸气时扩张更为明显。心脏听诊无杂音，可有心音遥远或第三心音，脉压缩小，部分患者有奇脉。心脏超声显像检查对诊断有重要价值。甲状腺功能减退者也可出现大量腹水，腹水为漏出液，但其蛋白含量高达 40～50g/L。如果甲状腺功能减退患者以腹水为主要表现，由于临床甚为少见，常有延误诊断。有病例报道原因不明性腹水历经 1 年之久未能明确诊断，其后发现病人表浅淡漠、怕冷、脱毛，腹水细胞数正常，而蛋白高达 46g/L，又经甲状腺功能检查及超声显像检查最后判定为慢性淋巴细胞性甲状腺炎（桥本病），甲状腺功能减退。另外，一些少见的腹水病因，如布加综合征及腹膜假性黏液腺瘤（来源于阑尾或卵巢）在诊断中也应注意。

临床常见腹水病因分类如下：

1. 由循环系统淤滞引起

（1）门脉高压：①肝前性，有门脉狭窄、闭塞（炎症性、外伤性、血栓性、邻近脏器肿瘤压迫、肝门淋巴结肿大等）、先天性门脉形成异常（海绵状血管瘤等）；②肝内性，肝硬化、重症肝炎肝萎缩、肝肿瘤（特别是肝癌）、肝梅毒、肝纤维化等；③肝后性，班替综合征、血吸虫病、肝外肝静脉综合征、下腔静脉闭塞（纵隔肿瘤、肝肿瘤、栓塞、血栓）。

（2）充血性心力衰竭：①原发性，心瓣膜病、心肌或冠状动脉疾病等、心外膜疾病（特别是慢性粘连性心包炎）。②继发性，肺循环障碍（肺气肿、慢性支气管炎）、肺心病末梢血管抵抗增大（原发性高血压、肾性高血压）、黏液水肿、重症贫血、消耗性疾病。

（3）淋巴回流障碍（胸导管闭塞或破坏）：①外伤性，手术、外伤；②外部压迫闭塞，淋巴结肿大、静脉瘤；③闭塞，丝虫病等。

2. 由血浆胶体渗透压降低引起

（1）肾性：肾硬变，慢性肾炎。

（2）非肾性：①低营养，营养摄取不足（饥饿、消耗性疾病、恶病质）；②蛋白合成障碍，肝硬化；③营养吸收障碍。

3. 由腹膜病变引起

（1）炎症：①急性腹膜炎，消化道穿孔引起的继发感染（阑尾炎，胃、十二指肠溃疡，胆囊脓肿，溃疡性结膜炎，伤寒，痢疾等），腹壁或腹腔内脏器化脓性疾病的并发症，全身症状的一部分（败血症），外伤。②慢性腹膜炎，结核性腹膜炎、慢性胰腺炎合并腹膜炎、急性腹膜炎慢性变、变态反应性腹膜炎、胰伪囊肿（包裹积液）。

（2）肿瘤：①恶性，癌性腹膜炎、绒毛膜上皮癌、白血病、霍奇金病。②良性，卵巢肿瘤（纤维瘤、囊腺瘤）、子宫肌瘤、后腹膜良性肿瘤、腹膜假性黏液瘤。

临床腹水的鉴别诊断要点如下：

1. 病史

(1)到过血吸虫病流行区，需考虑血吸虫性肝硬化。

(2)具有黄疸史者，应考虑肝炎后肝硬化、肝癌等。

(3)有久咳、大便干稀交替史，需要注意结核性腹膜炎。

(4)有腹部或腰外伤者，可能伤及肝、脾、肾等内脏，引起裂断伤，导致血性积液。

(5)腹部挫伤可引起胰伪囊肿、肠系膜囊肿(包裹积液)。

2. 体检

(1)单纯性腹水：可能为肝硬化、结核性腹膜炎、癌性腹水等。

(2)伴有全身性水肿的腹水：可能为肾炎、心脏病、营养不良等。

(3)伴有呕血、脾大、腹壁静脉怒张者：需考虑门静脉性高压、肝硬化等。

(4)肝大：需注意血吸虫性肝硬化、肝癌、心力衰竭等。

(5)腹部触痛和肿块：需考虑结核性腹膜炎、腹膜继发性癌及外伤引起腹腔积血等。

3. 腹水性质与实验室检查

(1)腹水清亮黄色：需考虑肝硬化、心力衰竭、肾炎、营养不良等。

(2)腹水为血性：注意原发性肝癌、腹膜癌、结核性腹膜炎、内脏破裂、异位妊娠破裂、绞窄性肠梗阻、绒癌及间皮细胞瘤的可能。急性胰腺炎腹水为稀薄血性(淀粉酶升高)。

(3)腹水为浑浊黄色：可能为结核性腹膜炎。

(4)腹水为乳白色：需考虑丝虫病。

(5)腹水为脓性：可见于阑尾穿孔等腹腔感染。

(6)腹水为米汤样：可能为胃穿孔。

(7)甲状腺功能低下引起的腹水，蛋白成分高(与血浆蛋白相似)。

4. 腹腔镜检查　有助于鉴别结核性腹膜炎、肝硬化、腹膜癌等病变。

超声显像图例见图 10-106-1～10-106-15。

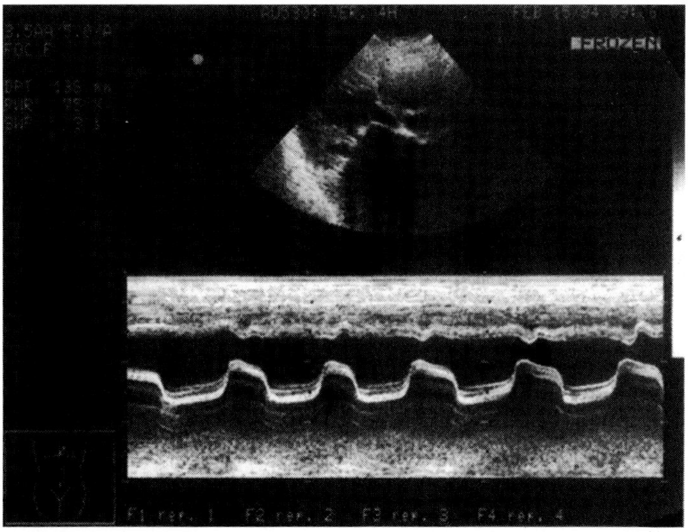

图 10-106-1　风湿性心脏病，二尖瓣狭窄(引起难治性腹水)

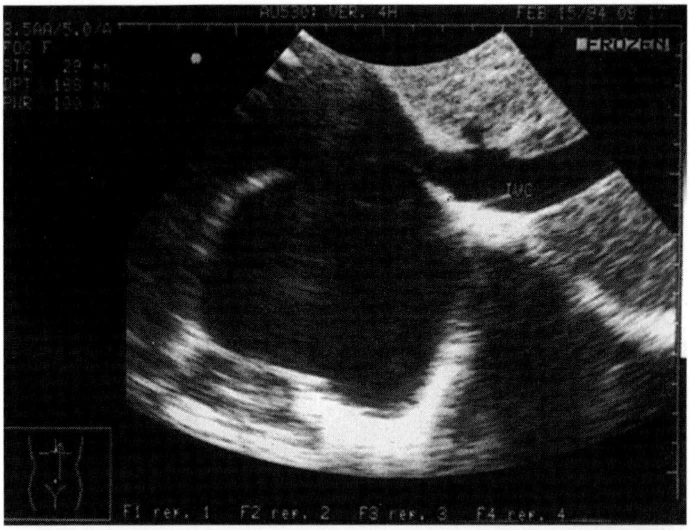

图 10-106-2 风湿性心脏病，右心房、右心室扩大（引起难治性腹水）

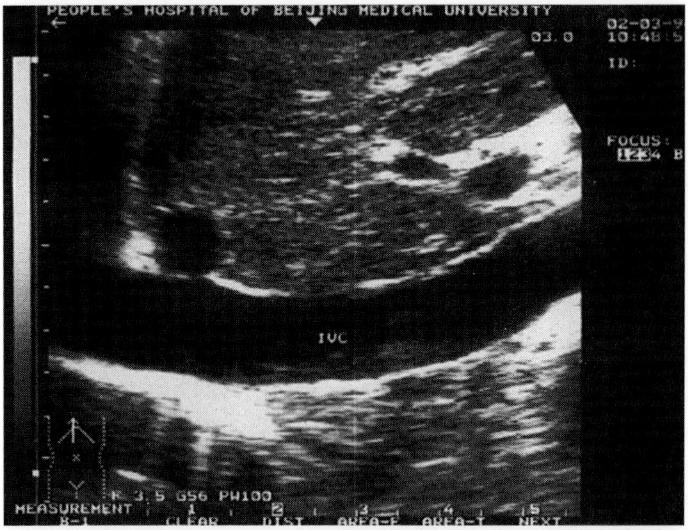

图 10-106-3 风湿性心脏病，慢性充血性心力衰竭（引起难治性腹水）

图示下腔静脉增宽

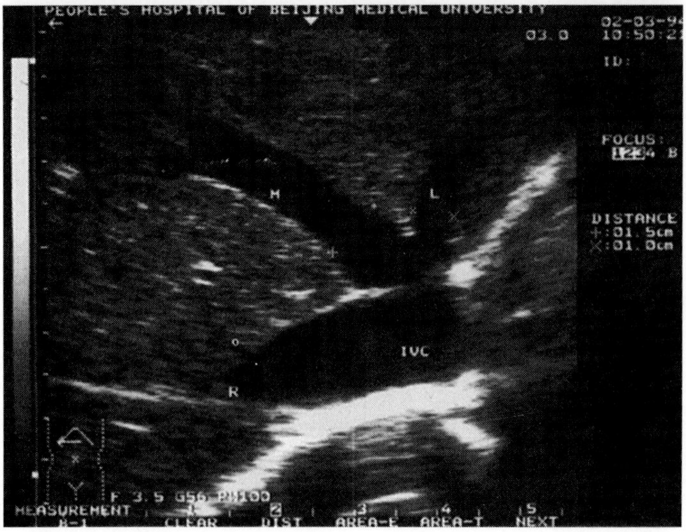

图 10-106-4 风湿性心脏病，淤血性肝硬化、腹水

图示肝静脉增宽

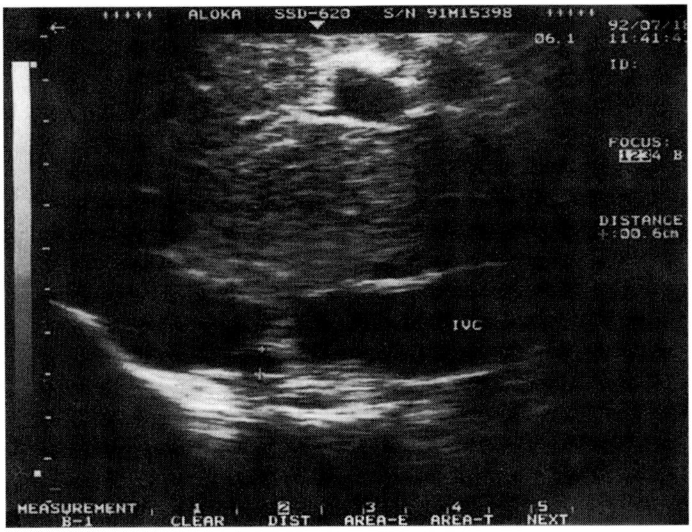

图 10-106-5 布-加综合征(下腔静脉先天性膜蹼形成)(引起难治性腹水)

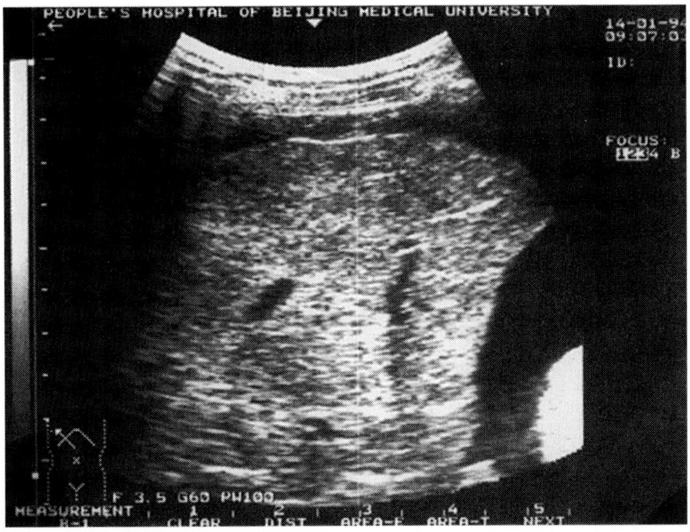

图 10-106-6 布-加综合征,腹水

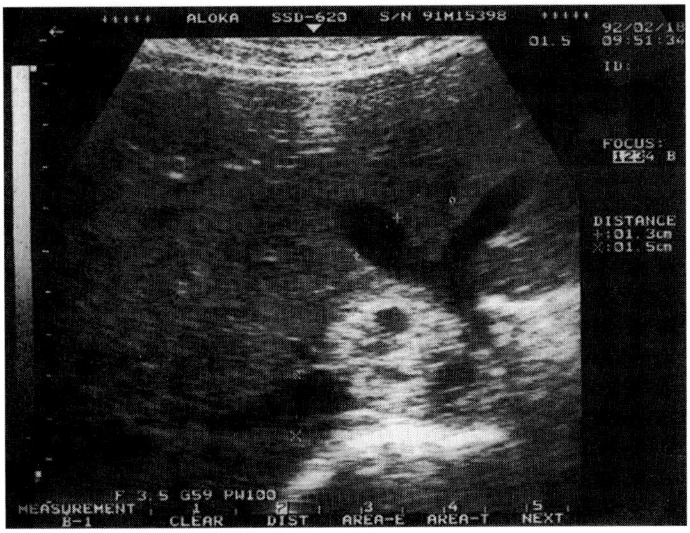

图 10-106-7 右肾癌肝转移(第二肝门处)

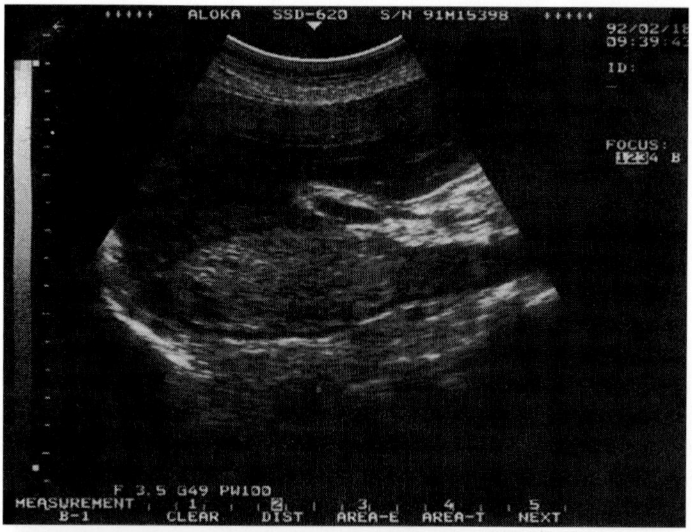

图 10-106-8　右肾癌下腔静脉转移(癌栓)引发腹水和下肢水肿(一)

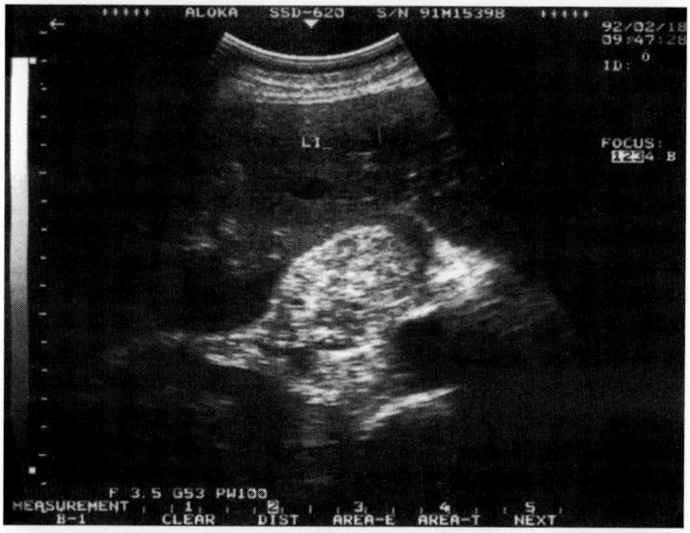

图 10-106-9　右肾癌下腔静脉转移(癌栓)引发腹水和下肢水肿(二)

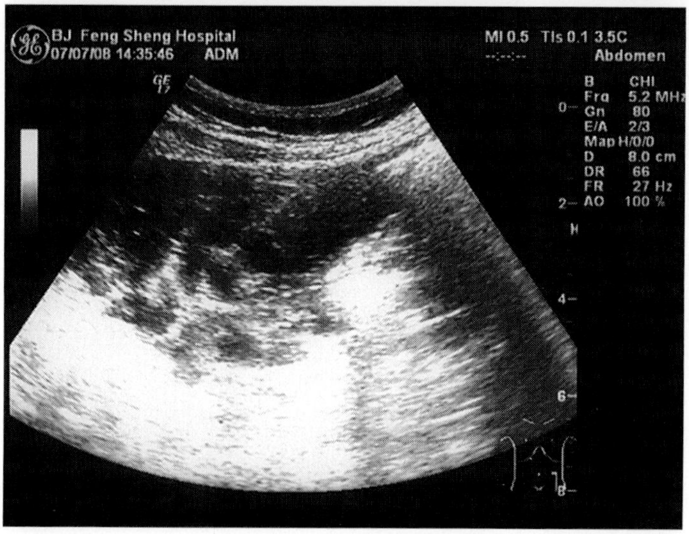

图 10-106-10　腹膜假性黏液腺瘤(引起难治性腹水)

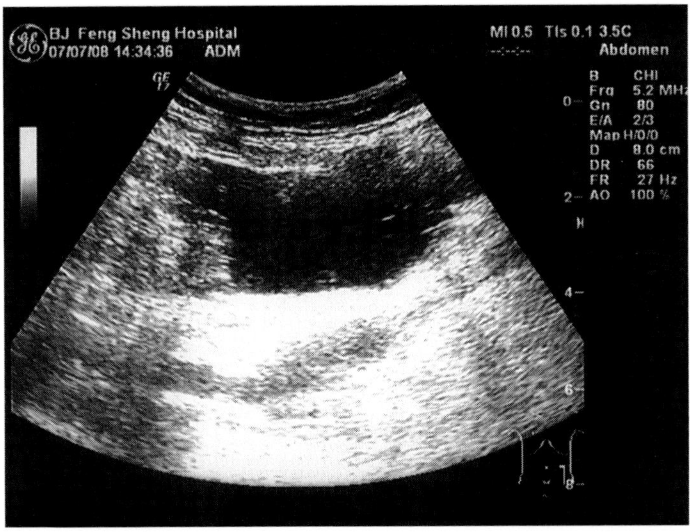

图 10-106-11 腹膜假性黏液腺瘤腹水(一)

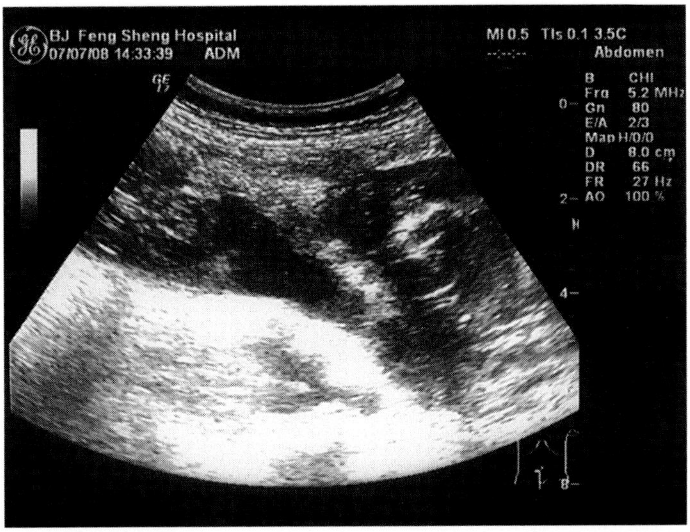

图 10-106-12 腹膜假性黏液腺瘤,腹水(二)

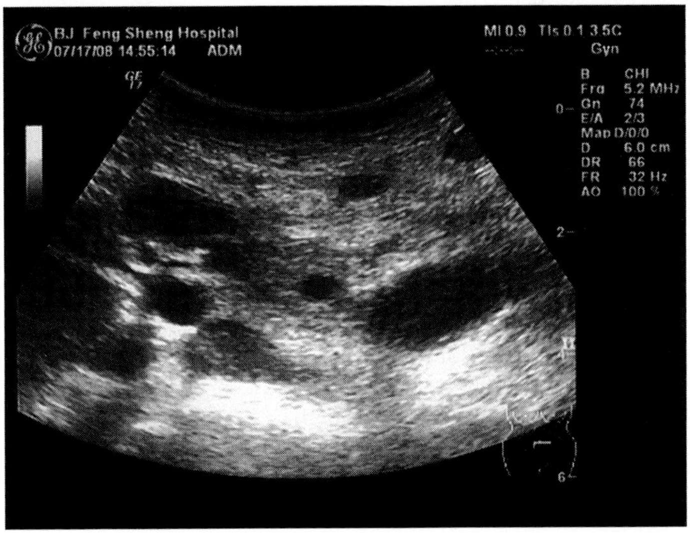

图 10-106-13 恶性淋巴瘤(引起难治性腹水)

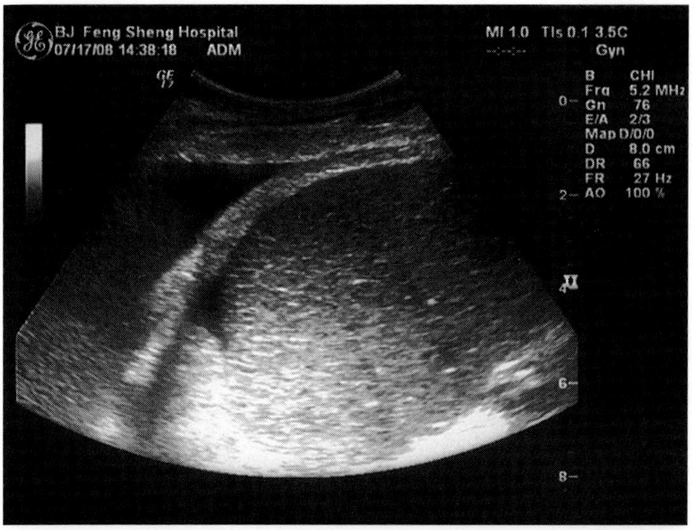

图 10-106-14 恶性淋巴瘤所致胸腔积液与腹水

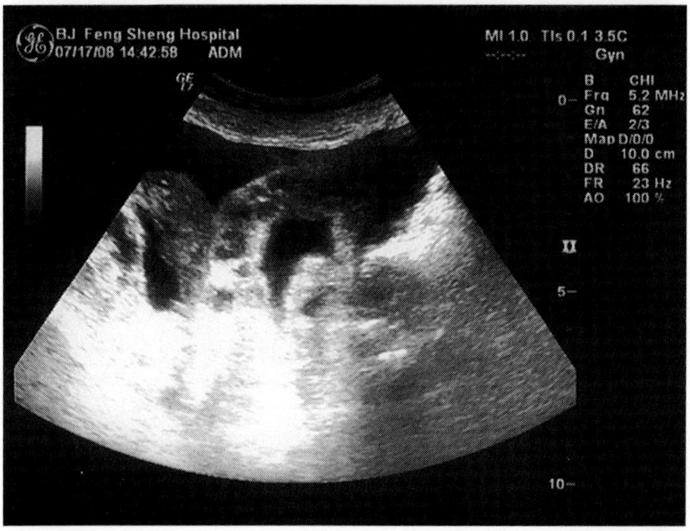

图 10-106-15 恶性淋巴瘤，腹水

（富京山）

第 107 例 上消化道出血超声诊断思路

患者，男性，52 岁。因发热、咳嗽 10d，黑便伴呕血 1 周来诊。患者于 10d 前出现发热（体温最高 38℃），咳少量黏白痰，无咯血、胸痛等。给予抗生素治疗后症状减轻，体温恢复正常，近 1 周出现黑粪，3d 前突然呕吐约 1 000ml 咖啡样物，同时排出柏油样黑粪，经输血、止血等处理，呕血停止，仍有黑粪，并有胸闷、气短。患者无肝炎病史，但家族中有乙型肝炎病人。

查体：体温 37.4℃，脉搏 116/min，呼吸 32/min，血压 110/70mmHg。神志淡漠，贫血貌，全身皮肤及巩膜轻度黄染，未见出血点。右下肺可闻及少量湿啰音。心率 116/min，心律齐。腹膨隆，轻触痛，肝脾肋下触及不满意，移动性浊音阳性。四肢无异常。

实验室检查：白细胞 $10.1\times10^9/L$，中性粒细胞 0.79，淋巴细胞 0.11，血小板 $18\times10^9/L$，血红蛋白 46g/L，尿蛋白（+），便隐血试验（+++），尿素氮（BUN）7.1～13.4mmol/L，肌酐 120μmol/L，直接胆红素 4.7μmol/L，间接胆红素 24.1μmol/L，总蛋白 37g/L，白蛋白 22g/L，丙氨酸转氨酶 240 U/L，天冬氨酸转氨酶 120U/L，碱性磷酸酶（AKP）302U/L，乳酸脱氢酶（LDH）2 356U/L，肌酸激酶 1 011U/L，α-羟丁酸脱氢酶 246U/L，癌胚抗原 3.8μg/L，甲胎蛋白 16.9μg/L，抗 HCV 抗体（−）。

胸部 X 线及 CT 检查：双肺未见明显异常。

超声显像检查：肝被膜不光滑，呈锯齿样改变，肝内血管部清晰，肝实质回声不均匀弥漫增强，尾叶增大，脾脏中等度增大，门静脉增宽。超声显像诊断为肝硬化、门脉高压、脾大。

分析

消化道出血是临床常见的症状，根据出血部位分为上消化道出血和下消化道出血。上消化道出血是指屈氏韧带以上的食管、胃、十二指肠和肝、胆、胰等病变引起的出血，包括胃空肠吻合术后的空肠上段病变所致出血。屈氏韧带以下的肠道出血称为下消化道出血。临床根据失血量与失血速度将消化道出血分为慢性隐性出血、慢性显性出血和急性出血。急性大量出血病死率约为 10%，60 岁以上老年人出血病死率高于中青年人，为 30%～50%。

消化道出血可因消化道本身的炎症、机械性损伤、血管病变、肿瘤等因素引起，也可由邻近器官的病变和全身性疾病累及消化道所致。

1. 上消化道出血的病因

(1)食管疾病：食管炎（反流性食管炎）、食管憩室、食管溃疡、食管贲门黏膜撕裂症、器械检查或异物引起损伤、放射性损伤、强酸和强碱引起化学性损伤。

(2)胃、十二指肠疾病：消化道溃疡、急慢性胃炎、胃黏膜脱垂、胃癌、十二指肠炎、残胃炎、残胃溃疡或癌，胃肠吻合术后的空肠溃疡和吻合口溃疡。另外，还有胃肠道息肉、血管瘤、憩室炎、钩虫病等。

(3)门静脉高压、食管胃底静脉曲张破裂出血、门静脉炎、血栓形成门静脉阻塞、肝静脉阻塞（Budd-Chiari 综合征）。

(4)上胃肠道邻近器官或组织的疾病

①胆道出血：胆囊或胆管癌、肝癌、肝脓肿或肝血管病变破裂或肝外伤出血流入胆道等。

②胰腺疾病累及十二指肠：胰腺脓肿、胰腺炎、胰腺癌等。

(5)全身性疾病

①血液病：白血病、再生障碍性贫血、血友病等。

②尿毒症。

③应急性溃疡：严重感染、手术、创伤、休克、肾上腺糖皮质激素治疗及某些疾病引起的应急状态，如脑血管意外、肺源性心脏病及重症心力衰竭等。

2. 临床表现　上消化道出血的临床表现为呕血或便血。成人一次出血量如果在 800ml 以上，即可出现休克体征，如出汗、皮肤湿凉、呼吸急促、脉搏快而弱、血压降低、脉压缩小等。

3. 诊断　对于上消化道大出血的患者，医师必须沉着冷静，除非病人处于休克中需立即抢救外，应在短时间内有目的、有重点地完成病史询问和体格检查。经过分析，初步确定出血的病因和部位，从而采取及时和有效的治疗措施。

一般情况下，幽门以上的出血易致呕血，幽门以下的出血易致便血。若出血量少，未引起呕吐，则血液自粪便排出。反之，如果出血急、出血量大，并引起恶心、呕吐，则大部分血液会呕出。出血量少，血液在胃内滞留时间较长，经胃酸充分作用后，呕吐的血呈咖啡色或黑褐色。若出血很急、量大，血液在胃内滞留时间短，呕的血则呈暗红色，甚至鲜红色。血液便出时，经过肠液的消化作用，排出柏油样便。但若肠蠕动亢进，短时间内也可排出呈红或鲜红色的血便。

不同部位的出血有其不同特点，对于判断出血的病因有一定的意义。临床可根据这些特点，明确出血的部位。有助于手术中寻找出血部位。

(1)食管或胃底静脉破裂引起的出血：一般很急，来势凶猛，一次出血量可达 500～1 000 ml，而导致休克。临床上主要表现是呕血，单纯便血者较少。即使采用积极的非手术治疗止血，一日内仍可呕血几次。

(2)溃疡、糜烂性胃炎及胃癌引起的出血：虽然很急，但一次出血量一般不超过 500ml，并发休克者较少。临床可以呕血为主，也可以便血为主。经过积极的非手术治疗多可止血，但以后可再发出血。

(3)胆道出血：一般量不多，一次为 200～300ml，很少引起休克。临床表现以便血为主。经过积极的非手术治疗后，出血可暂时停止，但常呈周期性复发，一般间隔为 1～2 周。

详细询问病史对诊断多有帮助。胃、十二指肠溃疡患者，病史中多有典型的上腹疼痛，应用抗酸解痉药可以止痛，或过去曾经 X 线钡剂及超声显像检查证实有溃疡征象。对于做过胃部分切除术的病人，应考虑有吻合口溃疡的可能。门静脉高压患者一般有肝硬化或血吸虫病病史，超声显像检查可以得到证实并可以判定是否有门脉高压存在或曾经食管钡剂检查证实有食管静脉曲张。这些病人如果发生上消化道大出血，诊断上一般没有困难。但有些病人在出血前没有任何自觉症状，如 10%～15%胃、十二指肠溃疡出血的病人没有溃疡病史，许多胆道出血的病人没有肝脓肿的病史。因此，要明确出血的病因和部位，需要做腹部超声显像检查。

胆道出血多有类似胆绞痛的剧烈腹痛为前驱症状，右上腹多有不同程度的压痛，甚至可扪及肿大的胆囊，同时伴有寒战、高热，并出现黄疸。这些症状结合在一起，就能明确诊断。

经过以上的鉴别分析，如果仍不能明确出血的病因，在考虑到一些少见或罕见的疾病如食管炎、食管裂孔疝、胃息肉、胃和十二指肠良性瘤、胃壁动脉瘤、剧烈呕吐所形成的贲门黏膜撕裂综合征以及血友病或其他血液疾病等之前，仍应在上述的几种常见的主要病因中，多予以反复探讨。此时，下列几种病变存在的可能性最大。

(1)临床上无症状的溃疡：大多是十二指肠溃疡。

(2)门静脉高压症：食管静脉曲张不明显，也没有明显肝硬化的体征。

(3)糜烂性胃炎。

(4)无症状的早期胃癌：大多由胃小弯溃疡转变而来。

在这 4 种病变中，最需要鉴别的还是食管或胃底曲张静脉的破裂出血与胃或十二指肠溃疡的出血。

4. 上消化道出血病因鉴别和出血量估计

(1)引起呕血和便血的病因的鉴别要点：见表 10-107-1。

表 10-107-1 呕血、便血的病因的鉴别要点

呕血	便血	其他临床表现、体征及实验室检查	病史	血部病因
突然呕血，涌出甚或喷射出，色鲜红	便血在呕血之后出现	肝硬化、脾大、腹水，肝功能不正常等	可有黄疸、肝硬化、血吸虫史	食管静脉曲张破裂
鲜血或咖啡样	有	溃疡病加重期呕血，出血后疼痛可缓解	溃疡病史	消化性溃疡出血
呕出咖啡样物或鲜血	经常有，隐血试验阳性	进行性消瘦，胃酸减少，出血后疼痛不缓解	中老年，起病慢，进展快	胃癌出血
呕出鲜血	隐血试验阳性	有吞咽困难或进行性消瘦		食管溃疡或食管癌
呕出咖啡色血液	黑便或隐血试验阳性	右上腹痛，发热等	黄疸、胆绞痛、呕吐蛔虫病史	胆道出血
有	有	有其他部位出血，出、凝血时间延长，凝血酶原时间延长，血小板减少	血液病史	血液病引起出血
有	鲜血	相应的临床表现	有伤寒、溃疡性结肠炎、结肠癌、痢疾、结肠或直肠息肉、痔、肛裂等	下消化道出血
无呕血	鲜血，多在大便外层或大便滴血	肛门直肠部位疼痛不适	肛裂、痔疮史	痔或肛裂出血

（2）出血程度估计：对于出血程度的估计见表 10-107-2。

表 10-107-2 出血程度的估计

程度	血压	脉搏	血红蛋白	症状	失血量
轻度	基本正常	稍增快	无变化	可有头晕	＜500ml，占总血容量的 10%～15%
中度	下降	增快，100/min 左右	70～100g/L	眩晕、口渴、心烦、尿少	600～1 000ml，占总血容量的 20%左右
重度	明显下降，收缩压在 80 mmHg 以下	明显增快，120/min 以上，脉细弱	＜70g/L	面色苍白，四肢厥冷，少尿或无尿，神志恍惚等	＞1 500ml，占总血容量的 30%以上

超声显像和 CDFI 可以对以下引起上消化道出血的原发病做出诊断：

（1）肝硬化、脾大、门静脉高压、脾静脉和胃大静脉扩张。

（2）门静脉炎、门静脉血栓形成及门静脉受邻近肿块压迫所致的门静脉阻塞。

（3）肝静脉阻塞综合征。

（4）胆管和胆囊结石、胆道蛔虫、胆囊或胆管癌、胆总管损伤、肝癌、肝脓肿或肝动脉瘤破入胆道引起的胆道出血。

（5）胰腺癌或急性胰腺炎并发脓肿破溃，累及十二指肠致出血。

（6）主动脉瘤、肝或脾动脉瘤破裂入上胃肠道。

（7）纵隔肿瘤或脓肿破入上胃肠道。

（8）白血病等血液病。

（9）弥漫性萎缩性肾病-尿毒症。

（10）动脉粥样硬化等血管疾病。

对以上疾病引发的上消化道出血，超声显像和 CDFI 均可做出原发病的诊断，其中以肝硬化、门静脉高压引起的上消化道出血最为严重，在临床上也最重要。在鉴别诊断中，主要是鉴别上胃肠道疾病引起的出血。其中对进展型胃癌和急性胃扩张，超声显像诊断比较方便而直接，唯有消化道溃疡和急性胃黏膜病变，超声显像不易做出诊断，或者说不能做出明确的诊断。其实对上消化道出血的病因诊断可以用排除法鉴别，当然，在诊断中需结合临床及消化道内镜检查。

超声显像图例见图 10-107-1～10-107-4。

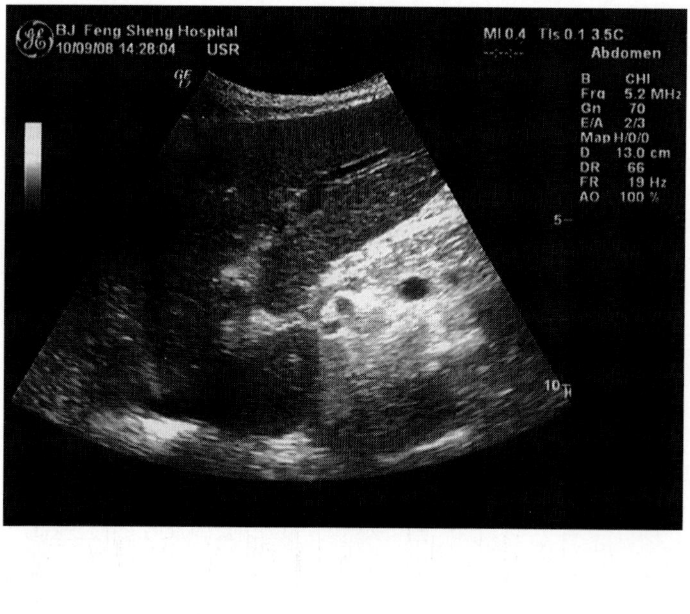

图 10-107-1　肝硬化，尾叶增大（上消化道出血）

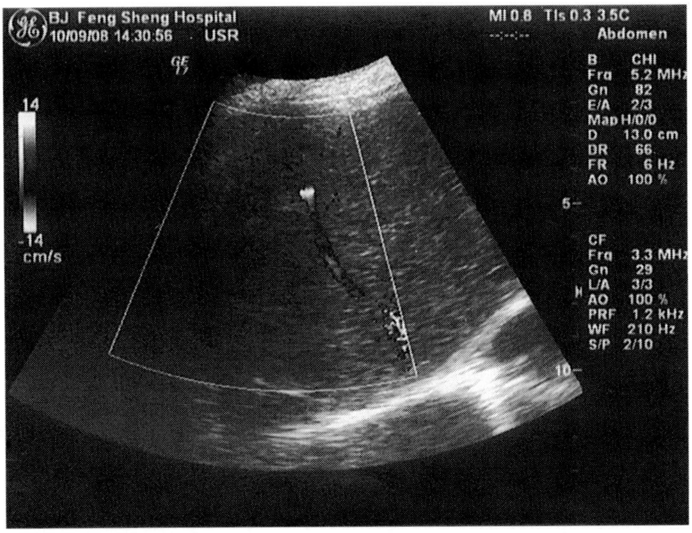

图 10-107-2 肝硬化，肝静脉受压变窄血流减少、减慢(上消化道出血)

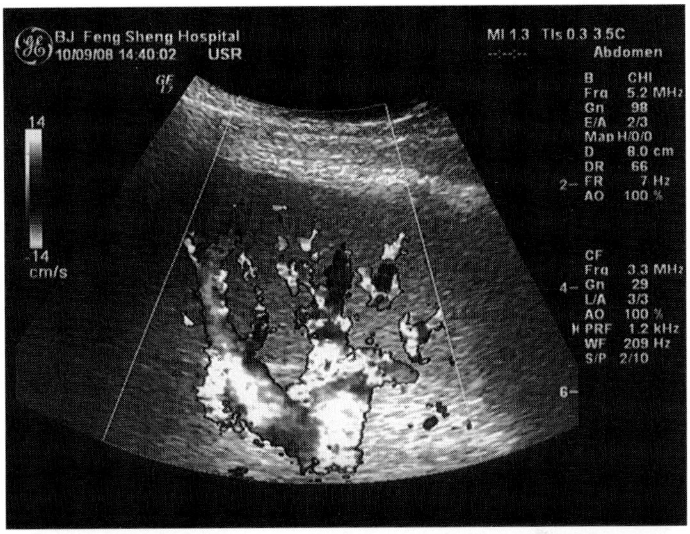

图 10-107-3 肝硬化，脾大，脾静脉及分支扩张，血流增多(上消化道出血)

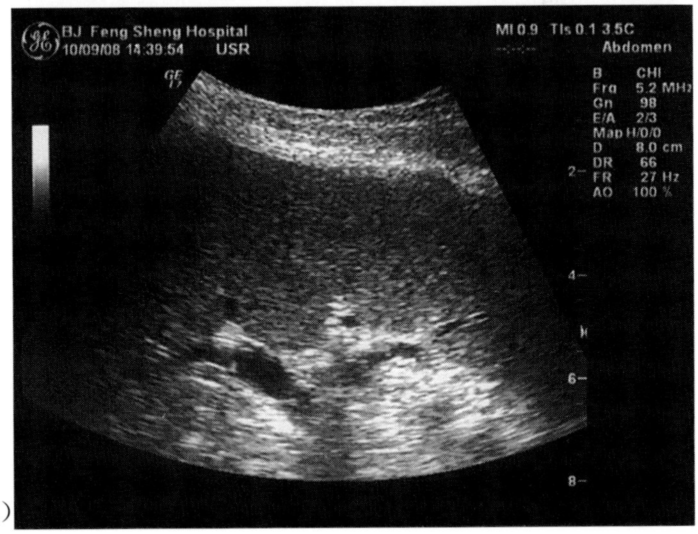

图 10-107-4 肝硬化，脾脏增大(上消化道出血)

（富　玮）

第108例 下消化道出血超声诊断思路

患者，男性，78岁。间断发热3个月，曾口服抗生素等药物无明显效果。2个半月前因贫血在本市某医院诊疗1个月，未能明确诊断。出院后仍消瘦、乏力，间断发热，病情逐渐加重。门诊以贫血待查收入院。

实验室检查：红细胞 $3.6\times10^{12}/L$，血红蛋白 62g/L，白细胞 $9.1\times10^{9}/L$，血小板 $101\times10^{9}/L$；尿蛋白＋、细胞（－）；便镜检无异常，便隐血试验阳性；血尿素氮 7.85mmol/L(22mg/dl)，肌酐 121μmol/L(1.37mg/dl)，血浆白蛋白 28.1 g/L，球蛋白 34.1 g/L，白/球为1∶1.17；肝功能正常。

超声显像检查：肝、胆、胰、脾、双肾未见异常，于升结肠上段近结肠肝曲处可见一个 6.0cm×4.8cm，边界清楚、不均匀低回声肿物，多普勒血流显像显示该肿物血流丰富并可引出搏动性血流频谱。腹腔内未见淋巴结肿大，超声显像提示结肠癌。

分析

1. 下消化道出血的病因有

(1)肛管疾病：痔、肛裂、肛瘘。

(2)直肠疾病：直肠的损伤、非特异性直肠炎、直肠肿瘤、直肠类癌、邻近恶性肿瘤或脓肿侵入直肠。

(3)结肠疾病：细菌性痢疾、阿米巴痢疾、慢性非特异性溃疡性结肠炎、憩室、息肉、结肠癌等。

(4)小肠疾病：急性出血性坏死性肠炎、肠结核、克罗恩病、空肠憩室或溃疡、肠套叠、小肠肿瘤、肠息肉、小肠血管瘤及血管畸形。

2. 下消化道出血鉴别诊断　引起下消化道出血的病因相当复杂，其中有些是常见病，有些为少见病。在寻求病因的诊断中，通常应该首先想到常见病变，然后再考虑少见病变，以便在诊断与鉴别诊断中，既节省时间又不至于遗漏。

(1)直肠癌：在引起下消化道出血的病因中，直肠癌占首位，出血通常为轻度，大量出血少见。直肠癌的便血初期量少，附着于粪便表面，随着病情的发展，便血量增多，与此同时患者出现腹泻、排便次数增加、里急后重、体重减轻、贫血等症状，粪便具有特殊的腥臭味。为及时诊断，一定要做直肠指诊，若为阴性，须做直肠乙状结肠镜检查，它不但可以直接观察病情的变化，还可做活检，对于下消化道出血是最可靠的检查方法。超声显像检查对直肠癌诊断既有帮助又操作简便，可与直肠指诊一样，作为诊断直肠癌的首选方法。

(2)结肠癌：在下消化道出血的病变中占第2位。结肠癌的临床表现可因病变部位不同而不同。病变位于左侧结肠时，其主要症状为排便习惯的改变，腹泻与便秘交替，并可有慢性或急性肠梗阻的症状。出血多为轻度或隐血。病变晚期，癌肿破溃时可出现鲜红色血便。这些病变多位于乙状结肠镜可以到达的范围内。病变位于右结肠时，则以进行性贫血和腹部肿块为主要症状。大便隐血试验呈阳性，很少出现鲜红色血便，但有时也有例外。右侧结肠病变的传统诊断方法主要为钡剂灌肠X线检查，纤维结肠镜的应用，则为早期诊断提供了更有用的检查方法。超声显像在结肠癌的诊断方面有其独到之处，操作简便而直接，唯需要超声医师的经验和技术（笔者在1985年曾有结肠癌超声显像表现25例分析）。

(3)肠道炎症性疾病：溃疡性结肠炎和克罗恩病都可以有便血，这两种病变可以发生在任何年龄,但以20～30岁最为多见。溃疡性结肠炎通常表现为血样腹泻、里急后重、发热及贫血。少数患者可有大量出血的。溃疡性结肠炎还可有结肠外疾病的表现,如关节炎、杵状指、结节性红斑及肛门周围的病变等。克罗恩病多在有肉芽肿性病变时出现便血,也有表现为大量出血的。这类疾病患者腹泻较溃疡性结肠炎为轻,但肛周病变十分常见。凡病变累及结肠的80%,即可能发现有肛周病变,包括肛周脓肿和肛瘘。

(4)结、直肠息肉:也是下消化道出血的常见原因之一。大多为单个腺瘤,少数多发。多发生于结肠、直肠后壁。直肠息肉多发生于距肛门8cm以内,可恶变为癌。小的息肉可无症状,有症状者多数息肉较大或为多发性。主要症状为便血,呈间隙性,量不多,与粪便相混。有的患者表现为脓血便,常有贫血。大的息肉可引起肠套叠导致出血。

(5)结肠憩室病变:本病好发于西方国家,国外文献报道结肠憩室病变是引起下消化道出血的主要原因之一。在一组245例下消化道出血病例的报告中,憩室病变引起出血为78例,位居第2位。而包括中国在内的亚洲国家较少见。憩室病变的出血70%来自右侧结肠,临床上除出血外,其他症状不明显。憩室病出血量较大,而发生在乙状结肠的憩室炎所致的出血则出血量较少,而且有明显的临床症状,主要为腹泻、便秘、痉挛性疼痛、左下腹压痛,有时可触及包块,直肠检查有血及触痛。

(6)其他病变:如小肠肿瘤、美克憩室、肠血管畸形、肠系膜上动脉及肠系膜下动脉闭塞病变以及临床常见的痔等病变都可以有便血症状。出血性肠炎可以有大出血,在下消化道出血的鉴别诊断中都应考虑。

鉴别分析

(1)病史:在诊断上具有重要意义,例如内痔常有大便干燥,时有疼痛,多在劳累后发病,休息后减轻。直、结肠癌常发生于年龄较大者,常伴有排便习惯的改变、腹泻或便秘,有时有肛门或骶部疼痛。肠道炎症病变多有脓血便,偶尔有单纯便鲜血者,常伴有里急后重,也可同时有周身感染的症状。慢性非特异性溃疡性结肠炎或克罗恩病则有反复发作的病史,可有肠外症状,如关节炎、血管病、口腔或肛周溃疡等。有时有食物过敏史,精神、情绪诱因等。

粪便外观也可提供重要的诊断线索。血液附于粪便表面,提示病变在直肠或肛管;如与粪便相混则表明出血来自结肠较高部位;血色为鲜红样,病变可在左侧结肠;血色为暗红色,出血可能来自右侧结肠或小肠,但有时活跃的上消化道出血也可为新鲜血便。因此,根据血便的颜色来判断出血部位时,需结合其他临床表现。

(2)体格检查:首先必须仔细检查腹部。结肠炎症在腹部相应部位常有压痛;有部分或完全肠梗阻时,腹部可膨隆或见到肠型;结肠肿瘤有时可在腹部触及肿块。最重要的检查是要做直肠指诊。有统计有40%～50%的直肠癌位于手指可触及的范围内。直肠癌漏诊病例60%是由于未能认真进行直肠指诊检查所致。直肠指诊也可以发现内痔,以及前列腺、纵隔和盆腔的病变。除通常的膝胸位和侧卧位外,直肠指诊有时也可采取蹲位。让患者增加腹压做排便的动作,可使病变下移,便于触及,尤其对于带蒂的肿物,采取这种体位比膝胸位更容易摸到。

(3)粪便检查:大便隐血试验应是下消化道出血的常规检查之一,尤其在便血的间歇期,若采用隐血饮食后多次粪隐血检查持续阳性,提示有器质性病变。有学者提出采用连续收集3份粪标本,6次隐血试验检查作为对结肠癌检查的方法,认为此种方法简便可行,有利于早期发现结、直肠癌。

此外对新鲜粪便镜检，根据多形核白细胞的多少，可以判断有无炎症，可以发现有无阿米巴原虫滋养体。亦可做细菌培养，对诊断应有一定的帮助。

超声显像图例见图 10-108-1～10-108-3。

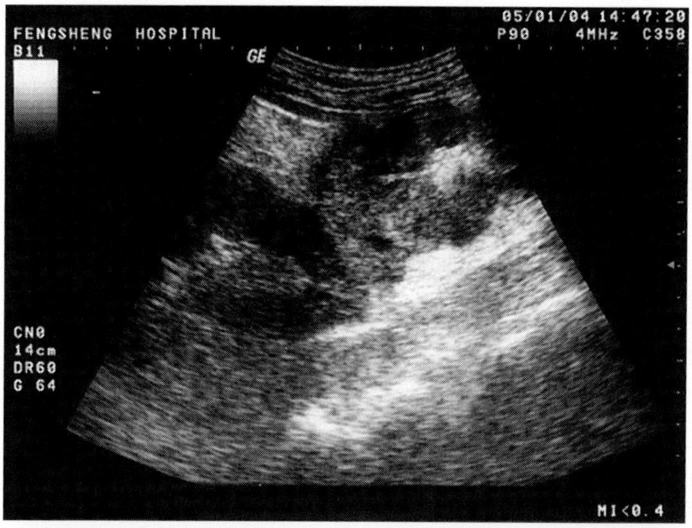

图 10-108-1　结肠癌

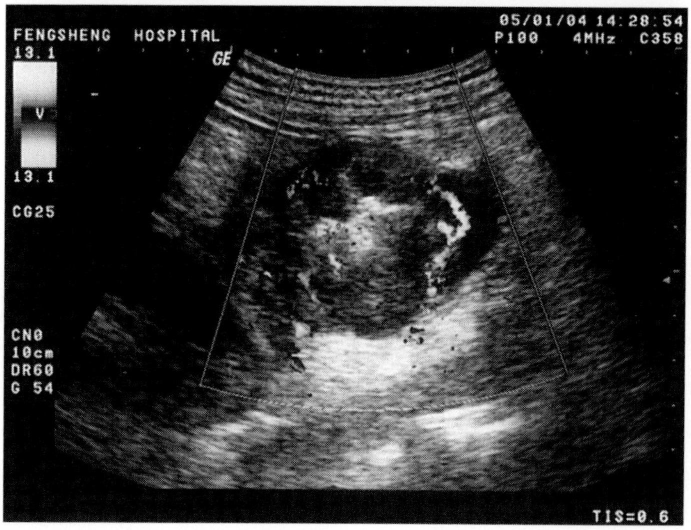

图 10-108-2　结肠癌(显示血流丰富)

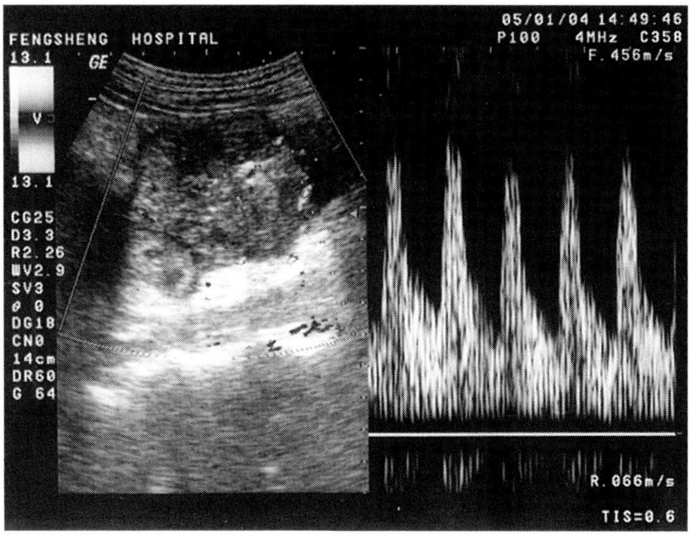

图 10-108-3 结肠癌血流频谱

（富 玮）

第109例 间断性右上腹痛3年、排柏油样便5个月——小肠平滑肌肉瘤

患者，男性，57岁。间断发生右上腹痛近3年，排柏油样便5个月，4周前感疲乏、双下肢软弱无力，继之出现上腹部不适、嗳气，但无明显疼痛，无发热。门诊以腹痛待查收入院。入院当日排黑便2次，伴头晕、出汗、心慌。

查体：体温36.2℃，脉搏88/min，血压99/87mmHg(13.2/11.6kPa)。发育正常，营养良好，急性疲乏面容。皮肤、巩膜无黄染，皮肤无出血点及蜘蛛痣。全身浅表淋巴结不大。腹平坦，右腹壁稍紧张，上腹部无压痛、反跳痛。右上腹可触及一8.0cm×7.0cm大小的包块，边界不清，墨菲征(－)。肝上界位于右锁骨中线第5肋间，肝、脾未触及，腹部触诊无移动性浊音，肠鸣音活跃。

实验室检查：白细胞9.0×10^9/L，红细胞3.6×10^{12}/L，血红蛋白94g/L，血小板17.5×10^9/L，血沉5mm/1h，ALT 150U，白蛋白/球蛋白为4.6/2.1，HBsAg(－)，乳酸脱氢酶180U/L，甲胎蛋白(－)，尿常规正常，便隐血试验(＋＋＋＋)。

胃镜检查：胃、十二指肠及食管黏膜均未见异常。

超声显像检查：肝脏形态、大小正常，于右肝前叶可见2个3.0cm×2.0cm大小的不均匀中低回声区，在胆囊和胰腺之间可见一4.9cm×4.0cm不规则、不均匀中低回声区，与肠道关系密切。超声显像提示肝转移癌、十二指肠肿物(恶性)。

分析

1. 小肠平滑肌肉瘤　在小肠肿瘤中小肠平滑肌肉瘤并不少见。在国内一组156例小肠恶性肿瘤统计中有平滑肌肉瘤19例及平滑肌瘤恶性变3例共22例，癌肿发生在回肠最多，为11例，其次是空肠8例，十二指肠较少见，为3例。平滑肌肉瘤的发病率次于小肠癌、恶性淋巴瘤及类癌而居第4位，占小肠恶性肿瘤的8.2%。

平滑肌肉瘤一般原发于小肠壁肌层，在生长过程中一部分可突向腔内，但大部分肿瘤突向肠腔外形成较大的肿块，所以临床大多可以扪及腹部肿块。在上述22例平滑肌肉瘤中肿块最大直径为25cm。肿瘤形态多为圆形或椭圆形，表面灰红色或暗红色，往往还可见结节状隆起。切面可见灰白色瘤组织隆起于切面之上，近中央部分常见出血及坏死，有时有散在的含黏液的小囊腔。肠黏膜常由于坏死而形成溃疡，因此常发生肠道出血，少数可穿透肠壁引起肠穿孔，或穿透至肿瘤内部形成窦道。肿瘤多为单发。病理学检查，平滑肌肉瘤与良性平滑肌瘤有时不易区分，即使在同一个肿瘤，从不同部位切片也可以看到细胞形态有很大差异。因此对于这类肿瘤应从多个部位取材检查，方可诊断。镜下所见瘤组织由分化不良的平滑肌细胞构成，细胞大小不一，细胞核大且深染，呈异型性和多形性，有时可见散在的巨细胞。核分裂象多及病理性核分裂象是重要诊断依据。

小肠平滑肌肉瘤常发生于中年以上者，在上述病例组中年龄最小者29岁，最大者67岁，平均年龄50岁，男性12例，女性10例。病程一般在数月至1年左右，最长者可达6年，平时可无症状，偶因大量血便入院。临床表现以腹痛、腹部肿块、黑便、血便、食欲缺乏、消瘦等为主。腹痛多为胀痛或钝痛，若并发肠梗阻或肠穿孔时则有阵发性绞痛或剧烈腹痛。查体发现腹部肿块体积较大，其直径可达10cm以上，中等硬度，可推动，伴轻度压痛。小肠平滑肌肉瘤常合并肠黏膜溃疡，而且由于组织坏死，溃疡基底深陷，常易并发肠道出血，发生消化道出血者约占半数。

本病可通过血行转移至肝脏、腹膜或其他脏器，也可通过淋巴道转移。

2. 小肠恶性肿瘤　小肠恶性肿瘤占胃肠道全部恶性肿瘤的2%～3%。患者男性多于女性，约为2倍，45岁后患病率上升，患者以60～70岁者较多。原发性小肠恶性肿瘤分为4类：癌、类癌、恶性淋巴瘤、肉瘤。其他还有黑色素肉瘤、浆细胞瘤等，但很少见。

(1)腺癌：占小肠恶性肿瘤的半数，好发于十二指肠和空肠上段。呈息肉样增生或浸润型，并可引起腹部肿块、梗阻、出血或黄疸4个主要临床症状。其细胞形态可分为腺癌、黏液癌及未分化癌。腺癌除可向局部淋巴结转移外，还可转移到肝、肺、骨和肾上腺。小肠腺癌有时还可同时有两个原发癌灶，另一个癌灶可位于结肠、乳房、胰、肾、子宫颈、直肠或乙状结肠。

(2)平滑肌肉瘤：为常见的一种结缔组织恶性肿瘤，分布在整个肠道，空肠则稍多些。本病好发于60岁以上老年人，男女发病率相等。当肿瘤长大时，可能发生中央坏死，表面溃破，穿入肠腔，可有大量出血。可直接浸润周围组织或通过血行转移，常见的是肝、肺和骨转移，也可通过腹膜种植转移。

(3)类癌。

(4)淋巴肉瘤：原发性小肠恶性淋巴瘤以淋巴细胞肉瘤最常见，其次是网状细胞肉瘤和霍奇金病。发生部位以回肠最多，十二指肠较少见。临床主要症状为腹痛、腹部肿块、间歇性黑便，肠段如被广泛浸润或肿瘤压迫，淋巴管被阻塞则可出现吸收不良综合征。本病除需与肠结核、Crohn病、真菌性肠炎、乳糜泻鉴别外，还应与继发性小肠恶性肿瘤和小肠α-重链病区分，后者是一种好发于空肠的浆细胞增生病。

小肠肿瘤缺乏特异性临床表现。良性肿瘤多无症状，部分以急腹症或腹部包块就诊，过去主要靠手术或尸解才能发现。恶性肿瘤常在中晚期才出现症状，临床表现多样、复杂且无规律。主要临床表现有：腹痛、腹部肿块、消化道出血、肠梗阻及肠穿孔和腹膜炎等。此外，小肠肿瘤还可出现腹泻、发热、腹胀、乏力、贫血、消瘦等症状。恶性肿瘤广泛浸润可压迫淋巴管引起乳糜泻、小肠吸收不良、低蛋白血症、水肿、恶病质、腹水及远处转移等症状。

大多数小肠肿瘤在早期无明显症状而被延误诊断。如有呕吐等肠梗阻症状时要考虑小肠肿瘤。平滑肌瘤和血管瘤最常引起出血。而且可以是首发症状，黄疸的出现往往是肿瘤累及十二指肠第一段和第二段、肝胰壶腹部，并以无痛性黄疸区分于胆石症。不明原因的营养不良、贫血、体重下降也要考虑小肠肿瘤的可能。诊断小肠肿瘤的方法有X线、内镜、超声显像检查等。腹部X线平片可显示出小肠梗阻的典型征象。小肠稀钡灌肠可能显示黏膜紊乱、息肉样病变、充盈缺损、小肠襻固定和小肠腔肿瘤突出及癌肿包绕肠管出现的环状狭窄，都是提示小肠肿瘤的重要线索。小肠镜对十二指肠和近段空肠的病变检出较好。

超声显像显示可移动性腹部肿块，大多为低回声。恶性淋巴瘤小肠壁全周增厚，可见假肾样低回声肿块。平滑肌瘤为圆形或不规则包膜完整均匀低回声肿块。平滑肌肉瘤体积多>5cm，内部回声不均匀，有坏死液化为不规则无回声区。易发生周围淋巴结和肝转移。可并发肠梗阻，十二指肠肿瘤可发生胆道梗阻。

超声显像图例见图10-109-1～10-109-5。

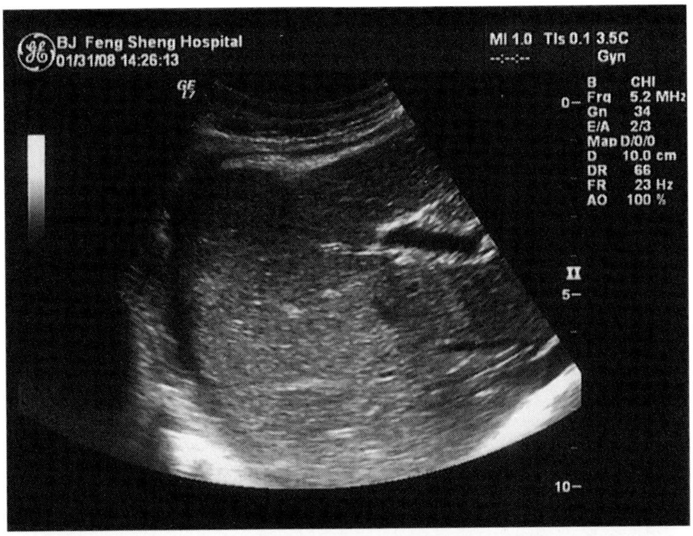

图 10-109-1 小肠平滑肌肉瘤肝转移伴腹水

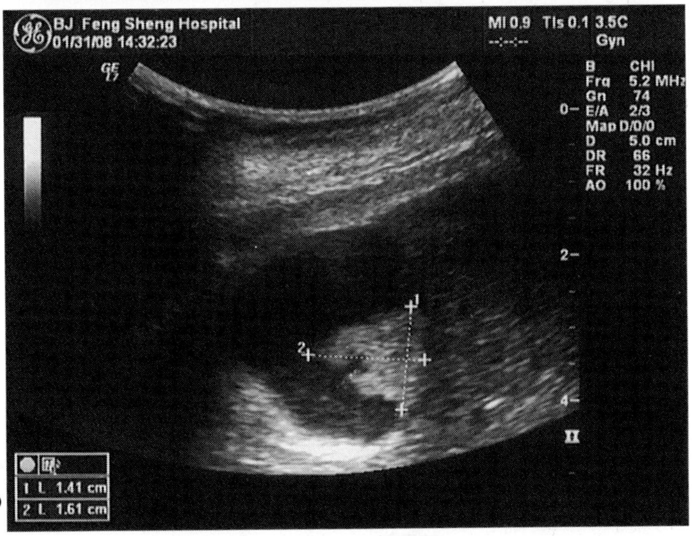

图 10-109-2 小肠平滑肌肉瘤肝转移

肝转移病灶为囊实性病变(腺癌表现)

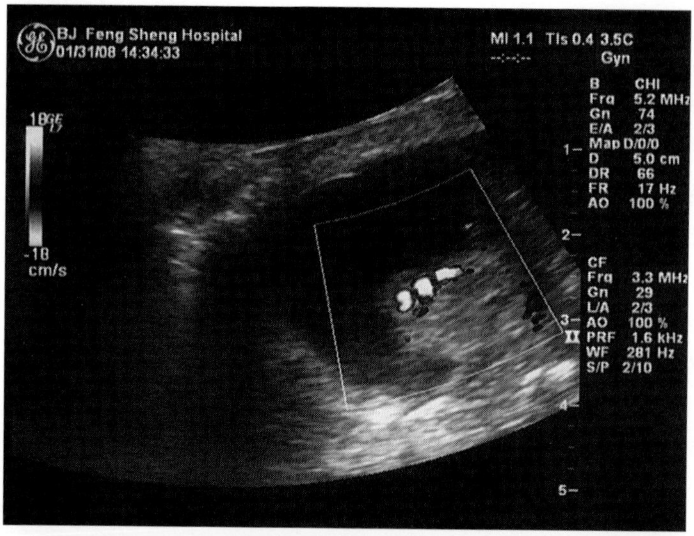

图 10-109-3　小肠平滑肌肉瘤肝转移病灶(血流丰富)

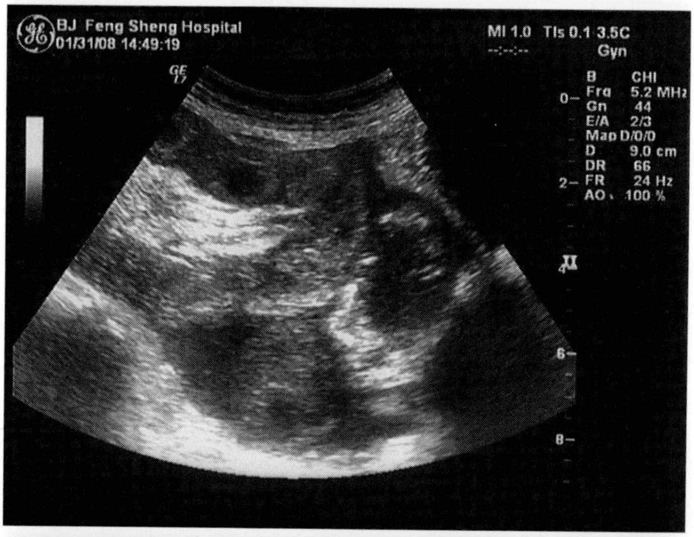

图 10-109-4　小肠平滑肌肉瘤

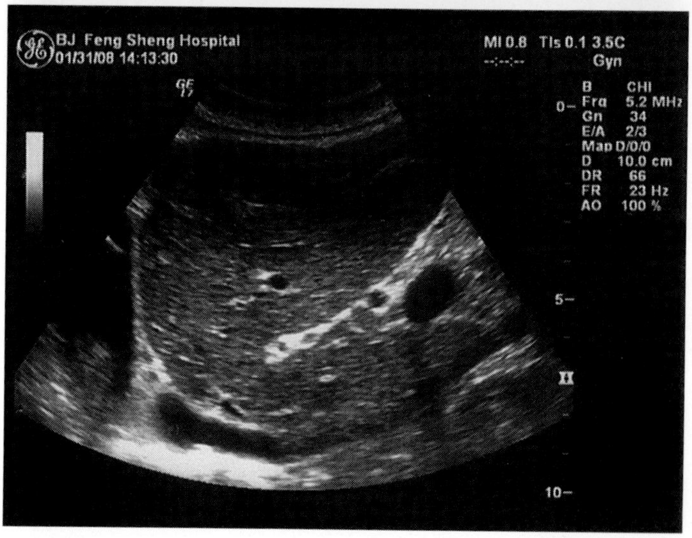

图 10-109-5　小肠平滑肌肉瘤伴胸腔积液

（富京山　章红利　王　彤）

第110例 低热、盗汗、消瘦、腹痛、腹胀——结核性腹膜炎

患者，女性，21岁，未婚。因间断低热、盗汗3个月，腹痛腹胀2个月余，近1个月来症状逐渐加重，并日渐消瘦而入院。患者自发病后食欲缺乏、食量减少。周身日趋乏力。患者自幼饮用牧农直销之"纯天然牛奶"，3年前曾有不规律之腹部隐痛及腹泻、便秘交替史，后不治自愈。

体格检查：体温37.6℃，心率90/min，呼吸24/min，血压120/70mmHg。神志清，消瘦，呈慢性病容。皮肤黏膜略苍白，皮肤、巩膜无黄染，周身浅淋巴结未触及肿大。心、肺无异常，腹部略膨隆，未见胃肠型及蠕动波，全腹轻压痛，无肌紧张及反跳痛，腹水征阳性。

实验室检查：白细胞8.30 $\times 10^9$/L，中性粒细胞0.69，红细胞3.0$\times 10^{12}$/L，血红蛋白93.8g/L，血沉39mm/1h。

超声显像检查：肝、胆、胰、脾、双肾及子宫、卵巢未见异常。腹腔及盆腔可见明显积液。超声显像提示：腹、盆腔积液（结核性腹膜炎可能）。

分析

结核性腹膜炎是由于结核杆菌引起的慢性、弥漫性的腹膜炎症。本病可发生于任何年龄，以青壮年居多，女性发病率高于男性，比率约为2∶1，这与女性易患盆腔结核病有关。营养不良、酗酒及肝硬化病人易患本病。

结核性腹膜炎由结核杆菌引起，绝大多数继发于体内其他部位的结核病灶。常见的原发灶为肺、肠、胸膜、盆腔、肠系膜淋巴结、脑膜、骨关节等处的结核。结核病菌经以下途径感染腹膜。

（1）直接蔓延：是结核病菌侵入腹膜的主要途径，多发生于原发结核灶位于腹腔内者，如肠结核、盆腔结核和肠系膜淋巴结结核。有时肠系膜淋巴结结核亦可因干酪样坏死而溃破入腹腔，引起急性弥漫性腹膜炎。

（2）血行播散：肺结核、粟粒性结核等可经血行播散而感染腹膜。

本病病理特点分型为：渗出型、粘连型和干酪型3种类型，其中以粘连型最为多见，渗出型次之，干酪型最少见。但是在疾病的发展过程中有时可由一种类型转变为另一种类型，或两种甚至3种类型同时存在，因此往往难以截然分开。

（1）渗出型（腹水型）：腹膜充血、水肿，在其上布满黄白色或灰白色粟粒状结核结节，浆液纤维蛋白性渗出明显，产生大量腹水，多呈草黄色，偶可带血性。随着病情的进展，结核结节可以相互融合增大，腹膜可增厚及纤维化。

（2）粘连型：本型常由渗出型腹水吸收后转变而来，但也可一开始即为粘连型。其特点为大量纤维组织增生使腹膜之间发生广泛粘连，严重者腹膜腔可完全闭塞。肠襻相互粘连，与其他内脏紧密缠结在一起，可压迫和束缚肠管而引起慢性肠梗阻症状。

（3）干酪型：多由渗出型或粘连型转变而来，系本病的重型。以干酪样坏死性病变为主，腹腔内由于粘连而形成多个小房，内有局限性积脓，脓液往往呈干酪样，故称干酪型或多房型。脓肿可向肠管、阴道或腹壁穿破而形成瘘管。本病大多起病缓慢，起病时症状较轻，常于发病后数周至数月才就诊；少数病人起病急骤，表现颇似急腹症；另有7%的患者无自觉症状，是在做腹部其他手术时偶然发现的。本病的主要表现为发热，大多数结核性腹膜炎患者有低热或中等程度发热；腹痛、腹胀、腹泻，此外伴有呕吐症状，当并发肠梗阻时可使呕吐加重。如果同

时存在腹腔外结核病变，则有相应的表现。体检时可见腹部膨隆，以腹水型者为著；约半数以上患者有腹壁柔韧感，但并非结核性腹膜炎的特殊征象；腹部压痛轻重不一，其中干酪型者压痛显著且伴有反跳痛；粘连型和干酪型者常可触及不规则肿块，部分有囊性感；腹水型者移动性浊音阳性；并发肠梗阻时有肠鸣音亢进。

结核性腹膜炎的鉴别诊断

典型的结核性腹膜炎诊断一般无困难，但由于本病表现多种多样，有时确诊很难。对临床上高度怀疑为结核性腹膜炎者，可给予足量的抗结核药物试验性治疗 2～4 周，若病情改善则有助于诊断。腹水型病例需要与腹膜转移癌、腹膜间皮瘤等鉴别；有腹部包块的粘连型和干酪型则需要与克罗恩病、腹部肿瘤等相鉴别。

结核性腹膜炎的并发症

1. *肠梗阻*　这是最常见的并发症。梗阻可发生在小肠或结肠各段，但以位于小肠者多见。梗阻多呈慢性不完全性，导致近端肠曲明显扩大、肠壁增厚。

2. *穿孔*　多发生于梗阻近端的肠襻，这是由于肠梗阻造成近端肠腔内压增高、肠内容物滞留、混合感染及肠溃疡形成，从而促使穿孔的发生。

3. *肠瘘*　多发生于干酪型患者，可为内瘘或外瘘，但以肠襻之间形成的内瘘为多见。少部分晚期患者可形成粪瘘(外瘘)，若为小肠瘘则通常伴有较为严重的营养障碍。

结核性腹膜炎的发病率近年来有所上升。由于临床缺乏典型症状和体征，其诊断多有困难。在进行腹部疾病的常规超声显像检查时，探头频率为 3.5MHz，对结核性腹膜炎常不能提示诊断。有学者应用低频和高频探头进行联合检查对结核性腹膜炎可提示诊断。当低频探头超声发现腹膜腔内有腹水无回声而未发现腹膜壁层、脏层和大网膜增厚时，改用高频探头扫查，可发现其增厚等改变。高频探头超声明显优于低频探头超声。由于腹膜充血、水肿及毛细血管扩张致液体渗出和大量纤维蛋白渗出、沉着、腹膜纤维化或肉芽组织增生，超声显示为腹膜壁层、脏层及腹水内条状或网格状光带。大网膜增厚主要因结核杆菌感染引起渗出、增殖及干酪样病变所致。正常情况下大网膜显示位于肠气和系膜脂肪的前面，很薄，超声显像不易辨认。结核性腹膜炎累及大网膜时致网膜增厚，超声显像容易显示，表现为其内部回声呈高回声型、高低回声间杂型和结节型，以高低回声间杂型多见。

国内资料显示在一组 126 例结核性腹膜炎病例中，采用低频与高频超声显像联合检查，发现 95 例有腹膜壁层增厚、腹水无回声区间条状或网格状光带、肠壁浆膜层和大网膜增厚征象，占 75.4％(95/126)。8 例显示为腹膜壁层增厚、腹水无回声区间条状或网格状光带及大网膜增厚，占 6.3％(8/126)。12 例仅有腹膜壁层增厚和腹水无回声区间条状或网格状光带，占 9.5％(12/126)。其余 11 例仅显示腹水无回声区间条状或网格状光带，为 8.7％(11/126)。因此有人认为仅凭声像图难做定性诊断，必须结合临床，并进行动态观察。临床 40 岁以下，可疑结核性腹膜炎患者，超声显像检出上述 4 大征象者，可做出结核性腹膜炎的诊断；仅有其中 2～3 项者，可提示该诊断。只有腹水无回声区者，若其内有条状或网格状光带时，也可提示该诊断，但无条状或网格状光带时，不能提示结核性腹膜炎的诊断。对于年龄较大的患者，声像图上出现上述 4 大典型征象时，应尽可能查找原发癌灶和做腹水穿刺查找脱落癌细胞，以排除腹膜转移癌。40 岁以下患者，腹水无回声区内有密集弱回声点时，也应做腹水内脱落细胞检查。

超声显像图例见图 10-110-1～10-110-3 及彩图 62。

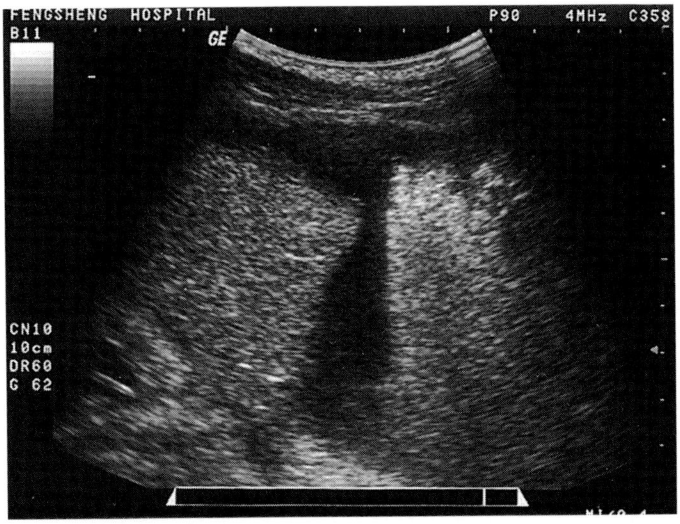

图 10-110-1 结核性腹膜炎，腹水(一)

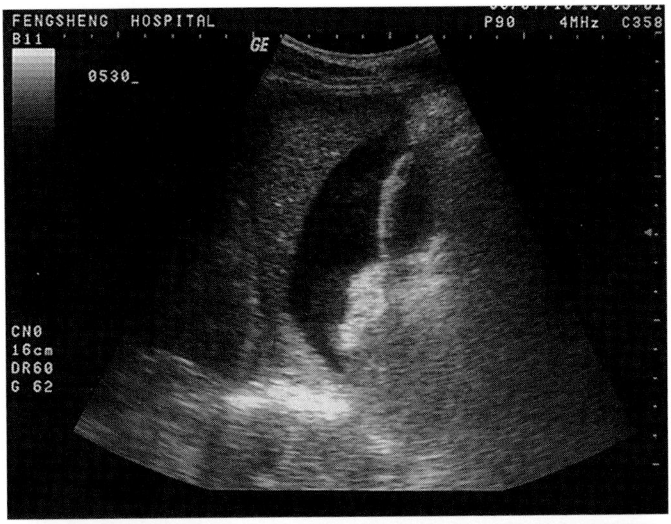

图 10-110-2 结核性腹膜炎，腹水(二)

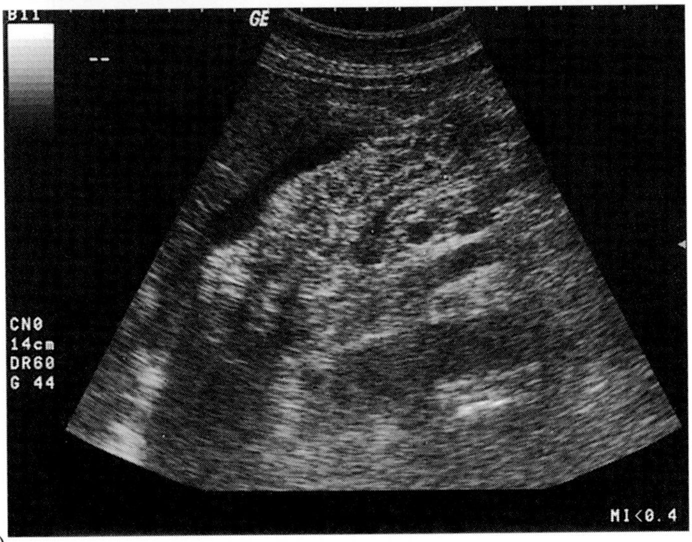

图 10-110-3 结核性腹膜炎,腹水(三)

（富京山　焦万慧）

第111例 腹部肿块超声显像表现与鉴别诊断

例1

患者，女性，82岁。左上腹部及腰背部胀痛不适2个月。超声显像检查显示左肾多囊肾。

例2

患者，女性，42岁。发现下腹肿块1个月。超声显像检查显示左侧卵巢囊实性肿物。

例3

患者，男性，62岁。4个月来消瘦，但腹围增加。超声显像检查显示右下腹回盲部囊实性肿物（阑尾黏液性囊腺瘤）。

例4

患者，女性，76岁。不规则发热半年。超声显像检查显示腹腔淋巴结肿大（恶性淋巴瘤）。

例5

患者，男性，62岁。消瘦、腹胀3个月。超声显像检查显示腹膜多处假性黏液瘤，以左侧为多。

例6

患者，男性，68岁。消瘦、腹胀6个月。超声显像检查显示腹腔巨大囊肿。

分析

（一）腹部肿块的超声显像表现

腹部肿块是一种临床常见的体征，大多由腹腔内的组织和器官因肿大、炎症、肿瘤、外伤、寄生虫或异常妊娠等原因而形成。亦可来源于腹壁和腹膜后组织的病变。超声显像诊断腹部肿块要明确肿块的部位、形态、大小、数量、物理性质、病理性质、原发脏器以及与周围组织、大血管、器官的关系。

腹部肿块种类繁多。超声显像表现各异，同病异影及同影异病现象时有发生。超声显像一般将腹部肿块分为囊性、囊实性及实性3种类型，进而对其良恶性进行分析判定。超声显像检查具有方法简便、诊断迅速，以及可从不同方向、角度进行实时动态观察的特点。

1. 囊性肿块

（1）单纯性囊肿：有卵巢囊肿、胆总管囊肿等，其超声显像表现如下：

①肿块为囊性无回声，提高增益后仍无回声出现；

②肿块囊性无回声边缘光滑、清晰；

③肿块囊性无回声后方回声增强；

④肿块囊性无回声两侧有侧壁声影。

（2）有薄间隔的多房性囊肿：囊性无回声内部有多处细薄强光带间隔。卵巢多房性囊肿、多囊肝、多囊肾等有此种表现。

（3）有厚间隔的多房性囊肿：囊性无回声内部有多处较宽的强光带分隔。肿块两侧也有边界声影，后方回声增强。常见的有卵巢皮样囊肿、多房性卵巢囊肿恶性变以及脓肿内的多腔表现。

（4）超声显像表现复杂的囊肿：在囊肿无回声内有不规则的光团回声（为实性成分），肿块边界可不规则，其后方回声可呈部分回声增强，如卵巢乳头状囊腺瘤。脓肿大多为不规则的厚壁囊性无回声，内有散在的中等回声光点、斑块，为组织碎屑及黏稠的脓液。如为产气菌感染，在囊内还可见气体强回声。血肿也为囊性无回声，其内可见中低回声光点、块，为纤维化物。动脉血管瘤为梭形或椭圆形搏动性囊性肿物，可见附壁血栓，CDFI 可见杂乱的红蓝镶嵌血流，其近心端可见正常的动脉血流(射流)。CDFI 在检查腹部囊性肿块时，除囊型及部分厚壁间隔处可显示点状、短棒状血流外，囊内无彩色血流显示。

2. 实质性肿块

(1)实质均质性肿块

①肿块内部呈均匀分布的中或低光点回声。

②肿块光滑、清晰，有时也可呈分叶状。

③肿块后方一般无回声增强，有时可出现向外散开的侧壁声影。恶性淋巴瘤、睾丸精原细胞瘤、神经母细胞瘤等为此类表现。

(2)实质非均质性肿块

①肿块内回声强弱不等、分布不均。

②肿块边缘可不规则，但边界尚清晰。此类肿块有纤维肌瘤、肿瘤内囊性变等。

(3)实质浸润性肿块

①肿块内分布极不均匀，多为不均匀性低回声，与周围组织回声明显不同。

②肿块边缘不规则，轮廓不清晰，常呈蟹足状向四周浸润生长。

③远端后方回声常减弱(回声衰减)。此类肿块多为恶性肿瘤。

3. 混合性肿块　肿块多有上述两种以上图像同时存在，常为囊性和实质性混合存在，如癌瘤液化。亦可为液体与气体混合存在，如胃潴留，或实性肿块旁含气体，如胃肠道肿瘤。

(二)腹部肿块鉴别诊断

1. 腹部肿块的疾病种类　从病理方面分析，腹部肿块基本上可分为炎症性、肿瘤性、先天性、潴留性和损伤性等种类。

腹部肿块绝大多数为腹腔内的病变，小部分为腹膜后疾病，极少数为腹壁的病变。表 10-111-1 和表 10-111-2 列举了腹腔内和腹膜后能引起腹部肿块的常见病变。腹壁结构发生肿块的病变最少，包括白线疝、损伤性腹直肌血肿、脓肿、结核等。

2. 鉴别诊断程序　通常临床上可循下述程序进行鉴别诊断。

(1)临床资料

①一般资料

a. 年龄：婴幼儿的腹部肿块大多是胚胎发育异常所致，如原发性胆总管囊肿，1/3 在 10 岁内发现。肾母细胞瘤多在 2～3 岁时发现，一般不超过 8～10 岁。病程进展比较缓慢的肿块，在青少年中大多是结核性慢性炎症，在中年以上多考虑为恶性肿瘤。

b. 性别：对女性患者要注意子宫和附件的病变。注意月经及阴道分泌物的变化，如子宫肌瘤有月经增多，妊娠子宫无月经出现，卵巢肿瘤一般无月经改变。

c. 居住地：在牧区应注意包虫囊虫病；在血吸虫病流行区应注意肝、脾大和结肠肉芽肿等。

表 10-111-1 腹腔肿块的疾病种类

脏器	病变
肝	肝硬化、肝癌、肝炎、伤寒等;细菌性肝脓肿或阿米巴肝脓肿;先天性肝血管瘤;多囊肝;肝包虫囊肿
胆道系	胆囊炎、胆囊积液;胆道阻塞所致的胆囊胀大;胆囊癌;先天性胆总管囊肿
脾	门静脉高压、疟疾、各种血液病、游走脾
胃	胃癌及其他胃恶性肿瘤
小肠	小肠恶性肿瘤、肠套叠、肠蛔虫扭结、Crohn 病
结肠	结肠癌;阿米巴或血吸虫病肉芽肿;回盲部结核;慢性非特异性溃疡性结肠炎;结肠粪石
阑尾	阑尾周围脓肿;阑尾黏液囊肿;阑尾类癌
肠系膜和大网膜	肠系膜恶性淋巴瘤;肠系膜淋巴结结核伴粘连;肠系膜囊肿、肠系膜脂膜炎;大网膜囊肿
膀胱	膀胱癌(晚期);巨大膀胱憩室;尿潴留
卵巢	卵巢癌;卵巢假黏液性囊腺瘤;卵巢囊肿
子宫	妊娠子宫;子宫体癌;子宫肌瘤;子宫腺肌症

表 10-111-2 腹膜后脏器常见的肿块病变

脏器	病变
胰腺	胰腺癌;胰腺囊腺瘤;胰腺囊肿
肾上腺	肾上腺皮质肿瘤;嗜铬细胞瘤
肾	恶性肿瘤如肾母细胞瘤、肾癌、肾盂癌;肾盂积水;肾结核、马蹄肾;多囊肾;包虫囊肿;肾下垂
其他结构,如结缔组织、脂肪组织、肌肉、淋巴、血管等	主动脉瘤、平滑肌瘤、畸胎瘤、成交感神经的神经母细胞瘤、脂肪瘤、淋巴肉瘤等

②腹部肿块病史

a. 肿块形成的过程:起病急而病程短的常能在询问病史时发现肿块形成的原因,从而推断其病理基础。例如先有腹痛、发热,后出现肿块的,大多是炎症性病变;腹部外伤后不久出现肿块,伴有疼痛和低热的,可能是损伤性腹膜后间隙或肠系膜血肿。起病慢而病程长者,尤其是患者自己偶尔发现的,往往不能具体说明发病的诱因,但仔细询问后有时还是可以找出肿块形成的线索的。例如,有结核病史,很可能是肠系膜淋巴结或回盲部结核等。仅有肿块长期存在而无全身或局部症状的,可能是良性肿瘤。有贫血、消瘦、乏力、消化道梗阻或出血的,可能为恶性肿瘤。在小儿,腹部的恶性肿瘤病程进展迅速,若腹部肿块历时 1 年或更久,营养和发育无影响者,基本上可以排除恶性肿瘤。

b. 肿块的变化:应仔细询问肿块初起时的部位、大小、疼痛、活动度、长大速度及方向。初起时伴有疼痛,时大时小者,多为炎症性病变。无痛性肿块伴进行性增大,多为恶性肿瘤。肿块长期保持原形,缓慢增大者,多为良性肿瘤。肿块无痛,时有时无,多为功能性变化如肠痉挛。肿块可活动且幅度较大者,病变多位于小肠、肠系膜或大网膜。活动度很小或不活动者,病变多位于腹腔内固定脏器或腹膜后间隙的结构。盆腔脏器如子宫、卵巢、乙状结肠病变所形成的肿块，都是从下向上生长，而肝、脾大都是从上向下发展的。

c. 肿块伴有的症状：了解肿块出现前后有否全身症状，有助于估计肿块性质。肿块出现后，逐渐发生黄疸者，病变多在肝、胆、胰或其邻近结构。肿块伴有消化道梗阻症状或呕血、便血，说明病变与消化道有关。伴有血尿者，病变多在肾、膀胱。伴有月经改变者，病变多在子宫或卵巢。

③体格检查：除进行一般体检外，应特别注意身体其他部位是否有相似的肿块，有否恶性肿瘤转移迹象，包括检查锁骨上窝、腋窝淋巴结及相关部位。在检查中除注意腹部肿块质地、压痛以外，还应注意检查以下内容。

a. 活动度；部位浅而可移动的肿块都在腹腔内。能随呼吸上下移动的肿块，可能是肝、脾的病理性肿大，也可能是胆囊积液。能随体位改变而上下移动者，可能为内脏下垂如肾下垂。能随体位改变而左、右移动者，可能为小肠和肠系膜病变。检查时肿块能被推动者，大多为良性肿瘤。部位深不能推动者，提示肿块位于腹膜后；部位浅而不能推动者，大多是腹腔内炎症性包块，或已有周围浸润的恶性肿瘤。

b. 肿块的数目、边缘、轮廓、搏动度及震颤：若腹腔内有多个肿块，粘连缠结的，大多为结核；分散而质地坚韧的，可能为淋巴肉瘤。肿块边缘分明的大多为良性肿瘤或空腔脏器慢性炎症，如胆囊积液。实质性脏器病理性肿大，都保持其原有轮廓，如肝能扪到边缘及分出左、右叶，脾能触到切迹。有搏动者，应区分其为动脉瘤本身或为肿块传导搏动。动脉瘤除能扪及搏动外，有时尚可触及震颤。

此外，还可进行有些特殊的检查，如屏气起坐试验，可区别肿块是在腹壁或在腹腔内。方法是让患者仰卧、屏气，试不用手支撑而自行坐起，这将使腹肌收缩。若肿块在腹壁内，将因腹肌紧张而更为明显；若肿块在腹腔内，则因受腹肌掩盖而变得不清楚。

(2)鉴别诊断分析

①临床上有时可把扪到的腹主动脉或前凸的骶骨岬、充盈的膀胱、游走的脾脏、痉挛的肠襻或妊娠的子宫误认为肿瘤。区别肿块是否为器质性病变的重要意义，在于防止把一个正常的解剖结构误认为器质性病变。同时也要防止把器质性病变误认为正常结构而延误治疗。临床上，易把下面一些正常解剖结构或功能误认为器质性病变肿块。

a. 痉挛的肠襻：肠襻自发性痉挛可以表现为肿块，常见部位有降结肠、乙状结肠、升结肠和横结肠。这种痉挛的肠襻多在左下腹、右下腹或脐部，且伴有腹痛。肿块呈条索状，质地坚韧，可随痉挛的弛缓而缩小或消失。在不同时间内反复检查可以发现肿块大小有改变或消失。

b. 粪块：为大便秘结所致，特别是年老和肠蠕动弱的患者，粪块可在乙状结肠或其他结肠内蓄积，大多为条索状，亦可为球状，患者大多有便秘史。经灌肠排便后可消失。

c. 尿潴留：下尿路梗阻时，或为神经性膀胱，膀胱充盈而膨大，可在下腹中央出现肿块。因而对耻骨上的肿块，必须先排空膀胱，再进行检查。

d. 其他：有两种情况，可能把发达的腹直肌误认为肿块：其一是把腹直肌腱划误认为肿大肝脏的下缘；其二是把两个腱划之间的腹直肌误认为肿块。判断的方法：第一，因腹直肌两侧是对称的，若在一侧扪及“肿块”或“边缘”，另侧同样位置也应可以扪到；第二，如果“肿块”是腹直肌，则不随呼吸而活动，并且其边缘是和腹直肌边缘一致的；第三，如果为腹直肌，其必定应随肌肉紧张的程度而变化，愈紧张就愈明显，愈松弛就愈不清晰。

瘦弱和腹壁松弛的患者，可在中上腹部扪到条状腹主动脉，不要将其误认为搏动性肿块。有时第 4、第 5 腰椎或骶骨岬，都可在腹部扪及，不要误以为肿块。对有脊柱畸形，如前突或侧弯的患者，更要注意不要把异常的解剖突起误认为肿块。

②由于腹部肿块都是腹部脏器发生病变所形成的，因此，可以从腹部层次和部位两方面来确定肿块的来源。

a. 层次：从深浅部位上来确定肿块的来源。肿块可以发生在腹壁、腹腔或腹膜后间隙。腹壁的肿块发生率低，也容易检查。一般通过屏气起坐试验就可以做出结论。但需指出，屏气起坐试验是利用腹直肌紧张来区别肿块在腹壁抑或在腹腔内，若肿块在腹壁深层，接近腹膜，则不易做出区别。位于腹腔内的肿块常有内脏功能受损或内脏受压的表现，如肝功能减退、脾功能亢进、大便习惯改变、消化道出血及肠梗阻等症状。腹腔内及腹膜后肿块的鉴别见表 10-111-3。

表 10-111-3 腹腔及腹膜后肿块的鉴别要点

肿块	腹腔内	腹膜后间隙
病史	常有内脏功能受影响的病史	即使体积较大，都无内脏受累的病史
体格检查	肿块多见于中上腹、右上腹、左上腹和右下腹；活动度多较大；肘膝位俯卧检查时，肿块轮廓更清楚、活动度增加；有下垂感	肿块大多位于一侧腰窝部，比较固定；双手扪诊检查时，一只手放在后腰部，向前方腹侧推动，另一只手从腹部向后轻轻按压，即可感到肿块接近指端
胃肠道钡剂造影	消化道可能显示病变，或充盈钡剂的消化道聚集在肿块的周围，结肠可被推向后方	充盈钡剂的消化管被推向前方，离开肿块占位的部位
超声显像	可显示腹腔各脏器及腹腔内肿块；肾脏及肾盂无变化	可见腹膜后肿块的位置、大小、形状，肾脏、肾盂及输尿管变形或移位

b. 部位：是从腹部的体表平面上来判断肿块的内脏来源。位于中上腹部的肿块，可能来自它所包含解剖结构的病变，例如肝癌、胃癌、胰腺囊肿或横结肠癌。位于右上腹的，可能是肝肿瘤、多囊肝、肝包虫病、肿大的胆囊或结肠癌。位于左上腹的可能是肿大的脾脏。位于右下腹的可能是回盲部结核、阑尾炎性包块、盲肠癌或 Crohn 病。病理性肿块位于腹部其他部位者比较少见。位于左下腹的可能是结肠血吸虫肉芽肿或癌，也可能是卵巢囊肿。脐部的肿块，可能是肠系膜淋巴结核或肠系膜囊肿。在耻骨上部的，可能是子宫肌瘤。在左右腰部的，可能是长轴比较直向下行的肾盂积水或肾下垂，或是腹膜后间隙其他结构的变化，如畸胎瘤、淋巴肉瘤。

从腹部肿块的体表位置联系其内脏来源，虽然可为诊断提供一条思考的途径，但需指出，由于人的内脏解剖关系有个体差异，例如游走脾可以在腹部其他部位呈现为肿块；乙状结肠过长而又有病变时，也可在其他部位表现为肿块。另外，病变的发展规律也不完全相同，如肾下垂又有肾盂积水时，可以表现为右或左下腹部肿块；小肠肿瘤可以表现为游走于腹部几个部位的不定位肿块；而卵巢肿块体积较大时，往往表现为耻骨上部的肿块。因此，判断肿块来源时，不应仅依据其体表位置做绝对肯定或绝对否定的简单结论，而应综合各种有关因素，具体情况具体分析，才能做出正确诊断。

腹部肿块的鉴别诊断，就是从定层次和定部位两个角度，判断肿块的来源，从定性质中来确定它的良恶性，从而判断是什么病变。这是腹部肿块鉴别诊断的基本方法。在鉴别过程中，尚应注意3个问题。第一，分析资料应有辩证观点。例如回盲部形成的肿块，固然常位于右下腹，但若肠旋转不全，则也可位于右上腹。位于右上腹部的肿块，能随呼吸上下移动者，虽然常与肝脏和胆道有关，但来自小肠或横结肠的肿块，如与肝脏粘连，同样也能随呼吸上下移动。位于腹腔内肿块，于肘膝位俯卧检查时，虽然都有活动度增加和下垂感觉，但若肿块发展到一定程度与腹后壁粘连固定时，同样会失去这一体征表现，而类似腹膜后间隙肿块。第二，任何腹部肿块的形成，都既有多数普遍的规律，也有少数特殊的规律。例如急性阑尾炎可在局部形成一个炎症性肿块，但在少数情况下，盲肠癌的赘生物堵塞阑尾开口时，也可引起阑尾炎，易被误诊为炎症性阑尾包块，而忽略了肿瘤的背景。第三，要分清类似肿块的正常解剖结构和病理性肿块的界限，因为前者没有手术治疗的适应证，而后者大都需要施行手术。

3. 腹部肿块超声显像鉴别诊断

(1)真性肿块与假性肿块的超声显像鉴别：腹部的某些正常结构有时可表现为假性肿块，在扫查中需仔细鉴别。如中老年肥胖者腹部皮下脂肪低回声区位于腹壁表浅处，分布广泛，特别是位于肝脏前方或前纵隔的脂肪垫，横断面呈椭圆形低回声，不熟悉者有时误认为肿块。

体健者腹壁肌肉(腹直肌)为块状低回声，但此时块状低回声区出现在肌肉分布的部位，肌肉内有均匀分布的细光点及肌纤维膜的纤细强光带。

斜断肾脏时，若仅显示肾脏上极实质部分，也可呈现一低回声区。初学者易误认为肝脏肿块，此时多方位扫查显示完整肾脏即可鉴别。此外，肾周脂肪囊内脂肪过多，也可因同样原因而误诊为肿块。肾柱和肾锥体亦常有误诊为肿块者。

胃腔内含有液体时，在脾门内侧可见囊性无回声区，也可能被误诊为胰尾部囊性肿块，此时多方位扫查能证实为含液体的正常胃。十二指肠降部肠段内含有液体时，有时被误诊为胰头区肿块。十二指肠横部肠段内含液体时，又可能被误诊为腹膜后肿块，但此类肿块大小可有变化。饮水后(右侧卧位)可见液体从"肿块"中流过。乙状结肠痉挛或肠壁炎性增厚，临床可扪及条索状肿块，但超声显像检查显示为管状回声，无肿块表现。

胰尾和副脾有时可被误诊为肾上腺肿块，但多方位完整显示胰腺可做鉴别，副脾的回声与脾脏回声相同，且多位于脾门附近，并有血管与脾脏血管相通。腹部真性及假性肿块的超声显像鉴别要点见表10-111-4。肠道真、假性肿块的鉴别见表10-111-5。

表10-111-4 腹部肿块与假性肿块鉴别要点

	腹部肿块	假性肿块
二维显像	肿块有较清晰轮廓	边缘多不清晰完整
加压扫查	内径大小无改变	内径多有改变
扇形扫查	有立体、球体感	无立体、球体感
纵横多方位扫查	可见肿块各向断面有连续性变化	多无连续性变化
对比性扫查	左右对称部位多无相同图像	左右对称部位多有相同图像
改变体位扫查	肿块图像无改变或有移动性	肿块图像可有改变或消失
动态观察	经治疗才可消失或随时间增长而增大	可自行消失，不随时间增长而增大

表 10-111-5 肠道真、假性肿块鉴别要点

	肠道肿块	假性肠道肿块
大小	＞4cm	＜4cm
低回声管壁	＞1cm	＜1cm
低回声(肿块)形态	不规则	规则
中心强回声位置	偏移	居中
复查表现	不变	可变

(2)肿块性质的鉴别:超声显像检查确定有腹部肿块后需要鉴别肿块性质,即判定腹部肿块的物理性质和病理性质。前者需鉴别是囊性、实质性或混合性肿块,后者需判断是良性抑或恶性肿块。各种腹部肿块的性质判定见表 10-111-6～10-111-9。

表 10-111-6 囊性肿块与实质肿块的鉴别要点

	囊性肿块	实质性肿块
形态	圆形、椭圆形	不规则形或呈分叶状
边缘	光滑、清晰	有包膜者可清晰,无包膜者不清晰、不规则
内部回声	无回声	不均匀低中等回声
后壁回声	增强	无增强
后方回声	增强	不增强或有衰减
边缘声影	有	无
周围组织	囊肿扩大有压迫周围组织征象	由于周围组织反应或血管丰富,可有晕环

表 10-111-7 腹部肿块良、恶性鉴别要点

	良　性	恶　性
形态	圆形、椭圆形	不规则
边界	有包膜、清晰	不齐,呈蟹足样浸润生长
数目	单个	单个或多个
内部回声	囊性无回声或均匀回声	实质,不均匀低回声
透声性	好	差
增强效应	有	无
边界声影	内收	外散
衰减	无	有
加压试验	浅层者可有改变	无
进展	较缓慢	迅速,老年多见
质地	较软	较硬

表 10-111-8　囊肿、脓肿与血肿鉴别要点

	囊肿	脓肿	血肿
部位	多在实质脏器内	实质脏器、腹膜腔内	实质脏器、腹膜腔内
形态	圆形、椭圆形	不规则形	不规则形
边缘	光滑	不光滑	不清晰
内部回声	无	光点、光团	光点、光带
后方回声	明显增强	可增强	轻度增强
边缘声影	内收、延伸长	内收或平行、延伸短	内收或平行、延伸短
超声引导穿刺抽吸物	囊液	脓液	血液

表 10-111-9　大量腹水和巨大卵巢囊肿超声鉴别要点

	大量腹水	巨大卵巢囊肿
肝上间隙	可见无回声区	不见无回声区
中上腹部	无回声区、可见漂浮肠管	无回声区、可见囊壁
网膜囊	增大，内有无回声区	不易显示网膜囊
侧腹部	无回声区	可见肠道气体回声
肝肾间隙	无回声区	未见无回声区
盆腔	无回声区内可见肠道气体回声	无回声区
膀胱直肠窝	内有无回声	未见无回声区
其他	可有心、肝、肾、腹膜等疾患或有肿块	无

(3)肿块来源脏器的鉴别：腹壁肿块、腹腔肿块与腹膜后肿块鉴别要点见表 10-111-10。

表 10-111-10　腹壁肿块、腹腔肿块与腹膜后肿块鉴别要点

	腹壁肿块	腹腔肿块	腹膜后肿块
肿块距腹前壁皮肤	浅，＜1.5cm	较深，＞1.5cm	深，一般＞3cm
与呼吸关系	肿块不随呼吸而改变	肿块随呼吸而改变	肿块不随呼吸而改变
变换体位	坐位时更易显示	随体位改变而移动	无变化
与腹内脏器关系	无关	肿块在腹腔脏器内	后腹膜脏器可有挤压(肾及肾盂移位)
与肠腔气体强回声系	肿块深层有肠腔气体反射	多位于肿块四周(与肿块平行)	肿块前方可有肠腔气体强回声

4. *超声显像诊断腹部肿块关注要点*　腹部肿块病因复杂，肿瘤、炎症、血肿、囊肿及积液等各系统疾病均可致肿块，必须加以分析鉴别。腹痛、发热、腹膜炎症后发生肿块时，可能为炎性包块或脓肿；外伤后出现的包块多为血肿或囊肿；不明诱因的肿块多是肿瘤，生长缓慢者多为良性，迅速者常为恶性，且易发生坏死、溃疡、出血或产生压迫症状。阵发性腹痛提示空腔脏器梗阻；持续腹痛牵涉后背痛、肩痛提示神经或横膈受侵，表明肿块为恶性。发

生胃肠症状如腹胀、呕吐、便秘、呕血、便血等说明肿瘤源于胃肠。伴有黄疸表明肿块与肝、胆、胰有关。尿血、尿频提示肿瘤来自泌尿系统。月经改变或阴道出血表明为女性生殖道肿瘤。下肢疼痛、水肿，甚至排尿、排便困难多为盆腔恶性肿瘤所致。贫血、消瘦甚至腹水的出现表明为晚期恶性肿瘤。锁骨上淋巴结肿大常为消化道肿瘤转移的表现。全身浅淋巴结肿大提示淋巴肿瘤。

化验显示血红蛋白降低多表示肿块为恶性。白细胞升高表示炎症。尿中有红细胞提示泌尿系统肿瘤。便血多表示为消化道肿瘤。血胆红素升高提示肝、胆、胰肿瘤。包虫皮肤试验及补体结合试验阳性表明包虫病。血甲胎蛋白增高提示肝癌。血中癌胚抗原增高则与结肠癌等有关。

任何腹部肿块不论其大小和性质均为病变组织，应尽早明确诊断，以利治疗。超声显像检查应尽可能满足临床治疗需要，在扫查中注意观察以下内容：

(1)肿块部位：即进行定位诊断，肿块位于腹部何区，近于何处解剖标志。要注意鉴别是腹壁肿块、腹腔内肿块或腹膜后肿块。临床所见腹部肿块大多为腹腔内各脏器肿块。腹壁肿块不受呼吸、胃肠蠕动、体位改变的影响。位置表浅固定为其主要特征，与腹腔内肿块鉴别并无困难。腹膜后肿块一般具有以下特点：肿块部位靠后，肿块位置固定，不受呼吸、胃肠蠕动、体位改变等因素影响，手推不动。腹腔内器官位于该肿块的前方。

(2)肿块大小：应对每个肿块测量 3 条径线，即纵、横及前后径。一般各径线均取其中心通过之处，即最大径线。

(3)肿块形态和数目：应对肿块的形态和数目进行描述 。

(4)肿块的包膜：观察肿块有无包膜，若有包膜应观察包膜是否完整、厚薄、粗糙或光滑。

(5)肿块的边缘：观察肿块边缘是否光整、规则或不规则，局部有无局限性隆起或凹陷，或锯齿状。

(6)肿块活动度：注意观察肿块是否固定或随呼吸、体位改变而活动，或随血管搏动而活动，以及手推时活动情况。

(7)肿块的性质：应重点观察肿块内部回声情况，判定肿块性质，即物理性质(囊、实性)和病理性质，如炎症(急、慢性)、肿瘤(良、恶性)、先天畸形、外伤及寄生虫等。注意观察肿块内部是高回声、低回声、无回声或有气体回声。气体回声与实性组织回声相混时多见于胃肠道肿块。气体回声与液体回声相间多见于肠梗阻、胃潴留。全部为气体回声时多为肠道胀气。气体、液体与实性组织相间出现多见于肠道肿块伴梗阻。

(8)肿块与周围组织的关系：注意观察肿块周围组织、器官有无变形、移位、受压、浸润及粘连等。

(9)伴随肿块的声学效应：超声显像显示肿块时可伴随出现一些声学效应，如后方声影、声衰减或后方回声增强。

超声显像判定肿块为腹腔内肿块后，再确定肿块位于哪个脏器，并确定在该脏器内的部位。若肿块在脏器外，应注明其与何脏器邻近及其方位与距离。另外要观察主要脏器是否受累，肝、肾及邻近脏器有无明显异常。特别要注意观察下腔静脉、门静脉及肝静脉内有无癌栓或血栓，以及腹腔淋巴结情况。

腹水患者超声显像显示肝脏下方、横结肠上方、小网膜、胃和胃结肠韧带后方及胰、肾前方为无回声区。

探测腹部肿块除了必须了解腹腔器官的局部解剖外，还应了解腹内各脏器的表面定位。为了便于描述和确定腹腔脏器的位置、腹内各脏器的体表定位，以及病变的部位和范围，一般要借助解剖学对腹部划分的分区来确定，即由两侧肋弓最低点、两侧髂嵴最高点做两条横线与两侧腹股沟韧带中点所做的两条垂直线共同将腹部划分为九区。

超声显像图例见图 10-111-1～10-111-6。

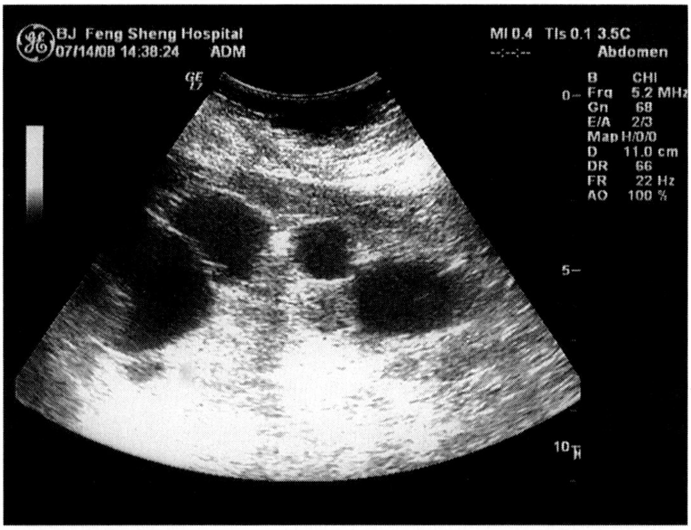

图 10-111-1 左腰部肿块——左侧多囊肾

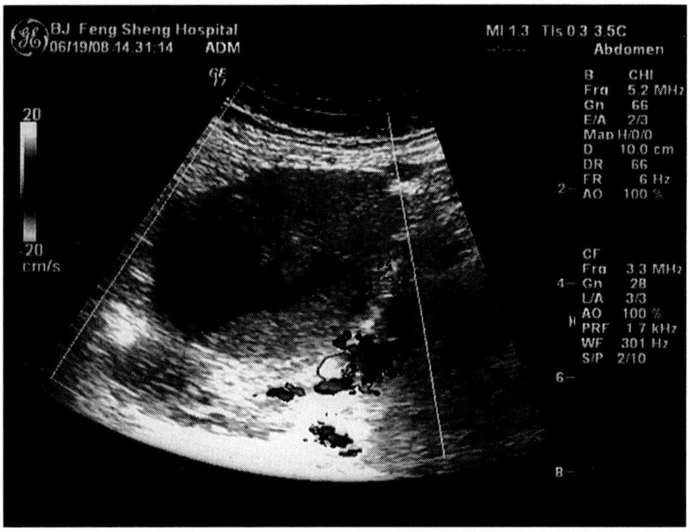

图 10-111-2 下腹部肿块——卵巢囊腺瘤

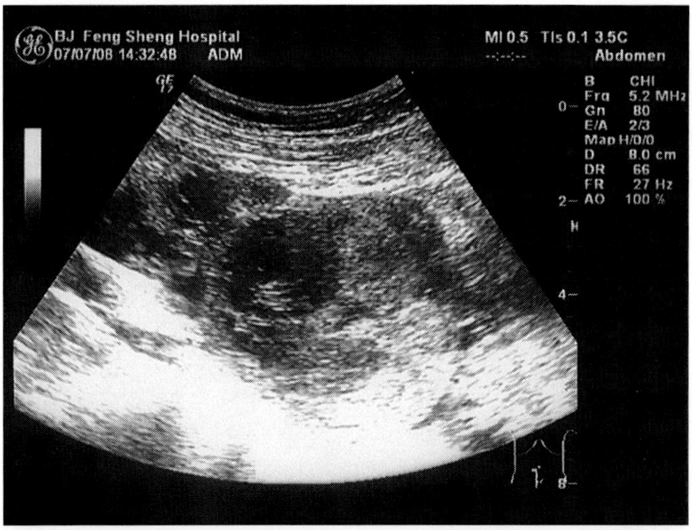

图 10-111-3 右下腹肿块——阑尾黏液性囊腺瘤

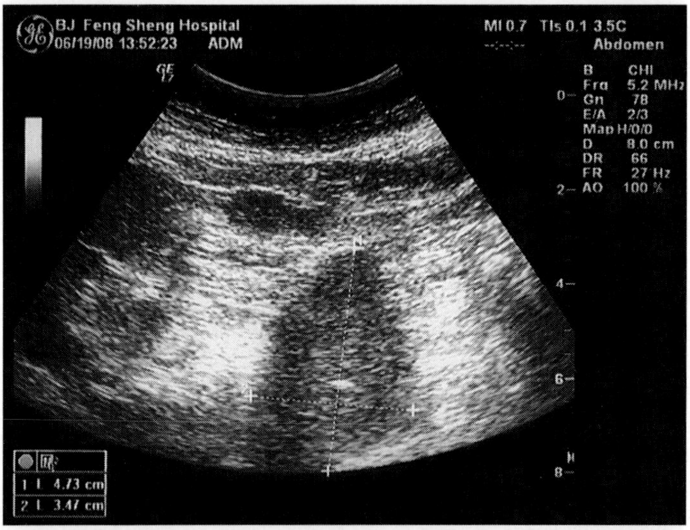

图 10-111-4 腹腔淋巴结肿大——恶性淋巴瘤

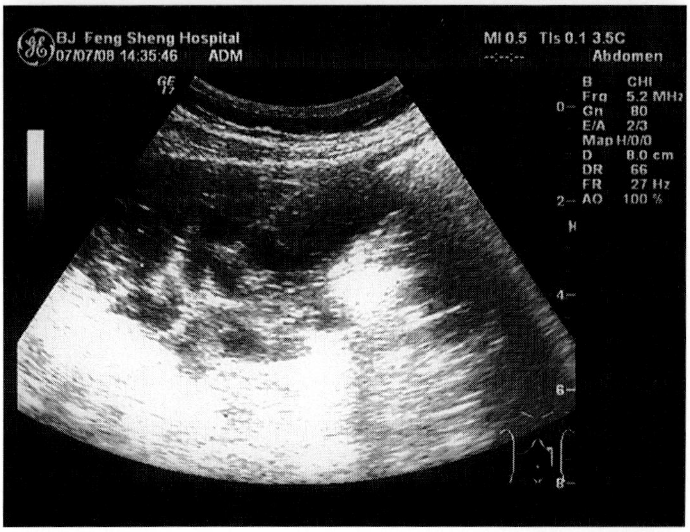

图 10-111-5 脐左侧肿块——腹膜假性黏液瘤

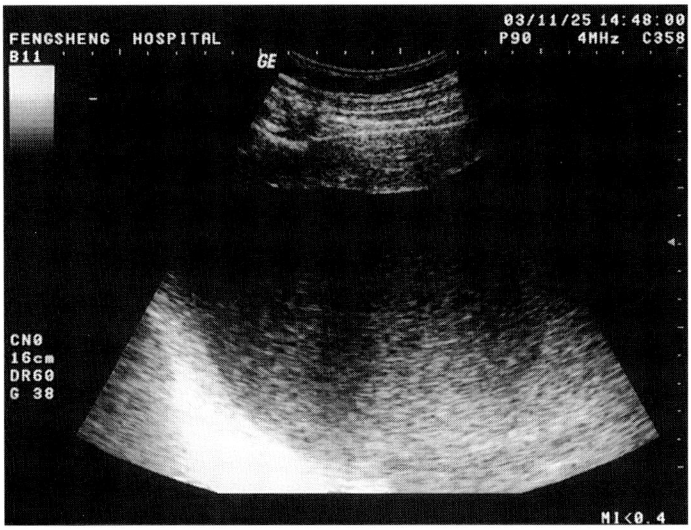

图 10-111-6 腹部肿块——腹腔巨大囊肿

（富 玮）

第112例 肾上腺肿块超声显像鉴别诊断

例1

患者，男性，24岁。头晕、头胀、出汗、消瘦、血压增高近1年，服降压药效果不明显。超声显像检查于右肾上腺区可见边界清楚的中低回声结节肿块（右肾上腺嗜铬细胞瘤）。

例2

患者，男性，32岁。消瘦、出汗，有时血压增高5个月。超声显像检查发现邻近胰尾部可见一个3.0cm×2.5cm边界清楚的均匀低回声肿块（小型嗜铬细胞瘤）。

例3

患者，男性，43岁。消瘦、右腰背不适半年，超声显像检查发现右肾上腺不均匀肿块并侵犯下腔静脉，并在其内可见低回声肿块，超声显像提示右肾上腺癌。

例4

患者，女性，49岁。患有肝硬化、肝癌半年，超声显像检查发现双侧肾上腺不均匀肿块（肾上腺转移癌）。

例5

患者，女性，50岁。左侧腹部略有不适，超声显像检查发现左肾上腺实性肿块。

例6

患者，女性，25岁。严重憋喘3个月，腹部超声检查发现右肾上腺区实性肿块，病理报告为腹膜后淋巴结良性肿大。

分析

肾上腺肿块在超声各切面显像中所处位置基本不变，所以肾上腺肿块一般比较容易与肝肿瘤、肾肿瘤或胰尾肿瘤区分。但当肾上腺肿块巨大时，正常的解剖关系发生改变，不容易判定肿块来源，此时需与肝脏肿瘤、肾脏肿瘤及胰腺肿瘤等做进一步鉴别。超声显像表现应结合临床与生化检查，综合分析，对肾上腺皮质肿瘤、髓质肿瘤、库欣皮质瘤及醛固酮瘤等肾上腺肿块是可以做出诊断的。肾上腺肿块超声显像鉴别诊断见表 10-112-1。肾上腺肿瘤与肝脏肿瘤及肾脏肿瘤的鉴别要点见表 10-112-2、表 10-112-3。

表 10-112-1　肾上腺肿块鉴别要点

	肿块特征	肿块类型
肿块直径	1cm	醛固酮瘤
	2～3cm	库欣皮质腺瘤
	4～5cm	嗜铬细胞瘤
	6～8cm	皮质腺癌
肿块内部回声	无回声	囊肿
	低回声	库欣皮质腺瘤
	中等回声	嗜铬细胞瘤
	不均匀回声	皮质腺癌
	高回声	髓样脂肪瘤
	强回声伴有声影	结核钙化
	网状回声	髓样脂肪瘤
	实质肿瘤内有囊性无回声区	嗜铬细胞瘤
	实质肿瘤内有不规则液性无回声区	嗜铬细胞瘤、肉瘤
肿块形态	圆球形、椭圆球形	肿瘤、囊肿
	三角形	增生
	不规则	结核
	分叶状	皮质腺癌、转移性癌
皮下脂肪	厚	库欣皮质腺瘤、库欣皮质腺癌
	薄	醛固醇瘤、嗜铬细胞瘤
肿块部位	肾上腺内	所有肾上腺疾病
	肾上腺外	嗜铬细胞瘤、神经母神经瘤
		结细胞神经瘤
年龄	婴幼儿	神经母细胞瘤
	成人	除神经母细胞瘤外的其他肾上腺肿瘤

表 10-112-2 肾上腺肿瘤与肝肿瘤的鉴别要点

	特征	肿瘤来源脏器
肿瘤的边界	有明亮光带	肾上腺肿瘤(嗜铬细胞瘤明显)
	中等回声有声晕	肝肿瘤
肿瘤与肝脏活动	肿瘤与肝脏活动不同步	肾上腺肿瘤
	肿瘤与肝脏活动同步	肝肿瘤
肿瘤位置	各种切面均符合	肾上腺肿瘤
	肾上腺位置	
	各种切面均在肝内	肝肿瘤

表 10-112-3 肾上腺肿瘤与肾脏肿瘤鉴别要点

	特征	肿瘤来源脏器
肿瘤位置	各种切面均符合肾上腺位置	肾上腺肿瘤
	各种切面均在肾脏	肾脏肿瘤
肿瘤边界	有明亮光带	肾上腺肿瘤
	肿瘤与肾脏分界不清	肾脏肿瘤(肾母细胞瘤瘤体与肾脏之间分界清楚)

在超声显像检查中还应注意以下几点。

(1)肝癌:右侧体积较大的肾上腺肿瘤可突向肝右叶,在超声显像切面图像上有时易误诊为肝右叶肿瘤,但在深呼吸时肾上腺肿瘤与肝脏上下移动不一致,以及肿瘤具有明亮边界,可做出鉴别。

(2)肾肿瘤:体积较大的肾肿瘤可压迫肾脏,使肾脏变形或移位,有时易误诊为肾上腺肿瘤,但肾上腺肿瘤具有边界,而肾脏肿瘤则与肾实质常无明确边界(但肾母细胞瘤瘤体与肾脏有分界)。

(3)脾及胰尾肿瘤:左肾上腺肿瘤应与脾门区肿物、副脾或肿大淋巴结鉴别,并应与胰尾肿瘤鉴别。体积较大的肾上腺肿瘤可使脾静脉向前移位,胰尾肿瘤则使脾静脉向后移位。

(4)胰头部肿瘤:右侧肾上腺肿瘤还应注意与胰头部肿瘤鉴别,前者使下腔静脉向前移位,后者使下腔静脉向后受压。超声显像检查可检出 1cm 的肾上腺肿瘤,不论其有无内分泌功能,都同样容易检出,能实时进行观察,容易探明肿瘤与周围器官的关系,包括有无粘连和与肾、肝等脏器的关系,能大概了解和鉴别肿块的性质。消瘦患者显示肾上腺尤为清晰。用肝作声窗对 1cm 或以上的右肾上腺肿瘤几乎不会漏诊,不需要造影药物,无放射线影响,费用低廉,检查方便,立即出报告。但超声显像对肥胖患者显示效果较差。左侧肾上腺肿块的显示不如右侧容易,其检出率低于右侧。肝硬化和脂肪肝等病变影响右侧肾上腺肿块的检出。另外,不能检出肺部的转移病灶。

超声显像图例见图 10-112-1～10-112-6。

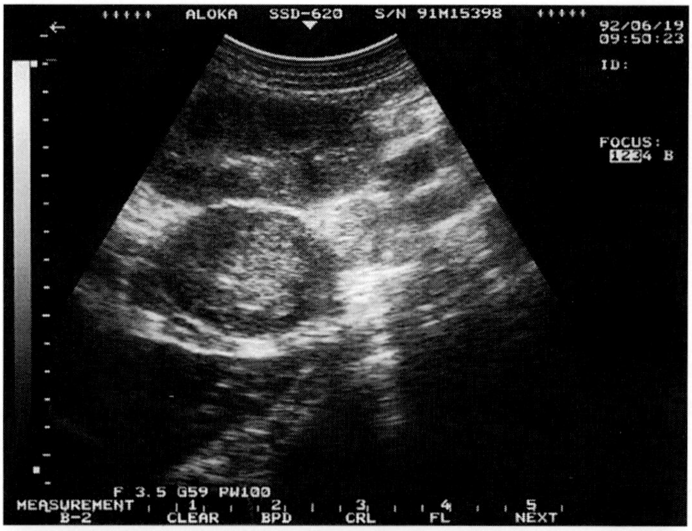

图 10-112-1　肾上腺肿块——右肾上腺嗜铬细胞瘤

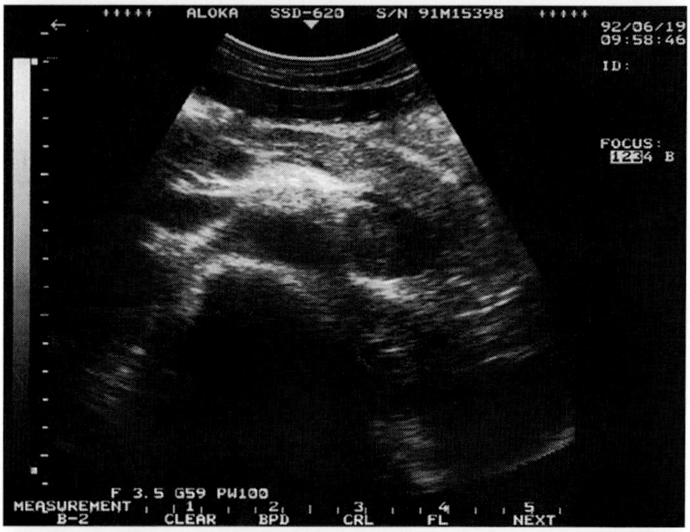

图 10-112-2　肾上腺肿块——左肾上腺嗜铬细胞瘤

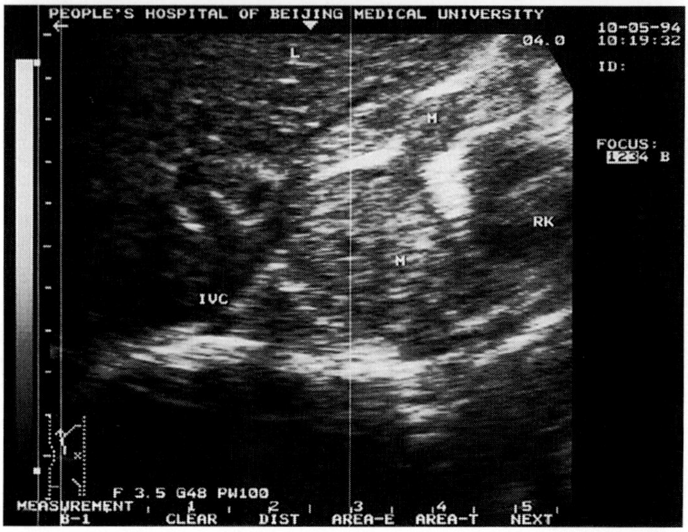

图 10-112-3　肾上腺肿块——右肾上腺癌

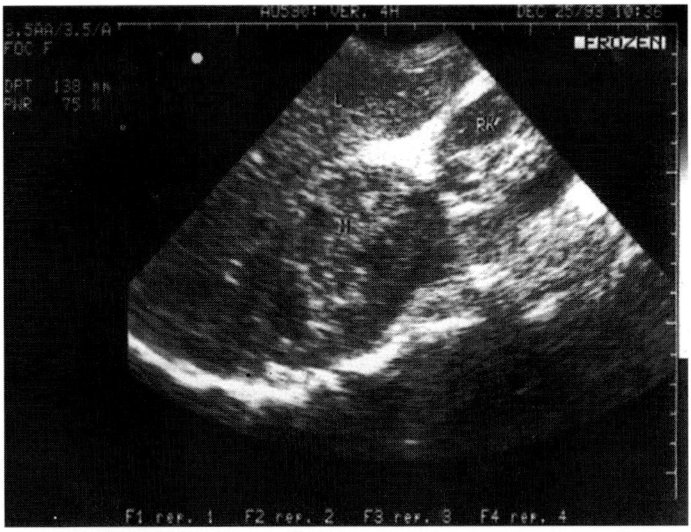

图 10-112-4 肾上腺肿块——右肾上腺转移癌

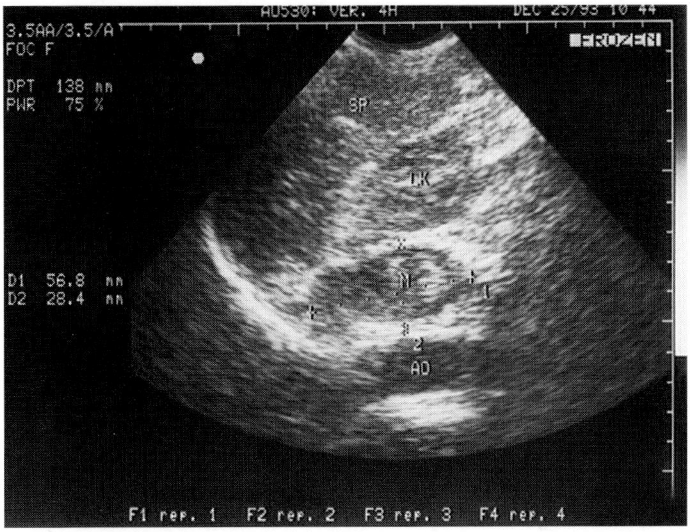

图 10-112-5 肾上腺肿块——左肾上腺肿瘤

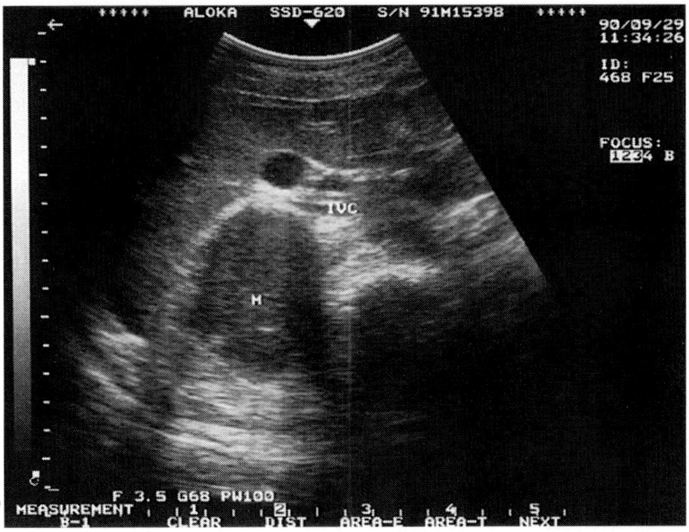

图 10-112-6 肾上腺肿块——右肾上腺区淋巴结良性肿大

（富 玮）

第 113 例　腹膜后肿块超声检查与鉴别诊断

例 1

患儿，2 岁。发现左侧腹部肿物 3 个月。超声显像检查于左侧腹膜后可见边界尚清，不规则、不均匀中低回声肿块（神经母细胞瘤）。

例 2

患儿，3 岁 2 个月。发现左侧腹部肿物 2 个月，肿物明显增大。超声显像检查于左侧腹膜后可见边界清楚的、均匀低回声肿块（横纹肌肉瘤）。

例 3

患者，男性，46 岁。消瘦、腹胀 2 个月，超声显像检查腹膜后囊性肿物。

例 4

患者，女性，25 岁。消瘦、憋喘、端坐呼吸 2 个月。腹部超声显像检查于右肾上腺区可见 6.0cm×5.0cm 边界清楚的均匀中低回声区，超声显像提示为肾上腺实性肿物，穿刺病理报告为腹膜后淋巴结良性肿大。

例 5

患者，男性，39 岁。不规则发热、腹痛、腹胀 5 个月。超声显像检查发现腹膜后淋巴结肿大（恶性淋巴瘤）。

例 6

患者，男性，46 岁。不规则低热、腰背隐痛不适半年。超声显像检查发现右侧腹膜后囊性病变（寒性脓肿）。

分析

腹膜后间隙为后腹膜与腹后壁之间的间隙，上以膈肌为界，下达骨盆上缘，两侧以腰方肌外缘为界。腹膜后间隙内容物大多来自中胚层，主要的组织器官除胰腺、肾上腺、肾及输尿管、部分肝脏（裸区）、部分十二指肠等脏器外，还有脂肪、结缔组织、肌肉、筋膜、原始泌尿生殖嵴残留部分、胚胎残留组织、淋巴管、淋巴结等淋巴网状组织、血管、神经组织和肌肉组织等，这些组织都可以成为腹膜后肿瘤的来源。正常情况下，做腹部超声检查时，由于胃肠道内气体强烈反射以及腹膜后间隙的狭窄，难以清晰显示后腹膜及其间隙，但超声显像可以显示胰腺、肾上腺、肾、腹主动脉及分支、下腔静脉及分支等腹膜后器官。因此可以通过显示这些器官和病变肿块的关系，提供超声显像对腹膜后肿块的诊断依据。

1. 腹膜后肿瘤（retroperitoneal tumor）　指原发于腹膜后间隙的肿瘤，不包括胰腺、肾脏和肾上腺等实质器官和大血管的肿瘤，大多数为恶性，占全部恶性肿瘤的 0.2%～0.5%，软组织肉瘤中 10%～20%起源于腹膜后。任何年龄均可发生，多见于 40 岁以下，男女发病率相似。腹膜后肿瘤主要来自腹膜后间隙的脂肪、结缔组织、筋膜、肌肉、血管、神经、淋巴组织和胚胎残余组织。良性肿瘤有畸胎瘤、囊肿、神经纤维瘤、节细胞性神经瘤、纤维瘤、脂肪瘤、平滑肌瘤和嗜铬细胞瘤等。恶性肿瘤为脂肪肉瘤、纤维肉瘤、平滑肌肉瘤、横纹肌肉瘤、内皮肉瘤、淋巴肉瘤、恶性神经鞘瘤、恶性畸胎瘤及霍奇金病等。腹膜后肿瘤中除能分泌神经介质的嗜铬细胞瘤外，初起时一般无症状，只有当肿瘤压迫、阻塞、侵犯邻近神经和脏器时才会出现有关症状。主要是占位、压迫周围器官所产生的症状。肿瘤长到相当大小后才被发现，可伴有轻微腹痛和腰背痛。后期可有食欲下降、体重减轻、发热、乏力等症状。80%病人体检时可发生肿块。肿块硬，深在固定，表面尚光滑，多无压痛。超声显像腹膜后肿块一般为体积较大、边界清楚的圆形、椭圆形或分叶状不规则、不均匀低回声区，瘤体中心因坏死液化、出血、钙化出现强回声和不规则片状无回声区。肿瘤贴近后腹壁，向前压迫肝脏、胃和小肠，有的直达腹壁。肿瘤两侧方、前方可见胃肠腔气体反射，肿瘤不随呼吸而运动。腹膜后实性肿瘤均属恶性，囊性肿瘤一般可为良性，但若有实性成分应警惕恶性发生。

2. *腹膜后脓肿*(retroperitoneal abscess)　腹膜后脓肿常继发于邻近器官的炎症或损伤穿孔，以肾与结肠较为常见，如肾盂肾炎或肾损伤、肾癌继发感染、溃疡性结肠炎、结肠憩室炎、结肠癌等。其次有胃肠穿孔、外科手术、创伤、腹膜后肿瘤、脊柱脊髓炎以及败血症等。致病菌以大肠埃希菌最常见，其次为金黄色葡萄球菌等。脓肿一般限于病变器官附近，可向上、下及脊柱对侧延伸。本病常见症状有发热、寒战、出汗、乏力、食欲缺乏、恶心、呕吐及体重减轻。多数病例有腰背痛或腹痛。疼痛部位与脓肿位置有关，可向下放射到臀、膝部，并可有腰大肌、髂腰肌刺激症状。有时在屈髋或侧卧于脓肿对侧位时疼痛可缓解。体检时可发现肋脊角和腰局部饱满伴压痛，患部可有皮下水肿或阴囊肿胀及触痛。脊柱侧凸较常见。可能扪及肿块。

腹膜后脓肿的超声显像显示为境界清楚、形状不规则、内壁常不光滑的肿块。内部多为无回声，并有光点或光团。有时腰大肌或髂腰肌因炎症充血或水肿时，亦可出现类似的症状和体征，声像图上显示为轮廓光滑的低回声区，横切面略呈圆形，纵切面为条状。

3. *腹膜后淋巴结肿大*　腹膜后淋巴结肿大临床上较为常见。超声显像可以明确显示。腹膜后淋巴结肿大主要见于恶性淋巴瘤和恶性肿瘤的腹膜后淋巴转移，后者在成年人中比恶性淋巴瘤更为多见。胃肠系统和盆腔恶性肿瘤均可发生腹膜后淋巴结转移。肾癌和胰腺癌等也可有腹膜后淋巴结转移，超声显像显示腹主动脉及分支前方、两侧的孤立的淋巴结肿大，单发或多发，呈边界清楚的圆形、椭圆形低回声结节。有时多个肿大淋巴结聚集成团。血管出现压迫移位现象。恶性淋巴瘤分为霍奇金淋巴瘤和非霍奇金淋巴瘤，腹膜后淋巴结肿大主要多发生在成人的非霍奇金淋巴瘤。发生于儿童和青年的霍奇金淋巴瘤，其淋巴结肿大主要发生在颈部和纵隔。非霍奇金淋巴瘤的淋巴结受累主要是腹膜后、主动脉旁淋巴结，常有多个淋巴结肿大并经常融合成块。非霍奇金淋巴瘤淋巴结外病变多见，结外病变往往是原发或首发症状，发热是最常见的症状。非霍奇金淋巴瘤还可侵犯骨骼和骨髓，继发神经压迫症状，以胸椎和腰椎最常受累。腹膜后淋巴结肿大可引起腰背痛和下肢、会阴或阴囊水肿。腹膜后淋巴瘤还可通过神经旁淋巴管或椎间孔侵犯脊椎和脊髓，产生脊髓压迫症，引起截瘫和尿潴留或大小便失禁。超声显像显示腹膜后腹主动脉及分支周围、下腔静脉周围融合成块的肿大淋巴结。圆形、椭圆形低回声结节融合成块，内部回声均匀而低，对腹膜后血管有挤压现象。

超声显像图例见图10-113-1～10-113-9。

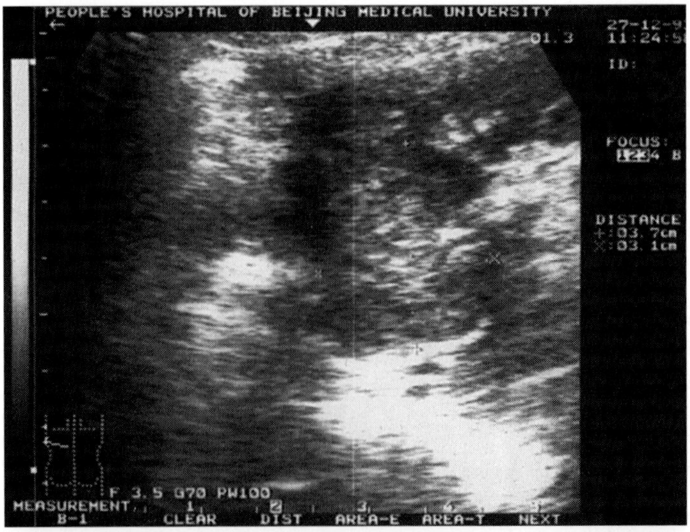

图 10-113-1　腹膜后肿块——神经母细胞瘤

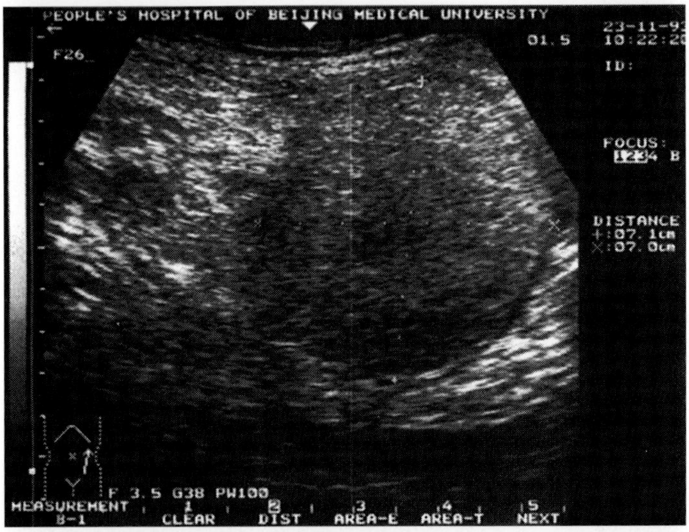

图 10-113-2　腹膜后肿块——横纹肌肉瘤

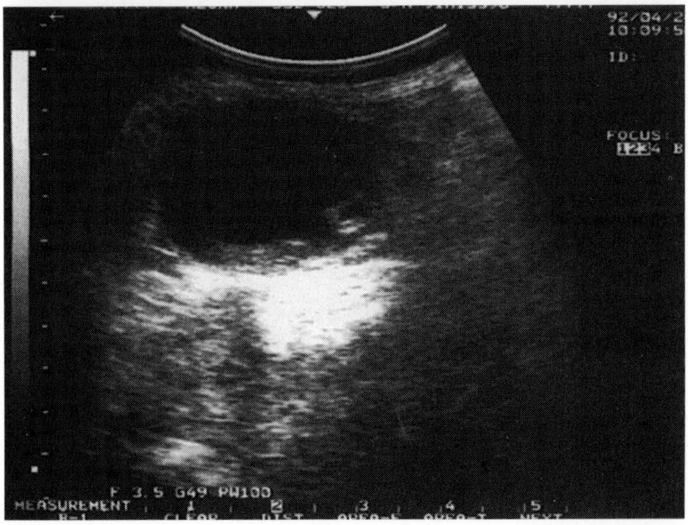

图 10-113-3　腹膜后肿块——腹膜后囊性肿物

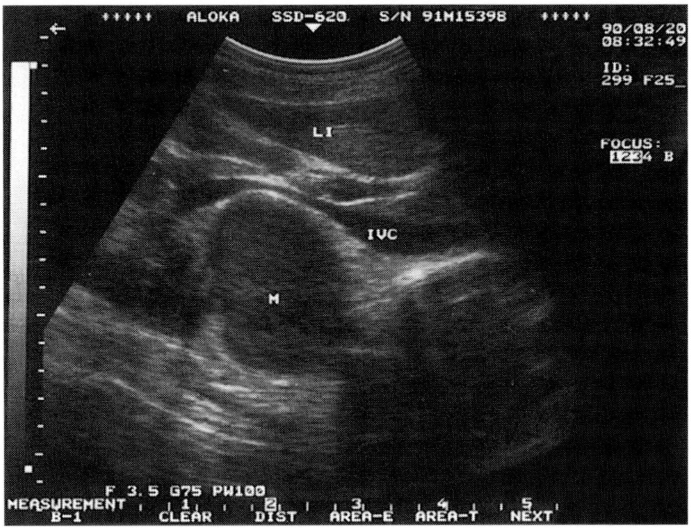

图 10-113-4 腹膜后肿块——右肾上腺区淋巴结肿大(良性)(一)

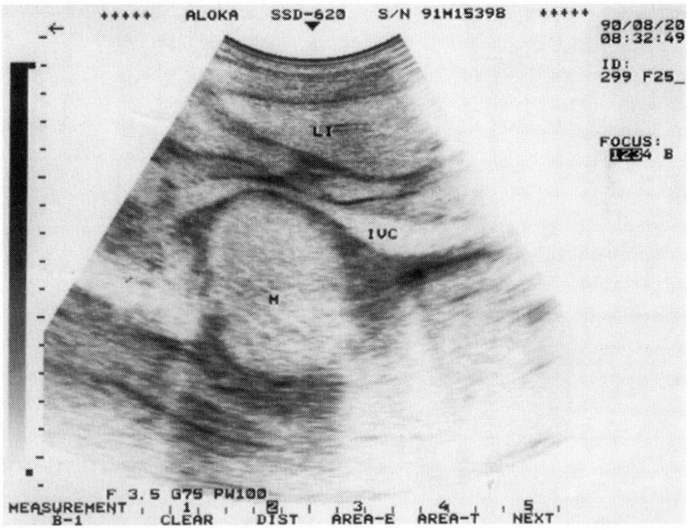

图 10-113-5 腹膜后肿块——右肾上腺区淋巴结肿大(良性)(二)

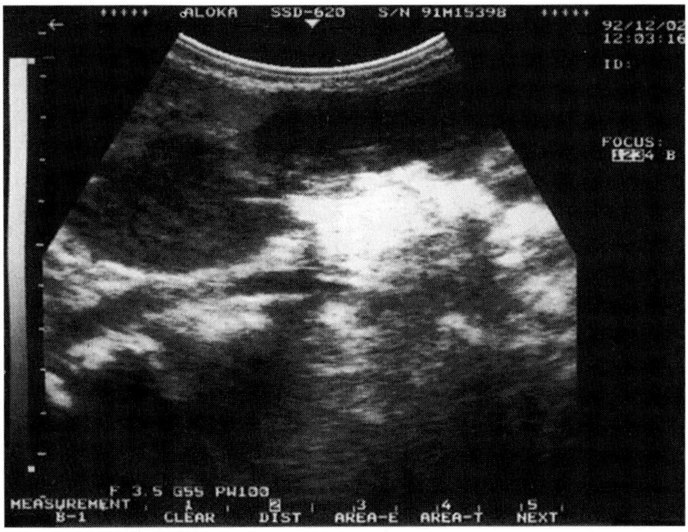

图 10-113-6 腹膜后肿块——淋巴结肿大(恶性淋巴瘤)

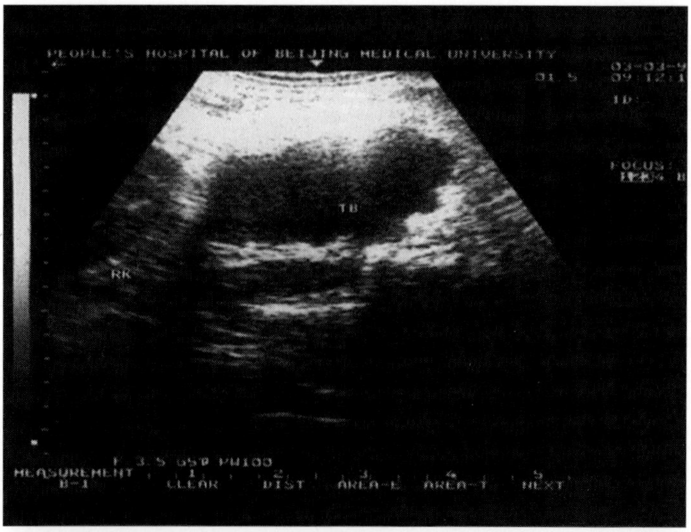

图 10-113-7　腹膜后肿块——腹膜后寒性脓肿

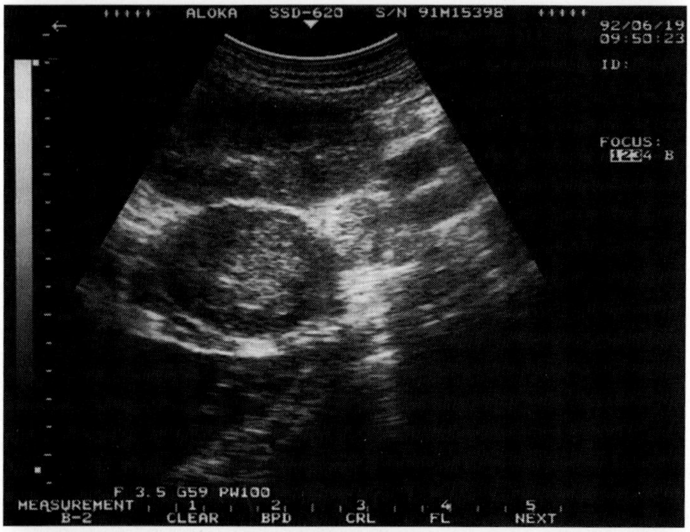

图 10-113-8　腹膜后肿块——嗜铬细胞瘤(一)

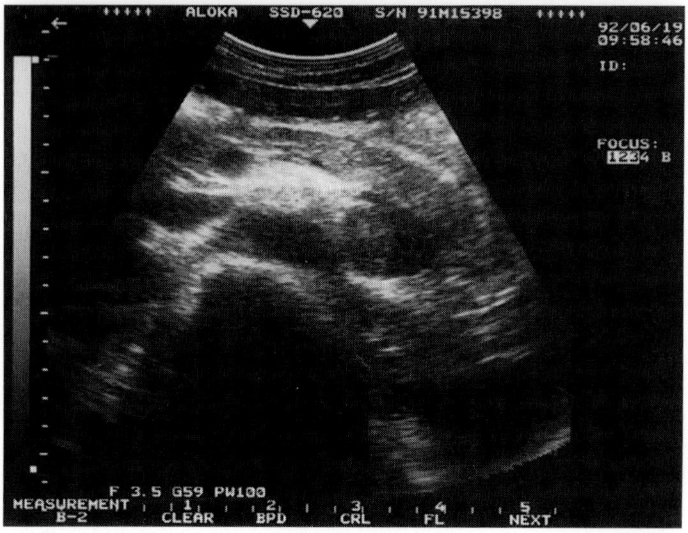

图 10-113-9　腹膜后肿块——嗜铬细胞瘤(二)

（富　玮　章红利）

第114例 无症状原发性腹膜后恶性肿瘤

患者,女性74岁。B超查体发现脾脏和左肾之间有异常回声,要求本院超声会诊。患者既往身体健康。年轻时从事重体力劳动。

查体:一般情况好,血压、体温正常,心肺(—),腹软,无压痛,未扪及肿块,下肢(—)。

超声显像检查:脾脏和左肾之间的异常回声为不均匀高回声(脾脏形态大小正常),并对左肾上段有挤压和浸润(左肾上段形态失常),呈现脾脏与左肾分离现象。该肿物与左肾连接处似有血流相连,但常规侧位扫查显示不清,不能显示肿瘤的全貌。嘱患者俯卧位,从后背部对脾脏和左肾区域进行扫查,显示肿瘤为椭圆形,大小为7.41cm×5.87cm,边界清楚,内部为不均匀中高回声。肿物对左肾上段有挤压和浸润。该肿物与左肾上段连接处血流丰富,可引出动、静脉血流频谱,显示该肿瘤由左肾供血。肿瘤内部血流丰富(其特征为新生血管)。超声显像诊断:原发性左上腹腹膜后恶性肿瘤(脂肪肉瘤可能)。

患者2周后手术,病理报告为腹膜后脂肪肉瘤。

分析

腹膜后间隙为后腹膜与腹后壁之间的间隙。上则膈肌为界,下达骨盆上缘,两侧以腰方肌外缘为界。腹膜后间隙组织器官大多来自中胚层,主要的组织器官除胰腺、肾上腺、肾及输尿管、部分肝脏(裸区)、部分十二指肠等脏器外,还有脂肪、结缔组织、肌肉、筋膜、原始泌尿生殖嵴残留部分、胚胎残留组织、淋巴管、淋巴结等淋巴网状组织、血管、神经组织和肌肉组织等,这些组织都可以成为腹膜后肿瘤的来源。腹膜后间隙由前向后可分为3个解剖区。

(1)肾旁前间隙:位于后腹膜与肾前筋膜之间。胰腺、升降结肠及十二指肠降部在此间隙内。此间隙向上延伸至肝脏裸区,向下经髂窝与盆腔腹膜后间隙相通。

(2)肾周围间隙:由肾前筋膜和肾后筋膜围绕形成,向上与横膈相附着,下界达髂嵴水平。两层筋膜间充满脂肪组织包裹肾脏,又称脂肪囊。肾前筋膜越过腹主动脉和下腔静脉,与对侧肾前筋膜相延续,肾后筋膜向后内附着于腰椎体,肾周围间隙内有肾上腺、肾脏及输尿管。

(3)肾旁后间隙:在肾后筋膜与覆盖腰大肌和腰方肌的髂横筋膜之间。肾旁后间隙内无器官,仅有脂肪、血管、交感神经干、乳糜池及淋巴结等结构。正常情况下,行常规腹部超声检查时,由于胃肠道内气体强烈反射以及腹膜后间隙的狭窄,难以清晰显示后腹膜及其间隙,但超声显像可以显示胰腺、肾上腺、肾脏、腹主动脉及其分支、下腔静脉分其分支等腹膜后器官。因此,可以通过显示这些器官和病变肿块的关系,提供超声显像对腹膜后肿块的诊断依据。彩色多普勒超声还可提供血流情况的信息。患者俯卧从背后扫查往往可清楚显示腹膜后肿瘤全貌及腹膜后器官之关系。

腹膜后肿瘤(retroperitoneal tumor)指原发于腹膜后间隙的肿瘤,不包括胰腺、肾脏和肾上腺等实质器官和大血管的肿瘤。大多数为恶性,占全部恶性肿瘤的0.2%~0.5%,软组织肉瘤中10%~20%起源于腹膜后。任何年龄均可发生,多见40岁以下,男女发病率相似。腹膜后肿瘤主要来自腹膜后间隙的脂肪、结缔组织、筋膜、肌肉、血管、神经、淋巴组织和胚胎残余组织。良性肿瘤有畸胎瘤、囊肿、神经纤维瘤、节细胞性神经瘤、纤维瘤、脂肪瘤、平滑肌瘤和嗜铬细胞瘤等。恶性肿瘤为脂肪肉瘤、纤维肉瘤、平滑肌肉瘤、横纹肌肉瘤、内皮肉瘤、淋巴肉瘤、恶性神经鞘瘤、恶性畸胎瘤及霍奇金病等。腹膜后肿瘤中除能分泌神经介质的嗜铬细胞瘤外,初起时一般无症状，只有当肿瘤压迫、阻塞、侵犯邻近神经和脏器时才会出现有关症状，主要是占位、压迫周围器官所产生的症状。肿瘤长到相当大小后才被发现，可伴有轻微腹痛和腰背痛。后期可有食欲下降、体重减轻、发热、乏力等症状。80%病人体验时可发现肿块，肿物硬，深在固定，表面尚光滑，多无压痛。超声显像显示腹膜后肿物一般体积较大、边界清楚的圆形、椭圆形或分叶状不规则不均匀低回声区，瘤体中心因坏死液化、出血、钙化出现强回声和不规片状无回声区。肿瘤贴近后腹壁，向前压迫肝脏、胃和小肠，有的直达腹壁。肿瘤两侧方、前方可见胃肠腔气体反射，肿瘤不随呼吸运动。腹膜后实性肿瘤均属恶性，囊性肿瘤一般可为良性，但若有实性成分，应警惕恶性发生。

国内一组 71 例左上腹腹膜后肿瘤，患者年龄 0.5～76 岁，平均为 39.1 岁，男女例数接近。其常见的病理类型为脂肪肉瘤、神经鞘瘤、畸胎瘤、平滑肌肿瘤、节细胞神经纤维瘤、神经母细胞瘤。另外，少见的类型有副神经节瘤、恶性淋巴瘤、恶性间质瘤、转移性肿瘤、原始神经外胚瘤、恶性纤维组织细胞瘤、恶性血管外皮细胞瘤、滑膜肉瘤等。左上腹腹膜后肿瘤临床表现为上腹或左上腹疼痛不适，伴左腰背部酸胀及腹胀等。上腹胀痛可因右侧卧位而减轻。腰痛可向下放射，有时发现左大腿疼痛、麻木。左上腹胀痛可于饭后加重。其他临床表现可有发热纳差、呕吐、乏力、消瘦，仰卧时胸闷、气短。左上腹腹膜后肿瘤生长到一定程度时可累及、挤压周围器官。本例腹膜后肿瘤虽较大，但临床仍无症状。

腹膜后间叶组织起源的肉瘤预后很差，复发率及病死率高，主要原因是肿瘤难以完全切除。

脂肪肉瘤是腹膜后软组织肉瘤中最多见的一种，好发于肾周围区域。肿瘤生长缓慢，待临床发现时肿瘤体积多已巨大。位于腹膜后的脂肪肉瘤较发生于四肢的脂肪肉瘤预后差。腹膜后脂肪肉瘤绝大多数为高分化脂肪肉瘤或多形性脂肪肉瘤，黏液型较少。腹膜后脂肪肉瘤术后多数复发，复发的脂肪肉瘤可以发生去分化，在脂肪肉瘤的基础上出现其他肉瘤成分，如恶性纤维组织细胞瘤样区域或平滑肌肉瘤区域等。也可以转化为其他脂肪肉瘤亚型，如原来的高分化脂肪肉瘤复发后转变成黏液型、多形性或圆形细胞型。

超声显像图例见图 10-114-1～10-114-10。

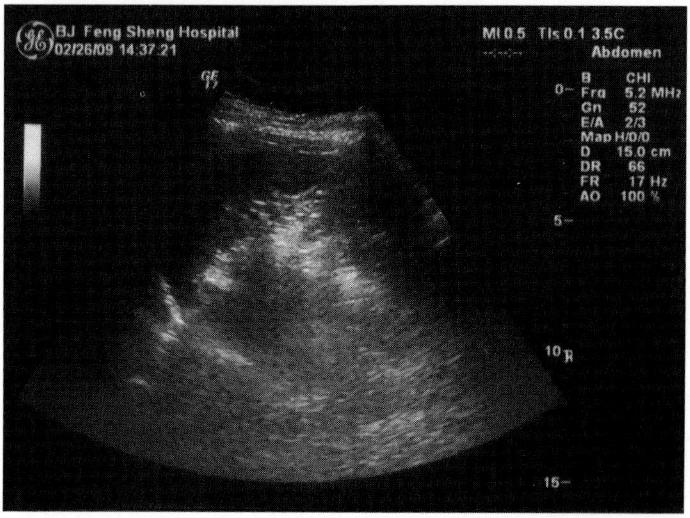

图 10-114-1　左上腹腹膜后肿瘤，脾脏正常

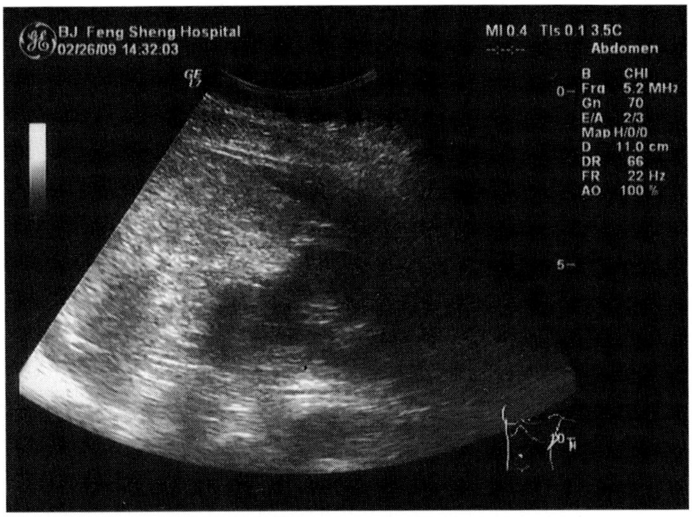

图 10-114-2　左上腹腹膜后肿瘤(一)
左上腹腹膜后肿瘤挤压、浸润左肾，说明该肿瘤为恶性

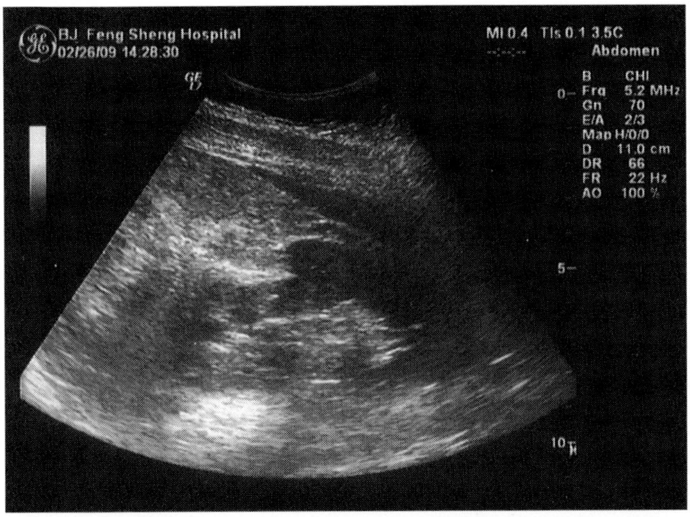

图 10-114-3　左上腹腹膜后肿瘤(二)
左上腹腹膜后肿瘤挤压、浸润右肾，说明该肿瘤为恶性

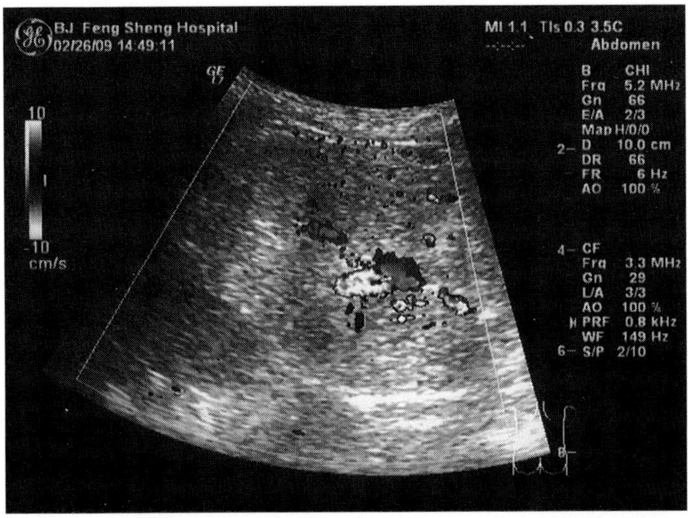

图 10-114-4　左上腹腹膜后肿瘤(三)
左上腹腹膜后肿瘤，图示该肿瘤血流丰富

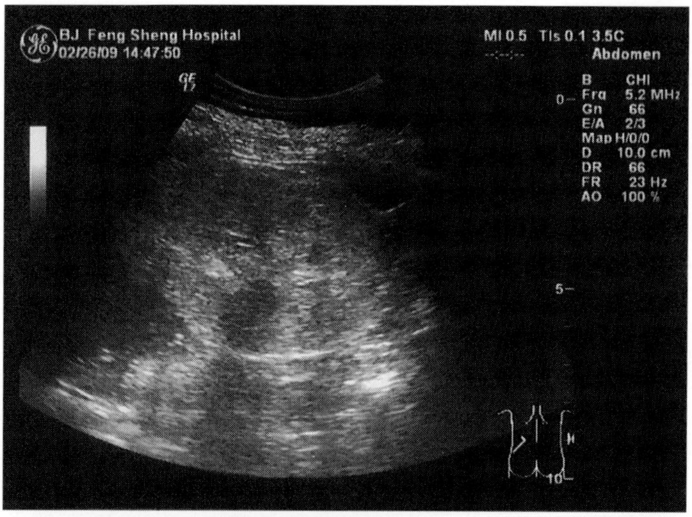

图 10-114-5 左上腹腹膜后肿瘤(四) 患者俯卧位,该肿瘤显示为椭圆形回声不均匀实质性肿物

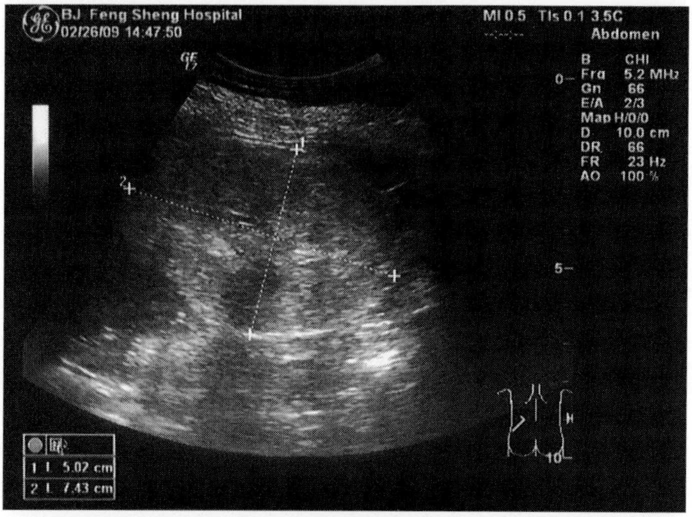

图 10-114-6 左上腹腹膜后肿瘤(五) 左上腹腹膜后实质性肿瘤(位于脾和左肾之间)大小为 7.41cm×5.87cm

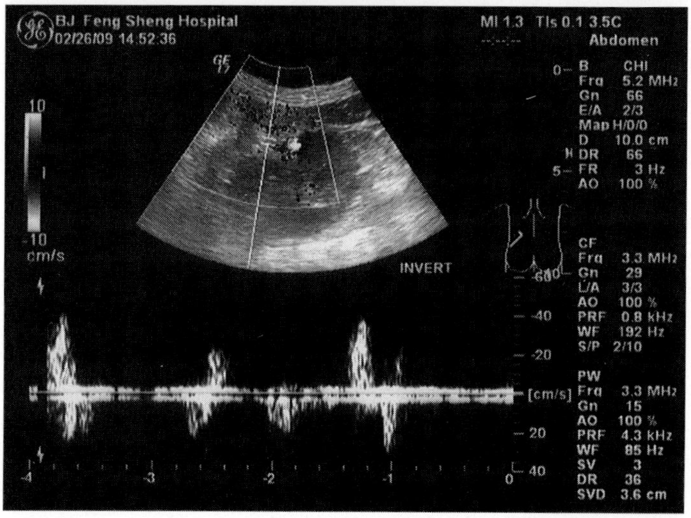

图 10-114-7 左上腹腹膜后肿瘤(六) 图示肿瘤与左肾连接处动脉血流频谱,该肿瘤浸润右肾后,其血流大部分由左肾供血

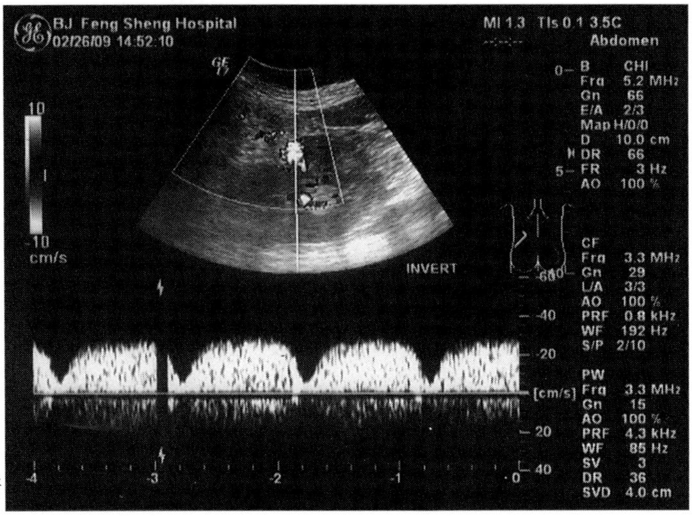

图 10-114-8　左上腹腹膜后肿瘤(七)

图示肿瘤与左肾连接处静脉血流频谱

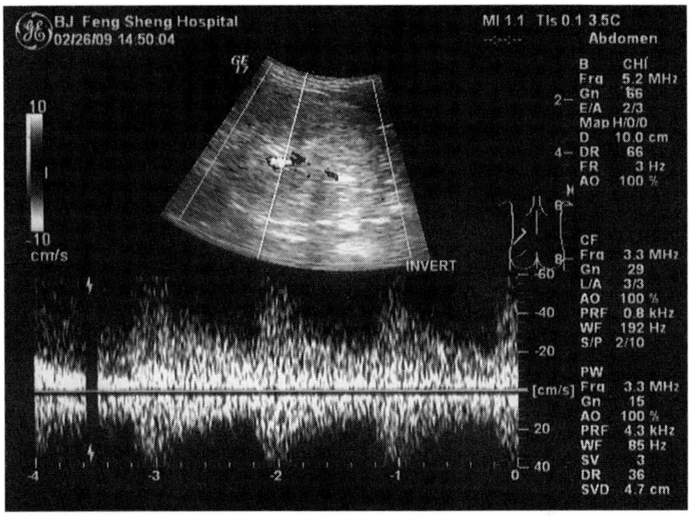

图 10-114-9　左上腹腹膜后肿瘤(八)

图示肿瘤内血流频谱(新生血管)

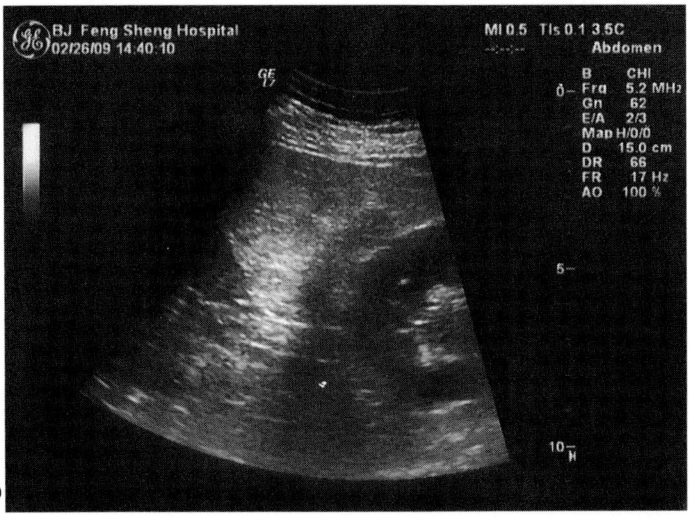

图 10-114-10　左上腹腹膜后肿瘤(九)

图示脾脏、腹膜后肿瘤及左肾位置关系

（富京山　王　彤）

第115例 闭合性腹部创伤——肝脏破裂

患者，男性，30岁，马戏团演员。1h前在马术训练中，不慎被马臀部坐压住其胸腹部，随即发生上腹疼痛，急诊入院。超声显像检查发现肝脏被膜光滑，于左肝内叶可见星状裂隙，为低-无回声区。胆、胰、脾、双肾未见异常。超声诊断为腹部闭合性损伤，肝脏实质中央破裂。

分析

腹部创伤根据创伤性质分为穿透性腹部创伤(如刀伤、弹伤等)和非穿透性腹部创伤即闭合性腹部创伤(如挤压伤、爆炸伤等)，医源性创伤(如内镜检查、腹腔穿刺、腹膜透析、钡灌肠造影等所致腹部损伤)。根据受损脏器又可分实质性脏器损伤(如肝、胰、脾、肾等)及空腔脏器损伤(如胃、肠、膀胱等)。穿透性腹部损伤时，常见受创伤脏器依次为肝、小肠、胃、结肠、腹膜后血管、肠系膜及大网膜、脾、横膈、肾、胰、十二指肠等，其中以下腔静脉、胆道、十二指肠、胰及膀胱等创伤病死率最高；闭合性腹部创伤最常受伤脏器依次为脾、肾、小肠、肝、肠系膜及胰腺等，其中以肝、横膈及腹膜后脏器损伤病死率最高。

诊断时除病史、体检、实验室检查(包括血细胞、白细胞、尿常规、血清淀粉酶等)、X线检查(确定有无骨折、异物、气腹、腹膜后积气及腰大肌病变等)，以及超声显像检查(肝、脾、胰、肾损伤及其周围血肿、胃肠、膀胱、肋骨及腹壁损伤等)。腹部创伤的严重性与是否伴有内脏损伤及受损脏器的数目、程度有关。对穿透性腹部创伤，临床主张常规行剖腹探查，因闭合性腹部创伤有时不易判断有无内脏损伤，故临床决定是否手术常有困难。及时做全面仔细的超声显像检查对临床诊断和治疗帮助甚大。从临床方面讲，若发现下列情况之一时，应立即进行手术探查：出现腹部游离气体；腹膜刺激症状和体征；在排除其他原因条件下，低血压经治疗未能改善(休克征象)及胃肠道出血等。

闭合性腹部损伤：腹部损伤中的70%～80%为闭合性损伤，多由交通事故或空中作业时跌落伤及搬运重物时挤压等工伤事故或地震时受伤引发。患者常为多发性损伤。有颅脑损伤者说不清病史，四肢创伤者疼痛剧烈易掩盖腹部症状。故当有多发性损伤时对腹部创伤应特别注意，以防漏诊。腹部实质性脏器，如肝、胰、脾、肾等质地软脆，血液循环极为丰富，受伤时易破裂引发腹腔内出血或腹膜后血肿。空肠脏器如胃、小肠、大肠、胆囊及膀胱等，在充盈状态下易受伤，使内容物外流，引发腹膜炎。腹部脏器均有韧带或系膜将其固定在一定位置，当腹部受到创伤时，固定的部位(韧带或系膜)易受损伤，如脾蒂、十二指肠空肠曲、回盲部、横结肠和乙状结肠的两端都易发生损伤。

(1)损伤作用机制

①暴力直接作用于前腹壁，将腹部脏器向脊柱强烈挤压。如果胃肠道处于充盈状态，可在挤压的最强烈的部位破裂。如果暴力作用于脐上，胰腺易发生挤压伤。若暴力作用于侧腹壁，肾脏易受损伤。暴力剧烈时被挤压的内脏向四周冲击，左侧膈肌可被冲击，发生破裂，腹腔内脏器可经破裂处进入胸腔。

②暴力作用于季肋部、肋弓及下胸部，肋骨可骨折。肝、脾等失去胸廓保护易损伤破裂，或受伤肋骨骨折端穿入肝、脾等内脏而发生损伤。

③暴力作用于下腹和盆腔可发生骨盆骨折且可合并膀胱、直肠及后尿道损伤，充盈的膀胱易破裂。

④腹部脏器还可受到间接暴力而损伤，如当快速行驶的汽车突然停车，乘车人员的腹腔内移动度较大的脏器，由于惯性而易导致其固定的部位撕裂伤，如肠系膜根部、十二指肠空肠曲或脾蒂等处。举重或搬运重物时，如动作突然或过猛过快，也易发生此类型损伤。

(2)临床表现

①全身情况：病人常处于精神过度紧张状态，面色苍白、出冷汗及皮肤发凉。有意识障碍的应考虑有颅脑损伤的可能。呼吸浅而促，以胸式呼吸为主。如有胸部损伤，可发生呼吸困难。由于剧烈腹痛而出现脉快、血压升高。但休息后可恢复正常。如伤后有内脏出血，则脉搏增快变弱、血压下降，最后出血休克。胃、十二指肠破裂可引起强烈的腹膜化学性刺激，早期症状即出现脉快、血压下降等休克表现，短时间多可好转，随后继发细菌性腹膜炎时，又再恶化。回肠、结肠破裂时，由于肠内容物刺激较小，早期可无血压、脉搏改变。

②腹痛：为腹部损伤的主要表现。若有持续性、难以忍受的剧烈疼痛，说明腹腔内有严重损伤。早期病人诉说的疼痛最严重部位常是损伤的部位。肝、脾、胰、胃、十二指肠的损伤可有肩胛区牵涉痛。肝、十二指肠损伤可放射到右肩胛区；脾、胰、胃损伤多放射到左肩胛区；部分腹膜后十二指肠破裂的病例可发生睾丸痛和阴茎异常勃起；肾脏破裂和大血管损伤可引起腹膜后大出血，产生持续性剧烈腹痛和腰痛，而以腰背痛更明显；腹部闭合性损伤早期可没有明显腹痛；回肠、结肠穿孔早期也可无腹痛；少量腹腔出血和尿外渗时腹痛也不明显，在诊断时应注意。

③恶心、呕吐：胃肠破裂、腹腔出血、胰腺损伤或肝外胆管破裂，其内容物流出，均可刺激腹膜，引起反射性恶心、呕吐。细菌性腹膜炎发生后，呕吐是肠麻痹的表现，多为持续性。

④腹部膨胀：腹胀是腹部闭合性损伤较晚期表现。腹膜炎所致的肠麻痹发生后腹胀很明显。腹膜后大出血也可引起反射性腹胀。

⑤胃肠道出血：胃和十二指肠损伤常致呕血，多伴胃液和食物残渣，常在受伤后不久发生。若伤后间隔一段时间后，在伴有右上腹痛或绞痛后呕血，应考虑肝内胆道损伤出血。受伤后排出鲜血样粪便，说明结肠或直肠有损伤。伤后数小时才排出柏油样便，说明小肠以上有损伤。

⑥血尿：肾脏、输尿管、膀胱及后尿道的损伤可出现血尿，应结合超声显像检查加以鉴别。腹部创伤病人做尿液检查十分重要。

⑦腹部压痛与肌紧张：腹部压痛、肌紧张及反跳痛是腹腔内空腔脏器破裂引起急性腹膜炎的主要表现。压痛和腹肌紧张明显的部位即是损伤脏器的部位。腹壁挫伤亦可出现压痛和腹肌紧张，但病人平卧休息时腹痛可减轻，腹肌收缩时腹痛加剧。腹膜后损伤腹部出现深压痛，但无明显的腹肌紧张和反跳痛。腰背压痛明显，有时可出现腰肌痉挛。若腹膜后出血渗入腹腔内，则与腹腔内损伤不易鉴别。

⑧腹部浊音和肠鸣音：胃、结肠破裂时叩诊可发现肝浊音界消失。腹腔内出血和膀胱破裂时叩诊有移动性浊音。破裂出血的脏器部位常可出现固定性浊音。内脏损伤早期即可有肠鸣音减弱或消失，急性腹膜炎时甚为明显。腹膜后损伤或脊髓损伤时亦可有肠鸣音减弱或消失。

(3)诊断程序：首先应判定腹部有无脏器损伤，再判定损伤脏器的部位和严重程度，同时还要判定有无腹部以外的对生命威胁较大的复合伤。

①腹部有无脏器损伤：要详细询问受伤情况、受伤部位、从受伤到就诊时的病情。如果病人有意识障碍，应向护送人员详细了解病情。在询问病史的同时立即进行全身检查，测量脉搏、血压、呼吸、体温；观察皮肤有无创伤、皮下出血、瘀斑；有无肋骨骨折或骨盆骨折。要反复

仔细进行腹部叩诊和听诊。特别要注意腹部压痛和腹肌紧张的部位和程度，同时立即测量血红蛋白、血细胞比容、红细胞计数、白细胞计数和分类以及做尿常规检查、急诊超声显像检查。当有以下情况时应考虑有脏器损伤：早期出现休克，特别是出血性休克；有持续性剧烈腹痛、恶心与呕吐；有呕血、便血及血尿；有移动性浊音，肝移动性浊音消失等；有明显的腹部压痛和腹肌紧张。

②确定损伤脏器(定位诊断)：腹部实质性脏器(肝、脾、胰、肾及肠系膜等)损伤主要表现为腹腔内出血及腹膜后血肿；腹部空腔脏器(胃、肠、胆道、膀胱等)损伤主要表现为腹腔内或腹膜后感染；临床尚需注意可有两类脏器损伤同时存在。为此，要根据不同的临床表现，结合腹部超声显像检查进行分析和判断。

膈肌受到刺激而引起反射性肩痛常提示膈肌附近脏器有损伤。腹膜后血肿因压迫刺激内脏神经可引起腰背痛和腹胀。泌尿道损伤除有血尿外，常引起下腹部和外阴部疼痛。X线胸腹部检查，如膈下有游离气体，是胃肠破裂的可靠依据。左膈升高、胃泡右移、胃与横结肠距离增宽是脾破裂的间接征象。右下胸肋骨骨折、右膈升高、运动受限，提示肝损伤可能；腹部X线平片(正侧位)如见腹膜后积气、肾脏轮廓清晰则提示有十二指肠腹膜后破裂；骨盆骨折提示有膀胱、直肠损伤的可能。左下胸部肋骨骨折时要警惕脾破裂，特别是迟发型脾破裂之发生。脾破裂发生时有严重腹痛。

③腹腔穿刺吸液：经过以上检查及严密观察仍不能确定诊断可施行腹腔穿刺吸液，对早期诊断腹腔内出血及膈下无游离气体的胃肠破裂有帮助。对于伴有颅脑损伤的昏迷患者更为必要。由于充满气体的肠襻位于前腹，而液体则积于腹腔两侧，临床多从侧腹部抽吸腹腔内液体。若吸出不凝固血液在0.1ml以上，则为穿刺液阳性；此时腹腔积血在100ml以上；若吸出血液迅速凝固则为误伤血管；吸出浑浊液体，镜检有脓细胞，说明腹腔内有急性感染；吸出黄色有尿味液体则为膀胱破裂。腹腔穿刺吸液在90%的腹腔脏器损伤病人可获得阳性结果。腹腔穿刺吸液在超声引导下进行更为可靠。

(4)肝脏损伤：肝脏闭合性损伤多为钝性暴力损伤，可由直接暴力，如拳击、脚踢右季肋部引起；也可由间接暴力引起，如从高空坠落，肝脏受到冲击时破裂。肝脏损伤常伴有严重的出血性休克，并因胆汁漏入腹腔引起胆汁性腹膜炎和继发感染。肝脏破裂可为真性破裂，即肝被膜和肝实质同时破裂；也可能是被膜下破裂，包括比较表浅的包膜下破裂和肝实质中央破裂。肝脏破裂多发生在肝脏右叶。肝脏破裂的主要临床表现是腹腔内出血和腹膜刺激征。真性破裂因大量失血可引起休克，血液和胆汁流入腹腔，刺激腹膜引起剧烈腹痛、肌紧张、压痛及反跳痛，并有右肩牵涉痛和呃逆。右侧腹部叩诊浊音并为移动性。直肠指检在直肠前壁有饱满隆起感。被膜下破裂的损伤较轻，血肿局限于肝被膜下，无失血性休克，也无腹膜刺激征，仅有肝区的胀痛和触痛。严重的被膜下破裂可由于继续出血组织坏死、感染等而转变成真性破裂，较深的中央破裂很容易继发感染而形成肝脓肿。若同时存在肝内胆管破裂，血液可经胆道进入十二指肠，表现为上消化道出血。

超声显像显示肝脏损伤表现为以下特点。

①肝脏真性破裂：即肝脏实质和被膜均破裂。超声显像显示肝脏被膜回声中断(右肝多见)，肝脏实质损伤区为不规则的无回声区。在膈下区、肝下区、肝肾间隙及腹腔内出现液性无回声区。超声导向穿刺抽吸出不凝固血液便可明确诊断。超声显像在检查肝脏的同时，还应仔细检查胆、胰、脾、肾等脏器。

②肝脏实质中央破裂：超声显像显示肝脏被膜回声完整，无损伤表现，但在肝脏实质中央区域可出现不规则回声减低区或无回声区。有继发感染时则有肝脓肿表现。

③包膜下血肿：超声显像显示肝脏被膜局部隆起，肝实质受压，肝被膜完整光滑。在肝包膜和肝实质之间出现梭形无回声区，其后伴有回声增强。

超声显像图例见图 10-115-1。

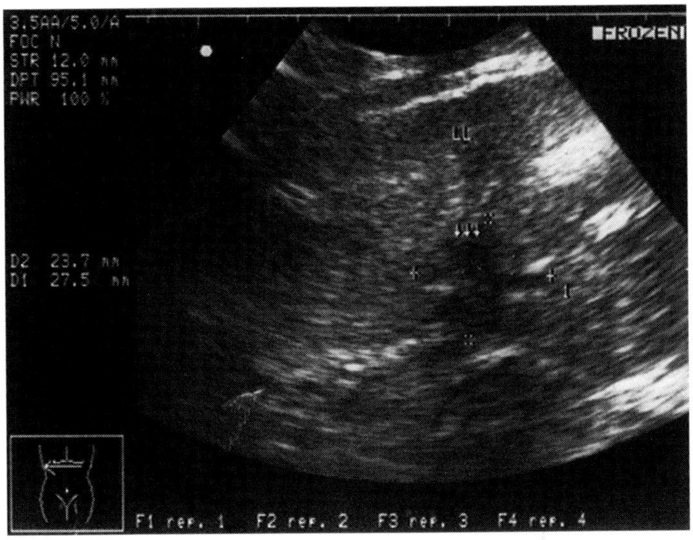

图 10-115-1 闭合性腹部创伤——肝脏破裂

（富 玮 张玉霞）

第 116 例 闭合性腹部创伤——脾脏破裂及胰腺损伤

例 1

患者，男性，24 岁，建筑工人。于工作中从高空跌落致左肋骨骨折，急诊入院。骨科按骨折处理。入院后 2 周突然发生腹痛，不伴恶心、呕吐及腹泻。内外科急会诊未能明确诊断。超声显像检查发现脾脏稍增大，于脾脏上段内缘发现不规则无回声区，其内未见彩色血流，同时在腹腔内发现片状液性无回声区，超声显像诊断为外伤迟发型脾脏破裂出血，腹腔积液（血腹）。

例 2

患者，男性，20 岁。急性腹痛 3h，急诊入院。患者于 3h 前做体育运动时，器械不慎跌落砸压上腹部。超声显像检查肝、胆、脾、双肾均未见异常，于上腹正中偏左可见一 7.0cm×5.5cm 囊性无回声区，壁不光滑，无回声区与胰腺相延续，胰腺回声不均匀增大，其背面包膜有破溃处。超声诊断为胰腺损伤伴假性胰腺囊肿形成。

分析

（一）脾脏损伤

脾脏是一个血运丰富而又比较脆弱的器官，包膜极薄，借韧带悬吊着，轻微的创伤便可以使脾脏或韧带内血管破裂而引起大出血。在腹部创伤中，脾破裂最常见，单纯脾破裂（占

40%)病死率为5%～10%;同时伴有其他脏器损伤时,病死率可达15%～25%。早期诊断、早期治疗可降低病死率。创伤性脾破裂可分为开放性和闭合性两种。开放性创伤由弹伤或戳伤所致;闭合性创伤为跌落、拳击或车祸等直接及间接暴力引起。病理上可分为真性破裂和包膜下破裂,以真性破裂多见。真性破裂是脾实质和包膜同时破裂,可有血液流入腹腔内。大的破裂或粉碎性破裂及脾蒂血管撕破则发生急性大出血,短时间即可导致死亡。包膜下脾破裂约占闭合性脾破裂的15%,为脾实质损伤破裂,包膜完整,血液聚集在包膜下,形成血肿,可暂时无内出血表现,待血肿张力加大或活动时致使包膜破裂,发生腹腔内急性大出血——延迟性脾破裂,约75%发生在受伤2周内。自发性脾破裂多发生在有病变的脾脏,较少见。在上腹部手术中,有时因拉钩使用不当或过度牵扯而损伤脾脏,引起破裂出血,是为医源性脾损伤。

脾脏损伤临床及病理表现:临床常见的脾破裂多为外伤性。闭合性脾破裂都是由于左季肋部或上腹部的挤压伤及撞击伤引起,常伴有左下胸部的肋骨骨折,因左下胸部肋骨骨折失去了对脾脏的保护作用,脾脏受到撞击或挤压而发生损伤破裂。闭合性脾破裂约85%为真性破裂(脾实质和被膜同时破裂),病人发生剧烈腹痛。疼痛开始局限于左上腹,由于血液流进腹腔,渐引起全腹疼痛,但仍以左上腹最为明显。血液刺激膈肌亦可引起左肩部疼痛。脾破裂出血较快者,短时间内即可出现明显的内出血症状(休克):烦躁、口渴、心悸、出冷汗、面色苍白等。有的病人还伴有恶心、呕吐等症状。体格检查可发现病人血压下降、脉搏细速,如果出血缓慢,虽有大量出血(1 000ml以上),收缩压仍可维持在正常范围内,出血迅速者短时间内收缩压可降至80mmHg以下,全腹有明显压痛和肌紧张,以左上腹最为显著。叩诊可有移动性浊音,左上腹叩诊可呈固定浊音(血块凝结),肠鸣音减弱或消失,体温常升高。闭合性脾破裂有15%患者受伤后有一段较长的间歇期,是因为包膜下血肿形成或脾被膜的破裂口不大,由于血液凝固及大网膜包盖而暂时不出血。当压力增高到一定程度即冲破被膜而发生腹腔内大出血,此种情况多在受伤2周内出现。有时因外伤后时间间隔较长,病人完全忘记受伤,亦有迟发脾破裂出血。对这类病人要特别提高警惕,及时做腹部超声检查。开放性脾破裂病人在左胸或左上腹有伤口,这种病人常合并有其他脏器损伤,如肋骨骨折,胸膜、肺、膈肌损伤或胃肠及肾损伤。可有腹腔积血合并血胸,病情多严重,病死率较高。自发性脾破裂多没有明显的外伤史,其脾脏常因病变而肿大,可见于血吸虫病、肝硬化门脉高压、疟疾、伤寒、传染性单核细胞增多症及淋巴瘤等。这种有病变肿大的脾脏可由于轻微的外伤或腹肌强烈收缩如呕吐、打喷嚏、用力排便、猛烈跳跃等引发脾自发破裂。由于本病没有明显的外伤史,诊断比较困难。早期由于内出血不明显,常误诊为急性胃肠炎或肠痉挛等内科疾病,因此延误诊断。内出血明显后,仍有不少病例误诊为消化道穿孔出血,以上是造成病死率增高的原因。由于手术不当引起脾脏损伤破裂为医源性脾破裂,在施行胃和左半结肠手术或经腹行左肾上腺手术时,由于牵拉脾脏,可造成脾脏损伤破裂。有时脾脏和周围脏器或膈面有粘连。术者伸手进行腹腔探查时,亦可将脾脏撕裂,引起出血。如果在上述手术中及时发现脾破裂并及时切除脾脏,预后较好,如术中未能发现脾破裂,则术后可因内出血而再次剖腹。

脾破裂超声显像表现:本病由于脾实质挫伤或破裂出血及血肿可引起脾脏肿大,患者均有左上腹明显压痛。脾破裂超声显像表现常根据脾脏破裂的类型和病期不同而不同。

(1)脾实质挫裂伤:正常脾脏实质回声甚为均匀,脾脏挫裂伤可引起脾脏实质损伤、出血及血肿。超声显像可见片状强弱不均的回声,随病情发展可形成局限性的片状无回声或低回声区,短期复查可有明显的变化,回声由强变弱、小片状无回声区融合成较大无回声区。

(2)包膜下脾破裂血肿:包膜下脾破裂血肿超声显示为脾的膈面或外侧包膜下梭形或不规则形低至无回声区(血肿)。其内有时可见条状回声光带为机化组织,表示血肿时间较长。

(3)真性脾破裂:真性脾破裂超声显像显示脾脏包膜连续性中断,脾脏实质出现裂口,一直延续到包膜破裂。严重脾破裂脾脏常失去正常轮廓形态。脾上极破裂时超声扫查常发生困难,有时扫查不到脾脏包膜破裂,此时脾脏周围可探查到片状无回声区为脾脏周围积血表现。当显示有腹腔游离积液(血)征象时,表示病情严重。腹腔大量积血时,可在整个腹腔、盆腔、肠间隙、肝周围及膈下均可见液性无回声区。

(二)胰腺损伤

胰腺固定于腹膜后,背靠脊柱,受到外伤机会很少。一旦受伤,说明暴力很大,损伤程度也较严重。临床常见多为飞轮、车把或其他重物由下而上撞击剑突部位所引起的胰腺损伤。上腹部手术时,如胃或十二指肠溃疡手术、脾切除手术等,也可损伤胰腺,临床上时有发生。胰腺损伤所引起的病理改变与暴力大小、作用的方向有关。损伤轻者,只有局部水肿、血肿,严重者可以造成胰腺破裂、胰液外溢等。如果损伤胰腺较大的血管,可以引起腹膜后血肿及腹腔内出血。胰腺周围有许多重要脏器和大血管。胰腺损伤时,可同时有多个脏器或大血管损伤,行超声显像检查时应注意,仔细扫查予以鉴别。

胰腺损伤较轻者,病人仅有上腹部明显压痛。若损伤严重引起胰液外溢和腹腔内出血,病人很快出现休克症状。胰液积聚在网膜囊内,则上腹部明显压痛、腹肌紧张。由于胰液刺激膈肌,可同时出现呃逆与肩部牵涉痛。胰液进入腹腔很快出现弥漫性腹膜刺激症状,表现为全腹压痛,腹肌强直,肠鸣音消失,如果同时有胃、十二指肠、横结肠等脏器损伤,则腹膜刺激症状更为明显。胰腺损伤引起的腹膜炎及腹腔内出血在体征上没有特异性,两侧下腹腔穿刺可吸出血性或脓性液体。除做常规检查外,尚应做淀粉酶测定。如果淀粉酶数值很高,则胰腺损伤的诊断可明确。胰腺损伤多发生在脊柱前方的胰体部位,或胰头与胰体连接紧邻肠系膜上动脉处。胰腺损伤较轻者,超声显像胰腺可呈完整状态,但体积增大,边缘可不光滑,内部回声不均匀减低。损伤严重者可发现胰腺部分断裂,胰腺被膜有裂口通向胰腺内部。胰腺实质回声不均匀,并可见小网膜囊积液及假性胰腺囊肿形成,表现为体积较大的囊性无回声区,不规则状,范围从胰腺表面直到腹前壁。仔细观察可见囊性无回声与胰腺裂口相连。继发感染可形成脓肿,超声显像显示有不规则厚壁的低至无回声区,即囊性无回声区内可见斑点状回声,为破坏的组织与脓液。

(三)腹部闭合性损伤鉴别要点

见表10-116-1。

表 10-116-1 腹部闭合性损伤鉴别要点

	空腔脏器损伤	实质性脏器损伤	下胸部肋骨骨折所致腹部损伤
脏器	充盈胃及膀胱等	脾、肝、胰、肾；肠系膜损伤多为严重创伤	有肋骨骨折可有肝、脾损伤
外力作用部位	上、中、下腹	多在左、右上腹也可在中上腹(胰腺)	双侧下胸部
腹膜刺激症状	腹肌紧张度高	腹肌紧张不突出	无肯定体征；腹痛部位与肋间神经分布一致，不超过中线，观察无变化；肋间神经封闭有效
肝浊音界	缩小或消失		
肠鸣音	减少		
腹腔穿刺	黄色浑浊液体	不凝固血液(可为迟发性、包膜下血肿——腹腔内大出血，脾损伤与儿童肾损伤较常见)	合并肝、脾损伤时可有内出血
一般情况	严重者中毒性休克	严重者出血性休克	一般情况良好，内出血严重时休克
X线检查	膈下游离气体、肠麻痹、肠胀气		可有肋骨骨折
超声显像	同X线检查	脾、肝、胰、肾被膜和实质损伤；腹腔内液性无回声	可显示肋骨骨折、腹腔内液性无回声

注：左下胸肋骨骨折时可同时伴有脾破裂，特别应警惕迟发型脾破裂的发生

超声显像图例见图 10-116-1～10-116-6。

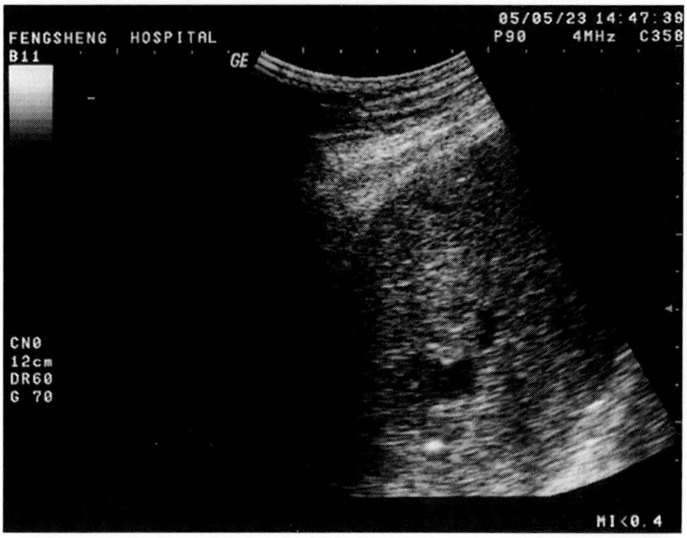

图 10-116-1 闭合性腹部创伤——脾破裂

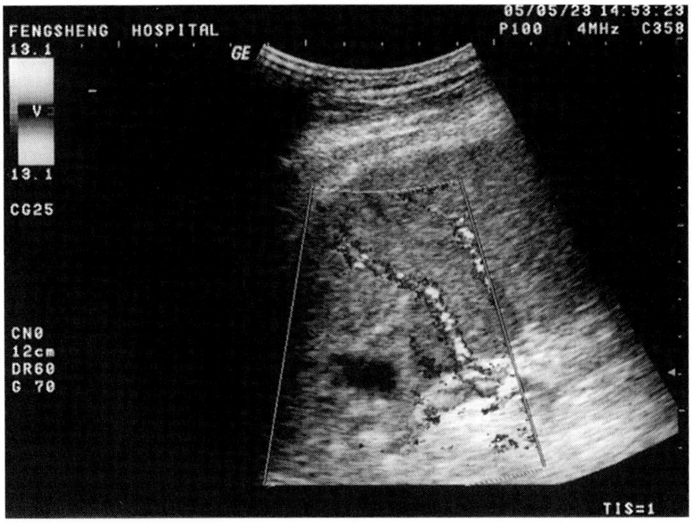

图 10-116-2 闭合性腹部创伤——脾破裂(示脾脏血流)

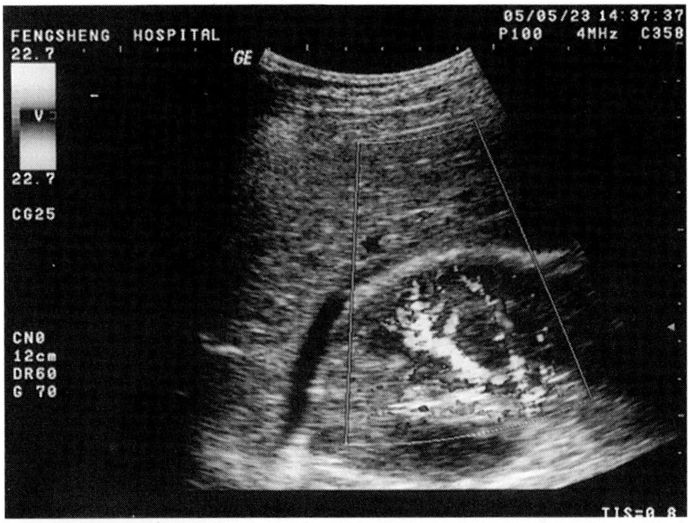

图 10-116-3 闭合性腹部创伤——脾破裂,腹腔积液(血)(一)

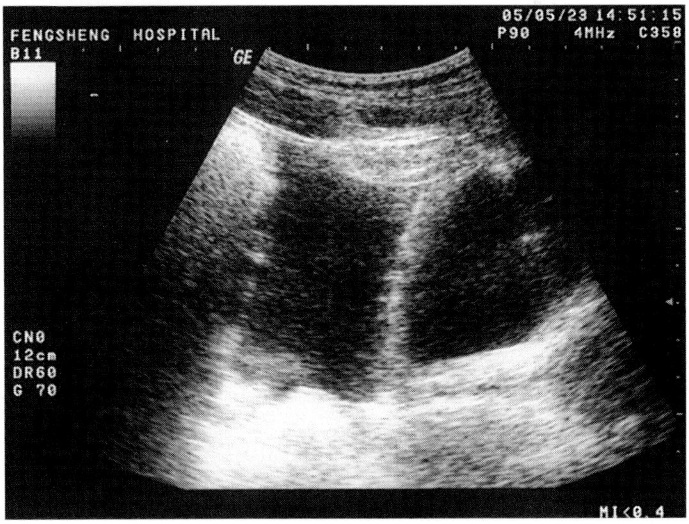

图 10-116-4 闭合性腹部创伤——脾破裂,腹腔积液(血)(二)

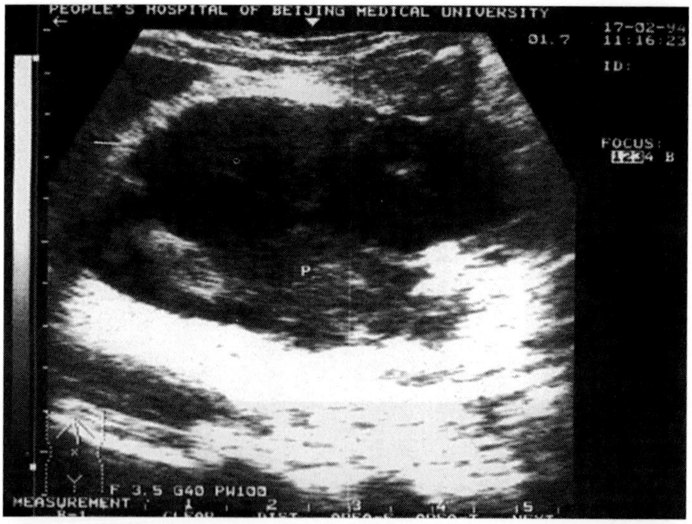

图 10-116-5 闭合性腹部创伤——胰腺破裂(一)

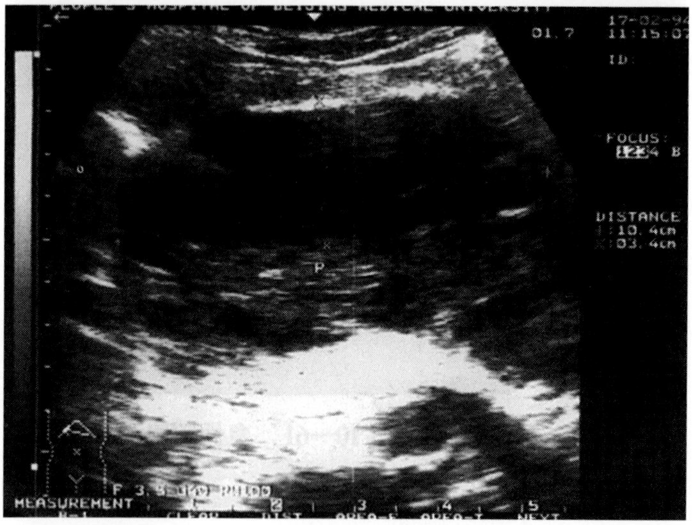

图 10-116-6 闭合性腹部创伤——胰腺破裂(二)

（富京山　章红利　王　彤）

第 117 例　闭合性腹部创伤——肾脏损伤及输尿管损伤

例 1

患者，男性，15 岁。右腰部外伤后血尿 4h。患者于 4h 前骑车与机动车发生相撞致伤右侧腰部，其后发生呕吐 1 次，为胃内容物，伴右侧腰部及腹部疼痛，并出现血尿，急诊以外伤(肝、肾损伤)收入院。

查体：体温 38.2℃，脉搏 120/min，呼吸 24/min，血压 90/60mmHg，营养中等，神志清楚，贫血貌，检查合作。心率 120/min，律齐，无杂音，双肺(—)，腹部饱满，肝脾触及不满意，右上腹肌紧张，压痛明显，右腰部有外伤皮损，脊柱及四肢无畸形。

实验室检查：红细胞 $1.28\times10^{12}/L$，血红蛋白 60g/L，白细胞 $17\times10^{9}/L$，中性粒细胞0.88，淋巴细胞0.12。尿常规：红细胞满视野。

超声显像检查：发现右肾周围片状无回声区，肾脏外形失常态，肾中段表面破损伴肾实质破裂，并与肾周无回声区沟通。超声诊断右肾真性破裂。

例 2

患者，女性，36岁。因子宫肌瘤行凝固刀治疗，术后1h突然发生下腹疼痛及腰骶部胀痛。超声显像检查发现右肾盂及右输尿管上段轻度积水，腹后壁输尿管周围可见少量液性无回声区，超声诊断为右输尿管下段损伤。

分析

(一)肾脏损伤

肾脏隐蔽在腹膜后，前面有腹壁和腹腔器官，后面有脊柱、肋骨及腰肌的保护，故损伤机会较少，但暴力较大并直接作用于肾区，常使肾脏受损伤。婴幼儿因肾脏位置较低，肾脏周围筋膜发育不全等原因，肾损伤较成年人更为多见。肾脏闭合性损伤多由暴力直接打击、挤压或撞击腹部引起，亦可因间接暴力所致，如由高处坠落或重力使肾脏急剧推移，将肾蒂撕裂，或肋骨折端刺伤肾脏。强力的肌肉收缩也可导致肾脏损伤，但这种损伤多发生于原有病变的肾脏，如肾积水、结石及肿瘤等。

1. 肾脏闭合性损伤常见病理类型

(1)肾挫伤：伤情较轻，肾实质内有出血和血肿。由于肾脏包膜及肾盂黏膜完整，可防止肾实质大量出血，仅有少量血液流入肾盂。病人可有腰痛和暂时性血尿。一般无休克发生。治疗后能自行愈合，不会出现严重后果。

(2)肾脏部分裂伤：肾实质破裂合并肾包膜或肾盂黏膜破裂。肾实质破裂后出血显著，血液可流入肾盂或向肾周围渗漏，其程度因裂伤不同而不一。轻度损伤只有少量血液外溢；若为肾碎裂伤，有广泛的肾实质包膜破裂，可在肾周围迅速形成血肿和尿液外渗的包块。

(3)肾脏全层裂伤：即肾包膜、肾实质和肾盏均破裂，出血严重而且有明显的尿液外渗。在肾脏周围迅速形成体积较大的血肿和包块。因肾盂内积血，有时形成血块。

(4)肾盂破裂：原有肾积水的肾脏遇到直接暴力的打击，或间接外力将肾盂推撞到腰椎横突或肋骨，可以造成肾盂破裂，引起尿液广泛外溢。肾盂破裂常造成肾实质损伤。

(5)肾蒂破裂：肾蒂血管破裂可造成大量失血及休克，血尿可不明显，病人短时间内可死亡。

肾损伤的临床表现与其损伤类型和程度以及有无其他脏器损伤有关。单纯肾损伤仅有轻度的肾区痛和显微镜下血尿；严重的肾损伤主要表现为休克、腹膜后及腹腔内出血、腰部疼痛、患侧腰肌强直及腰部包块等；若合并其他脏器的严重损伤，肾损伤的症状有时被忽略。如休克明显而血尿轻微，可能为广泛的肾损伤或肾盂破裂。有时肾损伤轻微，因腹腔内其他脏器损伤严重，休克可能十分明显，在诊断中应予以鉴别。儿童肾损伤迟发性休克时有发生。血尿是肾损伤的主要症状，一般与伤情一致，患者常有腰痛和腰肌紧张而不敢活动腰部。腰部肿块说明尿外渗和腹膜后积血量较多，是伤情较重的症状之一。肾损伤继发感染机会较大，于伤后数日体温升高。

2. 闭合性肾损伤的超声显像诊断

(1)挫伤：超声显像显示挫伤肾组织呈现局限性低回声，其间有时伴有较高回声不规则块状物。肾包膜完整，合并包膜下血肿时，可见肾组织与包膜间呈现新月形或梭形无回声区，并可见血液凝固形成的低回声团块。肾挫伤涉及到肾盏时，可见肾盏内有液性无回声区，CDFI

检查挫伤肾组织无彩色血流，或仅见局部少许点状及短棒状血流，不能引出动静脉血流频谱。

(2)肾脏部分裂伤：肾脏实质部分裂伤分 3 种类型。伴有包膜破裂的肾实质部分裂伤；伴有肾盂肾盏破裂的肾实质部分裂伤；伴有包膜和肾盂肾盏破裂的肾实质部分裂伤。伴有包膜破裂时，超声显像显示肾包膜连续中断，损伤肾实质呈“V”字形或线状裂口通向肾外。裂口内为液性无回声区，裂口外为肾周血肿，显示为液性无回声区，其内可见中低回声团块为血凝块。小的血肿呈弧形，出血量多的血肿为液性无回声区环绕肾脏大部，并可见中低回声凝血块。伴有肾盂肾盏破裂时，一般不能显示裂口，有时可见线状裂口，于肾盂肾盏内可见厚度超过 1cm 的液性无回声区。出血较多时，厚度可达 3cm，其内可见不规则中低回声凝血块。同时伴有肾包膜和肾盂肾盏破裂时，可见上述两种类型超声显像表现同时存在，裂口外周围组织的 CDFI 检查显示血流明显减少，甚至完全消失。

(3)肾脏粉碎伤：超声显像显示肾脏正常结构消失，不能显示正常的肾实质和肾盂肾盏。受损肾脏呈杂乱回声，肾包膜多处中断。肾周围被液性无回声包绕，液层厚度在 2～8cm。破碎肾组织可漂浮于液体中。CDFI 检查肾组织无彩色血流显示。临床常见多为肾中下段粉碎损伤，实际上为临床肾脏创伤分型中的肾脏全层裂伤。

(4)肾盂裂伤：单纯的肾盂破裂常发生在肾积水的基础上，遇到直接外力打击，或间接外力将肾盂推向肋骨或腰椎横突而造成破裂。其结果常引起广泛尿外渗。超声显像肾包膜结构完整，肾盂肾盏明显扩张，其内见有超过 1cm 厚度的液性无回声区，肾周围可见大小不等的液性无回声区，有的病例肾实质部分裂伤损伤处彩色血流不能显示。

(5)肾蒂裂伤：肾蒂裂伤是最为严重的肾脏创伤，甚为少见。肾蒂血管破裂造成大量失血及休克。血尿多不明显，短时间内病人可致死亡。超声显像检查很少遇到，腹膜后有广泛的出血和积血，超声显像显示为大面积的液性无回声区的腹膜后血肿的表现。

超声显像可以依据显示肾脏破裂损伤和肾周围血肿诊断肾脏损伤及类型。CDFI 还可提供各肾段动脉供血区的缺血甚至无血流供应的信息。

CT 及其增强扫描可对肾段动脉供血区缺血情况进行诊断，但其价格昂贵而且不如超声检查方便。排泄性尿路造影也能用于检查，但程序复杂且对造影剂过敏者不能使用。选择性动脉造影则为有创性检查。而 CDFI 具有无创、方便、迅速、可靠的优点，其诊断正确率与 CT 检查相当。

肾动脉平第 1 腰椎起自腹主动脉，至肾门处分成前后两支。前支粗，供血范围大；后支较细，是肾动脉的直接延续，供血区域小。其前支又分为上段动脉、上前段动脉、下前段动脉和下段动脉。后支进入肾脏后称为后段动脉。每个肾脏按肾动脉供血范围分为上段、上前段、下前段、下段及后段，共 5 段。肾脏损伤涉及动脉时，其内膜受到损伤，内皮下胶原暴露，激活凝血因子，血小板凝聚致血栓形成。另外损伤肾组织水肿压迫肾段动脉，致使损伤区肾组织缺血。CDFI 可发现受损肾段无彩色血流或彩色血流明显减少，进而早期明确诊断肾脏损伤类型、范围以及肾段动脉供血区缺血情况，并且有较高的准确性，另外还可多次重复检查，判断病情发展及治疗效果。

(二)输尿管损伤

输尿管细长并能蠕动，位于腹后壁深部，被骨骼、肌肉层层保护，因此单纯输尿管损伤甚为少见。发生输尿管损伤多合并其他脏器损伤，而且常由于其他重要脏器损伤而掩盖或忽略了输尿管损伤。车祸等严重外伤可损伤输尿管。在进行逆行造影插管时可引起输尿管黏膜损伤。最常见的输尿管损伤见于腹部及盆腔手术时，特别是行根治性子宫切除手术、直肠切除术等均易误伤输尿管，近年笔者所见输尿管损伤多由腹腔镜手术中电凝止血和子宫肌瘤凝固刀治疗失误造成。

输尿管损伤可有血尿、尿外渗(少尿或无尿)以及继发感染等表现。手术损伤引起的临床表现需根据输尿管损伤的程度而定，输尿管手术损伤的方式有：结扎、钳夹、切开、切断、部分切除、缺血性坏死等。若术中发现输尿管损伤立即处理，可不留后遗症。如果当时未能发现输尿管损伤，一般在术后 3～5d 发生恶心、呕吐、寒战、高热、下腹痛、损伤侧腰部胀痛、下腹或盆腔肿物伴压痛和肌紧张等症状。病人同时出现尿少，膀胱不能充盈。有的病例在 1～2 周尿自腹膜、腹壁或阴道伤口溢出，形成腹盆腔积液或输尿管腹壁瘘及输尿管阴道瘘，同时可继发感染，严重者导致死亡。双侧输尿管损伤时，术后立即无尿并有腰部胀痛，并可出现尿毒症征象。

输尿管损伤因不常见，而且经常因其他脏器损伤而掩盖，所以临床上常被忽视。即使出现无尿情况，有时也被误以为休克、血容量减低或肾脏疾病所致。凡腹腔、盆腔手术后，病人发生无尿、漏尿，腹腔或盆腔有刺激症状时，均应想到输尿管损伤的可能。对于怀疑有输尿管损伤的病例，应做系统的泌尿系统超声显像检查，同时做腹膜后及腹盆腔扫查，了解输尿管损伤的部位、损伤以上输尿管和肾脏的情况及健侧肾和输尿管状况。了解有无腹膜后及腹盆腔积液或感染情况，有无其他脏器病变等。

输尿管损伤的超声显像表现因其损伤方式及损伤程度不同而有不同：因结扎引起者为急性输尿管梗阻，显示为急性的肾盂和输尿管扩张、积水，并可显示输尿管结扎部位。若为输尿管损伤漏尿，其输尿管上段和肾盂扩张、积水并不明显(轻度积水)，而腹膜后可见无回声区，为腹膜后积液。若尿液渗入腹盆腔内，则可见腹盆腔液性无回声区。合并感染者则在液性无回声区内可见斑点状、条状中高回声。

需要和输尿管损伤鉴别的主要是输尿管结石，其鉴别并不困难。输尿管结石大多由肾结石下移，导致急性发作。临床表现为急性腹痛，向会阴部放射，病人辗转不安，伴有血尿。超声显像在输尿管三个狭窄处可见枣核状强回声伴声影。结石强回声以上输尿管扩张及肾盂肾盏扩张，并在肾盂肾盏内可见结石强回声。对侧肾脏可同时发现肾结石。

超声显像图例见图 10-117-1～10-117-6。

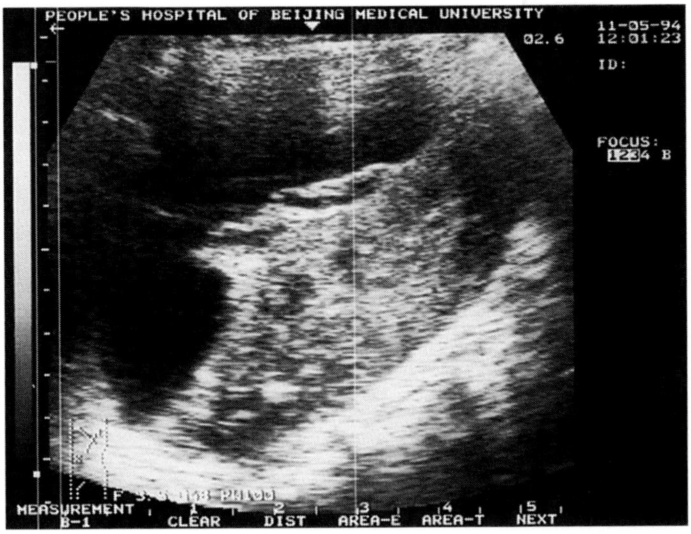

图 10-117-1　闭合性腹部创伤——肾破裂(一)

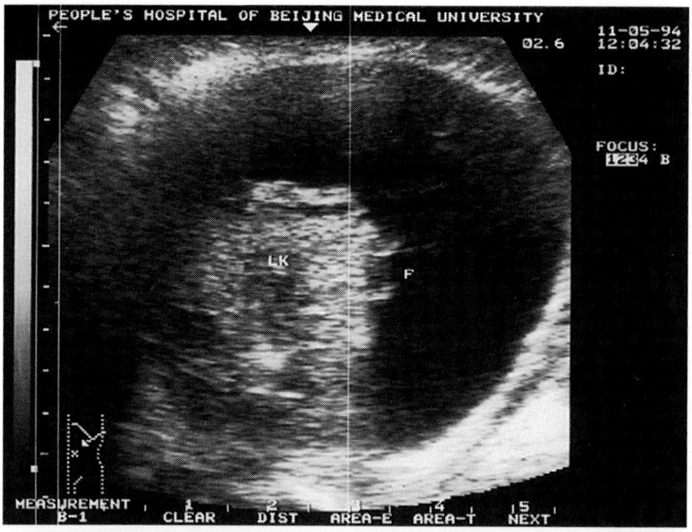

图 10-117-2 闭合性腹部创伤——肾破裂(二)

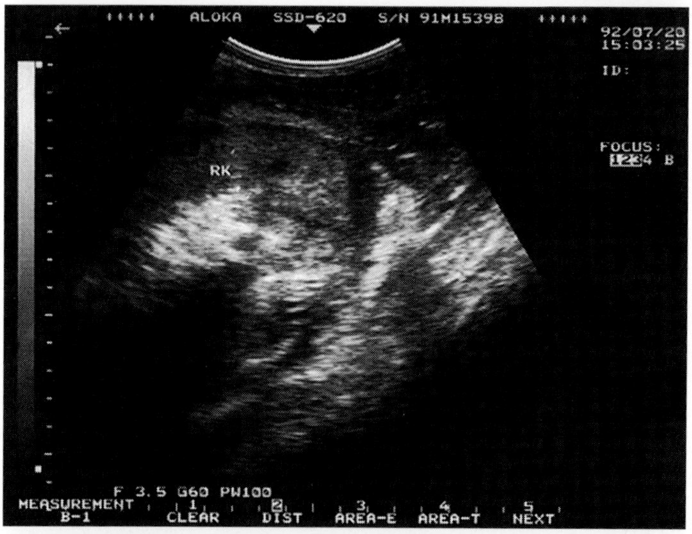

图 10-117-3 闭合性腹部创伤——肾破裂(三)

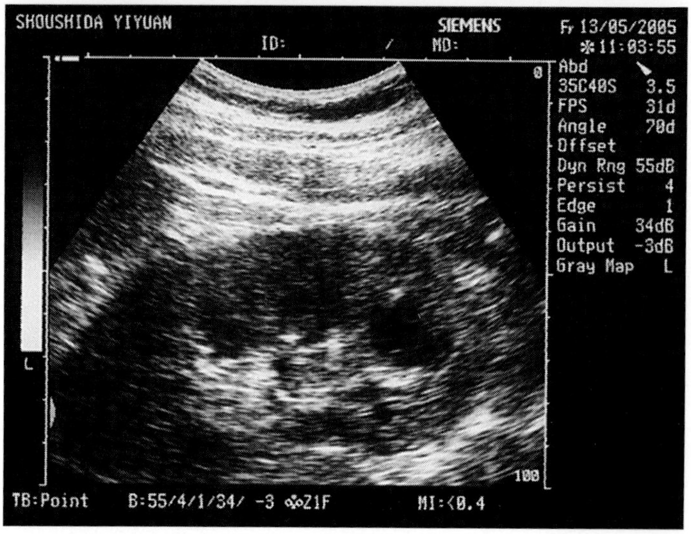

图 10-117-4 闭合性腹部创伤——肾挫伤(一)

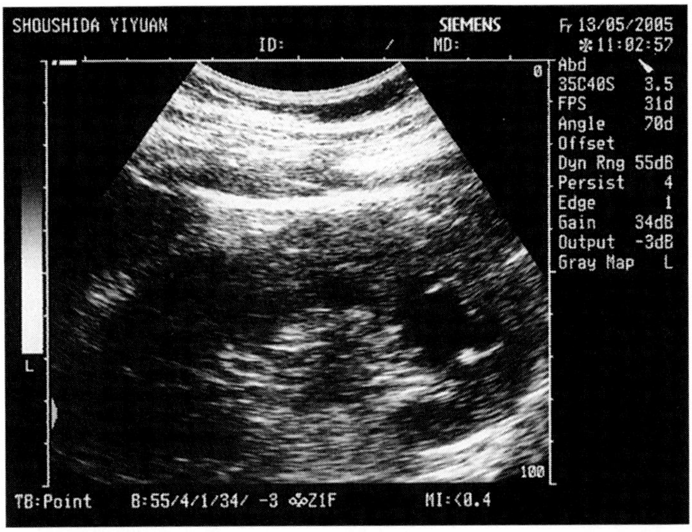

图 10-117-5　闭合性腹部创伤——肾挫伤(二)

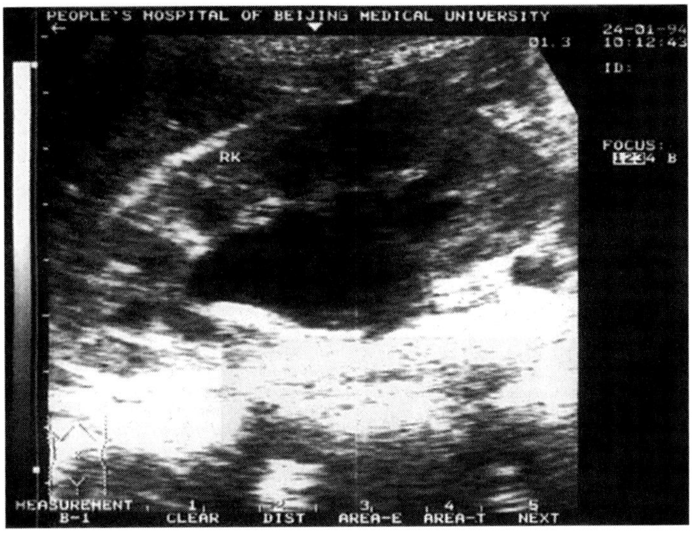

图 10-117-6　闭合性腹部损伤——急性输尿管损伤,急性肾盂积水

(富京山　韩济琼)

第 118 例　急腹症的临床与超声显像诊断

例 1

患者,女性,59 岁。因腹痛、腹泻 3d 急诊入院。患者 3d 前进食冷粽子后出现恶心、呕吐、持续性上腹痛,排稀便 2 次,无脓血。2d 前腹痛、腹泻加重,来院急诊。

查体:急性病容。体温 38.8℃,脉搏 105/min,呼吸 22/min,血压 120/70mmHg。巩膜及皮肤无黄染,表浅淋巴结未扪及。双肺(—),心率 105/min,律齐,未闻及杂音。腹部膨隆,全腹有肌紧张,压痛及反跳痛(+),脾脏未触及,移动性浊音可疑。下肢轻度凹陷性水肿,病理反射未引出。

实验室检查：血红蛋白 88g/L，白细胞 31.8×10⁹/L，中性粒细胞 0.98，有中毒颗粒，血小板 96×10⁹/L，血淀粉酶 986U/L，出血时间 30s，凝血时间 2min。尿蛋白＋～＋＋，尿白细胞 0～5 个/HP，红细胞 2～10 个/HP，偶见颗粒管型，尿三胆（－），尿糖（－），黄疸指数正常，丙氨酸转氨酶 30U/L，白蛋白/球蛋白比值为 2.11/3.16。

超声显像检查：肝脏轻度弥漫性病变，胆囊结石，胰腺增大，被膜不光滑，并有回声中断，胰腺内外均有片状无回声区，超声显像提示急性胰腺炎（重型）。

例 2

患者，男性，78 岁。右上腹痛、发热 2d 入院。2d 前患者两餐均进食油腻食物，半日后发生右上腹痛，随后出现发冷、发热、头痛伴有恶心、呕吐，呼吸急促，急诊收入院。患者既往患有胆囊结石 5 年，曾有腹痛发作数次，无肝炎病史。

查体：体温 39.1℃，脉搏 96/min，血压 136/90mmHg，呼吸 30/min。急性重病容，烦躁不安，巩膜轻度黄染，表浅淋巴结不大。双肺（－），心律规整，心率 96/min，心脏瓣膜区未闻及病理性杂音。腹部略膨隆，肝脾未触及。右上腹明显压痛，拒按，无腹壁静脉曲张，腹水征（－）。四肢及脊柱正常。

实验室检查：白细胞 13.6×10⁹/L，中性粒细胞 0.89，淋巴细胞 0.10，单核细胞 0.01，直接胆红素 35.2μmol/L，间接胆红素 10.6μmol/L；肝功能正常，相关肝炎病毒标志物（－），尿素氮 14.2mmol/L。尿胆原（±），尿胆素（＋），尿胆红素（＋）。血清电解质正常。

超声显像检查：胆囊 7.8cm×3.0cm，壁不光滑，壁厚 0.6cm。胆囊内多个结石回声，胆总管 0.8cm，壁厚 0.3cm。肝、胰、脾、双肾未见异常。超声显像提示：急性结石性胆囊炎。

分析

急腹症是临床医师，特别是外科医师和超声科医师经常接触到的疾病。急腹症一般占普通外科住院病人的 25％左右，在基层医院甚至达 33％以上，在急诊病人中约有 30％是以腹痛为主诉的。由于急性腹痛病种繁多，而且病情复杂，发展较快，有时极为危重，病死率较高。所以如何提高急腹症的诊断和治疗水平是值得重视的。对急腹症的正确处理取决于正确定位和定性诊断。但由于腹腔诸脏器结构复杂，不同的疾病可以产生类似的腹痛和体征，这就使急腹症的诊断感到困难而复杂，因而其鉴别诊断尤为重要。为了正确诊断急腹症，医师应对有关解剖知识有较为清楚的认识。在急腹症的鉴别诊断中，还应注意表现为急性腹痛的腹部以外的其他系统疾病。

腹部神经分为脊髓神经和自主神经，二者分司腹壁和内脏的运动及感觉。在内脏内广泛分布着自主神经末梢，自主神经分为交感神经和副交感神经（包括迷走神经），副交感神经有两个中枢：一个在延髓（迷走神经中枢）；一个在骶髓。迷走神经支配心、胃、胆、上部小肠及肺。骶髓发出的副交感神经支配膀胱、结肠、直肠、下部小肠。交感神经中枢在胸髓和腰髓。内脏的痛觉纤维随着交感神经从脏器到达中枢。交感神经司分泌黏稠涎液、胃肠道动静脉收缩、抑制胃肠蠕动、降低肠管平滑肌紧张度、抑制胆囊收缩。副交感神经司分泌稀薄涎液、增强肠管蠕动及肌紧张度。

肠壁 Meissner 和 Ausbuch 神经丛位于黏膜下肌层，接受脉冲经交感神经节，通过脊髓后根，经自主输入神经，进入脊髓后角，司牵涉性内脏痛之传导。腹膜壁层上的脑脊髓感觉末梢，通过脊神经后根，传入同节脊髓内，司躯体疼痛之传导。

脉冲在脊髓不仅与内脏输出神经，而且还与体神经联系，形成反射弧。由同一水平的传出神经纤维，将冲动传至相应的效应器官，出现皮肤感觉过敏，皮肤血管舒缩，汗腺分泌，同时通过脊髓内对侧的侧索视丘路与其他上下脊髓节段及中枢相联系，形成内脏-内脏反射。例如阑尾炎时除了局部疼痛外，并有恶心、呕吐，即通过有髓脉冲向上脊髓段传递，引起胃的反射。

由内脏传来的脉冲经自主神经到达脊髓后，通过脊髓神经反映为内脏牵涉痛。胸Ⅴ～Ⅹ节通过腹丛及内脏神经，接受来自横膈周边、肝、胆囊、胃、胰及小肠之脉冲。颈Ⅶ节通过膈神经接受来自 Glisson 鞘、肝韧带、横膈中央部位、胆囊和心包的脉冲。下腹丛接受来自膀胱、直肠、乙状结肠等部位的脉冲。

急性腹痛多种多样，可归纳为牵涉性内脏痛、单纯性躯体痛及牵涉性躯体痛。

1. *牵涉性内脏痛*　为伴随于交感神经之内脏感觉神经纤维传导的内脏痛，为主观性质，疼痛因个人耐受力而异。炎症充血时痛阈值降低，当有刺激时，空腔脏器扩张和实质脏器牵拉膨胀时发生痛感，疼痛部位位于中线，位置不具体。凡成对的脏器痛感在患侧，实际上后者属于躯体痛。牵涉性内脏痛常伴有脉缓、恶心、出汗、血压下降等迷走神经兴奋的症状，并无局限性体征，也不受体位变换的影响。

发生牵涉性内脏痛时通过脊髓神经反射，常伴有以下表现。

(1)内脏-感觉反射：内脏痛时有皮肤知觉障碍，如胰腺炎时在上腹有 Head 皮肤过敏带。

(2)内脏-内脏反射：某一脏器受到刺激时，另一脏器反映出某些症状，如阑尾炎、胆囊炎时可发生胃痉挛。

(3)内脏-运动反射：内脏痛时可发生竖毛、血管改变及肌紧张等。

2. *单纯性躯体痛*　胸Ⅵ至腹Ⅰ的脊髓感觉神经分布于腹膜壁层及肠系膜根部，神经末梢在腹膜外蜂窝组织间。发生躯体痛则表示内脏病变累及腹膜。对于压迫、冷热不敏感，而对捻、牵引、肿胀、化学及炎症刺激等特别敏感，疼痛部位明确，性质剧烈，可在体位变动如翻身或咳嗽时加重，常喜保持某种体位，以减少疼痛。发生躯体痛的同时有体征表现。

(1)局部压痛。

(2)肌肉紧张(腹膜及肌肉的防御性反射)。

(3)皮肤过敏区(腹壁皮肤反射)；同时有脉速、血压上升、血管收缩及全身紧张兴奋状态。

3. *牵涉性躯体痛*　当横膈中央部位受到刺激时，可有肩部放射痛，这是由于分布于横膈中部的膈神经进入颈椎Ⅲ、Ⅳ、Ⅴ节脊髓水平，该节脊髓神经沿臂丛分布于肩部外缘，横膈中部受刺激在肩部可出现疼痛。

临床常见急性腹痛类型：

临床常见急性腹痛的原因大多为炎症、紧张、血行障碍、出血、穿孔、结石、肿瘤压迫、寄生虫、妇产科疾病以及腹部以外的疾病。

现将急性腹痛分为以下 12 种类型。

1. *溃疡病型*　主要为牵涉性内脏痛，规律性强，疼痛多位于中上腹部。如溃疡穿孔则疼痛性质改变，由牵涉痛转变为躯体痛。

2. *阑尾炎型*　发病开始由于阑尾梗阻、炎症、积脓，反映为牵涉性内脏痛，位于中上腹部，而局部无压痛。由于迷走神经受到刺激而产生恶心、出汗、肢冷等症状，血压可有波动。其后若有阑尾穿孔，疼痛可暂时缓解。但不久由于局部腹膜受到刺激而出现单纯性躯体痛，局部疼痛持续而剧烈，并在体征上出现腹壁肌紧张和反跳痛。

3. 胆囊、胆管痛型　胆道梗阻引起剧烈绞痛，属牵涉性内脏痛，部位在中上腹部，由于膈周围神经通过脊髓表现为牵涉性躯体痛，而有右上腹肋缘区疼痛。炎症刺激膈神经分布区域则有肩及肩胛部牵涉痛（牵涉性躯体痛）。

4. 胰腺炎型　脊神经根受刺激，痛感在上中腹深部，胸Ⅹ至腰Ⅱ水平，虽属躯体痛性质，但因病变深在腹膜后，体征多不明显，疼痛可偏右（胰头）或左（胰尾）或围腰部一周（全胰腺），病人喜屈曲位横卧呈弓形，以减少神经根的压力，使疼痛缓解，腹膜后肿瘤也可有类似症状。

5. 肠梗阻型　当空腔脏器膨胀，呈牵涉性内脏痛，疼痛在腹中线，位置不明确，早期为阵发性痛伴腹胀、呕吐。有并发症后发展为躯体痛。

6. 肝痛型　肝炎、各类肝病、肝周围炎。感觉神经末梢分布于肝被膜，与门静脉一起进入肝实质内，传入神经通过腹腔神经节进入胸Ⅶ～Ⅸ节水平，肝炎时肝实质肿胀、充血，肝周围炎时肝被膜下充血，横膈受刺激而发生肝区牵涉痛，表现为刺激痛或重压痛、胀痛。躯体痛表现为肝区胸壁周围皮肤敏感。

7. 泌尿器官痛型　泌尿器官位于腹膜后，其疼痛属于躯体痛，多在患侧。泌尿系结石多呈绞痛，向下放射至会阴部、大腿内侧。肾周围炎时局部（腰部肾区）有压痛及叩击痛。前列腺炎、精囊炎的疼痛可放射至后尿道，直肠或会阴部，排尿时疼痛加剧。

8. 急性腹膜炎型　胃肠道穿孔，先有化学性刺激（胃肠液、酶）发生突然的局限性疼痛，其后由于渐发的继发感染而渐转为明显的躯体痛诸症，70%膈下有积气、胸腔积液，查体有移动性浊音。因腹内压力不断改变，腹内积液、积脓可储留在一定部位，如盆腔的后穹窿积脓可从侧腹上达膈下，发生膈的牵涉痛。

9. 肠痉挛型　见于肠炎、消化不良及过敏性结肠等，肠蠕动亢进，为牵涉性内脏痛。

10. 肠系膜动脉栓塞型　为肠系膜上动脉栓塞，血行障碍，呈剧烈腹绞痛，疼痛部位不明确，体征不明显，为持续性，终至栓塞血管供血区域的肠管缺血坏死、血压下降、休克、血性腹水、呕血、便血，腹膜刺激征明显。

11. 腹主动脉瘤型　腹主动脉瘤多由动脉粥样硬化引起。其位于腹膜后，属躯体痛。破裂时呈持续性剧痛，疼痛与胰体癌相似，亦可牵涉到阴囊部位，腹主动脉瘤破裂形成主动脉夹层，疼痛十分剧烈。

12. 癌性腹膜炎型　癌性腹膜炎有腹膜炎症状，可有血性腹水，其疼痛程度不如化脓性及结核性腹膜炎的疼痛明显，部位也不明确。

急腹症诊断程序：

急腹症的诊断和鉴别诊断通常包括病史询问、症状分析、体检发现（包括阴性所见）等，都要求十分认真细致，抓住疾病本质及主要问题，以求迅速地获得正确诊断。

腹痛是急腹症最突出的表现，是首先要弄清楚的关键问题。

1. 腹痛的部位（定位诊断）　不同部位的腹痛，通常可反映不同部位脏器的疾病，有十分重要的定位价值，其一般规律见表10-118-1。

表 10-118-1 腹痛部位的鉴别诊断

腹痛部位		腹内病变	腹外病变
上腹部	右上	十二指肠溃疡穿孔、急性胆囊炎、胆石症、急性肝炎、急性腹膜炎、右膈下脓肿等	右下肺炎、右下胸膜炎、右肾结石或肾盂炎
	中上	胆道蛔虫、溃疡病穿孔、胃痉挛、急性胰腺炎、阑尾炎早期、裂孔疝等	心绞痛、心肌梗死、糖尿病酸中毒
	左上	急性胰腺炎、胃穿孔、脾曲综合征、脾周围炎、脾梗死、左膈下脓肿。	左下肺炎、左下胸膜炎、左肾结石或肾盂炎、心绞痛
脐周		小肠梗阻、肠蛔虫症、小肠痉挛症、阑尾炎早期、回肠憩室炎、慢性腹膜炎	各种药物或毒素引起的腹痛
下腹部	右下	阑尾炎、腹股沟嵌顿疝、局限性肠炎、肠系膜淋巴结炎、小肠穿孔、肠梗阻、肠结核、肠肿瘤、右输尿管结石(右腰部)	
	下腹	宫外孕破裂、卵巢囊肿扭转、盆腔炎、盆腔脓肿、痛经等妇科病常偏重一侧,尿潴留、膀胱炎、急性前列腺炎、急性精囊炎等	
	左下	腹股沟嵌顿疝、乙状结肠扭转、细菌性痢疾、阿米巴结肠穿孔、结肠癌等,左输尿管结石(左腰部)	

注:非外科疾病所引起的腹痛,性质常较模糊,定位不明显,很少有压痛和肌紧张,多数于观察期间腹痛减轻或消失

2. 腹痛的性质　有以下几种。

(1)绞痛:常为阵发性发作,为空腔脏器的梗阻表现,如肠梗阻、胆道蛔虫症、胆石症、阑尾粪石梗阻等。

(2)持续性疼痛:常伴有阵发性加重,多为脏器的炎症所致。

(3)钻顶痛:为胆道蛔虫症的特征,疼痛部位在剑突下。

(4)刀割样烧灼痛:迅速播散到右上腹或全腹,为溃疡穿孔的常见表现。

(5)胀痛:多为麻痹性肠梗阻,胃肠扩张所致。

(6)放射痛及转移痛

①放射痛:肝-胆道及膈下疾患的腹痛,可放射至右肩和右肩胛下。胰腺炎的疼痛常放射至后腰部。阵发性紧缩样疼痛而涉及腰背的,应想到肠系膜根部受累,可能为全小肠扭转。肾结石或炎症的疼痛可放射至患侧的肋椎角,或沿输尿管方向放射。闭孔疝的疼痛常放射到大腿内侧闭孔神经支配的部位。

②转移痛:由于病变在不同阶段的不同的病理过程,可引起腹痛部位的转移。如阑尾炎早期,疼痛常位于中上腹或脐周,为阑尾炎症引起的内脏神经痛,此后阑尾炎逐渐加重,腹痛转移并局限在右下腹,为阑尾炎所在部位腹膜受到刺激而引起。

3. 腹痛的程度　通常与病变性质一致,如梗阻、炎症或缺血的程度重,则腹痛剧烈,但有时疼痛严重而病变不一定很重,如结石的移动或胆道蛔虫之顶钻所致的疼痛常很剧烈,但病变并不很严重。临床亦有因患者反应差或为老年病人,其病变虽重但疼痛感觉较轻者,个体对于

疼痛的耐受也有很大差异。

4．*腹痛之规律* 阵发性腹痛有明显缓解期，提示为空腔脏器有梗阻；持续性疼痛则为炎症；突出的急剧腹痛常提示为穿孔或有血运障碍；逐渐加重的腹痛常表示为炎症加重；疼痛规律的改变可能是好转，但必须伴有全身情况及局部体征的好转，也可能为加重；如发生坏疽（坏疽性阑尾炎、绞窄性肠梗阻等），应必须伴有全身情况恶化及腹痛性质的改变或腹痛范围扩大，以及出现腹膜炎体征等。

5．*其他症状* 胃肠道疾病易出现胃肠道症状如呕吐、恶心、腹胀、便秘、不排气等，应注意发生的前后及与腹痛之关系。肠梗阻中呕吐出现的早晚、呕吐之内容物等，对判定梗阻部位有重要价值。肠道疾病易有反射性恶心呕吐，并可出现发热、黄疸等。子宫及附件疾病常有月经不规则、白带异常、阴道分泌物等。泌尿系统疾病常有腰部不适。炎症者，体温常在发病开始即有升高。

6．*休克* 严重的急腹症，可发生休克。其休克可由病变刺激腹膜或腹膜后神经末梢所致，亦可由感染中毒、出血、脱水等引起。急腹症休克由于起病急骤，变化迅速，以上二阶段不能截然分开，预防休克发生以及早期发现休克并积极处理对急腹症之治疗有重大作用。

7．*过去病史与本次急腹症之关系* 过去病史与诊断、鉴别诊断和治疗本次急腹症有很大关系，应详细了解过去手术史、溃疡病史、黄疸史、结石史、妇科疾病史、与本次急腹症之类似发作史及过去之治疗方法等。

超声显像检查：

常规胸腹部超声显像检查，观察心脏、两肺（外周部位）、胸壁软组织及肋骨有无病变，有无肋骨骨折，有无胸腔积液（液体量），肝、胆、胰、脾、肾、胃肠、膀胱、子宫、附件等有无病变，有无损伤及有无腹水（液体量），另外，还可观察胸腹部各血管有无病变及各组淋巴结情况。

超声显像图例见图 10-118-1～10-118-11。

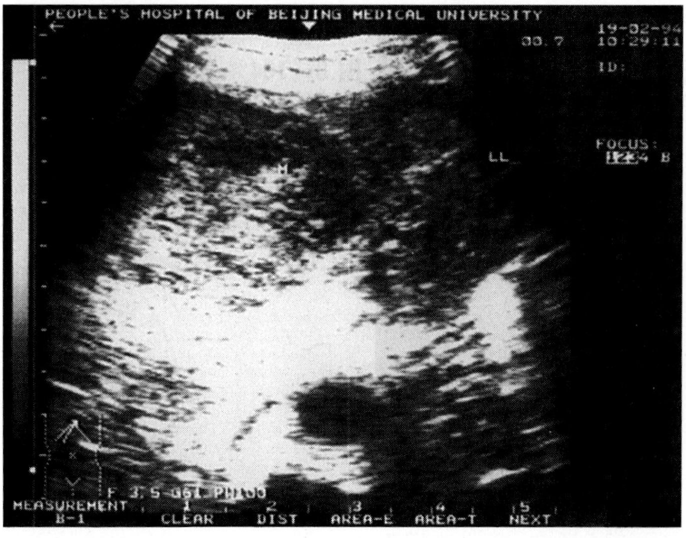

图 10-118-1 急性腹痛——肝癌破裂（一）

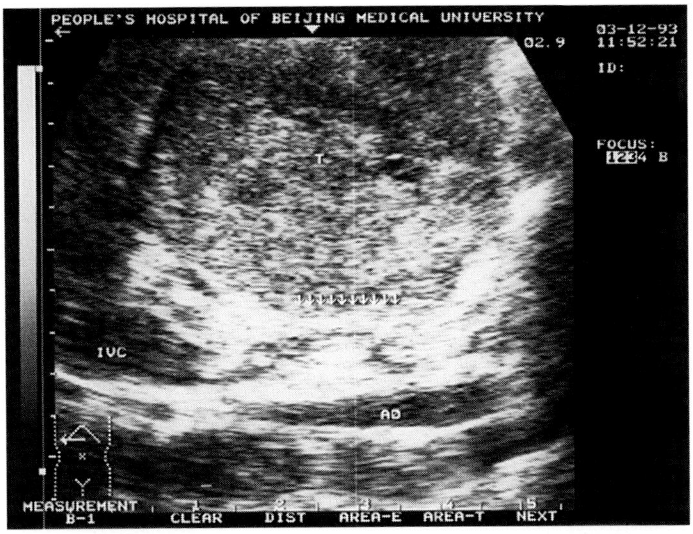

图 10-118-2 急性腹痛——肝癌破裂(二)

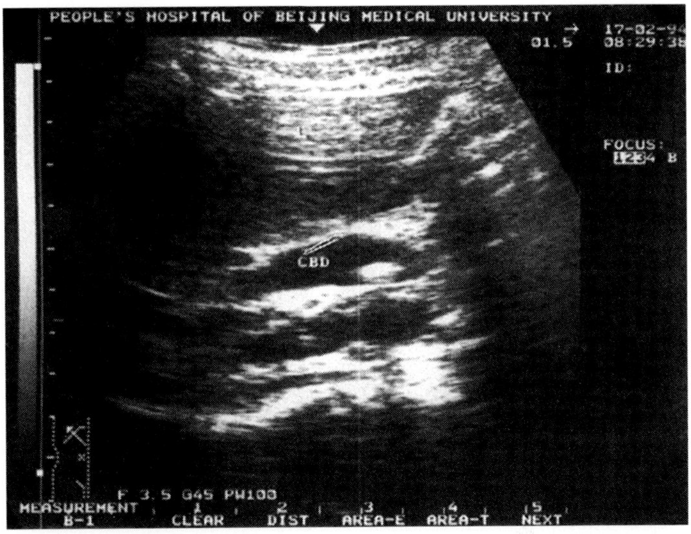

图 10-118-3 急性腹痛——胆总管结石

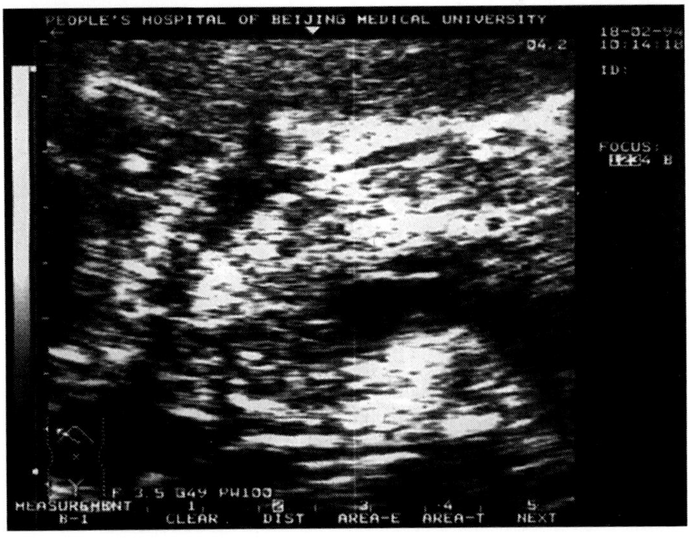

图 10-118-4 急性腹痛——急性重症胰腺炎

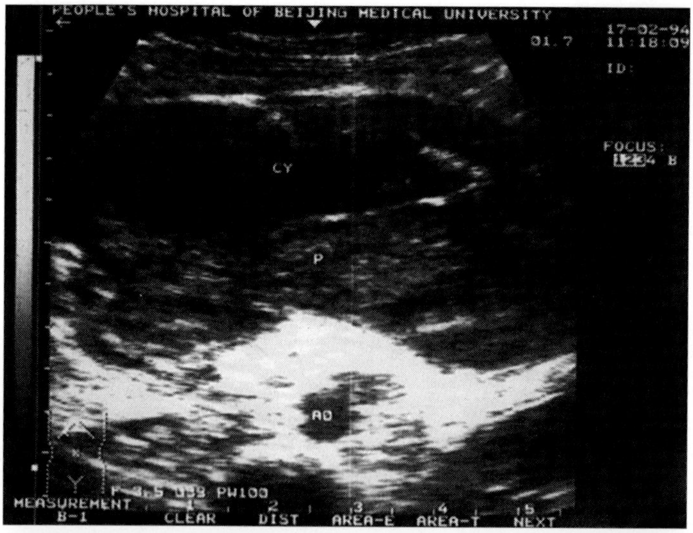

图 10-118-5 急性腹痛——外伤致胰腺损伤，假性胰腺囊肿形成

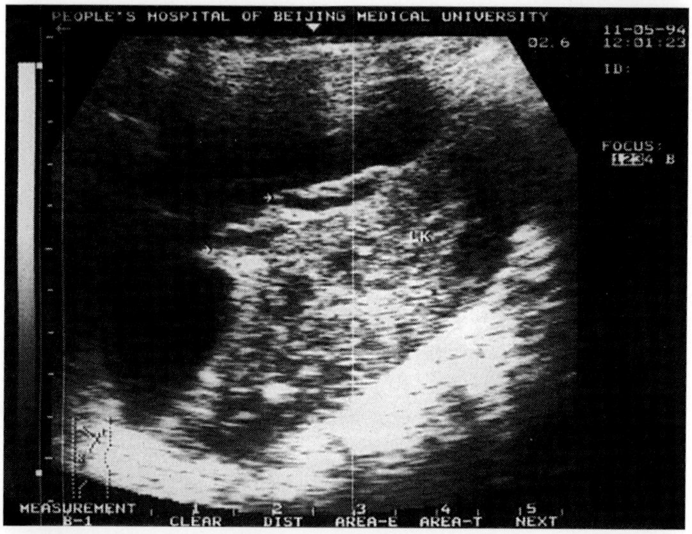

图 10-118-6 急性腰腹痛——外伤致肾脏破裂伤

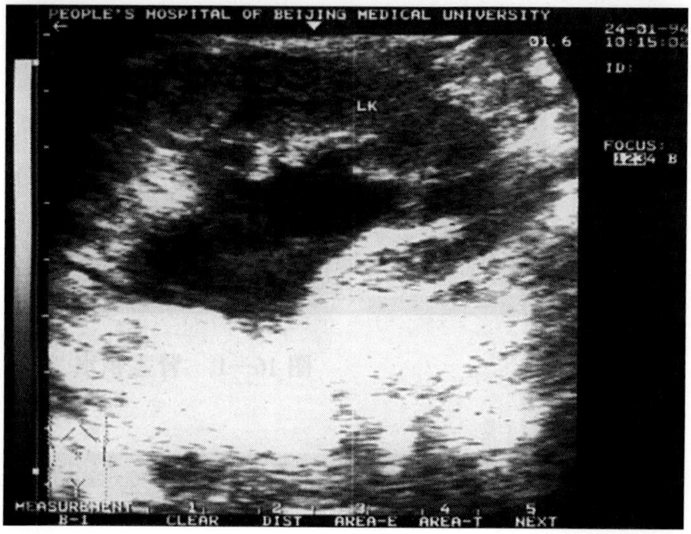

图 10-118-7 急性腹痛——急性肾盂积水

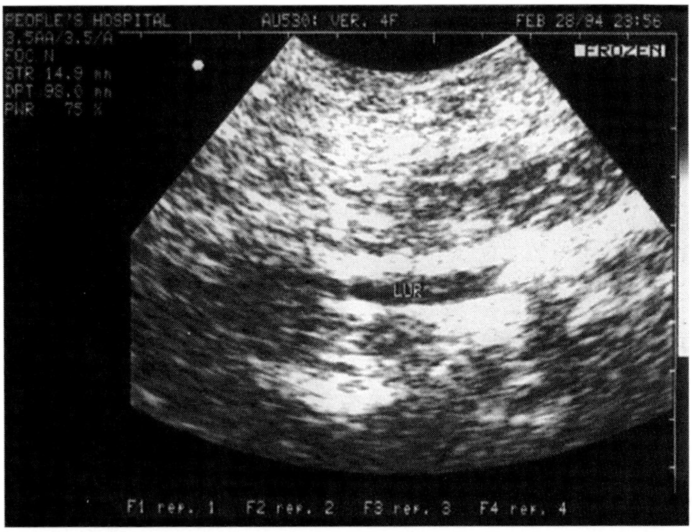

图 10-118-8　急性腹痛——输尿管结石

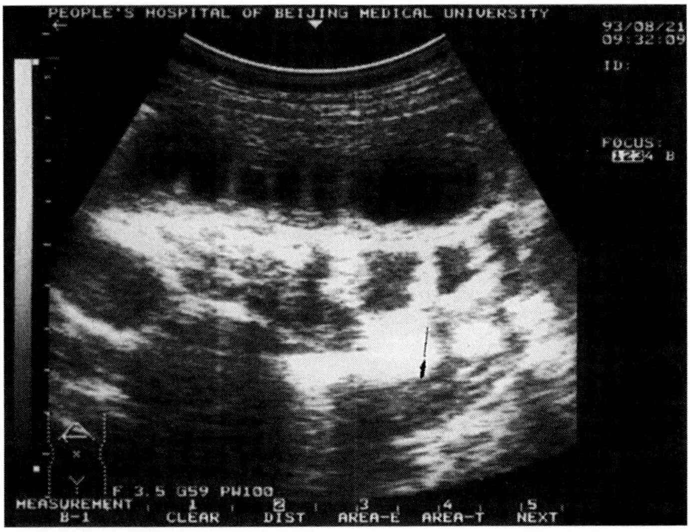

图 10-118-9　急性腹痛——急性肠梗阻

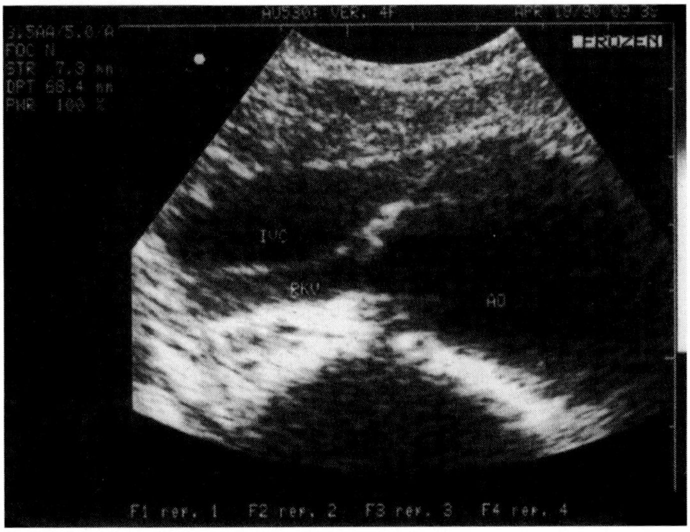

图 10-118-10　急性腹痛——腹主动脉瘤

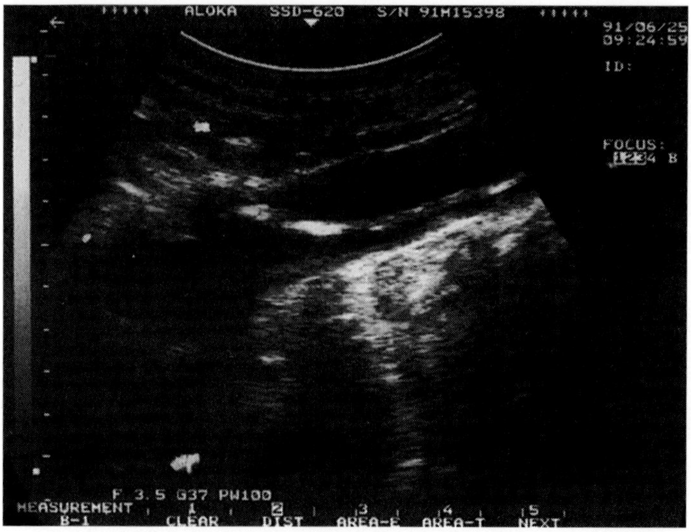

图 10-118-11 急性腹痛——腹主动脉夹层

（富京山 甘丽云）

第11章 Chapter11 颈部及甲状腺疾病

第119例 脱发、面黄、手心黄染2年——慢性淋巴细胞性甲状腺炎伴甲状腺功能减退

患者，女性，63岁。因消瘦、疲乏无力、怕冷、手心黄染、眉毛脱落4年曾在多家医院就医。近5个月来上述症状加重，终日疲劳，休息后不缓解，伴有怕冷汗少，食欲欠佳，便秘、腹胀等症。

体格检查：体温36.1℃，脉搏66/min，呼吸20/min，神志清，表情淡漠，语速较慢。全身皮肤呈暗蜡黄色，以手、足掌心为著，巩膜无黄染。皮肤粗糙，有鳞屑，指甲表面有裂纹，眉毛、睫毛、腋毛、阴毛稀疏。双肺呼吸音粗糙，心界稍大，心尖部可闻及双期杂音。腹部稍膨隆，肝脾未触及，双下肢轻度水肿。

实验室检查：血红蛋白100g/L，红细胞3.62×10^{12}/L，胆固醇6.8 mmol/L（正常值<5.6 mmol/L），三酰甘油1.5 mmol/L（正常值0.9～1.8mmol/L），低密度脂蛋白3.82mmol/L（正常值2.29～3.1mmol/L），高密度脂蛋白2.4 mmol/L（正常值0.78～2.08mmol/L），磷酸肌酸激酶61U/L，乳酸脱氢酶134 U/L，T_3 4.5pmol/L（正常值2.5～6.3 pmol/L），T_4 17.4 pmol/L（正常值10～23 pmol/L），TSH 7.48UIU/ml（正常值0.4～4 UIU/ml）。

超声显像检查：双侧甲状腺明显缩小，被膜不光滑，其内回声不均匀增强，未见局限性异常回声。甲状腺实质内彩色血流甚少。肝、胆、胆管、胰、脾、肾均未见异常。超声提示为甲状腺弥漫性萎缩性病变（慢性淋巴细胞性甲状腺炎）。

心脏超声检查：左心房、右心室、右心室流出道轻度增大。二尖瓣回声中度增强、增粗，开放受限（中度）。心脏超声提示二尖瓣狭窄（风湿性心脏病）。

分析

（一）甲状腺功能减退症

甲状腺功能减退症（hypothyroidism）简称甲减，是指组织中的甲状腺激素作用不足或缺如的一种病理状态。女性较男性多见。随年龄增长，其患病率上升。甲状腺功能减退症是比较常见的内分泌疾病，因涉及多系统症状常首先求治于非专科医生，亦常首诊于超声医师。甲

状腺功能减退症可由多种病因引起，其中绝大多数为自身免疫性甲状腺炎（桥本病，慢性淋巴细胞性甲状腺炎），亦可由甲状腺放射性碘治疗后或甲状腺手术导致。甲状腺功能减退始于成人期者称甲状腺功能减退症，严重者称黏液性水肿。甲状腺自身病变所致的甲状腺激素缺乏又可分为原发和继发两种。原发性者病因不明，可能与甲状腺自身免疫病损有关，此种病例可发生甲状腺萎缩，约为甲状腺功能减退症发病率的5%。黏液性水肿者甲状腺显著萎缩，腺泡大部分被纤维组织所代替，并有淋巴细胞浸润，残余腺泡上皮细胞矮小，泡内胶质含量减少，放射线治疗后甲状腺的改变与原发性者相似。慢性甲状腺炎者腺体大多有淋巴细胞和浆细胞浸润，后期因纤维化而萎缩。甲状腺外组织的病理变化包括皮肤角化，真皮层内有黏液性水肿，细胞间液中聚集多量透明质酸、黏多糖、硫酸软骨素及水分，可引起非凹陷性水肿。内脏细胞间液中有类似的情况，称为内脏黏液性水肿，浆膜腔内有黏液性积液，全身肌肉（平滑肌、骨骼肌及心肌）都可有肌细胞肿大、苍白，肌浆纤维断裂并有空泡变性及退行性病灶，心脏常扩大，间质水泡伴心包积液。肾脏可有基底膜增厚，而出现蛋白尿。

成人甲状腺功能减退症分为临床型甲减和亚临床型甲减。前者可有不同程度的临床表现和血清 T_3、T_4的降低，尤其是血清 T_4及 F T_4的降低是临床型甲减的重要指标。临床型甲减分为重型和轻型，重型者症状明显，累及的系统广泛，常呈黏液性水肿表现，轻型者症状多不典型。亚临床型甲减临床上无明显症状。血清 T_3正常 T_4正常或降低，常需根据 TSH 测定和（或）TRH 试验确诊。成人黏液性水肿多发生于40～60岁，男女之比为1∶4.5，起病隐匿，病程发展缓慢可长达10余年以后才出现明显的黏液性水肿症状。其早期症状为出汗减少、怕冷、动作缓慢、精神萎靡、疲乏嗜睡、智力减退、食欲缺乏，但体重增加、便秘等。典型症状为：

（1）基础代谢率降低。疲乏、行动迟缓、记忆力明显减退，因周围血液循环减退能量产生减少，以致患者异常怕冷、无汗、体温低于正常。

（2）黏液性水肿面容。面部表情淡漠、呆板，甚至白痴状，面颊及眼睑虚肿，面色苍白，贫血或有黄色及陈旧象牙色，有时颜面皮肤发绀，眼睑下垂，眼裂狭窄，部分病人有轻度突眼，鼻、唇增厚，舌大发音不清，语言缓慢，头发干燥、稀疏、脆弱，睫毛、眉毛脱落（以眉梢为甚），男性胡须生长缓慢。

（3）甲状腺激素缺乏使皮下胡萝卜素转变为维生素 A 及维生素 A 生成视黄醛的功能减弱，致使血中胡萝卜素的含量升高，皮肤呈特殊的蜡黄色，而且粗糙少光泽，皮肤干厚，多角化，尤以手、臂、大腿明显，有非凹陷性水肿，病人体重增加，常有腋毛、阴毛脱落。

（4）神经系统症状。迟钝、嗜睡、理解力和记忆力均减退，视力、听觉、触觉、嗅觉均迟钝，伴有耳鸣、头晕，有时呈现神经质或发生妄想、幻觉、抑郁或偏狂，严重者可精神失常，一般认为精神症状的出现与脑细胞对氧和葡萄糖的代谢减低有关。

（5）肌肉和骨骼。肌肉松弛无力，主要累及肩背肌肉，可有肌肉暂时性强直、痉挛、疼痛，关节也常有疼痛。

（6）心血管系统病变：脉搏缓慢，心动过缓，心音低弱，心排血量减小，常为正常的一半，由于心肌纤维延长伴有黏液性水肿故当心力衰竭时应用洋地黄治疗疗效不佳，且易中毒。可发生全心扩大，常伴有心包积液。

（7）消化系统症状：胃纳不佳，厌食、腹胀、便秘、鼓肠甚至出现麻痹性肠梗阻，50%患者胃酸缺乏。

（8）呼吸系统病变：由于黏液性水肿、胸腔积液及循环功能差可导致呼吸急促，肺泡中二氧化碳弥散能力降低，而出现呼吸道症状甚至二氧化碳麻醉现象。

(9)内分泌系统病变：肾上腺皮质功能一般比正常低，如本病伴原发性自身免疫性肾上腺皮质功能减退症和糖尿病称为多发性内分泌功能减退症(Schmidt 综合征)。长期患本病而且病情严重者垂体和肾上腺功能均可降低，而垂体常增大，原发性甲减由于 TSH 增高可同时出现泌乳素增高，而发生泌乳。交感神经的活性在甲状腺激素缺乏时降低。

(10)泌尿系统及水、电解质代谢异常：肾血流量降低，肾小球基底膜增厚可出现少量蛋白尿，由于肾排水功能受损导致组织间水潴留。

(11)血液系统病变：甲状腺激素缺乏使造血功能受到抑制，红细胞生成减少，胃酸缺乏使铁和维生素 B_{12} 吸收障碍，患者中有 2/3 可有轻、中度的低色素小细胞性贫血，14%有恶性贫血(大红细胞型)，血沉多增快。

(12)昏迷：为黏液性水肿最严重的表现，多见于年老、长期未获治疗者，大多在寒冷季节发病，受寒及感染是最常见的诱因，其他如创伤、手术、麻醉及应用镇静药等均可促使昏迷发生。

实验室检查中最有用的检查项目是血清 TSH 和 T_3、T_4。甲状腺性甲减 TSH 可升高。无论何种类型的甲减，血清总 T_4 和 FT_4 均可降低。血清 T_3 测定，轻度患者可正常，重症患者可降低；亚临床型甲减部分患者血清 T_3、T_4 可在正常范围。T_4 浓度在诊断上比 T_3 浓度更重要。测定 TSH 对甲减的诊断有重要意义，较 T_3、T_4 更重要，如本病因甲状腺自身破坏引起者，TSH 显著升高，则表示垂体 TSH 储备功能降低。怀疑甲减由自身免疫性甲状腺炎引起时，应测定甲状腺球蛋白抗体(TGA)、甲状腺线粒体抗体(MCA)和甲状腺过氧化酶(TPO-Ab)，其中以 MCA 和 TPOAb 的敏感性和特异性较高。黏液性水肿典型病例诊断不难，但早期轻症和不典型者常与贫血、肥胖、水肿、肾病综合征、低代谢率综合征、月经紊乱、腺垂体功能减退症等混淆，需做有关甲状腺功能测定及超声显像检查以资鉴别。

(二)慢性淋巴细胞性甲状腺炎

慢性淋巴细胞性甲状腺炎(chronic lymphocytic thyroiditis)又称自身免疫性甲状腺炎或桥本病(Hashimoto)及桥本炎。其临床分类如下：

Ⅰ型：自身免疫性甲状腺炎(桥本病 1 型)。

ⅠA 型：伴甲状腺肿大。

ⅠB 型：甲状腺不肿大。

特征：甲状腺功能与 TSH 水平正常，抗 Tg 和抗 TPO 抗体阳性。

Ⅱ型：自身免疫性甲状腺炎(桥本病 2 型)。

ⅡA 型：伴甲状腺肿大(典型桥本病)。

ⅡB 型：甲状腺不肿大(原发性黏液性水肿，萎缩性甲状腺炎)。

特征：持久性甲减，TSH 水平升高，抗 Tg 和抗 TPO 抗体阳性。

ⅡC 型：甲状腺炎短期加重，如产后甲状腺炎、寂静性(或无痛性)甲状腺炎，也称为桥本甲亢。

特征：部分病人发病时有短暂性甲亢表现，血清甲状腺激素水平升高，甲状腺吸碘率减低，并出现暂短性甲减，抗 Tg 和抗 TPO 抗体阳性。

慢性淋巴细胞性甲状腺炎是一种自身免疫性疾病，患者血清中可检出效价很高的抗甲状腺各种成分的自身抗体，如抗甲状腺微粒体抗体/抗 TPO 抗体，甲状腺球蛋白抗体(抗 Ig)等。甲状腺组织中存在大量的浆细胞和淋巴细胞浸润以及淋巴滤泡形成。本病患者 T 淋巴细胞是有致敏活性的，相应的主要自身抗原是甲状腺细胞膜。有的患者可同时伴有其他自身免疫性疾病，如恶性贫血、系统性红斑狼疮、类风湿关节炎及1型糖尿病等。遗传因素与自身免疫性疾病的发病机制密切相关。本病有家族聚集现象且女性多发(90%以上)，好发年龄为30～50岁，男性较女性发病晚10～15岁。促使本病中甲状腺组织受损的机制尚不明确，可能是抑制性T淋巴细胞，遗传缺陷，对B淋巴细胞功能缺失正常的抑制作用，导致甲状腺自身抗体的产生，并对甲状腺细胞起毒性作用。本病甲状腺大多呈弥漫性肿大，质地坚实，表面苍白，切面均匀呈分叶状，无坏死。疾病初期至中期甲状腺腺泡上皮呈炎症性破坏，基膜断裂，并有淋巴细胞、浆细胞浸润及纤维化形成。后期甲状腺出现广泛的纤维化及大量淋巴细胞、浆细胞浸润以及淋巴滤泡形成，滤泡上皮细胞被破坏。

本病多见于中年女性，其临床表现为甲状腺肿(早中期肿大，晚期缩小)，起病缓慢，甲状腺质地坚韧而有弹性如橡皮，其表面较光滑，无结节，无压痛，与周围组织无粘连。本病发展缓慢，有时甲状腺几年内无明显变化，疾病初期甲状腺功能正常，部分病例可出现甲亢，大部分病例出现甲状腺功能减退。凡中年妇女(或中老年男性，但少见)有较坚实的弥漫型甲状腺肿并伴有锥体叶增大，无论甲状腺功能如何均应该疑为本病，并测定甲状腺球蛋白抗体(70%～80%为阳性)和甲状腺微粒体(抗TPO)抗体(约90%为阳性)。核素扫描显示甲状腺肿并同时有摄碘或摄锝功能减低。随着病情发展淋巴细胞或纤维进行性替代甲状腺实质至甲状腺衰竭。首先是TSH升高为亚临床甲减，随后T_4下降，随后T_3下降而成为临床甲减。超声显像显示早中期甲状腺弥漫性增大，回声不均匀，晚期甲状腺弥漫性萎缩性病变。甲状腺细针穿刺细胞图片中可见成堆淋巴细胞。

慢性淋巴细胞性甲状腺炎的超声显像显示甲状腺两侧叶弥漫性、对称性、轻至中度肿大，表面尚光滑，边界完整，峡部明显增大。内部回声较正常为低，呈不均匀低回声。彩色多普勒血流显像可见血流减少，血流速度减慢。本病后期超声显像显示双侧甲状腺弥漫性缩小，被膜不光滑。甲状腺实质回声不均匀增强，呈现两侧甲状腺弥漫性萎缩性病变。彩色血流明显减少。

超声显像图例见图11-119-1～11-119-5。

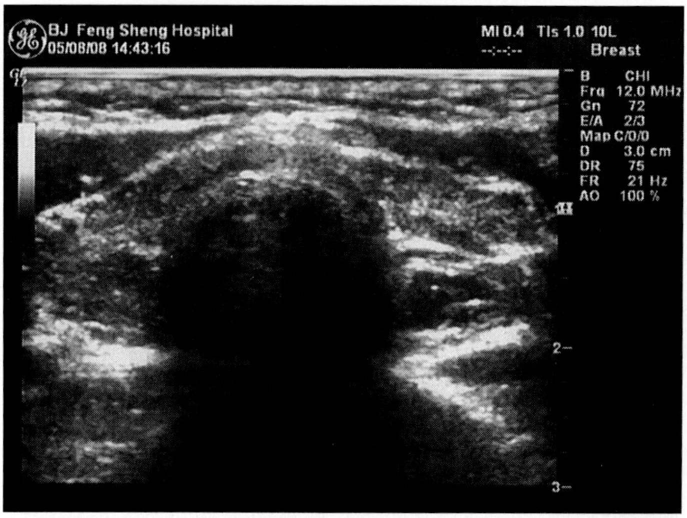

图 11-119-1 慢性淋巴细胞性甲状腺炎(一)
甲状腺双叶萎缩性病变

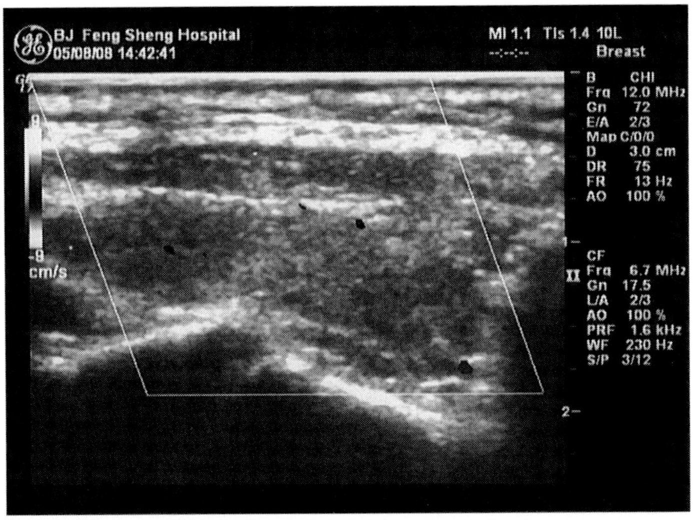

图 11-119-2 慢性淋巴细胞性甲状腺炎(二)

甲状腺左叶缩小,血流减少

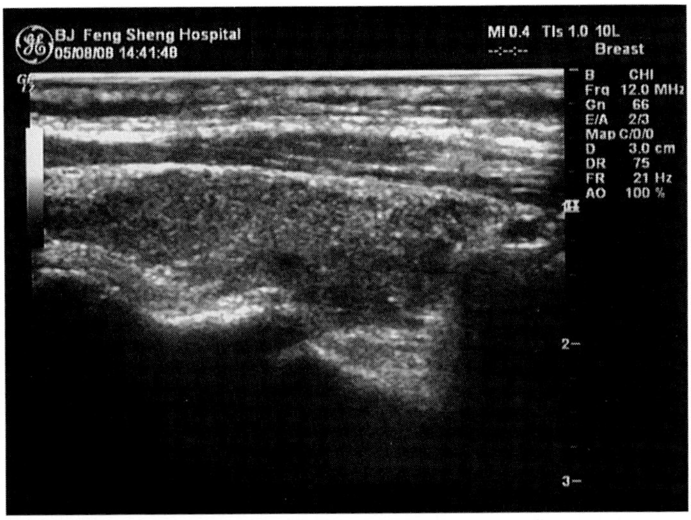

图 11-119-3 慢性淋巴细胞性甲状腺炎(三)

甲状腺左叶萎缩性病变

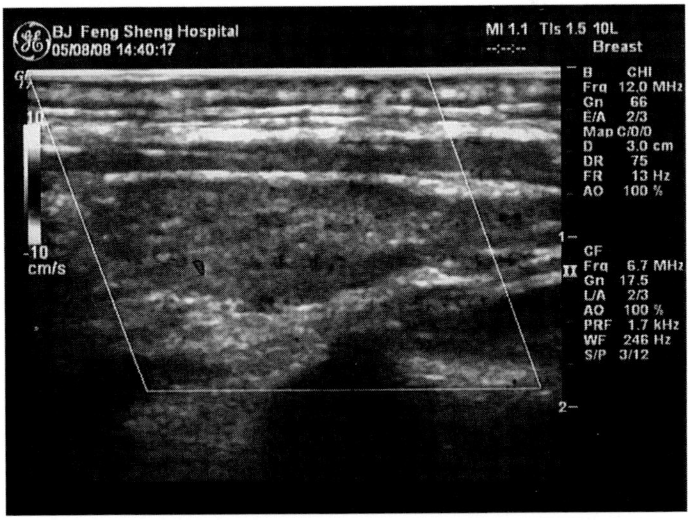

图 11-119-4 慢性淋巴细胞性甲状腺炎(四)

甲状腺右叶缩小,血流减少

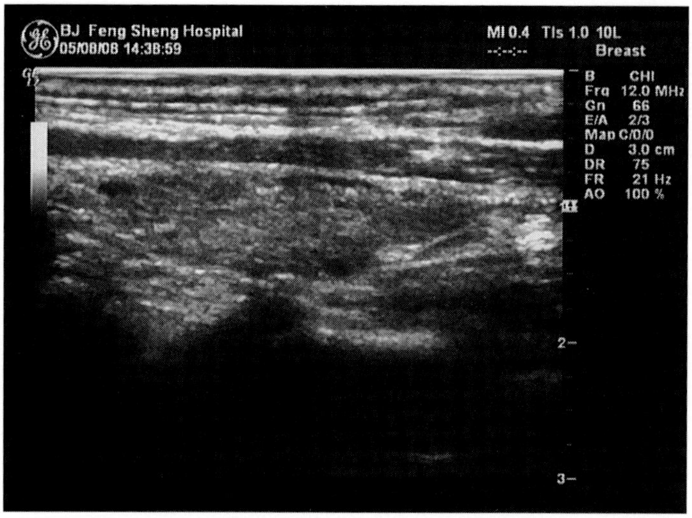

图 11-119-5 慢性淋巴细胞性甲状腺炎(五)
甲状腺右叶萎缩性病变

(富京山 焦万慧 尚玉清)

第 120 例 心悸、心房纤颤——甲状腺功能亢进

例 1

患者,女性,23 岁。因心悸月余来诊。心电图表现为窦性心动过速及 ST-T 改变,拟诊为“心肌炎”。追问病史,患者 2 个月前因谈恋爱失败,情感受刺激而发生心悸、出汗、体重下降,但饮食并未减少。超声显像检查发现甲状腺轻度增大,甲状腺组织回声轻、中度弥漫性增强,彩色多普勒显示甲状腺血流增多,诊断为甲状腺功能亢进(轻度),经查血清 T_3、T_4后确诊为甲状腺功能亢进症。

例 2

患者,女性,58 岁。因头昏、心悸 4 个月伴恶心、呕吐、气短 1 周来诊。患者 4 个月前检查血压为 160/100mmHg,心电图表现为阵发性心房颤动,口服地高辛及硝苯地平(硝苯吡啶)2 周后仍有心悸、头昏、恶心及气短。彩色多普勒心脏超声检查未见异常,临床诊断为高血压、冠心病。患者在发病过程中食欲减退、体重减轻、睡眠不佳、易激动。查体:血压 140/90mmHg,消瘦、营养较差,精神不振,平卧位。皮肤弹性差,眼窝凹陷,无颈静脉怒张,双肺无啰音,心界略扩大,心率 88/min,心律不齐,心尖部闻及Ⅱ级收缩期杂音,腹平软,肝肋下 1cm,脾未及,双下肢轻度凹陷性水肿。进一步检查血脂、肝功能、胸部 X 线片及核素心肌显像正常。超声显像检查发现甲状腺弥漫性增大、增厚,回声弥漫性增强,血流极为丰富。超声显像诊断为甲状腺功能亢进症。当即追问病史,患者 1 年来活动后出现心悸、怕热、多汗,体重减轻近 10kg,但无腹泻。查血清 T_3 5.2nmol/L(336ng/dl),T_4 281nmol/L(21.8μg/dl),TSH3.2mU/L(3.2μU/ml),甲状腺^{131}I 吸收率增高,曲线上升增快。本病最后诊断为甲状腺功能亢进症,甲亢性心脏病,心房颤动。

分析

甲状腺功能亢进症中常见者为毒性弥漫性甲状腺肿，即多普勒彩色超声图像表现为甲状腺“火海”者，其为自身免疫性疾病，临床表现有高代谢症群、弥漫性甲状腺肿、突眼、皮损及甲状腺肢端病。甲状腺以外的表现为浸润性内分泌突眼，可以单独存在，而不伴有高代谢症群。本病特征之一是在血清中存在能与甲状腺组织起反应或具有刺激作用的自身抗体，此种抗体能刺激甲状腺提高其功能，并能引起甲状腺组织增生。目前认为，自身抗体的产生主要与基因缺陷相关的抑制性T淋巴细胞(Ts)功能降低有关。T淋巴细胞功能缺陷导致辅助T细胞不适当致敏，并在可能由于病毒感染引起的白介素Ⅰ、白介素Ⅱ的参与下，使B细胞产生抗自身甲状腺抗体。甲状腺和眼球后组织均有明显的淋巴细胞浸润，说明还有细胞介导免疫参与。毒性弥漫型甲状腺肿，甲状腺呈弥漫性肿大，血管丰富，并多有扩张，甲状腺滤泡上皮细胞增生呈柱状，泡壁增生呈乳突状突起，向滤泡腔内生长，高尔基体肥大，附近有许多囊泡，内质网发育良好，有很多核糖体、线粒体，数目增多。甲状腺组织中还有弥漫性淋巴细胞浸润，甚至出现淋巴组织生发中心。在浸润性突眼患者中，其球后结缔组织增生及眼外肌增粗水肿，还因较多黏多糖和透明质酸沉积及淋巴细胞和浆细胞浸润所致。甲状腺激素分泌过多的病理生理作用是多方面的，主要在于促进蛋白质合成，促进产热作用以及与儿茶酚胺具有相互促进作用，从而影响各种代谢和脏器的功能。如甲状腺激素增加基础代谢率，加速多种营养物质的消耗，包括肌肉的消耗。甲状腺激素和儿茶酚胺的协同作用加强儿茶酚胺在神经、心血管及胃肠道等脏器的兴奋和刺激。毒性弥漫性甲状腺肿多发生于女性，男女发病率之比为1∶4～6，其中以20～40岁者最多见，起病缓慢，典型者高代谢症群、弥漫性甲状腺肿大和突眼征三方面的表现均较明显，病情较轻者易与神经症混淆。一些病人可以有某些特殊症状，如以突眼、恶病质或肌病为主要表现。老年人和儿童患者临床表现常不典型。近年来，由于诊断水平的提高，轻症和症状不典型者被发现的逐渐增多，患者常有心血管系统症状，如心悸、气短，稍活动即有明显加剧，严重者可出现心律不齐、心脏扩大和心力衰竭等表现。具有诊断意义的临床表现是怕热、多汗、易激动、多食伴消瘦、静息时心动过速、突眼、甲状腺弥漫性肿大等。如能在肿大的甲状腺处发现血管杂音、震颤则更有诊断意义。本病患者的甲状腺素水平常为正常人的10倍。

超声显像可见甲状腺呈弥漫性、对称性、均匀性肿大，可增大为正常的2～3倍。被膜光滑，内部回声为均匀的中等回声或稍强，无结节。彩色多普勒血流显像显示增大的甲状腺内血管增多、血流加速、彩色血流异常丰富，有学者称之为“甲状腺火海”(thyroid inferno)。收缩期血流速度峰值明显增高，可达正常的2倍以上。

老年甲状腺功能亢进患者常缺乏典型的代谢亢进表现，多因心房颤动、心脏扩大或心力衰竭来诊，所以首诊时多考虑心脏疾病而不容易想到甲状腺功能亢进症。甲亢性心脏病诊断标准是甲状腺功能亢进伴以下情况之一：①心脏扩大；②心力衰竭；③心律失常(应除外其他器质性心脏病)。国内一组120例甲亢性心脏病中以中老年女性患者为多，男女比例1∶4.2。其典型症状为食欲亢进、体重下降及腹泻，其中25.8%患者甲状腺功能亢进症状不典型，只有以上3种症状中的1种，42.4%患者表现为食欲减退，35.8%患者甲状腺无血管杂音，但大多数(97.5%)的患者有体重减轻。在以上120例患者中有近20%出现误诊或漏诊，分别误诊为冠心病、高血压性心脏病、先天性心脏病房间隔缺损、心肌炎、扩张型心肌病、肺源性心脏病和自主性神经功能紊乱等。为了提高甲亢性心脏病诊断的准确率，及时治疗避免病情延误导致不可逆损害，有学者提出对于不明原因的心房颤动等心律失常患者不要轻易诊断为冠心病，有高血压或慢性支气管炎病史者也不要轻易以高血压性心脏病或肺源性心脏病来解释此类患者的心房颤动原因，心脏扩大而一时找不到原因者不要轻易诊断为扩张型心肌病，对窦性心动过速伴有心电图非特异性 ST-T 改变者不要轻易诊断为心肌炎。此时需详细询问病史，重视病人的体重变化，对有食欲缺乏、体重下降者也不要轻易认为是进食过少所致体重下降，应仔细检查甲状腺，及时做甲状腺超声显像检查并常规检查血清 T_3 及 T_4，以免出现甲状腺功能亢进症的误诊和漏诊。

超声显像图例见图 11-120-1、11-120-2 及彩图 63。

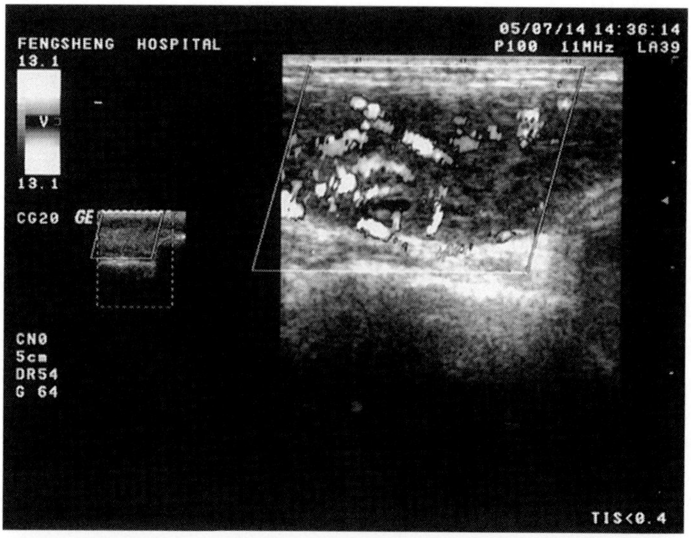

图 11-120-1 甲状腺功能亢进

甲状腺弥漫性增大，血流极为丰富

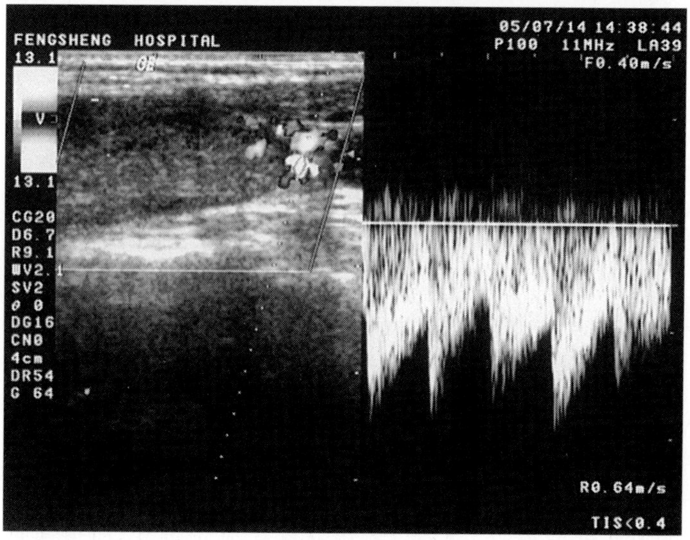

图 11-120-2 甲状腺功能亢进，甲状腺搏动性血流频谱

（富 玮 尚玉清）

第121例 甲状腺肿块——甲状腺腺瘤

患者，女性，59岁。发现甲状腺肿块1年余，并明显增大。在外院诊断为结节性甲状腺肿，来我院行B超会诊。超声显像检查甲状腺左叶下段可见一个2.9cm×2.0cm，边界清楚的椭圆形中低回声结节，并可见周边彩色血流绕行，超声显像提示甲状腺腺瘤。

分析

甲状腺腺瘤是甲状腺最常见的肿瘤。肿块大小从数毫米至3～5cm，有时达10cm以上，有完整包膜。大的肿块可压迫周围组织。病理组织学分为滤泡性腺瘤和乳头状腺瘤两种，前者较为常见，后者有较大的恶变倾向。本病多发生于20～40岁女性，多数患者无自觉症状。肿瘤多单发、局限于甲状腺一侧腺体内，呈圆形或椭圆形，表面光滑，质地稍硬，无压痛。乳头状腺瘤发生囊内出血时，瘤体可迅速增大，局部胀痛。甲状腺腺瘤可以缓慢生长，或长期维持原状，或发生退行性变，亦可发展成自立性腺瘤继发甲亢（发生率约20%），还可发生恶性变（发生率约10%）。

滤泡性甲状腺腺瘤较多见，超声显像为实质性肿块。甲状腺局限性增大，可见单个或数个圆形或椭圆形包膜完整的中低回声肿块，边缘光滑。肿瘤周围有时可有晕环，后方无衰减。肿瘤周围甲状腺组织无异常。腺瘤可发生退行性改变、坏死、出血、囊性变、纤维化、钙化等。超声显像可显示相应的不规则无回声区和钙化强回声斑。

乳头状腺瘤超声显像可显示为轮廓规则、边界清晰的液性无回声区，有完整包膜，后方回声增强。囊壁较厚，壁上有中等回声的乳头状结构突向囊内，可有多房间隔。彩色多普勒血流显像可见血流环绕现象，腺瘤内部可显示较丰富的彩色血流。

甲状腺肿块鉴别诊断

对甲状腺性质不明肿块特别是单个肿块的鉴别诊断甚为重要，实际上就是甲状腺肿块的良、恶性鉴别诊断，因为甲状腺癌肿大多为单发肿块。所以对甲状腺单发肿块应特别注意。有甲状腺肿块的疾病有结节性甲状腺肿、良性的甲状腺腺瘤和恶性的甲状腺癌，其鉴别要点见表11-121-1。

表11-121-1 甲状腺肿块鉴别诊断

	病因、病理及临床表现	二维超声显像	彩色多普勒血流显像
结节性甲状腺肿	在单纯性甲状腺肿基础上不均匀增生；单发结节至多发结节；4%～7%可恶变	甲状腺不规则、不对称增大，单个或多发结节、边界不清且不完整，结节外无正常甲状腺组织	彩色血流减少

（续 表）

	病因、病理及临床表现	二维超声显像	彩色多普勒血流显像
甲状腺腺瘤	最常见，呈圆形、椭圆形，有完整包膜，可单发或多发；分为滤泡性与乳头状腺瘤，后者可恶变（10%～20%）正常	单个或多个边缘光滑有完整包膜和晕环的中低回声实质性肿块，肿块周围甲状腺组织乳头状腺瘤为厚壁囊性无回声，壁上见乳头突向囊内，有完整包膜	肿瘤内彩色血流丰富，周边见环状彩色血流
甲状腺癌	早期无明显症状，在预诊为结节性甲状腺肿或甲状腺腺瘤中常发现早期癌；乳头状和滤泡腺癌占80%；病程慢，肿块迅速长大	形态不规则低回声、无包膜、向周围组织浸润，可见颈部淋巴结肿大	肿块内血流丰富，可引出动脉频谱，但无环状血流

超声显像图例见图 11-121-1～11-121-6 及彩图 64～66。

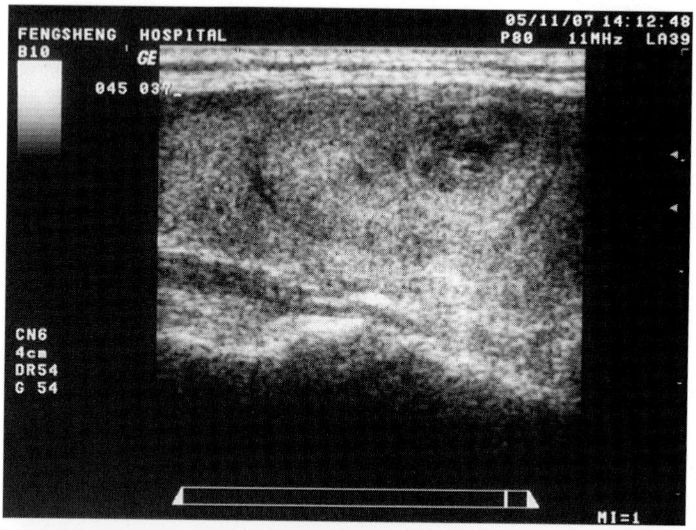

图 11-121-1 甲状腺腺瘤(一)

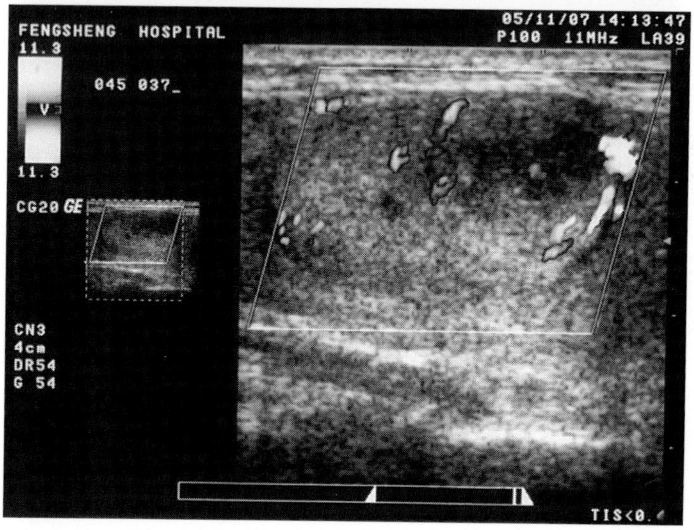

图 11-121-2 甲状腺腺瘤(二)

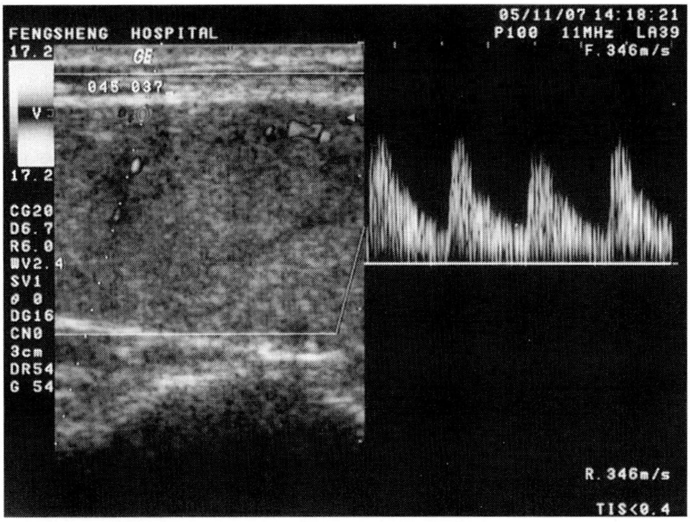

图 11-121-3 甲状腺腺瘤血流频谱

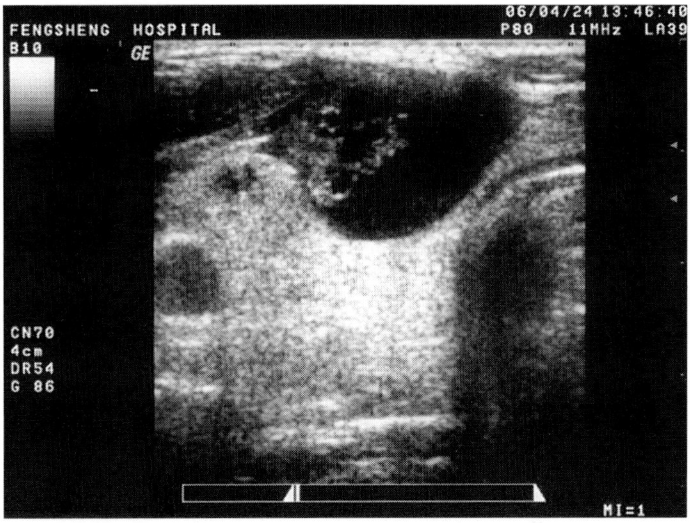

图 11-121-4 甲状腺囊腺瘤(一)

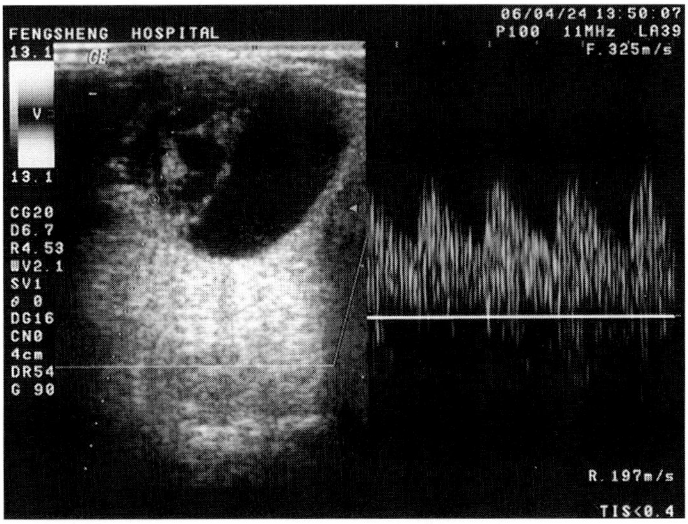

图 11-121-5 甲状腺囊腺瘤
(图示血流频谱)

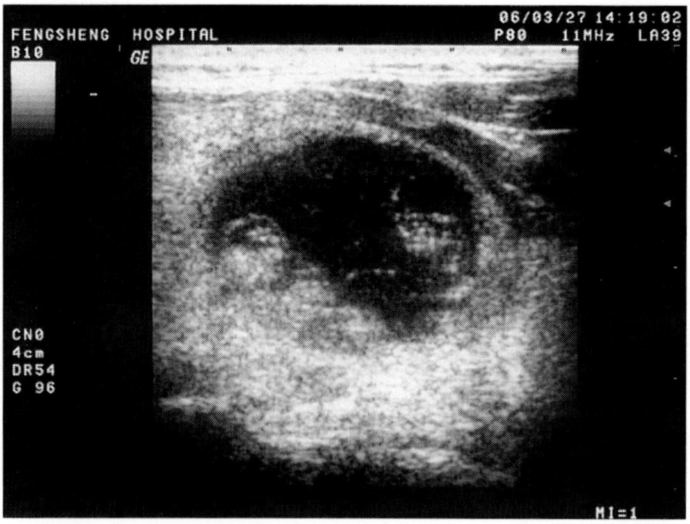

图 11-121-6 甲状腺囊腺瘤(二)

(富 玮 单玉辉)

第122例 甲状腺多发性结节——结节性甲状腺肿

患者，女性，54岁。甲状腺肿大伴憋胀感2年。查体甲状腺不规则肿大，触诊发现多个大小不等的结节，质硬，无压痛。超声显像检查甲状腺非对称性增大，被膜不光滑，甲状腺实质回声不均匀，并可见多个不均匀高回声结节，最大3.4cm×2.7cm，整个甲状腺实质内彩色血流减少。超声显像提示结节性甲状腺肿。

分析

结节性甲状腺肿又称腺瘤样甲状腺肿，通常由单纯性甲状腺肿发展而来。单纯性弥漫性甲状腺肿未经及时治疗，病变继续发展，扩张的滤泡聚集成数个大小不等的结节，反复增生和不均匀复发，逐渐形成结节性甲状腺肿。有些结节因血液供应不良，可发生退行性变而引起囊肿形成或纤维化、钙化等改变。有缺碘、高碘倾向或久用致甲状腺肿大的食物和药物的人群易出现甲状腺肿大，女性多见，年龄较大，为散发性。甲状腺肿早期呈弥漫性，后期为结节性，即为结节性甲状腺肿。结节常多发，早期一般无症状，可存在多年无明显变化。若肿大的甲状腺压迫气管，可产生憋气症状。如结节内有坏死、出血，可突然增大并伴有疼痛。如果短期内结节明显增大，除囊内出血外，应高度警惕结节性甲状腺肿恶变的可能性。另外，结节性甲状腺肿大亦可继发甲状腺功能亢进而出现甲状腺功能亢进症状。

结节性甲状腺肿的超声显像显示为甲状腺被膜不光滑；甲状腺两叶非对称性不规则增大，内见多发性、大小不等的结节；结节边界不清楚，不完整，内部回声不均匀；部分结节内部可因发生坏死、出血、囊性变、纤维组织增生、钙化等，而有不同的超声显像表现。结节间甲状腺组织回声多有不均匀增强，亦为纤维组织增生所致。彩色多普勒血流显像示血流减少，流速<40cm/s。

与结节性甲状腺肿鉴别的疾病有甲状腺瘤、甲状腺癌和甲状腺炎。经病史、体格检查、超声显像检查、生化检测(抗甲状腺球蛋白抗体、抗甲状腺微粒体抗体等)及穿刺活检等,可在术前得到一定程度的鉴别,但最终需做组织病理检查明确诊断。重点是与甲状腺癌和甲状腺炎鉴别,因为处理的原则和方法差别很大。

超声显像图例见图 11-122-1 及彩图 67～69。

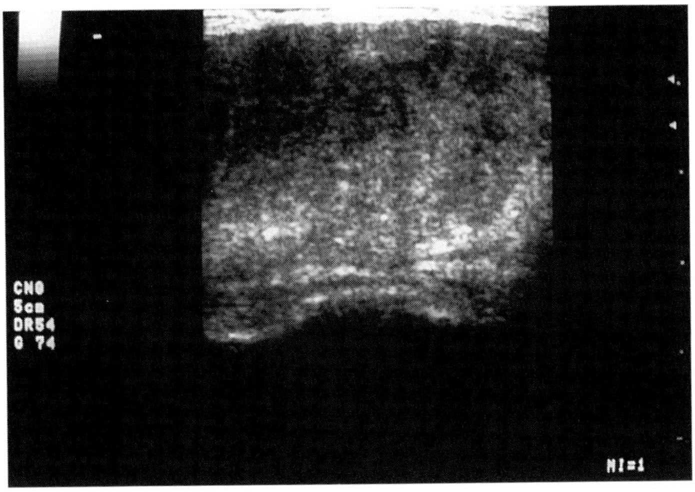

图 11-122-1 结节性甲状腺肿

(富 玮 金海杰)

第 123 例 心悸、消瘦、怕热、多汗伴颈前部肿大——慢性淋巴细胞性甲状腺炎伴甲状腺功能亢进症

患者,女性,56 岁。心悸、消瘦、怕热、多汗 6 个月,颈前部肿大 1 个月。患者 6 个月前无明显诱因出现心悸、怕热、多汗,逐渐消瘦,体重下降 2.5kg。无明显食欲增强。在外院诊断为“Graves 病”,给予甲巯咪唑(他巴唑)等药物治疗后症状仍反复(服用剂量不详,服药后 2 个月自行停药)。1 个月前患者发现颈部肿大,表面无红肿,无疼痛,按压无不适,为明确诊断来院诊治。患者自发病以来无畏寒发热、咽喉疼痛;无呼吸困难、吞咽困难、声音嘶哑等;无胸痛、咳嗽、咯血等。精神食欲好,大小便正常。患者 3 年前患膀胱癌(早期),行电切术,至今未复发。

查体:体温 36.8℃,脉搏 96/min,呼吸 22/min,血压 120/70mmHg。神志清,精神好。皮肤黏膜无苍白,潮红。全身浅表淋巴结未触及肿大,颈软,气管居中,双侧甲状腺二度肿大,质坚实,无压痛。甲状腺未触及震颤,听诊未闻及血管杂音。心率 96/min,心律规整,各瓣膜听诊区未闻及病理性杂音。腹部软,无压痛及反跳痛,未触及肿物,肝脾不大,肝肾区无叩击痛,移动性浊音(一),肠鸣音正常。四肢、关节及神经系统检查未见异常。

实验室检查:T_3 4.15nmol/L,T_4 180.66nmol/L,TSH 6.287mU/L。甲状腺微粒体抗体 TMAB 结合率 42.7%,甲状腺球蛋白抗体 TRAB 结合率 37%,血沉 26mm/h。肝功能等检查未见异常。

颈部超声显像检查:双侧甲状腺肿大,左侧 6.0cm×4.6cm×4.2cm,右侧 5.5cm×4.1cm×3.7cm,被膜欠光滑,其内回声均匀减低,彩色血流丰富(但不如典型甲状腺功能亢进明显),颈部淋巴结未见肿大。颈部超声提示:双侧甲状腺弥漫性肿大。在超声引导下行组织穿刺做病理检查诊断为慢性淋巴细胞性甲状腺炎。

分析

慢性淋巴细胞性甲状腺炎又称桥本病，是常见的慢性自身免疫性甲状腺炎，也是目前研究和报道最多的器官特异性自身免疫性疾病。一般认为，慢性淋巴细胞性甲状腺炎早期发生甲减的机会较少，但甲状腺切除后极易发生甲减。本病一般根据甲状腺肿大、基础代谢率减低、甲状腺摄^{131}I减少，结合血清中自体抗体（如甲状腺球蛋白抗体和甲状腺微粒体抗体）的存在而得出诊断。但是，许多慢性淋巴细胞性甲状腺炎患者表现为甲状腺结节，如果临床上并无明确的上述特征时，很难确定诊断。多数病例因临床诊断为结节性甲状腺肿或甲状腺腺瘤而行手术治疗，合并甲状腺功能亢进者则按甲状腺功能亢进处理。甲状腺结节质地硬者常怀疑甲状腺癌而行手术切除。诊断本病最有价值的检查是甲状腺抗体测定，有半数以上的患者检测值并不增高。另外，甲状腺自身抗体的轻至中度增高也见于甲状腺功能亢进及甲状腺癌等疾病。有报道称，超声显像检查对本病诊断阳性率不高，18%～77%的患者可根据超声显像检查发现甲状腺肿大，表现为弥漫性低回声，但这种表现是非特异性的，核素扫描对于检查甲状腺结节有意义，而对诊断本病并无必要，有可能会误导诊断，因为慢性淋巴细胞性甲状腺炎的扫描图像类似于Graves病、结节性甲状腺肿或甲状腺腺瘤的图像。此外，本病的摄^{131}I率往往正常或升高，对本病的诊断意义也不大。

慢性淋巴细胞性甲状腺炎主要是采用甲状腺素进行保守治疗，50%～90%的患者在使用甲状腺激素6个月后，甲状腺肿平均可缩小30%，甲状腺抗体滴度亦可下降，症状可缓解。但是对于临床难以确诊的病例，如合并有明显的甲状腺结节或甲状腺功能亢进及压迫症状，即使怀疑慢性淋巴细胞性甲状腺炎也应考虑行手术治疗。不论采用何种术式，都应切除峡部，以解除甲状腺肿对器官的压迫。术后服用甲状腺素，可有效防止甲减和治疗本病。

超声显像图例见图11-123-1～11-123-9。

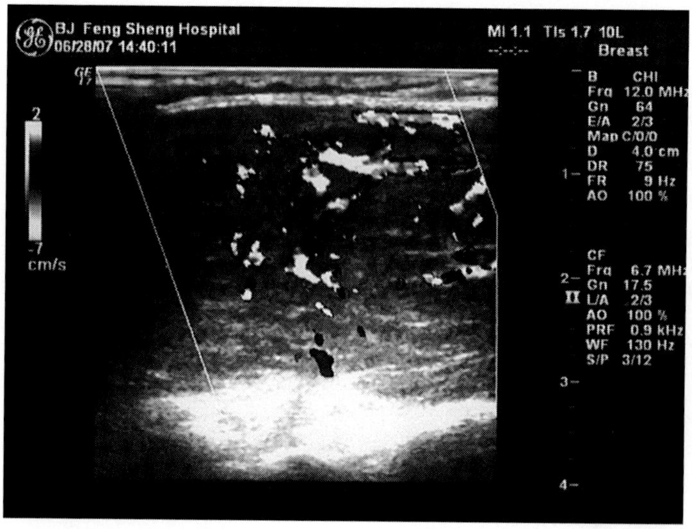

图 11-123-1 慢性淋巴细胞性甲状腺炎伴甲状腺功能亢进症(一)

甲状腺弥漫性增大但回声减低(与一般甲状腺功能亢进症不同)，甲状腺内血流较丰富，比一般甲状腺功能亢进症血流少

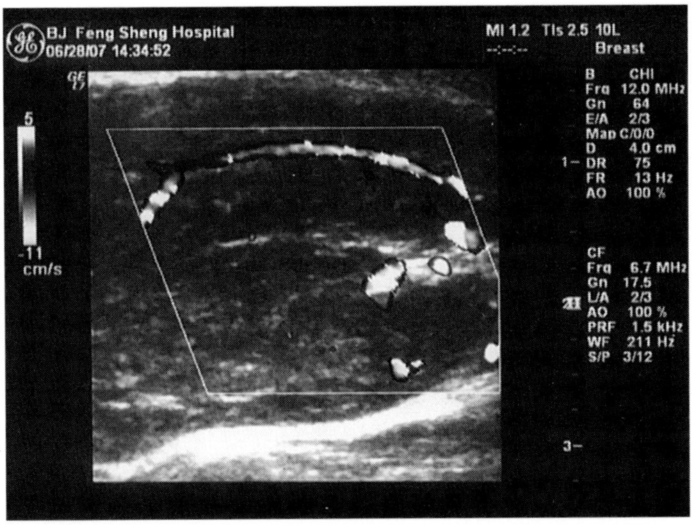

图 11-123-2 慢性淋巴细胞性甲状腺炎伴甲状腺功能亢进症(二)

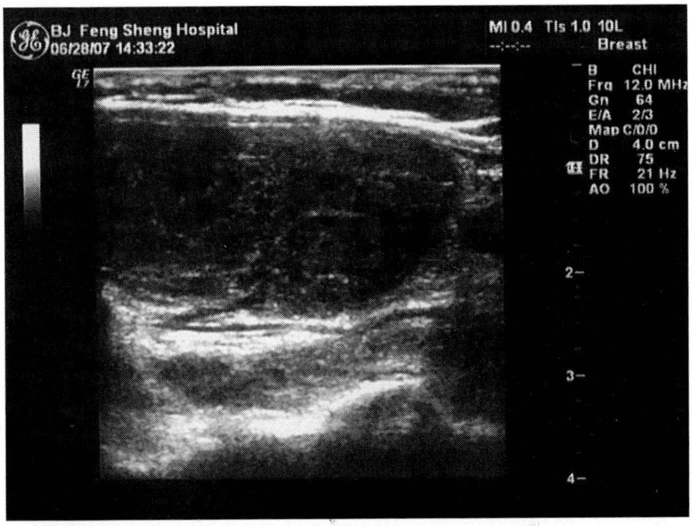

图 11-123-3 慢性淋巴细胞性甲状腺炎伴甲状腺功能亢进症(三)

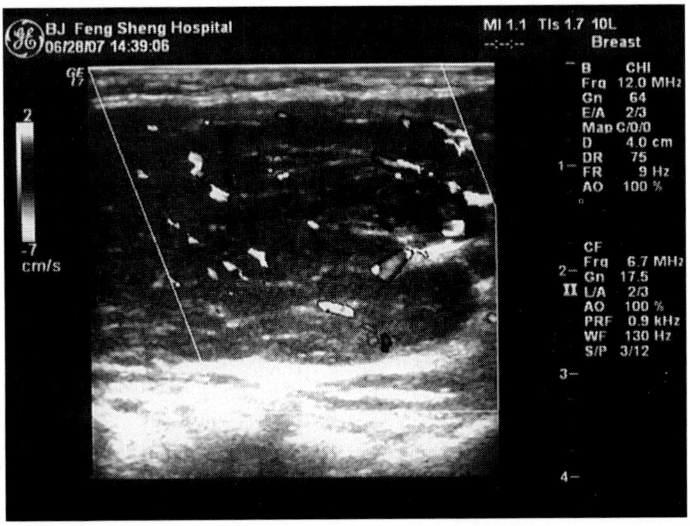

图 11-123-4 慢性淋巴细胞性甲状腺炎伴甲状腺功能亢进症(图示血流)

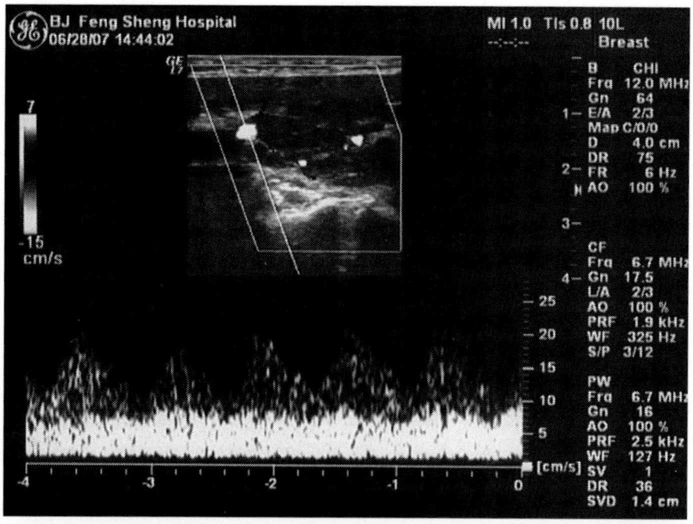

图 11-123-5　慢性淋巴细胞性甲状腺炎伴甲状腺功能亢进症(图示静脉血流频谱)

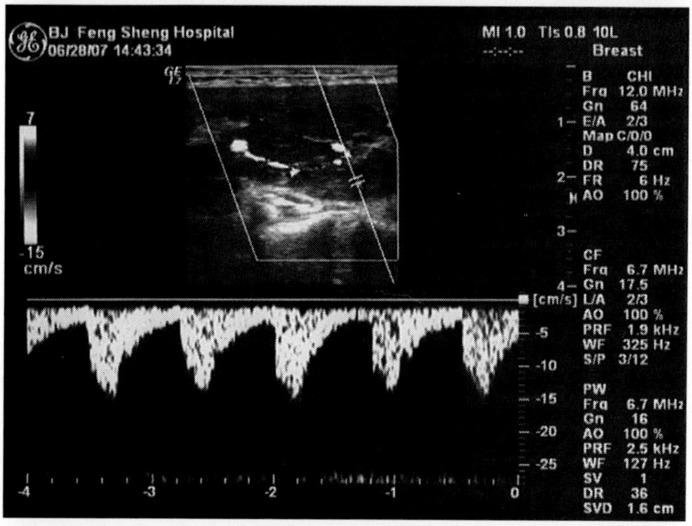

图 11-123-6　慢性淋巴细胞性甲状腺炎伴甲状腺功能亢进症(图示动脉血流频谱)

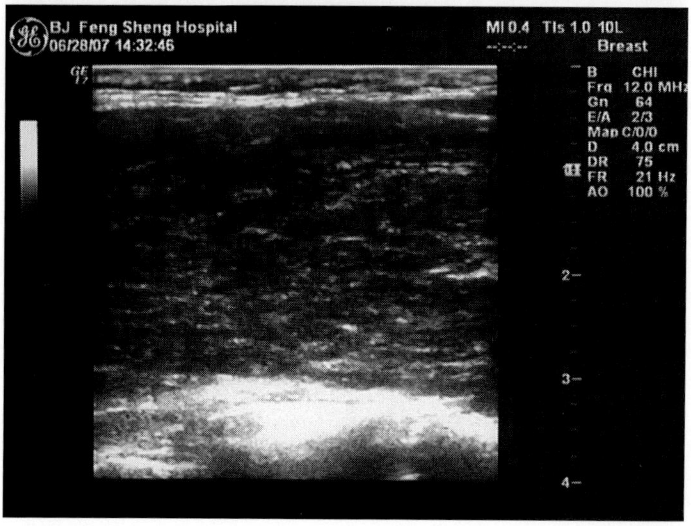

图 11-123-7　慢性淋巴细胞性甲状腺炎伴甲状腺功能亢进症(四)

甲状腺右叶弥漫性增大,回声减低

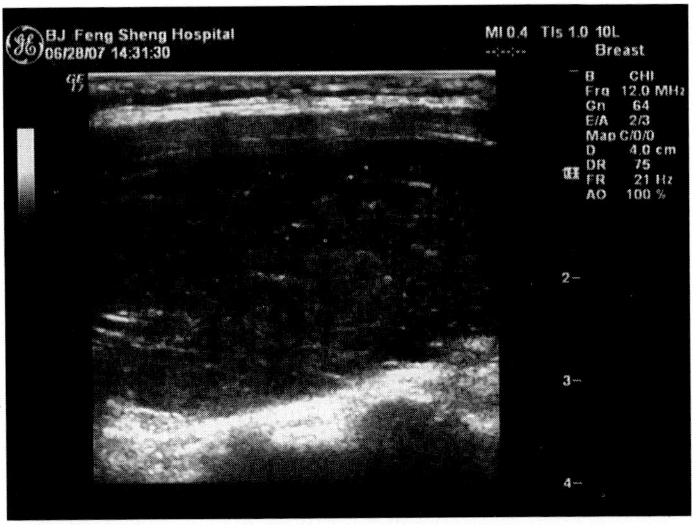

图 11-123-8 慢性淋巴细胞性甲状腺炎伴甲状腺功能亢进症(五)

甲状腺左叶弥漫性增大,回声减低

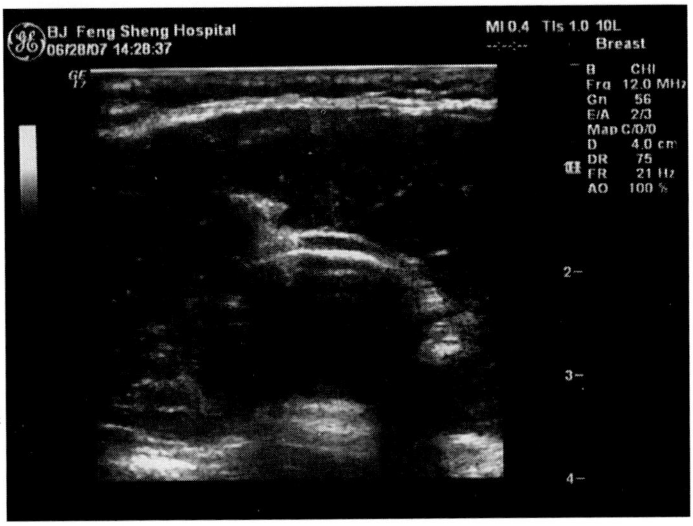

图 11-123-9 慢性淋巴细胞性甲状腺炎伴甲状腺功能亢进症(六)

甲状腺弥漫性增大,回声减低

(富京山 章红利 尚玉清)

第 124 例 心悸、消瘦、白细胞减少——甲状腺功能亢进伴脾功能亢进

患者,女性,59 岁。心悸、消瘦、怕热 1 年余。患者自 1 年前无明显诱因地出现心悸、烦躁、怕热、多汗,食量增多但消瘦,当时就医按“甲状腺功能亢进症”诊治,给予“甲巯咪唑”等药物治疗,症状减轻,体重略有增加。患者服药 5 个月后自行停药,上述症状再次出现,经查血清甲状腺素升高而诊断为“甲状腺功能亢进症复发”,再次给予“甲巯咪唑”口服。近 2 个月查血白细胞明显减低而停用。

查体:体温 36.8℃,脉搏 104/min,呼吸 22/min,血压 115/75mmHg。神志清,精神差,轻度突眼,皮肤晦暗,无出血点,全身表浅淋巴结无肿大。颈软,气管居中,双侧甲状腺二度弥漫性肿大，质软、无压痛，未触及结节，可触及轻度震颤，听诊可闻及血管杂音，胸廓无畸形。心率104/min，律齐，无杂音。双肺(—)。腹部略膨隆，无压痛及反跳痛，肝肋下 2cm，脾肋下 3cm，质中等。双肾区无叩击痛，移动性浊音可疑，肠鸣音正常，脊柱及四肢无异常。

实验室检查：血清 $T_3$5.46nmol/L，$T_4$280.67nmol/L，TSH 0.014mU/L，F $T_3$25.62pmol/L，$FT_4$62.17pmol/L。血常规白细胞 3.51×10^9/L，中性粒细胞 0.44，淋巴细胞 0.41，单核细胞 0.14，嗜酸性粒细胞 0.005，红细胞 3.86×10^{12}/L，血红蛋白 120g/L，血小板 8.1×10^9/L。血生化检查：天冬氨酸转氨酶(AST)46U/L，丙氨酸转氨酶(ALT)40U/L，转肽酶(GGT)34U/L，乳酸脱氢酶(LDH)116U/L，碱性磷酸酶(ALP)76U/L，总胆红素 40.3μmol/L，直接胆红素 25.1μmol/L，间接胆红素 15.2μmol/L，总蛋白 66.0g/L，白蛋白 35.0 g/L，球蛋白31.0 g/L，白蛋白/球蛋白 1.2，血沉 26mm/1h，血糖 4.7mmol/L。

胸部 X 线片检查：心、双肺、膈未见异常。

超声显像检查：双侧甲状腺增大，被膜不光滑，回声不均匀增强，彩色血流丰富，甲状腺在叶上动脉峰值血流 108cm/s；甲状腺右叶上动脉峰值血流 126 cm/s；肝脏增大，肝被膜不光滑，肝内血管欠清晰，肝实质回声不均匀增强，尾叶 3.0cm，门静脉 1.5cm；脾厚 5.9cm，肋下 3cm。

分析

1. 本例患者有如下特点：

(1)老年女性。

(2)心悸、手颤、消瘦、怕热、多汗等甲状腺功能亢进症状明显。

(3)心率增快，甲状腺二度弥漫性肿大，可触及轻度震颤，可闻及血管杂音。

(4)超声显像检查提示双侧甲状腺弥漫性增大(甲状腺功能亢进)。

(5)白细胞、红细胞、血小板等均减少。

(6)超声显像检查提示肝硬化、脾大。

(7)经应用“甲巯咪唑”等药物治疗后，症状虽有缓解，但白细胞明显减少，给治疗带来困难。

2. 甲状腺功能亢进症(hyperthyroidism)简称甲亢，指甲状腺高功能状态。临床表现为甲状腺增大伴有甲状腺素分泌过多的症状，如情绪易激动、心悸、心动过速、多汗、食欲亢进、体重下降、突眼及原发性免疫性疾病等。患者的甲状腺素水平常为正常人的 10 倍。本病好发年龄在 20～40 岁，女性发病率为男性的 5 倍。

超声显像可见甲状腺呈弥漫性、对称性、均匀性肿大，可增大为正常的 2～3 倍。被膜光滑，内部回声为均匀的中等回声或稍强回声，无结节。彩色多普勒血流显像显示增大的甲状腺内血管增多、血流加速、彩色血流异常丰富，有学者称之为“甲状腺火海”(thyroid inferno)。收缩期血流速度峰值明显增高，可达正常的 2 倍以上。

3. 脾功能亢进(hypersplenism)是一种临床表现为脾脏肿大，一种或多种血细胞减少，而骨髓造血细胞相应增生的综合征，切除脾脏后血象可恢复正常，临床症状缓解。

脾功能亢进可分为原发性与继发性两种类型。

(1)原发性脾功能亢进：有原发性脾脏增生、非热带性特发性脾大、原发性脾性粒细胞减少、原发性脾性全血细胞减少、脾性贫血或脾性血小板减少症。

(2)继发性脾功能亢进：可有下列病因引起。①急性感染，如病毒性肝炎、传染性单核细胞增多症；②慢性感染，如结核、布氏杆菌病、疟疾等；③充血性脾大即门脉高压，有肝内阻塞性(如门脉性肝硬化、坏死后肝硬化等)；④炎症性肉芽肿，如系统性红斑狼疮、类风湿关节炎、

Felty 综合征及结节病等；⑤恶性肿瘤如淋巴瘤、白血病及癌肿转移等；⑥慢性溶血性贫血及海洋性贫血等；⑦类脂质沉积症；⑧骨髓增生症，如真性红细胞增多症、骨髓纤维化；⑨其他，尚有脾动脉瘤及海绵状血管瘤等。

脾功能亢进可发生血细胞减少，其发病机制为：①过分阻流作用。正常人脾脏内没有红细胞或白细胞的储存，但可储存 1/3 的血小板和部分淋巴细胞。当脾脏病理性肿大时可有 50%～90%的血小板及淋巴细胞在脾脏内阻流，另有 30%以上红细胞亦可在脾脏内阻流，因此可导致周围血中血小板和红细胞减少。②脾脏的过分筛选和吞噬作用。脾功能亢进时，脾脏内单核-巨噬细胞系统过度活跃，脾索内异常红细胞明显增多，并可为巨噬细胞所清除，也是导致周围血中红细胞减少的原因。

脾功能亢进时实验室检查还可有红细胞、白细胞或血小板单独或同时减少。一般早期病例可有白细胞或血小板减少，晚期病例可以发生全血细胞减少。另有部分病例还同时出现血细胞成熟障碍，骨髓呈现造血细胞增生象。

严重的脾功能亢进可有全血细胞下降，此时应与再生障碍性贫血相区别。再生障碍性贫血(aplastic anemia)简称再障，系由多种病因引起，以造血干细胞数量减少和质的缺陷为主所致的早性障碍。1987 年第四届全国再障学术会议修订的再障诊断标准如下：①全血细胞减少，网织红细胞绝对值减少。②一般无脾脏肿大。③骨髓检查显示至少一部分增生减低或重度减低(如增生活跃，巨核细胞应明显减少，骨髓小粒成分中应见非造血细胞增多。有条件者应做骨髓活检等检查)。④能除外其他引起全血细胞减少的疾病，如阵发性睡眠型血红蛋白尿、骨髓增生异常综合征中的难治性贫血、急性造血功能停滞、骨髓纤维化、急性白血病、恶性组织细胞病等。⑤一般抗贫血药物治疗无效。

超声显像图例见彩图 70、71。

（富　玮　尚玉清）

第 125 例　甲状腺弥漫性病变鉴别诊断

患者，女性，58 岁。因消瘦、疲乏无力、怕冷、眉毛脱落 3 年，近 4 个月来加重，伴有汗少、食欲欠佳、脱毛、脱屑等症状来诊。

体格检查：体温 36.1℃，脉搏 62/min，呼吸 18/min。表情淡漠，语速较慢。全身皮肤呈暗蜡黄色，巩膜无黄染。皮肤粗糙，眉毛、睫毛、腋毛、阴毛稀疏。双肺(－)，心界稍大，心尖部可闻及双期杂音。腹软，无压痛，未触及包块。肝脾未触及，双下肢轻度水肿。

实验室检查：血红蛋白 96g/L，红细胞 3.58×10^{12}/L，胆固醇 6.7mmol/L(正常值＜5.6 mmol/L)，三酰甘油 1.4 mmol/L(正常值 0.9～1.8mmol/L)，低密度脂蛋白 3.90mmol/L(正常值 2.29～3.1mmol/L)，高密度脂蛋白 2.6 mmol/L(正常值 0.78～2.08mmol/L)，磷酸肌酸激酶 69U/L，乳酸脱氢酶 131 U/L，T_3 1.9nmol/L(正常值 1.8～2.9nmol/L)，T_4 78.6 nmol/L(正常值 65～155 nmol/L)，TSH 8.06UIU/ml(正常值 0.4～4 UIU/ml)。

超声显像检查：双侧甲状腺增大，被膜不光滑，其内回声不均匀增强，未见局限性异常回声。甲状腺实质内彩色血流甚少。肝、胆、胆管、胰、脾、肾均未见异常。超声显像提示为甲状腺弥漫性病变(慢性淋巴细胞性甲状腺炎)。

分析

慢性淋巴细胞性甲状腺炎又称桥本病，是常见的慢性自身免疫性甲状腺炎，也是目前研究和报道最多的器官特异性自身免疫性疾病。一般认为，慢性淋巴细胞甲状腺炎早期发生甲减的机会较少，但甲状腺切除后极易发生甲减。本病一般根据甲状腺肿大、基础代谢率减低、甲状腺摄^{131}I减少，结合血清中自体抗体(如甲状腺球蛋白抗体和甲状腺微粒体抗体)的存在而得出诊断。但是，许多慢性淋巴细胞性甲状腺炎患者表现为甲状腺结节，如果临床上并无明确的上述特征时，很难确定诊断。多数病例因临床诊断为结节性甲状腺肿或甲状腺腺瘤而行手术治疗，合并甲状腺功能亢进者则按甲状腺功能亢进处理。甲状腺结节质地硬者常怀疑甲状腺癌而手术切除。诊断本病最有价值的是测定甲状腺抗体，但有半数以上的患者此抗体并不增高。另外，甲状腺自身抗体的轻至中度增高也见于甲状腺功能亢进症及甲状腺癌等疾病。本病的摄^{131}I率往往正常或升高，对本病的诊断意义也不大。慢性淋巴细胞性甲状腺炎主要是采用甲状腺素治疗，50%～90%的患者在使用甲状腺激素6个月后，甲状腺平均可缩小30%，甲状腺抗体滴度亦可下降，症状可缓解。但是对于临床难以诊断的病例，如合并有明显的甲状腺结节或甲状腺功能亢进及压迫症状，即使怀疑慢性淋巴细胞性甲状腺炎也应考虑手术治疗。不论采用何种术式，都应切除峡部，以解除甲状腺肿对器官的压迫。术后服用甲状腺素，可有效防止甲减和治疗本病。

甲状腺弥漫性病变包括毒性弥漫性甲状腺肿(甲状腺功能亢进症)、单纯性甲状腺肿(地方性甲状腺肿)以及急、慢性甲状腺炎。其特点为甲状腺弥漫性肿大，伴有或不伴有甲状腺功能亢进，但无甲状腺结节，其鉴别要点见表11-125-1。

超声显像图例见图11-125-1～11-125-6。

表11-125-1 甲状腺弥漫性病变的鉴别诊断

	病因、病理及临床表现	二维超声显像	彩色多普勒血流显像
毒性弥漫性甲状腺肿(甲状腺功能亢进症)	垂体促甲状腺激素增多促使甲状腺组织增生；甲状腺激素可高于正常数倍；突眼、基础代谢增加、自主神经系统异常	甲状腺弥漫性对称、均匀增大，回声略增强	彩色血流异常丰富，称为“甲状腺火海”，血流加速可达正常2倍
单纯甲状腺肿(地方性甲状腺肿)	缺碘引起甲状腺素合成障碍，引发垂体促甲状腺素增多，使甲状腺代偿增大形成大滤泡，甲状腺功能无异常	甲状腺弥漫性对称均匀增大，回声减低	彩色血流无异常
急性化脓性甲状腺炎	临床少见，多局限在一叶；有红、肿、痛，畏寒发热；甲状腺功能可短时减退	甲状腺一叶局部增大、压痛；脓肿形成时为液性低至无回声	彩色血流较为丰富
亚急性甲状腺炎(病毒性甲状腺炎)	有呼吸道感染史；甲状腺弥漫性肿大、触痛；T_3、T_4升高、血沉加快	甲状腺弥漫性轻度增大、回声减低	彩色血流无异常
慢性淋巴细胞性甲状腺炎(桥本甲状腺炎)	自身免疫性疾病，女性多见；甲状腺无痛性硬橡皮样肿；常伴峡部及椎体叶增大。甲状腺素可降低	甲状腺弥漫对称性轻至中度增大，回声减低，峡部增大	彩色血流减低

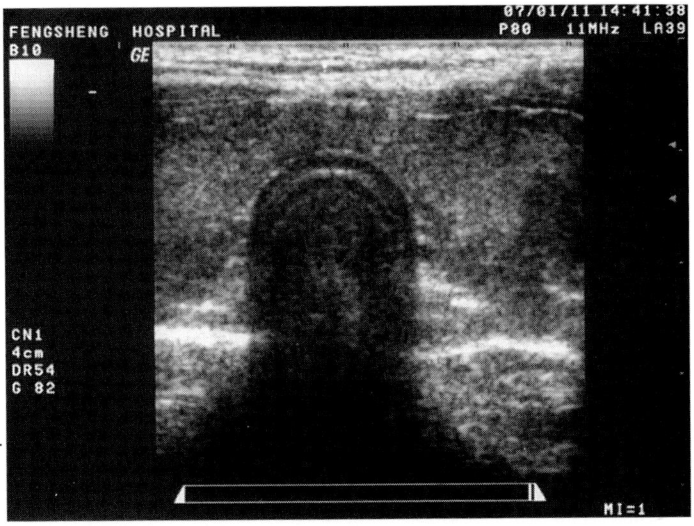

图 11-125-1　甲状腺弥漫性病变——慢性淋巴细胞性甲状腺炎(一)

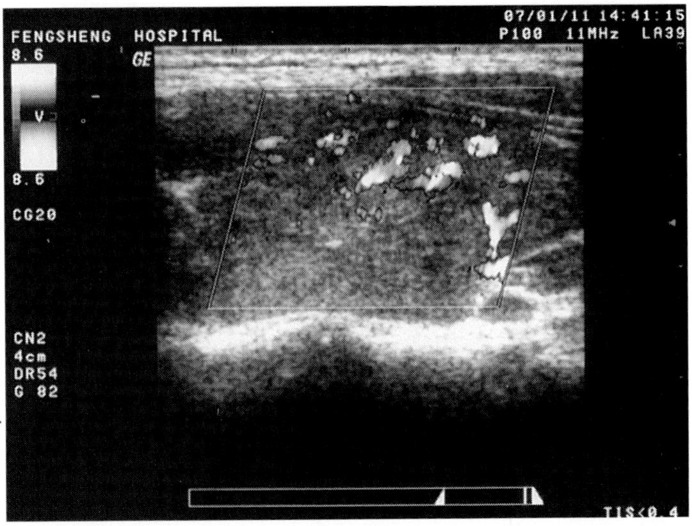

图 11-125-2　甲状腺弥漫性病变——慢性淋巴细胞性甲状腺炎(二)

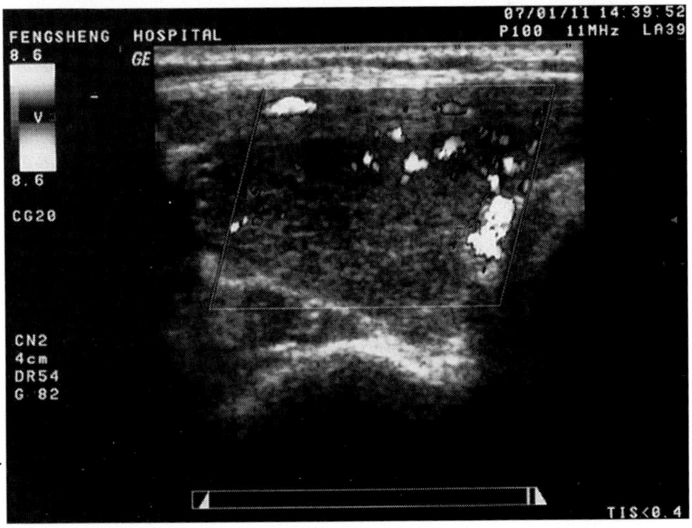

图 11-125-3　甲状腺弥漫性病变——慢性淋巴细胞性甲状腺炎(三)

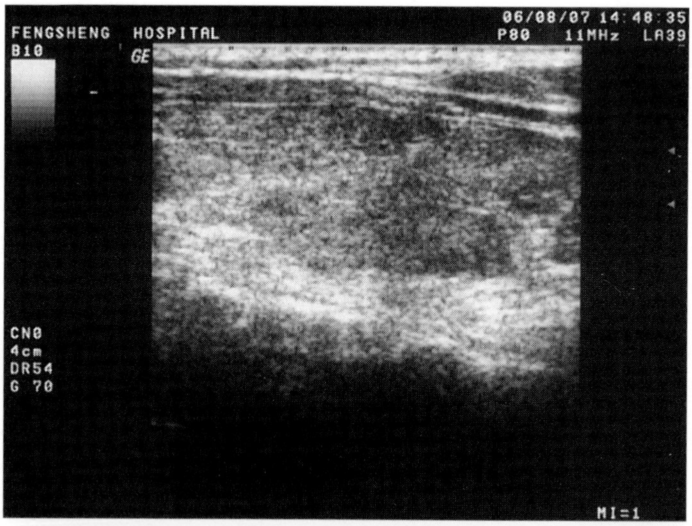

图 11-125-4 甲状腺弥漫性病变——慢性淋巴细胞性甲状腺炎(四)

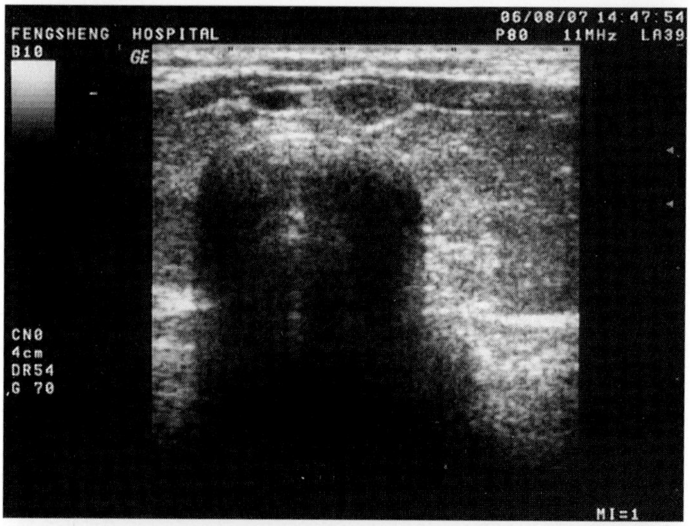

图 11-125-5 甲状腺弥漫性病变——慢性淋巴细胞性甲状腺炎(五)

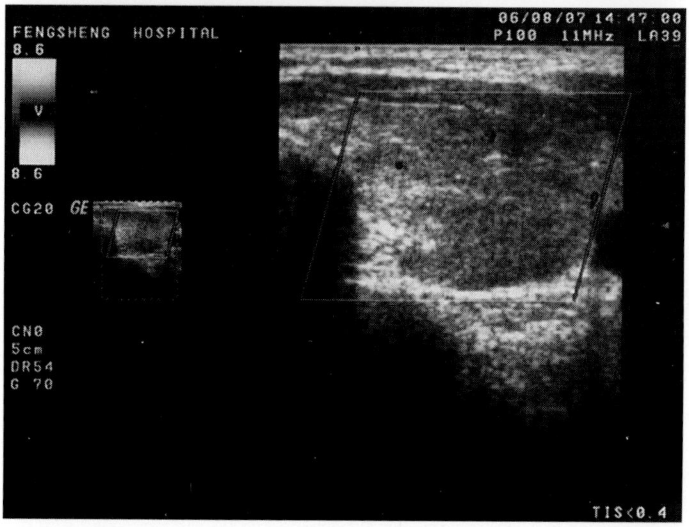

图 11-125-6 甲状腺弥漫性病变——慢性淋巴细胞性甲状腺炎(六)

图示血流甚少

（富 玮）

第126例 甲状腺单发结节——甲状腺癌

患者，男性，27岁。右侧甲状腺发现2.0cm×2.0cm单发结节1个月，质硬、无压痛。超声显像检查甲状腺右叶中下段可见一个2.1cm×1.8cm不规则均匀低回声结节。术后病理报告为甲状腺乳突状腺癌。

分析

甲状腺癌是最常见的甲状腺恶性肿瘤，约占全身恶性肿瘤的1%。发病可见于各年龄层，以40～50岁为多，女性明显多于男性。恶性度差别很大。一般认为甲状腺癌与其他器官恶性肿瘤相比，进展缓慢。肿瘤呈灰白色、质硬，常有坏死、出血及囊性变。除向附近颈部淋巴结转移外，还可通过血液转移到肺、骨及其他器官。其病理分型为：①乳头状腺癌，约占60%，多见于40岁以下的青壮年人，女性居多。此型往往生长缓慢，属低度恶性，转移多在颈部淋巴结。②滤泡状腺癌，约占20%，多见于中年人，女性稍多于男性。此型发展较快，属中度恶性。主要转移途径是经血液到达肺和骨。③未分化癌，约占15%，常见于老年人，男性较多见。此型发展迅速，属高度恶性，常发生于多年的甲状腺肿或结节基础上，或由其他癌转化而来。腹部初期即可发生局部淋巴转移，或侵犯神经、气管或食管，并常经血液转移至肺、骨等处。④髓样癌，少见，常发生于30～40岁的青壮年人，男女发病率差异不大，具有家族遗传倾向。此型恶性程度差别很大，一般为中度恶性，可较早出现淋巴转移且可血行转移至肺、骨。⑤鳞状细胞癌，极为少见，可伴有甲状腺腺瘤、腺癌或炎症性改变。常伴淋巴转移，发展迅速，属高度恶性。

甲状腺癌发病初期多无明显症状，往往只表现为与甲状腺良性病变(甲状腺腺瘤、结节性甲状腺肿等)非常类似的甲状腺肿块。在预诊为结节性甲状腺肿或甲状腺腺瘤的患者当中常可发现早期的甲状腺癌。由于各型甲状腺癌的生物学行为差异很大，所以有不同的临床表现。乳头状腺癌与滤泡状腺癌占甲状腺癌的80%，多见于中青年人，病程较为缓慢。髓样癌、未分化癌和鳞状细胞癌则进展迅速。在原发灶尚小的时候即可出现颈部淋巴结转移或远处转移。局部则在短期内出现因侵犯喉返神经、气管、食管或颈交感神经节引起的声音嘶哑、呼吸困难、吞咽困难及霍纳(Horner)综合征(同侧瞳孔缩小、上眼睑下垂、眼球内陷等)。髓样癌因起源于滤泡旁C细胞，可分泌5-羟色胺和降钙素等，出现腹泻、心慌、颜面潮红和血钙降低等症状。对于有颈部放射线照射史者特别是青少年、患有多年结节性甲状腺肿或甲状腺腺瘤者、有甲状腺癌家族史者以及缺碘地区的人群，应高度警惕甲状腺癌的发生。

甲状腺癌的超声显像表现为形态不规则、轮廓不清晰、向周围甲状腺组织浸润呈“蟹足”样表现的不均匀低回声、无包膜或包膜不完整。可见后方回声衰减。癌肿可因坏死、出血而出现不均质回声和不规则无回声。实质部分可有纤维化或粗糙的沙粒体钙化的斑块强回声，伴有声影。乳头状囊腺癌超声显像可显示自囊壁向囊腔突出的乳头。滤泡状腺癌可显示由于滤泡相互融合而出现的囊性无回声。超声显像还可显示颈部淋巴结肿大。彩色多普勒血流显像显示癌肿内部有丰富的彩色血流，但癌肿边缘不见环状血流显示，此点可与甲状腺腺瘤区别。采用超声引导下穿刺行细胞学或组织学活检，可以明确诊断。

甲状腺单发结节诊断思维：

在甲状腺内只发现一个性质待定的肿块，称为甲状腺单发结节。在甲状腺肿块中，单发结节极为重要，因为单发结节有为癌肿可能，也就是说甲状腺癌大多为甲状腺单发结节。甲状腺单发结节除甲状腺癌以外，还有甲状腺腺瘤、局限增大的甲状腺炎，或者是以单发结节为表现的结节性甲状腺肿（早期）。在良性结节中甲状腺腺瘤约占甲状腺单发结节的76%。在恶性结节中甲状腺乳头状癌占甲状腺癌的60%～80%。对甲状腺结节性质的判定对正确选择治疗方法极为重要。甲状腺腺瘤病史长、发展慢，长达数年乃至数十年仍为单发结节。结节质地实韧、有弹性（囊性变时较为坚硬）感，外表光滑，边界清楚，随吞咽上下移动。表现为单发结节的结节性甲状腺肿，经过一段较长的时间后，均发展成多发性结节。有甲状腺功能亢进的单发结节患者有甲状腺功能亢进的临床表现。甲状腺癌表面不光滑、不规则、固定、边界不清、质地坚硬、可有压迫症状和颈部淋巴结肿大。甲状腺癌早期与甲状腺腺瘤不易鉴别。放射性核素^{131}I或^{9910}Tc扫描可检查甲状腺结节功能：“热结节”多为甲状腺功能亢进的结节，但也可能是癌（占热结节的4%～8%）；“温结节”多为良性肿瘤，但亦可为高分化癌。“冷结节”可能为甲状腺腺瘤囊性变或出血及癌变。“冷结节”癌的发生率为20%～30%。二维超声显像和CDFI能更进一步判定甲状腺结节的性质，即可以在手术前判定肿块的囊实性和良恶性。

甲状腺结节，特别是单发结节的良恶性判定，在临床和超声显像诊断中非常重要，以下鉴别要点可供参考。

（1）年龄和性别。甲状腺癌可发生于任何年龄，但大多发生在年龄大者，以女性为多（绝对数量）。小儿及老年男性一旦发生甲状腺单发结节，要警惕其为甲状腺癌。

（2）甲状腺结节与甲状腺癌发病数量。甲状腺肿瘤为甲状腺单发结节远比多发结节多见。

（3）肿块质地。单发光滑、可活动、质地较软的结节大多为良性（未分化癌若有出血、坏死可以相当软）。一个固定、坚硬、无痛的结节当以恶性为多。

（4）结节中发生钙化者为癌的可能性小，但有例外，髓样癌亦可发生钙化。

（5）生长速度。生长快的肿块，为癌的可能性大，但急剧长大且疼痛的甲状腺肿块则提示为甲状腺瘤内出血或急性甲状腺炎，而非癌肿。

（6）淋巴结肿大。甲状腺肿块伴有邻近颈部淋巴结肿大者，应考虑为甲状腺癌。

（7）试验治疗。经足量甲状腺素抑制治疗2～4个月，肿块无明显缩小或反而增大者，应考虑为癌。

（8）甲状腺肿块引起显著压迫症状或声音嘶哑者，应考虑为癌。

（9）其他检查项目。血清降钙素升高多见于髓样癌；抗甲状腺球蛋白和抗微粒体滴度升高有利于诊断慢性淋巴细胞性甲状腺炎，具有一定特异性。

（10）甲状腺针吸细胞学检查有助于单个甲状腺结节良、恶性的鉴别，对诊断慢性淋巴细胞甲状腺炎尤有帮助。

超声显像图例见图11-126-1～11-126-4。

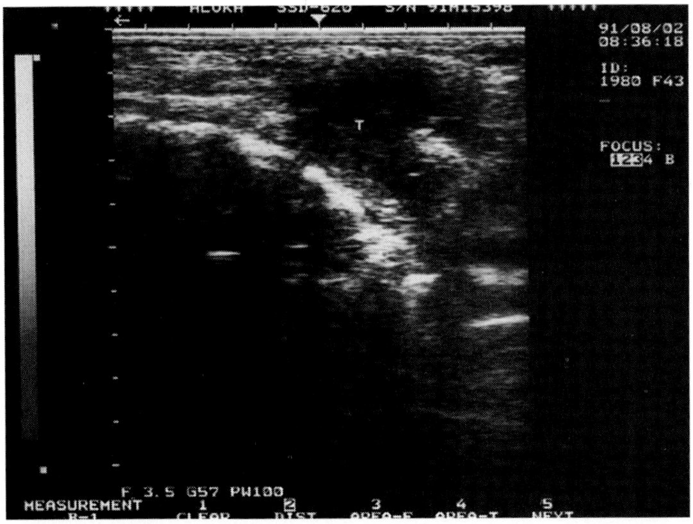

图 11-126-1 甲状腺单发结节——甲状腺腺癌

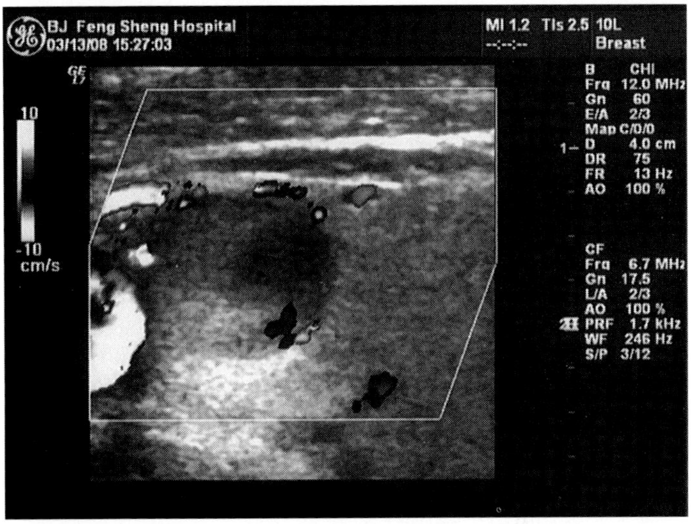

图 11-126-2 甲状腺单发结节——甲状腺腺瘤

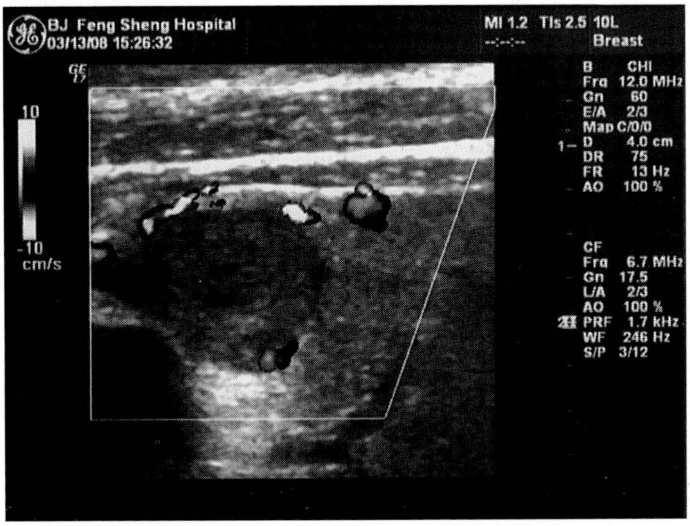

图 11-126-3 甲状腺单发结节，图示甲状腺腺瘤周边环行血流

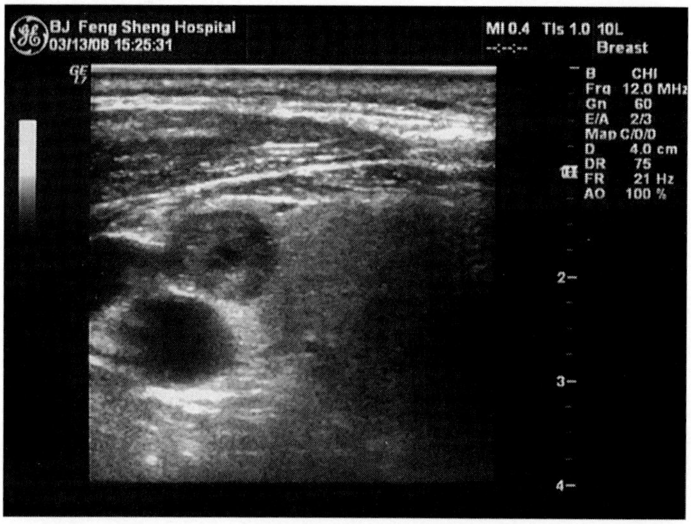

图 11-126-4 甲状腺单发低回声结节——甲状腺腺瘤

（富京山　张玉霞　胡淑芳）

第 127 例　甲状腺疼痛性肿块——甲状腺血肿

患者，女性，20 岁。发现左侧甲状腺肿块伴疼痛 1 周，且逐渐增大。无外伤史，无多食、出汗及其他不适。查体发现甲状腺左叶 3.0cm×2.0cm 肿块，有明显触痛。超声显像检查甲状腺左叶下段有一 2.8cm×1.5cm 类圆形囊实性肿块，其周边部为无回声，中心部位为低回声，无包膜，并有血流伸入其低回声内部。超声显像提示甲状腺左叶血肿。追问病史，患者 10d 前曾患“感冒、咳嗽”，咳嗽较为剧烈。

分析

正常甲状腺实质回声甚为均匀，当因甲状腺外伤引起甲状腺实质内出血及血肿时则可见片状或团块状强弱不等的异常回声，随病程发展可形成局限性无回声或低回声区。近期复查可发现有明显的变化，如回声由强变若，或小片状无回声区融合成较大回声区。本例为剧烈咳嗽引起的自发性损伤而形成血肿。超声显像诊断甲状腺血肿并不困难，在声像图上其意义在于和甲状腺腺瘤进行鉴别诊断。甲状腺血肿主要是肿块周边部位为无回声区，且没有包膜，并有血流直接伸入中心部位的正常甲状腺组织，而甲状腺腺瘤则不同。

超声显像图例见图 11-127-1～11-127-3。

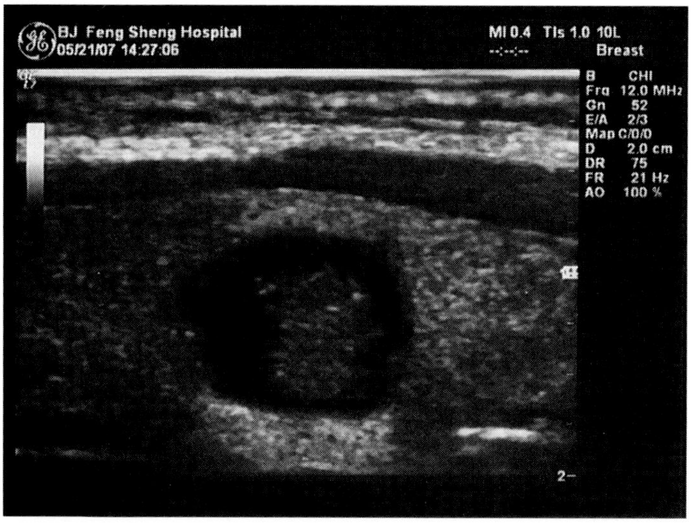

图 11-127-1 甲状腺血肿

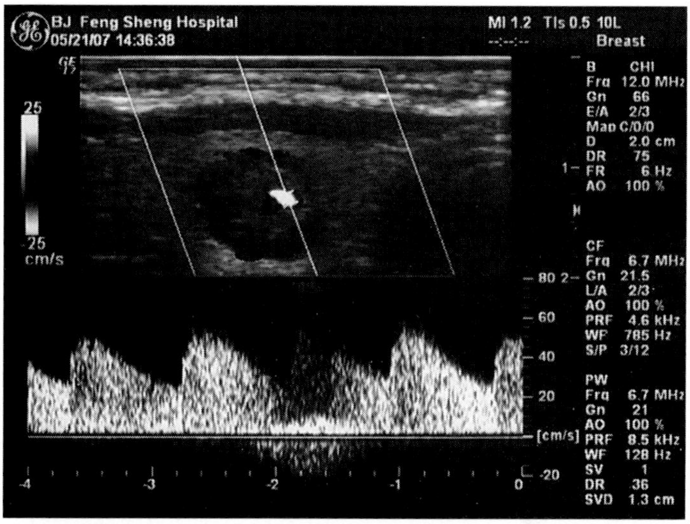

图 11-127-2 甲状腺血肿血流频谱

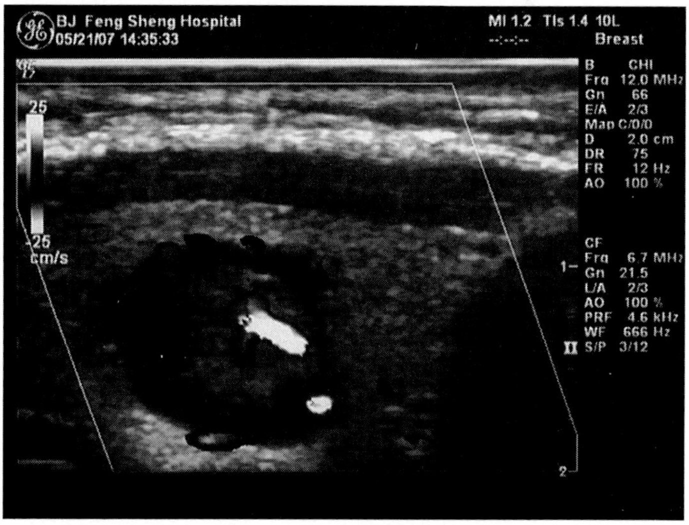

图 11-127-3 甲状腺血肿血流

（富 玮）

第 128 例 原发性甲状旁腺功能亢进症

患者，男性，20 岁。在外院行 B 超检查诊断为双肾“髓质海绵肾”，要求来我院 B 超会诊。超声显像检查示肝、胆、胰、脾未见异常。双肾形态大小正常，肾被膜光滑，肾皮质、髓质分界清楚，皮质厚度、回声正常，肾髓质增大，回声增强，成为均匀高回声的矩形体，肾盂肾盏不扩张。超声提示双肾肾钙质沉积症。立即给患者做了甲状旁腺检查，发现有 3 个甲状旁腺腺瘤。实验室检查血常规及尿、大便常规均正常。两次查尿本-周蛋白（－），碱性磷酸酶 191U/L，血沉 49mm/1h，血白蛋白/球蛋白为 4.2/2.1，肝、肾功能正常，血钙 4.6mmol/L，血磷 0.9mmol/L，血钠 151mmol/L，血钾 3.5mmol/L，血氯 116mmol/L。24h 尿钙 212mg、磷 334mg，血 pH7.35，PCO_2 6.5kPa；PO_2 12.6kPa；HCO_3^- 27.5mmol/L；氧饱和度 96.8%。血免疫球蛋白正常，甲状腺功能正常。骨髓穿刺检查正常。

分析

临床所见的甲状旁腺肿瘤（甲状旁腺腺瘤、甲状旁腺癌）和瘤样病变（甲状旁腺增生）几乎均表现为原发性甲状旁腺功能亢进。原发性甲状旁腺功能亢进亢好发于停经的女性，发病高峰年龄为 63～73 岁，男女发病比例为 1∶4。

原发性甲状旁腺功能亢进症的病因尚未明确，许多研究报道原发性甲状旁腺功能亢进患者的甲状旁腺细胞对钙浓度的辨识能力有缺陷，或因癌基因的过度表达，或抑癌基因失活形成单株肿瘤。此外，雌激素、颈部放射治疗和遗传因素均可能是致病的重要原因。在经手术证实的原发性甲状旁腺功能亢进患者中，绝大多数由甲状旁腺腺瘤所引起，其次由甲状旁腺增生引起。4 个腺体都增生者，常伴有家族性发病的多发性内分泌肿瘤综合征。甲状旁腺癌引起的原发性甲状旁腺功能亢进仅占 1%。

甲状旁腺激素（parathyroid hormone，PTH）过度分泌时，可引起肾、骨及小肠等器官反应增强，导致血中游离钙上升。初期血钙呈间歇性升高，多数患者血钙仅略有增高（低于 2.875mmol/L）。一段时间后可能出现持续性增高。约半数患者肾小管对磷的再吸收能力降低，可出现低血磷、高尿磷。此外，白蛋白与钙离子结合力降低，骨骼脱钙增加，出现明显代谢障碍。因骨骼组织吸收增加，尿中羟脯氨酸和血中碱性磷酸酶增高。PTH 还可经过 25-羟基维生素 D_3 转变为1，$25\alpha^-(OH)_2D_3$，从而活性降低，出现维生素 D_3 缺乏征象。骨骼可表现为囊状纤维骨炎，骨质软化。维生素 D_3 缺乏患者，小肠对钙的吸收明显增强，血钙浓度明显增高，易形成尿路结石。血钙高时还可刺激胃窦 G 细胞分泌促胃液素，导致胃酸增加，而形成消化性溃疡。

原发性甲状旁腺功能亢进因病期的不同可有不同的临床表现。有症状的原发性甲状旁腺功能亢进可单一或合并出现肾脏、骨骼和其他方面的症状和体征，临床表现有 3 种类型：

1. 肾型 约占 70%，主要表现为尿路结石，较少表现为肾髓质的肾钙质沉积症。尿钙排出量可增加。约有 20%的原发性甲状旁腺功能亢进患者尿钙排出量＞250mg/d。

2. 肾骨型 约占 20%，主要表现为尿路结石和骨骼的脱钙病变。

3. 骨型 约占 10%，主要表现为骨骼的脱钙病变。病变的骨骼（常见于颅骨、指骨、股骨、胫骨、骨盆、腰椎等）感觉疼痛，并呈结节性增厚，凹凸不平，弯曲或畸形，有时发生病理性骨折。超声显像检查可见多个囊肿或巨细胞瘤样病变（囊状纤维性骨炎）。

患者可表现有其他全身性病症，如肌肉疲乏无力、食欲缺乏、恶心、呕吐和便秘，甚至出现吞咽困难(咽肌无力)。这些症状的发生是由于血钙增加使神经肌肉的应激性减低,致全身肌肉张力低下,胃肠蠕动减弱所致。部分(10%)患者可并发胃、十二指肠溃疡,并可引起上消化道出血,这多是由于高血钙症刺激胃液素分泌增加,或血钙增高促使迷走神经末梢释放乙酰胆碱过多,进而使胃酸分泌增加所致。约7%的病人可并发急性胰腺炎,这可能是由于胰管内钙质沉积或在高血钙情况下,胰蛋白酶原被激活而发生的。另外,有些病人还可以出现精神障碍、多饮、多尿、关节痛、高血压、贫血及胆囊结石等。

原发性甲状旁腺功能亢进症的诊断主要依靠临床综合指标、血钙值、钙磷比值及肾小管磷回吸收试验等。大多数病例经过多次检查血钙增高,血磷降低,尿中钙排出量增多时可确诊。特别是肾脏超声显像检查显示肾钙质沉积症或肾结石,甲状旁腺超声显像检查发现甲状旁腺腺瘤即可确定诊断。血清PTH测定是有价值的诊断手段,正常值在100ng/L以下。另外,应结合X线典型的骨像改变如骨膜下骨质吸收、骨囊肿形成及颅骨斑点状脱钙显示破骨细胞活跃。鉴别诊断要注意继发性甲状旁腺功能亢进症,常见于慢性肾功能不全、维生素D缺乏以及妊娠或哺乳期失钙过多,长期低血钙刺激甲状旁腺分泌过量的PTH所引起。此类患者甲状旁腺有代偿性增生、肿大,临床也可出现骨骼脱钙病变,但其血钙低于正常,即可与原发性甲状旁腺功能亢进鉴别。

本病以20～50岁者较多见,患者女性多于男性,起病缓慢,有因肾结石和肾钙质沉积而发现者;有以骨痛为主要表现者;有以血钙过高而有神经症状群起病者;亦有以多发性内分泌腺腺瘤而发现者。甲状旁腺腺瘤的超声显像表现为在甲状腺背侧(后方)甲状旁腺位置,特别是下甲状旁腺位置可见单个圆形、椭圆形,有包膜的均匀低回声实性肿块,后方回声不衰减。甲状旁腺增生时,多累及多个甲状旁腺,超声显像显示在甲状腺后方,甲状旁腺位置可见多个甲状旁腺肿大,但以一个腺体为主,表现为椭圆形、均匀的、低回声实性肿块。若为多发性内分泌腺瘤,除在甲状旁腺发现甲状旁腺低回声腺瘤外,还可在身体其他内分泌腺体发现肿瘤。如果显示甲状旁腺肿瘤边界不规整,并且生长迅速,则应考虑甲状旁腺腺癌。

超声显像图例见彩图72、73。

(富京山　尚玉清)

第129例　颈部淋巴结肿大——淋巴结结核

患者,女性,26岁。左侧锁骨上肿物2个月。患者于2个月来发现左侧锁骨上有多个栗子大小的圆形肿物,轻度压痛,质地较软,逐渐增大。全身略有乏力,无其他明显不适。1年前于右侧锁骨上发现同样肿物,已切除。病理报告为淋巴结结核。

分析

在我国,本病致病菌主要为人型结核杆菌。牛型结核杆菌感染是由于饮用未消毒好的病牛乳所致,在我国少见。人型结核杆菌的传染途径有2种:①经口腔、鼻咽部等处感染所致。结核菌可经上呼吸道或在扁桃体、龋齿等处形成原发病灶,然后通过其黏膜下丰富的淋巴网感染颈部的浅、深淋巴结。一般多发生在颌下及胸锁乳突肌的后、前缘或下面。此时原发灶在临床上多数已不易查出。②经血行、淋巴播散。可由于肺部原发结核灶经淋巴或血行播散所致,也可由纵隔淋巴结结核经淋巴管上行感染所致,此时主要累及锁骨上或胸锁乳突肌下段深部淋巴结。

本病大多数病人无明显全身症状,或仅稍有乏力、低热、食欲缺乏、盗汗等中毒症状。病变的淋巴结常为多个，出现在颈部的一侧或两侧。双侧淋巴结同时受累者，多系血行播散而来，一般多出现在结核初期（初染半年之内），淋巴结受累个数也较多。单侧受累多由龋齿、扁桃体、咽部等处感染播散所致，受累淋巴结多在颌下和胸锁乳突肌的后、前缘或下面。初期，肿大的淋巴结相互分离，可移动，压之无疼痛或稍痛。此时，如机体抵抗力强，侵入的结核菌少，或经适当的治疗，淋巴结可缩小。反之，如机体抵抗力弱或未经治疗，则病变发展，淋巴结继续肿大，相互融合成团，与皮肤和周围组织粘连，形成不规则团块。晚期，淋巴结经干酪样变、液化而成寒性脓肿，局部皮肤发亮，呈紫红色，触之有波动感，继之破溃形成难愈之窦道，排出混有豆渣样碎屑的稀薄脓液。窦道口或溃疡面具有暗红色、潜行的皮肤边缘和苍白的肉芽组织。已破溃的淋巴结容易继发感染，引起急性炎症表现。干酪样变的淋巴结毗邻颈静脉者可破溃入颈静脉，导致结核杆菌播散至身体远处（关节、骨）。

根据结核接触史、典型的临床表现、胸部 X 线片发现结核病灶和结核菌素试验阳性即可诊断。当诊断有困难时，可做淋巴结活检确诊。另外，本病尚需与其他颈部淋巴结肿大相鉴别。早期的颈部淋巴结结核应与慢性淋巴结炎相鉴别，特别是引起淋巴结炎的原发病灶已不存在时更应注意鉴别。体积较大而不发生干酪样变或液化的颈部淋巴结结核常误诊为淋巴瘤。淋巴瘤多伴有全身多处淋巴结肿大及肝脾大，病人常有发热、消瘦等表现。淋巴瘤是原发于淋巴结或淋巴组织的恶性肿瘤，有淋巴细胞和（或）组织细胞大量增生，其恶性程度不等。临床上典型表现为无痛性、进行性淋巴结肿大，发热，肝脾大，晚期有贫血及恶病质表现。根据病理组织学的表现，淋巴瘤一般分为霍奇金病（Hodgkin disease，HD）及非霍奇金淋巴瘤（non-Hodgkin lymphoma，NHL）两大类。淋巴瘤发病率在我国城市高于农村。近年来我国沿海城市发现恶性淋巴瘤发病呈上升趋势。霍奇金病有两个发病年龄高峰，分别为 15～34 岁和 50 岁以后，非霍奇金淋巴瘤也有两个年龄发病高峰，分别为 10 岁和 40 以后。据统计，霍奇金病占所有淋巴瘤的 8%～11%。淋巴瘤发生的可能机制为持续或反复的自身抗原刺激、异体器官移植或免疫缺陷患者的反复感染，免疫细胞发生增殖反应。遗传性或获得性免疫障碍导致 T 抑制细胞的缺失或功能障碍。淋巴细胞对抗原刺激的增殖反应缺少自身调节控制，最后出现过度增殖导致淋巴瘤的发生。本病临床特征为淋巴结肿大，浅表淋巴结的无痛性进行性肿大常为首发症状，尤以颈部淋巴结为多见，霍奇金病首发于颈部淋巴结肿大者占60%～70%，左侧多于右侧。锁骨上淋巴结肿大提示病灶已有播撒，右侧自纵隔或两肺而来，左侧常自腹膜后而来，并可融合成团状。非霍奇金淋巴瘤以淋巴结肿大起病者占 56%，半数好发于颈部。纵隔淋巴结肿大多见于霍奇金病。腹膜后淋巴结肿大可引起背痛及下肢、会阴部或阴囊水肿，偶尔压迫输尿管，引起肾盂积水。累及深部淋巴结时，临床上常以发热为主要表现。全身表现为发热、消瘦、盗汗，有 17%～20%的霍奇金病患者在饮酒后 20min 病变局部发生疼痛。其症状出现可早于其他症状及 X 线表现，具有一定的诊断意义。此外，患者在临床上还有骨骼疼痛（胸椎、腰椎最常受累）、按压痛，病理性骨折，骨肿瘤及继发性神经压迫症状。淋巴瘤超声显像显示淋巴结肿大，单发或多发，边界清楚的圆形、椭圆形低回声结节。有时多个肿大淋巴结聚集成团。血管出现压迫移位现象。颈部淋巴结转移癌的淋巴结往往单个肿大而无压痛，硬度很高。其原发灶多位于甲状腺、口腔及鼻咽等部位，有时这些原发病灶较为隐蔽，不易发现，所以当怀疑有颈部淋巴结转移癌时，应对上述部位进行详细检查。左侧锁骨上淋巴结肿大多为胃癌转移引起，右侧锁骨上淋巴结肿大常由肺癌转移引起。

超声显像图例见图 11-129-1～11-129-5。

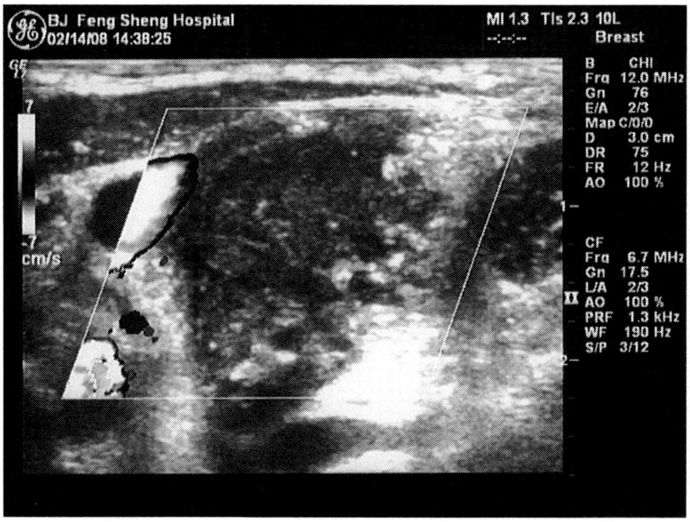

图 11-129-1　颈部淋巴结结核(一)
颈部淋巴结肿大

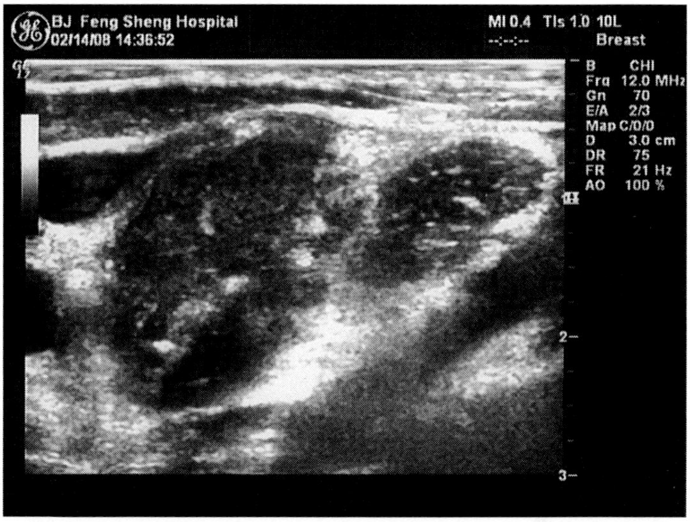

图 11-129-2　颈部淋巴结结核(二)
颈部淋巴结肿大,呈炎症表现

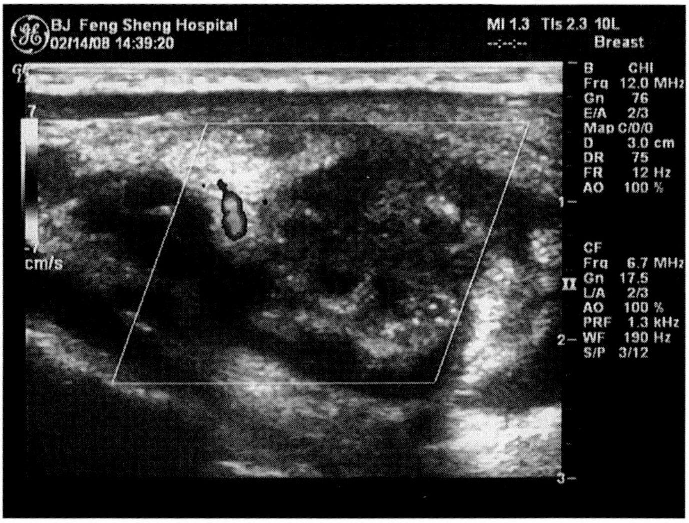

图 11-129-3　颈部淋巴结结核(三)
图示肿大淋巴结周边血流

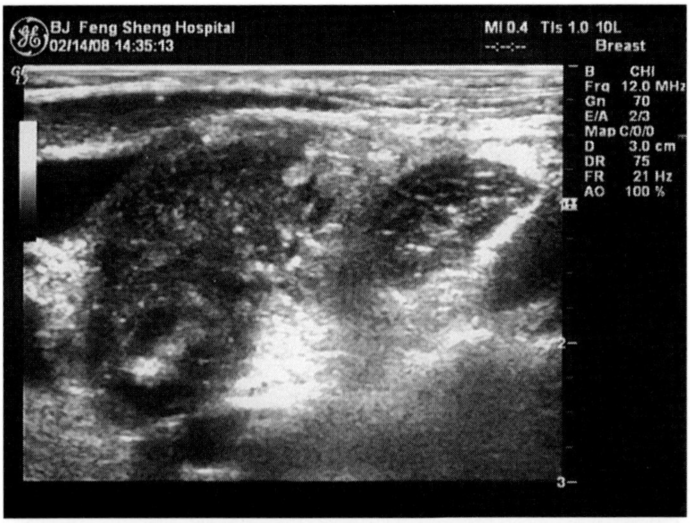

图 11-129-4　颈部淋巴结结核(四)
多个颈部淋巴结肿大

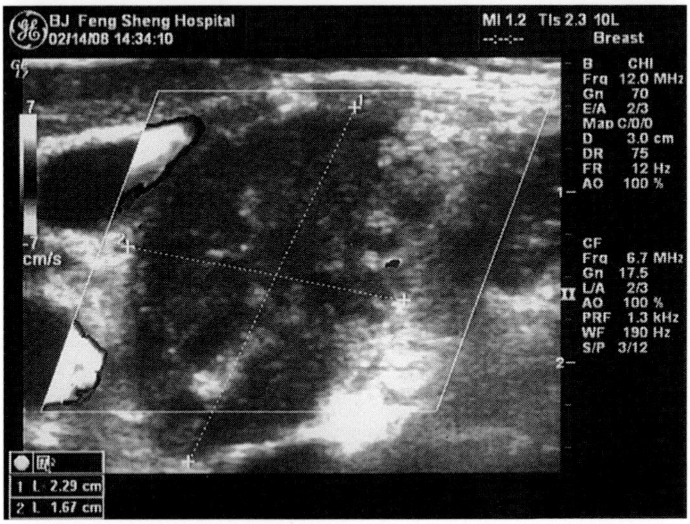

图 11-129-5　颈部淋巴结结核(五)
颈部淋巴结肿大,呈炎症表现(结核)

(富　玮)

第 130 例　右颌下肿块伴疼痛 20 天——颌下腺炎

患者,女性,13 岁。20d 来低热,右颌下有鸡蛋大小肿块伴疼痛。查血白细胞增高,经抗感染、抗病毒治疗疼痛减轻,肿块略有消退。超声显像检查示右颌下腺肿大,回声增强,彩色血流略有增多,符合急性炎症表现。

分析

颈部肿物按病理性质分为炎症、肿瘤和先天畸形。炎症为急、慢性淋巴结炎,淋巴结结核及软组织的化脓性感染等。原发性肿瘤有甲状腺腺瘤、血管瘤、神经纤维瘤、颈动脉体瘤及甲状腺癌、恶性淋巴瘤等。继发性肿瘤多为各系统肿瘤的淋巴结转移。先天性畸形有甲状腺舌管囊肿、胸腺咽管囊肿及囊状淋巴管瘤等。超声显像要根据颈部肿物的部位、性质和声像图表现，结合病史、体检和其他检查，综合分析，方能明确诊断。

颈部肿物检查时，触诊应注意肿物部位、大小、形状、硬度、活动度，有无压痛，可否移动，有无搏动、震颤及与颈部血管的关系。除了肿物本身的检查，要注意不应忽略颈部其他器官及全身检查。如怀疑肿物为转移癌时，应详细检查甲状腺、鼻咽部及口腔。恶性淋巴瘤则可伴有周身淋巴结肿大、肝脾大等。锁骨上窝出现坚硬淋巴结时，应仔细检查胸部、乳腺、胃肠道与胰腺等。颈部肿物诊断不明时，特别是怀疑恶性时，可做穿刺行细胞学或组织病理学检查，有利于进一步检查和治疗。

颈部肿物鉴别诊断程序

颈部肿块的鉴别诊断甚为复杂，除各种原发肿瘤、继发肿瘤的鉴别诊断以外，同时尚需与一些颈部的慢性炎性包块鉴别，例如慢性淋巴结炎、颈淋巴结结核、慢性颌下腺炎、嗜曙红细胞肉芽肿等。先天性肿物多在出生后不久发现；炎性包块常有反复发作以及抗感染治疗后缩小的病史；若肿块发展快，或在缓慢生长的基础上突然迅速增大，或有压迫症状时，应考虑为恶性肿瘤。

颈部肿块的诊断与鉴别诊断分为定位诊断和定性诊断，其鉴别诊断程序如下：

1. 颈部肿块的定位　熟悉颈部的局部解剖对多数颈部肿块的定位诊断均有帮助。肿块若在颈前正中部位，自颏下至胸骨切迹依次为颏下囊肿、甲状舌管囊肿和甲状腺峡部肿物；沿下颌骨自后上而下的肿块多为肿大的淋巴结；若肿块体积较大，依次可能是腮腺肿物、颈动脉体瘤、腮裂囊肿及颌下腺炎等。常见颈部肿块诊断与鉴别诊断见表 11-130-1。

表 11-130-1　常见颈部肿块鉴别诊断

部　位	单发肿块	多发肿块
颈部正中区	甲状舌管囊肿 颏下皮样囊肿 甲状腺肿物	
腮腺区	腮腺混合瘤 急、慢性腮腺炎 腮腺癌 腮腺结石 嗜酸性粒细胞肉芽肿	急、慢性淋巴结炎
颈侧区	先天性囊状水瘤 腮裂囊肿 颈动脉体瘤 颈动脉瘤 神经鞘瘤 海绵状血管瘤	急、慢性淋巴结炎 淋巴结结核 恶性淋巴瘤 淋巴肉芽肿 转移癌(鼻咽癌多转移至颈侧区淋巴结)
左锁骨上区	胃癌、胰腺癌、肠癌、乳腺癌及胸腔脏器癌瘤转移性淋巴结肿大，可单发或多发	
右锁骨上区	肺癌(右肺)、乳腺癌转移性淋巴结肿大，可单发或多发	
颈后区	脂肪瘤 纤维瘤	

2. 颈部单发肿块的鉴别 表 11-130-2 显示颈部单发肿块的鉴别，所列疾病多数为单发肿块，其中慢性淋巴结炎、甲状腺肿瘤及转移癌在发病初期多为单一结节，随病情发展可形成多发结节。

表 11-130-2 颈部单发肿块鉴别诊断

疾病	部位	形态	活动度	硬度	其他
颏下囊肿	下颌骨中点下方	圆形	不活动	++	
甲状舌管囊肿	下颌骨与甲状软骨之间	圆形	伸舌时上收	++～+++	
甲状腺肿瘤（良性或恶性）	颈前正中区气管两侧	圆、椭圆形或不规则形	随吞咽上下移动	+～++	
腮腺瘤（良性或恶性）	耳垂后下，小部在其前方	不整圆形	固定	++～+++	恶性者可有面瘫
化脓性腮腺炎	耳垂后下，小部在其前方	不整圆形	固定	++	发热、疼痛
颈动脉体瘤	颈总动脉上端	椭圆形	稍可左右移动	++	有传导性搏动
慢性淋巴结炎	颌下	豆形	可活动	+	
淋巴结转移癌	双侧区或锁骨上	豆形	不活动	++	另有原发癌表现

超声显像图例见图 11-130-1、11-130-2。

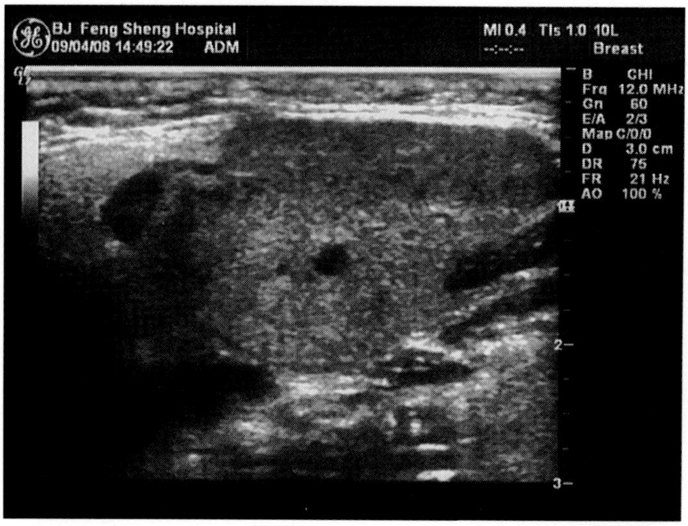

图 11-130-1 颌下腺肿块——急性颌下腺炎

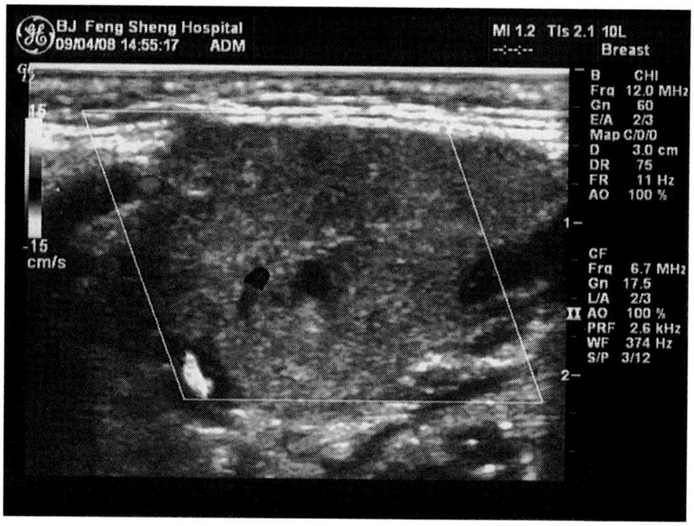

图 11-130-2 颌下腺肿块，急性颌下腺炎（血流较为丰富）

（富京山 张素敏）

第131例 发热、甲状腺肿大伴疼痛——亚急性甲状腺炎

患者，女性，41岁。1周来颈前部位疼痛，吞咽时更为明显，伴发冷、发热（体温38.4℃）及周身酸痛。查体：甲状腺不规则增大，伴压痛。超声显像检查：甲状腺非对称性增大，被膜尚光滑，甲状腺组织回声不均匀减低，以右叶明显，伴触痛；彩色多普勒血流显示甲状腺组织内血流不丰富。甲状腺旁可见2个直径0.6cm的低回声淋巴结。超声显像提示：甲状腺非对称性增大，亚急性甲状腺炎，甲状腺旁淋巴结肿大。

分析

亚急性甲状腺炎（subacute thyroiditis）又称病毒性甲状腺炎，可能为病毒感染引起的变态反应，甲状腺滤泡破裂，胶质进入间质引起异物反应及炎性变化。多见于女性，病程数周或数月。发病前1～3周多有呼吸道感染史。甲状腺可弥漫性肿大，质地偏硬，有触痛。颈前急性疼痛可放射至下颌角、耳、牙床或枕后部。同时有发热，肌肉、关节痛，血清 T_3 与 T_4 升高、血沉增块、α球蛋白升高等表现。经应用泼尼松等药物治疗后，症状消失较快。

亚急性甲状腺炎的超声显像表现为甲状腺不同程度的对称性肿大，亦有不肿大者，被膜可正常或增厚。早期甲状腺内部回声为均匀的低回声，后期回声不均。有钙化时可出现斑块状强回声，伴后方声影。甲状腺滤泡退行性改变可致低回声区出现。

超声显像图例见图 11-131-1～11-131-6。

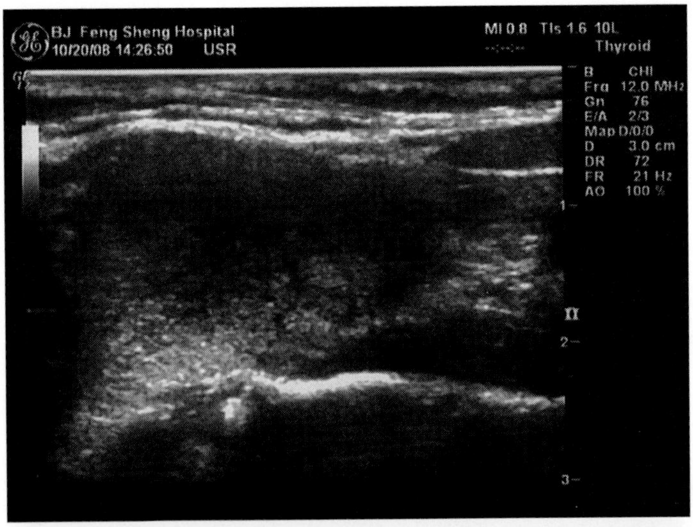

图 11-131-1　亚急性甲状腺炎(一)

甲状腺左叶弥漫性不均匀回声减低

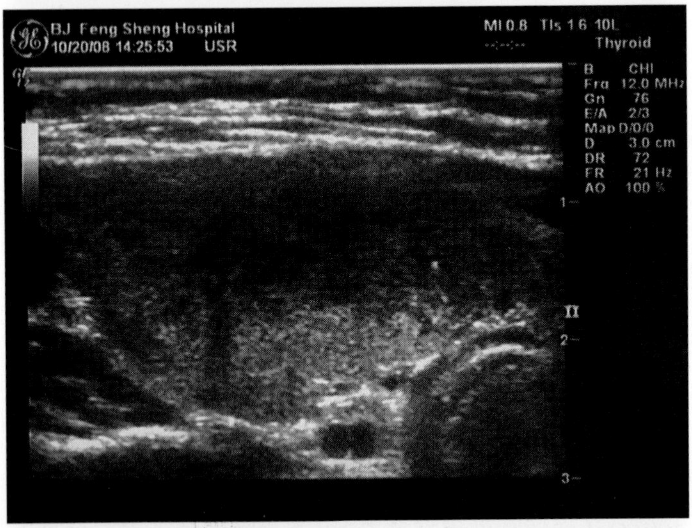

图 11-131-2　亚急性甲状腺炎(二)

甲状腺右叶弥漫性不均匀回声减低

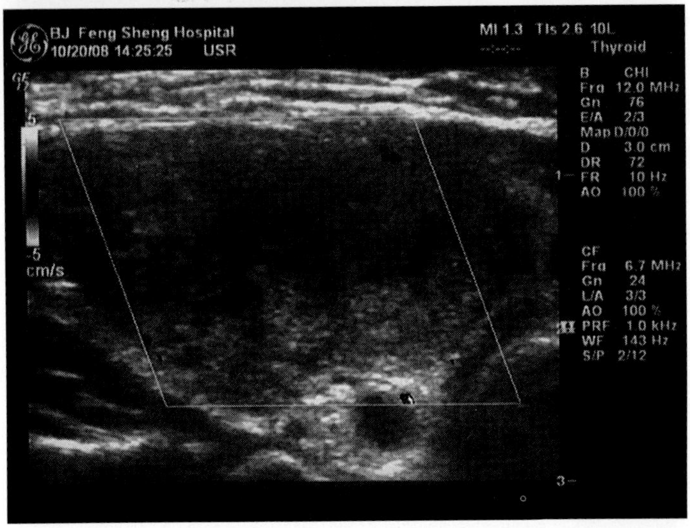

图 11-131-3　亚急性甲状腺炎(三)

甲状腺组织内血流无异常

(血流不丰富排除了恶性病变)

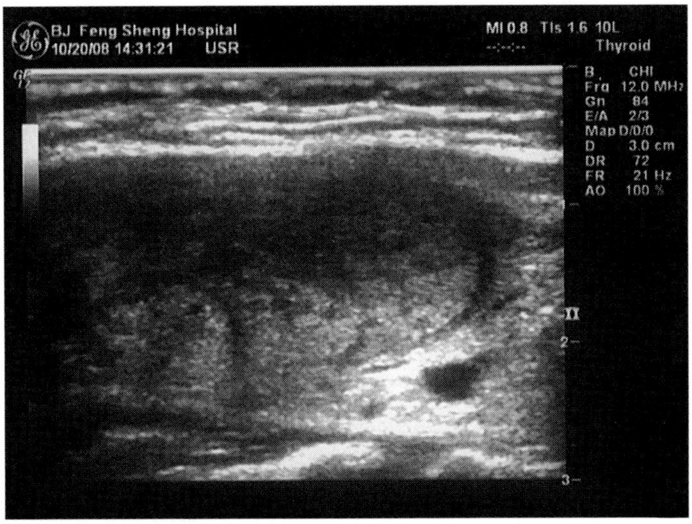

图 11-131-4 亚急性甲状腺炎(四)
甲状腺弥漫性病变

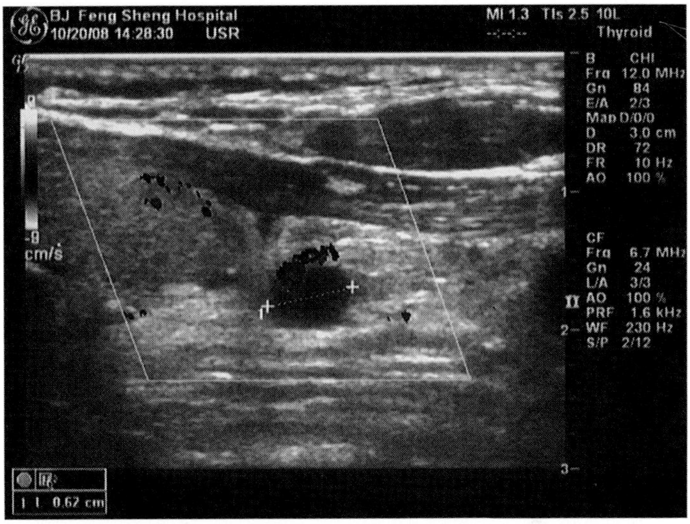

图 11-131-5 亚急性甲状腺炎(五)
甲状腺旁淋巴结肿大(良性)

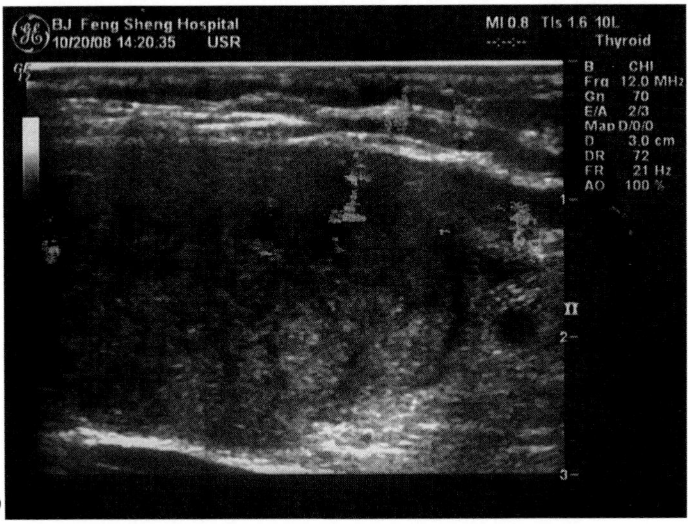

图 11-131-6 亚急性甲状腺炎(六)
甲状腺弥漫性病变

(富京山 桑海艳)

第12章 Chapter12 血管疾病

第132例 急性胸痛、急性上腹痛——主动脉夹层

主动脉内膜撕裂是形成主动脉夹层的重要原因。主动脉夹层是少见而严重的血管疾病，但经常被忽视，有些患者由于在急性期未得到确诊和及时处理而突然死亡，经尸检才明确了主动脉夹层的诊断，不少主动脉夹层病人在其急性期未能得到诊断，大多无意中行常规超声显像检查而发现主动脉夹层，追问病史可发现病人有一些较典型的主动脉夹层症状。

例1

患者，男性，72岁。1个月前在步行中感到上腹痛，即来医院就诊。患者既往有高血压病史20余年，糖尿病史8年，曾服用降压药，注射胰岛素，但血压、血糖控制不满意。超声显像检查发现胸主动脉及腹主动脉夹层(DeBakey Ⅲ型)，真、假腔内显示两种不同颜色的血流。病人选择应用药物保守治疗，已随诊1年，病情稳定，患者无不适，多次复查胸主动脉夹层假腔内仍有血栓回声，血液已基本凝固机化。

例2

男性，患者，46岁。4个月前突然出现胸痛，在当地医院未能明确诊断。近1个月来，患者气短明显，严重时不能平卧，遂来诊。体检发现患者左上肢无脉，左颈部可闻及血管杂音，主动脉瓣区双期杂音，双下肢足背动脉搏动正常，心脏彩色超声检查主动脉根部夹层，主动脉瓣关闭不全，左心室增大，收缩功能明显减低。胸部和腹部超声显像检查发现主动脉根部、主动脉弓和降主动脉均有夹层，假腔内充满血栓回声，胸腹部CT证实降主动脉及腹主动脉夹层。本例在主动脉夹层急性期未能明确诊断致慢性期出现并发症时才明确诊断。

例3

患者，男性，42岁。左下肢发凉、麻木无力1d。患者于当日晨练跑步后出现左下肢行动无力伴发凉、麻木，3h后出现左下肢疼痛，来诊。患者既往无下肢凉、麻、痛病史，无间歇跛行史，来诊时左下肢疼痛剧烈，已无法行走。查体：血压190/100mmHg，左下肢皮肤发绀，皮肤温度减低，股动脉搏动微弱。实验室检查白细胞 $11.6\times10^9/L$，中性粒细胞0.81，血红蛋白

127g/L，血小板 136×10^9/L；凝血酶原时间 11.8s，INR0.99，尿素氮 7mmol/L，肌酐 114μmol/L，血糖 5.6mmol/L。血气分析正常。超声显像检查示腹主动脉显示夹层双腔，腹腔动脉、肠系膜上动脉、右肾动脉管腔通畅，真腔供血；左肾动脉假腔供血，血流缓慢；左髂动脉及股动脉以远管腔清晰，血流明显减慢，右髂动脉、右股动脉血流正常。

分析

主动脉夹层（aortic dissection）为主动脉内血液通过内膜的破口进入主动脉壁中层而形成的血肿，并非主动脉壁的扩张，过去称为主动脉夹层动脉瘤（dissecting aortic aneurysm），现改称为主动脉夹层血肿（aortic dissecting hematoma）或主动脉夹层分离，简称主动脉夹层。80％以上主动脉夹层的患者患有高血压，其中不少患者有囊性中层坏死。高血压并非引起囊性中层坏死的原因，但可促进其发展。遗传性疾病如马方综合征、特纳（Tuner）综合征及埃-当（Ehlers-Danlos）综合征中主动脉中层囊性、中层坏死常有发生，亦发生主动脉夹层。主动脉夹层还可在妊娠期发生，其原因不明。主动脉夹层基本病变为囊性中层坏死，动脉中层弹力纤维局部断裂或坏死，基质发生黏液性变和囊肿形成。夹层分离常发生在升主动脉，此处经受血液冲击力最大。主动脉壁分裂为两层，其间积有血液和血块，此处主动脉明显扩大呈梭形或囊状。病变如波及主动脉瓣环则引起主动脉瓣关闭不全。病变可从主动脉根部向远处扩延，最远可达髂动脉和股动脉，亦可累及主动脉的其他分支，如无名动脉、颈总动脉、锁骨下动脉及肾动脉等，冠状动脉一般不受影响。多数夹层的起始部有内膜的横行裂口。DeBakey 将主动脉分为 3 型：Ⅰ型夹层起自升主动脉并扩延至降主动脉；Ⅱ型夹层局限于升主动脉；Ⅲ型夹层起自降主动脉并向远端延伸。本病常发生于 50～70 岁患者，患者男女之比为 3∶1。多有胸部剧烈疼痛，起病后即达高峰，呈刀割或撕裂样。少数起病缓慢者可不明显。80％患者原有高血压，起病后剧痛使血压更加增高。如外膜破裂出血则血压降低。另外，患者还可有主动脉瓣关闭不全、一侧脉搏减弱或消失等表现，以及神经症状和压迫症状。有些病例血肿剥离一段主动脉壁后又向内穿破入主动脉腔形成双腔血流。血肿减压后，症状可逐渐减轻。

腹主动脉夹层大多由胸主动脉夹层向下延伸而成。本病起病急骤，突然发作剧烈撕裂样胸痛，应用吗啡类药物亦不能缓解，少数病例随主动脉壁剥离区向下延伸，疼痛区域从躯干上部向后背、腹部和下肢扩展。

主动脉夹层二维超声显像易于显示，可见主动脉增宽，主动脉腔内可见与管壁平行的细条光带，其上下两端可附着于动脉壁形成假腔。条形光带随心动周期摆动，收缩期内膜向外摆动的方向为假腔位置，若内膜为环形剥离，横断面呈双环状；若为部分剥离，则显示一侧动脉壁分离成双层。CDFI 可显示血流从真腔经破裂口进入假腔。真腔内血流为正常红色。流经破裂口的血流速度可以很高，假腔内探及不规则涡流为红蓝镶嵌彩色血流。

主动脉夹层由于发生的部位和范围不同，症状和体征多有不同，如对局部体征及症状不仔细深究，可能会漏诊。主动脉夹层的内膜破口 2/3 发生在主动脉根部主动脉瓣上 2cm 以内，1/3 发生在胸主动脉近端及左锁骨下动脉开口的远端，其病变可向下延伸至髂动脉。自上至下累及头臂动脉、冠状动脉、脊髓前动脉、肠系膜动脉、肾动脉及髂动脉等，由于主动脉夹层内膜剥离累及主动脉分支，导致分支血管受压、阻塞，影响供血，引起相应器官的缺血症状及体征。如短暂性脑缺血发作（TIA）、缺血性脑卒中，截瘫，心肌梗死、肢体缺血、无脉，腹痛，小肠缺血性坏死，胰腺坏死，肾血管性高血压，肾缺血性损害及急性肾衰竭等。主动脉夹层常导致主动脉关闭不全、左心室增大、左心衰竭；主动脉根部外膜破裂引起急性心脏压塞及出血性休克是常见的死亡原因。对于突然剧烈、撕裂样胸痛发作，怀疑主动脉夹层时，最简单的方法是行超声显像检查，与血管造影比较，其对主动脉夹层的检出率达 100%，对破口和假腔内血栓的检出率也很高。

70%～90%的主动脉夹层患者伴有高血压，降压为首要治疗，为减少心肌过度激动，可用β受体阻滞药。凡升主动脉夹层有继发性主动脉关闭不全者(即 DeBakey Ⅰ型和Ⅱ型)，应紧急手术治疗，病程超过 6 个月的慢性主动脉夹层患者，只有严重的进行性加重的主动脉关闭不全或夹层仍在进展者可考虑行手术治疗；降主动脉夹层Ⅲ型可择期手术。慢性主动脉夹层病情稳定，无主动脉关闭不全、大分支受累或尚未引起脏器功能障碍危及生命者可行保守治疗，应长期服用钙拮抗药和β受体阻滞药。

超声显像图例见图 12-132-1～12-132-3 及彩图 74～76。

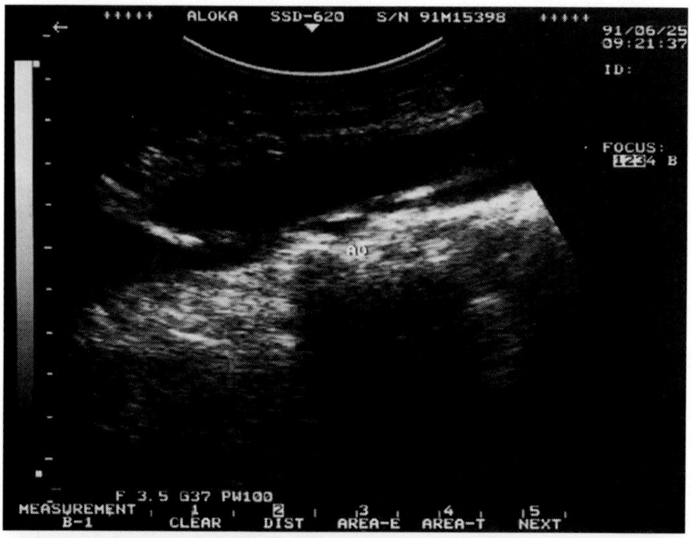

图 12-132-1　主动脉夹层(一)

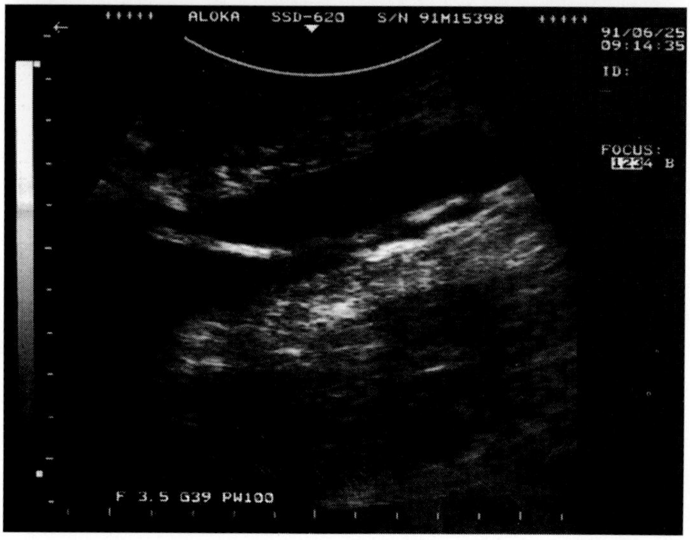

图 12-132-2　主动脉夹层(二)

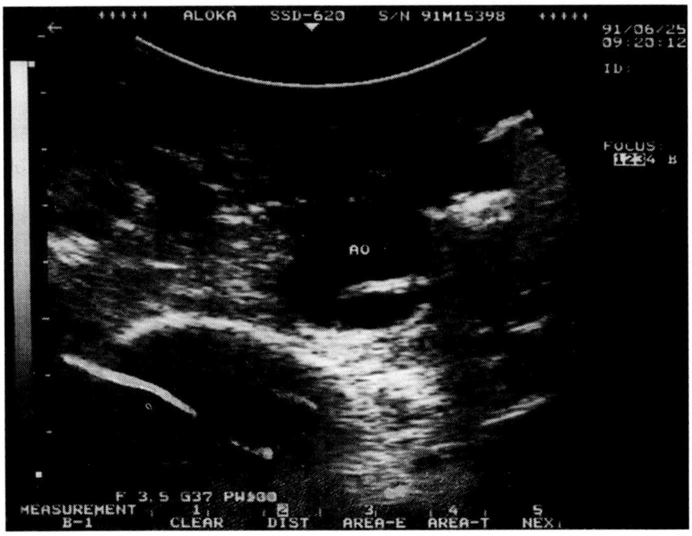

图 12-132-3 主动脉夹层(横切面)

(富京山 范安娜)

第 133 例 多发性大动脉炎

例 1

患者,女,32 岁。3 个月前因“感冒”出现发热、咳嗽、头痛,劳累后心慌、气短,渐加重。1 个月来发生右眼视物模糊来诊。

查体:体温 37.3℃,脉搏 98/min,血压左侧 110/70mmHg,右侧 70/50mmHg,右侧桡动脉未触及搏动,心、肺叩、听诊未见异常。腹平软,肝、脾未触及,双下肢无水肿,全身表浅淋巴结不大。

实验室检查:血红蛋白 146g/L,白细胞 9.5×10^9/L,中性粒细胞 0.64,淋巴细胞 0.33,血小板 173×10^9/L;尿蛋白(+),白细胞 1~2 个/HP,红细胞 1~2 个/HP;HBsAg(-),抗 HBe(-),抗 HBc(-);C 反应蛋白 116g/L,肝功能、心肌酶谱、血生化、血沉、免疫球蛋白、纤维蛋白原、狼疮系列、柯萨奇 B 病毒、IgM 均无异常。

胸部 X 线片检查:心肺(-)。

超声显像检查:心脏彩超显示心内结构未见异常,肝、胆、胰、脾、双肾超声显像检查未见异常。血管系统超声多普勒显像检查显示右颈动脉、右腋动脉、右桡动脉无血流频谱,右眼动脉及右视网膜中央动脉血流明显减低。左颈动脉、左腋动脉、左桡动脉、左眼动脉及左视网膜中央动脉血流正常。

例 2

患者,男性,54 岁。低热、腹痛 20 年。患者于 20 年前感冒后逐渐发生低热、腹痛,查体无阳性发现,实验室多次检查血象均正常,红细胞沉降率及各类酶数值在正常上限或略高,曾给予抗感染治疗无效。多次以低热、腹痛待查入院诊疗,曾开腹探查 2 次未有阳性发现,院内外多次会诊未能明确诊断。此次再次住院,内科要求做肝、胆、胰常规腹部超声检查。病人体瘦,慢性病容，精神略差。超声显像检查肝、胆、胰、脾、双肾未见异常。笔者当时考虑病人长期低热、腹痛，应该有病灶存在于体内，只不过以往未能发现。为了排除血液病，遂对腹腔淋巴结进行检查。腹腔淋巴结应在动脉旁边寻找，此病人未发现有肿大淋巴结，但发现腹主动脉病变，显示为管壁不均匀增厚，回声增强，并有不规则斑块。以往多位医师查体未有阳性体征吗？"（病人也是医师）"只有一位医师，马万森教授在左下腹听到血管杂音"（马万森教授为1995年协和医学院毕业，是我国著名的心脏病学专家，是笔者的老师）笔者立即给患者进行了详细的血管超声检查，发现腹主动脉瘤，腹腔动脉、肝固有动脉和脾动脉的起始部、肠系膜上动脉、左髂动脉均发现了异常，管壁节段性增厚、回声增强，以左髂动脉为明显，管壁呈现明显的双侧限局性增厚。笔者又进行了听诊，在患者左下腹（左髂动脉处）听到了柔和的微弱的吹风样血管杂音。

分析

多发性大动脉炎（primary arteritides of the aorto and its main branches）为主动脉及其分支的慢性进行性、闭塞性炎症，国外通常称为Takayasu（高安）动脉炎。由于受累的动脉不同而有不同的临床类型。最多见的是以头颈和肩臂动脉受累引起的上肢无脉症，其次是降主动脉、腹主动脉受累的下肢无脉症和肾动脉受累引起的高血压。也可见于肺动脉和冠状动脉受累。患者女性多于男性，其中女性占66.7%～69%。发病年龄在5～45岁，89%在30岁以下发病。本病发病机制尚不清楚，可能与自身免疫障碍、遗传因素、结核病等感染史有关。内分泌失衡雌激素过多可造成主动脉肌层萎缩、坏死或钙化。结核营养不良因素可诱发致病。早期动脉病变为中层的淋巴细胞浸润。慢性血管阻塞期的病变为动脉壁纤维增生，导致血管腔阻塞，病变呈多阶段性，病变之间的动脉壁可正常，晚期可发生局部动脉瘤、狭窄后扩张和钙化。少数病例因主动脉扩张导致主动脉瓣关闭不全。头臂动脉型（上肢无脉症）的受累动脉常为主动脉弓发出的3支大动脉，病变从主动脉弓开始，可由颈动脉伸展至颅底部，由锁骨下动脉伸展至椎动脉开口处，造成头、眼和上肢缺血。胸腹主动脉型（下肢无脉症）的受累动脉为胸主动脉和腹主动脉，常波及到肾动脉和髂动脉，造成下肢供血不足，而上肢血压可显著升高。肾动脉型病变主要累及一侧或双侧肾动脉，产生顽固性高血压，无明显下肢供血不足。部分患者病变可累及肺动脉或冠状动脉而产生相应的症状和体征。在病变形成过程中同时有相应动脉的侧支循环形成。本病发展大多缓慢。在动脉炎活动期可有发热、全身不适、食欲缺乏、出汗、苍白及消瘦等。可伴有关节炎和结节性红斑等。病人可有雷诺综合征及肝脾大。局部表现可有受累部位动脉搏动减弱或消失，血压测不出或明显减低，部分病例病变血管部位可闻连续性杂音或收缩期杂音。胸部或背部皮肤可见扩张的表浅动脉。

超声显像显示大动脉炎的血管结构并不困难，大动脉分支多、范围广，医师应耐心寻找病变部位，并能追根寻源。病变区域大动脉壁呈不均匀性增厚，回声增强，并可见斑块状强回声，可有声影，内膜粗糙不平，管腔宽窄不一，明显狭窄者，其近端管径可见扩张。严重者可发生管腔完全闭塞，呈不均匀回声增强带状结构。CDFI病变近端呈射流为红色。病变部位彩色血流束变细且不规则，收缩期色泽明亮，呈多色镶嵌的"马赛克"（color masaic）状细束或彩色逆转，狭窄后彩色血流束色泽深而杂乱，为湍流。远端彩色充填不足或不能显示。

鉴别诊断

本病可见于女性，30岁以下者占89%。凡青年女性有下列一项或以上表现者，应考虑多发性大动脉炎之诊断。

1. 上肢和（或）下肢、单侧或双侧的肢体出现缺血症状，伴有患肢动脉搏动的减弱或消失，血压降低或不能测出。

2. 脑部缺血症状，伴有一侧或双侧颈动脉搏动减弱或消失，以及颈部或锁骨上、下区有血管杂音。

3. 持续、严重时顽固的高血压伴有上腹部或肾区二级以上高调血管杂音。

4. 上肢脉搏消失伴有视力减退和眼底改变。

5. 动脉瓣区、腋部和背部有收缩期杂音，伴肺动脉瓣区第二音亢进；肺扫描显示肺野放射性分部明显缺陷；X 线检查有肺动脉高压征象或右心导管检查有肺动脉狭窄、阻塞、血管壁不规则和肺动脉压力增高，伴上述一项表现。

本病须与其他引起慢性动脉闭塞性疾病相鉴别，包括血栓闭塞性脉管炎、闭塞性动脉粥样硬化、主动脉先天性畸形(如"不典型先天性主动脉缩窄")、胸廓出口综合征、创伤或主动脉受压等。其中发病多为老年期，最常见为动脉粥样硬化、血糖、血脂增高者。粥样硬化斑块强回声多在腹主动脉、髂动脉、颈动脉及股动脉等大动脉后壁。

超声显像图例见图 12-133-1～12-133-3 及彩图 77～88。

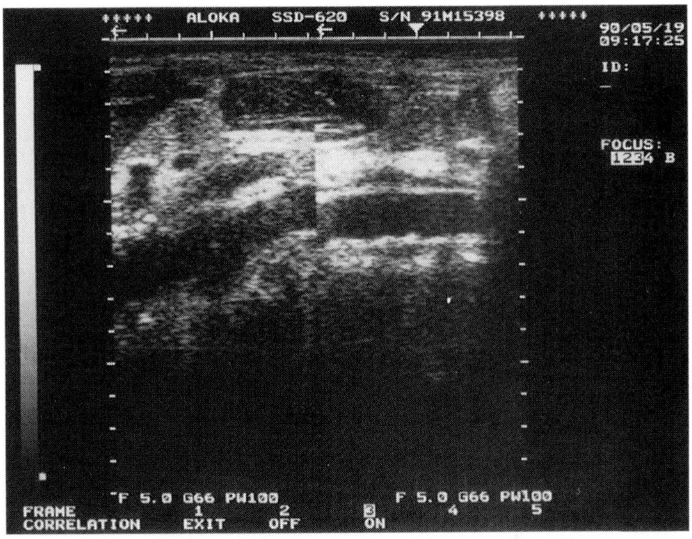

图 12-133-1 多发性大动脉炎——腹主动脉病变

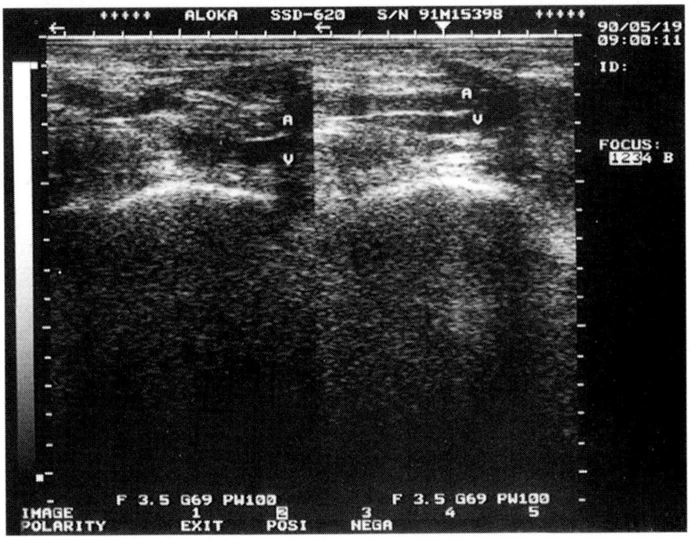

图 12-133-2 多发性大动脉炎——右髂总动脉壁明显增厚(炎症引起)

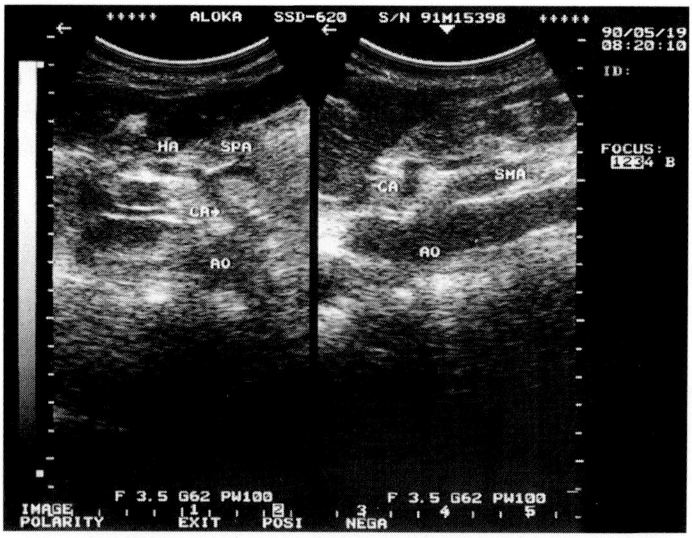

图 12-133-3 多发性大动脉炎(腹主动脉、腹腔动脉、肝固有动脉、脾动脉及肠系膜上动脉均受累)

(富京山 吴桂君)

第 134 例 脐下搏动性肿块——腹主动脉瘤

患者,男性,62 岁。患有高血压 20 年,平时血压在 150～160/90～100mmHg,服降压药血压可下降,但未能正规治疗。10 余年来患者经常头晕、乏力、记忆力下降,近 1 年夜尿增多,下肢轻度水肿。半年前发现脐下搏动性肿块,听诊可闻及收缩期吹风样杂音。超声显像检查腹主动脉长轴形态失常,呈梭形扩张,直径可达 5cm,其前壁可见附壁血栓,主动脉瘤壁与腹主动脉壁相连,瘤腔上下端与腹主动脉相通,瘤腔无回声区内可见云雾状回声,横切面扫查可见腹主动脉明显扩张,向外膨出,彩色多普勒血流显示瘤体近心端血流正常,瘤腔内血流为湍流,呈杂乱红蓝镶嵌彩色血流。超声显像提示腹主动脉瘤。

分析

腹主动脉瘤(abdominal aortic aneurysm)患者发病年龄一般在 42 岁以上,男性多发,研究表明,在＜65 岁的人群中大约有 1.7%的女性和 5%的男性主动脉直径≥3.0cm,此后年龄每增加 10 岁其主动脉瘤发病率增加 6%。发生腹主动脉瘤的一个主要危险因素是吸烟,90%以上的腹主动脉瘤患者为吸烟者,而戒烟后其发生率则逐年下降,直到最初危险的 1/30。

腹主动脉瘤在临床上常无明显症状,多因其他目的进行腹部影像学检查而偶然发现。虽然某些患者有可能出现症状,多为腹痛或背痛,但很多病例的首发临床表现则是动脉瘤破裂症状。临床上直径≥5.5cm 的动脉瘤其破裂危险明显高于直径≤5.5cm 者。动脉瘤破裂后,只有大约 25%的患者能活着到达医院,仅有 10%的人能活着到达手术室。即便如此,手术死亡率还是超过了40%。在动脉瘤直径≥5.5cm、不适合手术的患者中，发现动脉瘤后2年内的死亡率为50%。除了有动脉瘤破裂的危险外，腹主动脉瘤患者发生其他心血管事件的危险也在增加，包括心血管原因死亡。

腹主动脉瘤在有动脉粥样硬化的患者中比在无该病的患者中更常见，存在动脉瘤和其他心血管病正相关。在间歇性跛行患者中筛查动脉瘤发生率(10%)是普通人群的2倍。约有10%的脑动脉疾病患者有隐匿性腹主动脉瘤。腹主动脉瘤患者多有家族史，其发生率从普通人群的5%增加至20%～30%(同胞兄弟)。有些单基因遗传病可增加患腹主动脉瘤的危险，如马方综合征(Marfan syndrome)。在大多数患者中很可能存在一种腹主动脉瘤的潜在多基因遗传易感性。对于无明显症状的腹主动脉瘤患者，在超声检查中如发现动脉瘤直径超过5.5cm，有触痛，或每年动脉瘤直径增大超过1cm应给予及时治疗。

腹主动脉瘤在临床上是较为常见的动脉瘤。可发生在腹主动脉的任何部位，并可影响到主要分支。瘤体呈球形或梭形。前者为受累血管的管壁呈球形扩张，瘤体内血流缓慢，多合并血栓形成。后者受累血管壁由中间向两侧逐渐扩张成梭形，可对称或不对称。腹主动脉瘤的临床表现取决于瘤体大小和部位，可以无明显症状。由于腹主动脉瘤常因动脉粥样硬化引起，故多有肾、脑、冠状动脉粥样硬化的症状。腹部搏动性肿块最先引起注意。腹痛多位于脐周和中上腹，也可涉及背部。疼痛剧烈持续，并向背部、骨盆、会阴及下肢扩展或肿块出现明显压痛，均为破裂的征象。腹主动脉瘤常破入左腹膜后间隙和腹腔，偶尔可破入十二指肠或下腔静脉，破裂后常发生休克。腹部搏动性肿块一般均可扪及，通常位于脐至耻骨间，有时可闻及收缩期杂音，少数伴有震颤。进行主动脉瘤扪诊时需小心，以防瘤体破裂。腹主动脉瘤压迫髂静脉可引起下肢水肿；压迫精索静脉可引起精索静脉曲张；压迫一侧输尿管可至肾盂积水、肾盂肾炎及肾功能减退。腹部扪及搏动性肿块并不一定是动脉瘤。消瘦、脊柱前凸者，正常的腹主动脉易被扪及。动脉瘤内有血栓形成时，搏动可不明显。腹主动脉瘤需与附着于腹主动脉上的实质性肿块区别，后者可引起传导性搏动，并非腹主动脉瘤的搏动(其中不少是马蹄肾)。超声显像检查对明确诊断极为重要。现在有不少病例是在常规体检中发现的。腹主动脉瘤的检出率比以往大为提高。

二维超声显像腹主动脉长轴形态失常，局限性呈球形或梭形扩张(直径4cm以上)，其瘤壁与腹主动脉壁相连，瘤腔上下端与腹主动脉相通，瘤体无回声区内可见散在小光点或云雾状回声，横切面扫查见腹主动脉壁明显扩张，向外膨出。二维超声显像可显示腹主动脉瘤形态、大小、范围、瘤壁厚度以及与腹腔动脉、肠系膜上动脉、肾动脉和髂总动脉之关系。动脉壁可见斑块状回声为粥样硬化及中低回声的血栓。CDFI瘤体近心端正常，腹主动脉段内血流为射流呈红色血流。瘤体腔内为湍流呈杂乱红蓝镶嵌彩色血流。

扫查中对腹主动脉要追根寻源，向上检查胸主动脉，向下要扫查到双侧髂总动脉，腹主动脉瘤大分叉处的病变可能延及双侧或单侧髂总动脉。

超声显像图例见图12-134-1～12-134-4及彩图89。

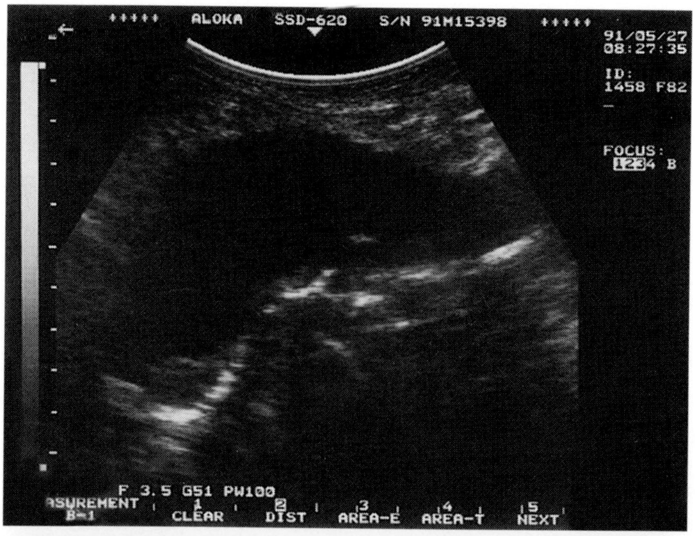

图 12-134-1　腹主动脉瘤(一)

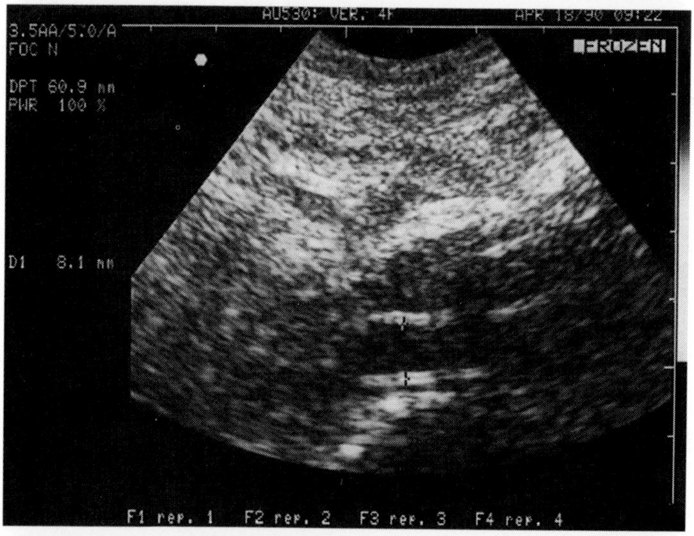

图 12-134-2　腹主动脉瘤(二)

腹主动脉瘤人工血管置换

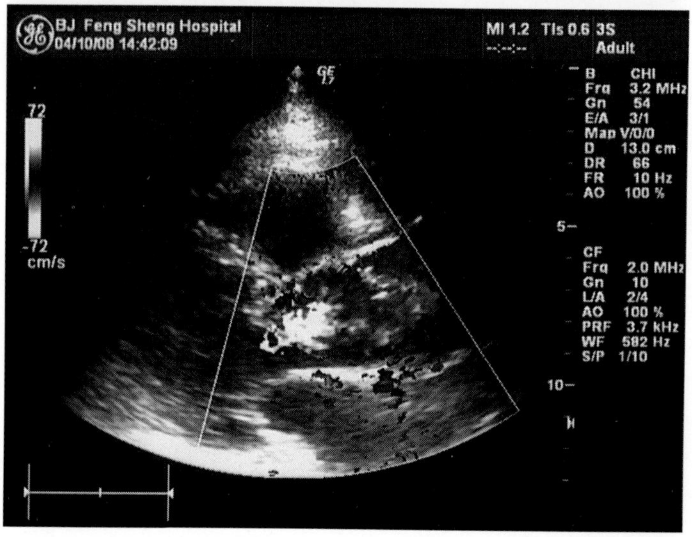

图 12-134-3　升主动脉局限扩张，图示血流情况

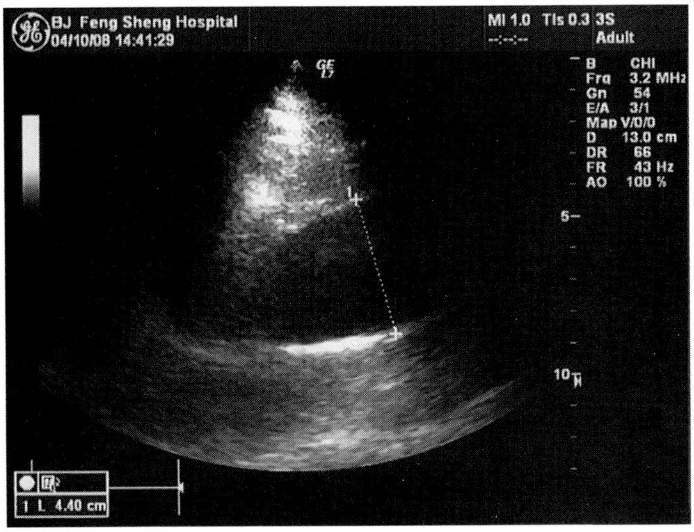

图 12-134-4 升主动脉局限扩张（其可发展成主动脉瘤）

（富 玮 单玉辉）

第135例 动脉粥样硬化超声表现

例1

患者，男性，79岁。B超查体发现腹主动脉及双侧股动脉管壁高回声斑块形成，超声提示动脉粥样硬化。

例2

患者，女性，74岁。下肢水肿，要求做下肢血管超声显像检查。超声显像显示双侧股动脉、股深动脉及股浅动脉起始部多发高回声斑块。超声显像提示动脉粥样硬化。

分析

动脉粥样硬化（atherosclerosis）是动脉硬化中常见的类型，为心肌梗死和脑梗死致死的主要病因。动脉硬化是动脉管壁增厚、变硬，管腔缩小的退行性和增生性病变的总称，常见的有动脉粥样硬化、动脉中层钙化（Mönckeberg's arteriosclerosis）、小动脉硬化（arteriolosclerosis）。小动脉硬化是小型动脉的弥漫性增生性病变，主要发生在高血压病人中。动脉中层钙化多累及中型动脉，常见于四肢动脉，尤其是下肢动脉，管壁中层变质和局部钙化，多无明显的症状而为超声检查发现。动脉粥样硬化的特点是病变发生在动脉内膜，且主要局限于该处。先后有脂质和复合糖类积聚、出血和血栓形成、纤维组织增生和钙质沉着，并有动脉中层的逐渐退变和钙化。病变常累及弹力型和大、中等肌型动脉，多呈偏心性分布，如发展到阻塞动脉腔，则此动脉所供应的组织或器官将缺血或坏死。

现在认为本病是多因素引起的疾病，这些因素称为易患因素或危险因素。主要易患因素有：①年龄。多见于40岁以上的中老年人，49岁后进展加快。病理变化在青年期甚至儿童期即已开始，只是在中老年期才出现临床表现。②性别。男性多于女性，比例为2∶1，女性于绝经期后雌激素分泌减少，发病迅速增多。③高脂血症。血总胆固醇、低密度脂蛋白（LDL）、三酰甘油、极低密度脂蛋白(VLDL)、载脂蛋白 B_{100}、脂蛋白(α)[Lp(α)]增高,高密度脂蛋白(HDL)、载脂蛋白 AⅠ和 AⅡ降低,均属易患因素。④高血压。冠状动脉粥样硬化病人60%~70%有高血压,高血压病人患冠状动脉粥样硬化者是血压正常者的 4 倍。⑤吸烟。吸烟增加冠状动脉粥样硬化的发病率和病死率达 2~6 倍,且与每日吸烟数成正比。⑥糖尿病。糖尿病病人动脉粥样硬化的发病率是无糖尿病者的 2 倍,冠状动脉粥样硬化病人中糖耐量减退者颇常见。新近提出的易患因素还有:①食物中缺少抗氧化剂如维生素 A、维生素 E 等。②体内铁储存增多。③存在胰岛素抵抗引起高胰岛素血症。④血管紧张素转换酶基因的多态性和过度表达。⑤凝血因子的变化,如纤维蛋白原增高,第Ⅶ因子增高等。⑥血同型半胱氨酸增高。此外,还有认为巨细胞病毒、肺炎衣原体等感染也可能与本病有关。

动脉粥样硬化动脉内膜受损后表现为功能紊乱或结构损伤。在长期高脂血症的情况下,增高的脂蛋白是氧化低密度脂蛋白(oXLDL)和胆固醇对动脉内膜造成功能性损伤,使内皮细胞和白细胞表面特性发生变化。单核细胞黏附在内皮细胞上数量增多,并从内皮细胞之间移入内膜下成为巨噬细胞,通过清道夫受体吞噬修饰的或氧化的 LDL,转变为泡沫细胞。巨噬细胞合成和分泌至少 4 种生长因子:PDGF、FGF、内皮细胞生长因子样因子(EGF 样因子)和转化生长因子 β(TGFβ)。PDGF 和 FGF 刺激平滑肌细胞和成纤维细胞增生和游移,促使新的结缔组织形成。TGFβ 刺激结缔组织形成,但抑制平滑肌细胞增生。因此,平滑肌细胞增生情况取决于 PDGF 和 TGFβ 之间的平衡。PDGF 中的 PDGF-β 蛋白不但使平滑肌细胞游移到富含巨噬细胞的脂肪条纹中,且促使脂肪条纹演变为纤维脂肪病变,再发展为纤维斑块,使病变不断向前发展。在血流动力学发生变化的情况下,如血压增高、动脉分支形成特定角度、血管局部狭窄等产生湍流和切应力,使动脉内膜发生结构损伤,内皮细胞间的连续性中断,内皮细胞回缩,从而暴露内膜下的组织。此时血液中的血小板得以黏附、聚集于内膜,形成附壁血栓。血小板释出包括巨噬细胞释出的上述 4 种生长因子在内的许多因子。这些因子进入动脉壁,促使平滑肌细胞增生,吞噬脂质,形成粥样硬化病变。

动脉粥样硬化的病理变化主要累及体循环系统的大型弹力型动脉(如主动脉)和中型肌弹力动脉(以冠状动脉和脑动脉罹患最多,肢体各动脉尤其是下肢髂动脉和股浅动脉、肾动脉和肠系膜动脉次之,脾动脉亦可受累),而肺循环动脉累及极少。病变分布多为数个组织和器官同时受累,但有时亦可集中在某一器官的动脉,而其他动脉则正常。最早出现病变的部位多在主动脉后壁及肋间动脉开口等血管分支处,这些部位血压较高,管壁承受血流的冲击力较大,因而病变也较明显。

动脉粥样硬化最具特征性的病变为纤维斑块病变,一般呈淡黄色,稍隆起而突入动脉腔内或围绕血管分支的开口处,引起管腔狭窄。它主要由内膜增生的结缔组织和含有脂质的平滑肌细胞、巨噬细胞所组成。脂质主要是胆固醇和胆固醇酯,细胞外周由脂质、胶原、弹力纤维和糖蛋白围绕。病灶处纤维组织增生形成一纤维膜(纤维帽),覆盖于深部大量脂质(脂质池)上,脂质沉积物中混有细胞碎片和胆固醇结晶。斑块体积增大时,向管壁扩展。

50 岁以上男性,有下肢或上肢慢性缺血症状且动脉搏动减弱或消失;伴有高血压、高血脂、糖尿病和(或)其他内脏如脑、心、肾等动脉粥样硬化的临床表现;超声显像动脉壁内有斑块状钙化斑,应考虑本病的可能。CDFI 有助于诊断。

二维超声显像显示受累动脉管壁增厚,回声增强。血管内膜粗糙不平,连续性消失,内膜增厚并有不规则斑块强回声,有的可伴声影(钙化),管腔不规则狭窄,甚至完全闭塞。局部可见扩张现象。CDFI显示血流束边缘不规则，狭窄部位血流束变细，流速加快，出现多彩镶嵌血流。若动脉管腔完全闭塞，则彩色血流于闭塞部位中断。PW检测动脉狭窄处显示收缩期峰值流速加快，舒张期反向血流消失。狭窄部位远端收缩期峰值流速减慢，舒张期反向血流消失。若完全闭塞，阻塞部位及远端则无血流信号。

根据多普勒血流频谱的变化特点，将动脉狭窄分为4级。

Ⅰ级：(狭窄1%～19%)，收缩期峰值速度增加<30%。频谱呈三相波形。频带无增宽。

Ⅱ级：(狭窄20%～49%)，收缩期峰值速度增加30%～50%。频谱呈二相或三相波型。频带增宽较明显。

Ⅲ级：(狭窄50%～99%)，收缩期峰值速度增加>50%，舒张期反向血流消失，频带明显增宽。

Ⅳ级：(完全闭塞)，无血流频谱信号。

超声显像图例见图12-135-1～12-135-5及彩图90～95。

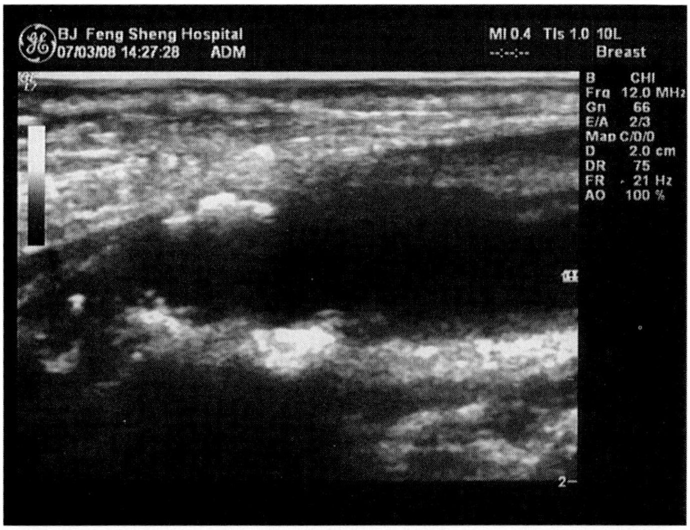

图12-135-1 动脉粥样硬化(颈内动脉斑块形成，颈内动脉管腔明显狭窄)

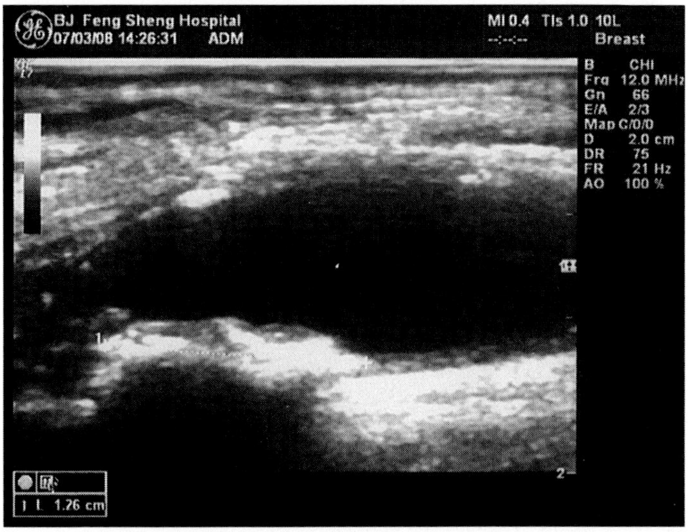

图12-135-2 动脉粥样硬化(颈总动脉壁硬斑块)

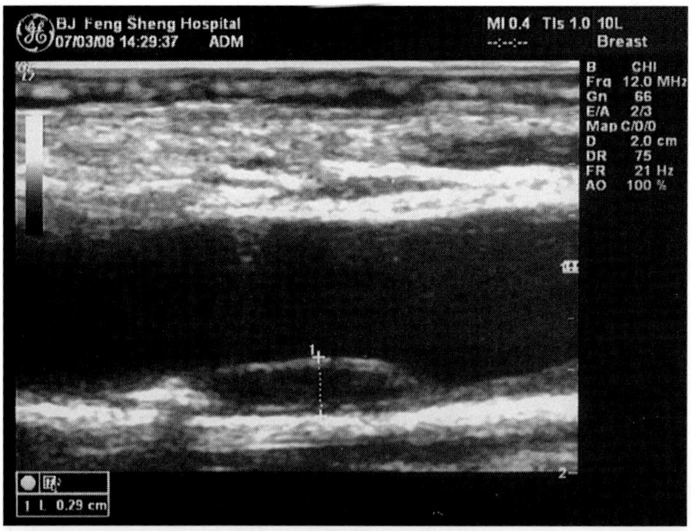

图 12-135-3 动脉粥样硬化（颈总动脉壁软斑块）

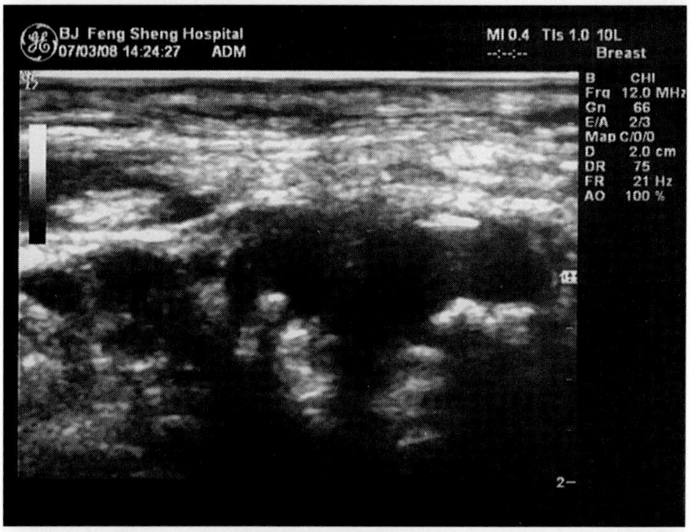

图 12-135-4 动脉粥样硬化[颈内及颈外动脉斑块（横切）]

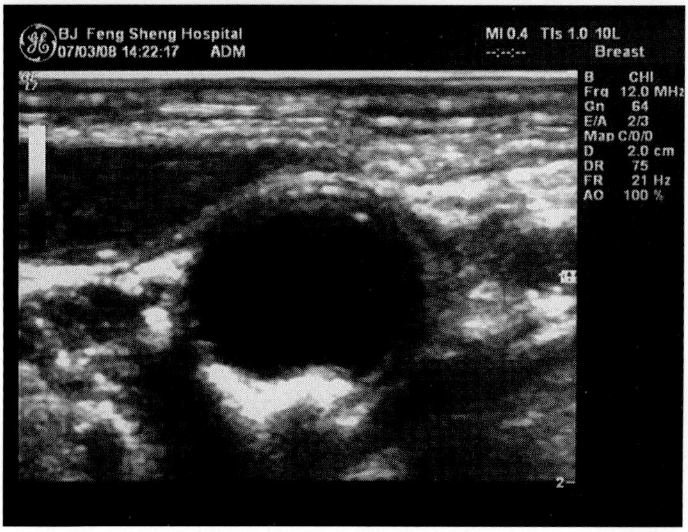

图 12-135-5 动脉粥样硬化[颈总动脉斑块（横切）]

（富京山　王　彤）

第136例 左上肢搏动性肿块——周围动脉瘤

例1

患者，女性，58岁。因慢性肾衰竭进行血透析，行桡动脉-静脉吻合术。近3个月发现吻合口部位有搏动性肿块并逐渐增大。查体发现左上肢吻合口部位有3.0cm×2.0cm搏动性肿块，质地较硬。超声显像检查发现左桡动脉吻合口部位有局限性囊状血流，其血流来自桡动脉。在囊性血流周围有厚达2cm的不均匀低回声肿块，包裹该囊性肿瘤区。超声显像提示桡动脉假性动脉瘤。

例2

患者，女性，53岁。左上臂内侧多发搏动性肿块1年，逐渐增大。超声显像检查左上肢肱动脉多发直径在1.6～2.0cm的囊性无回声，与动脉相连续，并有血流通过。超声显像提示左肱动脉多发性动脉瘤。

分析

周围动脉瘤不是肿瘤，而是动脉中层结构破坏，部分动脉壁在血流冲击下成为永久性瘤状膨出。周围动脉瘤是指主动脉分支的动脉瘤，常见的有颈动脉瘤、四肢动脉瘤(包括上肢的锁骨下动脉瘤、腋动脉瘤、桡尺动脉瘤和下肢的髂动脉瘤、股动脉瘤、腘动脉瘤、胫前动脉瘤、胫后动脉瘤、腓动脉瘤及其分支动脉瘤)和内脏动脉瘤。周围动脉瘤在病理上有两种类型，一种是真性动脉瘤，瘤壁包含动脉壁的3层结构，最常见病因是动脉粥样硬化，其次为动脉中层囊性变性、Mafan综合征以及梅毒等。此类患者动脉瘤可多发。另一种是假性动脉瘤，瘤壁由纤维组织构成，实际上是动脉旁慢性血肿。瘤腔与动脉管腔相通，最常见于创伤、医源性损伤、旁路术后吻合口动脉瘤和感染等。

周围动脉瘤的早期往往没有症状，肿块增大后患者可自行发现搏动性肿块，后期临床表现主要有：①瘤内附壁血栓形成，血栓脱落可导致远端动脉栓塞，造成脑栓塞或肢体动脉栓塞。附壁血栓能将动脉瘤腔完全阻塞，如在腘动脉瘤和颈内动脉瘤。②瘤体如果压迫周围神经将产生疼痛、放射痛和麻木，并发感染时呈持续性剧痛，压迫淋巴管和静脉时产生淋巴水肿、浅静脉怒张和肢体水肿。③瘤体破裂导致局部血肿、出血性休克和死亡。临床上瘤内附壁血栓形成和远端肢体动脉栓塞多见于真性动脉瘤；瘤体压迫和破裂多见于假性动脉瘤。体检时可在动脉的行径部位扪及膨胀性搏动性肿块，有时有震颤和收缩期杂音。压迫动脉瘤体近端肿块可缩小，搏动、震颤及杂音等均减轻或消失。根据典型的临床表现，动脉瘤的诊断并不困难。若要全面了解动脉瘤的大小、范围、周围侧支循环和近远端血管条件等，应做B超、彩色多普勒超声显像检查、CT、MRA等。由于瘤体内往往含有附壁血栓，动脉造影可能会出现误诊和漏诊。必须和临床表现以及其他检查相结合才能明确诊断。周围动脉瘤常因为缺少组织支持而增大较快，如果不治疗，终将破裂。一旦确诊，须尽早手术治疗。

超声显像图例见图12-136-1～12-136-11及彩图96～98。

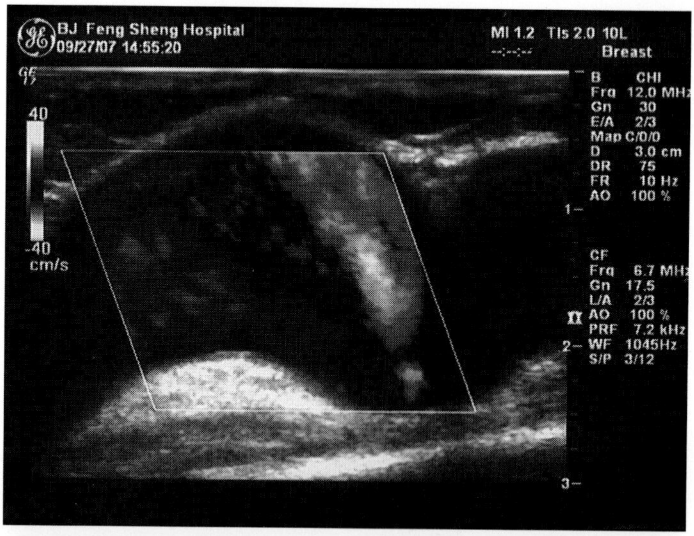

图 12-136-1 右上肢肱动脉瘤（真性动脉瘤、多发）

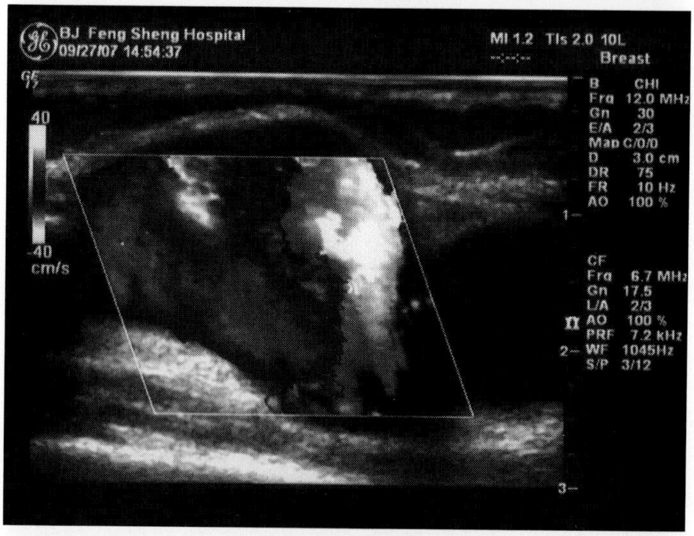

图 12-136-2 右上肢肱动脉瘤（一）

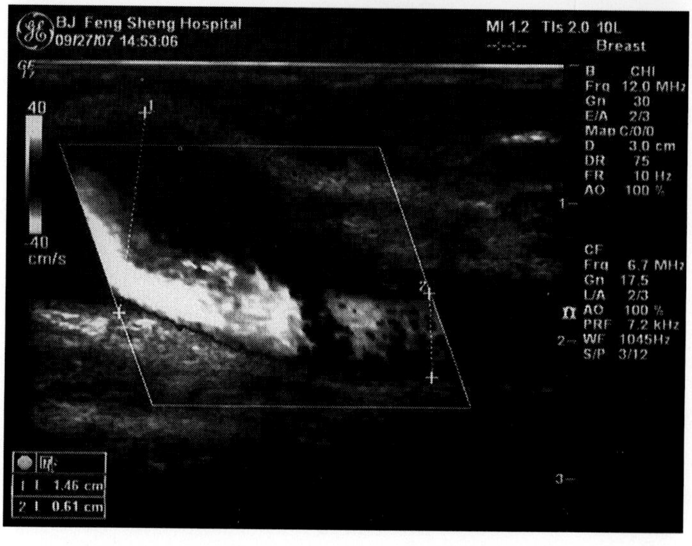

图 12-136-3 右上肢肱动脉瘤（二）

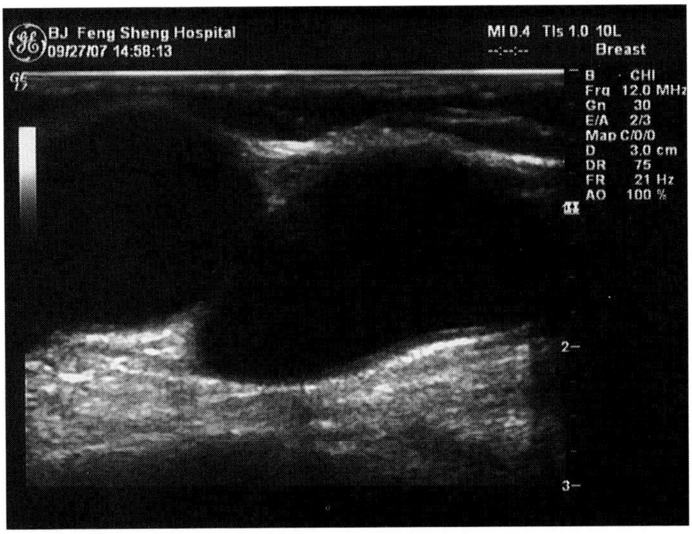

图 12-136-4　右上肢多发肱动脉瘤

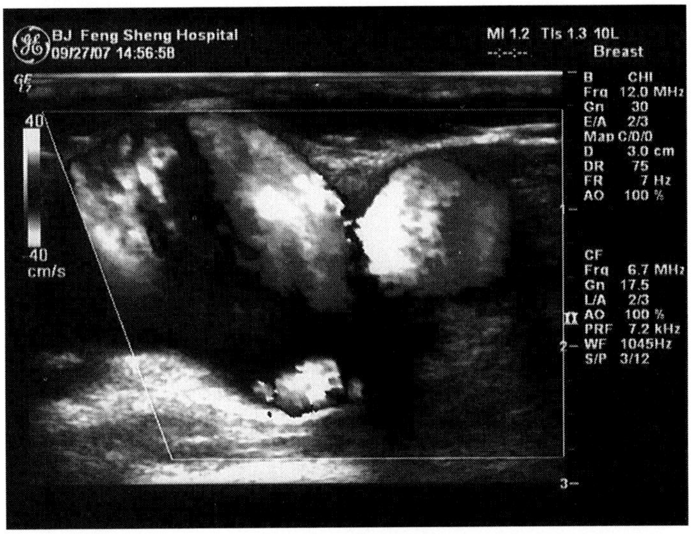

图 12-136-5　右上肢肱动脉瘤血流(一)

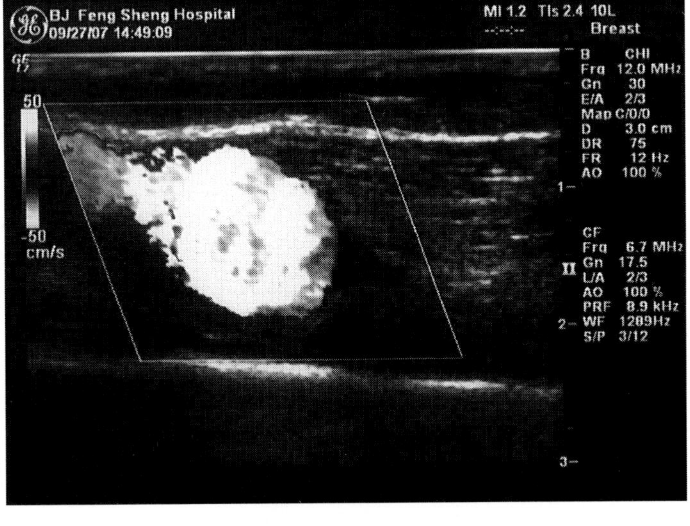

图 12-136-6　右上肢肱动脉瘤血流(二)

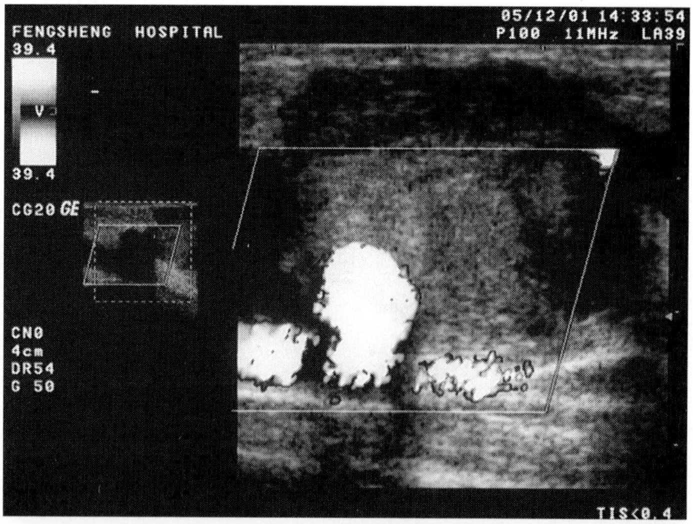

图 12-136-7 软组织外伤性病变——假性动脉瘤(桡动脉)

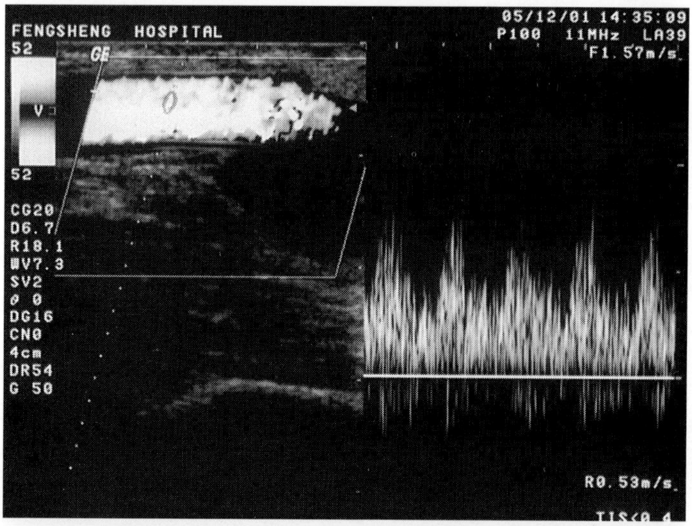

图 12-136-8 软组织外伤性病变——多普勒血流频谱

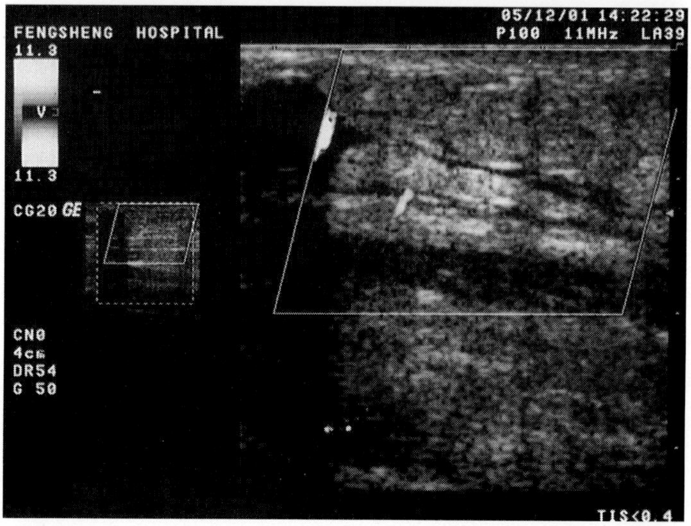

图 12-136-9 软组织外伤性病变——外伤性静脉血栓形成

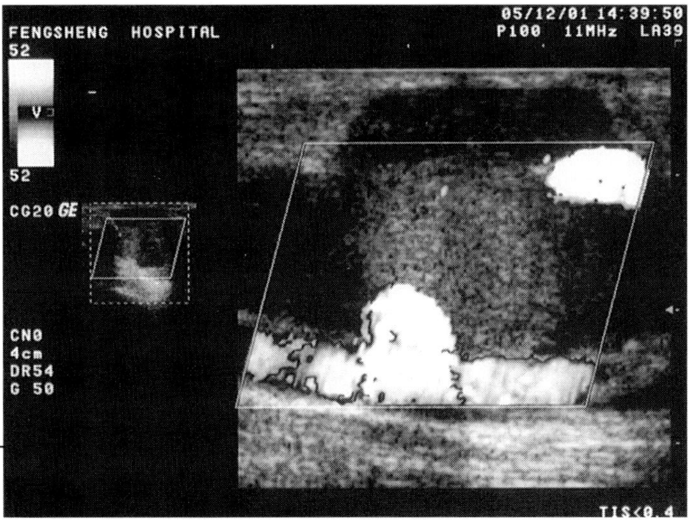

图 12-136-10 软组织外伤性病变假性动脉瘤(一)

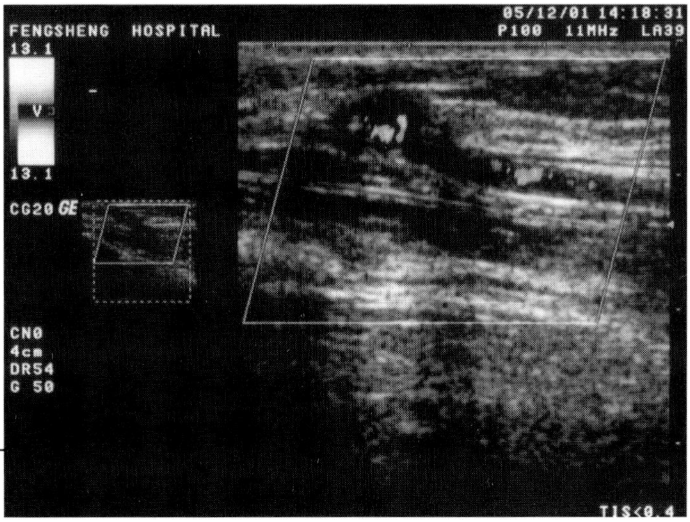

图 12-136-11 软组织外伤性病变假性动脉瘤(二)

（富京山 章红利）

第137例 无下肢肿胀的股深静脉及大隐静脉血栓形成

例1

患者，女性，68岁。左股骨颈骨折术后2周，来做下肢血管超声检查。患者术后曾发热3d（体温38.6℃），不伴发冷。现除伤口处有轻度疼痛外，无其他不适。查体左下肢无红肿。实验室检查D-2聚体3.7mg/L。超声显像检查发现左股深静脉宽1.05cm，从股深静脉起始处向下10cm的股深静脉管腔内均可见低回声血栓，无血流显示。其血栓回声显示向上伸入股静脉，在股静脉内可见小股细小血流，方向正常，其血流来源于大隐静脉。左大隐静脉明显增宽，达0.68cm，加压并不变窄，彩色血流增宽，速度加快。左髂静脉血流正常。超声提示左下肢股深静脉血栓形成，向上延伸至部分股静脉。

例2

患者，女性，66岁。左股骨颈骨折术后10d，来做左下肢血管超声显像检查。查体左下肢无明显水肿。二维超声显像及彩色多普勒超声显像检查发现左下肢大隐静脉近股静脉处有血栓形成，而股深静脉及股静脉血流正常。超声提示左下肢大隐静脉血栓形成。

分析

血栓性静脉炎(thrombophlebitis)是由于静脉内血栓形成后静脉壁继发发生炎症，亦可继发于创伤或感染引起的静脉壁炎症。包括血栓性表浅静脉炎和下肢深部静脉血栓形成(deep venous thrombosis，DVT)。病因多见于①血液淤滞：慢性充血性心力衰竭、静脉曲张、长期卧床、手术后、产后；②血液高凝状态：红细胞增多症、血小板增多症、败血病、脱水、烧伤及一些恶性肿瘤以及外伤、静脉插管等引起的静脉内膜损伤。深静脉内血液发生异常凝结可使管腔阻塞，以下肢静脉多见，占85%左右。下肢深静脉内血栓好发于两个部位，一为小腿肌肉静脉丛。另一为大腿根部的髂、股静脉，以左侧为多。血栓可向近侧和远侧蔓延。发生于小腿者症状较轻，常觉小腿腓肠肌处酸痛，压痛明显，行走时加重。小腿有轻微肿胀。轻者血栓可被溶解，1周后症状逐渐减轻。重者血栓可向大腿蔓延，阻塞主干静脉。血栓发生于大腿根部者，发病较急，常突然感到大腿部严重疼痛，大腿及小腿明显肿胀、疼痛及浅静脉扩张，严重时皮肤青紫和低热。发生于小腿肌肉静脉丛的血栓早期诊断较难，轻者常被忽略。累及表浅静脉常有局部压痛，沿栓塞静脉有红肿、压痛、发热，炎症消退后局部留有硬条索状物和皮肤色素沉着。深部静脉炎常有低热、乏力，沿受累静脉有压痛，周围肌肉发硬、压痛，表浅静脉扩张和下肢水肿。深部静脉血栓可脱落造成肺栓塞。超声显像显示受累静脉内膜粗糙，连续性中断，内膜增厚，回声增强，管腔不规则狭窄，并可见不规则血栓影像。CDFI显示静脉彩色流束边缘不规则，流速改变，遇有血栓可显示彩色血流流速减慢、反流，或有细小血流通过血栓。

超声显像和CDFI检测DVT敏感而精确，在诊断DVT时超声显像和CDFI已在很大程度上取代了静脉造影术。为评估超声显像检查诊断临床可疑的DVT的精确度，并确定影响预测精确度的因素，英国Sheffield大学医疗保健研究所的Goodacre等，检索并分析了Medline、Embase、Cochrane系统评价登记库和随机试验登记库等数据库中的相关研究，于2005年10月在BMC Med Imaging上报道了分析结果。

评价者共鉴定了100项比较超声显像和静脉造影诊断可疑DVT的定群研究。结果表明，超声显像诊断近端DVT的总体敏感度为94.2%，诊断远端DVT敏感度为63.5%，特异性为93.8%。二维超声显像诊断近端DVT的敏感度为71.2%，特异性为94.0%。三维超声显像诊断近端DVT的汇总敏感度为96.4%，诊断远端DVT的敏感度为75.2%，特异性为94.3%。单独使用压迫型超声显像诊断近端DVT的汇总敏感度为93.8%，诊断远端DVT的敏感度为56.8%，特异性为97.8%。

最近发表的研究和多为近端DVT的定群研究显示超声显像检查的敏感度较高。在放射学医师报道的定群研究中，其敏感度较低。在纳入有DVT史患者的定群研究中，超声显像检查的特异性较高。未检索到对所有患者重复行超声显像检查与静脉造影的比较研究。反复超声显像检查的阳性率为1.3%，这些诊断有89%可得到静脉造影的确认。

评价者认为 CDFI 诊断的敏感度最高；压迫型超声显像对 DVT 的诊断特异性最好。

例 1 超声显像检查发现股深静脉血栓形成，但患者下肢并不肿胀，也无其他不适，临床并不考虑有股深静脉血栓形成，也未进行抗凝及溶栓治疗，此类病人最为危险，有起床活动后发生急性肺栓塞致死的报道。对此，笔者建议凡此类病人均应常规行血管超声检查。

超声显像图例见图 12-137-1～12-137-12 及彩图 99～101。

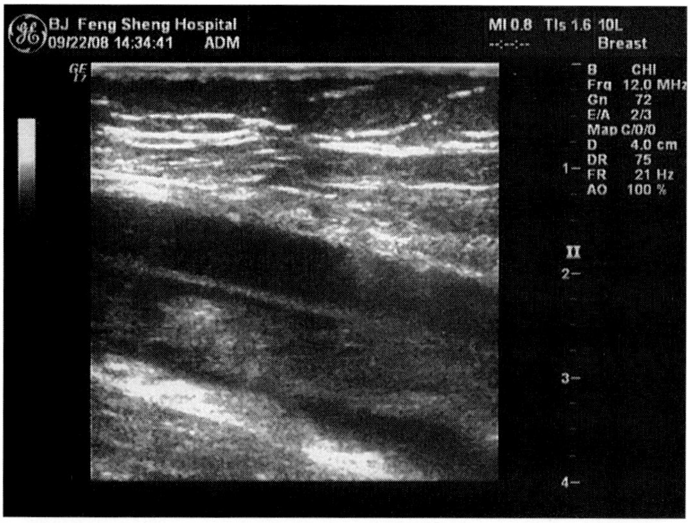

图 12-137-1 股深静脉血栓形成（股深静脉中下段血栓）

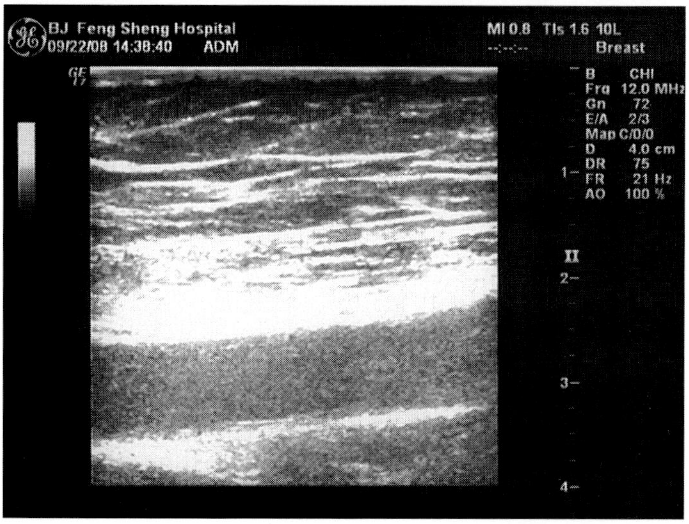

图 12-137-2 股深静脉血栓形成（股深静脉中段血栓）

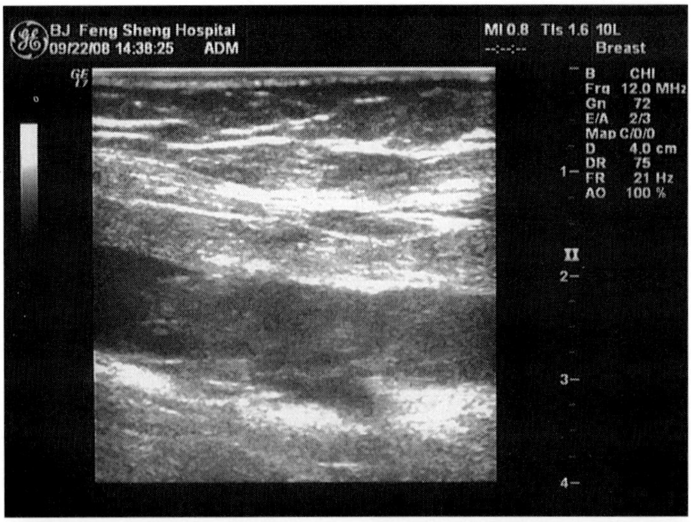

图 12-137-3 股深静脉血栓形成(股深静脉上段血栓)

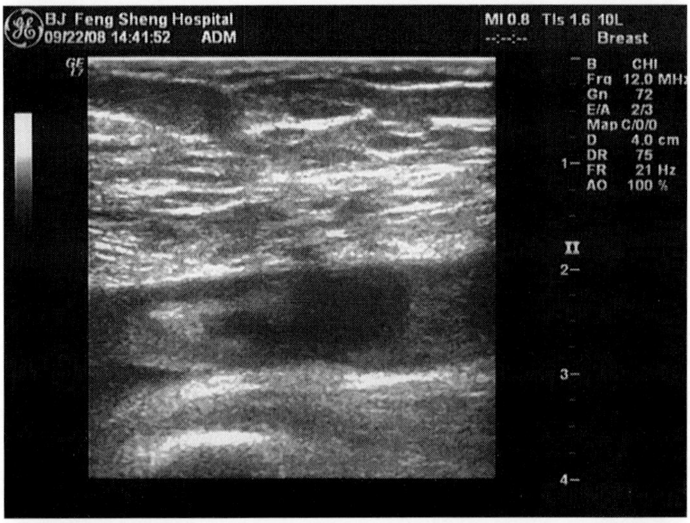

图 12-137-4 股深静脉血栓形成(股深静脉血栓伸入股静脉)

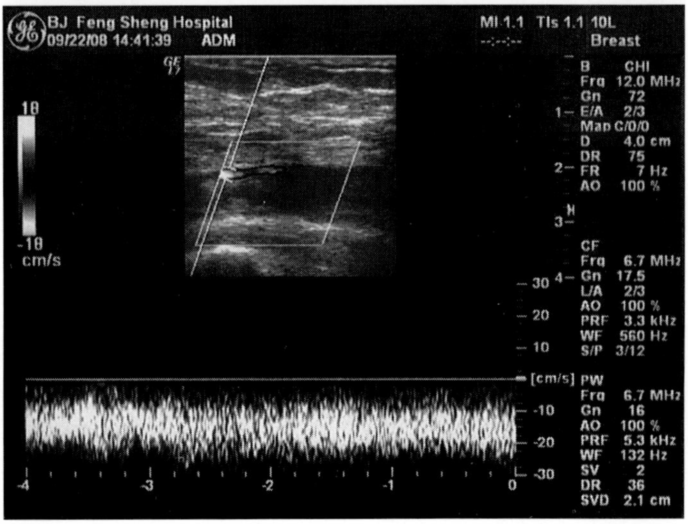

图 12-137-5 股深静脉血栓形成(股静脉内小股静脉血流频谱)

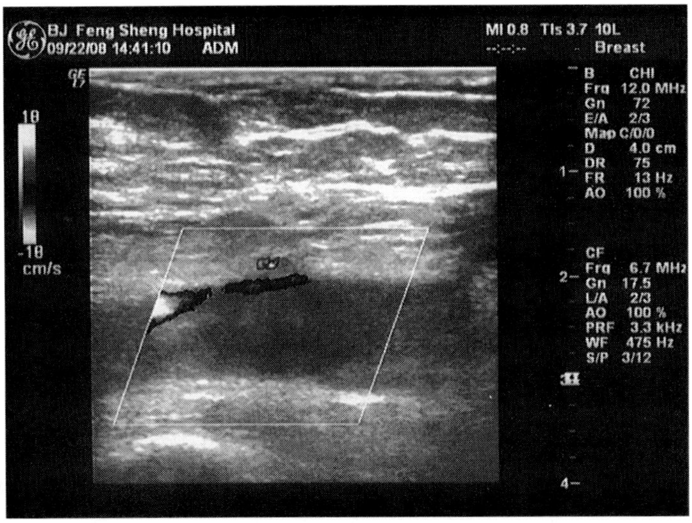

图 12-137-6 股深静脉血栓形成(股静脉内细小血流束,来源于大隐静脉)

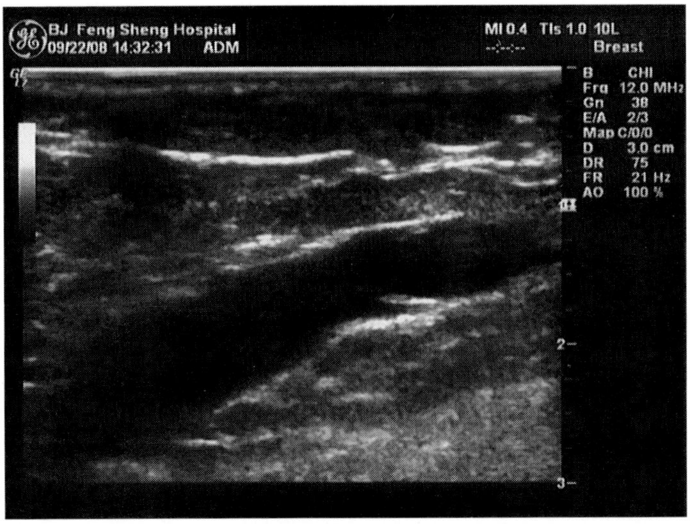

图 12-137-7 股深静脉血栓形成(大隐静脉明显增宽,静脉瓣长期处于开放状态)

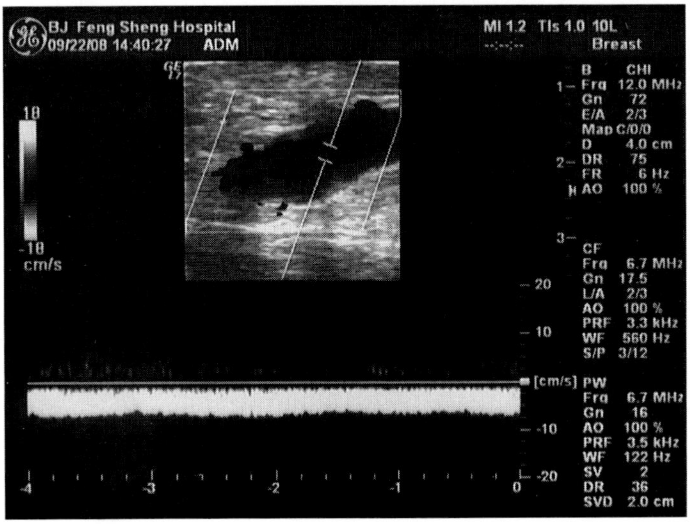

图 12-137-8 股深静脉血栓形成(大隐静脉血流频谱,速度增快)

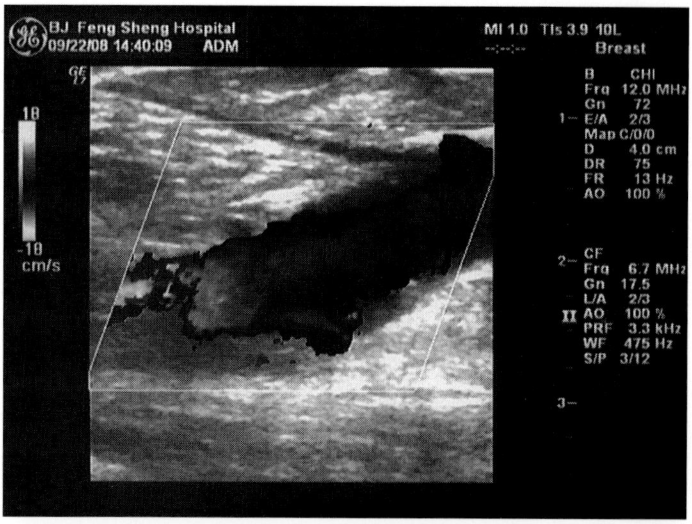

图 12-137-9　股深静脉血栓形成(大隐静脉血流增宽,速度增快)

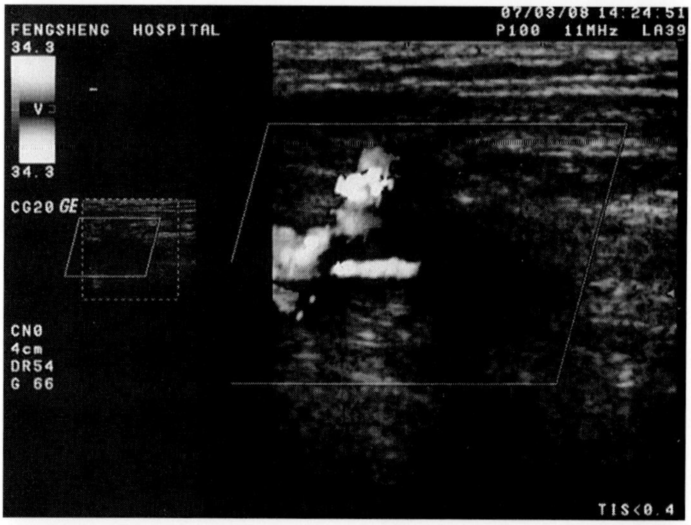

图 12-137-10　股深静脉血栓形成

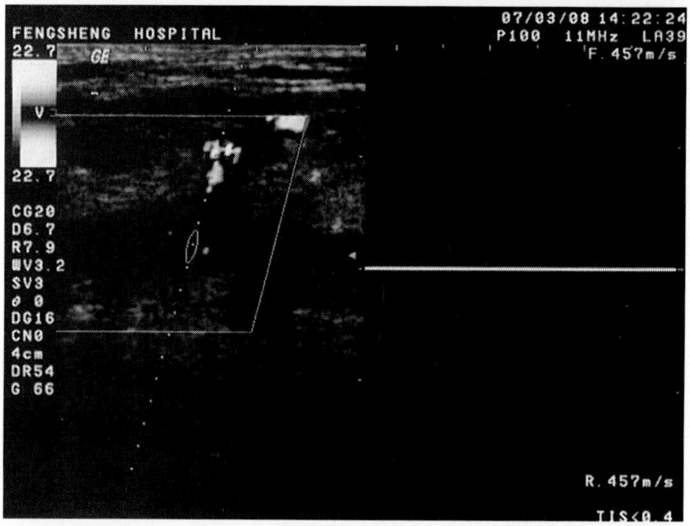

图 12-137-11　股深静脉血栓形成,股深静脉无血流通过

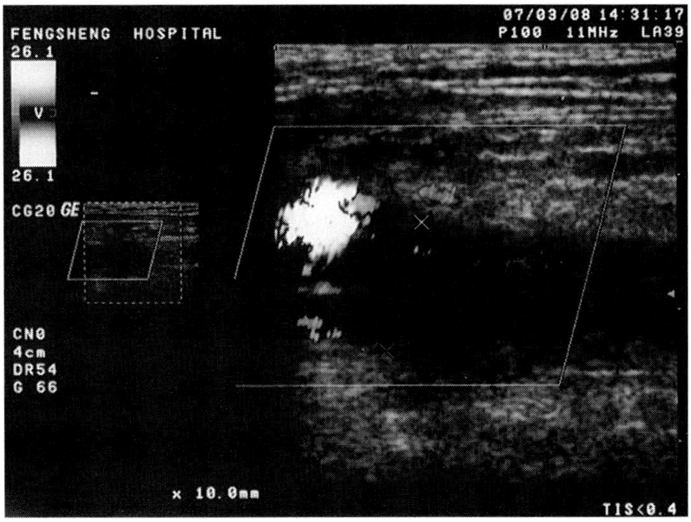

图 12-137-12 股深静脉血栓形成，大隐静脉有血流

（富京山 王 彤 桑海艳）

第138例 左小腿酸胀、疼痛、水肿——下肢静脉曲张

患者，女性，46岁。左小腿酸胀、疼痛、水肿伴沉重感3年余，近1年加重，小腿内侧至脚踝部位皮肤颜色加深变黑、瘙痒并伴有溃疡。查体发现左小腿内侧和脚踝部皮下浅静脉迂曲扩张呈团状，皮肤变黑并有溃疡形成。超声显像检查可见小腿内侧曲张的静脉，在皮下呈多个小囊性无回声，相互通连，挤压远端肢体小囊，其形态可发生改变。浅静脉静脉瓣纤细，呈开放状态，部分小囊腔内可见不规则团块低回声，其管壁粗糙增厚，回声增强。彩色多普勒超声可见静脉曲张的皮下小囊呈红蓝相间的彩色血流，挤压小腿可见血流加速。超声提示左下肢静脉曲张。

分析

下肢静脉分深浅两组，其间有交通静脉相连。各静脉内均有许多瓣膜，其作用是防止血液由近侧向远侧反流或由深层向浅层倒流。如果下肢静脉内压力升高，静脉瓣膜关闭不严就会发生血液倒流而形成下肢静脉曲张（varicose vein of the lower extremities）。本病常见于体力劳动者、长时间站立工作者或妊娠妇女。在下肢内侧，主要为小腿和踝部，可见皮下浅静脉扩张、迂曲或呈团状。病人自觉下肢酸胀、沉重或疼痛，小腿可有轻度水肿。久站后症状明显，休息后减轻。随病情发展可出现小腿及踝部皮肤颜色加深变黑，伴有瘙痒、皮炎，甚至发生难以愈合的溃疡。下肢静脉曲张女性发病多于男性，青壮年发病率较高。引起本症的最主要原因是先天性静脉壁和瓣膜软弱，下肢静脉回流不畅，血流淤积，静脉扩张，导致静脉瓣关闭不全，血液倒流，形成下肢浅静脉曲张和炎症。

下肢静脉曲张诊断不难，以往临床常依靠做 Trendelenburg 等试验了解大隐静脉、浅深静脉交通支静脉瓣的功能以及深静脉是否通畅。超声检查特别是 CDFI 可做快速直观的检查，对诊断帮助很大。二维超声显像可见曲张的静脉在皮下呈多个小囊性无回声区，相互通连。

挤压远端肢体小囊区形态可发生改变。静脉瓣纤细，呈开放状态，若伴发血栓性静脉炎，静脉腔内可见不规则团块，管壁粗糙增厚，回声增强。CDFI 可见静脉曲张的皮下小囊呈红蓝相间的彩色血流。正常平静呼吸时，大隐静脉血流汇入股静脉，小隐静脉血流汇入腘静脉，血液背离探头呈蓝色。挤压小腿，可见血流加速，迅速松开或做乏氏试验，可见股静脉血流反流至大隐静脉，腘静脉血流反流至小隐静脉，血流朝向探头，故二者均为红色。检查时以站立位最好，有利于观察血流反流。

超声显像图例见彩图 102～104。

（富　玮）

第 139 例　多普勒超声检查大隐静脉无彩色血流——高脂蛋白血症

患者，女性，71 岁。患糖尿病、高脂蛋白血症 5 年，来做超声显像检查。实验室检查：血红蛋白 136g/L，白细胞 10.36×10^9/L，中性粒细胞 0.73，血小板 178×10^9/L，乳酸脱氢酶(LDH)291U/L，天冬氨酸转氨酶(AST)32U/L，肌酸激酶(CK)94U/L，肌酸激酶同工酶(CK-MB)8U/L，乳酸脱氢酶同工酶 1(LDH_1)33%，血胆固醇 6.9mmol/L，三酰甘油(TG)3.18mmol/L，血清 HDL1.39mmol/L，血清 LDL4.38mmol/L。超声显像检查双下肢大隐静脉形态走行正常，管壁尚光滑。行彩色多普勒检查，大隐静脉管腔内无彩色血流显示，但可见管腔内有中低回声微粒顺血流方向移动，似“泥石流”现象。

分析

20 世纪早期已经开始进行对胆固醇与动脉粥样硬化(AS)关系的研究，现今研究已经十分明确，高脂蛋白血症特别是血清总胆固醇(TC)和低密度脂蛋白-胆固醇(LDL-C)的增高，高密度脂蛋白-胆固醇(HDL-C)的降低是冠心病发病的主要危险因素。高脂血症或高脂蛋白血症的研究一直与冠心病的研究紧密相关。自 20 世纪 90 年代开始，国际上大规模的研究着重于降低血清 TC 的水平和达到消除斑块和提高冠心病患者生产率的研究。因此，累及高脂蛋白血症和防治高脂蛋白血症的目的是有效地控制动脉粥样硬化和冠心病。

血浆中有许多脂溶性物质，如胆固醇、甘油酯、磷脂、游离脂肪酸、脂溶性维生素以及固醇类激素，总称脂质和类脂质。与冠心病有关的主要是胆固醇、三酰甘油、磷脂和游离脂肪酸。脂蛋白分为 4 种：高密度脂蛋白(HDL)、低密度脂蛋白(LDL)、极低密度脂蛋白(VLDL)和乳糜微粒(CM)。乳糜微粒来源于食物脂肪，颗粒最大，密度最低，含外源性三酰甘油大约 95%。颗粒大能使光发生散射，故可使血清外观显浑浊，放置 4℃冰箱过夜能上浮成奶油样盖。健康人血清中含有一定浓度的上述各种脂蛋白，在某些生理和病理情况下，其含量、组成、性质等可发生变化，某些疾病还可有异常脂蛋白出现。脂蛋白代谢是一个复杂的动态过程，在多种因子的参与下相互作用，密切关联完成重要生理功能，保持机体脂质代谢平衡。直接参与脂质代谢的因素，包括细胞膜脂蛋白受体载脂蛋白、脂代谢关键酶、脂质转运酶等。正常脂蛋白代谢是由脂蛋白代谢酶、载脂蛋白、脂蛋白受体和脂质转运蛋白共同参与完成的。代谢可分为外源性途径和内源性途径两部分。食物脂肪经胃、十二指肠、小肠初步消化吸收，并与小肠内膜细胞自身合成的载脂蛋白组成乳糜微粒分泌入血流，循环于周身毛细血管，在此循环过程中乳糜微粒遇到定位于毛细血管壁上的脂蛋白脂肪酶（LPL）作用，乳糜微粒中的三酰甘油（TG）很快不断分解，释放出游离脂肪酸（FFA）和甘油，供给周围脂肪和肌肉等组织作为进一步氧化生能的原料。乳糜微粒中的三酰甘油逐渐减少，颗粒随之缩小，其皱缩脱落下来的表面成分形成了新生高密度脂蛋白颗粒。高脂蛋白血症分为原发性（遗传性）和继发性两类，随着分子生物学技术的发展，已经清楚许多原发性高脂蛋白血症存在基因缺陷。

本例为高脂蛋白血症，其血管内乳糜微粒颗粒（CM）较大时，能对超声波发生散射作用，掩盖了红细胞的散射作用，同时由于血流缓慢，彩色多普勒血流显像在大隐静脉中不着色（实际仍有极慢速血流）而显示乳糜微粒在大隐静脉中流动，即所谓“泥石流”现象。

超声显像图例见彩图 105～110。

（富京山　章红利）

第 140 例　高血压服用降压药后效果不佳——肾动脉狭窄

例 1

患者，女性，39 岁。患高血压病多年，服用降压药效果不明显，临床为排除肾性高血压而做肾脏超声显像检查。超声显像检查发现右肾明显缩小，左肾代偿增大，当即做右肾动脉超声检查发现右肾动脉明显狭窄，结合临床判定为右肾动脉先天性狭窄。

例 2

患者，男性，61 岁。患者患高血压、动脉粥样硬化多年。常规腹部超声检查中发现腹主动脉有多数斑块形成，为动脉粥样硬化表现，做双肾动脉检查中发现双侧肾动脉管壁增厚，管腔狭窄，以右侧肾动脉明显。

分析

肾动脉狭窄性病变是指肾动脉缺血而引发肾血管性高血压。肾动脉狭窄在欧美国家 60%～70%为肾动脉硬化和肾动脉纤维肌性发育异常。在我国多发性大动脉炎是导致肾动脉狭窄的主要原因。

（1）多发性大动脉炎：我国肾动脉狭窄的主要原因是多发性大动脉炎，其可累及多处血管，约 70%发生肾动脉狭窄。其狭窄部位常在肾动脉起始部位，亦可在主干和分支，可呈节段性损害。单侧和双侧均可发生狭窄性病变。我国有一组 315 例肾动脉狭窄（肾血管性高血压）的病例报道，其中 68.6%为多发性大动脉炎。本病好发于青年女性，占 67.7%～69%。发病年龄多在 5～45 岁，其中 89%在 30 岁以下。多发性大动脉炎活动期可出现发热、全身不适、食欲下降、出汗、关节炎及结节性红斑等症状。血沉增快，抗链球菌溶血素“O”滴度增高，C-反应蛋白阳性，血清白蛋白降低，α 球蛋白和 γ 球蛋白增高，免疫球蛋白 M、G 增高，类风湿因子、抗主动脉抗体及 Coombs 试验阳性。肾血管性高血压出现在本病慢性血管阻塞期。

（2）动脉粥样硬化：在欧美国家动脉粥样硬化是常见疾病，其引起肾动脉狭窄占全部患者的 60%。在我国动脉粥样硬化亦有明显增长，已跃居人口死亡的主要原因之一。动脉粥样硬化多见于 40 岁以上中老年人，50 岁以后病情进展较快，男女比例为 2∶1。病变常累及大、中型动脉的内膜及肾动脉主干开口处和近端 1/3 部位，多为双侧病变。本病患者多有高血脂症、高血压、糖尿病(糖尿病患者动脉硬化的发病率是无糖尿病患者的2倍)。另外,吸烟也是引发本病的重要因素。

(3)纤维肌性发育异常:在国外1/4～1/3的肾血管性高血压是由纤维肌性发育异常引起的。40岁以下女性患者多见。以中层纤维肌性增生最为常见,约占85%。

(4)其他:随着肾移植手术的广泛开展,移植后肾血管狭窄已成为肾血管性高血压的病因之一。移植后肾动脉狭窄占高血压发病的10%。一般认为肾移植后肾动脉狭窄与排斥反应、动脉粥样硬化、外科吻合技术差、血管的局部损伤、扭曲、纤维化等因素有关。

此外,肾动脉血栓形成或栓塞、先天性肾动脉瘤、肾动脉外血肿压迫、腹膜后纤维化、神经纤维瘤、嗜铬细胞瘤对肾动脉的压迫以及结节性动脉炎均可引起肾血管性高血压。肾动脉狭窄还可引起肾脏的病理改变,如肾小管萎缩、肾小球硬化、肾小球囊和肾间质纤维化,最终导致肾衰竭。肾动脉狭窄大多为单侧,亦可双侧。

超声显像是诊断肾动脉狭窄的有效手段,有报道,CDFI检查肾动脉狭窄的成功率可达80%。二维超声显像在肠系膜上动脉下方横切显示主动脉短轴切面,稍稍将探头向远端移动,可发现左肾静脉;右肾动脉起始部可在左肾静脉下方找到,大约在主动脉的10点位置;左肾动脉在5点位置。肾动脉血流频谱为低阻力型(RI低)舒张期血流量增高。在测量肾脏大小的同时,要观察肾脏有无其他病变,再显示双侧肾动脉全程,和肾内段动脉、叶间动脉和弓形动脉形态,管壁厚度和管腔大小。CDFI可显示肾动脉狭窄段血流流速增加,狭窄后可呈红蓝镶嵌高速多彩湍流。收缩期峰值血流速度>1.25m/s、肾动脉与主动脉 V_{max} 之比>3.5,肾动脉血流阻力增高。严重者,肾动脉血流不能显示,肾脏比正常缩小。

肾动脉狭窄的诊断应注意以下内容,有助于鉴别诊断。

(1)多发性大动脉炎好发于年轻女性,动脉粥样硬化主要见于中、老年人,男性为多。

(2)肾动脉杂音对本病的诊断有重要意义。40%～50%的患者可在上腹正中偏外或背部脊肋角处听到高音调收缩期或连续性杂音。有时听诊自上腹正中向两侧移动时,可发现杂音增强,但杂音的强弱及有无与肾动脉狭窄程度无平行关系。一般认为管腔狭窄>60%时才出现血管杂音,狭窄超过80%则杂音消失。故听不到杂音时,不能除外肾动脉狭窄。

(3)大部分患者有高血压视网膜病变,是原发性高血压的2倍,表现为视网膜小动脉痉挛、狭窄或硬化。病程急骤时可出现视网膜出血、渗出(3级病变)及视盘水肿(4级病变)。因此,出现3、4级病变者,应考虑肾血管性高血压的存在。

(4)大动脉炎患者因病变广泛、多发,可导致复杂的临床表现。如若颈动脉狭窄时,双侧颈动脉搏动强弱不等,狭窄部位可听到杂音,出现头晕、晕厥、视物障碍及偏瘫等脑血管病的症状;冠状动脉狭窄时,可引起心肌供血不足;大动脉炎病变多累及左锁骨下动脉,出现上肢无脉症或血压低于对侧;一侧下肢缺血时,出现下肢无脉症,可引起间歇性跛行,患肢无力、发凉及酸痛等症状;腹主动脉发生严重狭窄时,双下肢血压低于上肢;病变累及腹部血管时,常引起餐后腹痛等脏器供血不足的症状。

有关肾动脉狭窄诊断的研究进展:

肾动脉狭窄可引起肾小球滤过率下降,导致肾脏缺血,已成为终末期肾衰竭很重要的原因。肾动脉狭窄分级:狭窄< 50%一般不影响血供,为轻度狭窄;狭窄在50%～75%为中度狭窄;狭窄75%为重度狭窄。一组847例在冠状动脉造影结束即刻进行选择性双侧肾

动脉造影患者，肾动脉狭窄总体发生率为19%(161/847)，明显狭窄患者>50%，占7.1%(60/847)，双侧肾动脉明显狭窄发生率为3.9%(33/847)；多因素分析显示肾动脉明显狭窄与年龄(>70岁)、高血压、多支冠状动脉病变显著有关。在另一组1 235例冠状动脉造影和肾动脉造影者中，单侧肾动脉狭窄>50%的患者占11%，双侧者占4%。随访4年，无肾动脉狭窄组的生存率为88%，肾动脉狭窄组的生存率为67%($P=0.000\ 1$)。统计分析显示，肾动脉粥样硬化伴狭窄是比充血性心力衰竭、射血分数下降以及血肌酐升高更重要的决定生存预后的因素。肾动脉狭窄的进展也可反映在肾脏的体积上。在一组122例重复进行影像学检查的患者中，血压未得到良好控制但无肾动脉狭窄的患者，随访2年，肾脏缩小1cm者占5.5%；肾动脉狭窄程度<60%和>60%的患者2年后肾脏缩小1cm者分别占11.7%和20.8%。

诊断动脉粥样硬化所致肾动脉狭窄主要依靠辅助检查，单靠临床判断比较困难，肾动脉狭窄的诊断依据如下：①腹主动脉区域或腰部闻及血管杂音；②常规两联降压疗法不起作用；③肾功能突然恶化；④ACEI治疗效果显著；⑤单侧肾脏缩小。上述指标仅用于推测，而非用于特异性诊断。某些肾动脉狭窄患者不一定有高血压(47%的肾动脉狭窄患者血压正常)，而血压正常患者行主动脉造影，约有32%发现肾动脉狭窄。此外，亦可进行肾动脉减数造影(DSA)进行检查，此方法是目前诊断肾动脉狭窄较准确、特异的方法，但并发症相对较多、创伤大，容易诱发急性胆固醇结晶栓塞，且注射造影剂易引起急性肾衰竭。

肾脏血管彩色多普勒超声显像检查是目前诊断肾动脉狭窄最常用的方法，不仅能判断肾脏大小，而且能描述收缩期/舒张期血流速度、主动脉/肾动脉压力比、阻力指数、肾血流加速度及加速指数，其敏感性和特异性可达98%，但对于肥胖患者显示率较差，对操作者技术要求较高。

超声显像图例见图12-140-1～12-140-4。

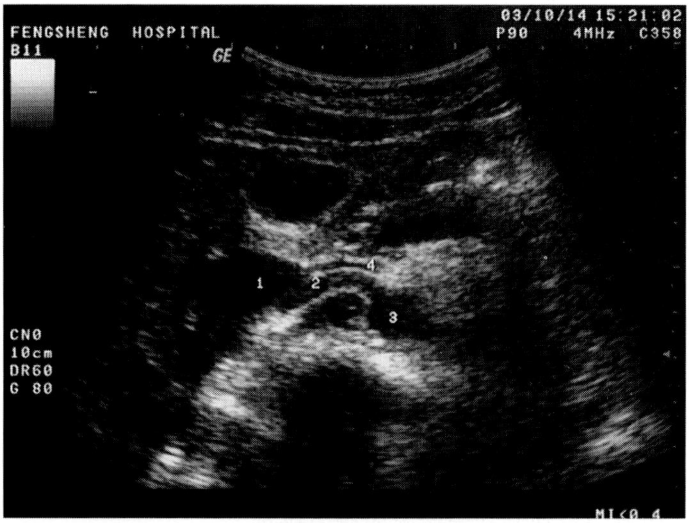

图 12-140-1 正常肾动脉(一)

1. 下腔静脉；2. 右肾动脉；3. 腹主动脉；4. 左肾静脉

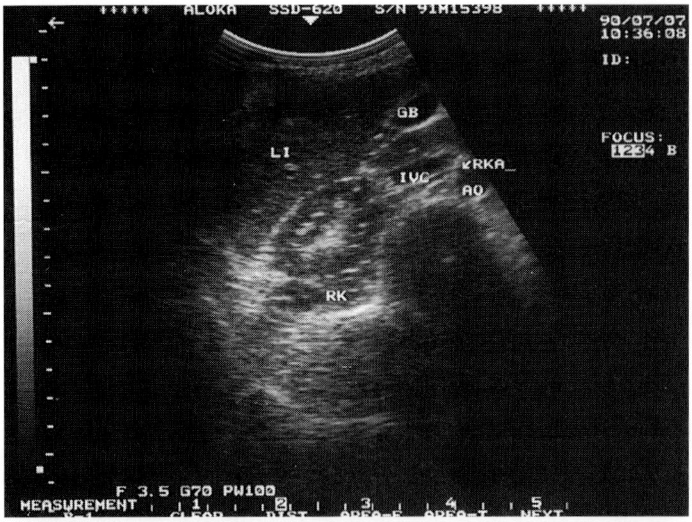

图 12-140-2 肾动脉狭窄(先天性)

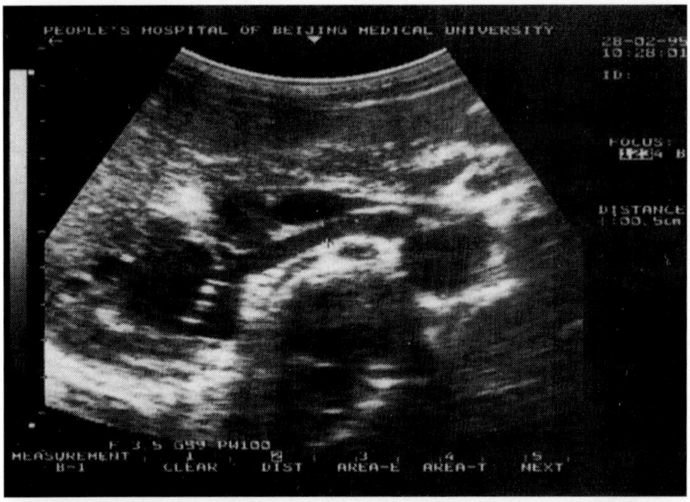

图 12-140-3 正常肾动脉(二)

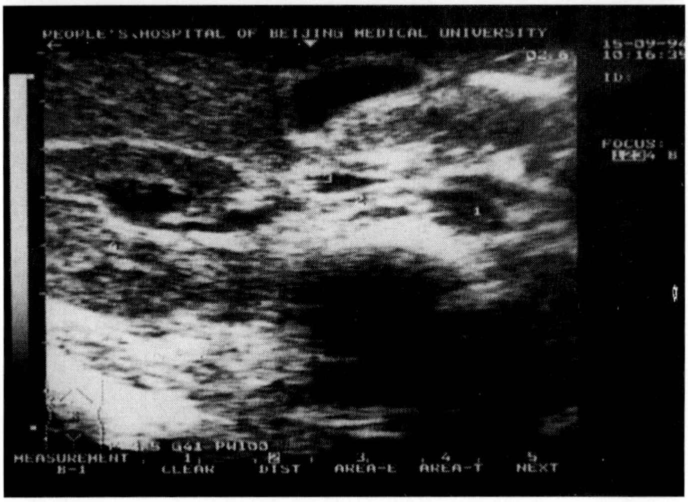

图 12-140-4 肾动脉狭窄

1. 腹主动脉;2. 右肾动脉(狭窄由动脉硬化引起)

(富京山 张文凯 仝春芳)

第141例 左大腿下内侧条索状红肿——血栓性浅静脉炎(大隐静脉中段)

患者,男性,58岁。左大腿下内侧条索状红肿伴压痛1周,不发热,局部皮温高于周围皮肤,左大腿略有肿胀。追问病史患者7个月前曾做主动脉瓣换瓣手术,术后一直进行抗凝治疗。超声显像检查:左下肢股动脉、股深股浅动脉、股静脉及股深静脉形态、走行正常,血流通畅,可引出正常多普勒血流频谱,但大隐静脉中上段(膝关节以上)无正常彩色血流,管壁增厚,回声增强,管腔内充满点、条状中低回声,部分血管内仅有少量血流。超声提示:左下肢大隐静脉中段血栓性静脉炎。

分析

血栓性浅静脉炎一般发生在大隐静脉或小隐静脉的属支,特别是曲张的浅静脉内。发生在上肢的较少,一般都因反复静脉输液所致。在某些疾病如血栓闭塞性脉管炎中,有时也有游走性浅静脉炎发生。病变静脉处可有短暂而程度不同的发绀,间杂着毛细血管扩张的红斑,局部皮肤早期呈条索状红肿、压痛,以后红肿消退,留下硬索条,并有色素沉着。局部常有牵制隐痛麻胀感。全身症状可能是由于血栓分解产物或自体溶解产物反应引起,体温上升多不超过39℃,可有轻度心动过速和倦怠不适。白细胞计数增多,红细胞沉降率增快。

静脉内血栓一般分为两种类型,即静脉血栓形成和血栓性静脉炎。前者指血栓形成是因静脉血流缓慢和血液凝固性增高所致,血栓和静脉壁之间轻度粘连,容易脱落,引起肺栓塞;后者指继发于静脉壁炎症的血栓形成,血栓和静脉壁粘连较紧,不易脱落。静脉血栓的形成,主要是血小板黏附聚集在瓣膜上凹内,然后纤维蛋白沉积,形成所谓的“白血栓”,并堵塞静脉腔,使血流更加缓慢,以致血液凝结,形成与凝血块相同的所谓“红血栓”。实际上,大多数血栓都属于混合型,即由“白血栓”组成血栓的头部,由“红血栓”组成血栓的尾部。静脉内血栓形成后,一方面受体内纤维蛋白溶解系统的影响,可能在几日内被逐渐溶解,而另一方面静脉炎发生炎症反应,血栓增长、延伸。故血栓形成后,既有可能完全溶解消失,留下基本正常的静脉,或在溶解过程中,血栓碎裂脱落,形成栓子,又有可能在2周时间内血栓逐渐机化,以后发生再管化和再内膜化,造成静脉阻塞、瓣膜损坏和功能不良。

超声显像和CDFI检测DVT敏感而精确,在诊断DVT时超声显像和CDFI已在很大程度上取代了静脉造影术。为评估超声显像检查诊断临床可疑的DVT的精确度,并确定影响预测精确度的因素,英国Sheffield大学医疗保健研究所的Goodacre等,检索并分析了Medline、Embase、Cochrane系统评价登记库和随机试验登记库等数据库中的相关研究,于2005年10月在BMC Med Imaging上报道了分析结果。

评价者共鉴定了100项比较超声显像和静脉造影诊断可疑DVT的定群研究。结果表明,超声显像诊断近端DVT的总体敏感度为94.2%,诊断远端DVT敏感度为63.5%,特异性为93.8%。二维超声显像诊断近端DVT的敏感度为71.2%,特异性为94.0%。三维超声诊断近端DVT的汇总敏感度为96.4%,诊断远端DVT的敏感度为75.2%,特异性为94.3%。单独使用压迫型超声显像诊断近端DVT的汇总敏感度为93.8%,诊断远端DVT的敏感度为56.8%,特异性为97.8%。

最近发表的研究和多为近端 DVT 的定群研究显示超声显像检查的敏感度较高。在放射学医师报道的定群研究中，其敏感度较低。在纳入有 DVT 史患者的定群研究中，超声显像检查的特异性较高。未检索到对所有患者重复行超声显像检查与静脉造影的比较研究。反复超声显像检查的阳性率为 1.3%，这些诊断有 89%可得到静脉造影的确认。

评价者认为 CDFI 对 DVT 诊断的敏感度最高；压迫型超声显像对 DVT 的诊断特异性最好。

超声显像图例见图 12-141-1～12-141-6。

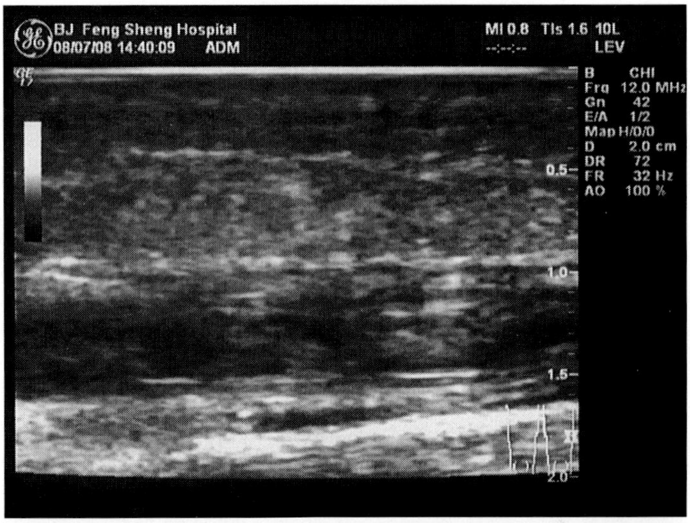

图 12-141-1　血栓性浅静脉炎(一)
大隐静脉中段静脉壁增厚，回声增强，并可见低回声血栓

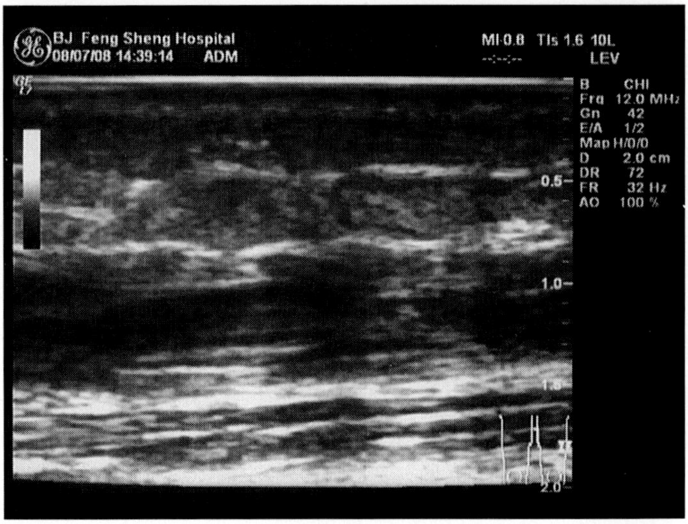

图 12-141-2　血栓性浅静脉炎(二)
大隐静脉中段管壁增厚，回声增强，并可见低回声血栓

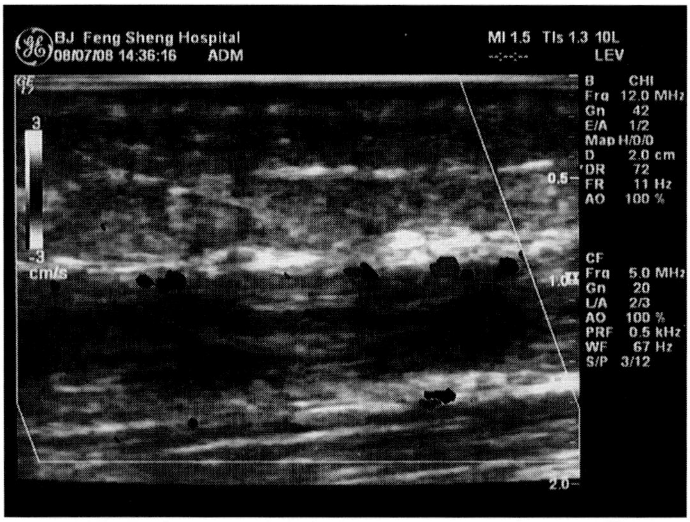

图 12-141-3 血栓性浅静脉炎(三)

大隐静脉中段血流甚少

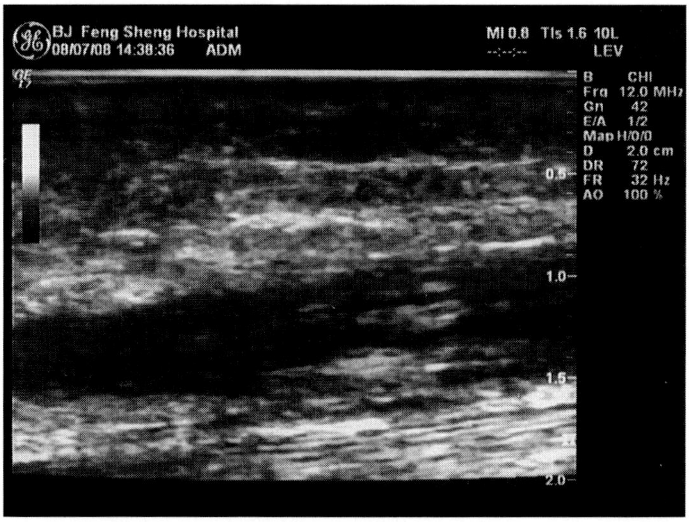

图 12-141-4 血栓性浅静脉炎(四)

大隐静脉上段炎症程度比中下段轻

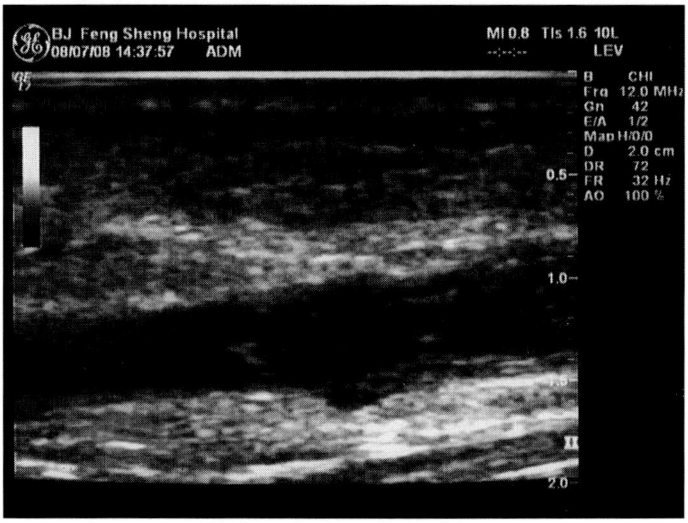

图 12-141-5 血栓性浅静脉炎(五)

大隐静脉上段炎症程度比中下段轻

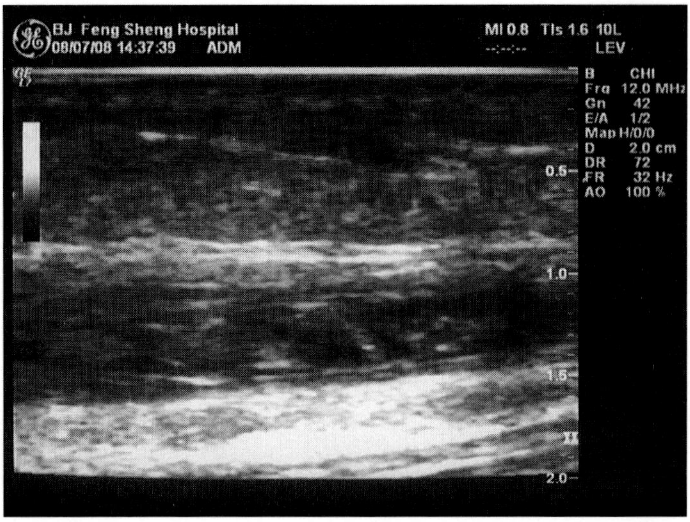

图 12-141-6 血栓性浅静脉炎(六) 大隐静脉中段血管壁增厚,回声增强,并可见低回声血栓

(富京山 王 彤)

第 142 例 外伤性静脉炎

患者,男性,66 岁。车祸后左下肢肿胀、疼痛,以膝关节附近为明显,并有皮损及疼痛性肿块。超声显像检查发现左下肢内侧、膝关节下方皮下组织有 5cm×4cm 大小的不规则中高回声区,其上方大隐静脉局部扩张,大隐静脉内血栓回声,仅有少量血流通过。超声显像提示左下肢大隐静脉外伤性静脉炎及血栓形成。

分析

外伤性静脉炎是由于外伤引起的静脉壁炎症、静脉血栓形成及血流障碍。病因多见于①血液淤滞:慢性充血性心力衰竭、静脉曲张、长期卧床、手术后、产后;②血液高凝状态:红细胞增多症、血小板增多症、败血病、脱水、烧伤及一些恶性肿瘤以及外伤、静脉插管等引起的静脉内膜损伤。深静脉内血液发生异常凝结可使管腔阻塞,以下肢静脉多见,占 85%左右。下肢深静脉内血栓好发于两个部位,一为小腿肌肉静脉丛,另一为大腿根部的髂、股静脉,以左侧为多。血栓可向近侧和远侧蔓延。发生于小腿者症状较轻,常觉小腿腓肠肌处酸痛,压痛明显,行走时加重。小腿有轻微肿胀。轻者血栓可被溶解,1 周后症状逐渐减轻。重者血栓可向大腿蔓延,阻塞主干静脉。血栓发生于大腿根部者,发病较急,常突然感到大腿部严重疼痛,大腿及小腿明显肿胀、疼痛及浅静脉扩张,严重时皮肤青紫和低热。发生于小腿肌肉静脉丛的血栓早期诊断较难,轻者常被忽略。累及表浅静脉常有局部压痛,沿栓塞静脉有红肿压痛、发热,炎症消退后局部留有硬条索状物和皮肤色素沉着。深部静脉炎常有低热、乏力,沿受累静脉有压痛,周围肌肉发硬、压痛,浅表静脉扩张和下肢水肿。深部静脉血栓可脱落造成肺栓塞。超声显像显示受累静脉内膜粗糙,连续性中断,内膜增厚,回声增强,管腔不规则狭窄,并可见不规则血栓影像。CDFI 显示静脉彩色流束边缘不规则,流速改变,遇有血栓可显示彩色血流流速减慢、反流,或有细小血流通过血栓。

超声显像图例见图 12-142-1~12-142-3 及彩图 111~113。

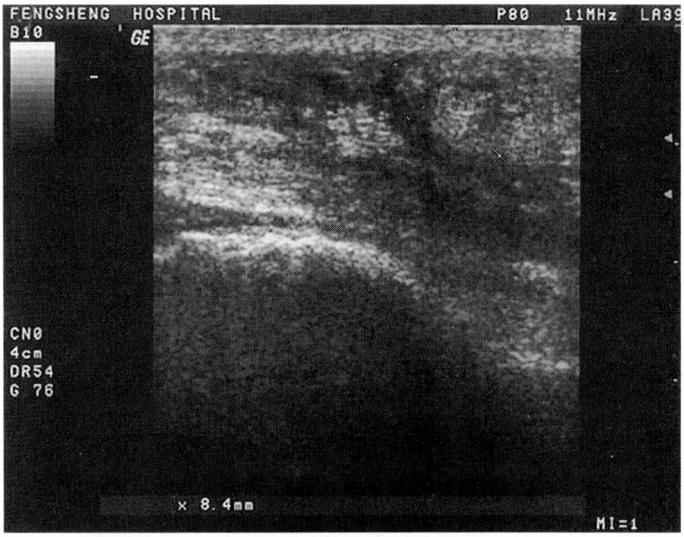

图 12-142-1　外伤性静脉炎(一)

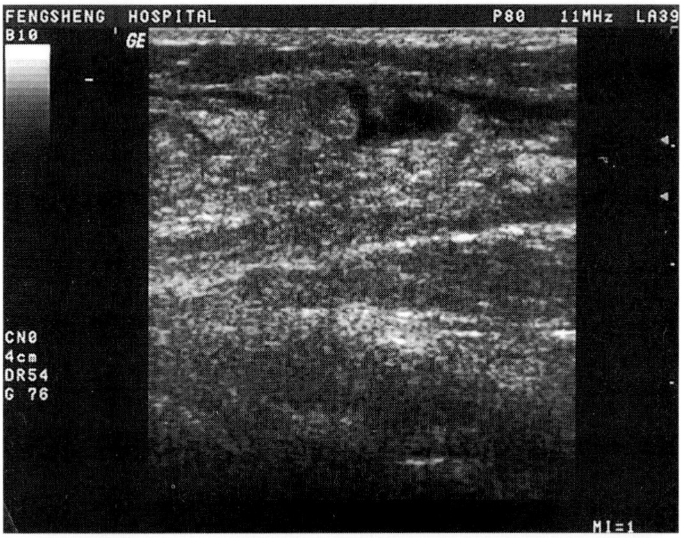

图 12-142-2　外伤性静脉炎(二)

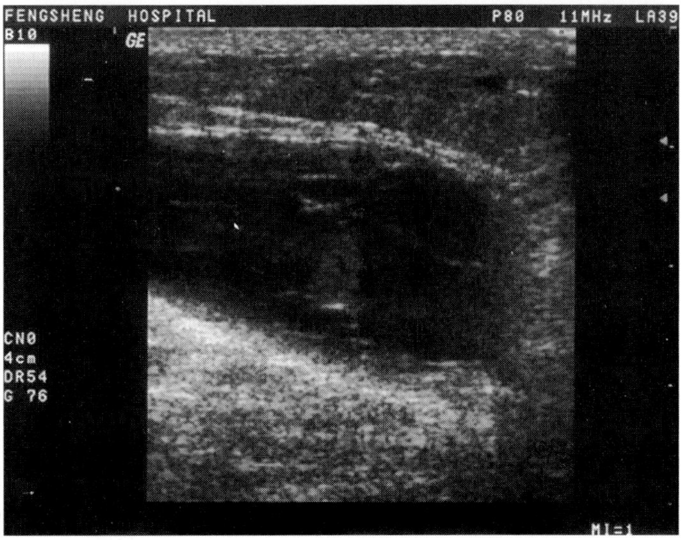

图 12-142-3　外伤性静脉炎，静脉血栓形成

（富　玮）

第13章 Chapter13 妇科及乳腺疾病

第143例 乳房肿块——乳腺癌

例1

患者,女性,34岁,已婚未育。左乳房肿块2个月,要求做乳腺超声显像检查。患者结婚6年未生育,平时月经规则。2个月前发现左乳房有栗子大小肿块,质硬,无疼痛,未予注意。近2周发现肿块长大,为核桃大小。查体发现左乳头上方有一不规则肿块(3.0cm×2.0cm),较硬,无压痛,左腋窝淋巴结不大。超声显像显示左乳头上方不规则低回声肿块(均匀低回声),其周边彩色血流丰富,并可引出活动性血流频谱。超声显像提示乳腺癌。

例2

患者,女性,24岁,已婚未育。因右乳房发现核桃大小肿块2周来诊。患者从事商业工作,睡眠饮食无定时,吸烟、饮酒无度。超声显像于右乳头上方发现3.9cm×3.4cm不规则、不均匀低回声区。超声显像提示乳腺癌。

分析

乳腺癌(carcinoma of breast)是女性常见的恶性肿瘤,目前已居女性恶性肿瘤的首位,发病率高于子宫癌。发病年龄多在45～50岁,近年30～40岁发病者也不少见。欧洲、美洲和澳大利亚地区的发病率与亚洲地区的发病率差异很大。多数西方国家乳腺癌的发病率比发展中国家高约3倍。在美国每8名妇女的一生中就有一个患乳腺癌。按年龄修正的发病率,每年每10万人中有110人发病。亚洲地区近年的乳腺癌发病率也有上升趋势。有研究表明肥胖及中心性脂肪堆积的成年妇女,其绝经后乳腺癌的发生率有明显升高。高动物性脂肪饮食、基因也与乳腺癌发病有关。月经初潮早于12岁、绝经晚于52岁、初产年龄>35岁、产后无哺乳及母系有乳腺癌病史者均为易患人群。乳腺癌早期阶段很少有症状,以致使许多病人延误了就诊时间。

乳腺癌早期为乳房单个小肿物、质地硬、不规则、边界不清，近半数发生在乳房外上象限，其次为中央区。多数患者在无意中发现乳房肿块，多无疼痛。因 Cooper 韧带受侵犯致使局部皮肤下陷、粘连，称“酒窝征”。这是一个很有诊断价值的体征。疾病中期可出现腋下淋巴结肿大，肿块局部体征更为明显，可出现乳头下陷、肿块体积增大。晚期局部皮肤出现“橘皮”样外观，是由于淋巴管受阻，皮肤水肿，毛囊与皮肤组织紧密连接，毛囊处形成许多小孔如橘皮样。病变进一步发展可出现皮肤溃破，肿块与胸壁粘连。

通常将乳腺癌进行 TNM 分期。

Ⅰ期：$T_1N_0M_0$。

Ⅱ期：$T_0N_1M_0$　$T_1N_1M_0$　$T_2N_1M_0$。

Ⅲ期：$T_3N_0M_0$　$T_3N_1M_0$　$T_3N_2M_0$　$T_1N_2M_0$　$T_2N_2M_0$。

Ⅳ期：$T_3N_2M_1$。

其中 T_0 为未发现肿块，T_1 为肿块直径 $<2cm$，T_2 为肿块直径在 2～5cm，T_3 为肿块直径 $>5cm$。N_0 为腋下淋巴结不大，N_1 为腋下淋巴结肿大，可活动，N_2 为淋巴结成团块且固定。M_0 为无远处转移，M_1 为有远处转移。无论乳腺癌肿块大小，凡有腋下淋巴结融合、固定，皆为Ⅲ期，有橘皮外观者也为Ⅲ期。有远处转移者，无论肿块大小均为晚期(Ⅳ期)。Ⅰ期病例 5 年生存率为 80%～90%，Ⅱ期病例 5 年生存率只有 50%～60%，Ⅲ期病例 5 年生存率仅为 25%左右。

乳腺癌病理发生甚为复杂，类型很多。一般根据组织发生和形态结构分为导管癌、小叶癌和特异性癌 3 大类型。

(1)导管癌：多见，来源于乳腺导管，特别是末梢导管，包括导管内癌和浸润性导管癌。

(2)小叶癌：少见，发生于小叶。有人认为起源于肌上皮细胞，包括小叶原位癌和浸润性小叶癌。

(3)特异性癌：亦少见，为具有特异组织构型的一类乳腺癌，如髓样癌、黏液癌和炎症样癌等型。

不同病理形态的乳腺癌，其大体病理形态也不同，如硬癌的体积不大，色灰白、质硬韧。剖面内陷并可见有灰白色条纹向周围组织浸润。髓样癌体积较大，质硬，多呈膨胀性生长，边界较清楚。粉刺癌的剖面可见无数黄白小点，如同粉刺样的物质可被挤出。乳头状癌则在管腔或囊腔内有乳头状实质性物质。黏液癌剖面可见胶冻样物质，癌瘤无包膜。乳腺癌一般生长较慢，由单细胞繁殖生长到 1cm 时，约需 5 年时间，此时 20%已有腋窝淋巴结转移。乳腺癌可沿导管或组织间隙浸润蔓延，或经血液、淋巴扩散。乳腺导管旁有淋巴管伴行，在癌肿只有 2mm 时，便可发生淋巴转移，有时临床已发现广泛的淋巴转移，乳房却未发现明显肿块。癌细胞可经淋巴或血行侵入肺，亦可经肋间静脉与脊椎静脉间交通支直接进入脊椎系统，发生椎骨转移。

在做超声显像检查之前应做乳房体检，不管临床医师是否做过，超声医师均应做此项检查，即做双侧乳房的望诊和触诊。首先观察双乳房的对称情况，乳头有无内陷或抬高，皮肤有无下陷，有无“酒窝征”及橘皮样改变。然后让病人平卧，手指平放触诊，按顺序检查 4 个象限，确定有无肿块、大小、活动性及是否与皮肤或胸壁粘连。检查腋下淋巴结应让病人取坐位，先握住病人患侧上肢前臂，使腋下放松，然后进行腋下的触诊检查。

乳腺癌超声显像表现有以下特点：

(1)癌瘤边界不整，无包膜，周边可见高回声环。癌肿与正常乳腺组织分界不清，癌瘤向周围组织或皮肤成蟹足样浸润。

(2)癌瘤内部多为均匀弱回声，少数回声较高，有时可发现砂粒样钙化点(浸润性导管癌、单纯癌多见)。

(3)癌瘤后方回声多呈回声衰竭。

(4)癌瘤中心坏死、液化时，可见不均匀低回声或不规则无回声区。

(5)肿块纵横比值>0.77。

(6)乳腺癌转移者可探及患侧腋窝淋巴结肿大和锁骨上淋巴结肿大。

(7)彩色多普勒血流显像显示肿块内及周边部血管丰富，血流增速，频谱为高速低阻动脉谱。

乳头状导管癌癌瘤多接近乳头部位，在扩张的导管内，可见不规则低回声实性肿块充满管腔，有蟹足样浸润，后壁回声常有衰减。

髓样癌体积一般较大，直径可达 4～6cm，为边界清楚的球形不均匀中等回声，中央区容易发生坏死、液化，此时可出现不规则回声，一般肿瘤后方无回声衰减。

炎性乳腺癌为广泛皮肤与皮下淋巴管癌性病变，多为产后发生类似慢性炎症。超声显像显示乳房的皮肤及皮下组织增厚，回声增强，乳腺组织结构紊乱，腋窝淋巴结和锁骨下淋巴结可有肿大。

由于小乳腺癌在临床上的特殊价值，小乳腺癌的早期检出及在乳房良恶性肿块的鉴别诊断中尤为重要。对于无转移的直径<2cm 的小乳腺癌，二维超声显像及 CDFI 或能量显像均有自己的特点。二维超声显像显示小乳腺癌大多边界清晰，无毛刺样改变，形态多为椭圆形，少数为圆形或多边形。内部为有颗粒感的弱回声，边缘有高回声环。恶性肿瘤血供特别丰富，小乳腺癌亦是如此。直径<1cm 的乳腺癌内可见彩色血流，82%的小乳腺癌病灶可见 2 条以上彩色血流。有报道说 CDFI 诊断小乳腺癌的敏感性达到 91%～98%。目前在进行组织灌注评价的研究中，基本趋向使用能量显示方式，这是因为其具有更高的血流敏感性，而且不会混叠，血流连续性好，能够比 CDFI 更好地描绘血管内边界，有利于对肿瘤血管的整体观测。在能量多普勒显像上，小乳腺癌的血流主要表现为环绕肿瘤周边后进入瘤内或直接穿入瘤内，为肿瘤滋养血管。在瘤内还可出现折转血流及分叉现象等。

乳腺癌在诊断中需与下列疾病进行鉴别。

(1)外伤性脂肪坏死：局部表现与乳腺癌很相似，肿块硬并与皮肤粘连，但多有明显的外伤史，病变部位表浅。超声显像在乳腺组织浅层的脂肪层内为不规则中等回声，无彩色血流也引不出血流频谱。其深层的乳腺组织未发现异常回声。

(2)乳腺结核：很少见，应了解有无肺结核等全身结核病史，有无慢性窦道存在，必要时行活检或细胞学检查。

(3)浆细胞乳腺炎：也有硬的不规则肿块并与皮肤粘连，但其常有多发小脓肿存在，按炎症治疗可见好转。此肿块较大，多在一个象限以上。

(4)慢性囊性乳腺增生：本病常双侧对称，多发生在外上象限，与早期乳腺癌不易鉴别，必要时可做细胞学或组织学检查加以区别。

乳房肿块鉴别诊断

乳房肿块是乳房疾病最常见的重要体征。乳腺炎症、损伤、增生性病变、良性及恶性肿瘤或先天性发育异常均可形成乳房肿块，其中最重要者当数乳腺癌。乳房肿块鉴别诊断实际就是肿块良、恶性的鉴别。各种不同类型的乳房肿块均有自身规律和特点，在临床和超声显像诊断中重视鉴别分析，对乳房肿块的诊断是有帮助的。

(1)病因

①炎症：急性乳腺炎、乳腺脓肿、乳腺结核及乳腺梅毒等。

②损伤：乳房挫伤、血肿及乳腺脂肪组织坏死。

③增生性疾病：乳腺结构不良。

④乳腺囊肿。

⑤肿瘤

良性肿瘤：纤维腺瘤、乳腺导管或囊内乳头状瘤、脂肪瘤等。

恶性肿瘤：乳腺癌、叶状囊肉瘤、纤维肉瘤、脂肪肉瘤、血管肉瘤。

(2)鉴别诊断

①乳房肿块诊断分析：多种乳房疾病都可表现为乳房肿块。乳房肿块常与患者年龄、肿块生长部位、性状及伴随症状密切相关。

发生乳房肿块的年龄特点为：

a. 15～25 岁，乳房单发、质韧肿块常为纤维腺瘤。

b. 25～35 岁，乳房双侧或单侧多发、大小不等的结节样肿块，在月经周期中其大小可有变化，常为乳腺囊性增生病。

c. 40 岁以上，尤以绝经期前后的妇女，出现乳房单发、无痛、质硬并与周围组织有粘连的肿块，常为乳腺癌。

②乳腺肿块特点常提示病因

a. 疼痛且有触痛的肿块常见于急性乳腺炎早期、外伤性脂肪坏死及乳腺结核；周期性疼痛，经前加重，经后慢性缓解，见于乳腺囊性增生病。

b. 光滑、有波动的囊性肿块见于乳腺囊肿和积乳囊肿；皮肤红肿有波动的肿块多为急性乳腺炎脓肿形成。若炎症不明显，可能为结核寒性脓肿。

c. 圆形、椭圆形，光滑，质硬而韧且活动的肿块多为乳腺纤维腺瘤。

d. 散在结节或索条状、质韧且边界不清的肿块(多位于双乳外上象限)，见于囊性增生症，月经后可缩小，有的病例可有乳头溢液。

e. 单发或多发樱桃样小肿块，质软活动，轻压有乳头溢液见于乳腺导管乳头状瘤。

f. 质硬不平、边界不规则、活动差的无痛肿块多为乳腺癌，可有乳房外形改变及区域淋巴结肿大；整个乳房肿大、质硬，伴有皮肤红、肿、发热者为炎性乳癌表现。

良性肿块生长速度缓慢；乳腺癌生长速度快或发现肿块在短期内突然迅速增大。常见乳房肿块鉴别见表 13-143-1。

表 13-143-1 常见乳房肿块的鉴别

	乳腺纤维腺瘤	乳腺增生病	乳腺癌	乳腺结核	浆细胞性乳腺炎
发病年龄(岁)	20～25	25～40	40～60	20～40	50 前后
疼痛	无	周期性疼痛	早期无痛晚期顽固痛	隐痛或刺痛	明显疼痛
肿块特征	硬、边界清光滑、活动	较硬、多呈扁形、表面小结节；边界欠清	质硬不平边界不清可与皮肤粘连	软硬不均边界不清轻压痛、可与皮肤粘连	常为单个结节边界不清，压痛
淋巴结转移	无	无	常有腋淋巴结转移	可有腋淋巴结肿大	可有腋淋巴结肿大
乳房其他表现	无	无	皮肤凹陷或橘皮样，乳头回缩或抬高	皮肤可呈暗红色	急性期皮肤红肿，可呈橘皮样变，慢性期皮肤粘连，乳头内陷

超声显像图例见彩图 114～116。

（富京山　王　彤）

第 144 例　左乳房肿块伴疼痛 2 个月——乳腺纤维腺瘤与乳腺囊性增生

患者，女性，22 岁，未婚。月经前双侧乳房胀痛 2 个月，自己触及左侧乳房外上限肿物 1 个月，来做超声显像检查。查体发现双侧乳房可扪及大小不等的，边界不清的扁平小结节多个，质地较硬，有触痛。于左侧乳房外上象限可扪及一个直径 1.5cm 的边界清楚的、光滑、活动之肿物，质地较硬。超声显像显示双侧乳房形态大小正常，左乳腺腺体厚度 1.5cm，右侧乳腺腺体厚度 1.4cm，双侧乳腺回声弥漫性增强，并可见多个直径 3～4mm 的厚壁囊性无回声。左侧乳房外上象限及近乳头处可见直径为 1.5cm 和 1.0cm 的两个边界清楚的均匀中低回声结节。

分析

1. 乳腺结构不良(mammary dysplasia)又名乳腺病(mastopathy)，为最常见的乳腺疾病。40 岁以上的妇女发病率超过 90%，35～40 岁为其发病年龄高峰，绝经期后下降，青春期少见。临床表现最突出的是乳房疼痛。疼痛常较严重，或为针刺样，或为胀痛不适似泌乳前的胀痛。有时疼痛牵扯至同侧腋窝及肩背部，月经前期疼痛加重。有时疼痛与情绪变化有关，生气、劳累、紧张可使疼痛加重。疼痛部位可为一侧，亦可双侧，可局限亦可波及整个乳房。乳腺肿块大小不一，单个或多发。可为颗粒样结节、较大结节，或弥漫颗粒样团块，甚或至乳房的一个象限。肿块可有韧感，与周围界限有的分明，有的则不清楚。突出的特点是月经前肿块增大、压痛明显，月经后明显缩小。部分病人可有非血性的乳头溢液。

一般认为本病发生与卵巢内分泌失调有关，即由于孕激素减少而雌激素分泌过多，刺激乳腺组织过度增生所致。根据增生特点可分为 3 种类型，超声显像亦有不同表现。

(1)乳腺组织增生为本病早期病变，增生程度较轻。临床上常有乳房周期性疼痛，在一侧或双侧乳房可触及弥散的颗粒状小肿块。大体病理一般无明显变化。镜下可见乳腺小叶大小不一,形状不规则,末梢导管呈芽状增生,因而腺泡增多。管腔呈轻度扩张,乃至小囊形成。小叶间质纤维组织可有增生。部分病例可在多年后发展为腺病。

(2)腺病以小叶腺泡、末梢导管和结缔组织均发生不同程度的增生为特征。依其不同发展阶段的不同组织学变化大致又分为小叶增生、纤维腺病和纤维化3型。①小叶增生型:主要表现为小叶内导管和腺泡增多,小叶数目也增多;②纤维腺病型:一般由小叶增生型发展而来。这时小叶内除末梢导管和腺泡增生外,间质结缔组织亦有较明显的增生。严重者称之为硬化性腺病(sclerosing adenosis);③纤维化型:为纤维腺病继续发展的结果。由于间质纤维结缔组织大量增生,腺泡受压而萎缩、消失。

乳腺组织增生和腺病的超声显像显示相似,只是后者增生表现更为明显。声像图显示两侧乳房可增大,边界整齐、包膜光滑。乳腺组织回声不均匀增强、增粗。乳腺组织内还可见多个3~4mm大小的囊性无回声,囊性无回声亦可呈管状分布。

(3)囊肿病以小叶末梢导管和腺泡高度扩张成囊为其特征。囊腔大小不等、多少不一、往往在肉眼上即可见到多个散在分布的小囊肿形成。镜下可见导管明显增生和部分增生的导管扩张成囊肿。超声显像可见在乳腺组织内有多个大小不等的囊性无回声,有时可见乳头状中低回声突入囊腔内,后方回声增强。

乳腺结构不良属良性疾病,一般经过良好。常在腺病基础上形成纤维腺瘤。本病与癌的关系意见尚不一致,约5%的病例可发生恶变。

2. 乳腺纤维腺瘤(mammary fibroadenoma)的发病原因一般认为与雌激素作用有关,常发生于15~35岁的年轻妇女,以20岁左右发病者最多见,青春期前和绝经期后则少见。肿瘤常为单发,亦可多发。纤维腺瘤有完整包膜,与周围分界清楚。肿瘤生长缓慢,大多数不超过3cm。肿物触诊坚硬,呈圆形或椭圆形,光滑,活动性大,月经周期对肿瘤大小无影响。

超声显像显示肿块多呈圆形或椭圆形较均匀低回声,边界清楚,有光滑的包膜。后部回声多有增强。如有钙化,可见斑点强回声,其后有声影。彩色多普勒血流显像表现为肿块周边及内部无明显彩色血流显示。乳腺纤维瘤应与乳腺癌鉴别,乳腺纤维瘤后方回声多增强,而乳腺癌后方回声多伴衰减,而且肿块边界不规则,不清晰,有浸润表现。

乳房疾病鉴别诊断

乳房疾病的主要症状是疼痛、肿块和乳头溢液。临床和超声显像检查可以根据这3个主要症状进行乳房疾病的诊断和鉴别诊断(表13-144-1)。

表13-144-1 乳房疾病鉴别诊断

症状	性质	乳房疾病
疼痛	良性病变	炎症、囊性乳腺增生症
	恶性病变	较晚期恶性肿瘤、肉瘤多见
肿块	良性病变	纤维腺瘤、囊性乳腺增生症、脂肪坏死(有外伤史)、脂肪瘤
	恶性病变	乳腺癌、纤维肉瘤、脂肪肉瘤、血管肉瘤(少见)
乳头溢液	良性病变	乳腺导管乳头状瘤、乳腺导管扩张症、导管瘘
	恶性病变	乳腺导管癌、Paget病(湿疹样癌)

(1)乳房疼痛(mastalgia):乳房疼痛伴有触痛及全身症状者,如发热、血白细胞升高等常为乳房炎症性病变。局部疼痛,尤其是双乳房外上象限疼痛伴触痛,多见于乳腺囊性增生症。乳腺癌早期很少出现疼痛。纤维肉瘤或脂肪肉瘤肿块大,因瘤膜膨胀,可出现明显胀痛。

(2)乳房肿块(tumor of breast):乳房肿块伴有局部红、肿、热、痛、血白细胞升高,或伴有发热等全身症状时,多为乳房炎症性肿块。乳房良性肿瘤光滑、活动性大、边界清楚、与皮肤无粘连。硬度中等多为纤维腺瘤。乳腺增生的肿块多为颗粒性结节,质地中等,多伴有触痛,常分布在双侧乳房外上象限,月经前期增大,月经后变小。乳腺癌肿块边界不清,呈浸润性生长,活动性差,常因侵犯 Cooper 韧带而引起皮肤粘连、下陷,出现"酒窝征"。

(3)乳头溢液(nipple dischange):常见病因为导管内乳头状瘤,约占 50%,其次是导管扩张症,多为单孔溢液。乳腺增生症有时也有乳头溢液,通常为多孔溢液,且多为双侧乳房。恶性病变的乳头溢液约占 15%。乳头溢液可以是血性、浆液性、清水状、乳状、牙膏状等。有肿块的溢液多为乳房恶性病变,溢液涂片细胞学检查对诊断有帮助。

超声显像图例见图 13-144-1～13-144-5。

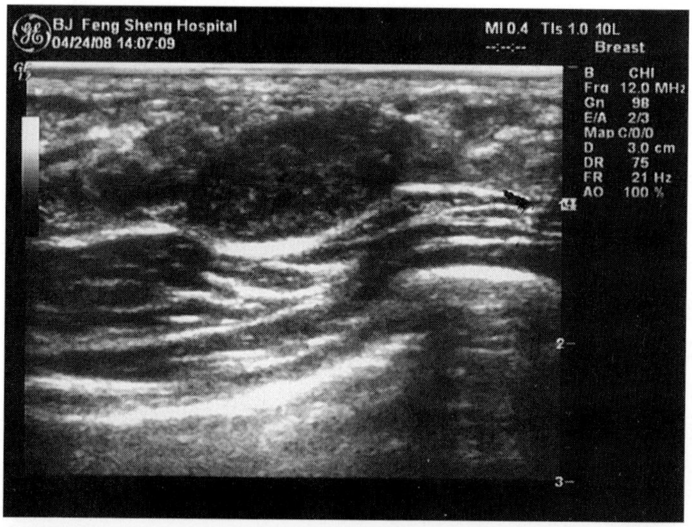

图 13-144-1 乳腺纤维瘤

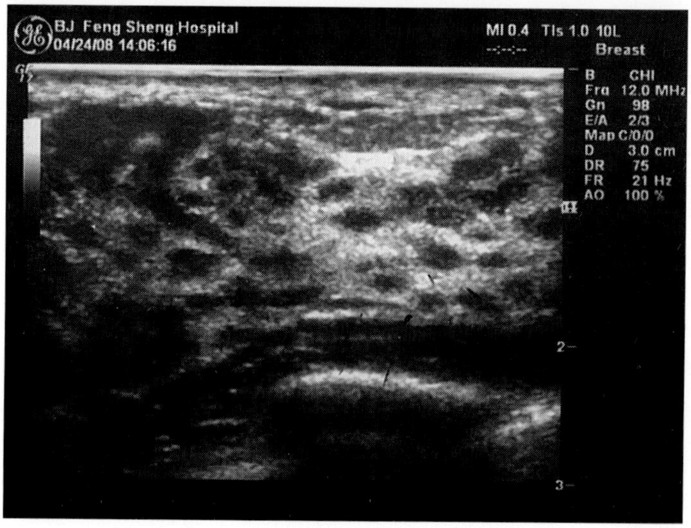

图 13-144-2 乳腺囊性增生(一)

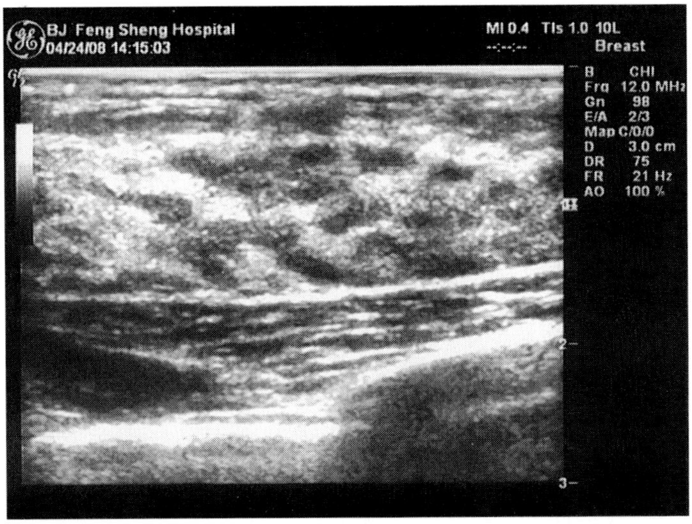

图 13-144-3 乳腺囊性增生(二)

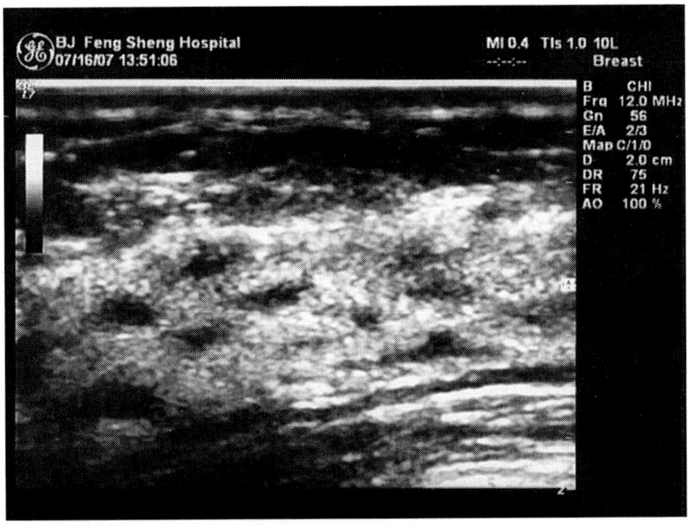

图 13-144-4 乳腺囊性增生(三)

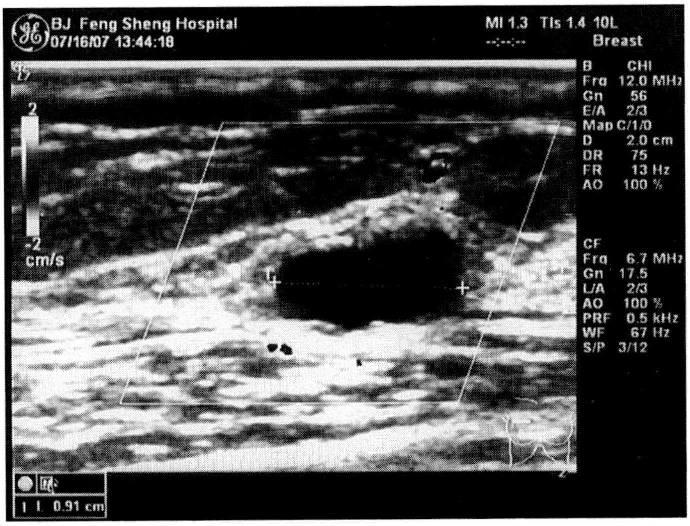

图 13-144-5 乳腺囊肿

（富 玮 仝春芳）

第145例 左乳头棕褐色溢液——乳腺导管内乳头状瘤

患者，女性，68岁。50岁绝经。左乳头黄褐色溢液1个月，无乳房肿块和疼痛。无妇科异常主诉。超声显像检查左乳晕周围可见乳腺导管扩张，其内发现2个或3个0.5～0.6cm低回声结节，其周边有少量血流。超声显像提示左乳腺导管扩张及导管内乳头状瘤。

分析

乳头溢液是乳腺疾病中比较常见的症状，发生率仅次于乳房疼痛和乳房肿块，占乳房疾病的3%～8%。乳头溢液的病因甚为复杂，同一疾病可呈不同性质的溢液，而不同的疾病又可出现相同性质的溢液。为尽早明确诊断，应重视鉴别分析。

1. 病因

(1)乳房疾病：乳房良性病变可有乳头溢液，其中最常见的疾病是乳腺导管乳头状瘤，约占全部病例的50%；其次是乳房囊性增生病和乳腺导管扩张症。另外乳腺导管炎、乳腺囊肿等亦可有乳头溢液，约15%的病人为恶性病变。

(2)全身性疾病：血友病、紫癜症、动脉硬化、内分泌功能紊乱，如脑垂体腺瘤，或服用某些药物均可发生乳头溢液。

2. 鉴别诊断

(1)不同的乳房疾病，乳头溢液性质不同。①血性溢液：多见于乳腺导管内乳头状瘤，少数为导管内癌；②棕褐色溢液：多见于有导管阻塞的乳腺导管内乳头状瘤，或有乳头形成的乳腺囊性增生病；③黄色或黄绿色溢液：常见于乳腺囊性增生病；④乳白色溢液：可见于终止哺乳后，偶见于内分泌肿瘤；⑤浆液性无色溢液：可见于正常月经期、早期妊娠或早期的乳腺囊性增生病；⑥脓性溢液：多见于急性乳腺炎、哺乳期慢性乳腺炎、脓肿或浆细胞性乳腺炎；⑦膏性、块状溢液：多见于乳腺导管扩张症。

(2)对于伴有乳房肿块的乳头溢液，应高度警惕癌肿的可能。良性者多为无肿块的非血性乳头溢液。

(3)良性病变的乳头溢液患者，年龄多在40岁以下。50岁以上的乳头溢液应多考虑癌性溢液。

(4)药源性及内分泌性乳头溢液多为双侧性、多导管性，呈清亮浆液或乳汁性溢液，药源性者在停药后溢液停止。

乳头溢液常见疾病鉴别要点见表13-145-1。

超声显像图例见图13-145-1、13-145-2。

表13-145-1 乳头溢液常见疾病的鉴别

	乳腺导管内乳头状瘤	乳腺导管扩张症	乳腺囊性增生病	乳腺癌
年龄	40～50岁	40岁左右	40岁左右	绝经期前后
起病	缓慢，无意中发现	可急、可缓	缓慢，周期性疼痛	缓慢，多无意中发现

（续 表）

	乳腺导管内乳头状瘤	乳腺导管扩张症	乳腺囊性增生病	乳腺癌
溢液性质	鲜红、暗红或棕黄色	淡黄色	浆液性或血性	血性多见
肿块	乳晕区，圆形、质软、活动	乳晕处，长轴与乳管走行一致，早期可与皮肤粘连	双乳外上象限多发结节状肿块，经后可减小，周期性疼痛	多位于外上象限，无痛，质硬，不平，边界不清，皮肤可有橘皮样变和溃疡
腋淋巴结	不肿大	早期可增大、质软随病情进展而消退	不肿大	肿大，融合成团，质硬，可与皮肤及深部组织粘连
X线表现	乳腺造影示导管内圆形、椭圆形充盈缺损	导管造影示扩张的导管	钼靶片示棉花状或毛玻璃状、边界不清密度增高影，囊肿为透亮阴影	钼靶片示肿块阴影及钙化影，血管增多、增粗
超声显像	乳晕部位示扩张的乳腺导管内半圆形中高回声结节	示乳腺导管扩张	双乳外上象限乳腺组织回声增强及多个3～5mm囊性无回声区	外上象限不规则、不均匀低回声肿块，向四周浸润生长，周边即肿块内见较多彩色血流
细胞学检查	可找到肿瘤细胞	可找到浆细胞、淋巴细胞及坏死组织	对诊断有帮助	可找到癌细胞

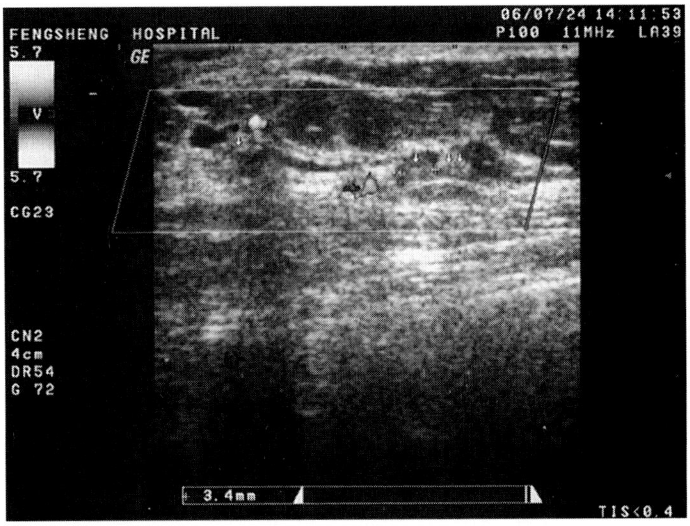

图 13-145-1　左乳腺导管乳头状瘤

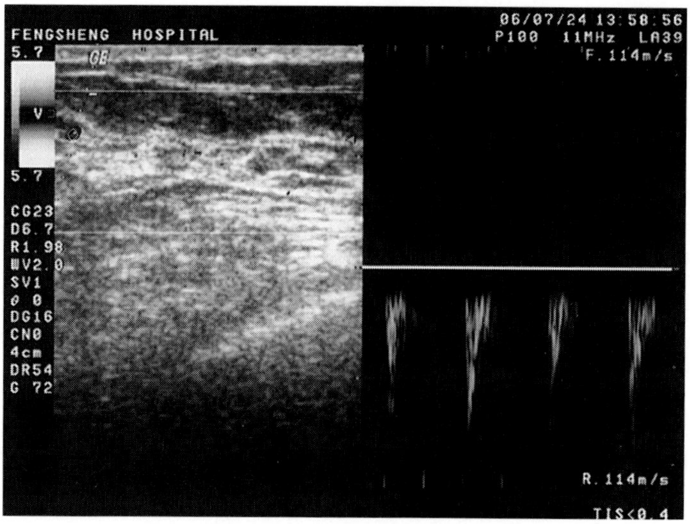

图 13-145-2 左乳腺导管乳头状瘤之血流频谱

（富 玮）

第 146 例 无乳头溢液的乳腺导管内乳头状癌

患者，女性，47 岁。无不适。2 个月前 B 超查体发现左侧乳腺导管扩张，其内有实性结节。报告为左侧乳房显示两个钙化斑，无其他异常。现要求我院 B 超会诊。

超声显像检查：显示双侧乳房形态、大小正常，左侧乳腺厚度为 0.78cm，右侧乳腺厚度为 0.94cm，乳腺组织回声轻-中度弥漫性增强。于左乳头左上方 2cm，距皮肤 0.64cm 处可见一个 0.95cm×0.43cm 囊性无回声区，其内可见一个 0.27cm×0.13cm 不均匀乳头状中等回声结节，彩色血流丰富。超声诊断：双侧乳腺增生，左乳房乳腺导管（二级导管）乳头状癌。

10 天后行右乳病灶切除，病理报告为左乳房乳腺导管内乳头状癌。

分析

1. 关于乳腺导管内乳头状瘤和乳腺导管内乳头状癌　乳腺导管内乳头状瘤是来源于乳腺导管上皮的肿瘤。临床依据乳腺导管内乳头状瘤的发生部位分为大导管内乳头状瘤和乳头状瘤病，后者多发生在中、小导管内，常为多发。其生物学特性倾向于癌变，一般认为是癌前期病变。乳腺导管内乳头状瘤其发生与内分泌有关，受女性激素影响。大导管的乳头状瘤多伴有导管扩张，扩张的导管内含有淡黄色或微浑浊的血性液体。乳头状瘤多为导管内壁表面的乳头状新生物，呈米粒或绿豆大，有蒂，乳头大小有形态不一，如纤维成分则乳头较粗呈灰白色。有的乳头较细而顶端圆钝呈鲜红色，质脆易脱落；有的乳头细而尖，质脆易出血，则有恶变可能。乳腺导管乳头状瘤按结构不同可分成三种类型。

（1）纤维型：较多见。乳头较粗，中心柱纤维组织丰富，表面覆单层立方或柱状上皮，或为双层，无异型性。

（2）假腺样型：乳头相互融合成假腺样或呈实性，间质较少，上皮细胞核染色均匀，无异型性。

(3)腺型:乳头分支较细,纤维组织及囊内有含铁血黄素沉着,并有吞噬细胞反应。由于反复出血而纤维化,使腺管混杂间质内,并受压变形,排列紊乱易误认为乳头状癌。如表面衬覆上皮细胞高度增生达4～5层,排列密集而杂乱,间质少。细胞大小不一,核深染,分类象多,则属于乳管囊内乳头状癌。研究表明,30%的乳腺导管内乳头状瘤位于总乳管,61%的乳腺导管内乳头状瘤位于乳腺导管的1～2级分支,乳腺导管内乳头状瘤距乳头开口的平均距离为2.7cm,超声显像和乳腺导管内视镜可在手术前对乳腺导管内乳头状瘤做出明确的诊断,并能为外科医师提供明确的肿瘤定位。血性乳头溢液是乳腺导管内乳头状瘤的重要临床表现,也是患者就诊的主要原因。引起乳头溢液的原因很多,如内分泌失调、药物、炎症、乳腺增生及乳腺肿瘤等。虽然乳头溢液常见于良性病变,但也见于恶性肿瘤,因此,应重视对乳头溢液的检查。本例无乳头溢液,仅在超声检查中被发现。

乳腺导管内乳头状癌的乳头溢液以血性为多见,肿瘤体积一般较大,表面不光滑,可与皮肤形成粘连,也可扪及腋窝下肿大的淋巴结。乳腺导管乳头状瘤与乳头状癌在临床上有时难以区别。

乳腺导管乳头状瘤应与以下疾病进行鉴别。

(1)乳腺囊性增生病:溢液大多数为浆液性(可呈绿色、草绿色或褐色)。常伴有不同程度的乳房疼痛,多为隐痛、胀痛、针刺样痛,疼痛可放射至肩、腋、背等部位。单侧或双侧乳房腺体增厚,可有轻重不等的压痛,表面稍有不平或小结节,质韧、边界不清楚。

(2)乳腺导管扩张症(浆细胞性乳腺炎):溢液以浆液性多见,部分为血性或脓性等,多数以乳房肿块为首发症状。肿块多位于乳晕及周围区,边界不清,质地中等。部分患者可伴有局部炎性表现,甚至脓性。少数患者肿块与皮肤粘连,甚至有"橘皮样"改变,表现酷似乳腺癌。腋下淋巴结可呈炎性增大,病变后期可逐渐缩小。

(3)乳头乳晕湿疹样癌:可有血性溢液。乳头表皮脱屑、红肿、皮肤增厚、粗糙、糜烂,常伴有少量分泌物,表面可有痂皮,外观颇似湿疹样变。部分病例乳头深面可扪及肿块。细胞学检查有助于诊断。

(4)乳头管腺瘤(乳头腺瘤):溢液多为血性、浆液性。可见乳头膨大或朝向改变。部分可有乳头糜烂、结痂。乳头或乳晕下方可扪及质硬结节。

(5)乳腺癌:乳腺癌伴有乳头溢液者不多,有学者认为可能由于癌肿坏死、出血所致。临床已观察到病理性乳头溢液者伴有或不伴有乳房肿块均有潜在的乳腺癌可能。

2. 关于乳腺病(乳腺增生) 乳腺增生(mastopathy)为最常见的乳腺疾病。40岁以上的妇女发病率超过90%,35～40岁为其发病高峰年龄,绝经期后发病率下降,青春期少见。临床表现最突出的是乳房疼痛。疼痛常较严重,或为针刺样,或为胀痛不适似泌乳前的胀痛。有时疼痛牵扯至同侧腋窝及肩背部,月经前期疼痛加重。有时疼痛与情绪变化有关,生气、劳累、紧张可使疼痛加重。疼痛部位可为一侧,亦可双侧,可局限,亦可波及整个乳房。乳腺肿块大小不一,单个或多发。可为颗粒样结节、较大结节,或弥漫颗粒样团块,甚或至乳房的一个象限。肿块可有韧感,与周围界限有的分明,有的则分不清楚。突出的特点是月经前肿块增大、压痛明显,月经后明显缩小。部分病人可有非血性的乳头溢液。一般认为本病发生与卵巢内分泌失调有关,即由于孕激素减少而雌激素分泌过多,刺激乳腺组织过度增生所致。根据增生特点可分为三种类型,超声显像亦有不同表现。

(1)乳腺组织增生:为本病早期病变,增生程度较轻。临床上常有乳房周期性疼痛,在一侧或双侧乳房可触及弥散的颗粒状小肿块。大体病理一般无明显变化。镜下可见乳腺小叶大小不一,形状不规则,末梢导管呈芽状增生,因而腺泡增多。管腔呈轻度扩张,乃至小囊形成。小叶间质纤维组织可有增生。部分病例可在多年后发展为腺病。

(2)腺病:以小叶腺泡、末梢导管和结缔组织均发生不同程度的增生为特征。依其不同发展阶段的不同组织学变化大致又分为小叶增生、纤维腺病和纤维化三型。①小叶增生型:主要表现为小叶内导管和腺泡增多,小叶数目也增多。②纤维腺病型:一般由小叶增生型发展而来。这时小叶内除末梢导管和腺泡增生外,间质结缔组织亦有较明显的增生。严重者称之为硬化性腺病(sclerosing adenosis)。③纤维化型:为纤维腺病继续发展的结果。由于间质纤维结缔组织大量增生,腺泡受压而萎缩、消失。

乳腺组织增生和腺病的超声显像相似,只是后者增生表现更为明显。声像图显示两侧乳房可增大,边界整齐,包膜光滑。乳腺组织回声不均匀增强、增粗。乳腺组织内还可见多个3～4mm 大小的囊性无回声,囊性无回声亦可呈管状分布。

(3)囊肿病:以小叶末梢导管和腺泡高度扩张成囊为其特征。囊腔大小不等、多少不一,往往在肉眼上即可见到多个散在分布的小囊肿形成。镜下可见导管明显增生和部分增生的导管扩张成囊肿。超声显像可见在乳腺组织内有多个大小不等的囊性无回声,有时可见乳头状中低回声突入囊腔内,后方回声增强。

乳腺结构不良属良性疾病,一般经过良好。常在腺病基础上形成纤维腺瘤。本病与癌的关系意见尚不一致,约 5%的病例可发生恶变。

3. 关于乳腺癌　乳腺癌(carcinoma of breast)是女性常见的恶性肿瘤,目前已居女性恶性肿瘤的首位,发病率高于子宫癌。发病年龄多在 45 ～ 50 岁,近年发现 30 ～ 40 岁发病者也不少见。多数西方国家乳腺癌的发病率比发展中国家高约 3 倍。亚洲地区近年的乳腺癌发病率也有上升趋势。有研究表明,肥胖及中心性脂肪堆积的成年妇女,其绝经后乳腺癌的发病率有明显升高。高动物性脂肪饮食、基因也与乳腺癌发病有关。月经初潮早于 12 岁、绝经晚于 52 岁、初产年龄＞35 岁、产后无哺乳及母系有乳腺癌病史者均为易患人群。乳腺癌早期阶段很少有症状,以致使许多病人延误了就诊时间。

乳腺癌早期为乳房单个小肿物,质地硬、不规则、边界不清,近半数发生在乳房外上象限,其次为中央区。多数病人在无意中发现乳房肿块,多无疼痛。因 Cooper 韧带受侵犯致使局部皮肤下陷、粘连,称“酒窝征”。这是一个很有诊断价值的体征。疾病中期可出现腋下淋巴结肿大,肿块局部体征更为明显,可出现乳头下陷、肿块体积增大。晚期局部皮肤出现“橘皮”外观,是由于淋巴管受阻,皮肤水肿,毛囊与皮肤组织紧密连接,毛囊处形成许多小孔如橘皮样。病变进一步发展可出现皮肤溃破、肿块与胸壁粘连。

不同病理形态的乳腺癌,其大体病理形态也不同。如硬癌的体积不大,色灰白、质硬韧。剖面内陷并可见有灰白色条纹向周围组织浸润。髓样癌体积较大,质硬,多呈膨胀性生长,边界较清楚。粉刺癌的剖面可见无数黄白小点,如同粉刺样的物质可被挤出。乳头状癌则在管腔或囊腔内有乳头状实质性物质。黏液癌剖面可见胶冻样物质,癌瘤无包膜。乳腺癌一般生长较慢,由单细胞繁殖生长到 1cm 时,约需 5 年时间,此时 20%已有腋下淋巴结转移。乳腺癌可沿导管或组织间隙浸润蔓延,或经血液、淋巴扩散。乳腺导管旁有淋巴管伴行,在癌肿只有 2mm 时,便可发生淋巴转移,有时临床已发现广泛的淋巴转移,乳房却未发现明显肿块。癌细胞可经淋巴或血行侵入肺,亦可经肋间静脉与脊椎静脉间交通支直接进入脊椎系统,发生椎骨转移。

由于小乳腺癌在临床上的特殊价值，小乳腺癌的早期检出及在乳房良恶性肿块的鉴别诊断中尤为重要。对于无转移的直径＜2cm的小乳腺癌，二维超声显像及CDFI或能量显像均有自己的特点。二维超声显像显示小乳腺癌大多边界清晰，无毛刺样改变，形态多为椭圆形，少数为圆形或多边形。内部为有颗粒感的弱回声，边缘有高回声环。恶性肿瘤血供特别丰富，小乳腺癌亦是如此。直径＜1cm的乳腺癌内可见彩色血流，82%的小乳腺癌病灶可见2条以上彩色血流。有报道说CDFI诊断小乳腺癌的敏感性达到91%～98%。目前在进行组织灌注评价的研究中，基本趋向使用能量显示方式，这是因为其具有更高的血流敏感性，而且不会混叠，血流连续性好，能够比CDFI更好地描绘血管内边界，有利于对肿瘤血管的整体观测。在能量多普勒显像上，小乳腺癌的血流主要表现为环绕肿瘤周边后进入瘤内或直接穿入瘤内，为肿瘤滋养血管。在瘤内还可出现折转血流及分叉现象等。

超声显像图例见图13-146-1～13-146-8。

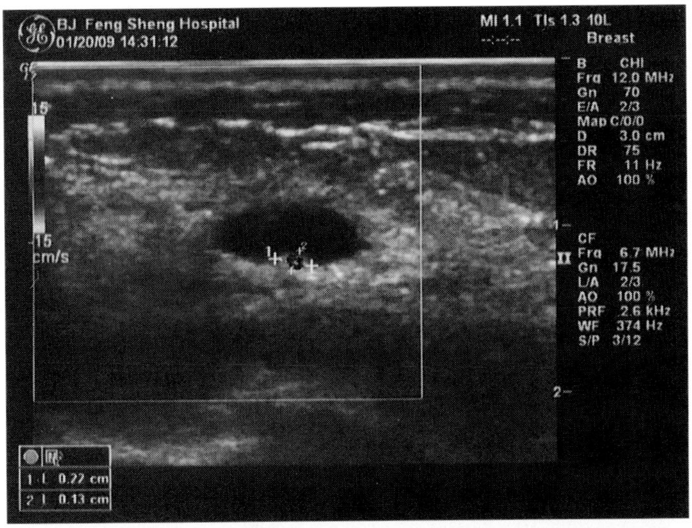

图 13-146-1 乳腺导管内乳头状癌(一)
左乳房乳腺导管(二级导管)内乳头状癌，大小为0.22cm×0.11cm

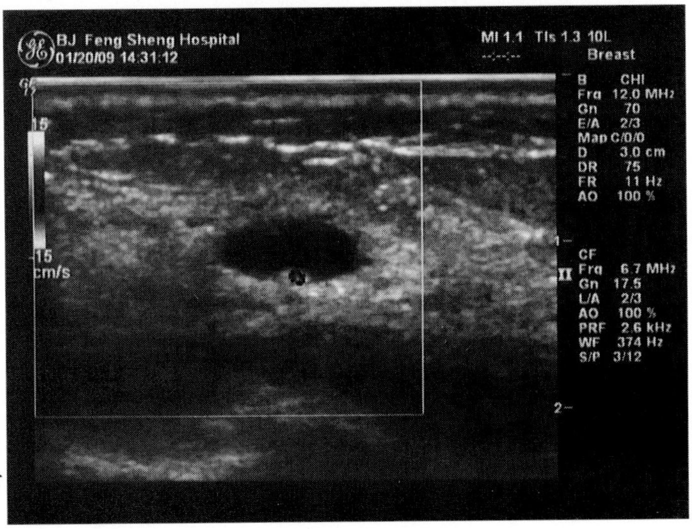

图 13-146-2 乳腺导管内乳头状癌(二)
左乳房乳腺导管内乳头状癌血流丰富

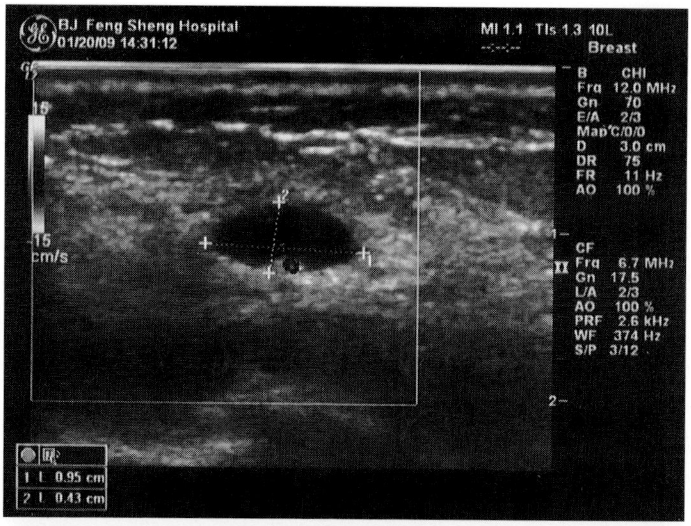

图 13-146-3 乳腺导管内乳头状癌(三)
左乳房乳腺导管(二级导管)扩张(0.95cm×0.43cm)

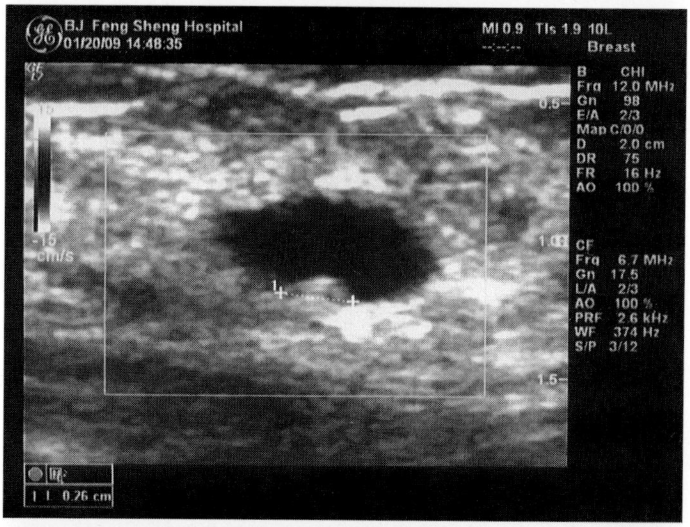

图 13-146-4 乳腺导管内乳头状癌(四)
乳腺导管内乳头状癌(基底部为0.26cm)

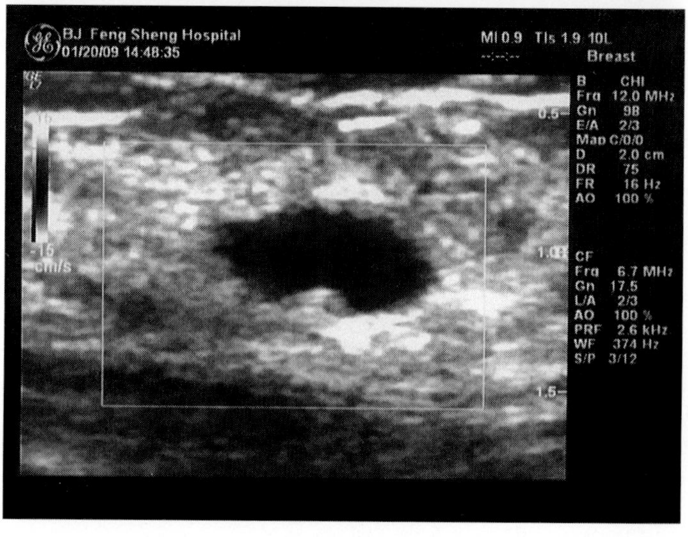

图 13-146-5 乳腺导管内乳头状癌(五)
扩张的乳腺导管(二级导管)内可见实性乳头状癌结节

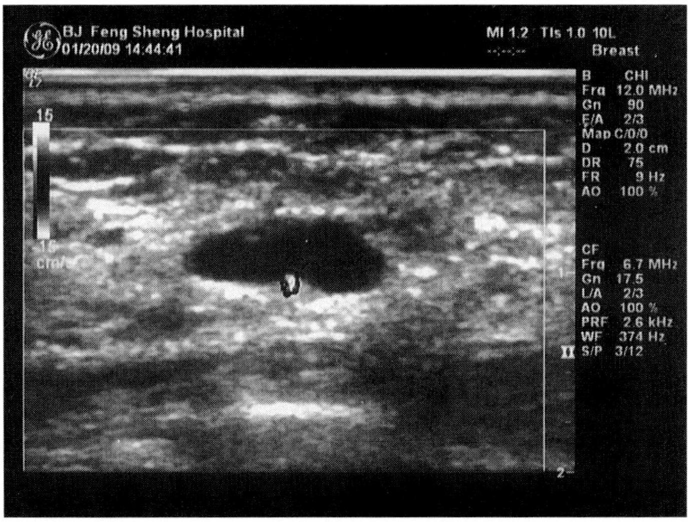

图 13-146-6　乳腺导管内乳头状癌(六)

乳腺导管内乳头状癌,其血流丰富

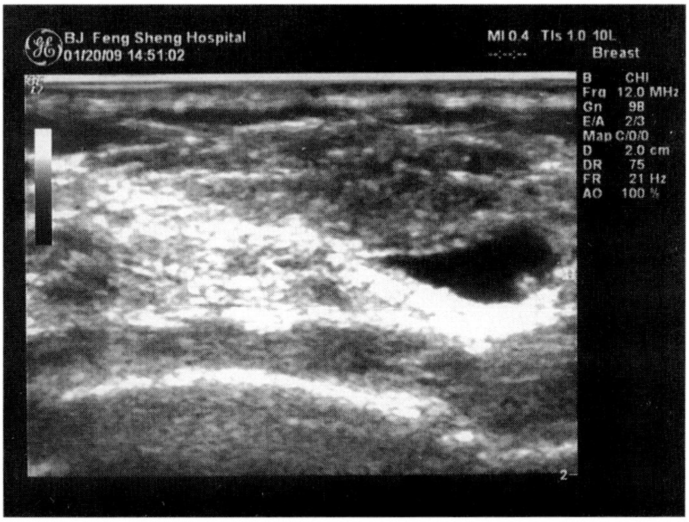

图 13-146-7　乳腺导管内乳头状癌(七)

扩张的乳腺导管内显示乳头状癌

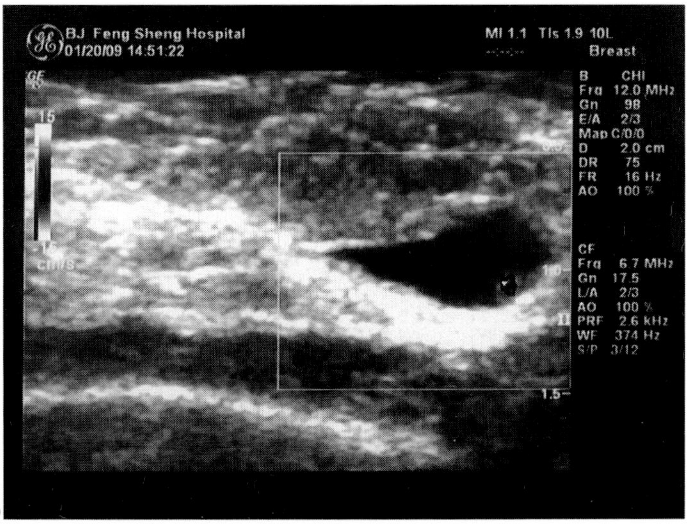

图 13-146-8　乳腺导管内乳头状癌(八)

乳腺导管内乳头状癌,其血流丰富

(富　玮　徐　阳)

第147例 乳房疾病鉴别诊断思维

本组病例图像均是超声门诊检查的病例，临床表现为乳房疼痛、乳房肿块及乳头溢液病例。其诊断思维程序如下。

分析

乳房疾病的主要症状是疼痛、肿块和乳头溢液。临床和超声显像检查可以根据这3个主要症状进行乳房疾病的诊断和鉴别诊断。

1. *乳房疼痛*(mastalgia) 乳房疼痛伴有触痛及全身症状者，如发热、血白细胞升高等常为乳房炎症性病变。局部疼痛，尤其是双乳房外上象限疼痛伴触痛，多见于乳腺囊性增生症。乳腺癌早期很少出现疼痛。纤维肉瘤或脂肪肉瘤肿块大，因瘤膜膨胀，可出现明显胀痛。

2. *乳房肿块*(tumor of breast) 乳房肿块伴有局部红、肿、热、痛，血白细胞升高，或伴有发热等全身症状时，多为乳房炎症性肿块。乳房良性肿瘤光滑、活动性大、边界清楚、与皮肤无粘连。硬度中等多为纤维腺瘤。乳腺增生的肿块多为颗粒性结节，质地中等，多伴有触痛，常分布在双侧乳房外上象限，月经前期增大，月经后变小。乳腺癌肿块边界不清，呈浸润性生长，活动性差，常因侵犯Cooper韧带而引起皮肤粘连、下陷，出现"酒窝征"。

3. *乳头溢液*(nipple dischange) 常见病因为导管内乳头状瘤，约占50%的病例。其次是导管扩张症，多为单孔溢液。乳腺增生症有时也有乳头溢液，通常为多孔溢液，且多为双侧乳房。恶性病变的乳头溢液约占15%。乳头溢液可以是血性、浆液性、清水状、乳状、牙膏状等。有肿块的溢液多为乳房恶性病变，溢液涂片细胞学检查对诊断有帮助。

乳房疾病的鉴别诊断参见表13-147-1。

表13-147-1 乳房疾病鉴别诊断

症状	性质	乳房疾病
疼痛	良性病变	炎症、囊性乳腺增生症
	恶性病变	较晚期恶性肿瘤、肉瘤多见
肿块	良性病变	纤维腺瘤、囊性乳腺增生症、脂肪坏死(有外伤史)、脂肪瘤
	恶性病变	乳腺癌、纤维肉瘤、脂肪肉瘤、血管肉瘤(少见)
乳头溢液	良性病变	乳腺导管乳头状瘤、乳腺导管扩张症、导管瘘
	恶性病变	乳腺导管癌、Paget病(湿疹样癌)

超声显像图例见图13-147-1～13-147-4。

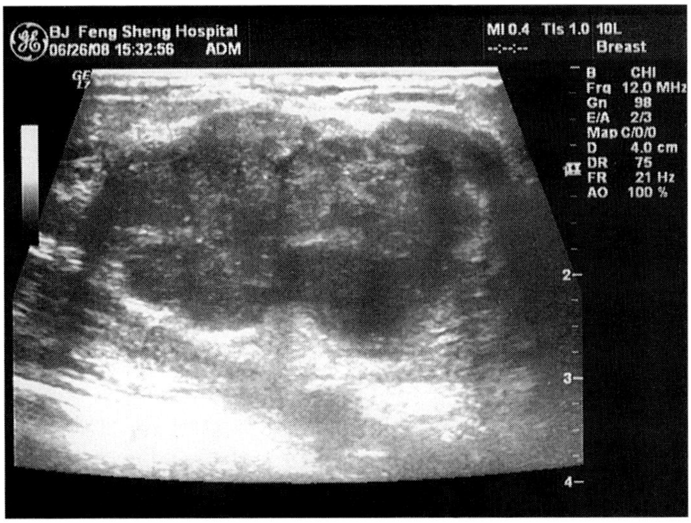

图 13-147-1　乳腺癌(不规则不均匀乳腺肿块)

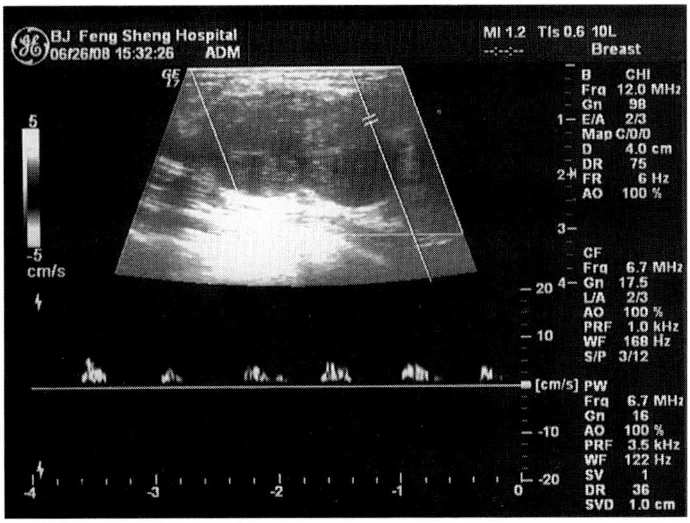

图 13-147-2　乳腺癌新生血管搏动性血流频谱

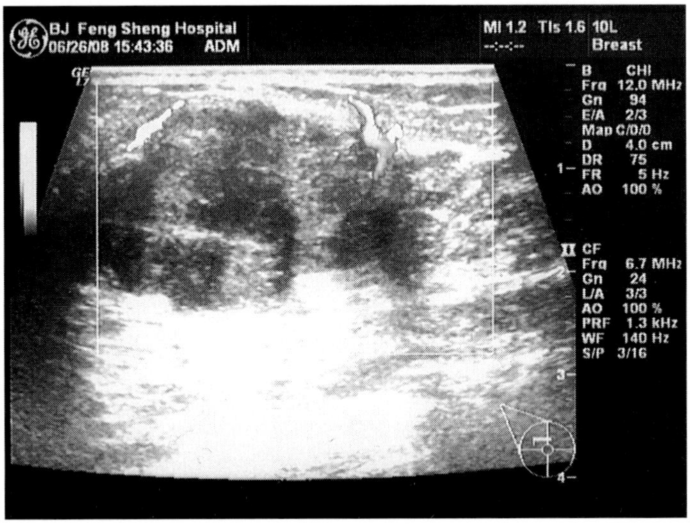

图 13-147-3　乳腺癌(不规则肿块血流丰富)(一)

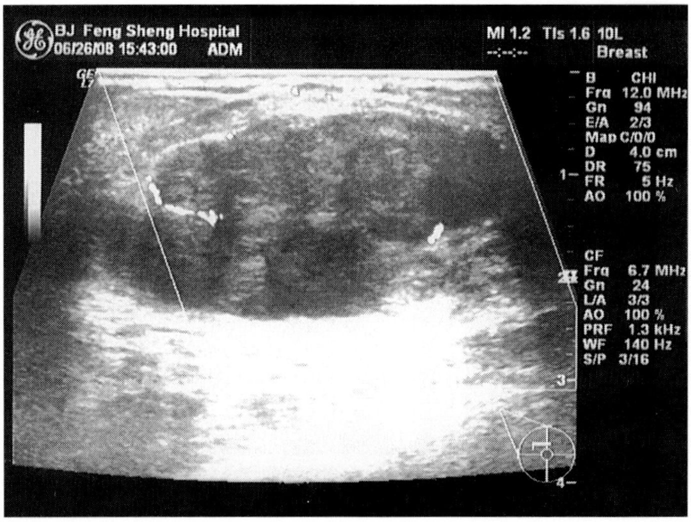

图 13-147-4 乳腺癌(不规则肿块血流丰富)(二)

（富　玮）

第148例　男性乳房发育症

例1

患者,男性,46岁。右乳房疼痛2个月。超声显像显示右乳头周边可见2.0cm×1.0cm乳腺样组织,其周边可见正常彩色血流,超声显像提示男性乳腺发育(右乳)。为追查病因当即给患者行腹部超声显像检查,显示肝、胆、胰、脾、肾、肾上腺均未见异常。在检查过程中发现病人剑突下、上腹正中有手术切口瘢痕,追问病史得知患者患有1型糖尿病,于15年前行胎儿胰腺植入术(失败)。病人患1型糖尿病20余年,每日注射胰岛素34U,控制不满意,现有糖尿病眼底出血和糖尿病足。最后判定其男性乳腺增生由糖尿病引起(雄激素分泌不足,雌激素相对过多所致)。

例2

患者,男性,52岁。双侧乳房肿痛1个月。超声显像检查显示双侧乳头附近发现乳腺组织。追问病史患者19年前因外伤脾破裂行脾切除术,行腹部超声检查,发现患者为肝炎后肝硬化,门脉高压,脾切除术后副脾增大(代偿性)。分析19年前脾切除病史,患者应该先有肝硬化、脾大,后有外伤、脾破裂,肿大的脾(病脾)受外伤易发生破裂。

例3

患者,男性,50岁。左侧乳房肿块伴疼痛3个月。行乳腺超声显像检查发现左侧乳腺增生,为了寻找病因当即做腹部超声显像检查。检查中首先发现脾增大,询问病史该病人患有肝硬化多年,超声显像显示肝符合肝硬化表现,门静脉增宽,脾静脉增宽,脾大,脾血流丰富,最后判定病人患有严重的肝硬化,肝功能损害,雌激素灭活减低,体内雌激素相对过多。

分析

男性乳房发育症是指男性乳腺组织有过度发育的表现。本症患者乳腺一般都有不同程度的发育,乳房轻微隆起,乳腺组织和结缔组织呈同心性增大,伴乳头增大,乳房局部胀痛及乳晕色素增深。一般为双侧性但亦可有单侧发生者。组织变化通常可分为两种类型：①乳腺导管数量增加，导管周围水肿，含有较多的纤维母细胞性基质和脂肪组织；②导管扩张伴不同程度的上皮细胞增生，无脂肪组织和导管周围水肿，结缔组织不明显。本症早期组织变化一般属于前一种，病程超过1年以上者，组织变化大多属于后一种。前一种变化可逐渐萎缩或发展成为后一种类型，后一种病变一般不容易消失。

生理性男性乳房发育多发生于新生儿期、发育期和中年后期的男性。是因为在一定时期内雌激素和雄激素发生了比例失调。生理性乳房发育大多可自行消退，一般不超过3年。

病理性男性乳房发育症可由下列因素引起。

(1)睾丸病变：原发性睾丸功能减退，最常见于Klinefelter综合征，病人有小睾丸、睾酮分泌偏低，表现为类无睾症体形伴乳房发育。睾丸女性化综合征患者，性染色体为男性，乳房发育明显，乳房发育的主要原因是乳腺组织对雄激素不敏感。其他如腮腺炎并发睾丸炎等，一般都同时有垂体促性腺激素分泌增加。此外，睾丸精原细胞瘤、睾丸畸胎瘤、睾丸产生绒毛膜促性腺激素的肿瘤、间质细胞瘤等也可出现男子乳房发育。

(2)甲状腺功能异常：甲状腺功能亢进症患者乳房发育的原因可能是雄激素转变为雌激素增多，性激素结合球蛋白含量增加，原发性或继发性甲状腺功能减退患者，促甲状腺激素释放激素(TRH)促使泌乳素分泌增多，进而引起乳房发育。

(3)肾上腺女性化肿瘤：极为少见，一般在雌激素分泌增多的同时17-酮类固醇也可同时升高。

(4)各种男性假两性畸形：患者雄激素分泌减少亦可导致男性乳房发育。

(5)严重肝硬化：患者由于雄激素降解减少转化为雌激素增多，另外性激素结合球蛋白增多，这种结合蛋白与睾酮的结合能力超过与雌激素结合能力，同时血内白蛋白含量减少，均可使游离雌激素含量增多，引起乳房发育。

(6)各种原因(包括慢性疾病)引起的慢性营养不良：在补充营养后，可出现男子乳房发育。

(7)下丘脑、垂体和松果体等部位的肿瘤：都可以因激素分泌异常而导致乳房发育。

(8)支气管肺癌：可引起异位的绒毛膜促性腺激素分泌增多而引起乳房发育。

(9)一些可以引起乳房发育的药物：如雌激素、雄激素(可转化为雌激素)、绒毛膜促性腺激素、异烟肼、氯丙嗪、甲基多巴、甲氧氯普胺(灭吐灵)、洋地黄、灰黄霉素及三环类抗抑郁药等。

(10)严重糖尿病：可因为雄激素和雌激素比例失调，雌激素相对升高而引起男性乳房发育。

(11)因前列腺癌或前列腺增生而长期服用雌激素药物、变性手术后应用雌激素等，也可引起男性乳房发育。

(12)偶尔有家族发病者。

睾酮由睾丸内的Leydig细胞所分泌，分泌后大部分与性激素结合球蛋白结合，少部分游离的睾酮才有男性激素的生物活性。有研究报道约50%以上的男性肝硬化患者患有睾丸萎缩，显微镜下可呈现睾丸生殖上皮萎缩，间质纤维化和小管基底膜增厚的组织学异常改变。因此，肝硬化患者血液中的睾酮水平低于正常，其分泌量常只有正常人的1/4。在重症患者中低睾酮血症更为明显。在肝硬化患者血液中，与性激素结合球蛋白结合的睾酮的比例增大，具有生物活性的游离睾酮含量更少，因此男性肝硬化患者往往有性功能低下的临床症状，约有40%的患者出现乳房增大。女性激素中以雌二醇的生物活性最强，且在肝内代谢，许多学者认为只有重症肝硬化患者才出现高雌二醇血症。

对男性乳房发育症的病因诊断需要注意以下各项：

(1)仔细检查乳房发育情况，排除因脂肪堆积、乳房肿瘤及乳腺纤维囊肿等病变引起的乳房增大。

(2)仔细询问病史，排除各种生理性或药物引起的因素。

(3)了解是否有过营养不良或严重慢性病史。

(4)检查有无睾丸增大、萎缩及有无睾丸肿瘤。

(5)检查是否患有肝硬化及甲状腺功能亢进或减退。

(6)必要时可测定血卵泡刺激素(FSH)、雌激素、睾酮、绒毛膜促性腺激素及泌乳素等。

(7)警惕男性乳房发育可能是恶性肿瘤的表现之一，特别是支气管肺癌。

肝硬化男性性功能减退综合征，又称内分泌缺乏——肝硬化综合征(Silvestrini-corda 综合征)。其主要临床表现为在严重肝硬化的基础上出现男性乳房发育、乳晕部结节状隆起、睾丸萎缩和性功能减退。

超声显像图例见图 13-148-1、13-148-5 及彩图 163～166。

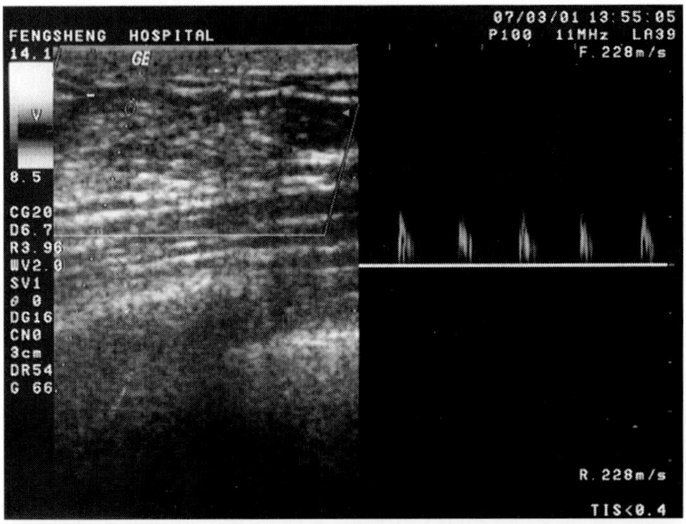

图 13-148-1 男性乳房发育症，男性乳腺发育，图示血流频谱

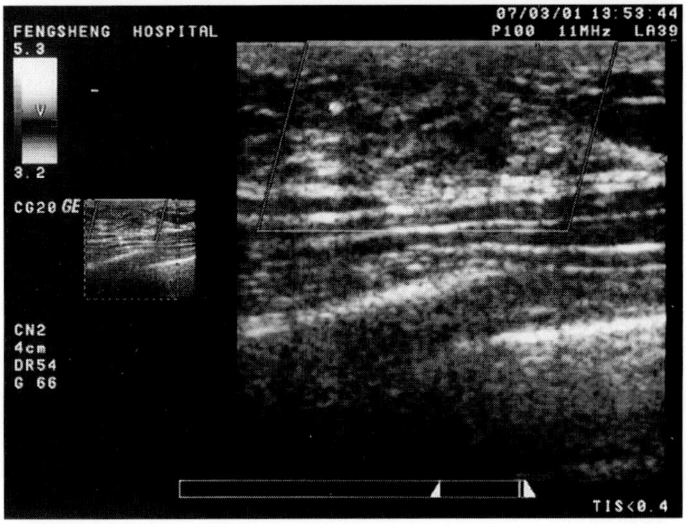

图 13-148-2 男性乳房发育症，男性乳腺发育(一)

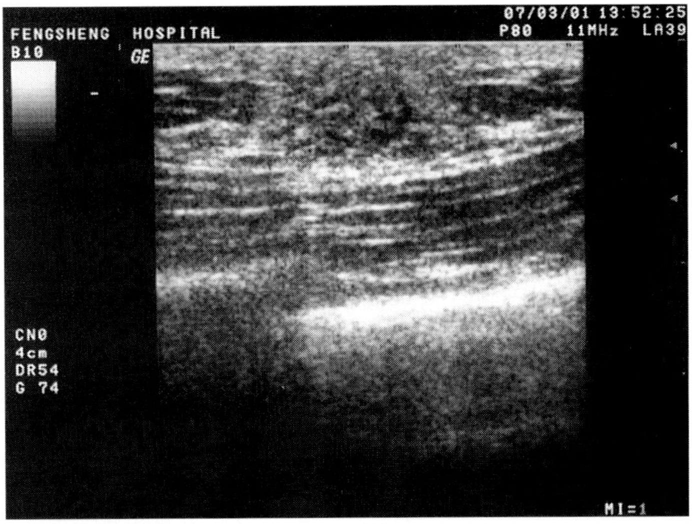

图 13-148-3 男性乳房发育症，男性乳腺发育（二）

追问病史该患者患有 **1** 型糖尿病 **20** 余年，血糖控制不满意

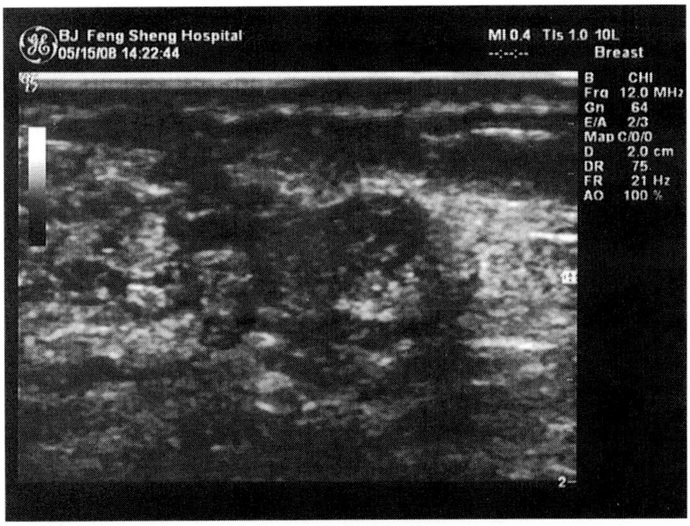

图 13-148-4 男性乳房发育症，男性乳腺发育（三）

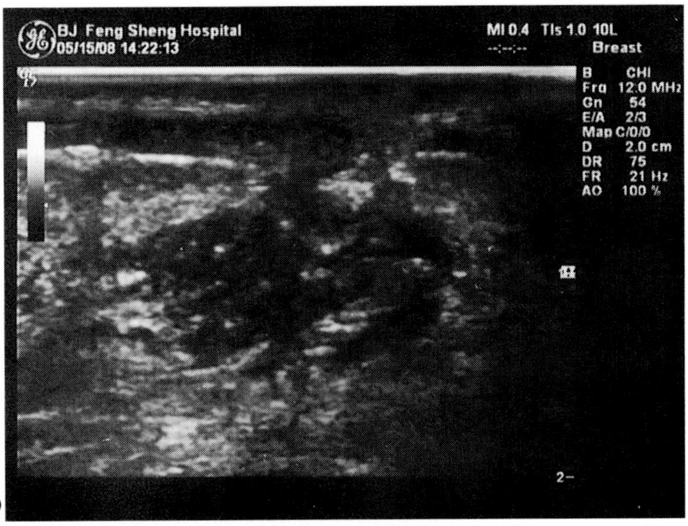

图 13-148-5 男性乳房发育症，男性乳腺发育（四）

（富京山）

第149例 B超查体发现腹水、转移性肝癌——卵巢浆液性囊腺癌

患者，女性，58岁。行B超查体发现腹水，肝转移性病灶，仅有0.5cm，根据超声显像特征，笔者当时判定为肿瘤原发于腺体转移，当即做卵巢超声显像检查，发现左侧卵巢部位有一5.0cm×4.0cm边界不规则的均匀性低回声肿块，血流丰富。追问病史患者平时工作繁忙，既往身体健康，无心、肝、肾等疾病及妇科病史，无结核病史。查体腹水征(+)。腹水为渗出液，白细胞0.5×10^9/L，单核细胞0.94，黎氏反应(+)，生化蛋白5.2g/dl，PCR检测TB(-)。入院行卵巢癌切除术。术后病理报告为卵巢浆液性囊腺癌。

分析

1. 浆液性囊腺癌(serous cystadenocarcinoma)为卵巢最常见的恶性肿瘤，约占卵巢恶性肿瘤的40%，约半数为双侧性，大多由交界性乳头状囊腺瘤发展而来，但也有一开始即为恶性者，患者以40～60岁女性为最多。浆液性囊腺癌肿块为囊性，一般多房，大部分囊内有乳头状凸起。肿瘤大小不等，大者直径可超过15cm，小者直径在5cm以下。癌肿常有出血和坏死，质地软脆的乳头状物常充满囊腔，表面光滑或有乳头状凸起，由囊内穿出表面。根据乳头状结构的分化程度可分为高分化、低分化和未分化3型。乳头状囊腺癌预后差，5年生存率<20%。

卵巢浆液性乳头状囊腺癌超声显像显示为：

(1)一侧或双侧卵巢区域出现圆形囊性无回声，囊内可见散在的浮动光点。

(2)囊壁不均匀增厚，分隔光带较厚，且不均匀，可见乳头状光团突入囊内或侵犯壁外。

(3)癌肿发生出血或有坏死脱落物时，在无回声区内可见光点、光团，并随体位改变而移动。

(4)晚期病例囊腺癌可向子宫和肠管浸润或发生腹膜广泛转移，发生腹水，形成粘连性肠管强回声光团，大多固定于腹后壁。肠管强回声之间为不规则的无回声区。

2. 关于腹水的诊断思维。临床常为了缩小对原发病的考虑范围，首先要了解腹水的性质。根据腹水的外观及比重、细胞计数和白细胞分类、蛋白定性和定量分为漏出液、渗出液、血性腹水及乳糜性腹水。大多数腹水属于漏出液或渗出液。漏出液呈淡黄色、透明状、不凝固，比重常低于1.018，细胞数常$<0.1\times10^9$/L，多为间皮细胞和淋巴细胞，Rivalta试验反应(-)，蛋白定量在25g/L以下；而渗出液呈淡黄色或草黄色，多浑浊，容易凝固，比重常高于1.018，细胞数多在0.5×10^9/L以上，Rivalta试验反应(+)，蛋白定量在25～30g/L以上，但以上参数不能绝对化，临床上常有几项参数符合漏出液，而其他几项又似渗出液，因此要得到正确的诊断不仅要依靠腹水化验结果，还必须结合临床资料进行深入细致地分析。临床常见的腹水多因肝硬化引起。肝硬化腹水合并结核性腹膜炎者，其腹水化验可以接近漏出液，当肝硬化腹水常规治疗腹水不消退，又出现腹痛、发热、盗汗等症状时，应警惕结核性腹膜炎。根据相关资料分析肿瘤性腹水大多为渗出液(68.9%)，其次是漏出液(22.3%)、乳糜腹水(4.4%)及血性腹水(4.4%)。当肿瘤性腹水表现为渗出液时最容易与结核性腹膜炎混淆，尤其是腹膜间皮瘤，往往被临床漏诊，当肿瘤性腹水表现为漏出液时又常误诊为肝硬化，此时做妇科超声检查或下消化道超声检查大多可以发现原发病灶。有的

消化道肿瘤及妇科肿瘤常以腹水为首发症状，据有关资料统计，在男性肿瘤性腹水病因中肝癌占首位，而女性则以卵巢癌为首位。其他引起腹水的常见肿瘤有腹膜间皮瘤、胃癌、结肠癌、胰腺癌、子宫癌及恶性淋巴瘤等。

超声显像图例见图 13-149-1～13-149-2 及彩图 117、118。

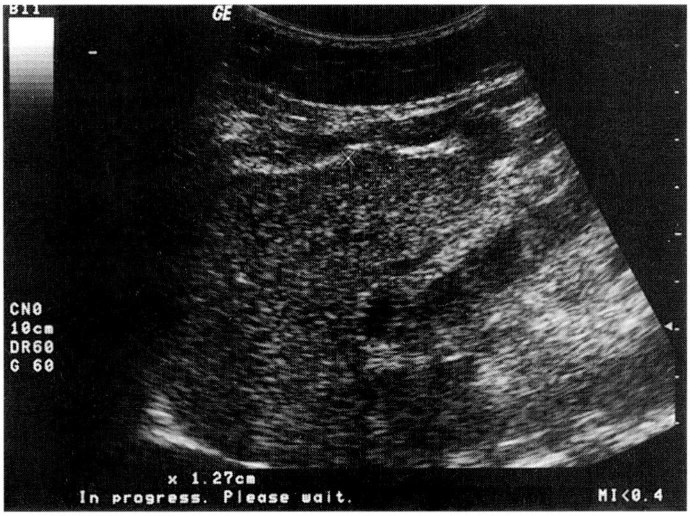

图 13-149-1 卵巢癌肝转移(一) 肝被膜向外突出，在首先发现腹水后，又检出转移性肝癌

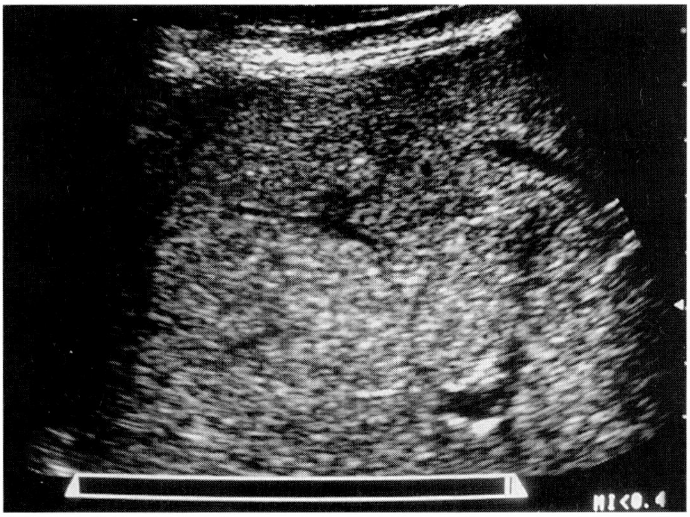

图 13-149-2 卵巢癌肝转移(二) 肝内多个形态相似的低回声结节，应为转移性肝癌，根据声像特征，判定原发癌应在腺体

（富 玮 阿依夏）

第 150 例 子宫剖宫产瘢痕妊娠

患者，女，26 岁。因停经 32d 后阴道淋漓出血持续 50 余天，出血增多 1d 急诊入院。入院前，未经任何诊治。患者阴道流血不伴腹痛，入院前 1d 出血增多似月经样，短时间大量出血。平素月经规则，7/30d，量中等，无痛经，末次月经为 3 个月前。孕 2 产 1，一年前足月

剖宫产分娩1胎，目前未哺乳。4年前行人工流产1次。既往身体健康，无特殊病史，无药物过敏史。

入院体检：神志清，面色苍白。血压90/55mmHg，脉搏82/min，体温36.9℃。心肺(－)，腹软无压痛，肝、脾未及。妇科盆腔检查：外阴(－)，阴道通畅，有少量血，无明显活动性出血。宫颈光滑，无摇举痛。子宫中位，增大如孕7周，质软，无压痛。双附件未见异常。血常规：白细胞6.6×10^9/L，血红蛋白112g/L。尿HCG(＋)。

B**超检查显示**：前位子宫，体积增大，外形不规则。宫内可见液性无回声区为5.7cm×5.0cm×3.7cm，位于宫颈内口上方。暗区内可见3.4cm×2.5cm中等高回声团块，其内未探及明显血流信号。子宫峡部扩张，结构不清，峡部前壁肌层连续性中断，呈不均质团块。宫颈上部结构不清，下部回声正常。双附件未探及异常。

临床诊断子宫峡部妊娠？宫颈妊娠？难免流产？

治疗采用非手术疗法：甲氨蝶呤(MTX)宫颈注射，密切注意阴道出血情况并监测血HCG水平及B超检查结果。适时决定是否行手术清宫，同时向患者家属交代病情，子宫随时有大出血的可能，必要时为挽救患者生命有切除子宫的可能性。

治疗期间患者病情稳定，无明显药物不良反应，阴道一直淋漓出血，但出量不多，无腹痛。共注射MTX 4次，每周1次，每次50mg。

血HCG用药前为1 270 U/L，治疗1周后为523 U/L，2周后为393 U/L，治疗3周后为199 U/L，4周143 U/L。

治疗1周后B超检查显示宫内6.6cm×4.0cm×3.1cm无回声区，其内不规则中等强光团内可探及少量“星点”状血流信号，报告为宫内囊实性回声。2周后，在宫体下段至宫颈管处可见直径约4 cm不规则囊区，周边可见十分丰富的血流信号。宫体上半部可见内膜回声，前壁下段有突起，内为网状结构，血流信号丰富，报告为颈管妊娠。3周时显示子宫下段至颈管扩张，内有直径约4.3cm不规则囊区，周边血流信号丰富，报告宫颈妊娠？4周时为子宫下段至宫颈管左峡部向外突起约6.0cm×4.3cm不规则团块，内有不规则无回声区，周边血流极丰富，报告子宫峡部妊娠。

治疗4周后子宫峡部包块缩小不明显，但血HCG下降，近于正常。患者带活血化瘀中药出院，出院时血HCG为98 U/L，嘱门诊随访。出院临床诊断子宫峡部妊娠。

患者出院后仍出现持续小量阴道出血，4d后血HCG为64 U/L，B超显示子宫内不均质回声团上达宫底，下达宫颈管内，并见多个囊区。左侧宫壁下部为不均质回声团，直径约5cm，内见明显血窦与丰富血流信号，正常肌层结构消失。于出院18d因阴道大出血2h急诊再次入院。患者呈贫血貌，血压80/50mmHg，血红蛋白80g/L。立即开放静脉，输血、输液，同时行急诊刮宫手术。盆腔检查子宫前位，如孕10周大小，阴道内有大量出血、血块及组织物。宫颈光滑，宫口松。探宫腔深11cm，钳夹与吸刮出陈旧机化组织约50g，术中出血约100ml，陈旧血块约300ml。术后阴道仍有活动性出血，给予宫颈注射缩宫素20U，按摩子宫，并于宫腔内放置Foley双腔尿管，注入生理盐水10ml进行压迫止血，观察3d，出血量逐渐减少，每日自尿管中抽出1～3 ml生理盐水，第3天大便时，尿管自行脱落。术后5d复查B超显示子宫内膜0.3 cm，左前壁下段外突不均质团块直径仍为5cm左右，内有极少血流信号。术后1周出院。出院诊断：难免流产，失血性休克，轻度贫血。门诊继续随访。术后5个月包块消失，月经恢复正常。

分析

1978 年 Larsen and Solomen 首次报道剖宫产瘢痕妊娠(CSP)。这是一种极少见的特殊的异位妊娠。近几年发病率有明显上升趋势,高于宫颈妊娠。中国台湾 Seow 等 2004 年报道,有剖宫产(CS)史者为 0.13%(10/7 980);有过异位妊娠及至少 1 次 CS 者为 5.05%(10/198);是总妊娠的 1/2 656(10/26 596)。Jurkovic 等 2003 年报道为 1/1 800 早孕妇女,其中 72%有≥2 次 CS 史。但是因发生例数少,目前尚不易做出明确统计。

诊断与鉴别诊断

临床表现可相似于正常宫内孕,因不正常出血而就诊。常见表现为:

1. 闭经或不明确。

2. 有或无早孕反应,如恶心等。

3. 阴道出血,无痛或轻微腹痛,轻微出血(持续或断续),突然大量出血。

4. 行人工流产术时大出血,或术后持续出血,可突然发生大出血。

5. 药物流产时大出血或持续出血,可突然发生大出血。

6. 药物流产失败,行刮宫大出血。中孕引产出血或引产失败刮宫大出血。

妇科盆腔检查子宫增大、软,可能于子宫偏一侧有突起;峡部膨大或不明显;宫颈无异常或着色,或变短,或膨大,或堵塞血块。

血 HCG 测定值可升高;或较停经时间水平低;若病程长,胚胎已停止发育,也可无升高。

B 超检查是确定诊断的主要方法。凡遇经产妇有剖宫产史,结合特有的超声显像图像,不难做出诊断,彩色多普勒血流显像有助于明确诊断。

超声显像特点:

1. 子宫正常大小或略增大,峡部增宽,甚或呈桶形。

2. 子宫腔内未见孕囊,可显示清楚的内膜线,或子宫腔下部可见孕囊,但孕囊与剖宫产瘢痕紧密相连。

3. 大多数情况下,于子宫峡部前壁肌层内见孕囊,无或有胎芽、胎心,胚胎停止发育较多见。有出血时可不见孕囊而为不规则、不均质、低回声团块,严重时团块向子宫腔及宫颈管延伸,宫颈似变短。

4. 瘢痕肌层连续性中断,肌层变薄,与膀胱壁间隔变窄,甚至为 1～2mm。孕囊或包块可突向膀胱。

5. 无明显出血时,宫腔与颈管内膜线连续,如无孕囊而为不均质团块,峡部结构不清,宫腔与颈管内膜连续。

6. 宫颈管结构清楚,但有出血时,宫颈管似变短。

7. CDFI 显示孕囊周围或不均质团块周围有血流,流速增高,阻力指数(RI)降低,一般<0.4～0.5。

本病需与下列疾病相鉴别:

1. *子宫峡部妊娠* 胚胎种植在子宫峡部,SAC 向宫腔方向生长,超声显像子宫峡部肌层正常形态,孕囊常在宫颈内口处或宫腔较低位置;可能继续发育,但中晚期可出现流产、大出血、胎盘植入、子宫破裂等。阴道出血伴有轻微腹痛。

2. *宫颈妊娠* 子宫内膜线清楚,宫腔无孕囊;孕囊在颈管内,子宫呈葫芦状,内口关闭。

子宫峡部与肌层结构正常。为无痛性不规则出血或突然大出血，即使有出血，也很少越过内口进入宫腔。

3. 难免流产　子宫增大，宫内有孕囊，可能已剥离至宫腔下部，内口扩张，峡部肌层结构正常，无明显膨大；出血多，可能有血块，伴有明显腹痛。孕囊排出后出血即明显减少，腹痛消失，B超显像子宫恢复正常形态。

4. 不全流产　宫腔或颈管内有残留组织，不均质；峡部肌层结构正常，无膨大；有排出孕囊史。

5. 恶性葡萄胎、绒毛膜癌　有葡萄胎或流产、分娩史；血HCG水平异常升高，可持续升高或不降。有时不易鉴别，特别是发生在子宫峡部前壁时。恶性葡萄胎时，B超显像宫腔内多呈蜂窝状、不均质回声，部分葡萄胎时尚可见到孕囊样结构。峡部无扩张和膨大。可疑绒毛膜癌时，有时需要随访B超和血HCG测定以及检查宫腔排出的组织与之鉴别。

6. 胎盘部位滋养细胞肿瘤　仅发生于胎盘种植部位，B超显示子宫肌壁内呈低回声区，CDFI血流信号丰富。宫腔应为正常显像。血HCG水平一般较低。当CSP胎停止发育未见孕囊时，有时可能与之混淆，应注意鉴别。

7. 子宫肌瘤变性或液化　无停经史，无早孕反应，HCG正常，无不规则出血，观察包块无变化，CDFI无包块周边血流。

8. 子宫壁损伤、阔韧带血肿　多在近期行人工流产术后疑及。可能有困难手术史，但手术创伤很少出现大面积伤口局部淤血，应注意病史，并仔细鉴别。

9. 功血　多在HCG正常情况下误诊，但CSP时HCG极少不升高。功血时宫腔无孕囊，子宫峡部结构应正常，患者多为年龄较大妇女，有反复发作病史。

10. 输卵管妊娠　当CSP位置偏向瘢痕一侧，并向腹腔突起时，有时会疑及输卵管妊娠。仔细观察超声显像不难区别，腹腔镜检查可明确诊断。

预后

临床误诊为正常妊娠、难免流产或不全流产而行盲目刮宫者，常因难以控制的大出血而切除子宫。亦可因医疗条件限制或救治不及时致患者死于出血性休克。因此，早期明确诊断，选择适合患者病情的治疗方法，并备有有效的抢救措施，是避免大出血并保全子宫的重点所在。

经验与教训

本例患者因同一疾病2次入院。

第一次入院诊断为子宫峡部妊娠，未排除宫颈妊娠及难免流产。因患者入院时阴道流血已将近2个月，B超显示宫腔下部至颈管内均有不规则中等及无回声区，较难判定是峡部妊娠抑或宫颈妊娠。治疗2周后B超显示前壁峡部有局限性突起包块，呈网状结构，并有丰富血流信号，结合患者1年前剖宫产史，考虑应为剖宫产瘢痕妊娠，诊断是正确的。

第二次急诊入院，入院诊断与出院诊断均为难免流产。出院前1d查房讨论结论为难免流产，峡部宫壁包块可能为子宫内膜异位症，诊断明显错误。说明对本病尚无认识，也不清楚与难免流产的鉴别。

一般情况下，子宫峡部妊娠时，孕囊可向宫腔生长，因此有可能度过早期妊娠阶段而进入中期或晚期妊娠阶段。而剖宫产瘢痕妊娠孕囊种植在瘢痕处，即肌壁间，环境不利于孕囊生长，妊娠很难继续至中期阶段，若未能及早诊断，或盲目行人工流产手术或药物流产，常常导致子宫大量出血，危及患者生命。此患者剖宫产后10个月，阴道不规则出血2个月，未引起重视，以致因大量阴道出血后急诊入院。由于出血时间较久，并有大血块堆积且向宫腔及颈管方向扩展，以致一时难以明确诊断。经MTX治疗后出血包块局限于峡部，促使诊断得以明确。但第二次入院时，因患者病情紧急，未进行任何术前检查，包括B超检查，即进行刮宫手术，并见绒毛，因此误诊为难免流产。妇科医生对剖宫产瘢痕妊娠还缺乏足够的了解。以往剖宫产瘢痕妊娠是极其少见的，但近年来随着剖宫产率的增高，本病的发生率明显增加，国内外医学杂志屡有报道。2003年以来我院即已收治了10例，使我们对剖宫产瘢痕妊娠的发生、诊断和治疗有了越来越清楚的认识。但对特殊病例的诊断有时仍可能出现困难，但只要随时想到这种异位妊娠的可能，就不至于误诊。凡遇子宫峡部妊娠的病例，只要有剖宫产史，就应首先考虑瘢痕妊娠的可能。

剖宫产瘢痕妊娠是一种特殊的异位妊娠，其发生在子宫内，肌壁间（确切地说应为瘢痕内），目前尚无明确并得到大多数医生认可的适合治疗方法，应根据患者病情选择适合的方法。此病例第一次入院时已为胎停止发育，B超看不到孕囊，血HCG水平仅为1 270U/L，选择用MTX宫颈局部多次注射的保守治疗方法是适合的。治疗1个月HCG已接近正常，因此，虽然包块未消失，考虑出院门诊随访是可以的。但是出院18d再次阴道大出血，不得不行急诊刮宫并采取其他辅助止血的措施。文献报道药物治疗后不一定必须做刮宫术，许多病例的包块会自然吸收消退，但确实也有一些非手术治疗期间或治疗后再次大出血的病例。因此，只要峡部的包块未消失，就有再次出血的可能，特别是HCG水平仍未恢复正常时，更应时刻注意，做好随访是非常必要的。

超声显像图例见图13-150-1～13-150-3。

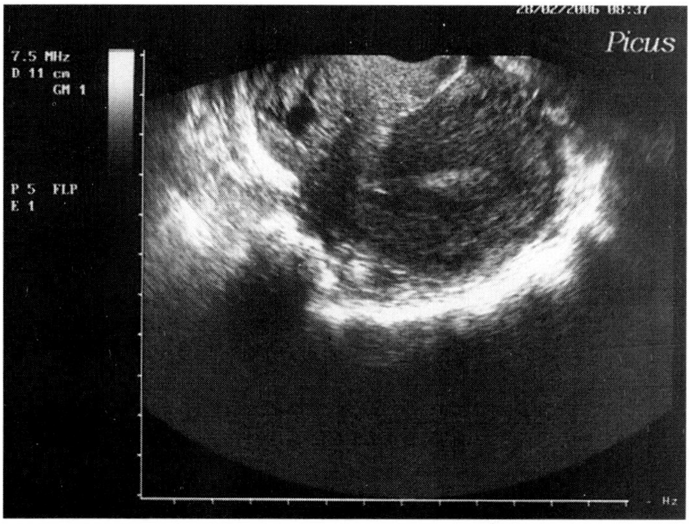

图13-150-1 剖宫产瘢痕妊娠(一)

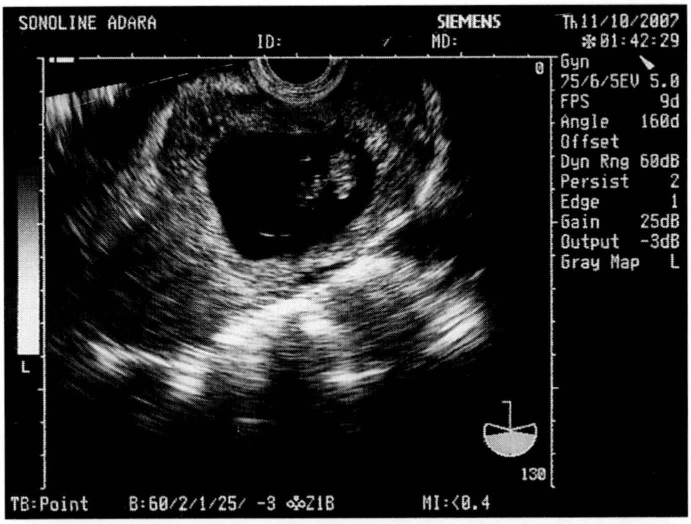

图 13-150-2 剖宫产瘢痕妊娠(二)

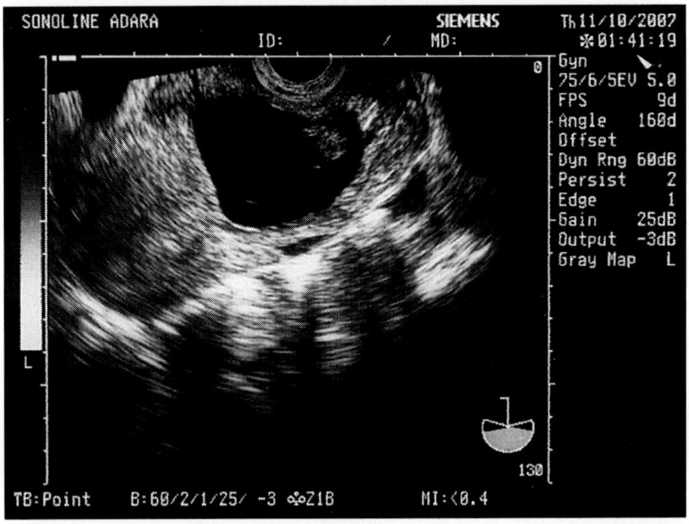

图 13-150-3 剖宫产瘢痕妊娠(三)

(左文莉 富 玮)

第 151 例 发冷、发热、下腹痛——急性盆腔炎

患者,女性,24 岁。发热、下腹痛伴腰痛 3d,白带黄色,有异味。盆腔超声显像检查前位子宫,略增大。于子宫后方可见 6cm×4.5cm,壁厚、囊性无回声区,其内有散在点状低回声区,周围彩色血流甚丰富,超声显像提示急性盆腔炎(盆腔脓肿)。

分析

急性盆腔炎泛指盆腔器官的急性炎症。感染若发生于产后则为产褥感染。非妊娠期的急性盆腔炎多发生于生育年龄妇女,最多见的部位是输卵管,次为卵巢,故又常称为急性输卵管炎或急性附件炎。发生于子宫的急性感染在非妊娠期甚为少见。急性盆腔炎是妇科急腹症之一，在急性下腹痛的鉴别诊断中甚为重要。

急性盆腔炎的病原菌主要为各种化脓菌，常见的球菌多为金黄色葡萄球菌和乙型溶血性链球菌，常来自上呼吸道和皮肤。属于杆菌的多为大肠埃希菌、铜绿假单胞菌和变形杆菌，多来源于肠道，淋病双球菌多为上行性感染。病原菌自宫颈侵入后，沿子宫腔侵入输卵管，引起急性输卵管炎。两侧输卵管的发病常有先后、轻重之分，但大多数双侧均受累。炎症开始局限于黏膜层，局部发生水肿、出血及大量浆液和脓性液渗出，逐渐侵犯各层，并在管腔内产生大量脓性分泌物。此时若输卵管伞端因炎性反应而闭锁，则形成输卵管积脓。若输卵管伞端未闭锁，或盆腔腹膜已有感染，则脓液可积聚在子宫直肠窝形成脓肿。输卵管严重感染可累及卵巢形成急性卵巢炎。当卵巢发生的脓肿和输卵管积脓融合时，即形成常见的输卵管卵巢脓肿。输卵管卵巢脓肿是盆腔脓肿最多见的一种。临床症状和急性盆腔炎相同，但脓肿患者虽经积极治疗，体温仍较高，呈弛张热和稽留热，脉搏细数，腹膜刺激征更加明显，同时常伴有直肠压迫和刺激症状。妇科检查除子宫附近有明显压痛外，在盆腔一侧或两侧可扪及张力较大而稍呈囊性的压痛肿块。

患者常有突然发作的恶寒、发热，体温高达39～40℃，伴有剧烈的下腹痛，开始可为单侧，很快整个下腹均剧烈疼痛。若在子宫直肠窝形成脓肿则常有大便带黏液和里急后重的症状。急性盆腔炎可以引起子宫出血，但并不多见。局部检查下腹两侧有明显压痛，若炎症已累及整个盆腔腹膜，则整个下腹可有肌紧张、压痛与反跳痛。阴道内诊往往由于炎性浸润和疼痛而难以满意。一般为子宫活动度不良，双侧附件部位有明显增厚和压痛。有输卵管积脓或输卵管卵巢脓肿形成时，可在一侧或双侧触及囊性、固定的、有明显压痛的肿物。如已形成子宫直肠窝脓肿时，则后穹窿饱满、张力较大。有的双侧输卵管积脓或输卵管卵巢脓肿向盆腔内破裂，大量脓液流入腹腔，引起急性弥漫性腹膜炎。此时下腹痛加剧，肌紧张和压痛、反跳痛扩散至全腹，患者可出现休克。如脓肿穿入阴道或直肠，则可见脓液排出，病情可因脓肿得到引流而缓解。

急性输卵管炎、输卵管积脓和输卵管卵巢脓肿的超声显像可见一侧或双侧附件区显示为不规则、不均匀条状中、低回声区，边界模糊不清，为发炎增粗的输卵管。输卵管积脓则显示为不规则、不均匀的混合性包块，其内有低回声区和无回声区，或呈条索状、不规则节段状，边界不清。若有输卵管卵巢脓肿形成，便可见不规则、不均匀的中低回声肿块，体积大小不等，其中可见不均匀无回声区，是为脓腔，边界不清，此时很难区分输卵管和卵巢。

急性腹盆腔腹膜炎除有上述超声显像表现外，在腹腔及盆腔内还可探及不规则片状无回声区，液体大多积聚在盆腔中，包绕子宫，形成一层不均匀的低至无回声带。子宫直肠窝处脓肿形成时，腔内的液体无回声内亦可见点状、带状低回声，为含组织碎屑的脓液。渗出液亦可积聚在粘连的间隙中，形成多数小脓肿。

鉴别诊断

急性盆腔炎需与急性阑尾炎、卵巢囊肿蒂扭转、异位妊娠、卵巢子宫内膜异位囊肿鉴别。

1. *急性阑尾炎* 右侧输卵管炎和卵巢炎易与急性阑尾炎混淆。后者发病时多有胃肠道症状，如恶心、呕吐及腹泻等。腹痛多发生在脐周围，逐渐向右下腹转移固定。检查时仅麦氏点压痛。体温和血白细胞增高的程度不如急性输卵管卵巢炎。右侧急性输卵管卵巢炎常在麦氏点下方有压痛。妇科检查宫颈触痛，双附件均有压痛，临床上急性阑尾炎和急性输卵管卵巢炎亦可同时发生。

2. 卵巢肿瘤蒂扭转 多为有盆腔活动性包块的患者在体位突然变换时或大便后，突发性剧烈下腹痛，以卵巢囊性肿物多见。肿物扭转后囊腔内常有出血，肿物增大，伴有发热，此时需与急性输卵管卵巢炎性包块鉴别。

3. 异位妊娠或卵巢黄体囊肿破裂 因输卵管妊娠流产或破裂及黄体破裂均可引发急性下腹痛。异位妊娠常有闭经史，输卵管破裂或流产发生时腹腔有内出血，患者面色苍白，呈急性病容，甚至休克。血、尿 HCG 为阳性，而急性输卵管卵巢炎多无这些症状，可资鉴别。

4. 卵巢子宫内膜异位囊肿 常有痛经、月经量增多，并多有一侧或双侧附件包块及不孕病史。囊肿破裂时需要与急性输卵管卵巢炎鉴别。盆腔检查子宫正常或有增大，后穹窿可能触及痛性结节，附件区触及包块。发病时无发热，多在月经期前后突发。

超声显像图例见彩图 119～121。

（富 玮 徐 阳 韩济琼）

第 152 例 卵巢肿瘤的鉴别诊断

患者，女性，61 岁。B 超查体发现腹水，肝转移性病灶，胆、胰、脾及双肾未见异常。做盆腔超声显像检查，发现左侧卵巢部位有一 5.6cm×4.2cm 边界不规则的均匀性低回声肿块，血流丰富。查体：腹水征（＋），腹水为渗出液，白细胞 0.6×10^9/L，单核细胞 0.93，黎氏反应（＋），生化蛋白 53g/L，PCR 检测 TB（－）。超声提示卵巢癌、肝转移。术后病理报告为卵巢浆液性囊腺癌。

分析

由于卵巢组织结构复杂，卵巢肿瘤分类之多居全身各器官的首位。其中包括来自卵巢上皮的、生殖细胞的、卵巢间质的原发性肿瘤，还有来自子宫、乳腺和胃肠道的转移性肿瘤，此外尚有一些生理性的非赘生性囊肿。卵巢位于盆腔中，其病变不如表浅组织易于觉察，发现时大多已属晚期。近年来超声检查对早期发现卵巢肿瘤以及卵巢肿瘤的鉴别诊断已有肯定的价值，在卵巢肿瘤超声诊断与鉴别诊断中需注意：非赘生性囊肿与小的赘生性囊肿的鉴别，浆液性、黏液性卵巢囊肿及卵巢囊性畸胎瘤的鉴别，巨大卵巢囊肿和腹水的鉴别及卵巢囊性肿瘤良、恶性的鉴别。

1. 组织学分类 通常临床医师采用 1972 年 WHO 制定的卵巢肿瘤组织学分类法，见图 13-152-1。体腔上皮来源的肿瘤占原发性卵巢肿瘤的 50%～70%，其恶性类型占卵巢恶性肿瘤的 85%～90%。卵巢表面的生发上皮来自原始的体腔上皮，具有分化为各种苗勒上皮的潜能，向输卵管上皮分化，形成浆液性肿瘤；向宫颈黏膜分化，形成黏液性肿瘤；向子宫内膜分化，则形成子宫内膜样肿瘤。生殖细胞肿瘤占卵巢肿瘤的 20%～40%。生殖细胞来源于生殖腺以外的内胚叶组织，其发生、移行及发育过程中，均有可能发生变异而形成肿瘤。生殖细胞未分化者为无性细胞瘤；胚胎多能者为胚胎癌，其向胚胎结构分化为畸胎瘤；向胚外结构分化为内胚窦瘤、绒毛膜癌。特异性性索间质肿瘤约占卵巢肿瘤的 5%。性索间质来源于原始体腔的间叶组织。性索向上皮分化形成颗粒细胞瘤或支持细胞瘤；向间质分化形成卵泡膜细胞瘤或间质细胞瘤。这类组织常有内分泌功能，又称功能性卵巢肿瘤。

转移性肿瘤占卵巢肿瘤的 5%～10%，原发部位多为胃肠道、乳腺及子宫等。

- 体腔上皮肿瘤
  - 浆液性肿瘤
  - 黏液性肿瘤
  - 子宫内膜样肿瘤
  - 透明细胞瘤(中肾样瘤)
  - 勃勒纳瘤
  - 混合性上皮瘤
  - 未分化癌
- 性索间质肿瘤
  - 颗粒细胞一间质细胞肿瘤
    - 颗粒细胞瘤
    - 卵泡膜细胞瘤、纤维瘤
  - 支持细胞一间质细胞肿瘤(睾丸母细胞瘤)
  - 两性母细胞瘤
- 生殖细胞肿瘤
  - 无性细胞瘤
  - 内胚窦瘤
  - 胚胎癌
  - 多胚瘤
  - 绒毛膜癌
  - 畸胎瘤
    - 未成熟型
    - 成熟型
      - 实体型
      - 囊性
        - 皮样囊肿(成熟囊性畸胎瘤)
        - 皮样囊肿恶变
    - 单胚性和高度特异性
      - 卵巢甲状腺肿
      - 类癌
  - 混合型
- 转移性肿瘤

图 13-152-1　卵巢肿瘤组织学分类(WHO,1972)

2. 临床分期　目前采用 FIGO 制定的标准,根据临床、手术和病理来分期,用于估计预后和比较疗效,见表 13-152-1。

表 13-152-1　原发性卵巢恶性肿瘤的分期(FIGO,1986)

Ⅰ期	肿瘤局限于卵巢
Ⅰa	肿瘤局限于一侧卵巢,包膜完整,表面无肿瘤,无腹水
Ⅰb	肿瘤局限于两侧卵巢,包膜完整,表面无肿瘤,无腹水
Ⅰc	Ⅰa 或Ⅰb 肿瘤,但一侧或双侧卵巢表面有肿瘤;或包膜破裂;或腹水有恶性细胞;或腹腔冲洗液阳性
Ⅱ	一侧或双侧卵巢肿瘤,伴盆腔内扩散
Ⅱa	蔓延和(或)转移到子宫和(或)输卵管
Ⅱb	蔓延到其他盆腔组织
Ⅱc	Ⅱa 或Ⅱb 肿瘤,但一侧或双侧卵巢表面有种植;或包膜破裂;或腹水有恶性细胞;或腹腔冲洗液阳性
Ⅲ期	一侧或双侧卵巢肿瘤,盆腔外有腹膜种植和(或)腹膜后或腹股沟淋巴结阳性,肝表面转移定为Ⅲ期
Ⅲa	肉眼见肿瘤局限于真骨盆。淋巴结阴性,但组织学证实腹膜表面有显微镜下种植
Ⅲb	一侧或双侧卵巢肿瘤,组织学证实腹膜表面种植,直径<2cm。淋巴结阴性
Ⅲc	腹膜表面种植>3cm 和(或)腹膜后或腹股沟淋巴结阳性
Ⅳ期	一侧或双侧卵巢肿瘤,有远处转移。胸腔积液有癌细胞,肝实质转移

注:Ⅰc 及Ⅱc 若细胞学阳性,应说明是腹水或腹腔冲洗液;若包膜破裂,应注明是自然破裂或手术操作破裂

3. 临床表现

(1)卵巢良性肿瘤:发展缓慢,早期肿瘤较小,多无症状,大多在妇科检查时偶然发现。肿瘤增大时,常感腹胀或腹部扪及肿块,肿物边界清楚。妇科检查在子宫一侧或双侧触及球形包块,囊性或实性,表面光滑,与子宫无粘连,蒂长者活动良好。若肿瘤大至占满盆、腹腔,则腹部膨隆、肿块活动差,患者出现压迫症状,如尿频、便秘、气急、心悸等。

(2)卵巢恶性肿瘤:早期常无症状,多在妇科检查偶然发现盆腔肿块。出现症状时,常有腹胀、腹部肿块及腹水。症状轻重取决于肿瘤大小、位置、侵犯邻近器官的程度、肿瘤组织学类型及有无并发症。若肿瘤向周围组织浸润或压迫神经,可引起腹痛、腰痛或下肢疼痛;压迫盆腔静脉出现下肢水肿;如为功能性肿瘤,则出现相应的雌激素或雄激素过多症状。晚期表现消瘦、严重贫血等恶病质征象。肿块多为双侧,实性或半实性,表面不光滑,不活动,常有腹水。转移者于腹股沟、腋下或锁骨上可触及肿大的淋巴结。

4. 鉴别诊断

(1)卵巢良性与恶性肿瘤的鉴别,见表13-152-2。

表13-152-2 卵巢良性与恶性肿瘤的鉴别

	良性肿瘤	恶性肿瘤
病史	病程长,逐渐长大	病程短,迅速长大
体征	单侧多,活动,囊性,表面光滑通常无腹水	双侧多,不活动,实性或囊实性,表面不光,常有腹水,多为血性,可能查到癌细胞
一般情况	良好	逐渐出现恶病质
超声显像	多为囊性无回声区,可有间隔光带,边界清楚	不规则、不均质、实质性肿块,边界不清,呈浸润生长

(2)卵巢恶性肿瘤的鉴别诊断

①子宫内膜异位症:异位症粘连肿块与卵巢恶性肿瘤很难鉴别。前者常有痛经、月经过多等。试用孕激素治疗可资鉴别。超声显像可能助于诊断,腹腔镜检查可鉴别,有时需行剖腹探查才能确诊。

②盆腔结缔组织炎:有盆腔感染史、发热、下腹痛,妇科检查附件区增厚、压痛。抗生素治疗有效。若治疗症状无改善,肿块反而增大,应考虑卵巢恶性肿瘤。超声检查有助于诊断。

③结核性腹膜炎:常有腹水、盆腔粘连性肿块,多有不孕或肺结核病史。可有低热、盗汗、乏力、食欲缺乏、消瘦症状以及月经量减少。妇科检查肿块位置较高,不规则,边界不清,不活动。超声检查、X线检查及腹腔镜检查有助于诊断。

④生殖道外肿瘤:应与腹膜后肿瘤、直肠癌、乙状结肠癌等鉴别。腹膜后肿物不活动,位置低者可能使子宫或直肠移位。肠癌多有消化道症状。超声显像、肠镜等检查有助于鉴别。

⑤转移性卵巢肿瘤:与恶性卵巢肿瘤不易鉴别。若附件区触及双侧性、中等大小、肾形、活动的实性肿块,应多考虑转移性卵巢恶性肿瘤,特别是有乳腺癌、消化道癌或消化道症状者。

但有些病例无原发性肿瘤病史。

5. 并发症

(1)蒂扭转:10%左右卵巢肿瘤并发蒂扭转。好发于瘤蒂长、中等大小、活动良好、重心偏移的肿瘤,如皮样囊肿。突然变换体位、孕期或产后使子宫位置改变,易发生蒂扭转。卵巢肿瘤的蒂由输卵管、卵巢韧带、骨盆漏斗韧带组成。急性扭转可造成肿瘤静脉回流受阻,瘤体充血或血管破裂,使瘤体急剧增大,以致动脉血流也被阻断,导致肿瘤坏死、破裂和继发感染。典型表现为突发一侧下腹剧痛(多发生于右侧),常伴恶心、呕吐甚至休克。妇科检查肿块张力大、压痛明显,特别是瘤蒂处。腹肌紧张明显。若扭转自然复位,腹痛随之缓解。

(2)破裂:约3%卵巢肿瘤可发生破裂,为自发性或外伤性。外伤性破裂可因腹部撞击、性交、分娩、妇科检查及穿刺等引起。自发性破裂多为肿块快速生长,尤其是肿瘤浸润性生长穿破瘤壁所致。小肿块或单纯浆液性囊腺瘤破裂时,患者腹痛轻微;大肿块或成熟型畸胎瘤破裂可致剧烈腹痛及腹膜刺激症状,甚至休克。妇科检查腹部压痛、肌紧张或有腹水征,原有肿块触不到或明显缩小、瘪塌。疑有肿瘤破裂时,应立即行超声显像检查。

(3)感染:肿瘤扭转或破裂后,有时可引起感染,表现为发热、腹痛、肿块及腹部压痛、腹肌紧张及白细胞升高。

(4)恶变:卵巢良性肿瘤发生恶变,早期无症状或不易发现。若发现肿瘤生长迅速,尤其为双侧性,应考虑恶变的可能。出现腹水多属晚期。及时做超声显像检查可明确诊断。

6. 超声显像检查在卵巢恶性肿瘤分期中的应用　卵巢恶性肿瘤是生殖系统恶性肿瘤中最具致死的肿瘤,76%患者诊断后仅存活1年,5年存活率为46%,2/3患者在诊断时肿瘤已扩散至盆腔外。因此,早期诊断、积极治疗是提高卵巢恶性肿瘤患者生存率的关键所在。手术治疗是治疗的主要措施,同时根据肿瘤转移扩散情况辅以术前、术后的化疗和放疗。治疗方案的制定及疗效的判定与临床分期密切相关。超声显像检查方法简便、无创伤,鉴别卵巢良、恶性肿瘤的价值已得到充分肯定(尤其是采用阴道B超和CDFI检查),对于其在卵巢恶性肿瘤术前分期中的价值,近年来也进行了较广泛的研究。

腹膜种植播散是卵巢恶性肿瘤较特征的扩散方式,这与腹水的存在有关。脱落或游离的癌细胞常出现在腹水或腹腔冲洗液中,即便是早期病例也如此。所谓的Ⅰ期及Ⅱ期病例中,近50%的腹水或腹腔冲洗液为阳性。腹水积聚部位易发生卵巢恶性肿瘤种植转移,故横膈、结肠旁沟、大网膜及肠系膜、盆腔腹膜及子宫直肠窝等部位在超声显像检查时尤其应予仔细观察。Tempany等总结分析了118例卵巢恶性肿瘤,70例(59%)有腹膜转移,其中大网膜转移者70例、膈下转移45例、系膜转移38例、腹腔前壁转移37例、结肠旁沟转移35例、肝表面转移25例。对于小病灶(<2cm),超声显像诊断价值有限。

卵巢恶性肿瘤的淋巴转移常见,转移率高达50%～60%。淋巴转移与淋巴引流有关,主要有3个途径:①从卵巢门分出集合淋巴管,沿卵巢蒂、骨盆漏斗韧带上行,注入腰淋巴结与腹主动脉淋巴结;②部分集合淋巴管沿阔韧带走向盆壁,进入髂内、髂外,髂总淋巴结;③沿阔韧带流至髂外血管及腹股沟淋巴结。其中以腹主动脉及腔静脉旁淋巴结转移最为常见。淋巴结转移率随卵巢恶性肿瘤期别上升而增加,Ⅰ～Ⅳ期的转移率分别为19%、44%、62%和64%～87%。也随细胞分化的不良而增加,交界性肿瘤几乎无淋巴转移,1、2级的转移率为10%,3

级达 26%。转移性淋巴结的术前诊断主要依靠影像学检查，以短径≥1cm 作为淋巴结转移的标准，CT 诊断准确率达 88%。另外，淋巴结中心坏死对于诊断转移性淋巴结的意义显著，阳性预测值达 100%。应用影像学检查方法诊断淋巴结转移有相当的价值，但仍存在一定的局限性。

以往认为血行转移相对少见，近年来由于超声显像检查的广泛应用，血行转移率的诊断有所提高。据统计，转移率为肝 45%～48%，肺 34%～49%，肾上腺 15%～21%，胰腺 11%～21%，脾 15%～20%，骨及骨髓 11%，肾 7%～10%，皮肤 5%，脑 3%～6%。肝转移最常见。由于肺转移率较高，而 CT 对胸膜病变诊断的灵敏度高，故可做胸部的 CT 检查。

卵巢恶性肿瘤是依据肿瘤大小、累及范围、有无淋巴结及远处转移进行分期的。Ⅰ期：病变局限于卵巢；Ⅱ期：病变累及一侧或双侧卵巢伴盆腔转移；Ⅲ期：病变累及一侧或双侧卵巢伴盆腔以往种植或腹膜后淋巴结或腹股沟淋巴结转移；Ⅳ：远处转移。

目前，卵巢恶性肿瘤分期采用的仍是手术病理分期，即以术中所见肿瘤范围及高危区域的全面评估为基准确定的，但影像学检查方法已被建议应用于大多数生殖系统恶性肿瘤的最初分期中，认为Ⅰ期和Ⅱ期是早期，肿瘤局限于卵巢和盆腔；Ⅲ期及Ⅳ期属于晚期或进展期，肿瘤已扩散到腹腔，甚至达到腹腔外或伴有肝实质的转移。由于超声显像检查对各部位的转移灶均有较高的诊断价值，因此对卵巢恶性肿瘤分期的价值也是值得肯定的。近年来研究表明，CT 对卵巢恶性肿瘤的分期准确率为 70%～90%。超声显像检查对分期诊断的价值只达到中等(54%)水平，以前被用作卵巢恶性肿瘤的最初检查方法，近年来随着多普勒超声的出现，以及经阴道高频超声的应用，超声显像检查的价值也得到了肯定。然而影像学分期并不能取代手术病理分期，因其存在分期过高或过低的情况。但是超声显像等影像学诊断手段，因其对卵巢恶性肿瘤分期的较高准确性，简便又无创伤，重复性好，仍然成为卵巢恶性肿瘤分期常用的检查方法。

7. *卵巢肿瘤超声显像鉴别诊断* 由于卵巢组织结构复杂，卵巢肿瘤分类之多居全身各器官的首位。其中包括来自卵巢上皮的、生殖细胞的、卵巢间质的原发性肿瘤，还有来自子宫、乳腺和胃肠道的转移性肿瘤。此外尚有一些生理性的非赘生性囊肿。卵巢位于盆腔中，其病变不如表浅组织易于觉察，发现时大多已属晚期。近年来超声显像对早期发现卵巢肿瘤和卵巢肿瘤的鉴别诊断已有肯定的价值，小的卵巢良性肿瘤多无症状，待长到中等大小时可有腹胀及下腹不适。患者自己常可摸到肿块。巨大的良性肿瘤可产生压迫症状，出现尿频、尿急、下肢水肿及静脉曲张。膈肌受压时还可出现呼吸困难、心悸和行动不便。早期恶性肿瘤亦可无症状，可有腹部不适或不显著的胃肠道症状。恶性肿瘤生长迅速，短期内可有腹胀、腹痛，并出现不规则的腹部肿块，常伴有腹水，继而食欲减退、消瘦，并出现恶病质。卵巢肿瘤一般不引起月经改病，若双侧卵巢均被破坏，则可出现月经异常，甚至闭经。功能性卵巢肿瘤可产生过多的激素，致使幼女发生性早熟，中老年妇女发生功能性子宫出血或绝经后阴道出血。超声显像检查时必须做仔细的盆腔扫查，注意肿块的大小、形状、囊实性、位置、边界、活动度、与周围器官的关系、表面是否光滑及能否与子宫分开等。并应注意子宫后壁、宫底韧带、子宫直肠凹陷及直肠阴道隔的情况。

(1)非赘生性囊肿与小的赘生性囊肿的鉴别：非赘生性囊肿大小一般不超过 5cm，壁薄、光滑而完整。生育年龄妇女如果发现单侧卵巢中等大小的囊性肿块(5～10cm)，应于 1 个月后复查，如发现不断增大，应考虑为赘生性囊肿。

(2)浆液性、黏液性卵巢囊肿及卵巢囊性畸胎瘤的鉴别：在卵巢囊性肿瘤中，这3种肿瘤最为多见，约占卵巢肿瘤的90%以上，超声显像表现均为囊性无回声。其鉴别要点如下：

浆液性囊肿和囊性畸胎瘤为中等大小，黏液性囊肿体积比前二者大或巨大。

浆液性囊肿和囊性畸胎瘤多为单房，黏液性囊肿常为多房。

浆液性囊肿囊壁薄，黏液性囊肿和囊性畸胎瘤囊壁厚。

浆液性囊肿内部为纯净无回声，可有附壁光团，后方无声影。黏液性囊肿无回声区内可见细弱光点，可有附壁光团，后方无声影。囊性畸胎瘤内可见脂液分层征或有强弱不等的闪烁光点，可有附壁光团或悬浮光团，后方常伴有声影。

(3)巨大卵巢囊肿和腹水的鉴别：腹水的液性无回声多在腹部两侧，无固定边界，有浮游肠襻，并有蠕动。巨大卵巢囊肿为圆球形，边界整齐光滑，可达脐部以上，其内可有间隔光带。

(4)卵巢囊性肿瘤良、恶性鉴别：卵巢囊性肿瘤良、恶性的超声显像鉴别主要依据囊壁的薄厚、均匀程度、内部回声和有无腹水进行综合判断。良性肿瘤边界清楚光滑，内部为纯净无回声或有均匀规则的细小低回声光点，无分隔或有薄而均匀的间隔。恶性肿瘤的边界模糊，不光滑，内部有不均匀回声，其间隔厚而不均匀，常有腹水。彩色多普勒血流显像根据肿瘤周边及间隔内血流程度、血管形态及血流频谱阻力指数(RI)的测定对其良恶性鉴别有一定的参考价值。值得注意的是局部区域恶变易漏诊，成分复杂的囊性畸胎瘤或粘连严重的炎性包块，因回声复杂或轮廓不清而误诊为恶性肿瘤。因此，超声显像诊断需密切结合临床。过度充盈的膀胱在声像图上酷似卵巢囊肿，鉴别的关键是寻找正常的膀胱，腹水和巨大卵巢囊肿均能找到正常的膀胱，而过度充盈的膀胱则无。必要时导尿后再行探测，无回声区可减小或消失。卵巢肿瘤超声显像表现与病理对照见表13-152-3。

卵巢囊性或多发性囊性无回声肿块边缘清楚、囊壁细薄者均为良性。在正常灵敏度条件下显示囊性肿块边缘光滑整齐，囊内为无回声或少许回声，加大灵敏度时有均匀稀疏光点或局限性中低回声可见于卵巢囊性畸胎瘤、巧克力囊肿、卵巢黏液性囊腺瘤等。良性肿瘤常为单侧性、包膜完整、表面光滑、可活动、病程较长，可逐渐长大。如果肿瘤边缘不规则，壁厚，内部有不规则光点、光团和部分液性无回声，为可疑恶性或恶性。肿瘤边缘浸润、模糊不清、无包膜、外壁和间隔不均匀增厚，凹凸不平，内部呈现不规则密集光点、光团或有因出血、坏死引起的液性无回声区，或囊内有各种不同形态的乳头状凸起，盆腔内有转移结节，盆壁不光滑，肿瘤回声多样化，声衰减明显，或伴有胸腔积液、腹水者，绝大多数为恶性肿瘤。由于癌的浸润压迫，还可引起肠梗阻和肾盂积水。肿瘤还可远处转移。患者多呈消瘦、衰弱、贫血、发热及恶病质等表现。随诊可发现肿瘤生长迅速。卵巢肿瘤超声显像鉴别要点见表13-152-4。

表 13-152-3 卵巢肿瘤超声显像与病理对照

肿瘤名称	病　理	超声显像	性　质
浆液性囊腺瘤	外表光滑、壁薄。囊腔单房或多房，内壁光滑，腔内充满清亮液体或黏液	纯净的囊性、囊间隔纤薄、线状	良性
黏液性囊腺瘤			
浆液性乳头状囊腺瘤	外表可不光滑。常为多房性，充满浆液、黏液。内壁有乳头，可呈结节状、指状有附壁团块	囊性有乳头 囊壁增厚不平	多良性
浆液性表面乳头状瘤			
黏液性多房性囊腺瘤			
成熟囊性畸胎瘤	外表可不规则，包膜可不完整。切面部分囊性区、部分实质区。实质区可由增生密集的乳头组成，质地软或硬。囊性	囊、实混合性 强、弱不等的光点、光斑、光团	良性
交界性浆液性囊腺瘤			交界性
交界性黏液性囊腺瘤			交界性
浆液性囊腺癌	可多房，腔内为浆液、黏液、出血、坏死或液化	边缘模糊	恶性
黏液性囊腺癌			
卵巢内膜样癌	病灶多为双侧性，表面不光滑，包膜可不完整，切面呈实质性，少数病例有细小囊腔。有乳头生长时，其可穿破包膜，肿块内为灰白色脑髓样组织	肿块内多为不均匀低回声。体积大的实性肿物中央区可出现囊性无回声	恶性
透明细胞癌			
颗粒细胞瘤			
颗粒卵泡膜细胞混合瘤			
睾丸母细胞瘤			
卵巢纤维瘤	多为双侧，形态不规整，表面凹凸不平，包膜可不完整。切面实质性，少数区域有极细小囊性腔隙，质硬或软，坏死液化后形成囊腔。乳头生长穿破包膜，呈菜花状，质脆。实质区亦可为灰白色豆腐状、脑组织样，出血坏死时颜色紊乱	实质均质性光点分布均匀包膜回声清楚	良性
卵泡膜细胞瘤			少数良性
无性细胞瘤			恶性
恶性淋巴瘤			恶性
勃勒纳瘤			恶性
未成熟畸胎瘤		实质不均质性不规则增强光点、光斑、光团包膜增厚、模糊	恶性
内胚窦瘤			恶性
胚胎癌			恶性
转移性癌			恶性

表 13-152-4 卵巢肿瘤超声显像鉴别要点

	二维超声显像	彩色多普勒血流显像
卵巢囊性肿物	圆形、椭圆形，形态多规整，包膜完整清晰，内壁光滑；囊内无回声，后壁及肿瘤后方回声增强；多房性囊肿可见其中的间隔	囊肿内无彩色血流；囊壁及较厚的间隔内可见星点及条状彩色血流；RI>0.40，提示肿瘤多为良性
卵巢混合性（囊实性）肿瘤	圆形、椭圆形，形态多规整；包膜完整，边界清晰，囊壁可薄、可厚或局部增厚；内为液性无回声，可有实性成分呈乳头状高回声突于囊腔内；肿瘤后壁及后方回声增强	囊壁及囊内实性部分可有彩色血流呈星点及条状血流；有的肿瘤有较丰富的血流；RI>0.40时，提示为良性肿瘤；RI<0.40时，提示为恶性肿瘤
卵巢实性肿瘤	椭圆形、肾形或不规则；边界不清楚，呈浸润性生长；多为不均匀低回声，有坏死可显示不规则无回声区，后方回声衰减	肿块内多有丰富的网状、树枝状彩色血流，大部分肿块血流 RI<0.40，提示为恶性肿瘤，良性者，血流 RI>0.40

超声显像图例见彩图 122～126。

（富　玮　左文莉）

第 153 例　闭经、不规则阴道出血、急性腹痛——宫外孕

患者，女性，34 岁。停经 2 个月，近半月出现不规则阴道出血，持续不断，暗红色，量较少，近 3d 下腹痛，逐渐加重。超声显像检查宫底上方可见不均质团块，CDFI 可显示肿块周边彩色血流丰富，并可引出低阻动脉血流频谱，子宫后方可见片状无回声区，超声提示：宫外孕破裂。

分析

受精卵在子宫腔以外的部位着床、生长是为宫外孕，又称异位妊娠，是妇产科最常见的急腹症之一。其发生率为正常妊娠的 1/56～1/93。以往是引起妊娠早期妇女死亡的重要原因。异位妊娠最常见于输卵管，称为输卵管妊娠，约占全部宫外孕病例的 95%。其他部位如卵巢、子宫颈、阔韧带内，甚至腹腔内，都可以发生异位妊娠。除发生于宫颈和腹腔妊娠外，其临床表现和处理原则基本相同。

慢性输卵管炎是输卵管妊娠最主要的原因。由于炎症使输卵管蠕动和管壁的纤毛运动受损，不能及时将受精卵运送至宫腔而在输卵管内着床；或因炎症粘连，瘢痕收缩造成输卵管腔狭窄，精子可通过，但体积较大的受精卵通过障碍而发生输卵管妊娠；输卵管发育异常或内膜纤毛发育不良、输卵管整形术后等均可发生输卵管妊娠；使用宫内节育器（IUD）者，一旦妊娠，其发生输卵管妊娠的机会增高。

孕卵在输卵管内着床，由于输卵管内膜不能形成良好的蜕膜，以维持胚胎的营养需要和抵御绒毛的侵蚀，输卵管壁薄，不能向子宫壁那样适应胚胎发育而扩张，因此妊娠不能维持，即可发生流产或导致输卵管壁破裂。若胚胎完全流入腹腔，一般出血不多。而胚胎不全脱落则可反复多次出血，甚至引起腹腔内大量出血。

患者的生育能力通常低于正常，大约 25% 患者有慢性盆腔炎病史。发病的 3 个主要症状

为:闭经、不规则出血及腹痛。大约80%病例有闭经,一般不超过6～8周即发生出血和腹痛。不规则阴道出血多持续不断、量少、暗红色而有别于一般月经。若为大量的阴道出血,则常可除外宫外孕,应多考虑为宫内孕流产或功能性子宫出血。腹痛是宫外孕最常见的症状,常开始于一侧下腹部,为刀割、撕裂样疼痛,有别于宫内孕流产时的宫缩痛。宫外孕破裂时,血液积聚在盆腔底部,导致出现里急后重、肛门坠胀感。出血增多可致剧烈全腹痛。短时间大量出血病人出现苍白、脉细数、血压下降,反复多次出血可致贫血。腹部检查可有明显压痛、反跳痛、腹部膨隆。盆腔检查子宫颈常有明显触痛和举痛,子宫无明显增大,一侧下腹可能触及压痛包块,边界不清。阴道后穹窿穿刺是诊断腹腔内出血的最简便、可靠方法,出血不到100ml者亦可获阳性结果,吸出物为不凝固暗红色血液。

输卵管妊娠因种植部位不同及病程不同,其超声显像表现各异。其特征如下:

1. 子宫　正常或略大,宫腔内无真正胚囊,即无周边绒毛高回声光环,内为偏心圆状囊性无回声区。有阴道出血时,可见宫腔稍扩张,可有少量积血的液性无回声区,周边蜕膜回声略高似胎囊状——假胎囊,但不是偏心状,应与真正胎囊加以鉴别。

2. 附件　病程不同,超声显像表现不同。①未破裂型:于子宫一侧或子宫底上方显示不均质团块,若在其内见到胎囊回声并有胚芽及胎心搏动,输卵管妊娠即可确立。CDFI可显示周边彩色血流丰富,频谱多普勒可引出频带较宽的低阻力型动脉血流,阻力指数(RI)为0.30～0.44为其特征。②破裂流产型:子宫超声显像表现与未破裂型基本相同。附件区域可见不规则、不均质性团块,为输卵管妊娠流产及破裂后出血所形成,可包含有血液、血块、输卵管、卵巢和胚胎组织。若出血量多,则包块体积较大;若出血时间短,回声较低;出血时间长,血块机化,回声增强,包块内可见变性的孕囊或不见孕囊。CDFI显示包块内局部有短弧状彩色血流,周边彩色血流较丰富。频谱多普勒可引出低阻力动脉血流,RI为0.45～0.59。在子宫直肠窝即腹盆腔内显示不规则液性无回声区。③陈旧性宫外孕:子宫大小、形态恢复正常,可与包块分界不清。仔细辨认子宫形态与边界对诊断陈旧性宫外孕帮助很大。子宫多位于包块的前方或上方。从子宫颈追踪子宫腔线是判定子宫的重要标志。CDFI检测包块周边及内部无彩色血流及频谱。

输卵管间质部妊娠为孕卵种植于输卵管间质部,此处肌层较厚,故破裂时间较晚,一旦破裂可导致急性大量出血,危险性大。又因与子宫角相连,胎囊可移入宫角继续妊娠或流入腹腔而流产。宫角妊娠是孕卵种植在子宫角部,胚胎向子宫腔生长,可能继续维持至足月。早期妊娠时,如在子宫角部生长,超声显像显示一侧子宫底部或角部突出,内见胚囊、胎芽甚或胎心。间质部妊娠胚囊明显靠近子宫角部,因此,早期输卵管间质部妊娠与宫角妊娠的临床与超声显像的鉴别均有相当困难。

鉴别诊断

1. 宫内妊娠流产(不完全流产)　胚胎尚存活时,超声显像显示宫腔内胎囊及胎心无困难,与宫外孕容易鉴别。若完全流产,宫内已无孕囊,则与宫外孕鉴别有一定困难。应仔细观察,寻找宫外包块,附件区有包块者,不排除宫外孕的可能。有时需结合患者病史、临床表现及血HCG定量测定追踪加以判定。

2. 黄体破裂　多无闭经史和早孕反应,妊娠试验阴性,腹痛突发且多在月经前,一般无阴道出血。超声显像显示子宫无异常发现,子宫直肠窝可见片状无回声区,不见盆腔包块。

3. 急性盆腔炎　无闭经史及早孕反应。下腹痛常伴有发热或有不规则阴道出血、白带增多或有脓性分泌物。血白细胞可增高。超声显像显示子宫可略增大，子宫肌层回声不均匀减低。附件区有不均质包块或厚壁囊性肿物(脓肿)。子宫直肠窝有液性无回声区或见多房囊性包块(脓肿)。

超声显像图例见图 13-153-1、13-153-2。

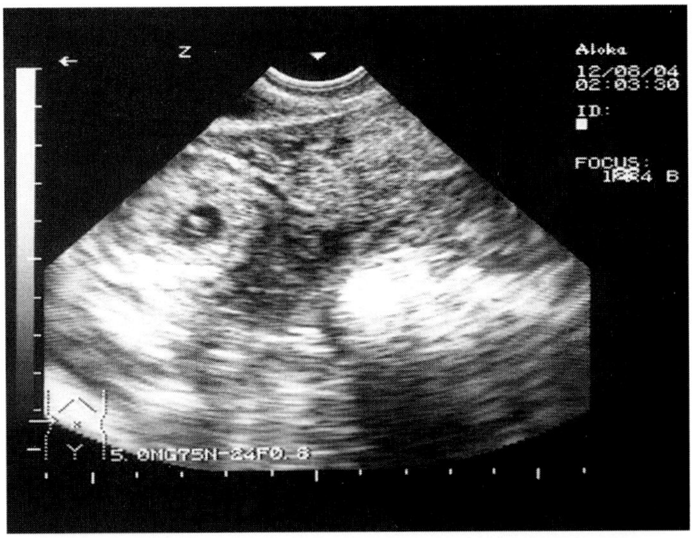

图 13-153-1 宫外孕(一)

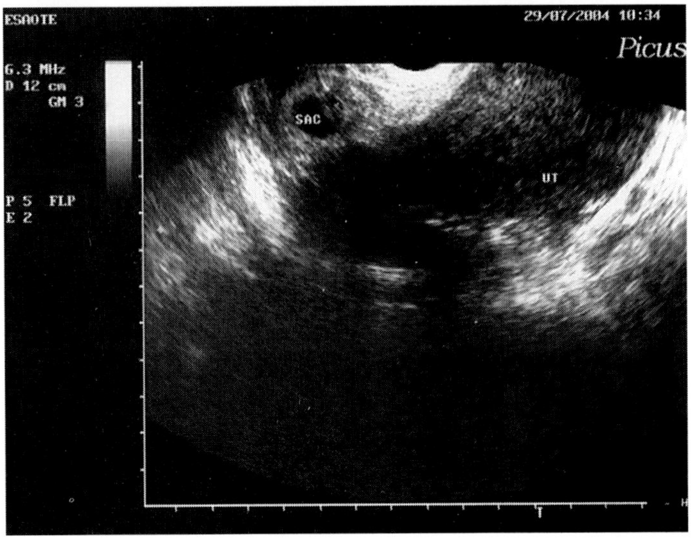

图 13-153-2 宫外孕(二)

(富 玮)

第 154 例 突发下腹痛——卵巢黄体囊肿破裂(卵巢破裂)

患者，女性，31 岁。在进行体育运动(较剧烈)后 1h 突发下腹部疼痛，逐渐加重来诊。盆腔超声显像显示子宫形态大小正常，子宫后方可见片状无回声区，双附件阴性。超声提示：盆腔积液，黄体囊肿破裂可能性大。

分析

卵巢破裂是指卵巢成熟的卵泡、黄体、黄体囊肿破裂或其他因素所引起的卵泡膜血管破裂出血。严重者可引发腹腔内大量出血。

1. *卵巢黄体囊肿破裂* 卵巢在排卵后形成黄体。正常黄体直径为2～3cm，若黄体内有大量积液，使囊腔直径超过3cm，称为黄体囊肿。妊娠黄体亦可增大为囊肿，一般在妊娠3个月后自然消失。黄体囊肿可因某些原因而破裂、出血，严重者引起急腹症。在卵巢黄体血管化时期，容易破裂。一般先有内部出血，使囊内压力增加，继而引起破裂出血。有血液病、凝血功能障碍者易出血而不易止血。临床所指卵巢破裂，实际上是其成熟卵泡和黄体破裂，其中绝大多数是黄体（囊肿）破裂，外伤或卵巢受直接或间接外力作用或其他原因均可导致黄体囊肿破裂。黄体破裂引起临床急腹症的机制与宫外孕相同，均因腹腔内血液刺激腹膜所致。出血量差别很大，从数毫升至数百或上千毫升不等，因此，腹痛程度也有很大差别。腹痛的临床表现和发展过程与宫外孕基本相同，但盆腔检查查不到肿块。输卵管妊娠流产所致的腹痛可因反复内出血而多次发生，黄体破裂则多在一次出血后逐渐自行凝结止血，反复发作的机会很少。除了腹痛之外，黄体囊肿破裂一般没有闭经及阴道不规则出血的症状，且多发生于月经周期后半期。因此有内出血的妇科病人，若没有闭经和阴道出血且妊娠试验为阴性，则应考虑黄体囊肿破裂的诊断。

黄体囊肿破裂超声显像表现为子宫形态大小正常，附件区也不见包块存在。子宫直肠窝可见液性无回声区，即为盆腔出血表现。

2. *卵巢子宫内膜异位囊肿（巧克力囊肿）破裂* 随着子宫内膜异位症发生率的上升，卵巢巧克力囊肿的发生率也随之增高。在外力作用下囊肿可破裂，也有自发破裂者，引起急性下腹痛。以往由于对其认识不足，诊断多有忽视。现已引起临床注意。囊肿破裂后，囊液流入腹腔，引起剧烈腹痛、恶心、呕吐等，常需急诊处理。

异位的子宫内膜在卵巢组织中周期性出血，使卵巢不断增大形成囊肿。囊肿可单发或为双侧性，囊壁厚，常与周围组织紧密粘连。每次月经来潮时，囊内均有出血，使囊肿逐渐增大，囊液为褐色黏稠液体，似咖啡样，故称巧克力囊肿。囊肿破裂时，囊液流入盆腔，刺激腹膜引起腹痛。囊液流出多少不等，则腹痛程度不一，裂口大，流出多时，可发生严重腹痛。若破裂累及囊壁血管，则可合并内出血，引发急腹症。卵巢巧克力囊肿破裂多发生在月经期前后，无闭经和不规则出血，突发下腹痛，开始于一侧，继之盆腔疼痛，常伴恶心、呕吐、肛门下坠感，严重者血压下降甚至出现休克症状。查体发现腹部有明显压痛、反跳痛及肌紧张，可能有移动性浊音。盆腔检查下腹一侧或两侧可触及边界不清的包块，触痛，常与子宫后壁粘连，不活动。

超声显像在子宫后方可见圆形或不规则形囊性厚壁无回声区，直径多在5～6cm。可能见于一侧附件或双侧附件均可见。内壁多不光滑，囊内液性无回声区内常见不均质回声，或为细密弱回声光点，为机化血液和纤维素沉积。有时为团块状回声，为极黏稠的囊液、血块及组织碎屑沉积物，有时可见随体位流动。巧克力囊肿的超声显像表现多变，与月经周期及囊内病变结构不同有关，这也是与其他卵巢囊肿病变鉴别的重要依据之一。

超声显像图例见图13-154-1、13-154-2。

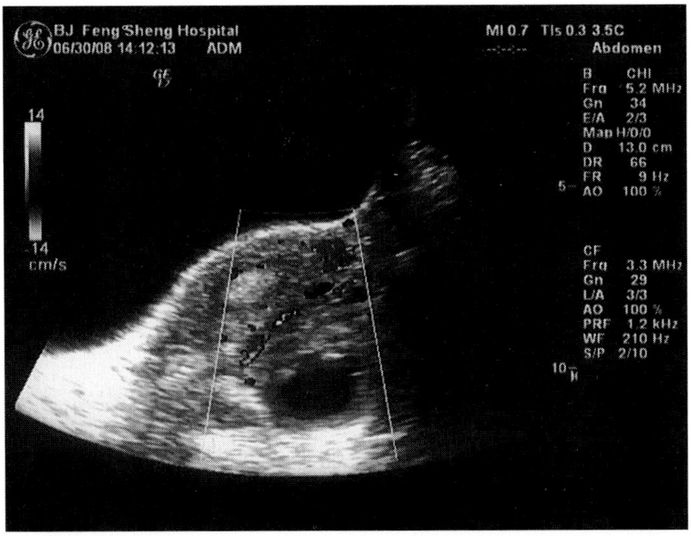

图 13-154-1 卵巢黄体破裂(一)

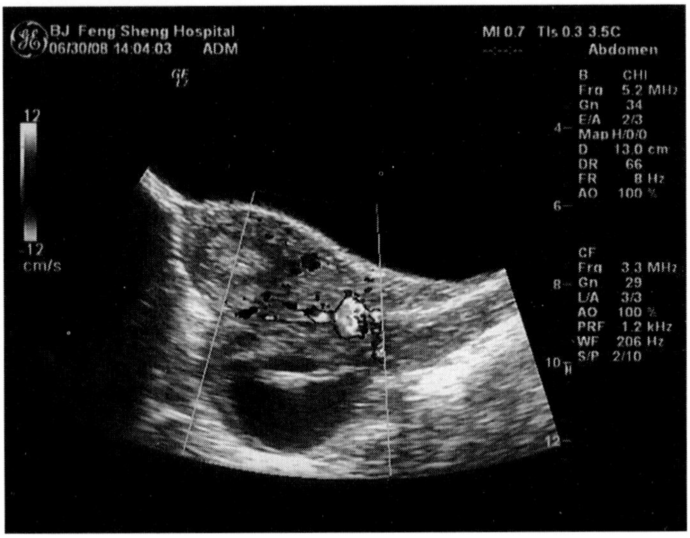

图 13-154-2 卵巢黄体破裂(二)

(富 玮)

第 155 例 人工流产后阴道不规则流血 5 个月伴消瘦——左肾转移性绒毛膜上皮癌

患者,女性,37 岁,已婚。自 5 个月前行人工流产;以后出现阴道不规则出血,身体日渐消瘦,低热、食欲缺乏。

查体:体温 37.5℃,脉搏 120/min,呼吸 24/min,血压 110/80mmHg。消瘦,慢性病容,皮肤、巩膜无黄染,全身表浅淋巴结不肿大,心界不大,心律齐,各瓣膜区无杂音,肺(—),腹平软,未触及包块,肝右肋下 1cm,质中等,脾未触及,双下肢轻度可凹性水肿。

实验室检查:血红细胞 3.06×10^{12}/L,血红蛋白 81g/L,白细胞 11×10^{9}/L,中性粒细胞

0.87,淋巴细胞0.13,血沉64mm/1h,尿比重1.016,蛋白微量,镜检白细胞(+),偶见红细胞;肝功能正常。

超声显像检查:肝、胆、胰、脾、右肾未见异常,左肾饱满,肾被膜光滑,下极略外凸起,肾皮质、髓质分界清楚,于左肾下段可见2.8cm×2.5cm不均匀高回声区。

分析

妊娠滋养细胞肿瘤(GTN)来源于胚胎滋养细胞,包括葡萄胎、侵蚀性葡萄胎、绒毛膜癌(绒癌)及中间型滋养细胞肿瘤,其具有独特的组织学来源及生物学行为,是可治愈的实体肿瘤。由于妊娠滋养细胞肿瘤的生物学行为和治疗特殊性,其是目前唯一可在没有组织病理学证据时就能诊断的妇科肿瘤。

人绒毛膜促性腺激素(HCG)是敏感、特异性的妊娠滋养细胞肿瘤标志物,可作为诊断与治疗检测的主要参照指标进行动态观察。超声影像的彩色多普勒检查可配合HCG监测以提高妊娠滋养细胞肿瘤早期诊断率。对于停经后或流产后阴道流血患者,诊断性刮宫也很重要,既可清除宫腔内妊娠残留物,又可协助诊断是否为妊娠滋养细胞肿瘤并判断其类型。

典型的侵蚀性葡萄胎诊断一般不太困难,当葡萄胎排出后,阴道持续不规则出血,血HCG持续12周仍不能恢复至正常值,或一度正常后又转阳性,在排出残余葡萄胎后,即可诊断为侵蚀性葡萄胎。若X线胸片已示肺内转移结节或阴道出现转移结节,或超声显像显示肝肾发现转移病灶,则诊断更加明确。侵蚀性葡萄胎的病理诊断标准为肉眼或镜下可见葡萄胎组织侵入子宫肌层或血管,或转移灶中可见葡萄胎组织。国际妇产科联盟(FIGO)2000年标准,对符合以下条件之一的患者可诊断为侵蚀性葡萄胎并进行化疗:

1. 葡萄胎排出后4次测定血HCG呈平台,至少维持3周。
2. 葡萄胎排出后连续3周血HCG上升10%以上,并维持2周或2周以上。
3. 葡萄胎排出后血HCG低水平异常持续≥6个月。
4. 组织学确诊。

流产、足月分娩、异位妊娠后4周以上,血HCG水平仍持续高水平,或一度下降后又上升,已排除妊娠物残留或再次妊娠者则应怀疑绒癌的可能。绒癌的病理诊断标准为:在子宫肌层或其他切除器官中可见大片坏死和出血,在其周围可见大量生长活跃的滋养细胞,肉眼及镜下均找不到绒毛结构。1962年我国学者提出了妊娠滋养细胞肿瘤解剖临床分期法,1985年由WHO推荐给FIGO,经修改后于1992年被正式采用为国际统一的临床分期标准,此标准能反映本病发展规律及预后,目前国内多采用该标准。此外,WHO根据Bagshawe评分标准于1983年提出改良预后评分系统,可将患者分为低危、中危、高危3组。2000年FIGO又通过了新的妊娠滋养细胞肿瘤分期及预后评分标准。该标准更加客观地反映了妊娠滋养细胞肿瘤患者的实际情况,在诊断疾病的同时更加简明地指出了患者除分期之外的病情程度及预后危险因素。一些分期较早的患者可能存在高危因素,一些分期较晚的患者仍属低危组。诊断时采用这一标准更有利于选择治疗方案和评估预后。

以往较罕见部位的异位妊娠目前逐渐增多,如宫颈、宫角、残角子宫、子宫肌壁间及剖宫产瘢痕处等,有时不易与妊娠滋养细胞肿瘤鉴别。异位妊娠临床表现为停经后阴道出血,可有子宫增大以及宫角、宫旁或附件包块,血HCG高水平持续上升,超声显像检查提示病灶内血流丰富,刮宫较难刮到妊娠物。监测血HCG以及进行彩色多普勒超声检查有助于鉴别诊断,必要时采用腹腔镜或行开腹手术获取病理组织以明确诊断,从而避免不必要的化疗。恶性妊娠滋养细胞肿瘤具有高度亲血管性，很早就发生血运转移，几乎转移至全身各脏器和组织，其中最常见为肺部转移。妊娠滋养细胞肿瘤合并脑转移并不罕见，文献中所报道其发生率为3%～28%。由于滋养细胞的亲血管性特点，脑转移患者常发生颅内出血、硬膜下出血及脑疝并常为首发症状，也是患者主要死亡原因之一。肝转移者预后较差。早期诊断并及时给予多药、多途径联合化疗可提高其疗效。本例为绒毛膜上皮癌肾转移，临床上较为少见，其超声显像特点为边界尚清楚的高回声圆形结节，类似肝血管瘤（高回声型）。超声医师应加以重视。

超声显像图例见图 13-155-1、13-155-2。

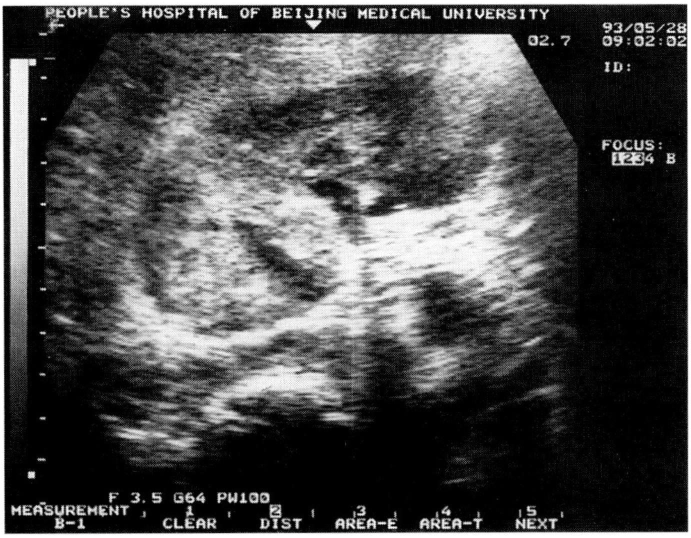

图 13-155-1 绒毛膜癌左肾转移(一)

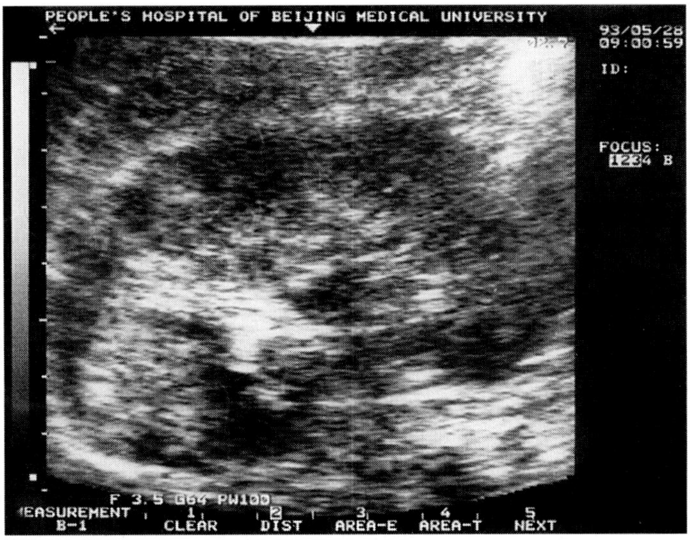

图 13-155-2 绒毛膜癌左肾转移(二)

（富 玮 范安娜）

第156例 突发性右下腹痛——卵巢囊肿蒂扭转

患者，女性，36岁。突发右下腹痛2h来急诊。患者2h前进行跑步锻炼时突然出现右下腹痛，呕吐胃内容物1次，无腹泻。来院急诊查白细胞9.8×10^9/L，中性粒细胞0.81。查体体温38.1℃，右下腹压痛。拟诊“急性阑尾炎”做B超检查。超声显像检查示：肝、胆、胰、脾、双肾、胃肠均未见异常。为寻找病灶当即做盆腔B超检查：子宫形态、大小正常，于右侧附件区发现6.2cm×5.9cm囊性无回声区，并有触痛。超声提示右侧卵巢囊肿蒂扭转。

分析

卵巢肿物(肿瘤或囊肿)均有蒂，蒂中包括输卵管、卵巢系膜和卵巢韧带。当卵巢肿物的蒂沿着一个方向扭转时，即可引发急性腹痛，称为卵巢囊肿或肿瘤蒂扭转。凡周围无粘连的卵巢囊肿或肿瘤(多为良性者)，均可发生蒂扭转，引起急腹症。当原有卵巢囊肿或肿瘤的重心有偏离时，如囊实不均，病人突然急剧变换体位或肠蠕动增强时，如做跳跃、翻滚、倒立等动作时，或妊娠中期卵巢囊肿及肿瘤随增大的子宫升入腹腔，有较大的空间，均易发生蒂扭转。产后子宫缩小，腹壁松弛，也易发生蒂扭转。一般为瘤蒂较长、直径为8～15cm的囊肿或肿瘤容易发生扭转。扭转不及360°者称不全扭转，有自然松解恢复的可能，但此类病人可反复发生蒂扭转，引起反复性腹痛。如扭转达到360°称完全扭转，此时蒂中的静脉首先被挤压，静脉血不能回流，而动脉血继续流入，造成肿块充血、肿胀以致渗出。肿块因充血、出血而呈深紫色。当瘤蒂进一步扭紧时，可钳闭动脉血流，最后导致肿物缺血、坏死，甚至穿孔和继发感染，但这种情况较为少见。

卵巢囊肿或肿瘤蒂扭转可突然发生腹痛，疼痛常局限于一侧下腹，严重者可伴呕吐甚至虚脱。若在体位改变后突发下腹剧痛，特别是已有附件包块者及以往有关类似发作史者，更应考虑卵巢囊肿或肿瘤蒂扭转的诊断。腹部检查时下腹一侧可有不同程度的压痛、反跳痛与肌紧张，但不一定触及肿块。有时一侧肿物可因蒂扭转而移至对侧。盆腔检查可在子宫一侧的前方或后方摸到包块，压痛部位在瘤蒂和宫角连接处，据此可以判定肿块来自哪一侧。肿块蒂因扭转而缩短，因此肿块活动度下降。扭转发生后患者体温可升高，白细胞计数升高，血沉增快。

超声显像及CDFI可以对卵巢囊肿及肿瘤蒂扭转做出诊断，但典型者临床所见甚少。凡光滑外壁无粘连的卵巢肿块(直径8～15cm)，在患者突然变换体位等原因下，均有可能发生瘤体蒂扭转，以囊肿发生为多，最常见的是囊性畸胎瘤。囊性畸胎瘤多位于子宫底部附近，因而有一定活动的空间。瘤体内有实性成分，有一定重量且重心多有偏移，加之有蒂，故容易发生蒂扭转，引发急腹症，其发生率为9%～17%。卵巢囊肿蒂扭转以盆腔右侧为多，超声显像在子宫底位置偏右侧可发现中等体积的囊性无回声区，形态饱满，膨胀(张力大)。囊外壁光滑，囊内局部可见不规则实质性中等回声区，还可见散在点状回声。完全性瘤蒂扭转于盆腔内(囊肿附近)，还可见因液体渗出而形成的不规则无回声区。

妇科急腹症鉴别诊断见表13-156-1。

表 13-156-1　妇科急腹症鉴别诊断

	输卵管妊娠	流产	黄体囊肿破裂	巧克力囊肿破裂	急性盆腔炎	卵巢囊肿蒂扭转	急性阑尾炎
过去史	不育、慢性盆腔炎、使用IUD	有流产史	无特殊	子宫内膜异位症或盆腔肿物	产后或流产后感染、不洁性交史等感染	盆腔肿物	阑尾炎
发病诱因	无特殊	不肯定	无特殊	无特殊	感染	体位改变腹压骤变，孕中后期	无特殊
发病时间	多为闭经后	闭经后	月经后半期	月经期、经期前后	与感染史有关	无特殊	无特殊
阴道出血	多有、不规则、量少、暗红，可有膜样物排出	先少后多、色红、可有血块或绒毛排出	无或月经样	无或月经样	无特殊	无特殊	无特殊
腹痛	突发撕裂样剧痛、由一侧向全腹扩散	下腹正中，阵发性	突发性，下腹一侧	突发性，下腹一侧，坠痛	持续性，两下腹	突发性，下腹一侧	持续性，由上腹转至右下腹
休克	多见，与外出血不成正比	与外出血成正比	无或轻度	无或轻度	无	无	无
腹部体征	压痛、反跳痛	不明显	压痛、反跳痛	无或轻度	压痛	一侧压痛可能触及肿块	麦氏点压痛、反跳痛
肌紧张	全腹、轻度	无	全腹、轻度	下腹	一般无	一般无	右下腹
移动性浊音	常有	无	有时有	无	无	无	无
盆腔检查	宫颈举痛，附件包块边界不清	子宫增大、软	宫颈举痛可有或无、附件包块	宫旁压痛包块、后穹窿触痛结节	宫颈举痛、后穹窿触痛	宫颈举痛、附件包块、蒂触痛	无特殊
腹腔穿刺	不凝血	无特殊	不凝血	咖啡样液体	无特殊或可有炎性脓液	无特殊	无特殊
体温	正常	正常	正常	正常	可升高	正常	升高
血白细胞	正常或稍高	正常	正常	正常	正常	正常	正常
血红蛋白	降低	正常或降低	正常或降低	正常	正常	正常	正常
血 HCG	升高	升高	阴性	阴性	阴性	阴性	阴性

超声显像图例见图 13-156-1、13-156-2。

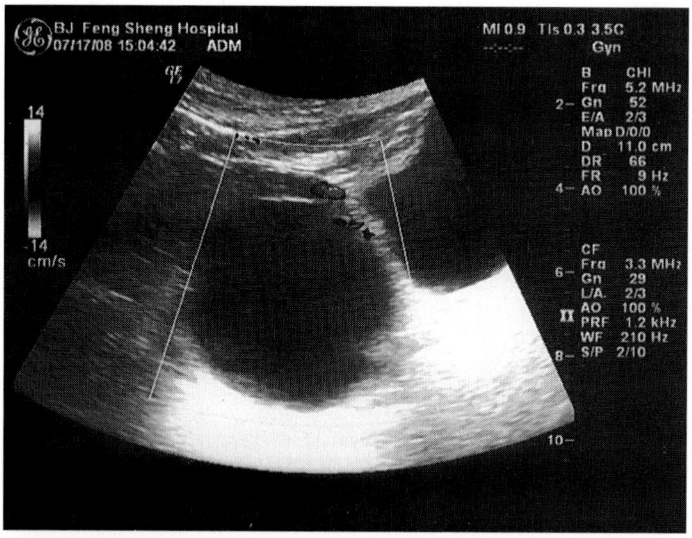

图 13-156-1 右侧卵巢囊肿蒂扭转(一)

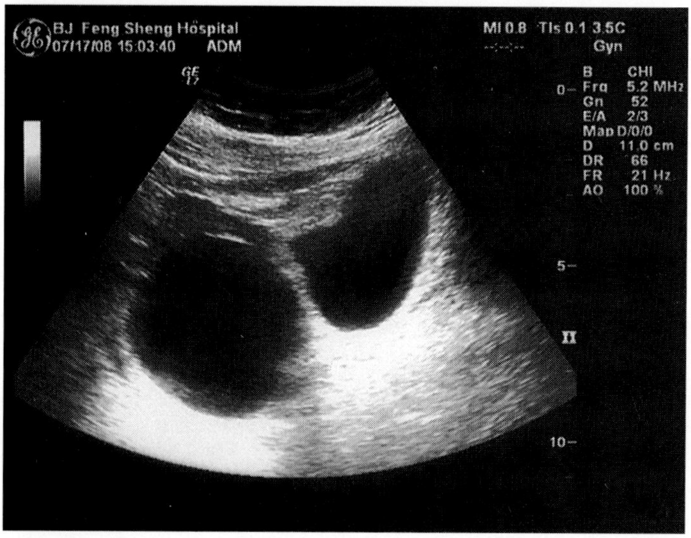

图 13-156-2 右侧卵巢囊肿蒂扭转(二)

(富 玮 刘东风)

第 157 例 下腹胀伴尿频、尿失禁——子宫黏膜下肌瘤脱出

患者,女性,32 岁,已婚,未育。因下腹胀满不适 2 个月,伴尿频、尿失禁并有性交深度受限来诊。患者 2 年来月经量逐渐增多,近 1 年月经周期缩短为 25d 左右,经期延长至 10 余日,经量较多,有时有血块,近 2 个月自觉下腹坠胀,月经量增多。

查体:血压 110/70mmHg,体温 37.5℃。一般情况尚可,精神差,表浅淋巴结不大,心肺正常,肝、脾未触及。妇科情况:腹平软,下腹未扪及包块,阴道顶端有一向下膨大的约 7.0cm×

6.0cm包块，包块水肿、充血，有压痛，肛门指诊盆腔内空软无物，耻骨后方以下空软，轻度压痛。

实验室检查：血红蛋白72g/L，红细胞1.97×10^{12}/L，白细胞1.26×10^{9}/L，中性粒细胞0.84。尿常规：白细胞3～4个/HP。超声显像检查：膀胱后下方可见一个10.0cm×9.0cm×8.0cm不均匀中高回声区，向膀胱、阴道及尿道口压迫，双附件(－)。超声显像提示：子宫黏膜下肌瘤脱出。

分析

子宫肌瘤(myoma of uterus)是女性生殖器最常见的良性肿瘤，可发生于生育年龄的各个时期，以30～50岁居多，绝经后大多停止生长，自然退化萎缩。资料显示，经大量尸解检查，发现30岁以上妇女约20%存在各种类型的子宫肌瘤，但因无明显临床症状而未就诊，未经诊断，说明子宫肌瘤的真实发生率远较临床报道的为高。子宫肌瘤组织发生主要为平滑肌，含有少量纤维结缔组织，呈球形实性肿块。瘤体外表由结缔组织和肌纤维束形成的“假膜”包绕，包膜与瘤体间组织疏松，手术切开包膜易将瘤体剥出。肌瘤一般为白色或略红色，切面呈漩涡状结构。肌瘤为单发或多发，大小不等，可位于子宫肌层的各个部位，其发生部位大多为子宫体，较少为子宫颈。其可从肌层向不同的方向生长，根据其与肌层的关系，分别有：

(1)肌壁间肌瘤，是肌瘤中最常见的，占总数的60%～70%，肌瘤在肌壁内生长，瘤体完全被肌层包绕。

(2)浆膜下肌瘤，占总数的20%～30%，肌瘤向浆膜层生长，突出子宫表面的部分仅有浆膜层覆盖，因突出程度的不同，有带蒂和不带蒂肌瘤之别。如果蒂较细，肌瘤可发生扭转。急性扭转可导致急性腹痛，慢性扭转可发生变性、坏死或脱落成为游走性平滑肌瘤。

(3)黏膜下肌瘤：发生率为总数的10%～15%，肌瘤向宫腔方向生长，成为有蒂或无蒂肌瘤。肌瘤继续生长可堵塞宫颈管，甚至脱出子宫，进入阴道。

(4)阔韧带肌瘤：较少发生，由浆膜下肌瘤向阔韧带伸展而发展，或原发于阔韧带内平滑肌组织。易被误诊为附件肿块。肌瘤的血液供应来自包膜上的血管，血供不足时，肌瘤可发生变性，失去原有的典型结构和外形。肌瘤变性可为囊样变性、玻璃样变性、红色变性及肉瘤变性等。

临床表现与肌瘤的生长部位、大小、有无变性等有关。子宫肌瘤可以没有任何症状，只是在因其他妇科病行盆腔检查或超声显像检查时偶然发现的。主要的症状为月经过多、经期延长。肌瘤增大可压迫膀胱或直肠引起大小便异常，出现尿频、尿潴留、便秘、里急后重等症状。也可以有腰腹坠胀感，肌瘤变性可有明显下腹痛或伴体温升高。如黏膜下肌瘤脱出子宫可有性交后或不规则阴道出血。

1. *子宫肌瘤超声显像表现*　超声显像显示子宫形态、大小受子宫肌瘤数目、大小、位置的影响而有各种不同的表现。小的肌壁间肌瘤对子宫没有明显影响，或仅使子宫均匀增大；大的或多发性肌瘤，以及浆膜下肌瘤使子宫不规则增大；大部分或完全突向宫腔的黏膜下肌瘤对子宫体积影响不大；浆膜下肌瘤向膀胱方向生长，可显示膀胱局部压迹。

子宫内膜线受肌瘤的影响可向前、向后移位，或变形不规则，或消失。黏膜下肌瘤可使两层内膜分离、宫腔扩张，导致子宫增厚，呈球形增大。如肌瘤位于宫颈管内可使宫颈增宽，颈管腔扩张。

超声显像显示子宫可均匀性或不规则增大，也可为正常大小。肌瘤内部多为低回声或等回声的实性结节，回声可呈漩涡状或不均质杂乱状。单发或多发，呈圆形或椭圆形，边界清楚，周边可能有声晕环绕。如肌瘤变性，回声可减弱，漩涡状结构消失；或液化呈无回声区；或因钙化而为高回声或强回声环状或团块结构。子宫内膜可向前后移位、变形。有黏膜下肌瘤时，超声显像显示为“宫腔分离征”，宫内见等回声或弱回声团块，周边可有暗区；若肌瘤脱入颈管或阴道，可见颈管扩张，内见回声强弱不等团块。

2. 子宫肌瘤的鉴别诊断　子宫肌瘤的诊断一般不困难，鉴别诊断的要点是，注意各有关疾病的特点，将病史、体格检查及超声显像检查结合起来，进行周密分析，做出鉴别。

(1)子宫肥大症：子宫均匀性增大，肌壁回声较均匀，主要见于经产妇或多产妇。

(2)妊娠子宫：妊娠子宫与子宫肌瘤均可有子宫增大，但从病史与妇科检查结果又有所不同，一般容易区别。妊娠有停经史、早孕反应等，子宫增大与停经月份一致，子宫较软，阴道壁及宫颈外观可有着色，而子宫肌瘤虽有子宫增大，但质地较硬，而且无停经及早孕反应，有子宫出血病史，二者容易区分。月经不规则的更年期妇女或多年不孕的妇女可有意外妊娠发生，若未问清病史，可将增大的妊娠子宫误诊为子宫肌瘤。因此，对育龄妇女子宫增大者，首先应除外妊娠，对月经史要了解清楚。有时早孕子宫因胚囊着床于子宫底的一侧，子宫可呈不对称增大，也要避免误诊为子宫肌瘤。妊娠试验测定及超声显像检查可助确诊。

(3)子宫畸形：浆膜下肌瘤应与双子宫、双角子宫、残角子宫等进行鉴别。肌瘤的超声显像与正常肌层不同，且质地不均，或有漩涡状或光栅样回声，并有包膜。如果仔细观察，特别是应用经阴道超声显像检查，子宫内膜线回声的定位对畸形子宫的鉴别诊断有很大帮助。

(4)子宫内膜病变：黏膜下肌瘤与内膜息肉的鉴别是比较困难的，特别是肌瘤体积较小时。内膜息肉的回声较高，内部可有扩张腺体形成的囊腔，形态较不规则；而肌瘤为等回声或低回声，或见漩涡状结构，呈球形或椭圆形。阴道超声显像显示的更清楚。肌瘤与息肉的存在均使宫腔分离，常可见包块周围有暗区。子宫内膜增生大多呈均匀性增厚、梭状高回声，或有点状回声，或无回声区表现，无宫腔分离。

(5)卵巢肿瘤：卵巢实性肿瘤与浆膜下子宫肌瘤的临床鉴别诊断有时遇到困难，两者均为实性肿物，如果肌瘤在子宫的一侧，尤其是带蒂浆膜下肌瘤，容易与卵巢肿瘤混淆。超声显像可以帮助诊断。卵巢恶性肿瘤也为实性肿块，与子宫紧密粘连成为一个团块时，有时易被误诊为子宫肌瘤。年龄是一个重要的鉴别点，肌瘤多见于中年妇女，可能伴有月经过多，而卵巢癌多见于老年妇女。若患者为绝经后妇女，首先要考虑为卵巢恶性肿瘤，结合其他卵巢恶性肿瘤的体征，如子宫直肠陷凹结节或肿块、子宫固定等均有鉴别价值。诊断性刮宫了解子宫大小、方位以及内膜有无病变有助于诊断。超声显像检查若见到正常形态卵巢，即可排除卵巢肿瘤。从子宫肌瘤与卵巢恶性肿瘤超声显像声像图的不同亦可鉴别。阔韧带内巨大子宫肌瘤触之为实性肿物，居于子宫的一侧，有时可被误诊为卵巢实性肿瘤。卵巢实性肿瘤若为良性，一般活动度好，而阔韧带内子宫肌瘤则活动受限。巨大子宫肌瘤囊性变有时可被误认为卵巢囊肿。超声显像检查可显示二者特征性表现，有助于鉴别诊断。

(6)盆腔子宫内膜异位症：子宫内膜异位症是妇科常见病，临床表现多种多样。子宫内膜异位症宫底韧带往往增粗或有结节，有时误认为子宫后壁浆膜下肌瘤。但患者有痛经、经期肛门下坠感、腹泻等症状，有助于与子宫肌瘤鉴别。子宫肌瘤有月经过多或经期紊乱，但无痛经。

(7)卵巢子宫内膜异位囊肿：俗称卵巢巧克力囊肿，囊肿张力大，常因粘连与子宫联系紧密，活动受限。有时阴道检查感觉犹如子宫局部凸起，可能误以为子宫肌瘤。超声显像囊肿为无回声或囊内有细密点状回声，包膜清晰，与子宫有界限，可帮助确定诊断。

(8)子宫腺肌病：多发于中年妇女，患有子宫腺肌病时，子宫常增大、增厚，有时可合并肌瘤。子宫腺肌病的临床特点突出表现为有进行性加重的痛经，经期有肛门下坠感，常有月经过多。盆腔检查子宫均匀性增大，但很少大于12周妊娠大小，质地偏硬，有时月经前后子宫大小可有变化，可能与肌壁间病灶内积血多少有关。超声显像显示子宫壁病灶区回声粗糙，与正常肌层无明显界限，可有出血小囊区。病变区多在子宫后壁，故后壁常增厚，内膜线前移。患有子宫肌瘤时，子宫常不规则增大、局部质硬，虽有月经过多症状，但多无痛经，有时二者并存，可有痛经症状。

(9)子宫内膜癌：子宫内膜癌表现为不规则阴道出血，并有子宫增大，临床症状、体征与子宫肌瘤均有相似之处，但发病年龄有所不同。子宫内膜癌好发于老年妇女，以绝经后出血为多见，同时有白带增多，可有臭味。子宫肌瘤则多见于中年妇女。子宫内膜癌的子宫呈一致性增大，质地较硬。子宫肌瘤常使子宫不均匀性增大。对更年期妇女应警惕子宫肌瘤合并子宫内膜癌。子宫肌瘤患者术前应常规做诊断性刮宫可以排除子宫内膜癌。

(10)宫颈癌：宫颈癌症状有不规则阴道出血、白带增多，或有恶臭的阴道排液。子宫黏膜下肌瘤脱出子宫颈口或宫颈黏膜下肌瘤伴有感染时，均可有相似的表现。肿物表面有溃烂、坏死，外观似菜花状为宫颈癌。阴道检查，仔细观察，可发现宫颈癌的宫颈增大、硬，肿物表面脆，极易出血，穹窿部往往也被累及变硬。而黏膜下肌瘤表面光滑、不脆、稍硬，子宫颈质软，穹窿完整质软，带蒂黏膜下肌瘤可以扭转。宫颈刮片与组织活检可确诊宫颈癌。

(11)盆腔炎性肿块：盆腔检查结核性附件炎性肿块与子宫紧密粘连，包块不活动，子宫边界不清，易与子宫肌瘤混淆。但二者的病史与临床表现均有不同。结核炎性包块患者有结核史，特别是肠结核及结核性腹膜炎病史、不孕史，月经量少甚至闭经。若为活动性结核可有低热、体虚、血沉快。而子宫肌瘤则有月经过多。诊断性刮宫发现子宫内膜结核即可确诊为结核性包块，子宫肌瘤则宫腔较大。超声显像可帮助鉴别包块的来源。

(12)子宫肉瘤：子宫肉瘤与子宫肌瘤均有子宫增大、阴道出血。临床常有将子宫肉瘤误诊为子宫肌瘤的。子宫肌瘤主要发生于育龄妇女，生长缓慢，绝经后逐渐萎缩。而子宫肉瘤好发于老年妇女，生长迅速，侵犯周围组织可出现腰腿痛等压迫症状。若子宫肿瘤增长迅速，特别是绝经后妇女子宫增大，首先应考虑子宫肉瘤。阴道检查肉瘤子宫增大、质软或硬，有时从宫口见息肉样赘生物脱出，呈暗红色或粉色，质脆，触之易出血，诊刮可有帮助。

3. *子宫肌瘤超声显像鉴别要点* 常见的典型子宫肌瘤超声显像有特征性，诊断较容易，但有些肌瘤表现较特殊，容易误诊，其鉴别要点如下。

(1)浆膜下子宫肌瘤：其边界一般较清晰，子宫浆膜局部凸起或有蒂相连。回声与子宫肌层一致或减低。体积巨大者可将子宫挤在一边而显示不清，或因变性易与卵巢肿瘤相混淆。此时应尽量充盈膀胱，将声窗开大，或将探头适当加压，显示肌瘤与子宫的联系。CDFI可在肌瘤与正常子宫肌层交界处显示彩色血流，并向肌瘤内分支。

(2)体积巨大的阔韧带肌瘤：当同侧卵巢显示不清时，易误诊为卵巢肿瘤。此时应尽量显示同侧卵巢，应注意卵巢肿瘤还有如下特点：多数为囊性，实性较少见。实性或以实性为主者，多为恶性肿瘤。CDFI显示恶性肿瘤周边及内部血流均丰富、杂乱，RI≤0.40。而肌瘤以边缘血流为主，内部较少血流，RI一般为0.5～0.6。

(3)肌壁间肌瘤囊性变：特别伴有月经不规律者，应与葡萄胎鉴别。除详细了解病史外，CDFI可对二者进行鉴别。肌瘤周边见血流包绕，内部血流不丰富，RI为0.5～0.6。无回声区内无彩色血流显示。而葡萄胎血流非常丰富，无回声区内可见彩色血流充填，血流频谱呈高速低阻型，RI 一般<0.5，同时子宫动脉血流阻力明显下降。有文献报道，如肌瘤内 RI<0.4 时，结合声像图和临床表现，应高度提示肌瘤恶性变。但也有肌瘤囊性变者，说明肌瘤内部也可以有低阻血流。可见子宫良性与恶性肿瘤的血流速度与血流指数有部分重叠。

(4)钙化型肌瘤：较容易诊断，但当接近宫腔，内膜显示不清者，应与稽留流产或宫内残留物钙化进行鉴别。

(5)妊娠期子宫肌瘤：在检查过程中不要仅重视对胎儿的检查而忽视肌瘤的存在，特别是急性剧烈腹痛伴发热者，更应仔细检查。肌瘤近胎盘者要注意与胎盘疾病相鉴别。同时应与双角子宫、残角子宫合并妊娠相鉴别。

(6)宫颈肌瘤：不要将较大的宫颈肌瘤误认为宫体而漏诊。除仔细寻找宫体外，CDFI 可见周边彩色血流，RI 为 0.5～0.6。此外还应与宫颈癌鉴别，宫颈癌彩色血流丰富、杂乱，RI 一般<0.4。

超声显像图例见图 13-157-1～13-157-11。

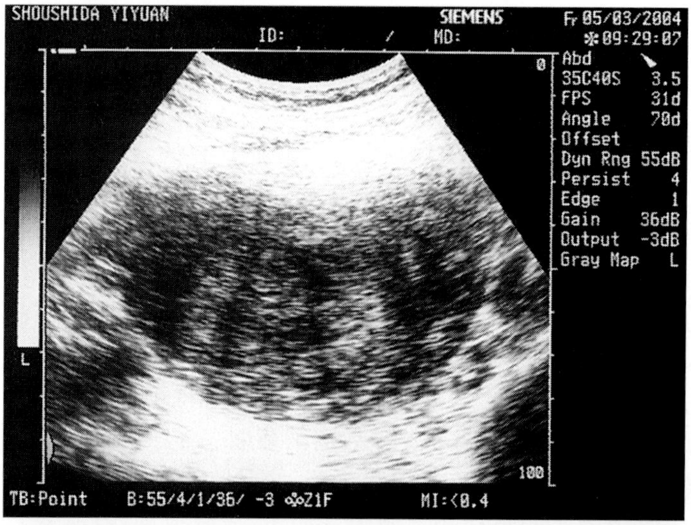

图 13-157-1　子宫肌瘤(肌壁间)

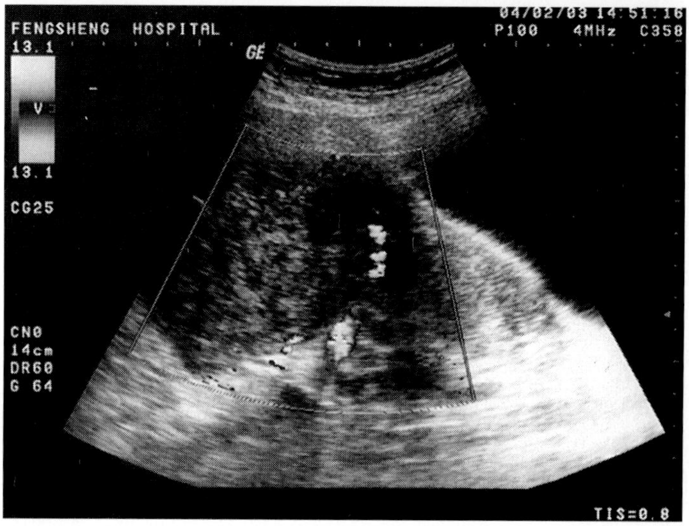

图 13-157-2　子宫肌瘤(肌壁间)血流

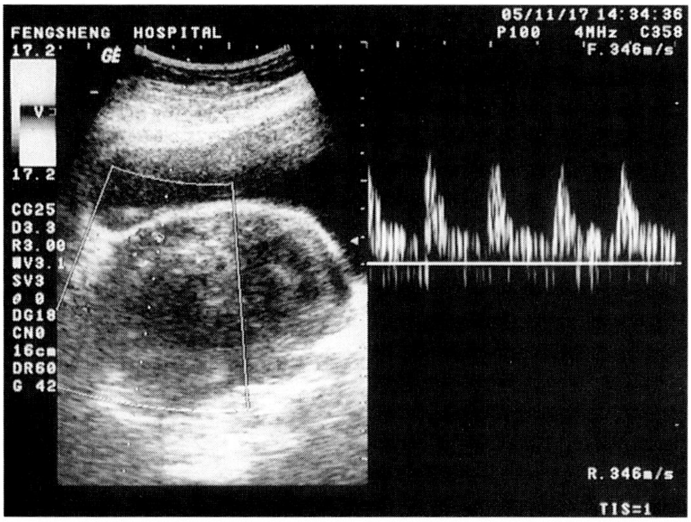

图 13-157-3 子宫肌瘤血流频谱

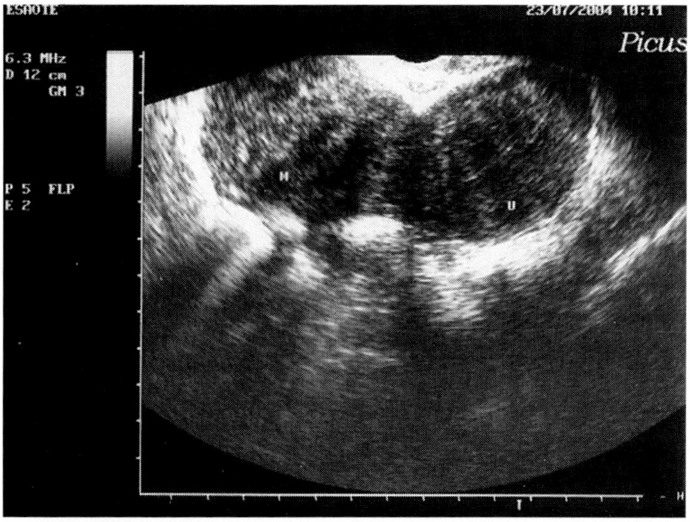

图 13-157-4 子宫肌瘤(回声不均匀)

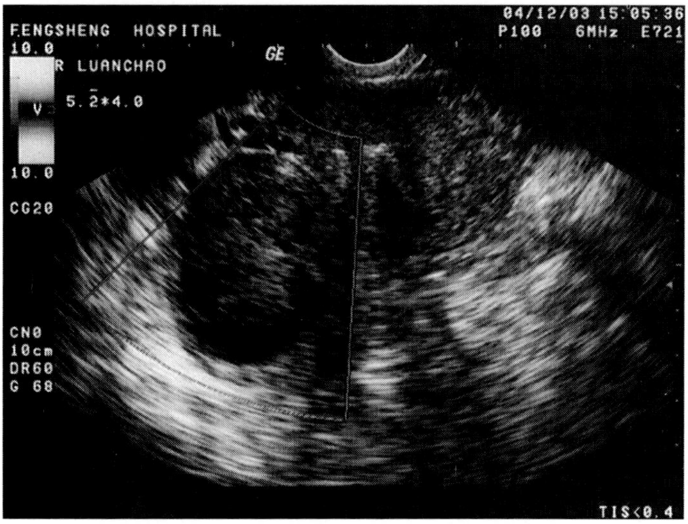

图 13-157-5 子宫肌瘤(均匀回声)

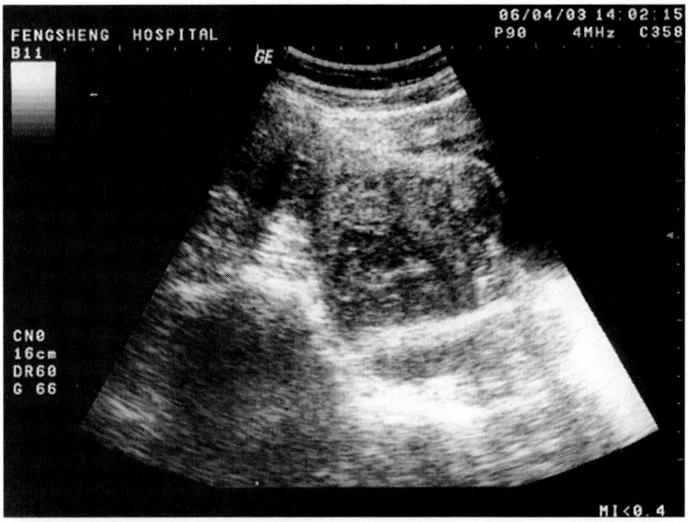

图 13-157-6 多发子宫肌瘤

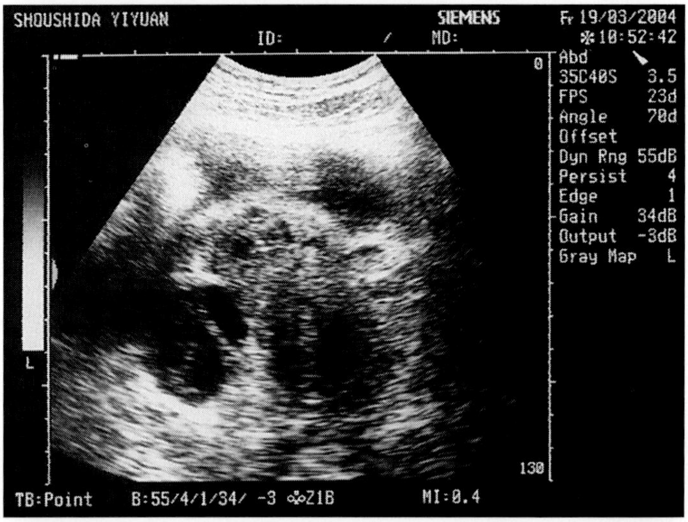

图 13-157-7 不同回声多发肌瘤（其中无回声为肌瘤液化）

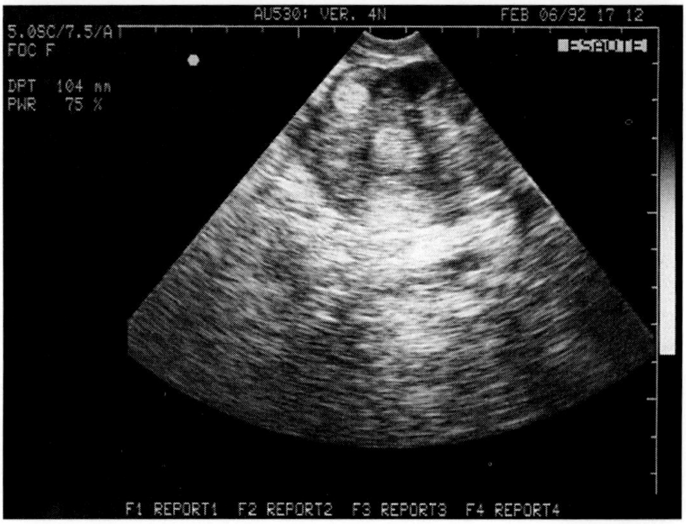

图 13-157-8 多发子宫小肌瘤

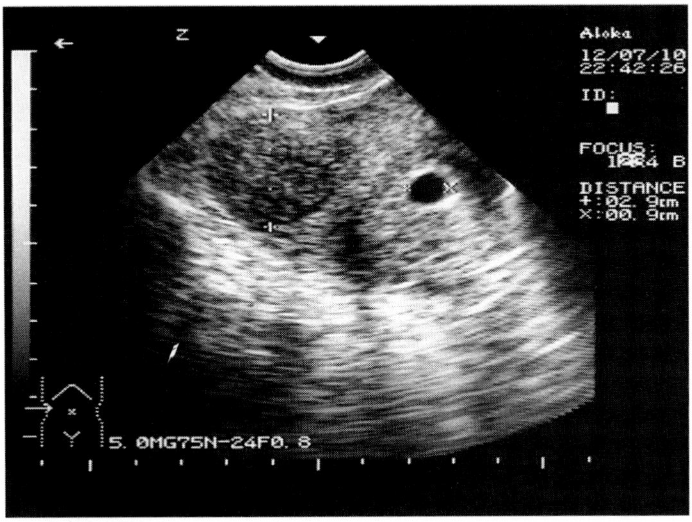

图 13-157-9　子宫肌瘤合并妊娠

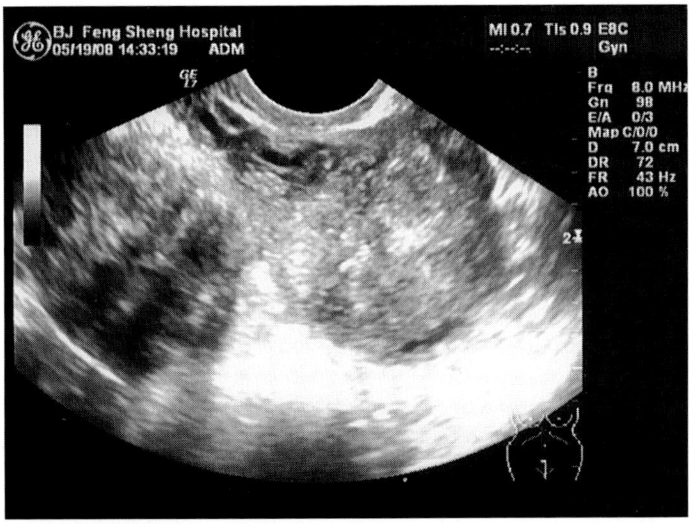

图 13-157-10　子宫浆膜下肌瘤

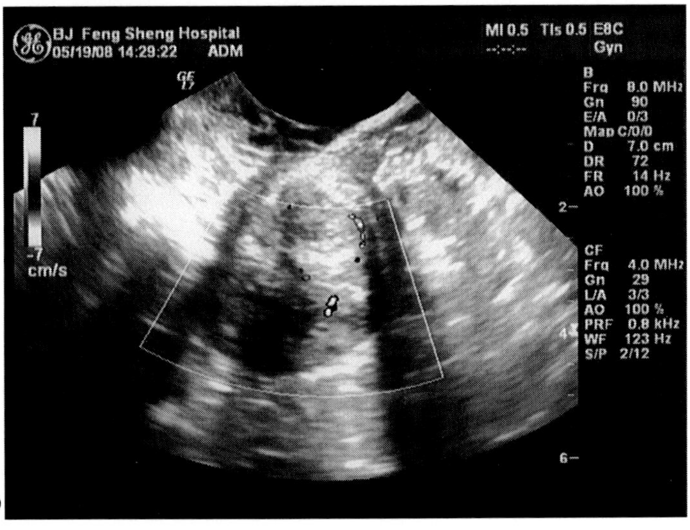

图 13-157-11　子宫浆膜下肌瘤血流

（富　玮　韩济琼）

第 158 例 痛经、子宫增大——子宫腺肌病

患者，女性，38 岁。3 年来出现痛经，近 2 年加重并伴有月经过多及经期延长。妇科检查发现子宫增大，要求做盆腔超声检查。妇科超声显像检查显示子宫增大，后壁肌层明显增厚，内膜线前移。后壁可见限局性回声增强并有散在的小囊区，超声检查提示子宫腺肌病。

分析

当子宫内膜组织侵入子宫肌层达一个高倍视野以上时即为子宫腺肌病。本病多发生于 30～50 岁的经产妇，约 50％患者合并子宫肌瘤，15％～45％的患者合并盆腔子宫内膜异位症。对尸检及因病切除的子宫进行连续切片检查，有 10％～47％的子宫肌层中可见子宫内膜组织，而其中约有 30％并无症状。

子宫腺肌病病因尚不十分清楚。有学者认为子宫腺肌病是基底层子宫内膜侵入肌层所致。妊娠、刮宫、人工流产及分娩等造成子宫内膜基底层损伤，并可侵入肌层而发病。本病常合并子宫肌瘤和子宫内膜增生过长，因此提示子宫腺肌病可能与高水平雌、孕激素及催乳素的刺激有关。

子宫腺肌病病理上分为弥漫型和局限型两种，其中弥漫型较常见，子宫呈均匀性增大，大多不超过 12 周妊娠子宫。其病灶大多为弥漫性生长，常发生在子宫后壁，故后壁常较前壁增厚，病灶处肌层明显增厚变硬，增粗的肌纤维内常见蓝色或黄褐色小囊腔，囊腔内多为咖啡色液体。局限型子宫腺肌病是指异位的子宫内膜组织在子宫肌层中生长形成局部肿块，又称为子宫腺肌瘤（adenomyoma）。子宫腺肌瘤不同于子宫肌瘤，其没有假包膜，与周围的肌层无明显分界。镜检在肌层内可见呈岛状分布的子宫内膜腺体与间质。由于异位的子宫内膜组织多来源于基底层内膜，对卵巢激素，特别是孕激素不敏感，所以其常处于增生期。

70％～80％的子宫腺肌病患者常有痛经并呈进行性加重，下腹痛程度明显，常需要应用止痛药物。随着病情的发展，下腹痛可延长至月经前后一段时间。子宫腺肌病患者经常发生月经过多，约 1/3 患者出现贫血。少数患者可发生大量出血，常被误诊为功能性子宫出血。本病可发生不孕。盆腔检查多发现子宫增大，质地较硬。若发现子宫明显增大（＞12 孕周），则可能合并子宫肌瘤。实验室检查，血 CA_{125} 水平明显增高，且增高水平与子宫增大呈正比。病理检查是确诊子宫腺肌病的依据。

超声显像显示子宫增大，肌层增厚，一般因后壁增厚明显而使内膜线前移。病灶常为等回声或稍强回声，与周围组织无明显界限，有时其间可见点状低回声。阴道超声显像检查可提高诊断的阳性率及准确性。

超声显像图例见图 13-158-1～13-158-3 及彩图 127、128。

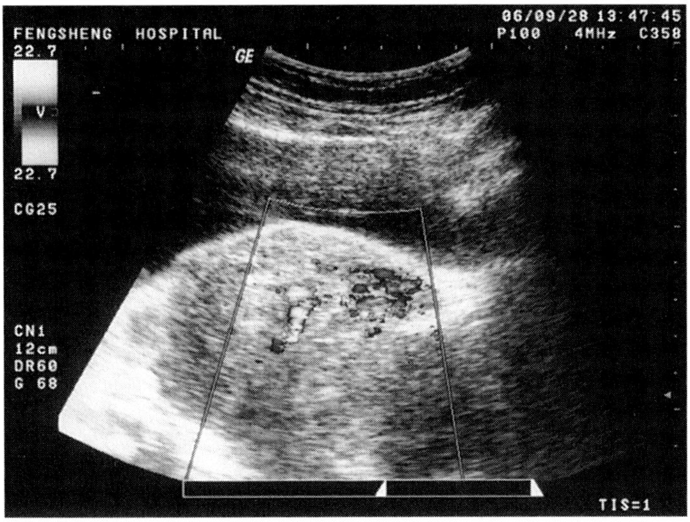

图 13-158-1 子宫腺肌病(一)

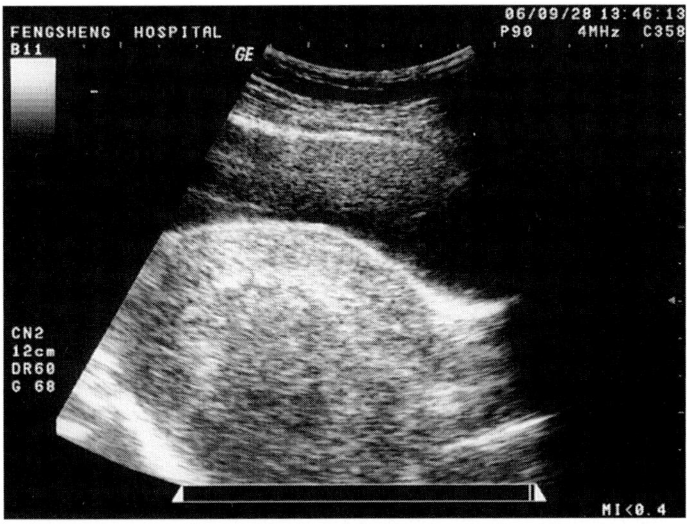

图 13-158-2 子宫腺肌病(二)

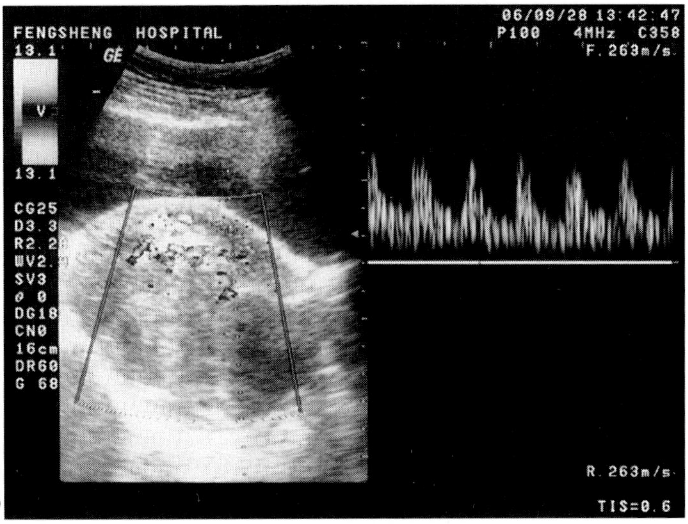

图 13-158-3 子宫腺肌病(示血流频谱)

(富　玮　刘东风)

第159例 下腰痛、小腹坠痛——盆腔淤血综合征

患者，女性，34岁。2年来腰骶部疼痛，下腹坠痛并伴有性交痛，月经量增多，白带增多，来做超声显像检查。盆腔超声显像提示子宫形态大小正常，于子宫左侧附件区域内见有多条宽窄及长短不等管状无回声区，内径在0.5～1.4cm。多普勒彩色超声显示为静脉血流。超声显像提示盆腔淤血综合征。

分析

盆腔淤血综合征为女性盆腔静脉迂曲、扩张和血流淤滞所引起的病变，其发生与女性盆腔血管特点有关。

1. 盆腔静脉数量多于动脉　盆腔静脉的主干一般是2条静脉伴随1条同名动脉，较小的静脉则常常是2条或3条静脉伴随1条同名动脉，而且在大静脉干之间有吻合支。盆腔静脉数量上多于动脉是为了适应盆腔静脉血流速度弛缓的需要。

2. 盆腔静脉壁的特点　盆腔静脉壁较身体其他部位的静脉壁薄，缺乏四肢静脉所具有的由筋膜组成的外鞘，缺乏弹性，而以容易扩张和形成众多弯曲的静脉丛，穿行于疏松的盆腔结缔组织之中。另外，盆腔的中小静脉都没有瓣膜，只是在它进入大静脉前才有瓣膜。这些特点使盆腔脏器的静脉系统就像是一个水网相连的沼泽一样，能够容纳大量迅速流入的静脉血。

3. 盆腔各脏器之间静脉相通　膀胱、生殖器官和直肠3个系统的静脉丛彼此相通，由于缺少瓣膜，三者间任何一个系统的循环障碍皆可以影响到其他两个系统。在受到以下因素影响时可发生盆腔静脉淤血综合征。

(1)站立体位：长期从事站立工作者，盆腔静脉压力持续增高，易于形成盆腔淤血综合征。久立后下腹痛、腰痛加重，白带及月经量增多。此类患者常诉经过休息，往往症状即减轻。

(2)子宫后位：常是盆腔淤血的重要因素。虽然子宫后位不一定都产生盆腔淤血综合征。临床上，盆腔淤血综合征患者子宫多数是后位、饱满的。当用子宫托使后位的子宫维持在前位时，腰痛即明显减轻。子宫后位时子宫卵巢丛血管随子宫体下降屈曲在骶凹的两侧，使静脉压力增高，回流受影响，以致静脉处于淤血状态。

(3)早婚、早孕及多孕产：生殖器官未成熟前就负担过重(性交、分娩)者，易于产生盆腔淤血综合征。

(4)便秘：便秘影响直肠的回流，而直肠和子宫阴道静脉互相吻合。痔丛充血必然引起子宫阴道丛充血，故习惯性便秘者易于产生盆腔淤血综合征。

(5)阔韧带裂伤：有人观察到阔韧带底部筋膜裂伤是某些盆腔淤血综合征的唯一重要原因。他们认为阔韧带筋膜裂伤使得组织薄弱，缺乏弹性。缺乏固有血管外鞘的静脉更失去支持，而形成静脉曲张，并使子宫后倒。

尽管有上述种种原因及解剖学病变，但至今妇产科医生认为盆腔淤血综合征的主要症状是易于疲劳、腰痛、性感不快等，在很大程度上系自主神经紊乱的结果。有学者研究认为，由于输卵管系膜内含有丰富的子宫、卵巢静脉吻合支，由子宫角经卵巢静脉回流，结扎手术本身机械性干扰盆腔血流动力学，而更主要的是与手术损伤输卵管系膜血管有关，从而影响子宫、卵巢静脉回流，造成盆腔静脉淤血综合征。

另外，临床上发现子宫肌瘤、慢性盆腔炎(尤其形成输卵管卵巢囊肿时)、哺乳期闭经、子宫

颈糜烂(中度以上者)等患者亦可发生盆腔淤血综合征。

盆腔静脉淤血引起局部组织即相关器官的水肿,开始时是暂时性的、可逆的,持续多年或反复加重后,则可以产生持久性变化。由于慢性缺氧而致结缔组织增生及纤维化形成,表现为子宫体一致性肥大、质软、充血,表面呈紫色或有淤血斑点及浆膜下水肿。子宫多数呈后位。子宫颈也常肥大,呈紫蓝色,有的表现为糜烂。子宫内膜间质水肿,血管充盈。卵巢表现为水肿样,稍大,白膜粗糙,有时呈囊状。长期淤血者,卵巢则因结缔组织增生而变硬变小。常有经前期盆腔胀痛不适及月经量增多。乳房表现为周期水肿而致胀痛。

本症临床特点为"三痛两多一少",即盆腔坠痛、低位腰痛、性交痛、月经多、白带多及妇科检查阳性体征少。

超声显像特点为:

1. 子宫大小一般正常。病变严重者子宫肌层内有大小不一的低至无回声区或纡曲暗带(静脉窦),子宫增大饱满。

2. 子宫两旁附件区见多条宽窄不一、长短不等、走向各异的管状无回声,内径>5mm,可扭曲成团,范围大小依病情轻重而定,双侧或单侧发生。

3. 卵巢大小正常或轻度肿大。左卵巢静脉回流至左肾静脉行程距离长,故左侧易发生静脉迂曲淤血。

4. 彩色多普勒显示子宫两旁与附件区扩张纡曲的彩色血流。

5. 频谱多普勒显示为连续静脉血流频谱。

超声显像鉴别诊断要点:

临床表现下腹痛,尤其是输卵管结扎术后出现下腹痛,超声显像及 CDFI 有上述表现者,排除因妊娠及引产引起的盆腔血管扩张,可诊断为盆腔静脉淤血综合征。尚需与以下疾病鉴别:

1. 盆腔炎　子宫及附件不同程度炎性充血,CDFI 显示为彩色血流丰富,动脉及静脉流速增快。静脉内径≤5mm。腹腔镜检查盆腔内可见纡曲呈蚯蚓状的紫色血管丛,盆腔脏器有粘连表现,结合病史及临床表现可鉴别。

2. 髂总静脉受压、髂静脉血栓形成、下腔静脉阻塞综合征等　均可导致盆腔静脉回流受阻而淤血,应予注意。髂总静脉受压者沿髂静脉向上可追溯到狭窄处。髂静脉血栓可在髂静脉内找到血栓低回声。下腔静脉阻塞综合征在下腔静脉内找到膜蹼回声。

超声显像及 CDFI 可了解血管形态改变,频谱多普勒可提供血流速度特征,了解其血流动力性变化。超声显像所提供的丰富信息使之成为本病的首选辅助检查方法。根据血管内径的宽窄、血管丛范围大小,分析病情的轻重程度,选择药物或手术方法治疗及观察治疗后效果。

超声显像图例见彩图 129~131。

(富　玮　阿依夏)

第 160 例　下腹包块、腰骶胀痛——子宫内膜异位症

患者,女性,34 岁。因下腹包块、腰骶胀痛难忍 2 个月入院。患者孕 1 产 0,1 年前人工流产 1 次,术前未发现盆腔包块,行人工流产术后良好。既往月经正常。自 2 个月前开始发生经前腰骶胀痛,左下腹可触及一鹅蛋大肿块,质地较硬,其后逐渐长大,门诊检查发现左附件肿块

约有孕4个月大小，患者病后食欲尚好，但体重下降明显。近2年有性交痛史，平时白带正常。

查体：血压110/80mmHg，脉搏80/min。消瘦，精神尚好。甲状腺无肿大，心、肺正常。腹软，肝、脾未触及。下腹包块约10.0cm×9.0cm，圆形，质硬，略有活动，无压痛。腹水征(－)。妇科检查：宫颈轻度糜烂，子宫大小正常，左侧附件有一肿物，约10.0cm×9.0cm大，表面光滑，无压痛，活动受限。右侧附件(－)。

实验室检查：血沉27mm/1h，血红蛋白108g/L，红细胞3.61×10^{12}/L，白细胞9.4×10^{9}/L，中性粒细胞0.68。

超声显像检查：子宫形态、大小正常，左侧卵巢可见一个10.2cm×9.1cm×8.9cm囊性无回声，其内可见散在的点状回声，右侧卵巢未见异常。超声显像提示子宫内膜异位症，左侧卵巢巧克力囊肿。

分析

具有生长功能的子宫内膜出现在子宫以外的部位时称为子宫内膜异位症(endometriosis)。异位的子宫内膜可出现在远离盆腔的部位，但绝大多数病灶均生长在卵巢及邻近器官的腹膜上，因此又称为盆腔子宫内膜异位症。子宫内膜亦可生长在子宫壁肌层内，此时又称为子宫腺肌病(adenomyosis of the uterus)。子宫腺肌病与宫外的子宫内膜异位症既可单独发生又可合并存在。子宫内膜异位症为妇科常见病，近年来其发病率有明显的增高。据统计，约有15%的女性患有子宫内膜异位症，在妇科住院病人中的构成比近年已达15%～20%，约占同期妇科手术的25%。本病发病率明显增高的主要原因为临床医师对子宫内膜异位症认识的提高、超声显像的广泛应用以及腹腔镜手术的开展。另外，也应该认为本病的绝对发病率确实有所升高。

子宫内膜异位症虽属良性病变，但其具有类似恶性肿瘤的浸润、种植及转移等情况。其发病机制有种植学说(implantation theory)、淋巴及静脉播散学说(lymphatic and vascular metastasis theory)、体腔上皮化生学说(coelomic metaplasia theory)及遗传因素(genetic factors)等。目前尚无一种学说可以解释全部子宫内膜异位症的发病机制，不同部位的子宫内膜异位症可能有不同的发病机制，其发病可能是包括基因遗传在内的许多因素共同作用的结果。

异位的子宫内膜组织绝大多数发生在盆腔内，其中卵巢受累达50%以上，两侧卵巢同时发病者约半数；另有7%～37%患者累及肠管；16%可累及膀胱等泌尿器官。盆腔外子宫内膜异位症多发生于剖宫产或侧切切口的瘢痕处，也有发生于脐、骨骼、肌肉、肺、胃、肝脏、眼及脑等处的报道。大体病理为含色素病灶，其中包括紫蓝色结节、血性囊泡、烧灼样病灶、含铁血黄素着色灶、点状出血斑、浆膜下出血等。卵巢的子宫内膜异位症病变早期在卵巢表面和皮层中发生紫褐色斑点或小疱，随着病情发展，卵巢内异位的子宫内膜因反复出血而形成囊肿，常为单个，称为子宫内膜异位囊肿(endometrial cyst)。因囊肿内含有暗褐色黏稠状陈旧性血液，似巧克力液体故又称巧克力囊肿(chocolate cyst)。晚期病变包括粘连与挛缩状瘢痕。卵巢与周围组织紧密粘连，是巧克力囊肿的特征之一(可与其他出血性卵巢囊肿鉴别)。

本病多见于30～40岁生育年龄妇女，月经初潮前未见发病者，绝经后或卵巢切除后异位子宫内膜逐渐萎缩，症状消失。临床表现主要为痛经，多呈进行性加重，月经来潮前1～2d即开始出现下腹及腰骶部疼痛，多为放射性疼痛，可贯穿整个月经期，约1/3患者有经期以外的盆腔疼痛，部分病人有深部性交痛及经期肛门坠痛或抽痛。巧克力囊肿破裂可引起突发性剧烈腹痛，并有恶心、呕吐及肛门坠胀感。此种急腹痛多发生在月经期或其前后。约有15%的患者有月经量增多或经期延长。

研究表明，50%～60%的子宫内膜异位症伴有不孕症，而40%～50%的不孕症患者有子宫内膜异位症。由于子宫内膜异位症可以导致盆腔脏器粘连，造成卵巢排卵和输卵管拾卵及运卵障碍等，可能引起不孕。同时腹腔液体的免疫功能异常可抑制精子的活动和受精卵的卵裂过程。子宫内膜异位症合并不孕的治疗手段有手术治疗、药物治疗、辅助生殖技术助孕等。

子宫内膜异位症伴有不孕的手术治疗多为保留生育功能的手术，包括开腹手术和腹腔镜手术，目前主要采用腹腔镜手术。腹腔镜检查是诊断子宫内膜异位症的金标准，既能明确诊断、发现影像学不能诊断的腹腔病灶、了解盆腔粘连的部位和程度、卵巢有无子宫内膜异位囊肿及输卵管是否通畅，亦可同时对异位病灶进行治疗，镜下可行电烧灼、激光或剪刀切除内膜异位病灶、剥除卵巢异位囊肿，消除全部或大部分可以导致生殖功能下降的内膜异位病灶，并可松懈盆腔粘连，重建盆腔利于生育的解剖关系和环境，改善盆腔的内环境，降低盆腔液前列腺素及巨细胞的浓度，提高患者的妊娠率。由于近年来发现不断有内膜异位病灶恶变，恶变发生率为0.7% ～1.0%，腹腔镜能减少子宫内膜异位症恶变的漏诊率。

由于子宫内膜异位症具有浸润、转移、复发的恶性生物学行为，子宫内膜异位症伴有不孕的患者多行保守性手术，术后复发率高，有报道子宫内膜异位症术后复发率高达50%以上。用药目的在于对术中不能完全清除干净的部分病灶起到抑制作用，使隐蔽病灶或深部病灶萎缩坏死而降低复发率，延长复发间隔时间。

子宫内膜异位症需与下列疾病相鉴别。

(1)卵巢恶性肿瘤：如果不能明确诊断应尽早行手术探查。

(2)盆腔炎性包块：抗感染治疗可有明显疗效。

(3)子宫腺肌病：子宫多均匀增大，质地较硬，但此病常合并盆腔子宫内膜异位症。

超声显像图例见图13-160-1～13-160-8。

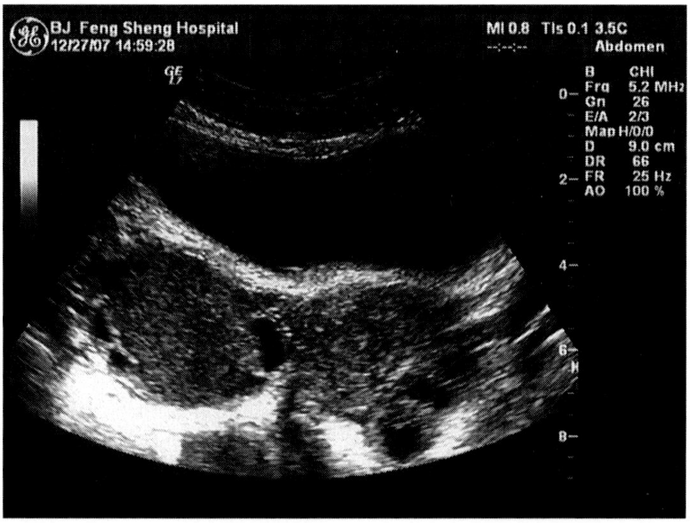

图 13-160-1 子宫内膜异位症，巧克力囊肿(一)

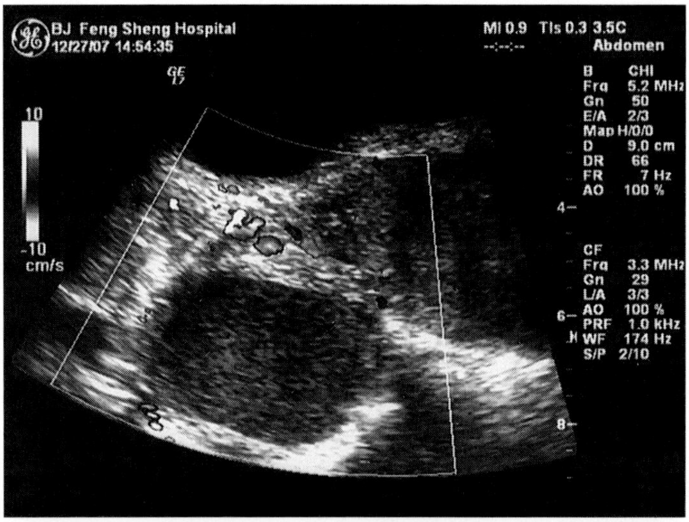

图 13-160-2 子宫内膜异位症，巧克力囊肿，示血流

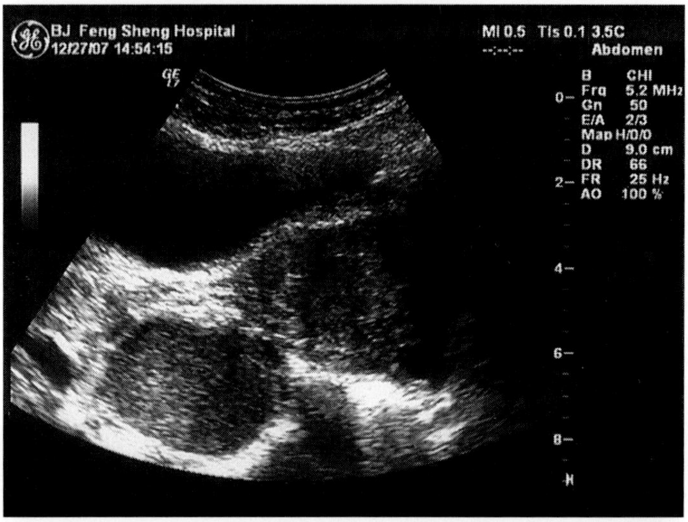

图 13-160-3 子宫内膜异位症，巧克力囊肿(二)

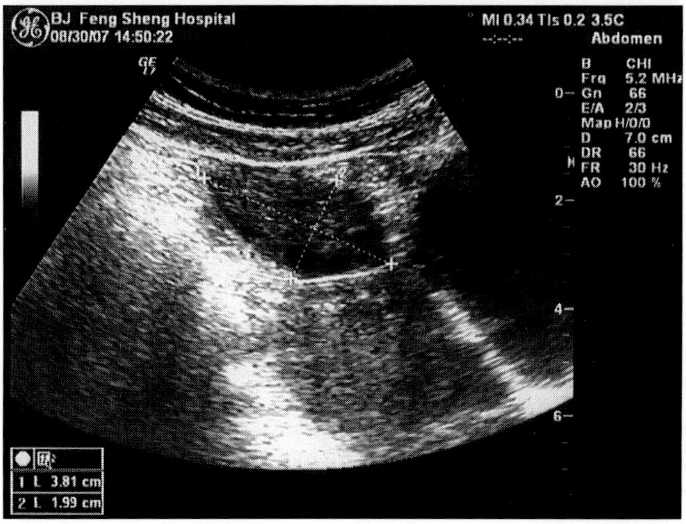

图 13-160-4 子宫内膜异位症，盆腔包块(剖宫产后子宫内膜异位)

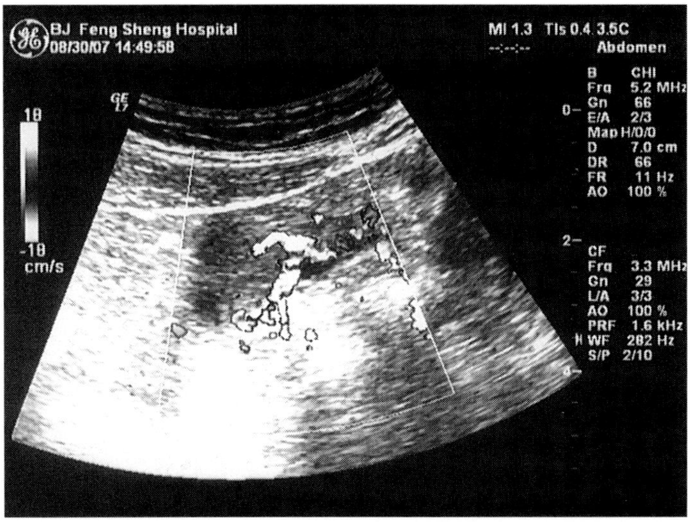

图 13-160-5　子宫内膜异位症，盆腔包块（子宫内膜异位），示血流

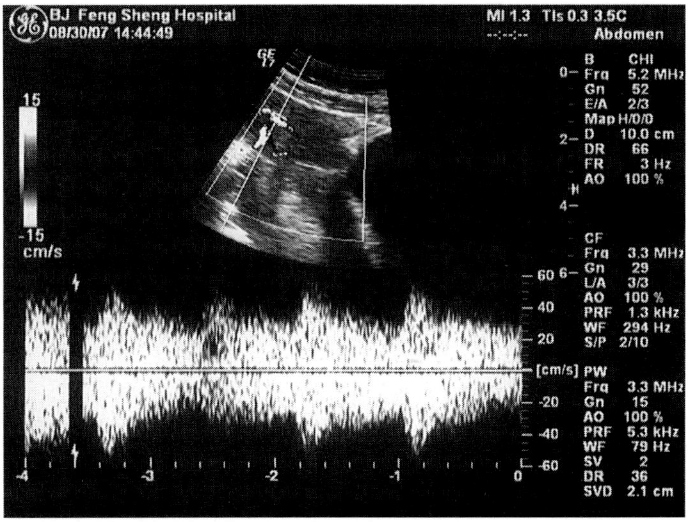

图 13-160-6　子宫内膜异位症，盆腔包块（子宫内膜异位），示血流频谱

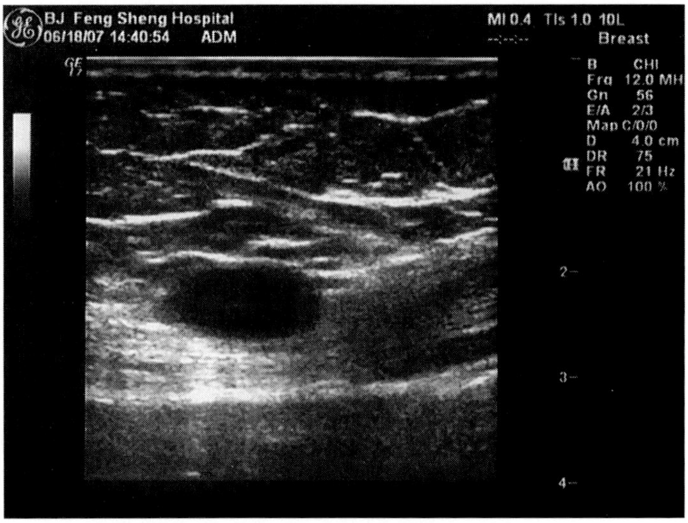

图 13-160-7　右下腹壁包块——剖宫产后腹壁子宫内膜异位

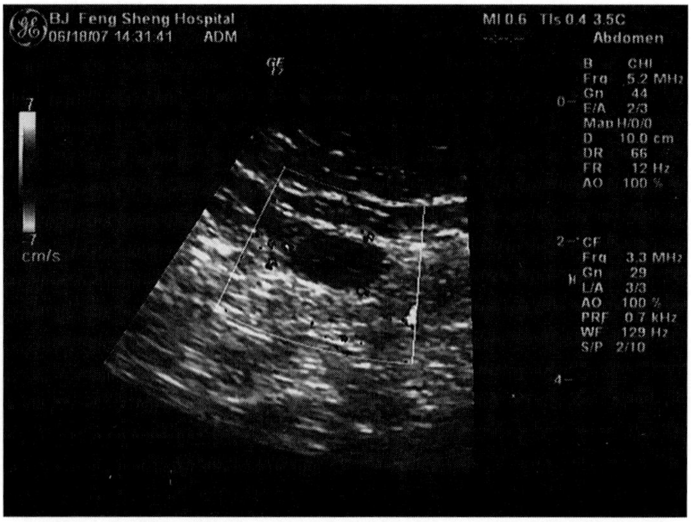

图 13-160-8 右下腹壁包块——剖宫产后腹壁子宫内膜异位(示包块周边血流)

（富 玮）

第 161 例 盆腔肿块鉴别诊断分析

例 1

患者,女性,36 岁,无不适。行 B 超查体发现盆腔 5.0cm×3.5cm 肿块,边界清楚。彩色多普勒超声显像显示其内血流自子宫体发出,最后判定为浆膜下子宫肌瘤。

例 2

患者,女性,35 岁。月经期左下腹胀感不适 1 年余,超声检查发现左侧卵巢处可见 6.0cm×5.0cm 囊性无回声,其内散在点状中低回声光点。超声显像提示巧克力囊肿(子宫内膜异位症)。

例 3

患者,女性,25 岁。行 B 超查体发现右侧卵巢 4.0cm×3.0cm 后壁囊性无回声,其内为块状不均匀中高回声,超声显像提示畸胎瘤(成熟型)。

例 4

患者,女性,34 岁。停经后 2 个月阴道发生不规则出血,开始量少,其后反复出血,量较大,并发现排出物有水泡样组织,超声显像检查子宫增大,宫内可见弥散分布光点和小囊性无回声(葡萄大小),无胎儿结构和胎心搏动。超声显像提示为葡萄胎。

例 5

患者,女性,38 岁,4 个月前行人工流产后发生不规则阴道出血,并伴有下腹痛。妇科检查发现子宫增大,腹部 B 超检查发现肝转移性病灶,妇科超声检查发现子宫明显增大,呈不均匀中低回声团块,彩色多普勒超声显像发现其血流极为丰富,并可引出低阻抗血流信号,超声显像提示绒毛膜癌。

例 6

患者，女性，26 岁。畏寒、发热 4d，伴明显下腹痛，阴道分泌物有异味。超声显像检查发现子宫旁有 5.0cm×3.0cm 不规则囊性无回声区，其内有散在低回声光点。超声显像提示盆腔脓肿(急性盆腔炎)。

分析

盆腔肿块主要来自卵巢、子宫及输卵管，亦可来自盆腔的其他器官或组织，如阑尾、直肠、膀胱及腹膜后组织等。引起盆腔肿块的原因有：

(1)肿瘤，如卵巢肿瘤、子宫肿瘤及腹膜后肿瘤等。

(2)异位妊娠。

(3)盆腔脓肿及盆腔炎性包块等。

(4)畸形。处女膜闭锁引起的阴道上段及宫腔积血等。

(5)异物，如手术后纱布等遗留于腹腔内。

盆腔肿块的诊断程序应首先详细询问病史，了解肿块出现的时间、大小、增长速度及肿块的活动度，是否伴有腹痛，有无痛经及停经史，有无消化系统或泌尿系统的症状并详细询问腹部手术史。体检时应注意有无腹水征，特别注意肿块的位置、大小、质地、形态、活动度、有无压痛及肿块与周围组织的关系等。

少女的盆腔包块以卵巢肿瘤的可能性较大。如患者有结核病史，块物较大，呈囊性而不活动者，则应考虑包裹性积液。如患者有原发性闭经而又有周期性腹痛，则包块有可能是经血潴留。育龄妇女有停经史，子宫呈均匀增大，质软，首先考虑为妊娠。如子宫大于停经月份，并有不规则阴道出血者则应考虑葡萄胎。如有停经、腹痛、不规则阴道出血而于子宫的一侧有不规则的肿物者应警惕陈旧性输卵管妊娠。如子宫增大而形态不规则，质硬、月经周期缩短、经期延长、经量过多应考虑子宫肌瘤，若兼有剧烈痛经则可能是子宫腺肌病。如肿块位于盆腔一侧与子宫截然分开，呈囊性并有一定活动度者以卵巢囊肿的可能性最大。如肿块呈实质性，进行性增大，表面高低不平则有可能为恶性卵巢肿瘤。如肿块为囊性、壁薄而活动度差且偏于子宫一侧则可能为输卵管积水或输卵管卵巢囊肿，如患者有高热、腹痛，局部有明显压痛者可能为输卵管卵巢脓肿。更年期或绝经期妇女患有盆腔肿块时应多考虑为肿瘤。位于盆腔一侧或双侧者常为卵巢肿瘤。若子宫增大并有白带增多，不规则流血者多系子宫内膜癌。如有阴道流黄水或淡血水而子宫旁有不规则肿物者应考虑输卵管腺癌。腹膜后肿瘤可发生于任何年龄，肿瘤位置稍高，与周围分界不清，活动度差，如系腹膜后肿瘤，输尿管常有移位。阑尾周围脓肿患者常有发热及消化道症状，肿物位于右下腹，边界不清、活动度差，压痛明显。做妇科检查时，肿块位置高于子宫。行下腹部手术后，若发现盆腔肿物并伴有经常发热、腹痛者应考虑有无异物存留。

超声显像图例见图 13-161-1～13-161-6。

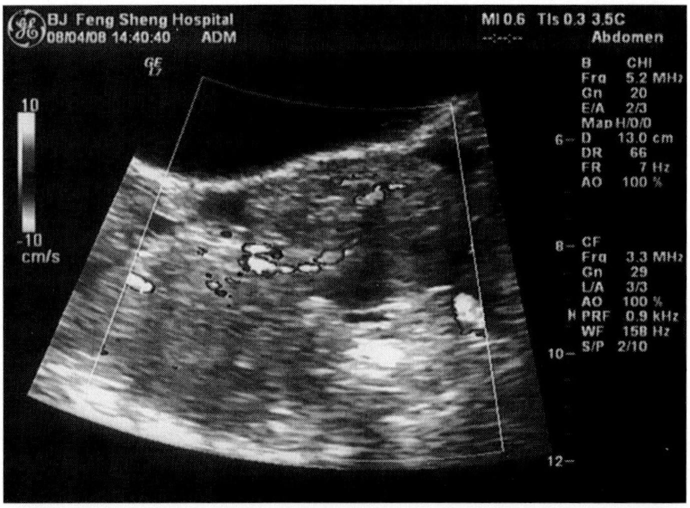

图 13-161-1　盆腔肿块——子宫肌瘤(浆膜下肌瘤)

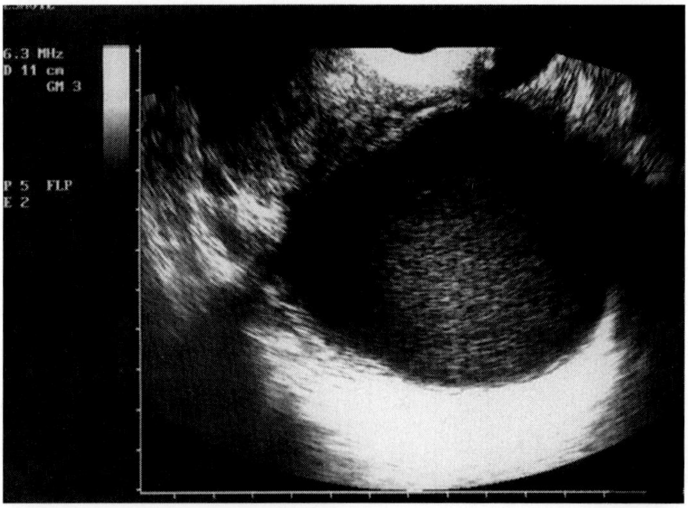

图 13-161-2　盆腔肿块——巧克力囊肿(子宫内膜异位症)

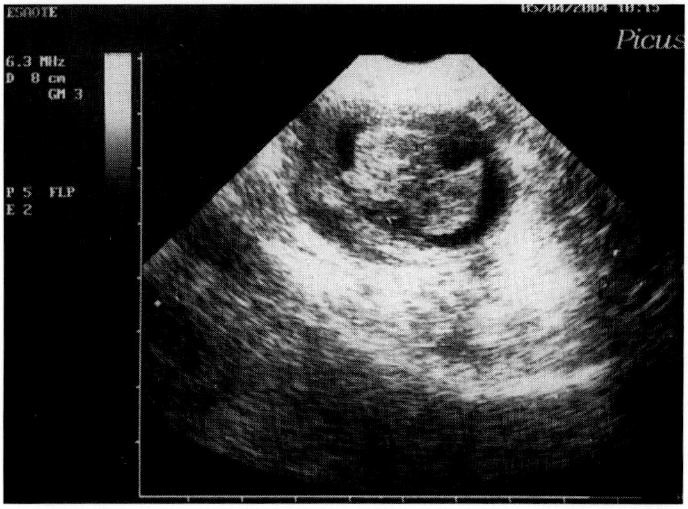

图 13-161-3　盆腔肿块——畸胎瘤(成熟型)

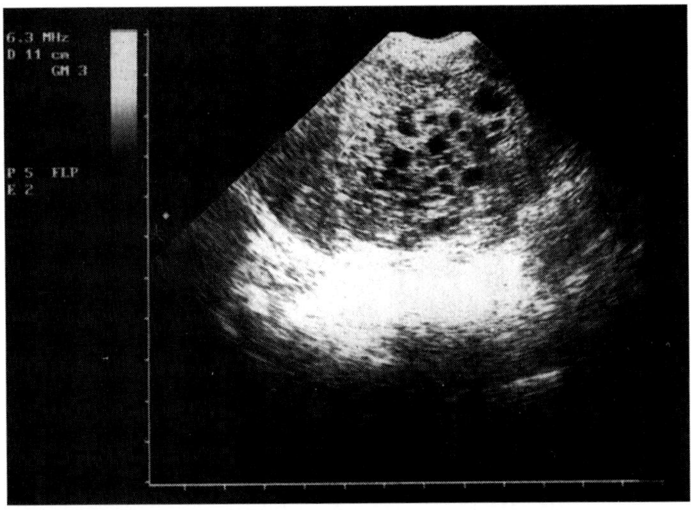

图 13-161-4 盆腔包块——葡萄胎

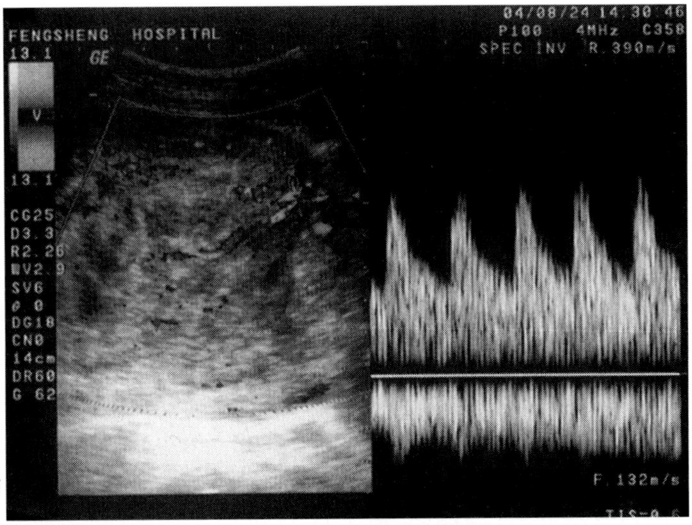

图 13-161-5 盆腔包块——绒毛膜癌

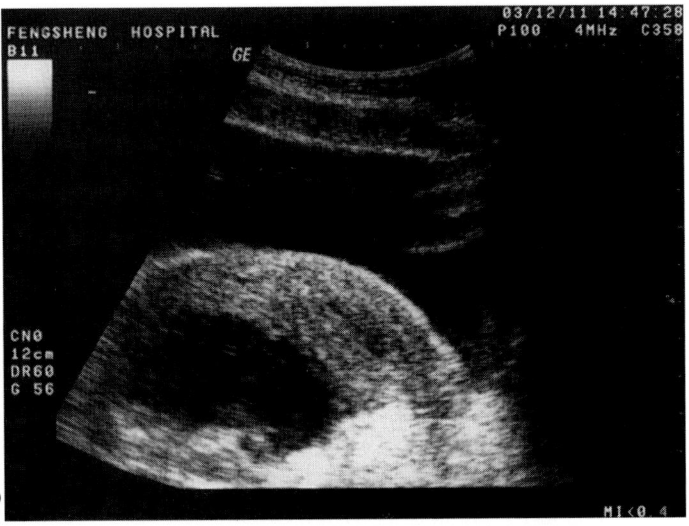

图 13-161-6 盆腔包块——盆腔脓肿(急性盆腔炎)

（富 玮 徐 阳 仝春芳）

第162例 肥胖、月经稀发、毛发增多——多囊卵巢综合征

患者，女性，23岁。2年来腿部毛发增多，身体逐渐发胖，月经期推后，近半年来出现闭经。查体发现腿部毛发增多，阴毛呈男性分布。超声显像检查子宫大小、形态正常，双侧卵巢增大并可见多个大小不等的小囊性无回声区，最大直径<1.0cm. 卵巢髓质回声轻度增强，超声显像提示多囊卵巢综合征。

分析

多囊卵巢综合征(polycystic ovary syndrome, PCOS)是女性最常见的内分泌紊乱性疾病，生育年龄的妇女中6%～10%患有此病，其原发病因不甚明了。美国国家卫生研究院(NIH)在1990年提出诊断PCOS的标准是：长期无排卵及伴有高雄激素血症的临床内分泌紊乱特征并需除外其他内分泌紊乱性疾病。其后，在2003年鹿特丹的会议上，对本病的诊断标准做了进一步完善：①卵巢超声显像至少一侧卵巢内有数量≥12个，且每个直径为2～9mm的卵泡，或卵巢体积增大(>10cm³)；②长期无排卵；③高雄激素血症。以上3项标准中具有2项阳性表现即可诊断为多囊卵巢综合征。

PCOS患者临床表现大都有月经稀发、肥胖、多毛、痤疮、无排卵性不育，即使妊娠其流产率也较高。胰岛素抵抗(insulin resistance ,IR)所致高胰岛素血症在POCS的发病机制中是重要因素。胰岛素不仅刺激卵巢合成雄激素，降低了血液中性激素结合蛋白(SHBGG)，还增加了黄体生成素(LH)刺激卵泡膜细胞合成雄激素的作用。由于IR使患者常出现明显的糖和脂肪代谢异常、组织纤维蛋白溶酶原启动物抑制物Ⅰ的升高而容易导致慢性炎症；此外，其患2型糖尿病及心血管疾病的风险也增加。

研究表明，50%～70%的多囊卵巢综合征(PCOS)患者存在胰岛素抵抗(IR)。近年来研究发现PCOS患者卵巢局部也存在IR，胰岛素底物(insulin receptor Substrate, IRS)-1和IRS-2作为胰岛素受体后的主要的“船坞”蛋白质，它们的表达和磷酸化异常可能是PCOS卵巢局部IR的主要机制，并参与了PCOS生殖功能障碍的发生。PCOS患者常伴有黄体生成素(LH)水平升高。研究发现，LH与胰岛素信号传导通路之间存在交叉(cross talk)，LH异常增高可诱导IR发生。

PCOS患者的生殖功能异常主要表现为卵泡发育障碍。组织学显示，PCOS患者初级和次级卵泡募集数量倍增，卵泡选择及优势化受阻，卵泡发育停滞导致小卵泡大量累积而无排卵；另一方面，PCOS患者也是促性腺激素的高反应者，易发生卵巢过度刺激综合征(OHSS)。因此，PCOS生殖功能障碍可归咎为卵巢敏感性增强，其原因与卵巢局部的IR有关。研究发现，胰岛素在细胞内的信号传导途径包括调节葡萄糖代谢的促代谢途径和引起细胞分裂增殖的促分裂途径等。胰岛素途径葡萄糖代谢下降(即IR)表现为促代谢作用途径受损的同时，细胞内胰岛素的促分裂途径发生放大现象。PCOS患者IR常表现为代谢信号缺损，但促有丝分裂信号正常，如脂肪组织和成纤维细胞中，胰岛素刺激的糖原合成明显降低，但DNA的合成没有明显下降，即表现为与代谢途径有关的选择性IR。

国内学者俞氏从长期诊治PCOS的实践和生命网络调控的观点出发，对PCOS的鹿特丹会议诊断标准做了如下补充：①诊断标准中的3项必备方可诊断；②PCOS的形成是有过程的，对于睾酮(T)在正常范围内的患者，如果$\log T/E_2 \geq 0.97$也是雄激素增高的表现；③临床

观察表明我国 PCOS 患者的卵巢体积大多为≥6cm³,因此诊断中不必强求≥10cm³,但超声显像在一个卵巢切面内直径 2～9mm 的卵泡数量必须>10 个。

典型的变化为双侧卵巢明显增大,但表面光滑。其包膜增厚呈灰白色,包膜下可见大量的大小不等的小囊泡。本病早期卵巢表现为多囊性变化;中期囊性卵泡出现硬化现象而晚期卵巢中囊性卵泡萎缩间质纤维化,故卵巢变小变硬。子宫内膜主要表现为排卵型的子宫内膜或增生期内膜亦有子宫内膜增生过长,少数可有腺瘤状改变甚至内膜癌变。

根据临床表现与超声显像检查典型病例诊断不难。临床还有不少疾病具有雄激素过多或雌激素恒定不变的现象应加以鉴别。

(1)肾上腺皮质功能亢进(库欣综合征):所具有的高雄激素和月经失调症状与多囊卵巢综合征很相似,前者主要为皮质醇过高,可用地塞米松抑制试验加以鉴别。

(2)卵巢或肾上腺男性化肿瘤:如卵巢门细胞瘤、良性囊性畸胎瘤、卵巢转移癌等,均分泌较多的雌激素,肿瘤一般为单侧性,血中睾酮含量常>10.4pmol/L。肾上腺癌和腺瘤雄激素分泌不受 ACTH 的影响,因而 17-酮类固醇和 17-羟皮质类固醇都不为地塞米松所抑制。

(3)其他:如甲状腺功能亢进症或甲状腺功能减退症,可根据临床特征性表现及测定血中甲状腺激素的含量进行鉴别诊断。

超声显像图例见图 13-162-1～13-162-8。

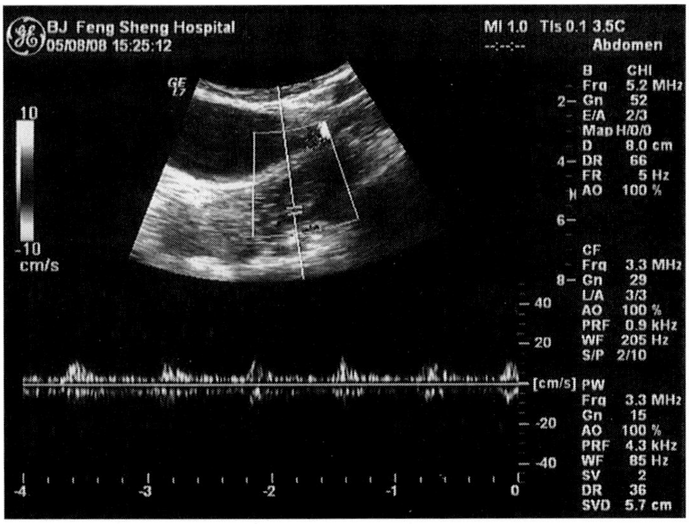

图 13-162-1　多囊卵巢综合征——多囊卵巢(示血流)(一)

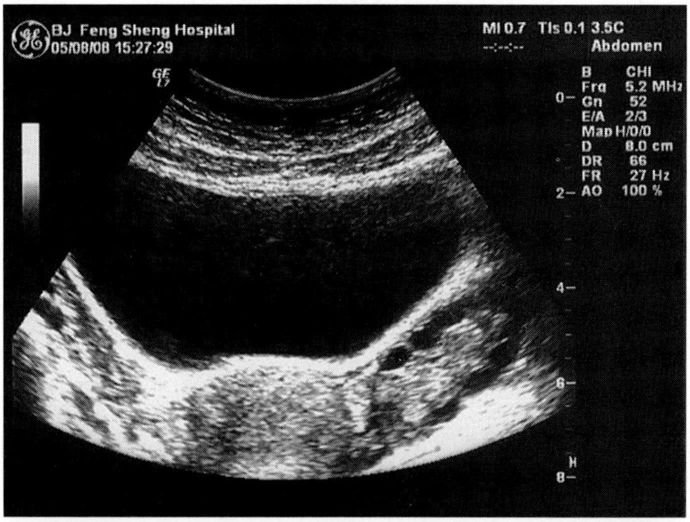

图 13-162-2 多囊卵巢综合征——多囊卵巢(一)

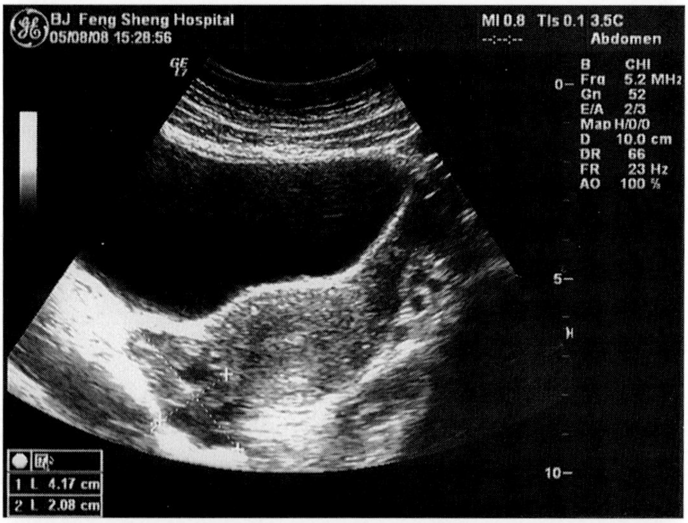

图 13-162-3 多囊卵巢综合征——多囊卵巢(二)

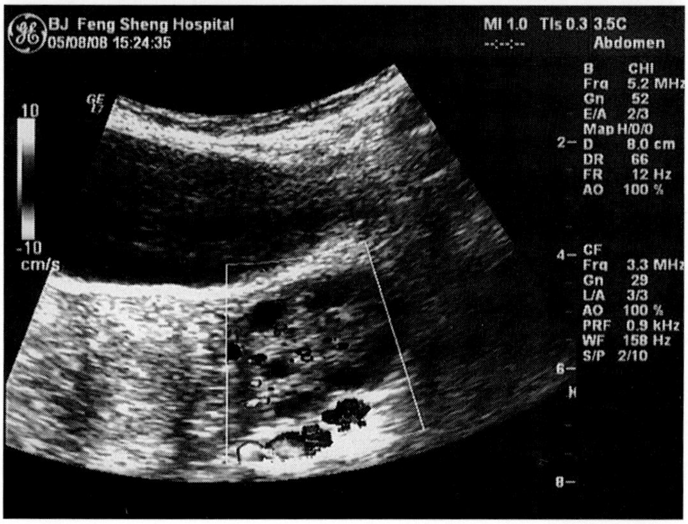

图 13-162-4 多囊卵巢综合征——多囊卵巢(示血流)(二)

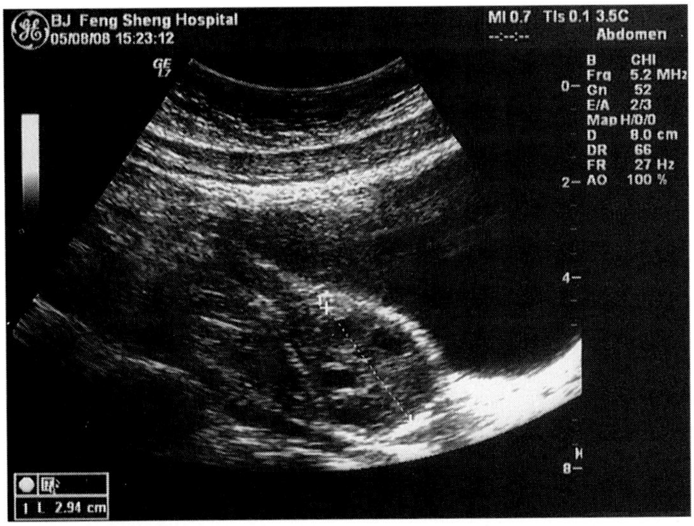

图 13-162-5 多囊卵巢综合征——多囊卵巢(三)

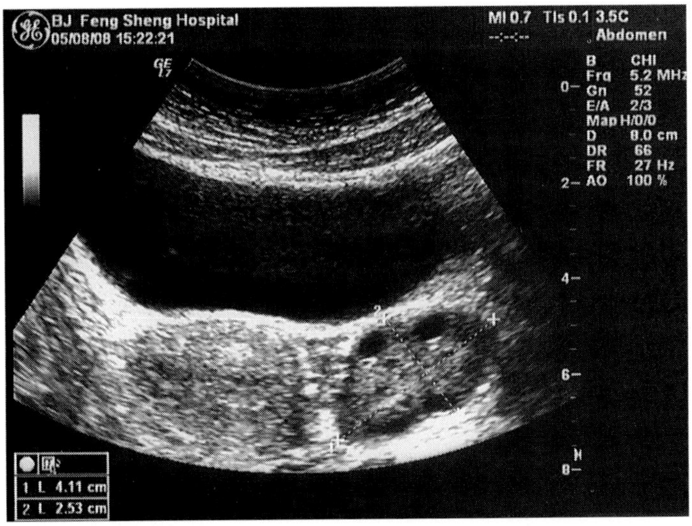

图 13-162-6 多囊卵巢综合征——多囊卵巢(四)

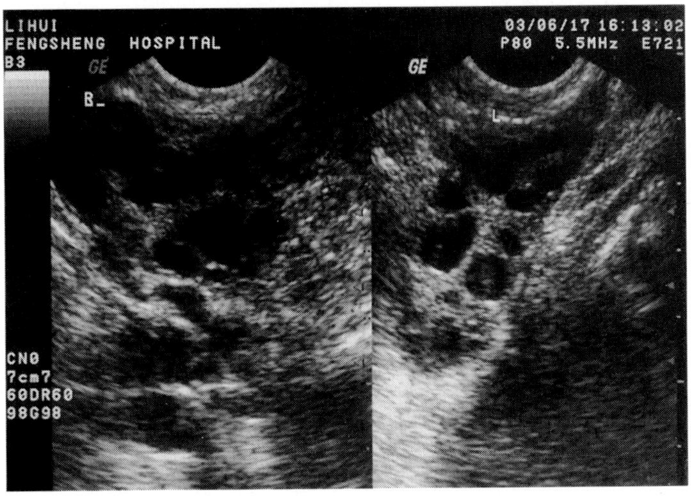

图 13-162-7 多囊卵巢综合征——多囊卵巢(五)

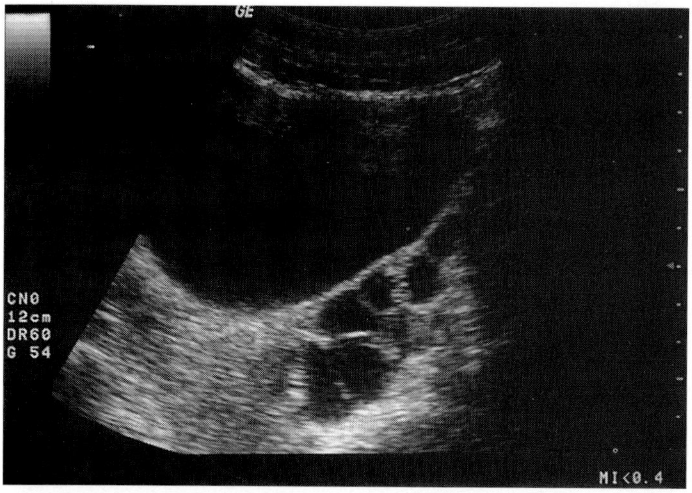

图 13-162-8 多囊卵巢综合征——多囊卵巢(六)

（富 玮 张玉霞）

第 163 例 绝经 10 年后阴道流血 6 个月——子宫内膜癌

患者，女性，62 岁，已婚育。因绝经 10 年，不规则阴道流血 6 个月来诊。患者既往月经规律，52 岁绝经。近 6 个月来阴道不规则流血，淋漓不断。既往患有风湿性心脏病、二尖瓣狭窄、心房颤动。

查体：一般状况好，体温 36.8℃，血压、心率、呼吸均正常。妇科检查：外阴已婚式，阴道见少量淡黄色分泌物，子宫正常大小，双侧附近区略增厚。

实验室检查：血红蛋白 96g/L，白细胞 8.4×10^{9}/L，嗜中性粒细胞 0.63，血小板 20.6×10^{9}/L，血沉 34mm/1h，CEA、CA_{125} 均在正常范围。

超声显像检查：子宫前位，前后径 4.3cm，子宫肌层回声均匀，彩色血流正常，内膜厚 1.7cm，回声略增强，于内膜边缘处可引出波动性低阻血流频谱。

宫腔镜检查：取可疑内膜组织，病理报告为子宫内膜癌 I-C_2 型。

分析

(一)子宫内膜癌

子宫内膜癌(carcinoma of endometrium)为子宫内膜上皮发生的癌，亦称子宫体癌(carcinoma of corpus uteri)。约 80%发生在 50 岁以上妇女，40 岁以下较少见。其发病与雌激素的长期刺激有关。未育、生育少、肥胖及患有糖尿病、高血压及其他心血管系统疾病等为子宫内膜癌的相关高危因素。其病变部位多位于子宫底、子宫角及后壁。大体病理有两种类型。

(1)弥漫型：病变侵犯子宫内膜大部或全部，大多呈不规则菜花状，凸出于宫腔，甚或充满宫腔及至脱出于宫颈口外。癌组织呈灰白色或灰黄色，表面可有坏死出血。尽管累及内膜广泛，但浸润肌层较少，晚期可侵犯肌层及浆膜层，并扩展至浆膜层。

(2)局限型：较弥漫型多见，病变局限于宫腔某部分，呈息肉样或小菜花样，表面可有坏死出血。尽管病灶小，但易侵犯肌层。晚期同样可充满宫腔，与弥漫型不易区分。临床表现主要为不规则阴道出血、月经过多、经期延长或经间出血、绝经后出血等。少数有阴道排液，呈浆液性、血性或脓性，可有宫腔积脓。晚期压迫神经可引起下腹痛、腰痛。宫颈管被病变组织堵塞时，可因宫腔积脓而有下腹胀痛。

超声显像对早期子宫内膜癌很难做出诊断，因其声像图与正常无明显区别。疾病的中晚期表现为子宫正常大小或饱满增大。肌层回声均匀或因病灶增大及肌层浸润而使肌层回声不均。内膜表现为早期可大部正常，与子宫肌层有清楚的分界，仅局部增厚，回声增强、不均，可有少量宫腔积液。随病情发展宫腔内病灶增大、出血、坏死，超声显像显示宫内为增大的杂乱回声团块伴液性暗区，与正常组织界限不清，CDFI显示肿块与肌层交界处呈低阻力型频谱。有肌层浸润时，肌层回声减低或紊乱不清。子宫内膜癌的超声显像需与子宫内膜增生过长、绒毛膜癌、子宫肌瘤变性、子宫平滑肌肉瘤等鉴别，但常有困难，应结合临床综合判断。

(二)阴道异常出血的鉴别诊断

阴道出血为妇科常见的急症之一，可分为两大类，一类为器质性出血，另一类为功能性出血。前者由生殖系统的器质性病变引起，表现为不规则阴道出血，若未涉及卵巢功能变化，仍可辨别出正常的月经周期。后者因卵巢功能异常引起的子宫出血，需排除炎症、妊娠、肿瘤、损伤等病变，子宫出血可为无周期性的，亦可为周期性的。

阴道异常出血因年龄不同而有其特点。

1. 青春前期

(1)新生儿期：可为激素性生理性出血。

(2)幼儿期：可因外伤、宫颈葡萄状肉瘤出血。

2. 生育期

(1)产科疾病：有停经史、妊娠反应者，进行妊娠试验及超声显像检查。孕早期出血可因流产、异位妊娠、葡萄胎及绒毛膜癌而出血。

(2)妇科疾病：通过盆腔检查、超声显像检查、血HCG测定，宫颈涂片及活检、阴道镜、宫腔镜、腹腔镜及生殖内分泌测定等检查，进行妊娠及生殖器官各种病变的鉴别诊断。考虑功能性子宫出血时，应除外器质性病变，如良性肿瘤、恶性肿瘤、炎症性疾患等病变。

3. 围绝经期及绝经期

(1)窥器检查：除外老年性阴道炎。

(2)阴道内诊：除外子宫肌瘤。

(3)宫颈刮片：除外宫颈癌。

(4)诊断性刮宫：除外子宫内膜肥厚与子宫内膜癌。

(三)肿瘤所致阴道出血

女性生殖器官为肿瘤的好发部位，阴道出血又是女性生殖器官肿瘤经常伴发的症状，最常见为子宫肿瘤。因此在急诊中，遇到阴道出血的患者要想到生殖器官肿瘤的可能。在生育年龄，最常见子宫肌瘤、子宫颈息肉、滋养细胞肿瘤引起的出血；围绝经期与绝经后，子宫颈癌、子宫内膜癌引起的出血更常见；青春期或青春期前，阴道出血也有因肿瘤引起的，不要忽略肛门检查。表13-163-1显示引起阴道出血常见的生殖器官肿瘤。

表 13-163-1　引起阴道出血的常见生殖器官肿瘤

肿　瘤	好发年龄	出血特点	妇科检查	诊断方法
宫颈息肉	生育年龄	不规则，便秘用力排便时及性交出血，量少	宫颈红色赘生物	组织病理检查
宫颈癌	45 岁左右	不规则出血、接触出血，晚期可大量出血，恶臭	宫颈结节样、菜花样，质硬脆	细胞涂片、组织病理检查
子宫肌瘤	35～50 岁	月经量多、经期延长	子宫增大，质硬不规则	盆腔检查、超声检查
葡萄胎	生育年龄	开始少，可增多或伴有水泡样物排出	子宫增大、软，大于停经月份	血 HCG 高于正常，超声显像检查无孕囊及胎儿
侵蚀性葡萄胎及绒毛膜癌	葡萄胎产后、流产后	不规则持续出血	子宫增大、软，宫旁可有包块	血 HCG 持续上升或不降，肺、阴道可有转移灶；超声显像和 CDFI
子宫内膜癌	55 岁左右	不规则出血，月经多，绝经后出血	子宫增大或老年子宫不萎缩	子宫内膜诊刮

超声显像图例见图 13-163-1～13-163-5。

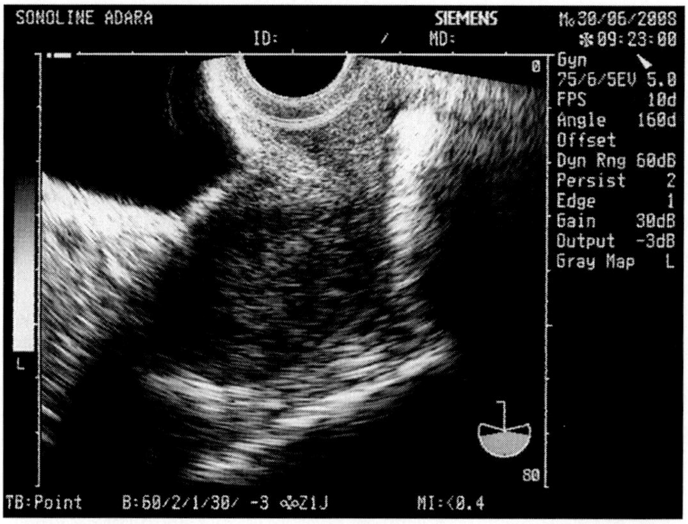

图 13-163-1　子宫内膜癌(一)
子宫内膜增厚

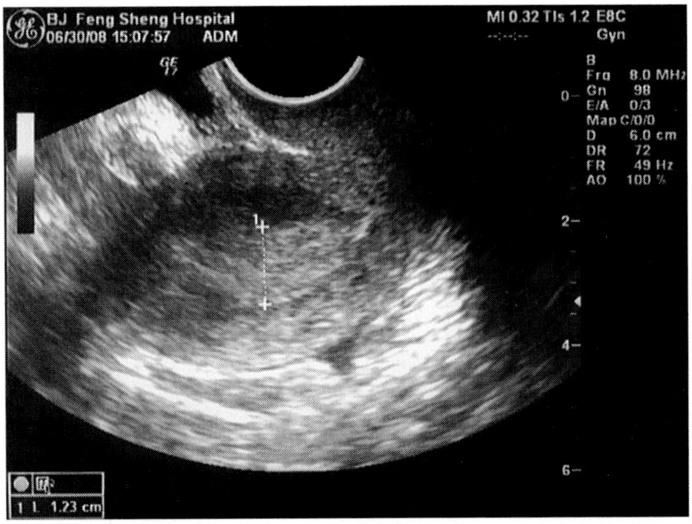

图 13-163-2 子宫内膜癌(二)

子宫内膜增厚达 1.73cm

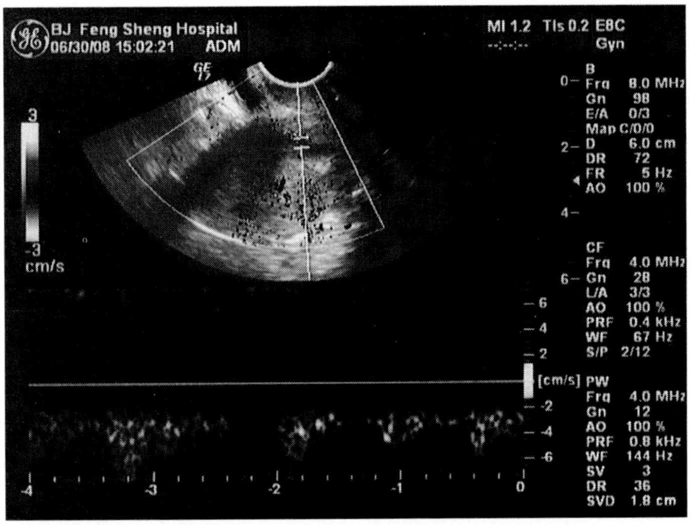

图 13-163-3 子宫内膜癌(三)

可引出搏动性血流频谱

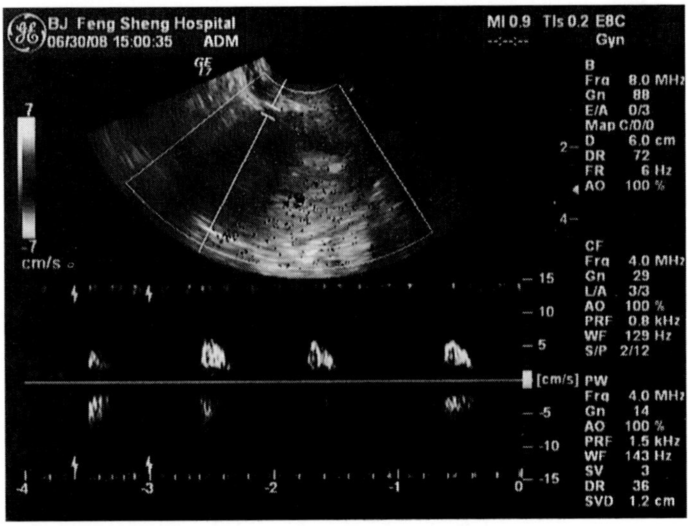

图 13-163-4 子宫内膜癌(四)

可引出搏动性血流频谱

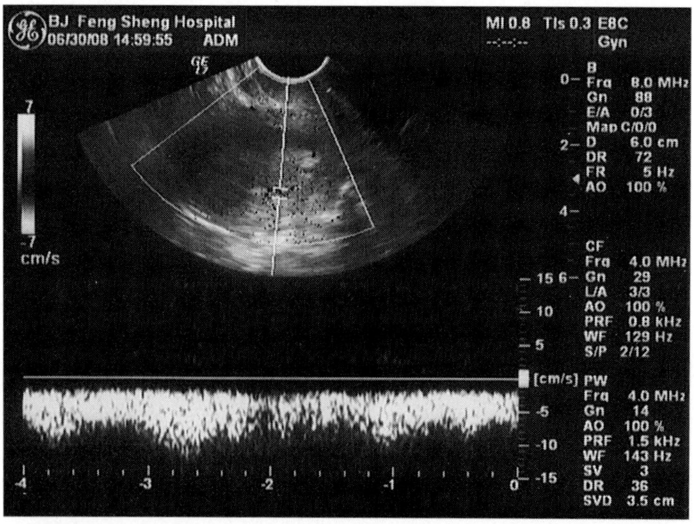

图 13-163-5 子宫内膜癌(五)

可引出静脉血流频谱

（富 玮 徐 阳 胡淑芳）

第 164 例 人工流产后 40 天，不规则阴道流血 26 天——绒毛膜上皮癌

例 1

患者，女性，34 岁，已婚育。因人工流产后 40d，不规则出血 26d 来做超声显像检查。既往月经规律，6 年前死产 1 次。2 年前顺产，产后 24d 恶露净。产后 44d 行妇科检查无异常发现，产后 2 个月转经，月经规律。产后哺乳 3 个月。末次月经为 3 个月前，经期 3d。40d 前行人工流产术，术后持续阴道出血，量不多，近半月血量增多，如月经样。人工流产后患者无乏力、纳差，无发热、头痛、心悸，有轻度咳嗽，无咯血，无腹痛，大小便正常。

体格检查：体温、脉搏、呼吸及血压均正常，一般情况良好，心、肺检查无异常，肝、脾肋下未触及，腹软，无压痛，未触及包块。妇科检查：外阴经产式，阴道通畅，后壁可及直径 2cm 大小的紫蓝结节，质软；宫颈轻度糜烂，无举痛，未见活动性出血；宫体后位，略增大。双侧附件未见异常。

实验室检查：血 β-HCG 6 546.5U/L，尿 HCG 半定量为 420U/L。

胸部 X 线片检查：可见两肺多个面团状阴影，最大直径 2.5cm，提示两肺转移性病灶可能。

诊刮提示：宫腔深 8.5cm，刮出少许组织，病理报告为子宫内膜呈分泌反应。

超声显像检查：后位子宫，子宫形态不规则，宫底左前壁向外突出，子宫内膜厚 2.6cm，宫腔线清晰。子宫大小为 7.3cm×5.2cm×4.1cm。于宫底偏左前壁内可探及 3.6cm×2.7cm×1.8cm 的不规则、不均匀低回声区，血流丰富，肿块内可见 2.8cm×1.2cm 无回声区。超声多普勒显示为静脉血流。左侧卵巢大小为2.1cm×1.1cm，右侧卵巢大小为1.8cm×1.2cm。超声诊断为子宫肌层不均质回声——绒毛膜癌包块。

例2

患者，女性，37岁。1个半月前行人工流产术，其后出现不规则阴道出血，近10余天出血量增多，门诊疑为不全流产，未做B超检查，妇科超声检查显示子宫增大，内膜不清，整个子宫回声不均匀，高低回声相间，可见蜂窝状回声，彩色血流丰富，超声提示：绒毛膜上皮癌。

分析

(一)滋养细胞疾病超声显像表现

妊娠滋养细胞疾病(gestational trophoblastic disease，GTD)是一组来源于胎盘绒毛滋养细胞的疾病，包括葡萄胎、侵蚀性葡萄胎、绒毛膜癌(简称绒癌)和少见的胎盘部位滋养细胞肿瘤。通常认为这几种疾病之间有一定联系，葡萄胎可延续发展成侵蚀性葡萄胎甚至绒癌。绒癌除了上述发展途径以外，也可直接发生于葡萄胎、足月妊娠、流产或宫外孕后。妊娠滋养细胞肿瘤是指GTD中除葡萄胎以外的其他病变。一般认为葡萄胎是由于胚外组织发生变性，滋养层发生异常所致，为一种良性的绒毛病变。滋养细胞肿瘤除具有一般恶性肿瘤的特点外，还有如下特点：

(1)绝大多数滋养细胞肿瘤继发于妊娠，且病程很短。

(2)多数滋养细胞肿瘤发展很快，很早即发生血循环转移。

(3)滋养细胞肿瘤可产生绒毛膜促性腺激素，极易用生物和免疫方法测定。

(4)滋养细胞肿瘤来自异体组织，是一种同种异体移植，具有较强的抗原性。

(5)滋养细胞肿瘤多见于包括中国在内的东南亚国家，而在欧美地区则少见。

1. 葡萄胎(hydatidiform mole) 亦称水泡状胎块，为妊娠时胎盘绒毛滋养细胞异常增生，最终导致绒毛转变成水泡，众多水泡相连成串，形如葡萄。葡萄胎分为完全性和部分性两类，大多数为完全性葡萄胎，并具有较高的恶变率；少数为部分性葡萄胎，恶变罕见。两类葡萄胎发病原因及临床病程均不相同。病因中年龄为显著相关因素，年龄>40岁者，葡萄胎发生率比年轻妇女高10倍；年龄<20岁者也易发生完全性葡萄胎。这两个年龄段妇女易有受精缺陷。部分性葡萄胎与年龄无关。通过细胞遗传学结合病理学研究证明葡萄胎具有遗传学特点。葡萄胎大体病理可见大小不一葡萄样水泡，直径自数毫米至3cm，水泡壁薄、透亮、内含黏性液体，绒毛干梗将众多水泡相连成串，水泡间隙充满血液和凝血块。完全性葡萄胎子宫增大，整个宫腔充满水泡，胎盘绒毛全部受累，无胎儿及附属物可见。部分性葡萄胎仅部分胎盘绒毛发生水泡样变，胎儿多已死亡，极少有足月婴诞生。胎儿与部分性葡萄胎并存时，多具有三倍体特征，包括胎儿宫内发育迟缓、多发畸形如病指和病趾及脑积水。

完全性葡萄胎超声显像显示子宫增大、绝大多数大于相应孕周，宫腔内未见胎儿、胎盘和羊水，充满大小不等的小囊性无回声，数毫米至数厘米，呈蜂窝状，小的(数毫米)囊性无回声似落雪状，此为葡萄胎特有的声像图。如有出血(占10%～15%)，宫腔内可见不规则无回声区，其内若有不规则回声增高区为血块所致。CDFI宫腔内无血流信号。子宫壁薄。同时可见双侧卵巢黄素囊肿，为多房性、大小不等、表面光滑。部分性葡萄胎子宫增大亦可大于停经月份，宫腔内可见胎儿，胎儿大小、形态可正常，或有畸形，或胎儿死亡，可见一部分正常胎盘和羊水区域，另一部分胎盘呈葡萄胎表现，二者之间无明显分界。

2. 侵蚀性葡萄胎(invasive mole) 又称恶性葡萄胎。侵蚀性葡萄胎常发生于葡萄胎后，其与葡萄胎不同点为葡萄胎属良性病变(只具有潜在恶性)，病变组织局限于宫腔内。侵蚀性葡萄胎病变组织侵入子宫肌层，可引起局部出血坏死，以致穿破子宫肌层和浆膜，发生腹腔内出血，或侵入阔韧带，形成宫旁肿物。也可转移至阴道、肺或脑内，均可产生严重破坏和出血，以致病人死亡。侵蚀性葡萄胎子宫切除术后，偶有转移灶自行消失，有的暂时消失，但不久又出现。侵蚀性葡萄胎主要临床表现为葡萄胎排出后阴道仍持续出血，血或尿内 HCG 水平持续不降，或葡萄胎排出后出血停止，月经恢复，HCG 一度正常，但不久(通常在 6 个月内)又有闭经，阴道出血、HCG 明显上升，子宫增大。

侵蚀性葡萄胎的超声显像显示子宫增大(复旧不佳)，外形不规则，宫腔内回声不均，低、中、高回声混杂。肌层回声极不均匀，其间散在多个不规则小团块状回声增强区及回声减弱区，大小不一，呈蜂窝状或海绵状，也可局限于部分肌壁内，为滋养细胞侵蚀子宫肌层导致的出血坏死表现，严重时可达子宫浆膜层。CDFI 显示囊性结构为扩张的血管病灶局部血流信号丰富，若以无回声为主者可无血流信号，宫旁静脉丛扩张。一侧或双侧卵巢可出现黄素囊肿。如有穿孔，子宫直肠窝及腹腔内可见游离无回声区。

3. 绒毛膜癌(choriocarcinoma) 为一种高度恶性肿瘤，早期即可通过血液循环转移至肺、阴道、脑及肝，破坏组织器官，引起出血坏死。50%绒癌继发于葡萄胎(胎块清除 1 年以上)，继发于流产或足月分娩各占 25%，少数继发于异位妊娠后。20 世纪 60 年代以前，绒癌是最易致命的肿瘤之一，其后由于 HCG 监测技术和化疗的发展，绒癌患者的预后有了明显的改观。

绒癌多数发生在子宫，但也有未发现子宫原发灶而只出现转移灶者。子宫绒癌可形成单个或多个宫壁肿瘤，直径在 2～10cm。肿瘤可侵犯宫壁，突入宫腔或突出于浆膜层。子宫膨大柔软，表面有紫蓝色结节突出，切面为暗红色，常有出血、坏死和感染，质软、脆，极易出血。宫旁静脉中可发现癌栓。卵巢可有黄素化囊肿。绒癌在组织学上与一般肿瘤不同，没有结缔组织间质细胞，也没有固有的血管。镜下只见增生的滋养细胞和合体滋养细胞侵犯子宫肌层和血管，伴有大量出血坏死。肿瘤边缘部可见成团滋养细胞和血凝块及坏死组织。绒癌可经血液循环发生远处转移，转移早而广泛。绒癌的主要临床表现为葡萄胎、流产或足月产后阴道不规则出血，易误诊为不全流产。凡产后、流产后或葡萄胎后阴道持续不规则出血、子宫复旧不好，血 HCG 水平不降，就应考虑绒癌之可能。

绒癌的超声显像显示子宫增大，子宫内膜回声模糊不清。子宫肌壁厚薄不一，回声强弱不均，光点粗细不一，可有局灶性蜂窝状回声。蜂窝状回声中的无回声区随病情进展逐渐增大，与 HCG 水平有线性关系。无回声区大者可达 3cm，数量可由单个增为多个，形态不规则。无回声区接近浆膜层时，应视为子宫穿孔的先兆，出现浆膜层强回声中断为穿孔的表现。化疗后肌壁内无回声区逐渐缩小甚至消失。经阴道彩色多普勒血流显像显示子宫动脉迂曲增粗，彩色血流丰满，流速增快，阻力指数(RI)降低，出现局灶性彩色血流丰富区，并可显示有血窦存在，可测得动、静脉瘘性频谱。还可观察到局灶性彩色血流丰富区扩大，向肌壁和浆膜层延伸，血窦面积进行性增大。局灶性彩色血流丰富区比黑白二维图像的蜂窝状结构改变出现早，并可在宫旁静脉内观察到转移灶癌栓。

(二)滋养细胞疾病鉴别诊断

1. 葡萄胎鉴别诊断

(1)流产:不少病例常被误诊为先兆流产。流产有停经史、阴道出血及妊娠试验阳性。葡萄胎患者子宫多大于同期妊娠子宫,孕期在12周以上时HCG水平仍高,超声显像显示葡萄胎特点。

(2)双胎妊娠:子宫较同期单胎妊娠大,HCG水平略高,易与葡萄胎混淆,但双胎妊娠无阴道流血,超声显像可明确诊断。

(3)羊水过多:可使子宫迅速增大,多发生于妊娠后期。发生于中期妊娠者需与葡萄胎鉴别。羊水过多不伴阴道流血,HCG水平较低,超声显像可确诊。

2. 绒癌与其他疾病鉴别诊断　绒癌易与其他滋养细胞疾病以及合体细胞子宫内膜炎、胎盘残留等混淆,鉴别要点见表13-164-1。

表13-164-1　绒癌与其他疾病鉴别要点

	葡萄胎	侵蚀性葡萄胎	绒毛膜癌	胎盘部位滋养细胞肿瘤	合体细胞子宫内膜炎	胎盘残留
先行妊娠	无	葡萄胎	妊娠	妊娠	妊娠	流产、足月产
潜伏期	无	多在6个月内	常超过6个月	多在1年内	无	无
绒毛	有	有	无	无	无	有、退化
滋养细胞增生	轻至重	轻至重、成团	重、成团	中间型滋养细胞	散在、不增生	无
浸润深度	蜕膜层	肌层	肌层	肌层	浅肌层	蜕膜层
组织坏死	无	有	有	无	无	无
转移	无	有	有	少	无	无
肝脑转移	无	少	较易	少	无	无
HCG	+	+	+	+或−	−	+或−

3. 滋养细胞疾病超声显像鉴别诊断　滋养细胞肿瘤大多继发于妊娠,子宫为适应妊娠的需要,血管扩张,血液供应多于正常妊娠。滋养细胞肿瘤的基本病理是滋养细胞对子宫肌层的侵蚀,造成肌壁破坏,子宫肌层的供血显著增多,并出现局灶性的血窦与血流。1962年宋鸿钊教授对311例滋养细胞疾病做了盆腔动脉造影,对了解和确定滋养细胞肿瘤病变位置和范围起了很大作用,对明确滋养细胞肿瘤的诊断很有帮助,但因是有创性检查,在临床广泛推广受到限制。CDFI在无创条件下提供子宫血流信息。经阴道彩色多普勒检查使彩色血流信息敏感度明显增加,现已成为诊断本病的首选方法。滋养细胞疾病的超声显像鉴别要点见表13-164-2。

表 13-164-2 滋养细胞疾病超声显像鉴别要点

		二维超声显像	彩色多普勒血流显像
葡萄胎	子宫体	增大	肌层彩色血流比正常妊娠丰富，横切面彩色血流呈环状，局部放大，见蜂窝状无回声区，内充满血液及血流。子宫动脉 RI＜0.80，可见低阻动脉血流 RI＜0.43±0.04；并可见静脉血流
	子宫壁	肌层变薄，厚度 0.8±0.4cm	
	子宫腔	扩大，内有大小不等蜂窝状回声，其间有多个片状无回声区	无彩色血流
	孕囊及胚胎	完全性葡萄胎不见孕囊及胎体，部分性葡萄胎可见孕囊甚或胎体	
恶性滋养细胞肿瘤	子宫体	增大	
	子宫壁	肌壁厚薄不均，回声强弱不均；有局灶蜂窝状回声并随病情发展增大，且与 HCG 呈线性关系；无回声区可达 3cm，接近浆膜时为穿孔先兆，浆膜层强回声中断为穿孔表现；化疗后无回声区可缩小，甚至消失	肌壁彩色血流丰富，色彩明亮；蜂窝状回声处显示为局灶性彩色血流，为彩球状，放大后可见血液流动，呈湍流状或血池；可记录到静脉频谱；低阻动脉血流 RI＜0.40；动静脉瘘血流频谱即收缩期峰值＞0.8m/s；舒张期流速达 0.5m/s，RI＜0.40；动静脉瘘血流诊断意义较大。
	子宫腔	内膜不清	
	孕囊及胚胎	不见孕囊及胎体	

超声显像图例见图 13-164-1～13-164-3 及彩图 132～135。

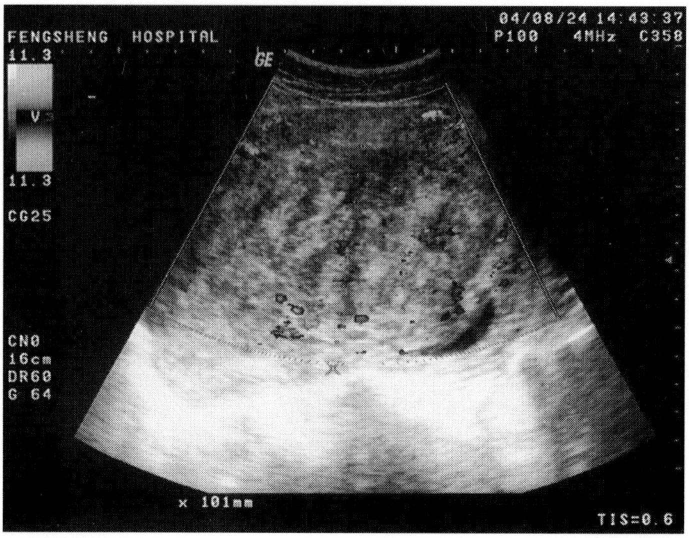

图 13-164-1 绒毛膜上皮癌（一）

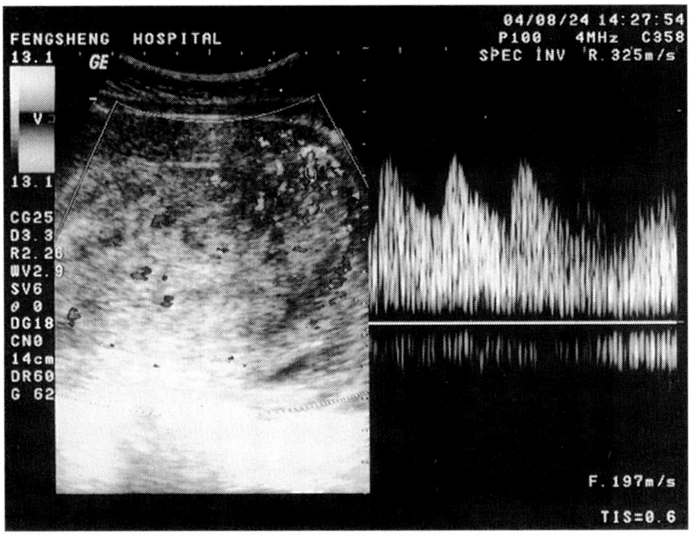

图 13-164-2 绒毛膜上皮癌动脉血流频谱

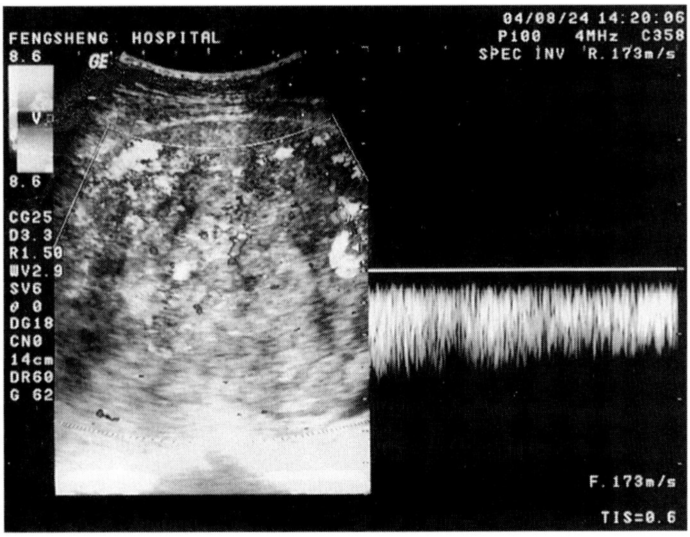

图 13-164-3 绒毛膜上皮癌静脉血流频谱

（富　玮　苟晔含　吴桂君）

第 165 例　陈旧性包块型宫外孕超声显像误诊为卵巢恶性肿瘤

患者，女性，26 岁，已婚。1 个月来出现乏力不适、下腹胀感来诊。既往身体健康，月经正常。

查体：体温 36.8℃，脉搏 92/min，呼吸 22/min，血压 100/70mmHg。一般状况可，心、肺（—），腹平软，肝、脾未触及，左下腹轻压痛，未叩及移动性浊音。妇科检查：外阴已婚未产型，阴道内有少量血性分泌物，宫颈光滑，无着色，抬举痛(＋)，子宫前位，稍大，活动一般，双侧附件未扪及明显包块，左侧附件区压痛(＋)。

实验室检查：血红蛋白 96g/L，红细胞 3.65×10^9/L，白细胞 5.8×10^9/L，中性粒细胞 0.781。尿蛋白＋，尿白细胞 3～6 个/HP。

超声显像检查：显示前位子宫，前后径 4.1cm，外壁光整，其内未见异常回声，左附件区可见 5.56cm×3.98cm 不规则、不均匀低回声区，其内血流丰富，可引出搏动性血流频谱。超声检查诊断为左侧卵巢恶性肿瘤。

入院后，尿 HCG 定量检查为 338U/L，血 β-HCG 为 1 250 U/L，行剖腹探查术。术中所见：盆腔广泛粘连，子宫前位，稍大，质地中等，子宫后壁与后腹膜及直肠粘连。左侧输卵管壶腹部增粗，为 5.5cm×4.5cm×3.0cm，表面有破口；左侧卵巢和左侧输卵管伞端与陈旧性血块及妊娠样坏死组织包裹并和周围组织粘连；右侧输卵管和卵巢与大网膜及陈旧性血块粘连包裹。腹腔内陈旧性积血及血块约 250ml。即行左侧输卵管部分切除及盆腔粘连分解。病理报告为左侧输卵管壶腹部妊娠，输卵管壁高度充血水肿，炎性细胞浸润，左输卵管管壁肌层坏死断裂，大网膜炎性包裹。

分析

受精卵在子宫腔以外的部位着床、生长是为宫外孕，又称异位妊娠，是妇产科最常见的急腹症之一。其发生率为正常妊娠的 1/56～1/93。以往是引起妊娠早期妇女死亡的重要原因。异位妊娠最常见于输卵管，称为输卵管妊娠，约占全部宫外孕病例的 95%，其他部位如卵巢、子宫颈、阔韧带内，甚至腹腔内，都可以发生异位妊娠。除发生于宫颈和腹腔妊娠外，其临床表现和处理原则基本相同。

慢性输卵管炎是输卵管妊娠最主要的原因。由于炎症使输卵管蠕动和管壁的纤毛运动受损，不能及时将受精卵运送至宫腔而在输卵管内着床；或因炎症粘连，瘢痕收缩造成输卵管腔狭窄，精子可通过，但体积较大的受精卵通过障碍而发生输卵管妊娠；输卵管发育异常或内膜纤毛发育不良、输卵管整形术后等均可发生输卵管妊娠；使用宫内节育器(IUD)者，一旦妊娠，其发生输卵管妊娠的机会增高。

孕卵在输卵管内着床，由于输卵管内膜不能形成良好的蜕膜，以维持胚胎的营养需要和抵御绒毛的侵蚀，输卵管壁薄，不能向子宫壁那样适应胚胎发育而扩张，因此妊娠不能维持，即可发生流产或导致输卵管壁破裂。若胚胎完全流入腹腔，一般出血不多。而胚胎不全脱落则可反复多次出血，甚至引起腹腔内大量出血。

患者的生育能力通常低于正常，大约 25%患者有慢性盆腔炎病史。发病的 3 个主要症状为：闭经、不规则出血及腹痛。大约 80%病例有闭经，一般不超过 6～8 周即发生出血和腹痛。不规则阴道出血多持续不断、量少、暗红色而有别于一般月经。若为大量活跃的阴道出血，则常可除外宫外孕，应多考虑为宫内孕流产或功能性子宫出血。腹痛是宫外孕最常见的症状，常开始于一侧下腹部，为刀割、撕裂样疼痛，有别于宫内孕流产时的宫缩痛。宫外孕破裂时，血液积聚在盆腔底部，导致里急后重、肛门坠胀感。出血增多可致剧烈全腹痛。短时间大量出血病人出现面色苍白、脉细数、血压下降，反复多次出血可致贫血。腹部检查可有明显压痛、反跳痛、腹部膨隆。盆腔检查子宫颈常有明显触痛和举痛，子宫无明显增大，一侧下腹可能触及压痛性包块，边界不清。阴道后穹窿穿刺是诊断腹腔内出血的最简便可靠方法，出血不到 100ml 者亦可获阳性结果，吸出物为不凝固暗红色血。

输卵管妊娠因种植部位不同及病程不同，其超声显像表现各异。其特征如下：

1. *子宫* 正常或略大，宫腔内无真正胚囊，即无周边绒毛高回声光环，内为偏心圆状囊性无回声区。有阴道出血时，可见宫腔稍扩张，可有少量积血的液性无回声区，周边蜕膜回声略高似胎囊状——假胎囊，但不是偏心状，应与真正胎囊加以鉴别。

2. *附件* 病程不同，超声显像表现不同。

(1)未破裂型：于子宫一侧或子宫底上方显示不均质团块，若在其内见到胎囊回声并有胚芽及胎心搏动，输卵管妊娠即可确立。CDFI可显示周边彩色血流丰富，频谱多普勒可引出频带较宽的低阻力型动脉血流，阻力指数(RI)为0.30～0.44为其特征。

(2)破裂流产型：子宫超声显像显示与未破裂型基本相同。附件区域可见不规则、不均质性团块，为输卵管妊娠流产及破裂后出血所形成，可包含有血液、血块、输卵管、卵巢和胚胎组织。若出血量多，则包块体积较大；若出血时间短，回声较低；出血时间长，血块机化，回声增强，包块内可见变性的孕囊或不见孕囊。CDFI显示包块内局部有短弧状彩色血流，周边彩色血流较丰富。频谱多普勒可引出低阻力动脉血流，RI为0.45～0.59。在子宫直肠窝即腹盆腔内显示不规则液性无回声区。

(3)陈旧性宫外孕：子宫大小形态恢复正常，可与包块分界不清。仔细辨认子宫形态与边界对诊断陈旧性宫外孕帮助很大。子宫多位于包块的前方或上方。从子宫颈追踪子宫腔线是判定子宫的重要标志。CDFI检测包块周边及内部无彩色血流及频谱。

输卵管间质部妊娠为孕卵种植于输卵管间质部，此处肌层较厚，故破裂时间较晚，一旦破裂可导致急性大量出血，危险性大。又因与子宫角相连，胎囊可移入宫角继续妊娠或流入腹腔而流产。宫角妊娠是孕卵种植在子宫角部，胚胎向子宫腔生长，可能继续维持至足月。早期妊娠时，如在子宫角部生长，超声显像显示一侧子宫底部或角部突出，内见胚囊、胎芽甚或胎心。间质部妊娠胚囊明显靠近子宫角部，因此，早期输卵管间质部妊娠与宫角妊娠的临床与超声显像的鉴别均有相当困难。

鉴别诊断

1. *宫内妊娠流产，不完全流产* 胚胎尚存活时，超声显像显示宫腔内胎囊及胎心无困难，与宫外孕容易鉴别。若完全流产，宫内已无孕囊，则与宫外孕鉴别有一定困难。应仔细观察，寻找宫外包块，附件区有包块者，不排除宫外孕的可能。有时需结合患者病史、临床表现及血HCG定量测定追踪加以判定。

2. *黄体破裂* 多无闭经史和早孕反应，妊娠试验阴性，腹痛突发且多在月经前，一般无阴道出血。超声显像显示子宫无异常发现，子宫直肠窝可见片状无回声区，不见盆腔包块。

3. *急性盆腔炎* 无闭经史及早孕反应。下腹痛常伴有发热或有不规则阴道出血、白带增多或有脓性分泌物。血白细胞可增高。超声显像显示子宫可略增大，子宫肌层回声不均匀减低。附件区有不均质包块或厚壁囊性肿物(脓肿)。子宫直肠窝有液性无回声区或见多房囊性包块(脓肿)。

本例为陈旧性包块型宫外孕，是异位妊娠的一种缺少急性症状的类型，一般病程较长，病史不够典型，缺少妇科急腹症表现，其盆腔包块容易与其他妇科包块或外科包块混淆，临床和超声误诊时有发生。国内一组146例包块型宫外孕，错误诊断53例，误诊率为36.3%。在误诊的53例病例中，误诊为卵巢恶性肿瘤者20例。分析误诊原因大致为：

(1)本病病程较长,平均病程超过70d,患者对病史记忆不清,一般宫外孕常见的停经史大多被遗忘。

(2)病人体征不典型,由于内出血和阴道出血所致贫血及伴有感染,使患者呈现慢性病容,盆腔积血机化形成不规则较硬包块,酷似卵巢恶性肿瘤。

(3)陈旧性包块型宫外孕急性大量出血现象比常见的宫外孕大量出血情况少见,其特点为反复少量内出血,使患者有代偿能力,而无失血性休克表现,易使临床医生忽视本病发生。

(4)本病血HCG阳性率较低,而其超声显像有卵巢恶性肿瘤表现,且彩色多普勒显示血流丰富。

超声显像图例见彩图136～138。

(富京山)

第166例 子宫内膜息肉鉴别诊断

患者,女性,54岁。绝经后2年发现宫腔内赘生物1周来诊。患者平时月经规律,绝经已2年,因患更年期综合征,出现烦躁、多汗、不安等,服用倍美力、利维爱等药物1年余。服药过程中曾有不规则阴道出血。超声显像检查子宫大小正常,宫腔内可见2.7cm×1.8cm边界清楚的中低回声区,前后内膜有分离。

分析

1. 子宫内膜息肉(endometrial polyp) 是因炎症、内分泌紊乱等因素引起的子宫内膜病变。由子宫内膜腺体与间质形成的赘生物突向宫腔,单发或多发,形状、大小不一,直径一般不超过2cm,有蒂或无蒂,蒂的粗细、长短不一。息肉表面光滑,也可有出血、坏死。可发生于任何年龄。可无临床症状,也可表现为月经过多、经期延长。如有出血、坏死,可引起不规则阴道出血、分泌物增多、臭味。超声显像显示一般为子宫形态、大小、肌层回声无明显变化。如息肉体积较小,宫腔形态可正常。稍大息肉可使内膜扩张,内见与正常内膜有清楚分界或无明显界限的圆形或不规则团块,呈中等或稍强回声,也可能伴有低回声区。CDFI可探及息肉蒂部血流信号。息肉也可在颈管内、外口处生长。应与子宫肌瘤、子宫内膜增生及子宫内膜癌等鉴别。有时较小的内膜息肉与内膜增生及早期内膜癌不易区分,阴道超声显像明显较腹部超声显像显示清楚。宫腔镜检查及诊刮可帮助确诊。

2. 子宫内膜增生(endometrial hyperplasia) 是由于单独雌激素长期刺激的结果。可发生于青春期至更年期妇女,以更年期妇女更多见。临床表现主要为不规则阴道出血。根据病变程度的不同,有以下不同类型。

(1)子宫内膜单纯性增生:与增殖期内膜相似,腺体仅轻度增生,但大小、形状较规则。

(2)子宫内膜囊腺型增生过长:子宫内膜局部或全部增厚,或为息肉样。内膜腺体增多,腺腔扩大,大小形状不一,呈瑞士干酪样结构。局部可有坏死、出血。

(3)子宫内膜腺瘤型增生过长:内膜腺体增生更加严重,呈复层或假复层,甚至呈乳头状突向腺腔,腺体与腺体之间仅有少量间质组织分隔。

(4)非典型性增生:腺上皮有异型性改变,细胞多形性、核大深染、排列紊乱,为癌前病变,可与上述病变共同存在,多为局灶性、多发性。

超声显像检查子宫正常大小,或均匀性稍增大。肌层回声均匀。子宫内膜厚度正常,或增厚为8～20mm。回声正常或稍强,均匀或有小囊腔。若有出血,则内膜线可能模糊不清。为了与正常分泌期的子宫内膜鉴别,有时需在出血停止后,重复行超声显像检查,以进一步明确有无内膜异常。

3. 子宫内膜癌(carcinoma of endometrium) 为子宫内膜上皮发生的癌,亦称子宫体癌(carcinoma of corpus uteri)。约80%发生在50岁以上妇女,40岁以下者较少见。其发病与雌激素的长期刺激有关。未育、生育少、肥胖及患有糖尿病、高血压及其他心血管系统疾病等为子宫内膜癌的相关高危因素。其病变部位多位于子宫底、子宫角及后壁。大体病理有两种类型。

(1)弥漫型:病变侵犯子宫内膜大部或全部,大多呈不规则菜花状,突出于宫腔,甚或充满宫腔及至脱出于宫颈口外。癌组织呈灰白色或灰黄色,表面可有坏死出血。尽管累及内膜广泛,但浸润肌层较少,晚期可侵犯肌层及浆膜层,并扩展至浆膜层。

(2)局限型:较弥漫型多见,病变局限于宫腔某部分,呈息肉样或小菜花样,表面可有坏死出血。尽管病灶小,但易侵犯肌层。晚期同样可充满宫腔,与弥漫型不易区分。临床表现主要为不规则阴道出血、月经过多、经期延长或经间出血、绝经后出血等。少数有阴道排液,呈浆液性、血性或脓性,可有宫腔积脓。晚期压迫神经可引起下腹痛、腰痛。宫颈管被病变组织堵塞时,可因宫腔积脓而有下腹胀痛。

超声显像对早期子宫内膜癌很难做出诊断,因其声像图与正常无明显区别。疾病的中晚期表现为子宫正常大小或饱满增大。肌层回声均匀或因病灶增大及肌层浸润而使肌层回声不均。内膜表现为早期可大部正常,与子宫肌层有清楚的分界,仅局部增厚,回声增强、不均,可有少量宫腔积液。随病情发展宫腔内病灶增大、出血、坏死,超声显像显示宫内为增大的杂乱回声团块伴液性暗区,与正常组织界限不清,CDFI显示肿块与肌层交界处呈低阻力型频谱。有肌层浸润时,肌层回声减低或紊乱不清。子宫内膜癌的超声显像需与子宫内膜增生过长、绒癌、子宫肌瘤变性、子宫平滑肌肉瘤等鉴别,但常有困难,应结合临床综合判断。

超声显像图例见图13-166-1～13-166-4。

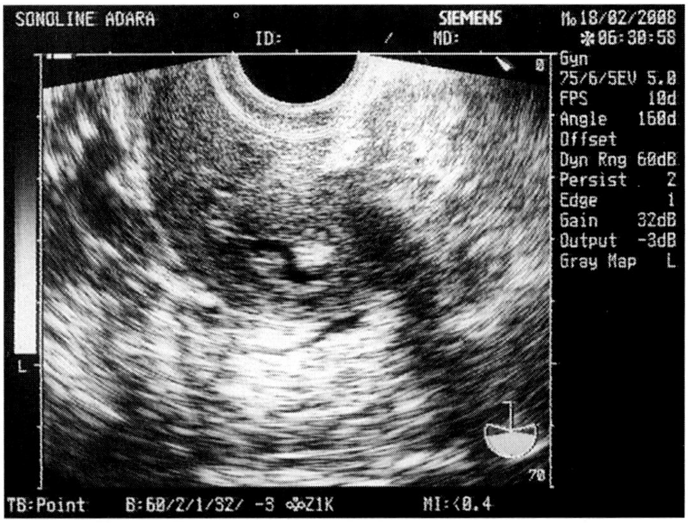

图 13-166-1 子宫内膜息肉(一)

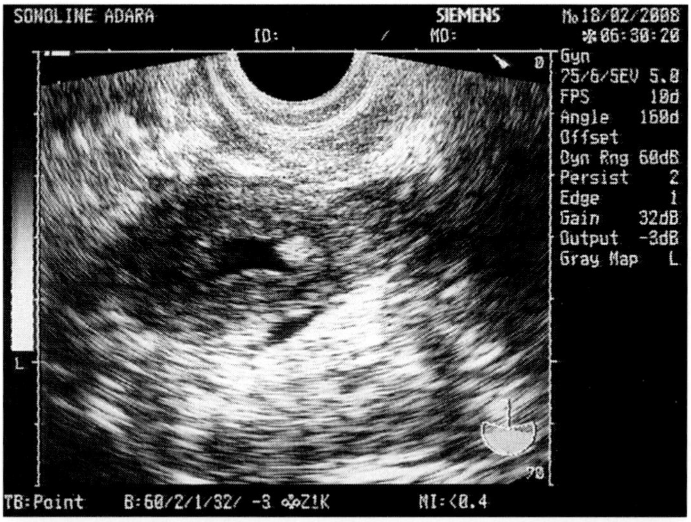

图 13-166-2　子宫内膜息肉(二)

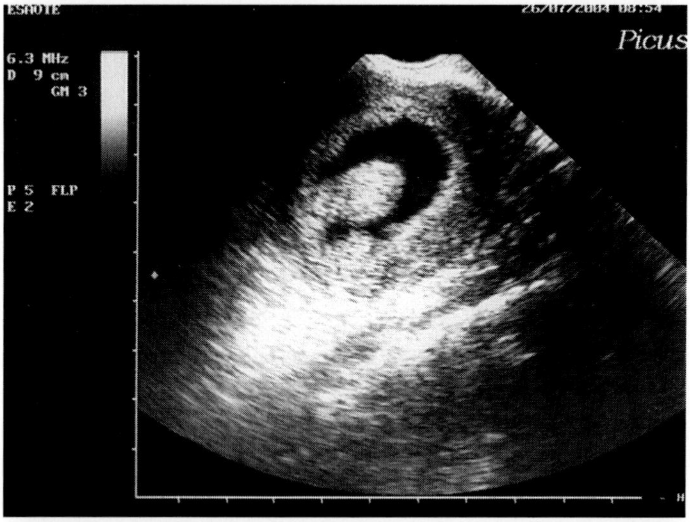

图 13-166-3　子宫内膜息肉(三)

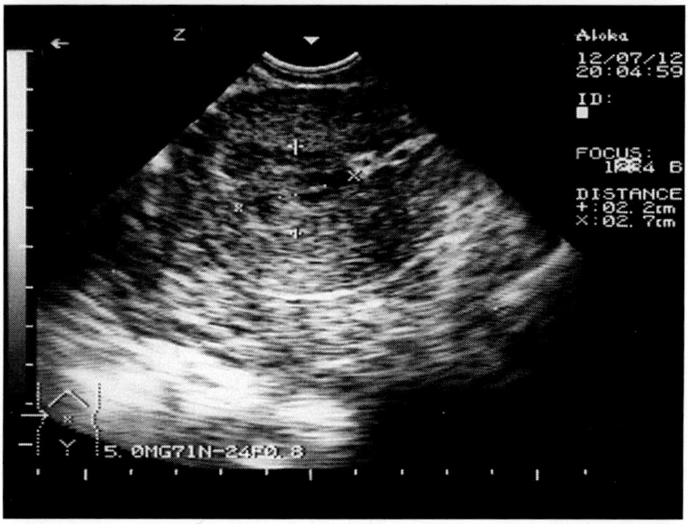

图 13-166-4　子宫内膜息肉(四)

(富　玮　阿依夏)

第14章 Chapter14 其他疾病

第167例 右大腿肌肉肿物伴疼痛10天——增生性肌炎

增生性肌炎(proliferative myositis)是主要发生于肌肉间质的一种假肉瘤样病变。由于肿块生长迅速,病变区域发现增生活跃的成纤维细胞和嗜碱性巨细胞,因此极易误诊为肉瘤。事实上这是一种良性局限性病变,局部切除后无复发倾向。有的病例经休息并无治疗其炎性肿块亦可逐渐消退。增生性肌炎发病原因不明确,部分病例可能与机械性损伤(外伤、磕碰)或患有内分泌病症如糖尿病等有关。常发生于45岁以上的成人,男性患者为多。临床表现为无痛或有痛性实性肿块。病程短、生长快为其特点,患者多在发病后2周就诊。肿块常位于深部,贴近骨骼,与皮肤并不相连,触诊肿块边界常不清楚,可有触痛和压痛,肿块可在几天之内就长大一倍,病人思想负担很大。增生性肌炎好发于肩部、胸部及股部肌肉。

增生性肌炎十分少见,超声显像诊断多无经验,其超声显像图像酷似横纹肌肉瘤。影像学检查(超声影像、磁共振)和临床诊断曾有误诊为恶性肿瘤者。

患者,男性,62岁。因右大腿股四头肌肿物伴疼痛10d来诊。患者自入院前10d,因下肢活动过量(快步行走)出现右大腿肌肉疼痛,为呈持续性胀痛,可耐受,近1周疼痛加重。右大腿股四头肌出现局部包块,迅速长大,不发热,右大腿沉重感,膝关节屈膝受限,当即做超声显像和彩色多普勒血流显像检查显示股间肌(股直肌深层)内3cm×2cm×1.5cm实性肿物,考虑为恶性肿瘤(横纹肌肉瘤)。患者患有1型糖尿病9年。每日3次餐前注射胰岛素30U,但血糖控制不达标。患有高血压10余年,每日服络活喜2.5～5mg,血压控制较满意。

入院检查:体温36.5℃,脉搏76/min,呼吸17/min,血压140/80mmng。一般情况好,神志清,查体合作,自述病史,自动体位,心、肺未见异常。腹平软,肝、脾未触及,双肾区无叩击痛。骨科情况:脊柱无畸形,生理弯曲存在,活动好。双下肢等长,右大腿前面中段局部略粗,有胀痛,周径46cm,表面无静脉曲张,皮肤颜色无改变,局部皮温不增高。右膝关节屈膝明显受限,双侧下肢皮肤感觉及肌力未见异常,双侧膝、跟腱反射可正常引出。右大腿前面中段可触及鸡蛋大肿物,有压痛,可活动,不与皮肤相连,也不与股骨相连。

X线片示:右股骨及胸部未见异常。

彩色多普勒血流显像示:右股间肌中段3cm×2cm×1.5cm边界清楚,但不规则呈浸润性生长不均匀中高回声实性肿物,周边彩色血流较丰富,可引出搏动性动脉血流频谱,肿物内未见彩色血流，也未引出血流频谱。超声报告：股间肌实性肿物（横纹肌肉瘤）。右大腿 MRI 提示：右股骨前外侧软组织异常信号，增强扫描有明显强化，考虑为右股骨前软组织恶性肿瘤。

实验室检查：除血糖、尿糖升高外其他检查大致正常。

入院诊断：右大腿软组织肿瘤（恶性）。

诊治经过：入院第 2 天在超声显像引导下行右大腿肿物穿刺，做多点组织学病理检查，当即做冷冻切片病理检查报告未见肿瘤细胞，可见梭形细胞。其后，石蜡切片病理报告为增生性肌炎。患者入院卧床休息后右大腿肿物渐减小，肿胀渐消，疼痛亦减轻，屈膝较前有改善。

会诊讨论

骨科医师 A：患者为老年（62 岁）男性，发现右大腿肌肉肿物伴疼痛 10d，从右大腿 MRI 片上看，为右股骨中段前外侧软组织（肌肉）异常信号，增强扫描后有明显强化，请医学影像科主任会诊，认为是右大腿软组织恶性肿瘤，现在看（MRI 片子）肿块和水肿反应均很明显，临床诊断考虑为软组织恶性肿瘤。

骨科医师 B：本病例有以下几个特点。①患者年龄为 62 岁；②病程时间短仅 10d；③以右大腿肿块伴疼痛为首发症状；④可扪及右大腿软组织肿块，但位置较深，边界不清，有压痛，局部皮肤温度不高，皮肤颜色无改变；⑤右大腿 MRI 检查显示右股骨中段前外侧软组织异常信号，增强扫描有明显强化，MRI 报告为软组织恶性肿瘤。肿块定位在股间肌，水肿反应很明显，临床考虑为恶性肿瘤，但不一定是横纹肌肉瘤，因为软组织恶性肿瘤来源很多。本病例病程短，肿块生长迅速，从临床表现和 MRI 检查上看，肿瘤已不是早期。所谓早期发现，早期切除，过去骨科肿瘤发现后均尽快做手术切除或截肢，但效果很不理想。现在对骨科恶性肿瘤的治疗大多先做化疗，因肿块周围的水肿反应区存在癌细胞，是切不干净的，必须先做化疗，临床已有不少病例这样做效果很好。待化疗后肿块和水肿反应区减小些，再行手术切除，效果更好些。现在可加做 CT 和 B 超检查，检查腹股沟、股动脉、髂动脉和腹主动脉旁淋巴结情况，为手术做好准备，股四头肌是否可部分保留，尚待其他检查后决定，目前应该行超声显像引导下穿刺做组织学病理检查，待病理结果出来后再制定下一步化疗和手术方案。

超声科医师：患者为老年男性，病史短仅 10d，肿块迅速长大，不能不考虑为恶性肿瘤。从超声显像诊断角度看，应对肿块进行定位、定性。即定位在股骨前外侧骨间肌内，近股骨骨膜处，尚未侵犯骨膜，也未突破肌膜。看来肿物尚属早期。定性诊断肿块为实性，来源于股间肌，良恶性问题应定为恶性，一是肿块短期内迅速长大，其边界不规则并呈浸润性生长，结构粗乱。彩色多普勒血流显像显示肿块周边部彩色血流较为丰富并可引出搏动性动脉血流频谱，但肿块内部未见彩色血流，也未引出动脉血流频谱。可推测肿块恶性度较低。右腹股沟区股动脉周围未见淋巴肿大转移。超声显像诊断为右大腿中段股间肌恶性肿瘤（横纹肌肉瘤），未见右腹股沟区（股动脉旁）淋巴结肿大。考虑此肿瘤尚属早期，未侵犯股骨骨膜，也未突破肌膜，且恶性程度较低，但确诊需依靠病理检查。

骨科医师 M：刚刚检查了病人患肢，并看过 MRI 片子。患者为老年男性，右大腿肌肉肿物伴疼痛 10d，追问病史，患者有 10 年糖尿病史，血糖控制不满意，近期有运动过量（快步行走），右大腿肌肉肿物生长迅速，伴疼痛，并有水肿。从 MRI 上看有炎症反应，水肿十分明显。结合本人曾有诊断无菌性炎症之经验，首先考虑患者右大腿肌肉肿块为炎性包块，至少不能除外炎症，休息和抗感染治疗可有效，待穿刺行组织学病理检查后再决定治疗方案。

病理科医师：穿刺病理镜下见成纤维细胞增生活跃，呈梭形，核膜明显，染色质分布均匀，并可见多数圆形嗜碱性巨细胞，胞浆丰富，核圆形，可见明显的深蓝色核仁。增生病变主要累及肌肉间质，以筋膜下区最明显，外衣、囊衣均可累及，内衣的病变最轻。病灶内炎症细胞很少，嗜碱性巨细胞很像神经节细胞或横纹肌细胞，并常见核分裂现象，极易误诊为横纹肌肉瘤等恶性肿瘤。本例病理报告为增生性肌炎。

最后诊断：右大腿股间肌增生性肌炎。

专家点评

本例患者为老年男性，发现右大腿肌肉肿物伴疼痛10d，肿物迅速长大伴肢体水肿，可谓病程短、发病急，另外，患者有10年糖尿病史和高血压病史且糖尿病控制不满意。入院诊断为右大腿肌肉恶性肿瘤。最后诊断为增生性肌炎。增生性肌炎为一种发生于肌肉间质的假性肉瘤样病变，由于肿块生长迅速，呈弥漫性浸润，病变表现为增生活跃的成纤维细胞和出现成群的嗜碱性巨细胞，因此，极易误诊为横纹肌肉瘤及纤维肉瘤等恶性肿瘤。临床除一位骨科医师考虑为无菌性炎症外，其余医师均诊断错误，其误诊原因值得分析，经验教训值得吸取。什么样的肿瘤病程短，发病急？什么样的肿瘤疼痛？其讨论的重点就是疾病的鉴别诊断。本例患者为老年人，发现肿物且迅速生长，这使各位医师不能不考虑肿瘤，特别是恶性肿瘤之诊断。超声医师坚持自己的意见，用他自己的话说是知识上还浅薄，头脑中全然没有增生性肌炎这一概念，只是按照一般的超声诊断程序，判定肿瘤为恶性。MRI医师和骨科临床医师之误诊，均为过分相信自己的专业经验，没有很好地结合临床、影像学及相关检查，或者说结合上有欠缺，知识面较窄，可以说缺乏认真的科学态度，因为大多数医师没有检查病人患肢，这怎能不出错误？由此看出临床检查基本功之重要性。另外由于影像医学的发展，确实给临床诊断特别是疑难病的诊断带来很大帮助，但再清晰的病变影像毕竟不是病变本身，通常病变本身均有明显的动态性，而影像学照片只是一张静止不动的影像，病变远不只是用一张影像所能概括的。"同影异病"及"同病异影"的例症在临床屡有发生。临床要警惕依赖医学影像诊断的倾向，切忌临床诊断图像化。本病病理组织学检查（镜检）是唯一确诊的诊断方法。

骨科医师M根据自己的临床经验，考虑患者为无菌性炎症，只有他一位医师认真检查了病人的患肢。其治学态度严肃认真，实为难能可贵，其实疾病的鉴别诊断就是从疾病临床表现（或影像医学）的相似性中寻求特异性。

增生性肌炎大体病理常为边界不清的浸润性肿块，无包膜，在肌束间形成灰白色梁索状瘢痕样病变，肿块大小常为1～6cm。较轻的病变只表现为肌肉的束状结构较正常显著，而肿块并不明显。显微镜下可发现病变主要累及肌肉间质，成纤维细胞增生活跃，成梭形、卵圆形或长形，核膜明显，染色质均匀分布。特别引人注目的是在病变组织内出现成群的嗜碱性巨细胞，颇似神经节细胞或横纹肌母细胞，但不见尼氏小体，也不见横纹。也无病理性核分裂，病灶内炎性细胞很少。

增生性肌炎病程的不同时期，其超声显像图像表现各不相同，图像变化之快为其重要特点。急性期时声像表现与横纹肌肉瘤相似，边界回声较为清楚，但不规则无包膜、呈浸润性生长，多为椭圆形，内部为回声极不均匀，且大小不等的高回声光团，可粘连骨膜生长，彩色多普勒血流显像可见周边彩色血流较为丰富，并可引出搏动性动脉血流频谱，但肿块内未见彩色血流，也引不出血流频谱，超声显像鉴别增生性肌炎与横纹肌肉瘤等恶性肿瘤，单从声像图特征鉴别极为困难，甚至并不可能，而且超声医师对增生性肌炎的超声显像多无经验，磁共振检查也曾有误诊。准确的定性（良恶性）诊断还需在超声影像引导下行穿刺做组织学病理检查。

鉴别诊断

增生性肌炎因其生长迅速，并呈弥漫性浸润，细胞增生活跃，在病变组织内出现成群的嗜碱性巨细胞，并常见核分裂现象，故极易误诊为横纹肌肉瘤、纤维肉瘤等恶性肿瘤。但增生性肌炎病变主要累及肌肉间质，不直接破坏肌肉纤维组织，无病理性核分裂现象，肿块体积亦较小，结合临床表现（如好发部位和年龄）可判定其为假性肉瘤样病变而非真性肉瘤。

增生性肌炎与其他假性肉瘤样病变，如结节性筋膜炎及局限性骨化性肌炎之鉴别如下：

1. 多发生在45岁以上中老年人，而后两者常发生于年轻人。

2. 增生性肌炎病变主要累及肌肉间质，肌肉纤维并不直接受累，可见大灶性病变取代肌肉组织。

3. 存在嗜碱性巨细胞。

4. 虽然偶见骨样组织和骨组织，但无分带现象。

超声显像图例见彩图139～142。

（富京山 张素敏）

第168例 软组织外伤性病变的超声显像表现

例1

患者，男性，66岁。2个月前因交通事故引起左下肢软组织损伤，左腿膝关节上方内侧可见局部皮损和不规则、条索状、较硬包块。超声显像检查可见该处软组织结构粗乱、回声增强，大隐静脉壁粗糙、回声增强，管腔不均匀狭窄并有条索状低回声团块，其内可见少量断续彩色血流。超声显像诊断为左下肢软组织损伤，外伤性静脉炎及血栓形成。

例2

患者，男性，38岁。3个月前左上肢外伤受损，左前壁桡侧可见数个结节。超声显像检查左臂桡动脉处可见3个不规则中低回声结节，其内可见彩色血流并与桡动脉相通，最大结节为1.9cm×1.6cm，超声显像诊断为左桡动脉假性动脉瘤（外伤性）。

分析

软组织外伤可由交通事故、工业外伤、坠落伤、运动伤以及地震外伤、挤压伤等多种原因引起，可发生肌肉系统（包括肌肉、肌腱、腱膜、韧带）、血管和神经等结构的损伤。还可发生血肿、骨折、关节积液、关节出血等病变。交通事故伤及地震外伤、挤压伤所致的软组织挫裂伤的范围比较广泛，可累及皮下组织、肌肉和骨骼，而运动伤多以肌肉、肌腱、腱膜和韧带的损伤为主。软组织外伤一般都有明确的病史，超声显像不仅可以证实软组织损伤的存在，还可明确损伤的部位和程度。

1. 肌肉损伤　肌肉系统包括肌肉、肌腱、腱膜和韧带等结构。与肌肉相比，肌腱要强固得多，其最大抗拉强度远高于肌肉。当受到暴力作用时，肌腱的高强度的抗外力性能使其一般不会从中部断裂，而是从一端或肌肉肌腱交界部被拉开。腱膜是肌腱形成的宽广扁平的膜状结构。韧带是保护骨关节的重要结构。

肌肉和肌腱的损伤经常是由过度的牵拉造成的非直接性损伤，在竞技体育中经常发生。

下肢较常受累，以腘绳肌、股直肌、内收肌和内侧腓肠肌等肌肉多见。肌肉肌腱交界部是肌肉系统中最为薄弱的连接部位，因此也最容易受到损伤，其中以股二头肌的损伤最为多见。肌肉肌腱的完全性撕裂经常出现回缩，临床较容易确定。但部分撕裂或未回缩的完全性撕裂，临床诊断比较困难，容易造成误判。超声显像可以提供肌肉肌腱损伤的部位和严重性等信息；可以与其他有相似症状的病变进行鉴别，并指导制定治疗方案和追踪观察病变的变化，判断患者的预后（尤其是运动员的康复时间）。肌肉肌腱交界部与肌肉肌腱相比，该部位承担负荷的能力最弱，是最容易发生急性损伤的部位。肌肉肌腱损伤后，局部肌肉纤维断裂、出血并有坏死，组织发生水肿和炎性细胞的浸润。易受损伤的肌肉包括肱二头肌、股直肌、腘绳肌和内侧腓肠肌等。

软组织外伤性病变可以表现为局部的明显肿胀，皮下组织、肌肉、肌腱、肌肉间隙等结构的挫裂伤，血管破裂、血肿及伴随的骨折和椎管内结构的损伤等异常。挫裂伤所致水肿常为扇形表现。软组织损伤经常伴有血管的异常和出血。血管可以发生断裂，形成假性动脉瘤、动静脉瘘等异常。出血可以是散在性的也可以形成血肿。超声显像为皮下、肌肉、肌腱结构紊乱。肌纤维结构局部断裂、紊乱，出现不规则、不均匀低回声区，并可出现囊性无回声区（血肿）。软组织损伤部位有时可见异物，包括木屑、玻璃、金属等，若不去除，这些异物可以导致炎症。周边有巨细胞围绕，形成肉芽肿，为不规则形或条形等形状的高回声。周围为不均匀低回声区。

肌肉损伤的鉴别诊断

(1)肿瘤伴出血：应与单纯性血肿区别，出现肿瘤结节或肿瘤轮廓对鉴别诊断有重要意义。

(2)恶性肿瘤：软组织撕裂伤在超声显像中有自己的特点。多方位观察病变与肌腱附着点的关系并结合病史可以正确诊断。

(3)肌腱炎和腱鞘炎：两者分别为肌腱和腱鞘内的炎症，见于有关节炎的患者和过度运动以及慢性反复性外伤患者，有多个肌腱和腱鞘受累。肌腱炎表现为肌腱回声连续性中断，为不均匀中等或高回声。腱鞘炎表现为腱鞘内肌腱周围的液体聚集。

2. *血管外伤*　血管外伤不仅在战争时期常见，在平时工作中、意外事故时也时有发生。在血管损伤的病例中，以动脉损伤最为多见，其次为动、静脉同时损伤，约占血管损伤的30%。单纯的静脉损伤较少见，仅占血管损伤的14.2%。动脉损伤多数在四肢，以下肢血管损伤为多。依其损伤程度可分为动脉挫伤、裂伤、横断伤和动脉受压。急性损伤一般均有明确的病史和急症的临床表现，常常需要进行急诊处理。损伤的血管往往因有血栓形成而发生闭塞。假性动脉瘤和动静脉瘘都是外伤引起的并发症，二者既可以单独存在，也可以同时存在。

假性动脉瘤为外伤引起动脉壁破裂，血液溢出并机化而形成的，常表现为局部疼痛、麻木和肿块，可以出现搏动，也可以无搏动。搏动是血肿邻近的动脉引起的传导性搏动，而不是假性动脉瘤本身的搏动。

锐性动脉损伤时，暴力直接作用于动脉，使动脉外膜和动脉壁破裂。钝性动脉损伤时，暴力的作用经常首先使脆弱的动脉内膜受到损伤，继之伤及肌层和外膜，导致血管的破裂。由破裂口流出的血液在软组织内形成血肿。血肿中心仍为血液，血肿周围发生凝固并进而发生机化，形成一个纤维组织囊壁，囊腔通过原来的血管破裂口与动脉相通，形成假性动脉瘤。假性动脉瘤可逐渐增大，有时发生再破裂。

假性动脉瘤经常发生于身体较大动脉的周边部位，下肢股动脉多见。表现为圆形、卵圆形或不规则形的病变，有一狭窄的颈部与相邻的动脉相通。瘤腔内可有血栓形成，血栓的内壁比较光滑或不规则，超声显像为不规则中低回声。CDFI 可显示瘤腔内及其与动脉连接的颈部和动脉管腔内的彩色血流。

鉴别诊断

本病的诊断要点是病变位于动脉附近，并与动脉相连，内有流动的血液时，诊断比较容易。若为完全性血栓栓堵，应与其他的软组织肿块加以区别。鉴别时，应考虑有无外伤史，病变是否与动脉邻近。

超声显像图例见图 14-168-1～14-168-5。

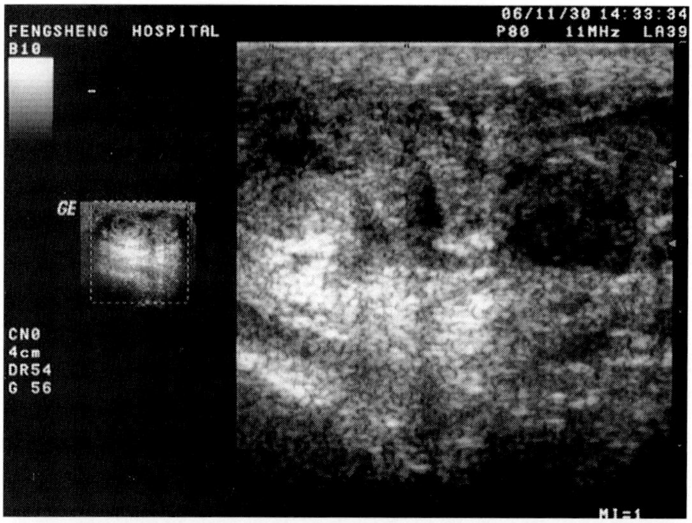

图 14-168-1 软组织外伤后肿块(一)

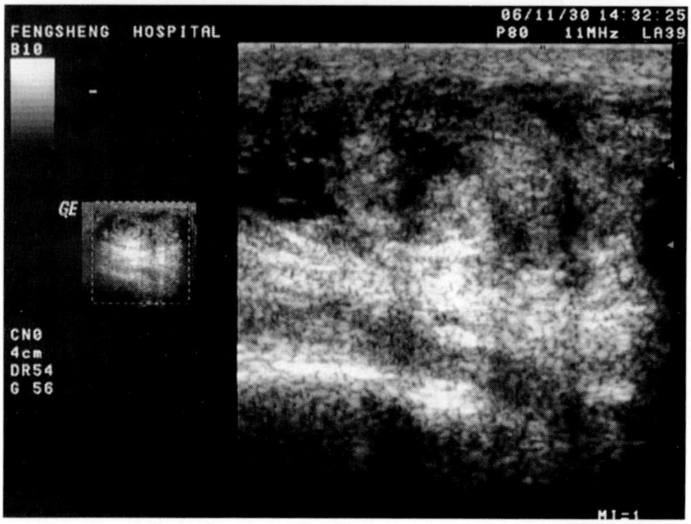

图 14-168-2 软组织外伤后肿块(二)

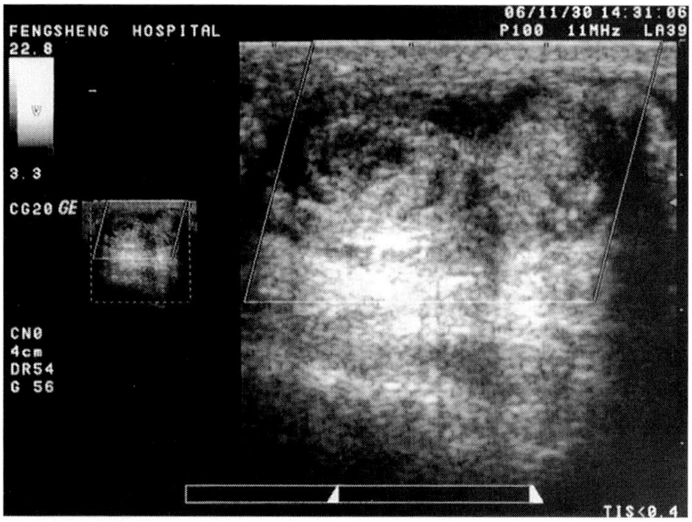

图 14-168-3　软组织外伤后肿块(三)
肿块内血流甚少

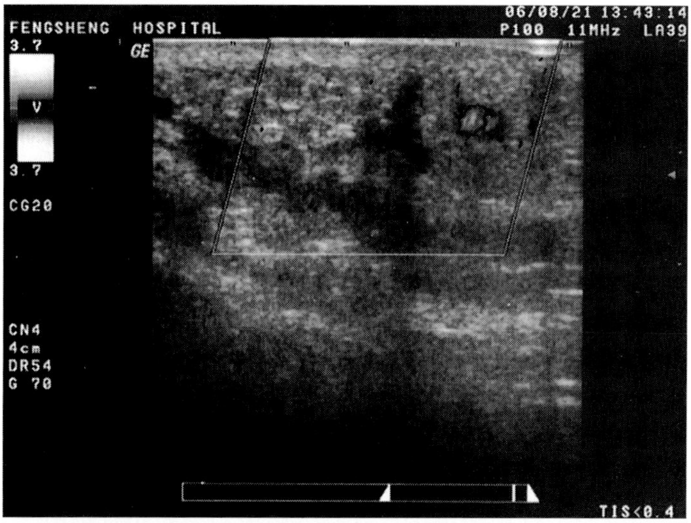

图 14-168-4　下肢外伤性浅静脉炎(一)

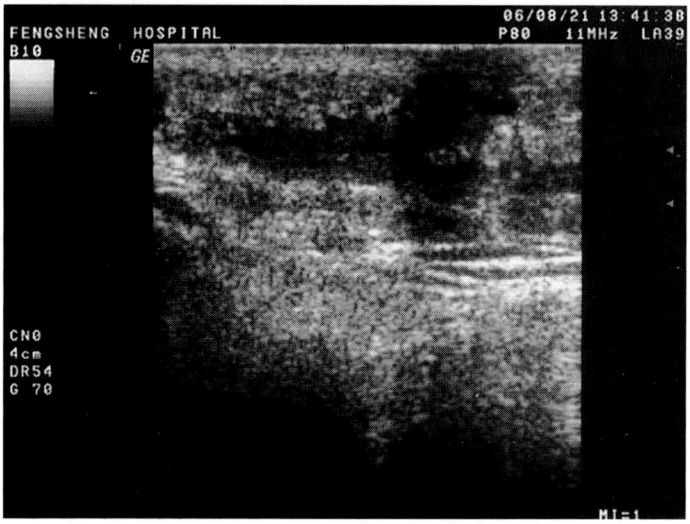

图 14-168-5　下肢外伤性浅静脉炎(二)

（富京山　陈福林　刘　杰）

第169例 胸腔积液超声诊断思维

患者，女性，46岁。右季肋部隐痛不适2个月，CT检查发现右肺块状阴影半个月，来做腹部超声显像检查。患者2个月来反复发生右季肋部隐痛不适，无反酸、嗳气、恶心、呕吐及大便次数和性状改变等，体温正常。近1个月来疼痛加剧，呈持续性，半月前行CT检查提示为"右肺癌"。既往史无特殊，其父2年前死于肺癌。

查体：体温37.3℃，脉搏88/min，呼吸20/min，血压110/70mmHg，一般状况稍差，慢性病容，右下肺呼吸音略低，未闻及干湿性啰音，心肺听诊未见异常。腹软，右上腹轻度压痛，无反跳痛，肝肋下2cm，质软，轻压痛，脾未触及。腹水征阳性，未扪及肿块，全身浅表淋巴结无明显肿大。

实验室检查：白细胞$5.6\times10^9/L$，血小板正常，血红蛋白77g/L，红细胞$2.98\times10^{12}/L$，红细胞沉降率(血沉)67mm/1h，尿常规检查正常。肝功能示：丙氨酸转氨酶(ALT)42U/L，天冬氨酸转氨酶(AST)44U/L，碱性磷酸酶(AKP)8.6U/L，甲胎蛋白(AFP)$<10\mu g/L$。痰找脱落细胞及抗酸杆菌2次均为(－)。OT试验(1∶2 000)(＋＋)。

胸部X线片提示：右下肺块状阴影，考虑右肺癌。

胸部及肝磁共振(MRI)诊断：右肺癌，右肺门淋巴结转移，右侧胸腔积液，右上腹膜肿瘤转移伴腹腔积液。

超声显像检查：肝脏形态大小正常，肝被膜光滑，肝内血管清晰，肝尾叶不大，左肝及右肝边缘区域可见多个形态相似的中低回声结节，最大直径1.6cm，其周边有明显声晕，腹腔内可见片状无回声区，脾不大。右侧胸腔可见片状无回声区，超声诊断为肝转移癌，腹水，胸腔积液。

分析

体腔内液体增多称为积液或积水，积液通常为渗出液或漏出液。渗出液蛋白含量高(一般高于40g/L)，比重高(>1.018)，细胞成分多。而漏出液蛋白含量低(一般$<25g/L$)，比重低(<1.018)，细胞成分少。有时体腔内积液也可同时伴有不同程度的出血，如体腔的浆膜结核和恶性肿瘤等，若出血量多也可称为体腔积血，完全为血液者称血腹(如外伤后内脏出血、原发性肝癌出血等)。有时体腔积液可呈乳糜状，常见于胸导管因某种病变侵袭而破裂所致。积液内脂质和蛋白质含量较高，称为乳糜性积水。

胸腔有液体潴留简称胸腔积液。积存的液体可为漏出液或渗出液。漏出性积液常见于心力衰竭、肾衰竭、恶性肿瘤等引起的全身性水肿。也可因肿瘤压迫引起局部淋巴回流障碍或上腔静脉、奇静脉的阻塞。肝硬化产生腹水时也可能发生胸腔积液，一般认为是腹水通过膈肌的淋巴管进入胸腔所致。此外，卵巢纤维瘤可伴有胸腔积液、腹水，称为Meig综合征，其发生机制不明。摘除肿瘤后腹水和胸腔积液消失。胸腔渗出性积液常见于胸膜炎时，以结核性湿性胸膜炎最多见。此外，风湿病、肿瘤等也可引起胸腔积液。

胸腔积液若为漏出液时，早期胸膜光滑无明显病变。如胸腔积液长期存在，有时可致胸膜变厚，失去光泽。大量胸腔积液可充满胸腔，导致呼吸困难。积液为渗出液时，因渗出液中含有纤维素，胸膜易发生机化粘连。肺结核、肺梗死及肺恶性肿瘤时，胸腔渗出液亦可为血性。胸膜淋巴管损伤及肿瘤压迫胸导管时，胸腔中可有乳糜性淋巴液积存，称乳糜性胸腔积液。

胸腔积液超声显像检查与鉴别诊断

胸腔积液通过X线检查即能发现，但在小量积液或有胸膜增厚时，X线检查仅显示肋膈角模糊或呈现一片模糊阴影，无法做出诊断和鉴别诊断。超声显像诊断胸腔积液甚为简便、有效而准确。

胸膜腔是一对完全封闭的浆膜囊，位于胸腔的左右两半。胸膜外层贴于胸腔之四壁(胸壁内面、膈肌上面、纵隔侧面和第1肋骨以上之颈部)，较坚韧而略厚。胸膜不伴内层包被于肺的表面，较薄，称胸膜脏层。正常状态下，两层胸膜之间相贴甚近，仅含有微量之浆液，为10～15ml，以保持接触面之润滑。有气体或液体积聚时，两层胸膜分离。胸膜之腔隙，有些部位即使在深吸气时，也不为肺所充填，该处称胸膜隐窝。若在腋中线处，肺下缘达第8肋，而胸膜腔底部则达第10肋，所存留的这一部分胸膜间隙即称为肋膈隐窝。由于其位置最低，当有少量胸膜渗出液和脓血时，一般多蓄积于此。所以在超声显像检查时，应特别予以注意，不要遗漏。

常规采用的探测体位为坐位，检查时需要两侧对比，重病体弱者可取仰卧位，顺肋间扫查，便可获得明确诊断。

1. 胸腔积液的超声显像表现 胸腔积液首先积聚于胸腔底部，X线多不易察觉，可通过肋缘下斜切或在第8～10肋间斜切，可见在肺气强回声与膈肌及肝脏之间显示为长条形无回声区，其形态可随呼吸运动略有改变。当胸腔积液增多时，此无回声区范围也相应扩大，肺组织向肺门处退缩，积液上缘由内侧向上向外呈弧形连至一侧胸壁。超声显像显示无回声区呈上窄下宽的梯形。大量胸腔积液则整个胸腔呈一大片无回声区，膈肌向下移位，心脏向健侧移位。在剑突下探测时可显示患侧胸腔内大片无回声区。

2. 限局性胸腔积液超声显像表现

(1)包裹性积液：可局限在胸壁内、腋间、纵隔旁和肺底等部位，大多为胸腔积液转化而来。当包裹性积液局限于胸腔侧壁或后壁时，超声显像常在肺气强回声与胸壁间显示为半圆形或扁平状无回声区，近胸壁处基底较宽，内侧壁较光滑，若不仔细扫查，常易漏诊。有时需要与胸膜肿瘤鉴别。

(2)肺底积液：常为单侧性，液体积聚于肺底和横膈之间，从肋间探测，可显示为扁平状无回声区。此时尚需与膈下脓肿鉴别。从肋缘下探测时，可在膈肌上外方显示为向外突起的无回声区，膈肌与肝脏回声相贴近，无分离表现，此可与膈下脓肿做出鉴别。

(3)肺叶间积液：肺叶间积液若其外侧缘抵达胸壁，于肋间斜切时显示为外窄内宽的无回声区。

(4)纵隔积液：在纵隔区呈现无回声区，形态不规则，常无明显之边界及包膜回声。当其与大量胸腔积液同时存在时尚易诊断。若为单纯纵隔积液，多不能与纵隔囊肿区别。

临床常见的胸腔积液大多由结核性胸膜炎或肺癌胸膜转移而引起。

3. 脓胸 急性脓胸可由肺部炎症、胸壁外伤后感染所致。慢性脓胸大多为结核性脓胸。脓胸时胸腔积液为浑浊、黏稠状，不透明。超声显像显示胸腔片状液性无回声区内出现散在的飘浮光点，转动身体后，其飘浮现象更为明显。脓性液体稠厚者，在患者静息片刻后，由于脓细胞及坏死组织等下沉于底部，造成不同深度胸腔内出现分层现象。坐位横切面上，于上部切面图像上可呈无回声区。逐渐向下部，切面中回声亦从微弱回声至低回声或中等回声，密度也可从稀疏至稠密。纵切面图像上可见液平面以上为无回声区或弱回声区。液平面以下为不均匀的低中回声区。

4. *胸膜增厚* 由于胸膜炎或胸腔积液引起纤维素性渗出物沉着，并有纤维化或有肉芽组织增生而引起。胸膜增厚可为广泛性或局限性，在 X 线检查时不易与胸腔大量积液鉴别。超声显像常可见到胸壁与肺组织间为一片回声增强区，盖于肺气强回声之表面。当同时合并有胸腔积液时，则在胸膜高回声与肺部强回声之间出现无回声区，有时并可见在积液的无回声区中有条索状或尖带状稍强回声在飘浮，并能观察到与胸壁的粘连。

5. *胸膜钙化* 常由胸腔内机化血块或干酪样坏死组织因钙盐沉着而引起（如在结核性胸膜炎、化脓性胸膜炎、胸膜外伤出血后引起）。声像图上钙化区呈强回声并伴有声影。

6. *气胸* 多为胸膜受损伤破裂，空气进入胸膜腔所致。多为外伤性，也可为自发性。在声像图上呈现气体强回声并有多次反射，不易与肺的多次反射鉴别。

7. *液气胸声像图* 胸腔内同时存在气体和液体，气体在上部，液体在下部。坐位纵切声像图上，近膈肌处呈液体无回声区，近头侧呈强烈的气体回声，二者交界处出现液平面。

超声显像图示见图 14-169-1～14-169-5。

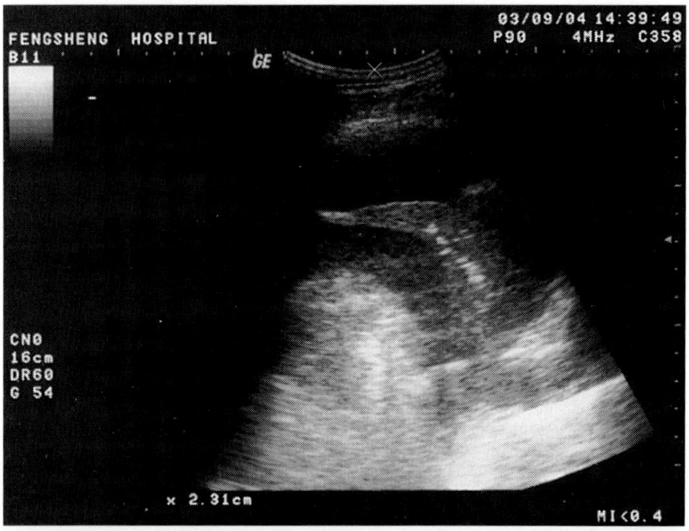

图 14-169-1 胸腔积液(一)

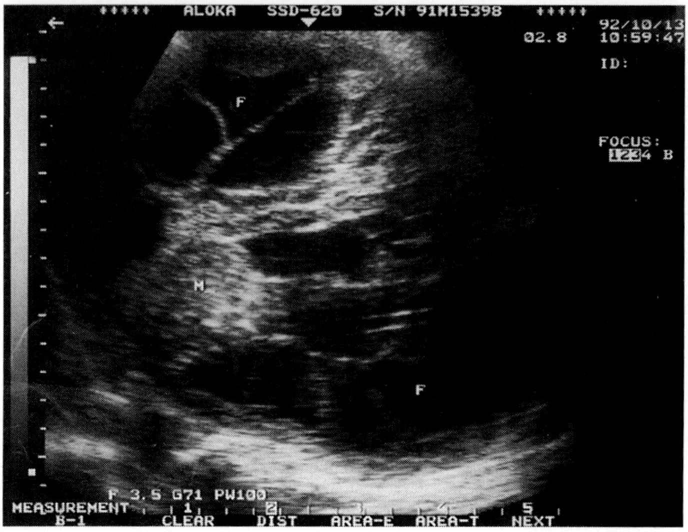

图 14-169-2 胸腔积液(二)

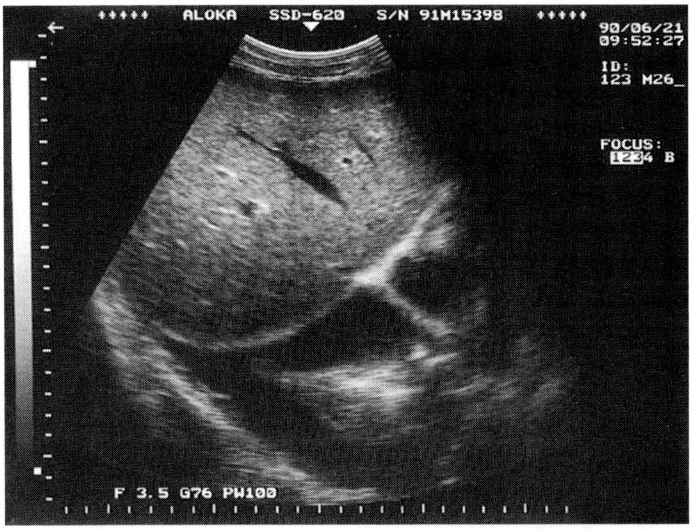

图 14-169-3　胸腔积液(三)

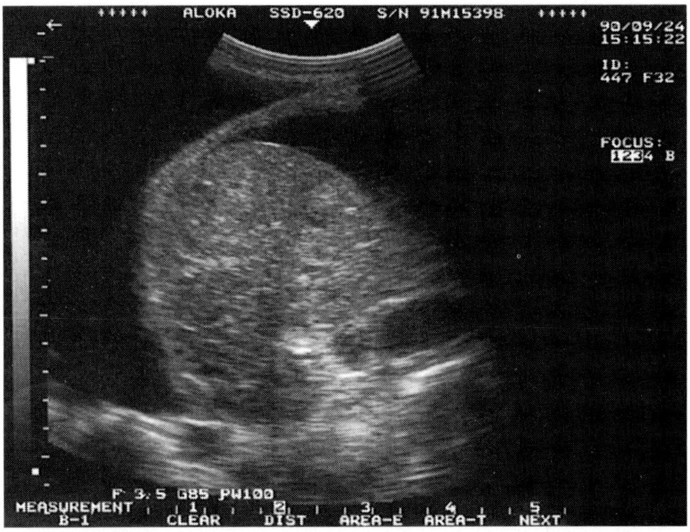

图 14-169-4　胸、腹腔积液

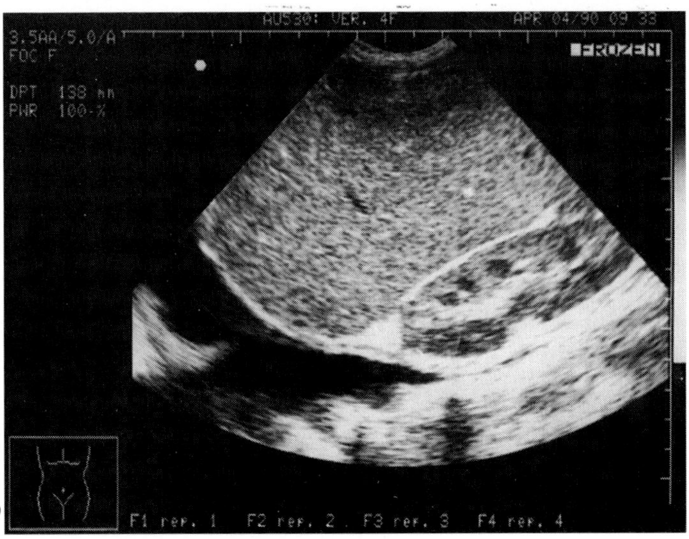

图 14-169-5　胸腔积液(四)

（富　玮　苟晔含）

第170例 心悸、胸闷、上腹部隐痛——心包积液

患者，女性，22岁。因胸闷、心悸、上腹部隐痛1个月入院。

查体：37.2℃，颈静脉怒张，心界向两侧扩大。心率104/min，心律齐，心音遥远，未闻及心包摩擦音，左下肺呼吸音减弱。腹软，肝右肋下3.5cm，剑突下6.0cm，叩击痛(+)。肝颈静脉回流征(+)。脾左肋下2cm。双下肢轻度水肿。

实验室检查血、尿常规正常，抗核抗体(ANA)1∶20～320，均质型。骨髓穿刺液涂片检查：为感染性骨髓象。红细胞沉降率28mm/1h。肝、肾功能正常。心电图T波低平。超声显像诊断于右心室前壁前方、左心室后壁后方均可见液性无回声区。超声显像提示心包积液。

分析

正常状态下，心包腔内含有少量草黄色透明液体，为5～50ml。若心包内液体积聚增多，称为心包积液。心包积液量很少超过500ml。心包积液可为渗出液或漏出液。漏出性积液最常见的原因有充血性心力衰竭、肾病综合征、营养不良性低蛋白血症、黏液性水肿、维生素B_1缺乏病(脚气病)以及纵隔的肿瘤和淋巴结结核阻碍心包的静脉回流等。渗出性积液多由心包炎症所致，常见于结核性心包炎和风湿性心包炎。心包腔的渗出液量常较多，可达数百至数千毫升，有时可引起心脏压塞。渗出的液体中，常含有纤维素、红细胞和数量不等的炎性细胞。

积液产生的速度有重要意义，若积液产生缓慢，心包得以充分扩张，积液液量虽然较多，也不至于引起严重的心功能障碍。反之，积液产生迅速，量虽不大，也可引起心脏压塞。

心包积液超声显像检查

超声显像检查对于诊断心包积液甚为敏感和方便。正常时，心包囊为一潜在的腔隙，其内有少量液体，超声显像一般不能显示，心脏与周围的组织似有直接接触。心脏超声显像显示右心室前壁与胸壁相接，左心室后壁与心包后壁和胸膜邻近。当发生心包积液时，心包囊的潜在腔隙充满液体。此时，右心室前壁和胸壁之间、左心室后壁和心包后壁之间会出现液性无回声区。心包积液的特征是：①心包壁层和脏层分离，中间为液性无回声区；②心包壁层活动度降低(正常时其活动与左心室后壁同步)；③中等量以上心包积液可出现心脏摆动。

目前临床对心包积液一般采用半定量方法，将积液分成少量、中量和大量积液。

1. 少量心包积液　是指心包积液量为25～100ml。在胸骨旁左心室长轴图上显示为后壁心外膜与心包膜之间有一较小的无回声腔。这一无回声腔一般不扩展至房室沟以上，因为心包斜窦内无液体。在整个心动周期观察这一无回声区非常重要，因为正常人在收缩期时，此处也可能存在无回声腔，但舒张期则消失。

在胸骨旁短轴二尖瓣以下水平也可观察后方的无回声区。由于液体很少，一般前方无积液征象。在大动脉短轴水平右心室流出道之前无积液征象。在心尖四腔图上也探查不到心尖部积液。不过，有时可在两心室的侧壁探测到。在心尖二腔图上，可发现无回声腔沿着下壁分布，这说明少量心包积液一般沉积在心脏的最低部分。肋下四腔切面也可证实少量心包积液位于后方。

2. 中量心包积液　中量心包积液心包内液体为100～500ml。随着液体量的增多，整个心包腔内部可探及液性无回声。在胸骨旁长轴断面上，心脏后方的液性无回声区增大，房室沟上方也可探及无回声区。此外，前心包也能发现液体。在短轴的乳头肌水平，液体向前方和侧

方扩展。在大动脉水平有时也可见到右心室流出道前方的无回声区。但在左心房后方一般不存在液体。在心尖四腔图上，心尖部以及沿着两心室侧部的心包内均可探及无回声区。在心尖二腔图上，液体已扩展至心尖部及前壁，肋下四腔图上可显示液体位于前部、心尖部及后部。从此切面还可显示肝静脉和下腔静脉，有助于判断心包积液有否引起了下腔静脉和肝静脉淤血。

总之，中量的心包积液分布更为均匀。在心脏的前部、心尖部、侧部均可发现。此外，心脏的后部与下部积液在少量的基础上又有增加。

3. *大量心包积液* 大量与中量心包积液之间无明显分界。凡心包积液在500ml以上，则为大量心包积液。此时，超声显像可发现心脏的上下、内外均有较宽的无回声区。最具特征的现象是心脏摆动征，即心脏的前后摇摆运动，还有转动。这种摆动使得心脏在不同的心动周期中与胸壁的距离不同，据此可用以解释心电图中的“电交替”现象。

大量的心包积液最常见于肺、乳房或淋巴组织的原发性恶性肿瘤累及心包时。此外，也常见于结核性心包炎、慢性肾衰竭、近期心脏手术、全身性红斑狼疮等疾病。充血性心力衰竭较少发生心包积液。若出现心包积液，液体量将会很大。大量的心包积液病人没有或只有很轻微的自觉症状，又无心动过速、呼吸过速，则说明心包积液是逐渐积蓄的，不致马上发生心脏压塞。

心包积液鉴别诊断

1. *心脏之后的无回声腔* 以下原因可以造成心脏之后有无回声腔。

(1)左胸腔积液：心脏超声显像在鉴别左侧胸腔积液和心包积液方面很有帮助，如果同时存在左侧胸腔积液和心包积液，心脏后方的心包积液在胸腔积液之前，心包和胸膜为一线状回声。降主动脉胸段是鉴别左胸腔积液与心包积液的标志。在降主动脉(长轴)前方的无回声区为心包积液，而胸腔积液的无回声区则在降主动脉之后。

(2)降主动脉。

(3)冠状窦扩张：冠状窦扩张在房室交界部之后表现为一无回声腔。此征常伴有先天性左上腔静脉。其位置比降主动脉更为靠前，为圆形结构，显然是在心脏之外。

(4)左心室假性室壁瘤：为急性心肌梗死少见但重要的并发症。假性室壁瘤是由于左心室壁破裂，血液缓慢流入心包腔所致，由此形成与左心室相通的、局限的假性室壁瘤。根据以下几点可以怀疑假性室壁瘤：①近期有心肌梗死的病史和心脏超声特征；②心脏后腔与左心室心腔相交通，即左心室后壁破裂；③有充盈凝血块的窄颈宽底的瘤样结构。

(5)冠状动脉回旋支与冠状窦的动静脉瘤。

(6)二尖瓣环钙化：钙化的二尖瓣环系位于左心室后壁之前的强回声。由于增益降低以及二尖瓣环钙化，后方的声衰减造成瓣环后方的左心室后壁回声减弱或消失。若将二尖瓣环误认为左心室后壁，则可能将真正的后壁误认为心包积液。

(7)假性胰腺囊肿。

(8)食管、淋巴瘤或肺等脏器扩散而来的肿块。

2. *心脏之前的无回声腔* 以下原因可以造成心脏之前有无回声区的可能：①心包脂肪；②局限性心包积液或心脏手术后血液储积；③前纵隔囊肿或各种类型的肿瘤，包括胸腺瘤、错构瘤、霍奇金病以及肺、胃、睾丸或乳房恶性肿瘤的转移。

心脏前方的间腔，小的仅有1～2cm，大的囊肿可使心脏移位。若心脏前方有巨大的无回声区，但不伴心脏后无回声区，则应疑有前纵隔囊肿或包块。囊肿或包块的形状是圆形的，而心包积液往往在心脏的周围呈弯曲状。

心脏压塞

由心包积液而产生的心脏压塞常有以下表现：

1. *右心室内径随呼吸周期发生改变*　吸气末右心室明显缩小（缩小 7±2mm）。呼气末右心室内径明显增加，而左心室内径变小。这种现象为吸气时回心血流增加所致，右心室容量扩张，但心包内已有大量液体充填，心包囊不能随之扩张，心包内压力很高，压迫左心室，使之缩小。左心室每搏排血量下降，并引起奇脉。

心室内径的呼吸周期性变化也可见于哮喘、阻塞性肺气肿及肺栓塞等疾病。

2. *右心舒张期塌陷现象*　右心系统在舒张期的塌陷现象是心脏压塞的敏感和特异指标。右心室前壁在舒张期向后移位，向后的最大部分发生在 QRS 波群之前，即舒张晚期。在大动脉短轴上不但可以显示右心室前壁塌陷，也可显示右心室游离壁塌陷。右心房舒张期塌陷现象也相当敏感和特异。右心舒张期塌陷征是一种十分重要的心脏超声征象，是诊断心脏压塞的可靠方法。

3. *二尖瓣 EF 斜率变慢，ED 幅度变小*　这些征象多发生于吸气时。EF 斜率变慢系由于左心室顺应性下降。ED 幅度变小主要由于心排血量减少所致。

超声显像图例见图 14-170-1。

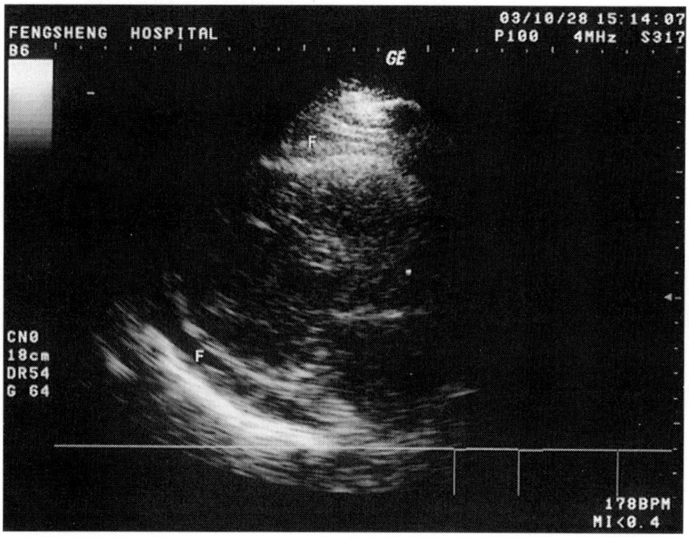

图 14-170-1　心包积液

（富　玮　章红利）

第 171 例　皮肌炎合并 Burkitt 淋巴瘤

患者，女，36 岁。发热、疲劳乏力半年，加重 2 周。患者于半年前无明显诱因出现发热，体温波动于 38.3～38.9℃，曾给予抗感染治疗无效。病程中患者自觉疲劳乏力，无咳嗽、气急、呕吐及尿频、尿急。2 个月前开始出现下颌部位疼痛，并伴皮肤发红。近 1 周发现尿黄，巩膜黄染，食欲明显减退，伴乏力。既往身体尚好，无肝病、黄疸史，无腹痛及肝炎接触史，亦无输血史。家族成员均身体健康。

查体：全身表浅淋巴结无肿大，无皮疹，皮肤黄染，下颌部位局部压痛，皮肤发红。全身各关节无红肿及功能障碍，四肢肌力检查近端肌力Ⅲ～Ⅳ级，远端肌力Ⅴ级。

实验室检查：红细胞 $3.46\times10^{12}/L$，血红蛋白 94g/L，白细胞 $5.1\times10^{9}/L$，中性粒细胞 0.61，淋巴细胞 0.43，嗜酸性粒细胞 0.02，单核细胞 0.02，网织红细胞 0.010，血小板 $166\times10^{9}/L$。外周血图片未见异常细胞。粪尿常规正常，尿三胆阳性，ALT 136U/L(穆氏法)，黄疸指数 62 U/L，血胆红素 109.44μmol/L。血白蛋白 32g/L，球蛋白 19g/L。血胆固醇 9.9mmol/L(381mg/dl)，胆固醇酯 4.6mmol/L(176 mg/dl)。碱性磷酸酶 96U/L，γ-谷氨酰转肽酶 1.026U/L，甲胎蛋白 29ng/ml，乳酸脱氢酶 1 460U/L。入院后行下颌部位局部活组织检查，病理诊断为皮肌炎。

心脏超声显像检查：心内结构未见异常。

腹部超声显像检查：胆总管为 1.4cm，胆囊为 7.1cm×3.1cm，胰腺形态、大小正常，胰头区多个淋巴结肿大，对胆总管有挤压现象。双侧卵巢明显增大，回声减低。诊断为皮肌炎合并淋巴瘤，淋巴结压迫胆总管引起的梗阻性黄疸(非外科性黄疸)，经病理检查证实为 Burkitt 淋巴瘤。用环磷酰胺、激素等治疗 2 周后，胰头区淋巴结及增大的卵巢明显缩小，黄疸减退。病人 1 个月后死亡。

分析

皮肌炎(dermatomyositis，DM)又称皮肤异色性皮肌炎，是一种主要累及皮肤、肌肉和血管，以皮肤红斑、水肿伴肌肉软弱及炎性改变为特征的自身免疫性结缔组织疾病。若仅有肌肉病变而无皮肤损害者，又称多发性肌炎。本病较少见，女性多于男性，女与男之比约为 2∶1。我国近年来已有不少研究报道，似乎表明本病有发病增多趋势。

机体的免疫异常、遗传、血管病变及病毒感染等均可能引发皮肌炎。有学者认为具有遗传易感性个体受到某些环境因素激发后，可引起一系列免疫介导过程，最终导致疾病的发生。

皮肌炎多数为缓慢起病，少数呈急性或亚急性发病，皮肤和肌肉受累是本病的两组主要症状。皮损往往先于肌病数周至数年发生。有人称尚未出现肌病者为无肌病性皮肌炎。有些则仅有肌肉受累表现而无皮肤损害，称之为多发性肌炎。起病时有时可伴有全身不适、发热、头痛、关节痛等，约 10%成人患者可有雷诺现象。

本病通常累及横纹肌，有时平滑肌和心肌也有受累。任何部位皆可被侵犯，但往往四肢肌肉首遭累及。肢体近端肌肉又比远端肌肉更易受损。肩胛带和骨盆带肌肉一般发病最早。上臂和股部肌肉群次之。病变常呈对称性。患者感乏力、随后有肌肉疼痛、压痛和行动痛，进而由于肌力下降，呈现各种运动功能障碍和特殊姿态。当咽、食管上部和颚部肌肉受累时，可出现声音嘶哑和吞咽困难。膈肌和肋间肌累及可发生气急和呼吸困难。心肌受累则产生心力衰竭。眼肌累及发生复视。病变肌肉质地可正常或呈柔韧感。有时纤维变性而发硬或坚实，可促使关节变形，影响功能。也有报道有重症肌无力病样综合征即无痛性肌软弱。

皮肌炎患者肌肉广泛或部分受侵犯，肌纤维初期肿胀，横纹消失，肌浆透明化，肌纤维膜细胞核增加，肌纤维分离、断裂。在进行性病变中肌纤维可呈玻璃样、颗粒状、空泡状等变性，有时甚至坏死，或肌肉结构完全消失代以结缔组织，有时可见钙质沉着。间质显示炎症性改变，血管扩张、内膜增厚、管腔狭窄，甚至栓塞。血管周围有淋巴细胞伴浆细胞和组织细胞浸润。

病变主要发生在横纹肌，有时也可见于平滑肌和心肌。有学者认为皮肌炎最为特征性的病理改变为肌束束周萎缩，即肌纤维的萎缩和损伤常集中在肌束周围，横断面上往往见肌束边缘的肌纤维直径明显缩小。

皮肌炎的超声显像表现为边缘不清楚，两侧肢体的病变常为对称性，多为较均匀的低回声，与正常肌肉回声近似，但可以区分，肌肉细微结构（肌纤维）部分消失。因本病病变范围广泛，超声显像常常需要进行多部位扫查、对比观察身体两侧的软组织结构。多发性肌炎应与各种感染性病变进行鉴别，二者回声水平近似，但多发性肌炎常呈对称性分布，以下肢近端肌肉首先发病，然后侵犯上肢近端肌肉、颈屈肌和咽肌等部位，而感染性病变多为单侧性或局限性。

诊断和鉴别诊断

根据患者对称性近端肌肉乏力、疼痛和压痛，伴有特征性皮肤损害，如以眼眶周围为中心的紫红色水肿性斑，Gottron 征和甲根皱襞僵直扩张性毛细血管性红斑，诊断一般不难。再结合血清肌浆酶如 CPK、LDH、AST、ALT 和醛缩酶的增高，24h 尿肌酸排出量增加，结合肌电图的改变和病变肌肉的活检，可以确诊本病（最主要的是病变肌肉活检）。皮肌炎需与下列疾病鉴别。

（1）系统性红斑狼疮：皮损以颧颊部水肿性蝶形红斑、指（趾）节伸面暗红斑和甲周以及末节指（趾）屈面红斑为特征。而皮肌炎则以眶周为中心的浮肿性紫红斑、Gottron 征为特征。系统性红斑狼疮多系统病变中，主要累及肾，而皮肌炎以肢体近端肌肉累及为主，声音嘶哑和吞咽困难亦较常见。此外，血清肌浆酶和尿肌酸排出量的测定在皮肌炎患者有明显增高。肌电图和肌肉活组织检查可资鉴别。

（2）系统性硬皮病：系统性硬皮病有雷诺现象，颜面和四肢末端肿胀、硬化以后萎缩为其特征。而皮肌炎则以肌肉软弱、疼痛和面部红斑为主。

（3）风湿性多肌痛征：通常发生于 40 岁以上者，上肢近端发生弥漫性疼痛较下肢为多，伴全身乏力。患者不能说出疼痛来自肌肉还是关节，血清 CPK 值正常。

（4）嗜酸性肌炎：其特征为亚急性发作肌痛和近端肌群无力。血清肌浆酶可增高，肌电图显示肌病变化。肌肉活检示肌炎伴嗜酸性粒细胞炎性浸润。

Burkitt 淋巴瘤是一种发生在热带地区主要累及青少年的恶性肿瘤，平均发病年龄在 7 岁，男性略多于女性。此病在非洲约占所有儿童肿瘤的半数，近年在美洲及亚洲也有发病。根据流行病学及病原学研究，初步认定此症与某些病毒及寄生虫感染有关，主要有非洲淋巴瘤病毒（EBV），另有学者发现此肿瘤与疟疾有关。但真正病因仍不完全清楚。Burkitt 于 1958 年首次报道，在其报道的 38 例 Burkitt 淋巴瘤患者中，年龄最小者 2 岁，最大者 14 岁，2～7 岁者为 30 例。

Burkitt 淋巴瘤主要有未分化淋巴组织，胞核呈圆形及水泡状，有突出的核仁，由于整个细胞较大而容易和其他淋巴瘤区别。大部分病变（60％）在颜面部，主要侵犯下颌及上颌部位。腹部肿物约占 30％，大多发生在卵巢、肠系膜或腹膜后。另有部分病例有周围淋巴结肿大或肝、脾大。本病诊断主要靠活组织检查。当无颌面部病变时不易考虑本病。治疗以化疗为主。经治疗后 90％的病例可以得到缓解，有 30％不再复发，复发病例出现神经症状者预后不良。总预后比较其他恶性淋巴瘤为好。长期生存率可达 50％～60％。

超声显像图例见图 14-171-1～14-171-6。

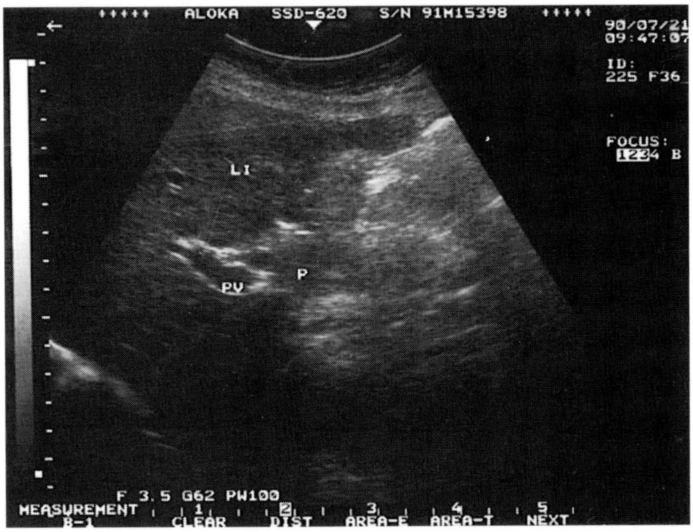

图 14-171-1 Burkitt 淋巴瘤，腹腔淋巴结肿大

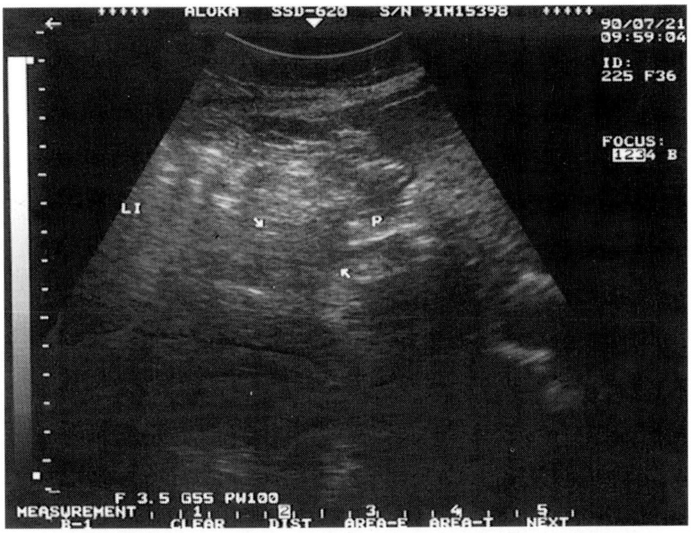

图 14-171-2 Burkitt 淋巴瘤，胰头区淋巴结肿大

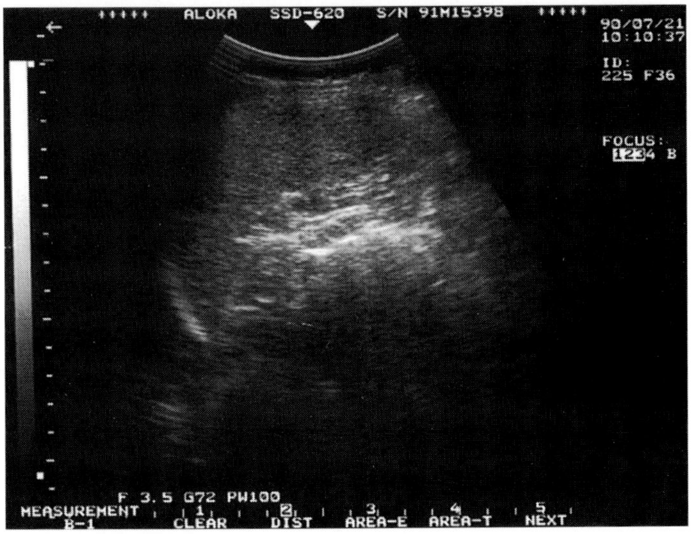

图 14-171-3 Burkitt 淋巴瘤，脾大

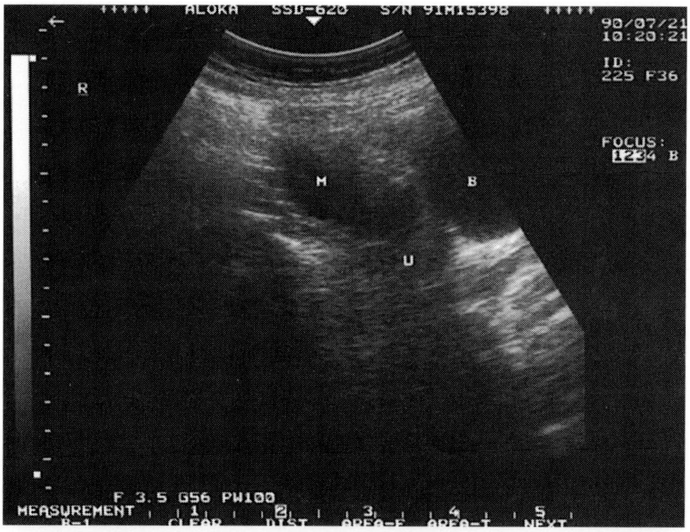

图 14-171-4　Burkitt 淋巴瘤，右卵巢增大

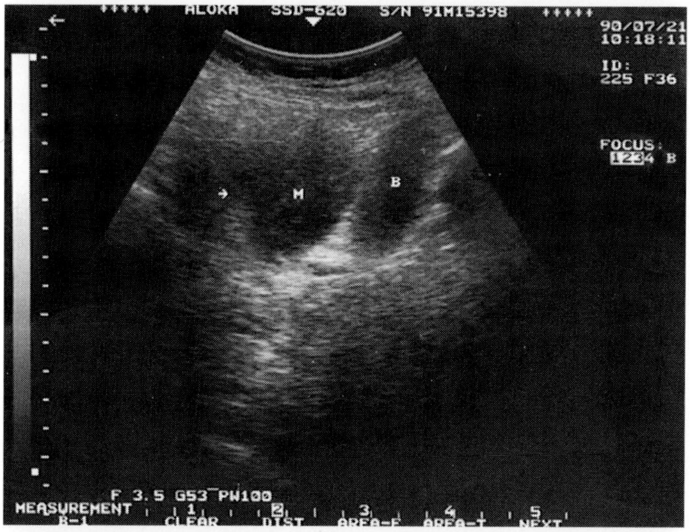

图 14-171-5　Buruitt 淋巴瘤，左卵巢增大

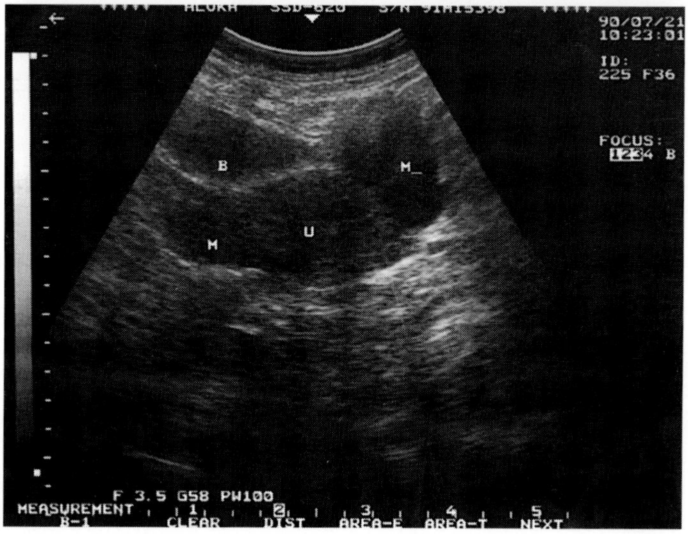

图 14-171-6　Buruitt 淋巴瘤，双侧卵巢增大

（富京山　尚玉清）

第172例 全身淋巴结肿大的超声诊断

例1

患者,女性,74岁。4个月前无明显诱因发生腹部阵发性隐痛,伴恶心、腹胀等,当时按肝炎诊治,效果不明显。1个月来上述症状加重,并出现不规则发热,食欲缺乏伴呕吐,腹胀明显,尿量减少,便秘。既往无肝、肾疾病史及传染病史。

查体:血压110/80mmHg,体温37.3℃,脉搏84/min,呼吸19/min,神志清,慢性病容,轻度贫血貌,皮肤无黄染及蜘蛛痣。左锁骨上淋巴结及左腹股沟淋巴结肿大,胸骨轻压痛,心律齐,心前区可闻及3/6收缩期杂音,双肺(—)。肝未及,脾左肋下4cm,脐下腹中部膨隆,腹水征(+),双下肢未见异常。

实验室检查:血红蛋白82g/L,白细胞8.5×10^9/L,中性粒细胞0.73,淋巴细胞0.23,嗜酸性粒细胞0.02,单核细胞0.01,肝功能检查无异常,出、凝血时间正常。尿素氮28.9mmol/L,肌酐856.1μmol/L。尿常规示:蛋白微量,红细胞1～2个/HP,白细胞1～2个/HP。腹水检查:淡黄色,浑浊,比重1.016,李凡他试验(+),总蛋白25.2mg/L,白细胞6.8×10^9/L,淋巴细胞0.70,中性粒细胞0.24,间皮细胞0.06,未找到肿瘤细胞。细菌培养(—)。

胸部X线检查:双肺纹理增多,纵隔无异常。

超声显像检查提示:腹膜后淋巴结肿大,多处肠系膜淋巴结肿大,脾大,腹水。超声诊断:淋巴瘤(非霍奇金病)。

例2

患者,女性,82岁。半年来腹痛、腹胀、不规则发热、出汗、乏力伴食欲缺乏、消瘦。查体明显体瘦、贫血,呈慢性消耗病容,腹水征阳性,双侧腹股沟淋巴结肿大。超声显像检查:腹水,脾大,腹膜后及腹腔淋巴结肿大(多个)。超声提示:淋巴瘤(非霍奇金病),腹水。

分析

正常淋巴结质地软、光滑、无压痛、可活动,直径一般不超过0.5cm。除在颌下、腋窝、腹股沟等处可扪及1～3个以外,一般不容易扪及。如在枕后、耳周、锁骨上、滑车上等部位扪及淋巴结则属异常。淋巴结肿大的最常见部位是颌下、颈部、锁骨上、腋窝、腹股沟等处。每一个部位的淋巴结属一组。当一组淋巴结肿大时称局部淋巴结肿大。若有两组以上的淋巴结同时肿大(起初也可能只有一组淋巴结肿大),称全身淋巴结肿大。为了在检查时不致遗漏任何一组淋巴结肿大,淋巴结的触诊应遵循一定的顺序:

枕后→耳后→耳前→颌下→颈部→锁骨上→腋窝→胸廓两侧→滑车上→腹股沟→腘窝

此外,当触及肿大淋巴结时,还应注意其部位、数量、大小、硬度、游离或粘连情况,有无压痛、波动感、活动性,与周围粘连程度,有无瘘管与瘢痕形成,表面皮肤是否灼热、红肿等。

腹腔淋巴结肿大可经超声显像检查大多在腹主动脉及分支附近(前后及两侧)、在下腔静脉附近可发现肿大的淋巴结,有的堆积、融合成团块。胸腔淋巴结肿大则需行CT诊断。

全身淋巴结肿大的原因有

1. 有局部炎症时,细菌或其毒素刺激所致。
2. 在某些全身性感染时,为机体对感染的反应。
3. 有淋巴系统肿瘤或转移瘤时,肿瘤细胞的浸润、增殖所致。

全身淋巴结肿大的鉴别诊断

全身淋巴结肿大的原因很多，现仅介绍常见的 4 种全身淋巴结肿大性疾病的鉴别诊断，见表 14-172-1。

表 14-172-1　4 种全身淋巴结肿大性疾病的鉴别诊断

病名	病因	淋巴结肿大的特点	脾　大	其他症状	化验及特殊检查
传染性单核细胞增多症	病毒感染	淋巴结轻、中度肿大，轻度疼痛及压痛，无粘连	有	发热、咽痛、皮疹	周围血中淋巴细胞明显增高，出现异型淋巴细胞。嗜异性凝集试验效价高于 1∶200
淋巴结结核（血行播散）	结核菌感染	发展缓慢，质软，可破溃形成瘘管	无	低热、盗汗、乏力、消瘦、贫血等	结核菌素试验 1∶10 万为阳性，淋巴结活检呈结核病灶改变
慢性淋巴细胞性白血病	肿瘤	淋巴结散在分布，不融合成块，中等硬度。不与皮肤粘连，无疼痛与压痛	有	贫血及出血不明显，常伴反复感染	白细胞计数$(3\sim10)\times10^9/L$，骨髓象极度增生，以小淋巴细胞为主
淋巴瘤	肿瘤	早期散在发生，质硬，不与皮肤粘连，无疼痛与压痛，呈进行性肿大	淋巴网状细胞肉瘤较常见，其他型少见	可有发热、贫血、体重减轻、瘙痒、皮疹及全身不适	骨髓象分析及活检，淋巴结穿刺及活检

各类炎症病变引起的颈部淋巴结肿大称为反应增生性淋巴结肿大。超声显像显示包膜光滑、规整，纵轴与横轴之比≥2，呈椭圆形。淋巴结为中低回声，皮质变窄，髓质增厚。彩色多普勒血流显像显示血流丰富，多为树枝状。

颈部淋巴结转移癌和颈部淋巴瘤为恶性淋巴结肿大。超声显像显示淋巴结呈膨胀性肿大，内部回声低弱，纵横比＜2。淋巴结门有时显示不清，皮质回声可不均匀且局部增宽。淋巴结包膜不清晰，可浸润周围血管和组织。淋巴瘤常有淋巴结融合呈分叶状。彩色多普勒血流显像显示淋巴结内血流增粗、杂乱，常有动静脉短路，动脉血流为高速低阻。

颈部淋巴结结核超声显像显示为多个圆形、椭圆形、低回声结节，融合成团块状。常有中心坏死、液化，出现不规则无回声区，边界不规整。彩色多普勒血流显像显示血流丰富、分布杂乱。结合临床，与颈部淋巴结转移癌及淋巴瘤鉴别并不困难。

淋巴结良恶性病变鉴别诊断

淋巴网状组织是由 T、B 淋巴细胞、组织细胞、树突细胞及 Iangerhan 细胞等免疫活性细胞组成的，它受到抗原性刺激以后会发生增生活跃。同时淋巴组织结构不像上皮组织有基底膜、增生与恶变很难识别。由抗原刺激引起的淋巴组织反应性增生组织象复杂多变，其与淋巴瘤组织学鉴别诊断十分困难，误诊率相当高。但如能够对淋巴组织反应性增生与淋巴瘤的实质与组织学变化的特征及规律深入了解，绝大多数可以做出正确的诊断。

首先应正确全面了解病情，应了解有关淋巴瘤诊断与鉴别诊断的相关临床资料，应全面了解相关病史及有关检查结果，对良、恶性鉴别诊断起重要的参考作用。低于 20 岁的青少年、儿童最常见的良性病变有病毒性淋巴结炎、Kikuchi 淋巴结炎等。恶性病变以淋巴母细胞淋巴瘤与急性淋巴细胞白血病、霍奇金病、间变性大细胞淋巴瘤、Burkitt 淋巴瘤多见。小淋巴细胞淋巴瘤与慢性淋巴细胞白血病、滤泡型淋巴瘤、血管免疫母细胞性 T 淋巴瘤等多发生于中老年人。

淋巴结病变的主要症状有：①发热、局部疼痛。多数淋巴瘤早期为无痛、无热性淋巴结肿大，但中晚期病人常有顽固性发热，抗感染治疗无效。发热与淋巴结肿大、疼痛伴发，常为良性炎性病变。②淋巴结部位、大小变化。多数淋巴瘤侵犯体表淋巴结但亦可只侵犯纵隔、腹膜后淋巴结或内脏。瘤灶常为进行性肿大，少数抗感染治疗可稍缩小，使用激素后可明显缩小，但停药后继续长大。如果淋巴结随发热肿大随退热缩小，时大时小，淋巴结突然长大，常为炎症。患者血中有无异型细胞，骨髓象情况、肝、脾有无增大等，这些情况对恶性病变鉴别有帮助。

分析肿大淋巴结时应考虑以下问题：

(1)病变是淋巴组织反应性增生还是肿瘤。

(2)如果是淋巴组织反应性增生，则考虑是特异性还是非特异性。

(3)如果是恶性病变，应判断是原发性还是继发瘤(转移性)。

超声显像图例见图 14-172-1～14-172-16。

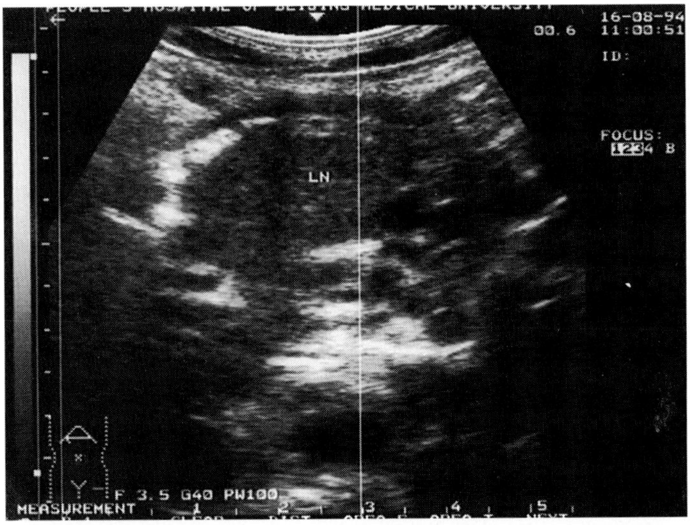

图 14-172-1　淋巴瘤，全身淋巴结肿大(一)

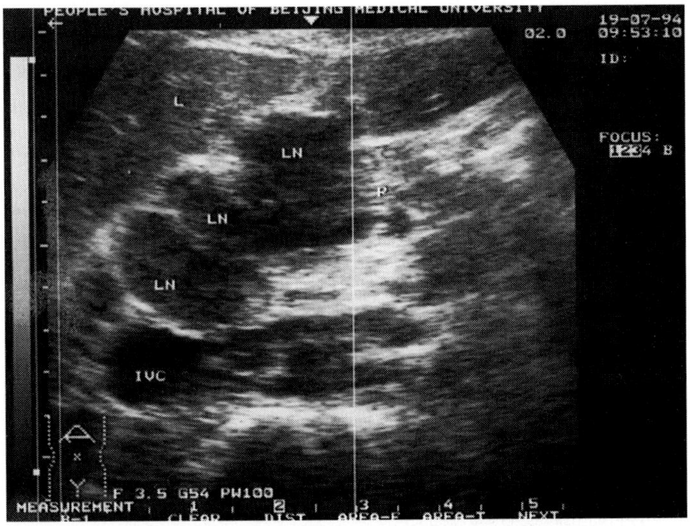

图 14-172-2　淋巴瘤，全身淋巴结肿大(二)

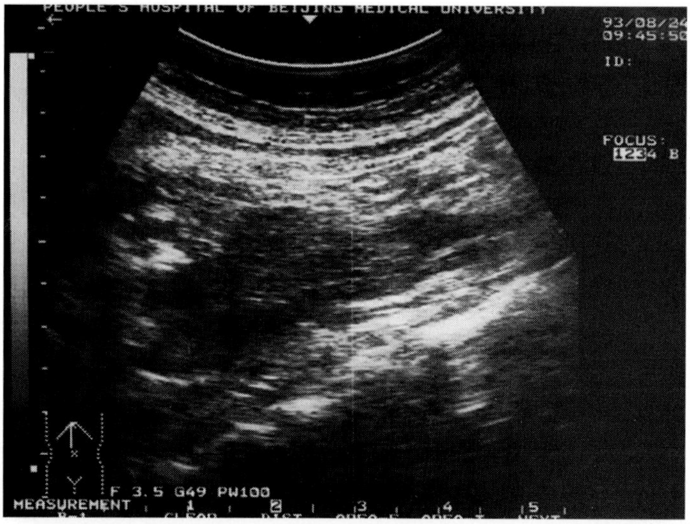

图 14-172-3　淋巴瘤，全身淋巴结肿大(三)

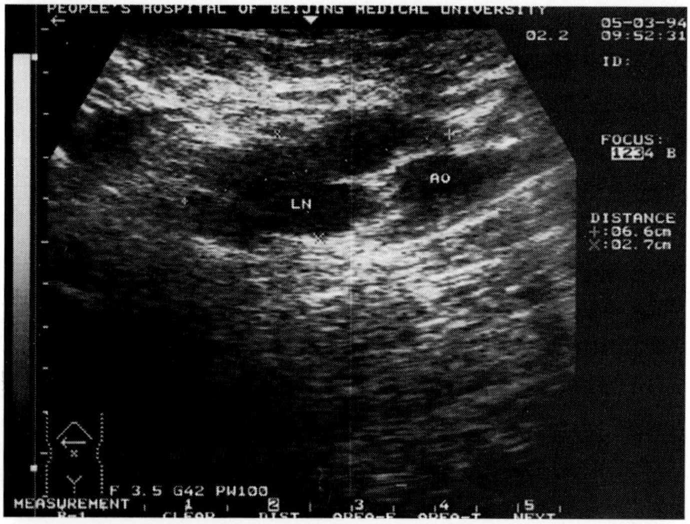

图 14-172-4　淋巴瘤，全身淋巴结肿大(四)

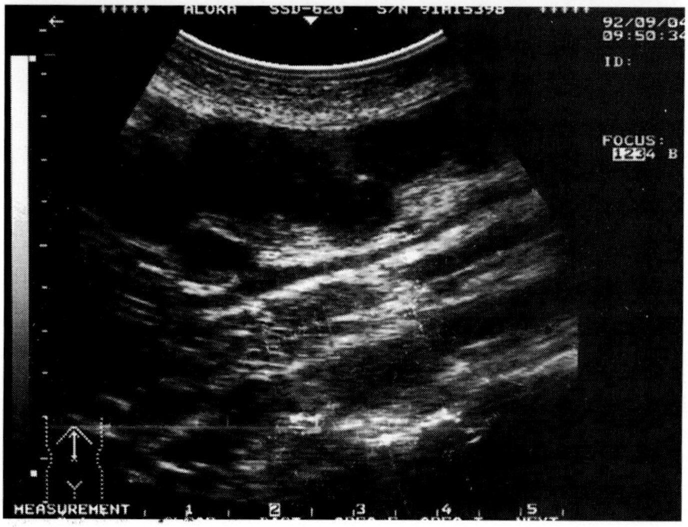

图 14-172-5　淋巴瘤，全身淋巴结肿大(五)

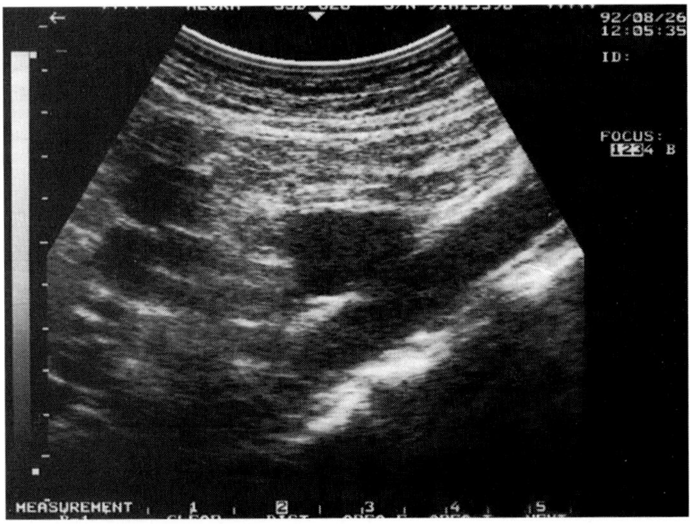

图 14-172-6　淋巴瘤，全身淋巴结肿大（六）

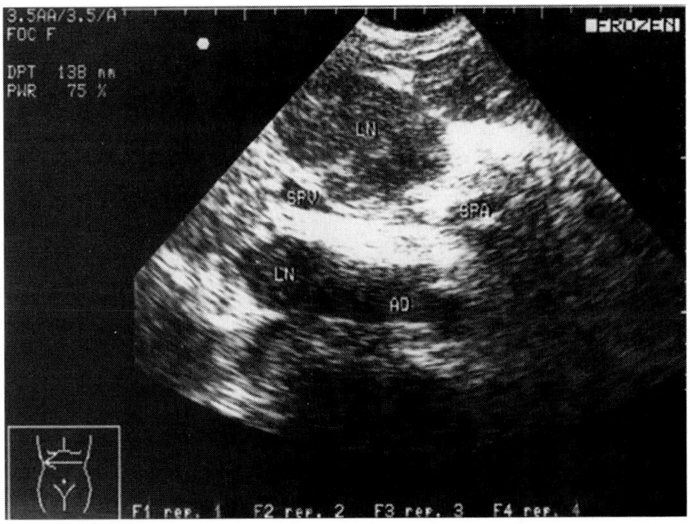

图 14-172-7　淋巴瘤，全身淋巴结肿大（七）

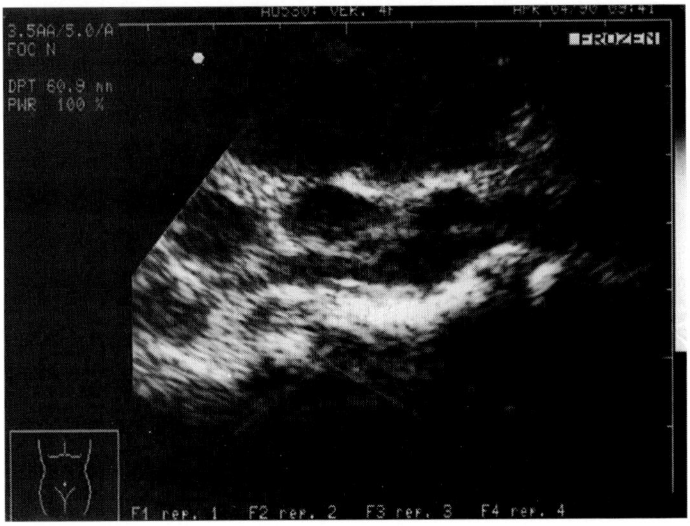

图 14-172-8　淋巴瘤，全身淋巴结肿大（八）

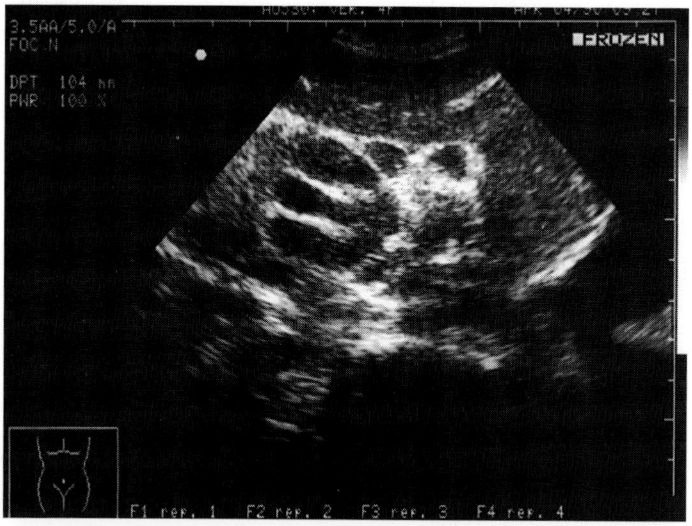

图 14-172-9 淋巴瘤,全身淋巴结肿大(九)

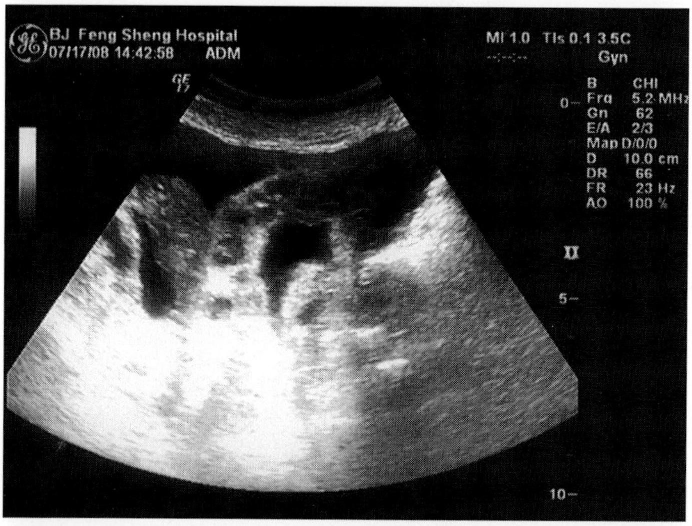

图 14-172-10 淋巴瘤,腹水

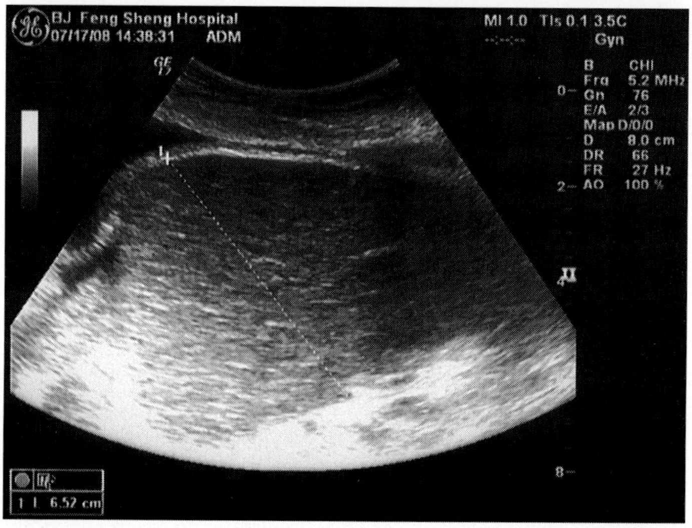

图 14-172-11 淋巴瘤,脾大

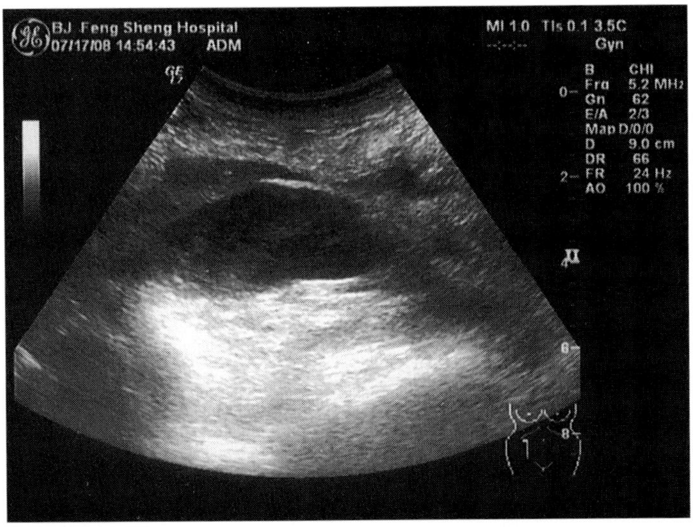

图 14-172-12 淋巴瘤，腹膜后淋巴结肿大

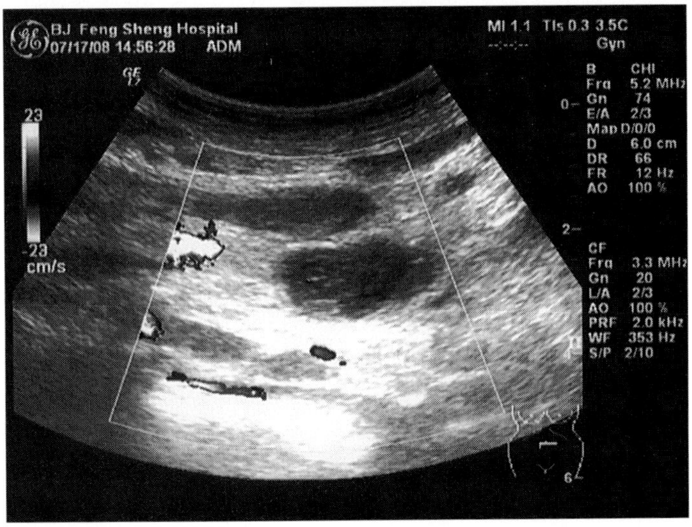

图 14-172-13 淋巴瘤，腹腔淋巴结肿大(一)

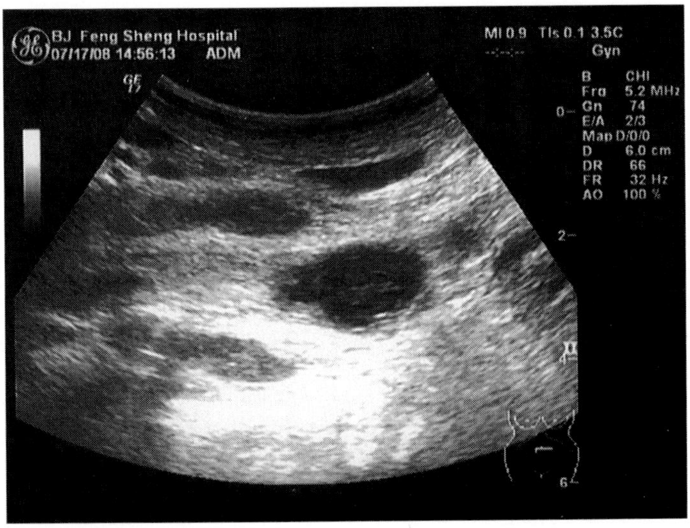

图 14-172-14 淋巴瘤，腹腔淋巴结肿大(二)

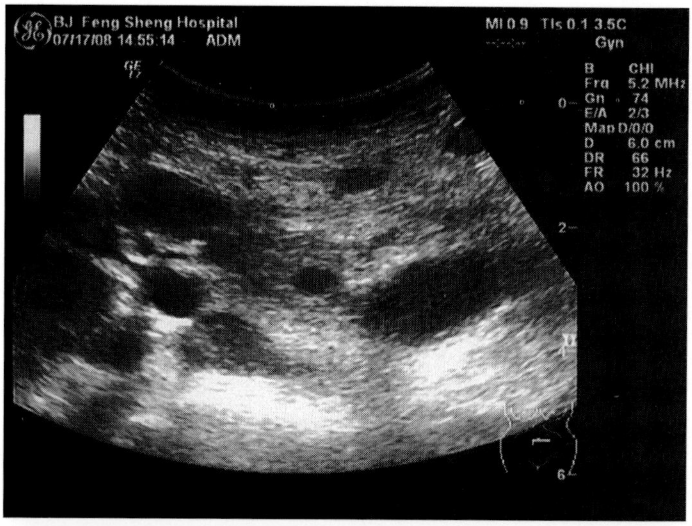

图 14-172-15 淋巴瘤，腹腔淋巴结肿大（三）

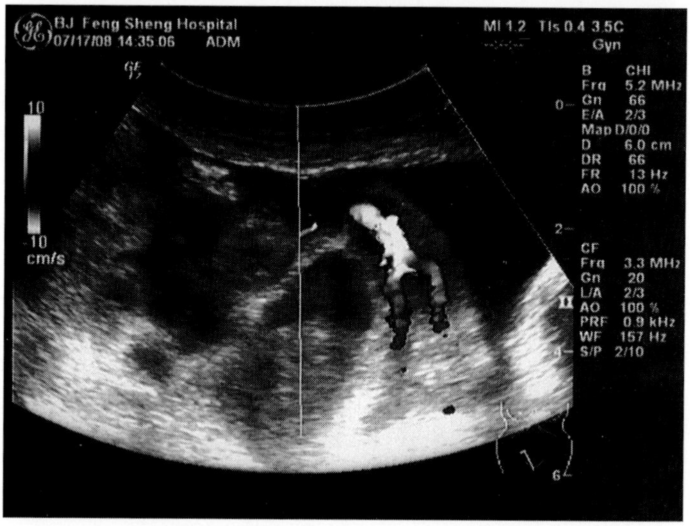

图 14-172-16 淋巴瘤，小肠壁血流丰富

（富 玮）

第 173 例 发热、腹痛、消瘦 1 年——肠道相关性恶性淋巴瘤

患者，男性，52 岁。反复腹痛 1 年，伴间断发热、消瘦，近 2 个月加重。患者自 1 年前开始感觉腹部持续性隐痛，疼痛无放射。时有腹胀、嗳气、乏力、食欲减退，间断发热，体温最高可达 39.5℃。应用抗感染治疗有时有效。大便为黄软便，带有黏液，无脓血便，无盗汗、咳嗽。发病以来体重减轻 6.5kg，近半年来反复发生口腔溃疡，无肝炎及结核病史。

查体：体温 37.1℃，脉搏 82/min，呼吸 18/min，血压 110/80mmHg。发育正常，体形消瘦，全身皮肤无黄染，浅表淋巴结无肿大。心肺听诊（—）。腹软，上腹部压痛明显，无反跳痛及肌紧张，未触及包块。肝、脾肋下未及，腹水征（—）。肠鸣音正常，两侧肾区无叩击痛，下肢无水肿。

实验室检查：血红蛋白 108g/L，红细胞 3.13×10^{12}/L，白细胞 7.8×10^{9}/L，中性粒细胞

0.60，淋巴细胞0.40。尿蛋白（—），红细胞0个/HP，白细胞1个/HP。便隐血试验（—），丙氨酸转氨酶36U/L，碱性磷酸酶44U/L，血糖4.6mmol/L，尿素氮3.4mmol/L，肌酐78μmol/L，癌胚抗原4μg/L。免疫球蛋白：IgG5.8g/L，IgA1.52g/L，IgM0.75g/L，血沉56mm/1h。

X线检查：双肺（—）。

胃镜检查：慢性浅表性胃炎伴糜烂。

小肠造影：回肠端肠壁破坏，呈卵石样改变。

结肠镜检查：部分结肠多发纵行溃疡。

超声显像检查：腹腔内多个淋巴结肿大，最大者3.0cm×2.5cm，多处小肠可见管壁增厚，回声减低，最厚处可达1.9cm。脾厚度5.9cm，肝、胆、胰、双肾未见异常。超声显像提示：腹腔淋巴结肿大，脾大，小肠肠壁节段性增厚（淋巴细胞浸润）。

分析

患者腹痛、消瘦、食欲减退、乏力、发热1年，查体发现腹部压痛，血沉增快，结肠镜示多发溃疡，小肠造影末端回肠呈卵石样改变，胃镜示食管下段溃疡，高度怀疑淋巴瘤。患者无浅表淋巴结肿大，白细胞计数及分类正常。胸部X线片未见纵隔肿大淋巴结，肝脏正常，因此考虑原发性淋巴瘤可能性大。

胃肠道淋巴瘤较少见，占胃肠道恶性肿瘤的1%～4%，分为原发性和继发性，以继发性多见。原发性胃肠道淋巴瘤发生于胃及小肠者最多见，分别占40%以上和28%。其次见于回盲部、结肠、盲肠、直肠和十二指肠。大肠原发性淋巴瘤仅占原发胃肠道淋巴瘤的3%左右，以盲肠最多见。食管原发性淋巴瘤占原发性胃肠道淋巴瘤的1%，食管下段多见。

淋巴瘤分为霍奇金病和非霍奇金淋巴瘤。非霍奇金淋巴瘤占恶性淋巴瘤的80%以上，根据发病部位分为结内和结外淋巴瘤，其中以结内淋巴瘤为多。结外非霍奇金淋巴瘤中胃肠淋巴瘤占第1位（30%～50%）。胃肠道淋巴瘤中发病率以胃最高，其次为小肠，结肠较少见。总发病年龄较大，50岁以上，性别差异不大。胃肠道淋巴瘤分类依照1994年Isaacson分类为：

（1）B细胞淋巴瘤

①黏膜相关淋巴组织（MALT）：低度恶性；高度恶性伴有或不伴有低恶成分；

②免疫增殖性小肠病：低度恶性；高度恶性伴有或不伴有低恶成分；混合性；

③帽状区淋巴瘤（淋巴瘤样息肉病）：伯基特和伯基特样型。

（2）T淋巴细胞瘤

①肠病相关性T细胞淋巴瘤（EATL）；

②其他类型。

T细胞淋巴瘤远远少于B细胞淋巴瘤。黏膜相关淋巴组织淋巴瘤是胃肠道最多见的一种类型，低度恶性型多于高度恶性型。诊断标准为：单一性淋巴细胞增生并弥漫浸润，肿瘤性淋巴细胞浸润腺上皮称为淋巴上皮病变；有反应性增生滤泡的生成及伴有浆细胞分化。由于病变的扩大和向深部浸润、增生，往往形成肉眼所见的溃疡或息肉样病变。黏膜相关淋巴组织淋巴瘤预后较好，所以以往有假性淋巴瘤的诊断，经过多年的研究证实这种所谓的假性淋巴瘤多为单克隆性增生，实际上是真性淋巴瘤。

超声显像图例见图14-173-1～14-173-4。

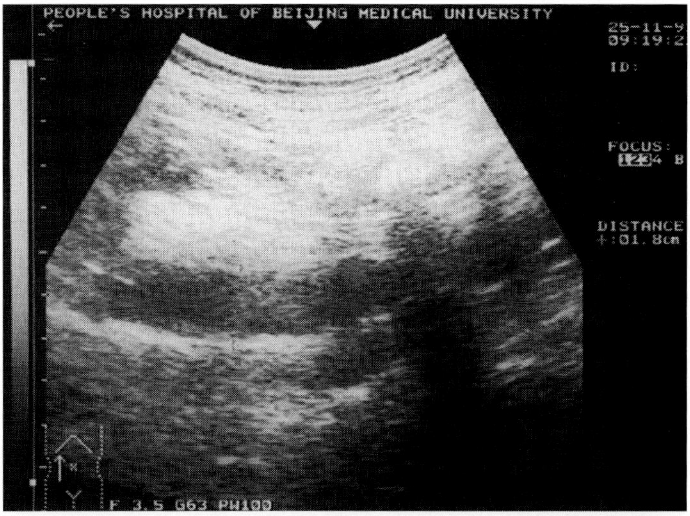

图 14-173-1 肠道相关性恶性淋巴瘤,肠壁增厚(一)

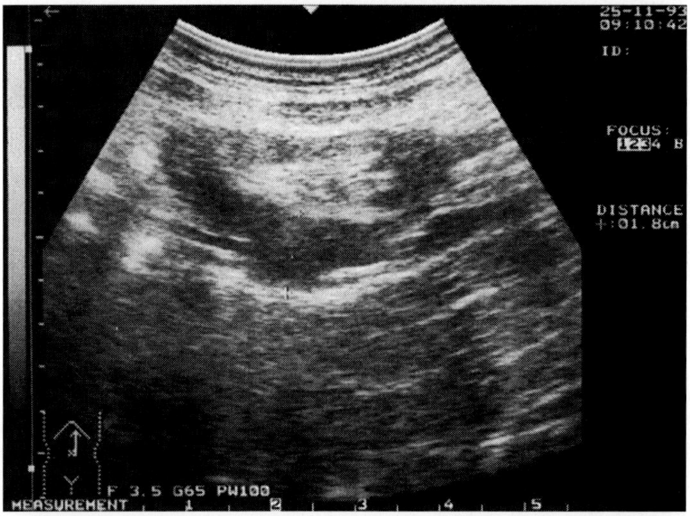

图 14-173-2 肠道相关性恶性淋巴瘤,肠壁增厚(二)

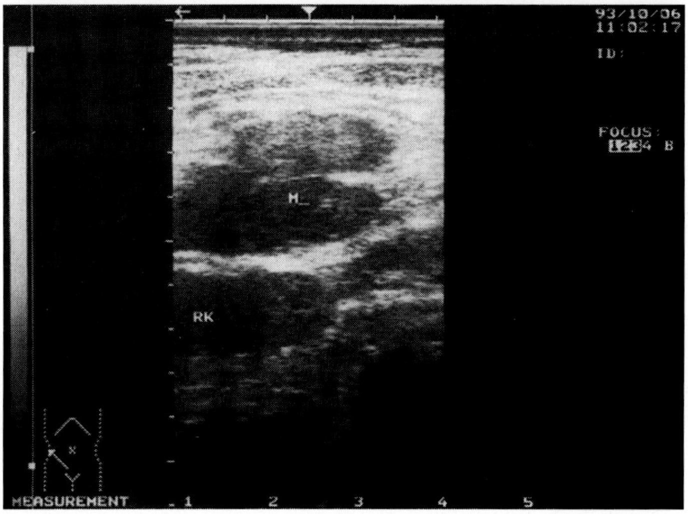

图 14-173-3 肠道相关性恶性淋巴瘤,腹腔淋巴结肿大(一)

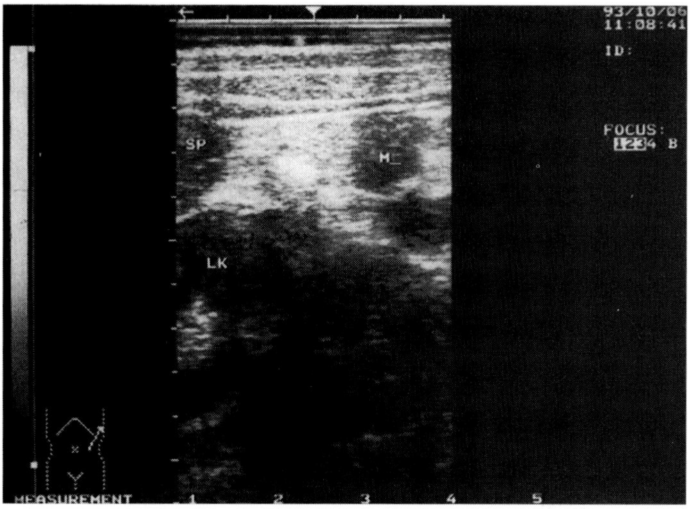

图 14-173-4 肠道相关性恶性淋巴瘤,腹腔淋巴结肿大(二)

(富京山 张 坚)

第174例 发热、阵发性腹痛20天——恶性淋巴瘤(弥漫性肠系膜淋巴结肿大)

患者,男性,48岁。因发热、阵发性腹痛20d收入院,患者于20d前饮酒后出现阵发性腹痛(以左下腹明显)每日发作3~4次,无明显规律,其后为间歇性隐痛,用手加压痛处或取屈曲位疼痛可减轻,同时伴有发热,无恶心、呕吐,食欲减退,日渐消瘦并盗汗。既往无胃痛、黄疸和水肿史。6年前曾有胸痛、咳嗽并有左侧胸腔积液,经抽胸腔积液和抗结核治疗后胸腔积液消失。

查体:体温37.7℃,脉搏88/min,呼吸20/min,血压100/80mmHg,发育正常,消瘦,皮肤苍白,巩膜无黄染,颈静脉无怒张,表浅淋巴结不大,心脏(一),左下肺呼吸音减弱,腹部膨隆,肝、脾触诊不满意,腹水征(+),肠鸣音存在,肛诊(一),双下肢凹陷性水肿。

实验室检查:血红蛋白79g/L,红细胞2.98×10^{12}/L,白细胞8.9×10^{9}/L,中性粒细胞0.65,淋巴细胞0.35。尿常规:尿蛋白(一),红细胞2~5个/HP,白细胞1~6个/HP,透明管型0~1个/HP。便常规:大便隐血试验(++)。腹水呈黄灰浑浊液,细胞数9.6×10^{9}/L,李凡他试验(+),培养无细菌生长,血沉95mm/1h。肝功能:丙氨酸转氨酶84U/L,乙肝五项(一),血清甲胎蛋白(一)。

胸部X线检查:示左下陈旧性胸膜粘连。

超声显像检查:显示腹腔内片状无回声,肝、胆、胰、双肾未见异常。脾轻度增大。于腹主动脉、下腔静脉前方以及肠系膜多处发现椭圆形结节样低回声,最大2.0cm。超声诊断为肠系膜淋巴结肿大,腹腔淋巴结肿大,淋巴瘤(非霍奇金淋巴瘤)。

分析

淋巴瘤是原发于淋巴结或淋巴组织的恶性肿瘤，有淋巴细胞和(或)组织细胞大量增生，其恶性程度不等。临床上典型表现为无痛性、进行性淋巴结肿大。发热，肝、脾大，晚期有贫血及恶病质表现。根据病理组织学的表现，淋巴瘤一般分为霍奇金病(Hodgkin disease，简称 HD)及非霍奇金淋巴瘤(nonHodgkin lymphoma，NHL)两大类。淋巴瘤在我国并不少见，其病死率为 1.5/10 万，在所有恶性肿瘤死亡中为第 11～13 位。本病发病率在我国城市高于农村。近年来我国沿海城市发现淋巴瘤发病呈上升趋势。霍奇金病有两个发病年龄高峰，分别为 15～34 岁和 50 岁以后，非霍奇金淋巴瘤也有两个发病年龄高峰，分别为 10 岁和 40 以后。据统计我国霍奇金病占所有淋巴瘤的 8%～11%，与国外霍奇金病占所有淋巴瘤的 1/4 有明显不同。淋巴瘤的病因和发病机制至今尚未明确，病毒病因说受到重视；免疫功能低下与淋巴瘤的易感性有关；遗传性免疫缺陷者、遗传性丙种球蛋白缺乏症等患者的淋巴瘤发病率明显增多。肾移植并长期接受免疫抑制药治疗的患者容易发生淋巴瘤。自身免疫性疾病如干燥综合征、系统性红斑狼疮等也有并发淋巴瘤者，因此，淋巴瘤发生的可能机制为持续或反复的自身抗原刺激、异体器官移植或免疫缺陷患者的反复感染，免疫细胞则发生增殖反应。遗传性或获得性免疫障碍导致 T 抑制细胞的缺失或功能障碍。淋巴细胞对抗原刺激的增殖反应缺少自身调节控制，最后出现过度增殖导致淋巴瘤的发生。

随淋巴瘤病变部位及范围的不同，其临床表现也变化多端。原发病变可见于淋巴结，也可见于淋巴结以外的组织器官，大多从原发部位向邻近淋巴结依次传播，也有越过邻近向远处淋巴结转移者，常见于非霍奇金淋巴瘤。非霍奇金淋巴瘤可为多中心发源，所以疾病早期常已全身播散。淋巴瘤可仅有单组浅表淋巴结肿大而不伴全身症状，也可无浅表淋巴结肿大而有全身广泛浸润，并伴有相应的症状和特征。霍奇金病常以浅表淋巴结肿大为首要表现，原发在淋巴结以外组织器官者仅占 9%，而非霍奇金淋巴瘤原发在淋巴结以外者较多见，有部分转化为白血病。

本病临床特征为淋巴结肿大。浅表淋巴结的无痛性进行性肿大常为首发症状，尤以颈部淋巴结肿大为多见，其次为腋下淋巴结肿大。霍奇金病首发于颈部淋巴结者占 60%～70%，左侧多于右侧。锁骨上淋巴结肿大提示病灶已有播撒，右侧自纵隔或两肺播散而来，左侧常自腹膜后播散而来，并可融合成团状。非霍奇金淋巴瘤以淋巴结肿大起病者占 56%，半数好发于颈部。纵隔淋巴结肿大多见于霍奇金病。腹膜后淋巴结肿大可引起背痛及下肢、会阴部或阴囊水肿，偶尔压迫输尿管，引起肾盂积水。累及深部淋巴结时，临床上常以发热为主要表现。全身表现为发热、消瘦、盗汗，有 17%～20%的霍奇金病患者在饮酒后 20min 病变局部发生疼痛，其症状出现可早于其他症状及 X 线表现，具有一定的诊断意义。此外，患者还有骨骼疼痛(胸椎、腰椎疼痛最常见)、按压痛、病理性骨折、骨肿瘤及继发性神经压迫症状。

超声显像图例见图 14-174-1～14-174-9。

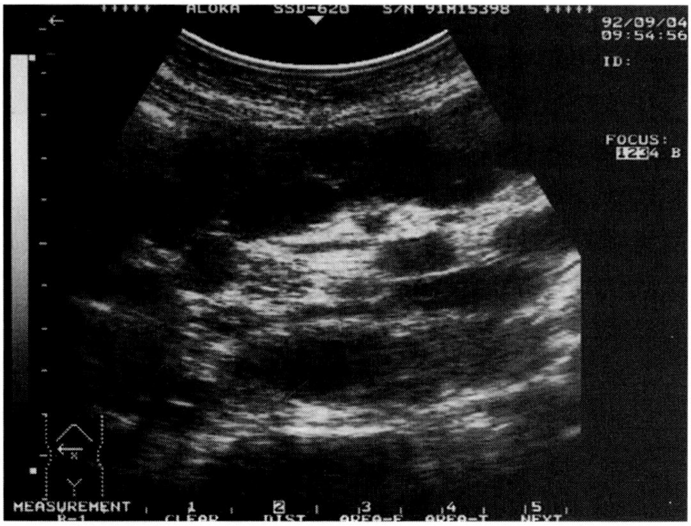

图 14-174-1 恶性淋巴瘤，弥漫性肠系膜淋巴结肿大(一)

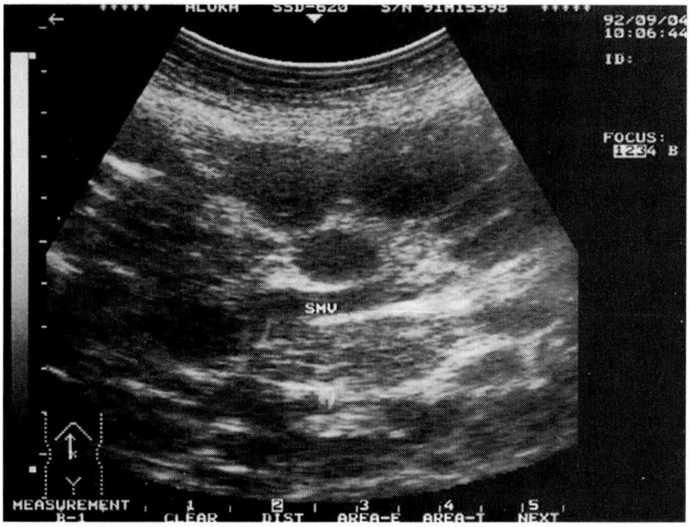

图 14-174-2 恶性淋巴瘤，弥漫性肠系膜淋巴结肿大(二)

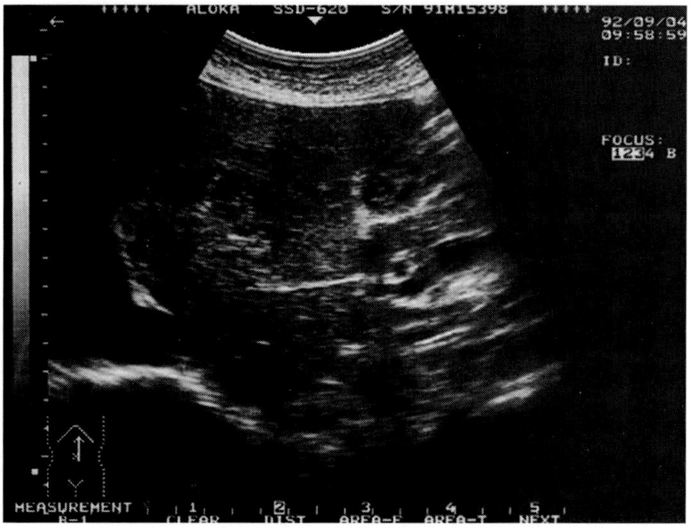

图 14-174-3 恶性淋巴瘤肝转移

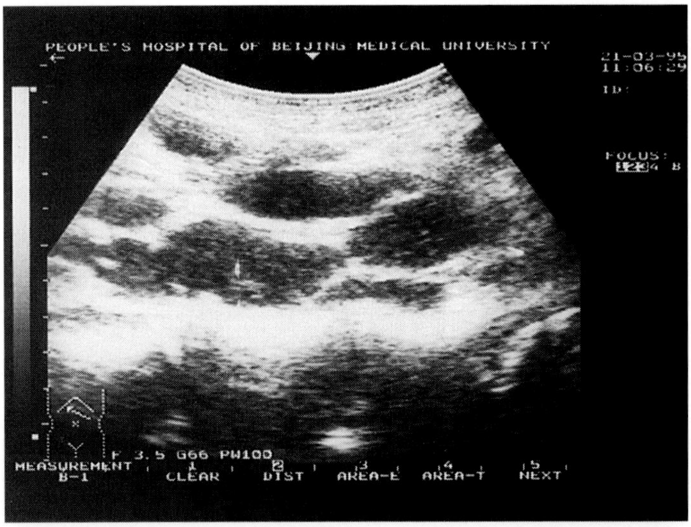

图 14-174-4 恶性淋巴瘤，肠系膜淋巴结肿大（一）

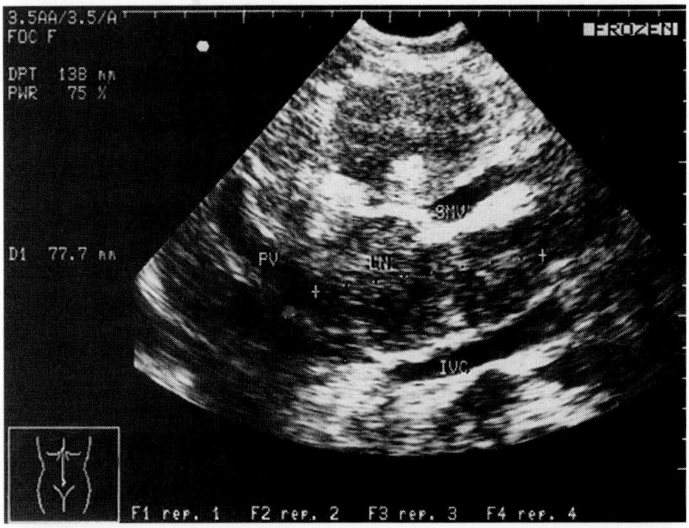

图 14-174-5 恶性淋巴瘤，肠系膜淋巴结肿大（二）

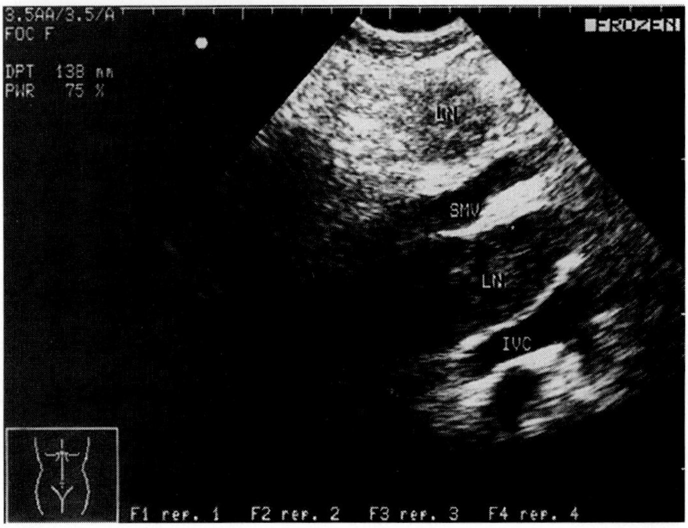

图 14-174-6 恶性淋巴瘤，肠系膜淋巴结肿大（三）

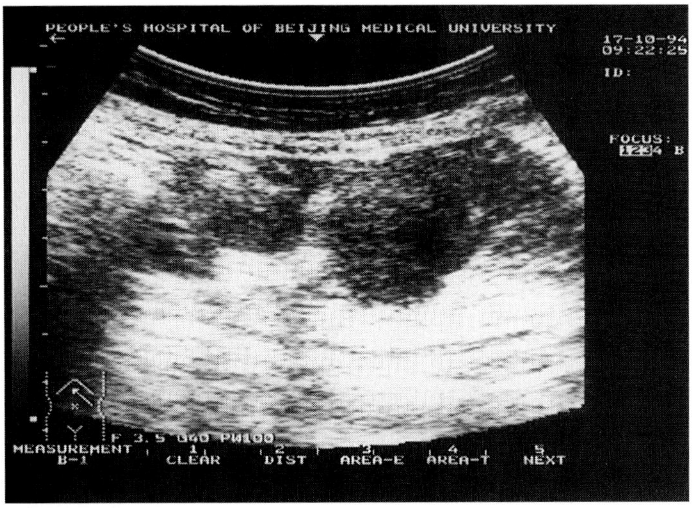

图 14-174-7 恶性淋巴瘤，肠系膜淋巴结肿大（四）

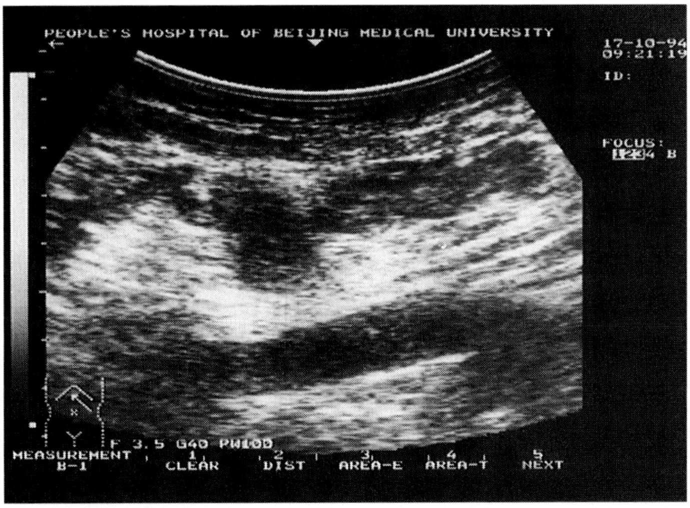

图 14-174-8 恶性淋巴瘤，肠系膜淋巴结肿大（五）

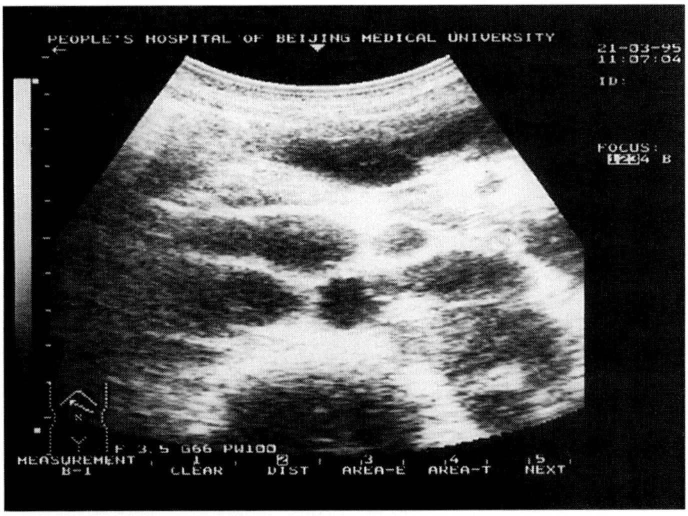

图 14-174-9 恶性淋巴瘤，肠系膜淋巴结肿大（六）

（富京山 甘丽云）

第 175 例 发冷、发热、腹股沟疼痛性肿块——急性淋巴结炎

患儿，男性，13 岁。右侧腹股沟疼痛性肿块伴发热 1 周。查体发现右侧腹股沟区有多个肿块伴触痛，局部皮温升高。超声显像检查于右侧腹股沟区可见多个椭圆形弱回声结节，彩色血流丰富。超声显像提示右侧腹股沟区急性淋巴结炎。

分析

正常淋巴结质地软、光滑、无压痛、可活动，直径一般不超过 0.5cm。除在颌下、腋窝、腹股沟等处可扪及 1～3 个以外，一般不容易扪及。

当触及肿大淋巴结时，应注意其部位、数量、大小、硬度、游离或粘连情况，有无压痛、波动感，其活动性与周围粘连程度，有无瘘管与瘢痕形成，表面皮肤是否灼热、红肿等。淋巴结肿大的原因有：①有局部炎症时，细菌或其毒素刺激所致；②在某些全身性感染时，为机体对感染的反应；③有淋巴系统肿瘤或转移瘤时，因肿瘤细胞的浸润、增殖所致。

病因分类：

1. 急性淋巴结肿大

(1)急性单纯性淋巴结炎。

(2)病毒性感染：①风疹；②麻疹；③传染性单核细胞增多症；④病毒性肝炎；⑤性病性淋巴肉芽肿；⑥猫抓病。

(3)立克次体感染：如恙虫病。

(4)特殊细菌性感染：①波状热；②腺型土拉伦斯菌病；③腺鼠疫；④软性下疳。

(5)螺旋体感染：①钩端螺旋体病；②鼠咬热。

(6)过敏反应性或变态反应性疾病：①药物热；②血清病。

(7)毒蛇咬伤。

2. 慢性淋巴结肿大

(1)慢性感染性淋巴结肿大：①非特异性慢性淋巴结炎；②淋巴结结核(血行播散性)；③丝虫病；④黑热病；⑤梅毒。

(2)结缔组织疾病：①系统性红斑狼疮；②幼年型类风湿关节炎。

(3)肿瘤性淋巴结肿大：①恶性淋巴瘤(霍奇金病及非霍奇金病)；②恶性网状细胞瘤；③血友病；④恶性肿瘤的局部淋巴结转移。

(4)原因不明的淋巴结肿大：①结节病；②低丙种球蛋白血症；③免疫球蛋白 G 重链病；④嗜酸性粒细胞增生性淋巴肉芽肿。

诊断中应注意以下内容：

1. 病史与体检

(1)肿大淋巴结部位：①局限性，局限炎症；②全身性，全身性感染、白血病、淋巴瘤。

(2)淋巴结性质：①质软伴红肿、有温热压痛或波动感为急性炎症；②质较硬无压痛为慢性炎症。

(3)淋巴结明显肿大：①局限性，癌转移、淋巴瘤；②全身性，白血病、淋巴瘤。

(4)表面皮肤红肿为炎症。

(5)伴其他症状：①轻度淋巴结肿大伴高热、皮疹，全身性感染；②伴低热、消瘦、盗汗，结

核；③伴出血、贫血、发热，肝、脾大，白血病；④伴后鼻孔充血、鼻塞、头痛、听力减退，鼻咽癌。

2. 化验及特殊检查

（1）血常规：①白细胞及中性粒细胞增高，细菌感染；②有异常淋巴细胞，传染性单核细胞增多症；③有原始与幼稚白细胞，白血病。

（2）血沉：明显增快，活动性结核、白血病、淋巴瘤。

（3）嗜异性血清凝集试验：效价高于1∶200，传染性单核细胞增多症。

（4）淋巴穿刺或活检：正常结构破坏找到相应特异性细胞，淋巴结核、转移癌、淋巴瘤、白血病。

（5）腹部超声显像检查：能了解腹膜后、腹主动脉旁及盆腔淋巴结肿大。

（6）骨髓穿刺：骨髓象特异改变，白血病、淋巴瘤。

本例为1周内发生腹股沟淋巴结肿大伴疼痛同时有发热、白细胞增高，故诊断为急性淋巴结炎。

超声显像图例见图14-175-1～14-175-4及彩图143～147。

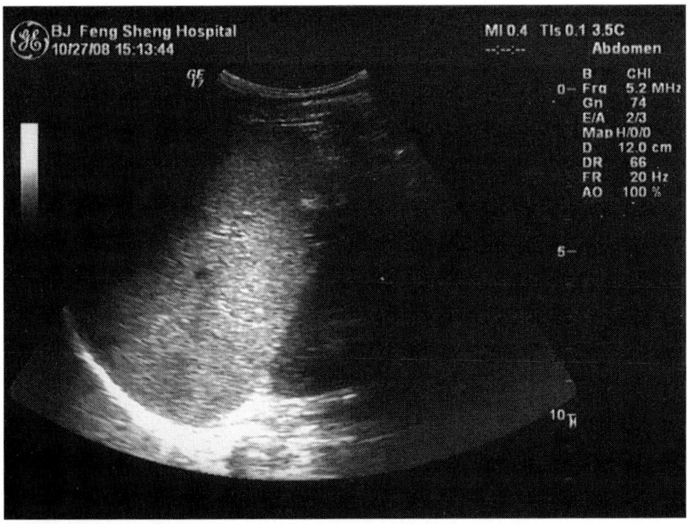

图 14-175-1 急性淋巴结炎，脾大

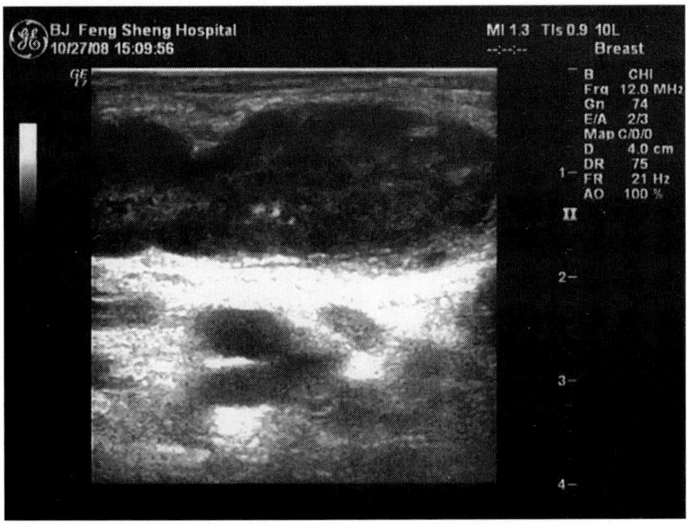

图 14-175-2 急性淋巴结炎（一）

腹股沟区淋巴结肿大

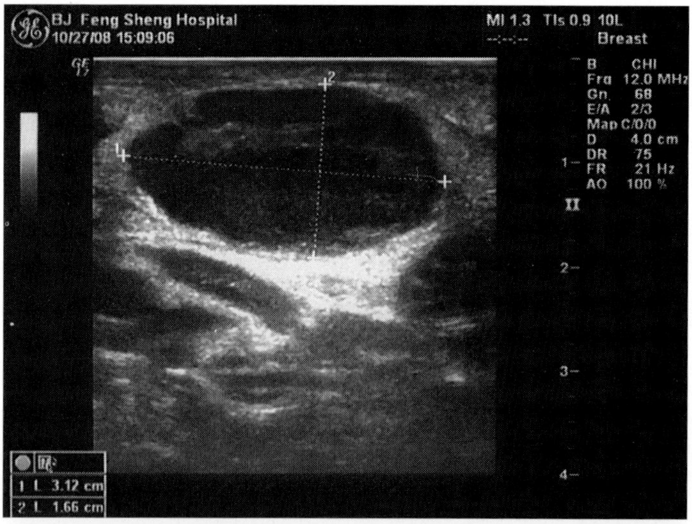

图 14-175-3　急性淋巴结炎(二)
腹股沟区淋巴结肿大

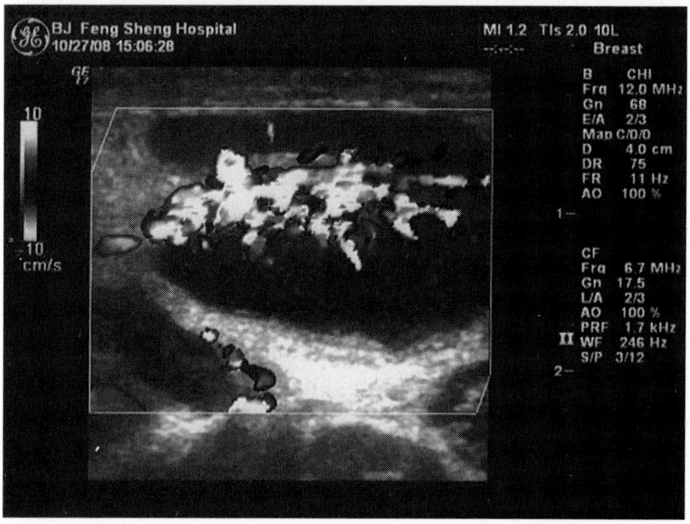

图 14-175-4　急性淋巴结炎(三)
腹股沟区淋巴结肿大,血流丰富

(富京山　王　彤　苟晔含)

第 176 例　左下肢腘窝部神经鞘瘤

患者,女,33 岁。左腿酸胀肿痛 1 个月,腘窝部肿物 20d。查体左下肢腘窝部软组织内可触及一个约 5.0cm×4.0cm 肿物,质地中等,类圆形,边界清楚。实验室检查无阳性发现。超声显像检查于左腿腘窝部显示一个 5.6cm×5.3cm,边界清楚的较均匀、中低回声肿块,其内可引出一条较粗的彩色血流,为搏动动脉频谱。

分析

神经鞘瘤大多位于皮肤、皮下和肌肉等软组织内,是比较常见的软组织肿瘤,约占所有良性软组织肿瘤的 5%。该肿瘤起源于神经鞘膜细胞,好发于较大的神经干,全身各处均可发生，尤其以脊神经后根、颈丛、交感神经、迷走神经、腓神经和尺神经等最多发生。发生于下肢者最多，其他依次为上肢、颈部、躯干、面颊、口腔、后纵隔、腹膜后等部位。其中位于四肢者多见于其屈侧。此肿瘤可发生于任何年龄，患者以20～40岁的青壮年人多见，男女发病率无显著差异。多数肿瘤为单个结节，生长缓慢，病程较长。临床症状与其发生部位有关，位于脊神经的病变可以引起脊椎痛、脊柱变形、脑脊液压力增高以及脊髓压迫症。位于眼眶内者可以引起突眼。位于肢体周围神经者常为无痛性，触诊可以扪及梭形或球形肿块。梭形者与神经干长轴平行，上下活动度小，向侧方活动度大。体积增大时，常伴有放射样疼痛和酸麻感。神经受压时可以引起剧烈疼痛。有时可以导致肢体的疼痛性营养不良，使肢体远端的肌肉发生萎缩。

神经鞘瘤与周围结构分界清楚，大部分肿瘤可以行手术彻底切除，仅有5%的手术后局部复发。肿瘤体积较小，直径常＜5cm。神经鞘瘤常为纺锤形，位于受累神经的偏心侧。有包膜，切面呈灰白色，多为实质性。体积较大的肿瘤常有出血、坏死、囊性变和钙化。肿瘤由单一的神经鞘细胞组成。另外，有时肿瘤内可见到大的结节状胶原团块。神经鞘瘤血管相当丰富，部分肿瘤类似于血管性肿瘤。肿瘤多位于组织结构的间隙（如肌肉间隙）。表浅者体积较小，位于深部组织者常较巨大，呈巨块状，尤其是腹膜后肿瘤体积通常较大。肿瘤常呈边缘清楚的卵圆形肿块，也可以为多分叶结节。发生于神经干的肿瘤常呈特征性的纺锤形或橄榄形；位于肌肉间隙者，周围常有残存的脂肪环绕。邻近结构如肌肉和大血管等可以出现明显的推压、移位，少数较大的肿瘤也可以包绕大血管。

超声显示肿块边界清楚，内部为较均匀低回声，若肿块内部纤维成分多，则显示为不均匀中高回声。彩色血流不丰富。

本例为良性神经鞘瘤，其良恶性的鉴别要点取决于肿物边界是否清楚，形态是否规则，回声是否均匀。良性神经鞘瘤来源于神经鞘膜细胞，组织结构均匀，声阻抗较小，故回声均匀，边界清楚，CDFI检查肿块内血流不丰富。结合临床神经鞘瘤是生长缓慢的无痛性肿物，其形态大多为圆形或卵圆形，质地较为坚韧。肿瘤体积大者，其内可发生坏死液化，呈囊性表现，穿刺可抽出红褐色液体。肿瘤能沿神经轴向两侧活动，而不能上下移动。来源于感觉神经者可以发生压痛和放射痛；来源于面神经者可出现面肌抽搐；来源于迷走神经者可引起声音嘶哑；来源于交感神经者可出现霍纳（Horner）综合征。

超声显像图例见彩图148～150。

（富 玮 刘 杰）

第177例 活动后心慌、气短10年，近半年加重——风湿性心脏病左心房血栓误诊为黏液瘤

患者，女性，39岁。活动后心慌气短10年，近半年加重，在外院行心脏超声检查诊断为左心房黏液瘤，来我院复查。

心脏超声显像检查示：AO 28mm，LA 42.9mm，RV 25mm，IVS 9.8mm，LV 41mm，LVPW 8.9mm，RA（横）46mm，mPA 27mm，EF58%，EV180cm/s。左心房内径明显增大，右心房室腔径正常，肺动脉内径增宽。室间隔及左心室后壁厚度、回声、运动正常。二尖瓣前后叶瓣体增厚，回声增强，瓣叶间融合，舒张期瓣叶开放受限、活动度降低，舒张早期前后叶之间

距离约7mm，收缩期闭合尚好。M超可见二尖瓣前后叶呈同向运动，前叶运动曲线呈"城垛样"改变，MVO(轨迹法)1.25cm²。瓣下腱索略增粗、回声稍增强，但前后可分离，也没有缩短。余瓣膜形态、回声未见异常，三尖瓣闭合欠佳。左心房内未探及异常团块样回声。CDFI示舒张期二尖瓣瓣口正向血流为明亮红色血流信号，三尖瓣瓣口反流信号，反流束达右心房中上部，反流面积约占右心房面积的20%，量大反流速度为340cm/s，PG＝46.2mmHg(6.2kPa)。根据三尖瓣最大反流速度估计肺动脉收缩压约为51mmHg(6.67kPa)。诊断依据为：①测量舒张期瓣口开放面积减小(1.35cm²)，可确诊为二尖瓣狭窄。②左心房增大，CDFI示舒张期二尖瓣瓣口明亮红色血流信号，提示血流排出增快，符合瓣口狭窄的血流变化。③二尖瓣前后叶瓣体增厚约6.2mm，回声增强，瓣叶间融合，瓣叶开放受限及瓣叶运动曲线呈"城垛样"改变，且前后叶呈同向运动等特征性改变，可以诊断为风湿性二尖瓣狭窄。超声显像诊断为风湿性心脏瓣膜病、二尖瓣狭窄(中度)、左心房内血栓形成、三尖瓣轻-中度反流、肺动脉高压(继发性，轻度)。

分析

1. 风湿性心脏病、二尖瓣狭窄及附壁血栓　二尖瓣狭窄为一种常见的心脏瓣膜病变。绝大多数二尖瓣狭窄为风湿性心脏病所致，极少数为先天性狭窄、老年性瓣环或瓣下钙化所致。风湿热可发生于任何年龄，初发多在5～15岁，80%在30岁前发病，心脏最易受侵犯，约占80%。急性风湿性心脏病是儿童充血性心力衰竭最常见的病因。慢性风湿性心脏瓣膜病多见于20～40岁中青年人，多数病人有风湿热病史。男女比例为1∶2。慢性风湿性心脏瓣膜病变的发生率与瓣膜所承受的压力大小有关。临床上以二尖瓣受累最为多见。单纯累及二尖瓣瓣膜者近80%，其中二尖瓣狭窄在60%左右。约半数合并二尖瓣关闭不全。风湿性二尖瓣狭窄按病理改变分为3型。

(1)隔膜型：此类型病人占多数。病变累及瓣缘及交界处，瓣膜自身病变轻微，增厚程度不一，启闭活动较好。

(2)漏斗型：病变累及整个瓣叶、腱索，乳头肌粘连、增粗并缩短，将瓣膜下牵，瓣叶活动明显受限，常伴有不同程度的关闭不全。瓣叶钙化进一步加重狭窄，15%～30%的病人可引起血栓形成或栓塞。

(3)瓣膜型增厚：受损程度介于以上二者之间，病变累及交界处、瓣体及部分腱索，瓣叶活动受到部分限制。二尖瓣狭窄常伴有左心房血栓、肺动脉高压、感染性心内膜炎、心功能不全等。超声心动图是诊断二尖瓣狭窄的最敏感和特异的无创性方法，可直接显示二尖瓣形态、增厚情况及狭窄程度，对确定瓣口面积和跨瓣压力阶差、判断病变的程度、决定手术方法以及评价手术的疗效、心功能随访均有很大价值。以二维心脏超声更为敏感。

左心房血栓：左心房及左心耳发生扩张及淤血时，特别是合并有心房颤动时，容易在左心房或左心耳内形成血栓，其发生率约为25%，在二维超声显像表现为轮廓清晰的回声团，形状不规则，边界不规整，基底部较宽与左心房或左心耳壁紧密相连。血栓一般无活动性，少数也可有活动性，血栓内的回声强度可不均匀，回声强度在新鲜血栓一般较强，如有钙化可有强回声存在，陈旧性血栓有时与血流不易区别。

2. *左房黏液瘤*　心脏黏液瘤是最常见的原发性心脏肿瘤，好发年龄为50～70岁，多见于女性。心脏黏液瘤大部分呈单发性，某些病人呈家族性常染色体遗传或为一复杂异常综合征的一部分，如Carney's综合征，有家族倾向，发病年龄早，除有心脏黏液瘤外，还合并心外其他器官组织病变，其发生与17号染色体基因缺失有关。90%黏液瘤位于左心房，大多起源于房间隔左侧的卵圆窝周围，有蒂相连，活动度较大，少数位于左心房后壁，极少数位于二尖瓣环或二尖瓣心房侧或心室侧。黏液瘤的细胞来源不清，目前有几种假设：①上皮细胞源性；②多能性间叶细胞的异质性表现；③贮备细胞异常增生的结果；④起源于心内膜神经。黏液瘤外观呈乳白色，略带淡黄色，可呈半透明胶冻状，质地较脆弱，表层易于脱落。

心脏黏液瘤的症状很多样，取决于肿瘤位置、大小、活动度及对房室瓣功能的影响等。临床表现为气短、反复发热、体重减轻、晕厥、咯血和猝死等。肿瘤碎片及表面血栓脱落可引起体循环栓塞及肺栓塞的表现。体检特点是心脏杂音随体位的变化而呈明显的改变。左心房黏液瘤可产生类似二尖瓣狭窄的体征，心尖部可闻及收缩期和舒张期杂音，或双重杂音。并于舒张早期后出现一种响亮的附加心音，称为肿瘤扑落音，是肿瘤通过二尖瓣脱垂到心室时产生的。心脏黏液瘤的症状、体征无特异性。在临床出现下列情况时应注意有无心脏黏液瘤：①不明原因的一过性或反复出现的头晕、晕厥、抽搐；②体位与心脏杂音、临床症状有密切关系；③反复发生动脉栓塞者；④胸部X线片示肺淤血较轻，心脏及左心房扩大不明显，但临床症状重；⑤不明原因的长期发热、贫血、体重减轻等症状。

心电图检查多呈窦性心律。病史长者，左心房黏液瘤可有心房颤动、左心房增大及右心室增大，可有二尖瓣P波，也可能有左心室增大和ST-T改变等。

心脏超声检查包括二维超声及M型超声心动图和彩色多普勒心脏超声检查。

(1)二维超声及M型超声心动图：①血流动力学改变。瘤体占据左心房空间，和(或)引起二尖瓣狭窄，产生左心房增大等类似于二尖瓣狭窄的血流动力学改变。伴二尖瓣关闭不全时，表现为左心室容量负荷过重。②瘤体观察，2DE可直接可靠地观察到瘤体的数量、形态、大小、附着部位、回声、有无瘤蒂、其长短及活动状态和房室腔有无堵塞情况等。左心房黏液瘤最多见的是于左心室长轴、四腔心及大动脉底短轴切面可见左心房内有一轮廓清晰、规则、圆形或椭圆形的欠均匀的不定型团块回声，有蒂与卵圆窝附近的房间隔相连。当瘤蒂过长时，瘤体可随血流于舒张期到达二尖瓣口或进入左心室，收缩期又返回左心房。

(2)彩色多普勒心脏超声：当肿瘤堵塞瓣口时，出现舒张期明亮红色射流信号。伴有瓣叶关闭不全时，左心房内出现范围较局限的蓝五彩血流信号。

超声显像图例见彩图151。

（富　玮　章红利）

第178例　彩色多普勒超声对正常人眼血流动力学研究

眼部的血管行径和血流方向决定了彩色多普勒血流显像检测的可靠性。高敏感度彩色多普勒血流显像(慢速血流)是多普勒超声显像诊断技术的又一进展，现在已经应用在眼科疾病的诊断与研究中，具有方便和非侵入性特点。眼球内部血管和眶内血管均源于眶间部位的视神经孔，动脉行径由后向前，静脉与动脉伴行，行径由前向后。轴位彩色多普勒血流显像检查时，动脉血流恰好与探头做迎(正)向流动，静脉血流则呈反向流动。因此眼动脉、睫状后短动脉和视网膜中央动脉均显示为红色血流束，蓝色显示为静脉血流。特别是以上血管血流方向与探头声束方向基本一致，这就决定了眼动脉、睫状后短动脉和视网膜中央动脉彩色多普勒血流显像检测的可靠性和准确性。

富京山等(1994 年)用彩色多普勒血流显像对 100 例(200 只眼)正常人视网膜中央动脉(central retinal artery,CRA)进行了检测,观察了正常人 CRA 血流的生理变化,并建立了血流参数正常值。测量出正常人 CRA 血流速度(cm/s),其中,Vmax 左眼为 8.9±1.8,右眼为 9.2±1.7;Vmin 左眼为 2.9±0.7,右眼为 3.1±0.6;Vmean 左眼为 4.1±1.0,右眼为 4.4±1.0。将 100 例正常人分为 7 个年龄组,并将所检出的 CRA 血流速度等 6 个参数分别作为应变量,将年龄、左、右眼作为变量进行多元回归分析,结果 CRA 的 Vmax、Vmin 及 Vmean 作为应变量的三个回归方程均回归显著(P 值均<0.01)。另外,年龄和左、右眼的 Vmean 在方程中回归显著,其回归系数的显著性检测 P 值均<0.01,见表 14-178-1。7 个年龄组,第 7 组只有 3 例,不予分析。第 5 和第 6 组 CRA 血流速度小于第 3、4 组和第 1、2 组。1~4 组合为一组,5~6 组合为一组。t 检验显示两大组间的 Vmax、Vmin 及 Vmean 均有显著性差异(P<0.05),见表 14-178-2。100 例正常人中男性 46 例,女性 54 例。CRA 血流参数 PI、RI 及 S/D 在性别间亦有差异(P<0.05,t 检验),见表 14-178-3。

表 14-178-1 不同年龄组正常人 CAR 血流速度[$x±s$,v(cm /s)]

组别	年龄(岁)	n	Vmax		Vmin		Vmean	
			右	左	右	左	右	左
1	≤20	15	10.1±1.0	10.2±1.6	3.2±0.6	3.2±0.8	5.0±0.9	4.8±0.9
2	21~	15	9.8±1.5	9.5±1.9	3.3±0.5	3.0±0.8	4.5±0.9	4.3±1.0
3	31~	18	8.9±1.5	8.7±1.7	3.1±0.7	2.8±0.5	4.3±1.0	4.0±0.9
4	41~	16	8.9±1.6	8.4±1.3	3.1±0.4	3.0±0.5	4.3±0.9	4.1±1.1
5	51~	17	8.2±1.7	6.1±1.4	3.0±0.4	2.7±0.6	4.2±1.0	3.7±0.9
6	61~	16	8.6±1.2	8.4±1.5	2.8±0.5	2.7±0.6	3.9±1.0	3.6±0.8
7	>70	3	12.7±3.1	11.7±2.5	2.7±1.2	3.0±1.0	5.3±1.2	5.3±1.2

表 14-178-2 两个不同年龄大组 CAR 血流速度比较[$x±s$,v(cm /s)]

年龄范围(岁)	n	Vmax		Vmin		Vmean	
		右	左	右	左	右	左
17~50	64	9.4±1.5	9.1±1.7	3.2±0.6	3.0±0.6	4.5±0.9	4.3±1.0
51~70	33	8.4±1.5	8.2±1.4	2.9±0.4	2.7±0.6	4.1±1.0	3.7±0.8
P		<0.05	<0.05	<0.05	<0.05	<0.05	<0.05

表 14-178-3 性别间 CAR 血流 PI、RI、S/D 比较($x±s$)

性别	眼	PI	RI	S/D
男性(n=46)	右	1.58±0.32	0.69±0.04	3.32±0.46
	左	1.58±0.29	0.70±0.04	3.41±0.48
女性(n=54)	右	1.33±0.27	0.65±0.06	3.00±0.79
	左	1.42±0.28	0.67±0.06	3.11±0.67
P		<0.05	<0.05	<0.05

CRA血流频谱波形反映了心动周期和CRA血流动力学情况，与心脏供血功能及外周血管状态有关。正常青年人CRA多普勒血流频谱呈三峰二谷形，即收缩期2峰、舒张早期1峰。收缩期第2峰与第1峰和舒张早期峰之间各存低谷，收缩期起始部为非陡峭形，舒张期呈均匀持续低速血流。研究中发现，随年龄增长CRA血流速度逐渐减低，波形也有改变。似可认为与随年龄增长心脏功能逐渐减退、动脉弹性减弱有关。由于男性在身高、体重、心脏功能、血管口径及代谢等诸多方面均高于女性，因此CRA血流参数(RI、PI及S/D)，在性别间可有差异。受检者为右利型，右眼功能和代谢可能高于左眼。头壁干是动脉弓三大分支中第一只，也是最大只。因此可能右眼CRA血供要高于左眼CRA血供。所以两眼CRA平均血流速度(Vmean)亦有差异。

笔者对正常人眼动脉(OA)及睫状后短动脉(SPCA)的血流参数亦进行了检测，见表14-178-4。

表14-178-4 正常人OA和SPCA血流参数值

血管		Vmax(cm/s)	Vmin(cm/s)	Vmean(cm/s)	PI	RI	S/D
OA	右眼	30.530±7.800	7.870±2.100	14.270±4.600	1.636±0.152	0.740±0.032	3.920±0.555
	左眼	32.670±5.900	8.400±1.900	15.670±3.200	1.560±0.130	0.741±0.015	3.975±0.270
SPCA	右眼	18.330±2.400	5.600±1.100	9.930±1.600	1.285±0.106	0.697±0.042	3.331±0.455
	左眼	17.800±1.700	5.730±0.900	9.870±1.500	1.241±0.146	0.682±0.028	3.141±0.302

超声显像图例见彩图152～157。

（富京山　张　颖）

第179例　彩色多普勒血流显像对低压青光眼的血流动力学研究

富京山等(1996年)用彩色多普勒血流显像对低压性青光眼(LTG)进行血流动力学研究，结果显示：

1.19例LTG患者和15例正常人的睫状后短动脉血流参数比较见表14-179-1。LTG组与正常人组睫状后短动脉血流速度比较，差异有显著性($P<0.05$)；左眼RI和S/D两组比较，差异有显著性($P<0.05$)。

表14-179-1 LTG组与正常人组睫状后短动脉血流参数比较($\bar{x}\pm s$)

组别		Vmax(cm/s)	Vmin(cm/s)	Vmean(cm/s)	PI	RI	S/D
LTG组	右眼	15.790±3.800	4.530±1.500	8.210±2.700	1.420±0.303	0.717±0.060	3.647±0.689
	左眼	15.840±3.300	4.680±1.300	8.680±2.300	1.351±0.255	0.712±0.051	3.524±0.699
正常组	右眼	18.330±2.400	5.600±1.100	9.930±1.600	1.285±0.106	0.697±0.042	3.331±0.455
	左眼	17.800±1.700	5.730±0.900	9.870±1.500	1.241±0.146	0.682±0.028	3.141±0.302
*P*值	右眼	0.024	0.019	0.027	0.085	0.262	0.119
	左眼	0.031	0.009	0.077	0.126	0.038	0.042

2. LTG 组与正常人组视网膜中央动脉血流参数比较见表 14-179-2。LTG 组与正常人比较，左眼视网膜中央动脉血流 Vmax 和 Vmean 差异有显著性($P<0.05$)。

表 14-179-2 LTG 组与正常人组视网膜中央动脉血流参数比较($x\pm s$)

组	别	Vmax(cm/s)	Vmin(cm/s)	Vmean(cm/s)	PI	RI	S/D
LTG 组	右眼	10.608±2.400	3.070±0.800	5.050±1.400	1.551±0.299	0.719±0.043	3.628±0.856
	左眼	10.160±1.200	3.000±0.800	4.950±1.200	1.531±0.298	0.712±0.039	3.547±0.715
正常组	右眼	11.330±2.200	3.200±0.800	5.530±1.600	1.477±0.150	0.717±0.042	3.617±0.621
	左眼	11.870±1.800	3.470±0.700	6.000±1.000	1.427±0.175	0.712±0.024	3.506±0.504
P 值	右眼	0.414	0.641	0.351	0.357	0.848	0.965
	左眼	0.004	0.092	0.008	0.215	0.992	0.843

3. LTG 组与正常人组眼动脉血流参数比较见表 14-179-3。差异无显著性($P>0.05$)。

表 14-179-3 LTG 组与正常人组眼动脉血流参数比较($x\pm s$)

组	别	Vmax(cm/s)	Vmin(cm/s)	Vmean(cm/s)	PI	RI	S/D
LTG 组	右眼	31.260±7.600	8.160±3.500	15.000±5.100	1.655±0.318	0.766±0.070	4.106±0.846
	左眼	30.840±6.500	8.370±2.600	14.740±3.600	1.563±0.285	0.734±0.047	3.895±0.914
正常组	右眼	30.530±7.800	7.870±2.100	14.270±4.600	1.636±0.152	0.740±0.032	3.920±0.555
	左眼	32.670±5.900	8.400±1.900	15.670±3.200	1.560±0.130	0.741±0.015	3.975±0.270
P 值	右眼	0.787	0.766	0.663	0.818	0.164	0.446
	左眼	0.389	0.968	0.428	0.966	0.550	0.855

探讨 LTG 的发病原因是目前青光眼研究的重要课题之一，在原发性开角型青光眼中有15%为 LTG。这些患者眼压一般不超过 2.8kPa(21mmHg)，但常合并全身相关疾患，如低血压、远端血管痉挛等。因此 LTG 的发病原因更倾向于血管学说。近年一些学者应用彩色多普勒血流显像对 LTG 的血流动力学进行研究，且多数人侧重于对眼动脉或视网膜中央动脉进行检测，但对其血流参数变化报道不一。Butt 等对 34 例 LTG 的眼动脉和视网膜中央动脉的血流进行检测，结果眼动脉的 Vmin 降低，眼动脉和视网膜中央动脉的 RI 增高。Harris 等对 LTG 进行血流检测，亦发现眼动脉的 Vmin 降低，RI 增高。Rojanapongpun 等采用经颅多普勒检测青光眼和正常人眼动脉血流速度，结果原发性开角型青光眼和 LTG 的眼动脉血流速度与正常人比较，差异均有显著性。笔者(1996 年)所做的 LTG 眼动脉血流速度等 6 项血流参数与正常人比较，差异无显著性，这与以上文献报道不同。Butt 等报道的 34 例 LTG 中，发现有动脉血管疾患者高达 71%，而我们选择的病例均无心脑血管病和糖尿病病史，目的是尽量排除血管疾病和药物对本研究的干扰。这可能是本文的研究结果与文献报道的不同的原因之一，也许是本组患者病情较轻，不足以引起眼动脉血流参数的变化。

笔者的研究结果显示 LTG 睫状后短动脉血流参数有明确改变，支持 LTG 视盘损害的血管学说。由于睫状后短动脉供应脉络膜的血流量占整个眼球血流量的 90%，且筛板区是视神经轴索受损害的主要部位，所以对于 LTG 检测睫状后动脉具有重要意义。有学者认为检测睫状后动脉较困难，且不能分辨睫状后短动脉和睫状后长动脉。笔者认为应用现代高敏感度彩色多普勒血流显像技术确定睫状后短动脉并不困难。彩色多普勒血流显像可清晰显示睫状后短动脉的颞侧支和鼻侧支，笔者检测的是颞侧支。笔者的研究结果表明，LTG组睫状后短动脉的血流速度低于正常人组，对揭示LTG的病因有重要意义。由于睫状后短动脉的血流速度变慢，筛板区域血液供应减少，导致其结构变化和功能不良。研究结果支持LTG乳头损害的血管学说。

超声显像图例见彩图158～162。

（富京山　丁维萍）

第180例　新生儿脐炎、嗜睡、呕吐、惊厥——新生儿脑脓肿

患儿，男性，12日龄。因第6日龄脐带脱落后脐周红肿、残端溢脓，继之周身皮肤黄染加重、拒食、呕吐、抽搐、时而尖叫而就诊。

体格检查：足月新生儿貌，体温38.9℃，心率150/min，呼吸44/min。周身皮肤中度黄染，前囟2cm×3cm，张力高，颅缝较宽，心、肺、腹无异常。脐周红肿，脐窝内有少量乳黄色脓汁溢出。

实验室检查：血红蛋白180 g/L，红细胞7×10^{12}/L，白细胞20×10^{9}/L，中性粒细胞0.89，淋巴细胞0.11，血清直接胆红素8.85μmol/L，间接胆红素18μmol/L。

超声显像检查：颅内结构失常态，大脑实质及脑室均显示不清，代之为多个大小不等的囊性无回声。超声提示：颅内多个囊性病变（结合临床考虑为新生儿脑脓肿）。

分析

脑脓肿是化脓性细菌侵入脑内，引起脑的化脓性炎症，并形成局限性脓腔。有时真菌及原虫，如溶组织阿米巴侵入脑内，也会引起脑脓肿。耳源性脑脓肿以变形杆菌和链球菌感染多见；源于鼻旁窦者多为链球菌和肺炎球菌感染；开放性颅脑损伤和血源性感染以葡萄球菌感染多见；脑邻近的感染灶引起脑脓肿最为常见，约占50%，由鼻旁窦炎、中耳炎、乳突炎、脑内静脉炎和颅骨骨髓炎等感染病灶直接蔓延所致。血行播散占20%，由口腔、肺部、皮肤、消化道和心脏等处的病灶经血性播散所致。

本病病理分3期：初期为急性脑炎期，病理改变为炎性细胞浸润，脑组织坏死、液化；中期为脓腔形成期，液化区扩大，形成脓腔，有少量肉芽组织增生，周围出现水肿及胶质细胞增生；末期为包膜形成期，肉芽组织增生，形成包膜。脑脓肿常为单发，也可为多发。单发病灶可形成多房。

脑脓肿的典型临床表现以发热、嗜睡、抽搐等感染症状为主，伴有颅压增高、局部占位和脑膜刺激症状。诊断除依靠病史和临床表现外，影像学检查有一定价值。以CT和MRI最有诊断意义，可确定脑脓肿的存在、位置、大小、数目和形状。

在脓肿前期，超声显像显示病变部位为紊乱的不均质高回声团块，边缘不规则。以后团块中心坏死、液化，形成脓腔，声像图表现为无回声区，其内可见点状回声，并可见点状回声飘动。最初囊腔壁界限不清，边缘不规则，继之在无回声区周围出现环状增强回声、厚薄不一。

鉴别诊断

(1)化脓性脑膜炎：在脑脓肿早期，两者均有明显的全身感染症状和脑膜刺激征，难以鉴

别。脓肿形成后，影像学检查即可明确诊断。

(2)胶质瘤：胶质瘤起病较慢，脑脓肿起病较急。脑脓肿以发热等感染症状为主，而胶质瘤以颅内压增高及局部占位症状为主。影像学检查可以鉴别。

(3)脑转移瘤：隐源性脑脓肿或慢性脑脓肿无典型的全身感染症状和脑膜刺激征，与囊性脑转移瘤鉴别有一定困难。脑转移瘤有肿瘤病史，经抗生素治疗后，脑脓肿的脑水肿可减轻，但脑转移瘤的脑水肿改变不明显。有时需要术中行冷冻切片和囊液沉淀物细胞学检查协助明确诊断。

颅内占位性病变鉴别诊断 见表 14-180-1。

表 14-180-1 颅内占位性病变鉴别诊断

	脑脓肿	脑包虫囊肿	脑肿瘤	颅咽管瘤
临床特征	多有发热、头痛、呕吐、项强直等	多发生于畜牧区，儿童多见。颅内压增高、癫痫、偏瘫。包虫皮肤试验与补体结合试验阳性	可发生于任何年龄，起病缓慢，有颅内压增高和受损部位的定位体征	患者多为青少年，好发于鞍区，多有视力减退、生长缓慢及颅内压增高症状
部位	额、顶、颞叶脑实质	额、顶、颞叶脑实质	颅内	好发于鞍区
形态	早期团块状，后期为囊肿	圆形囊性	圆形或椭圆形	圆形或分叶状
内部回声	早期团块状高回声，以后液化呈无回声	无回声内可见点状回声	多为实体性高回声	多为囊性无回声，内有点状回声，有时呈实体性，常伴有钙化
边界	清，囊壁厚薄不均	清晰	欠清晰	清晰
脑中线	多有移位	移位	可移位	很少移位

超声显像图例见图 14-180-1、14-180-2。

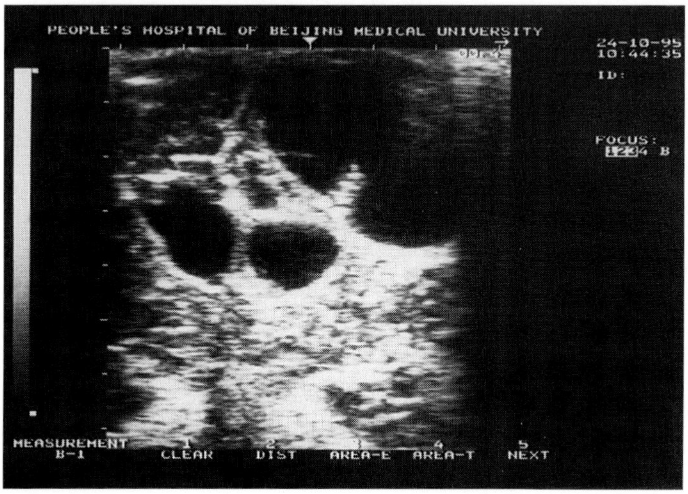

图 14-180-1 新生儿脑脓肿(一)

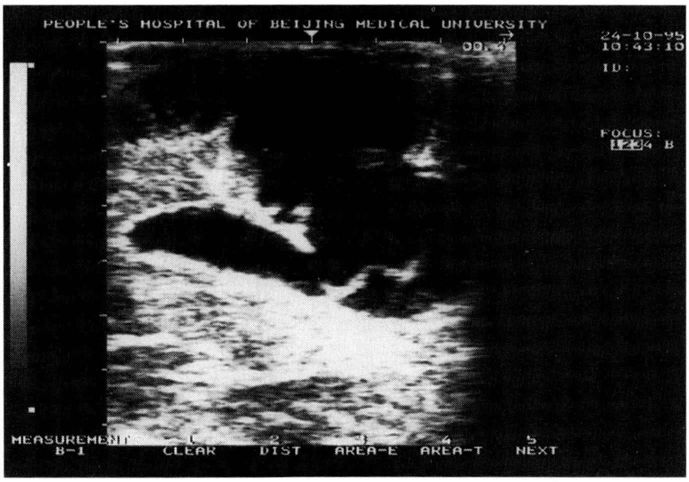

图 14-180-2 新生儿脑脓肿(二)

(富 玮 焦万慧)

第181例 腹腔巨大囊肿5例

例1

患者,女性,22岁。因间断性巩膜、皮肤黄染8个月,伴恶心、食欲缺乏、乏力月余收入院。

查体:体温、脉搏、呼吸、血压均正常。巩膜、皮肤中度黄染。肝上界在第4肋间,右上腹膨隆,肿块边界不清,有囊性感,腹部无明显压痛,无移动性浊音。

实验室检查:血、尿、便常规均正常。总胆红素2.6mg/dl,凡登白试验直接反应阳性,AFP(—),ALT36U/L,A/G=3.9/3.5。

胃肠造影:显示十二指肠框部扩大。

超声显像检查:肝脏形态大小正常,肝内胆管略有扩张,胆囊形态大小正常,未见异常回声。右上腹胆囊后下方可见巨大囊性无回声区,约12.0cm×8.0cm,其近端与胆总管相通。超声提示腹腔巨大囊肿(胆总管囊肿)。手术中见:肝脏形态、大小、颜色、质地均正常,胆囊、胰腺形态、大小正常,胆总管、十二指肠开口处未见明显狭窄,肝门区胆总管呈囊性扩张,吸出囊内深绿色胆汁约1 000ml,行胆总管与十二指肠吻合术。

例2

患者,女性,82岁。腹胀、腹部膨隆近1年,并腹部逐渐增大。近1个月余时有腹痛,40年前因子宫肌瘤行子宫切除术。

查体:整个腹部呈球形增大,叩诊为浊音,左侧腹部边缘叩诊为鼓音。

超声显像显示:肝脏形态、大小正常,肝被膜光滑,肝内回声均匀,肝静脉、门静脉形态正常,血流通畅,胆囊内见结石强回声,脾不大,双肾未见异常,未见腹水。腹部正中显示巨大囊性无回声区，其内未见漂浮肠管，囊内未见血流显示。超声提示腹腔巨大囊肿（卵巢囊肿），判定为良性。

手术证实为巨大浆液性囊腺瘤。

例 3

患者，女性，38 岁。因下腹膨隆 2 个月来诊。

超声显像显示：腹、盆腔巨大囊肿，超声提示卵巢囊肿。

例 4

患者，女性，29 岁。发现中下腹肿块月余伴尿失禁。

超声显像显示：腹、盆腔巨大囊性无回声，子宫、膀胱均正常，超声提示巨大卵巢囊肿。

例 5

患者，男性，71 岁。腹胀半年余，食欲、食量正常，二便正常。既往有轻度高血压，无心、肝、肾病史。

查体：腹部略膨隆。

超声显像显示：腹腔巨大囊性无回声区，其内可见散在细点状回声，其基底部有实行成分并无血流显示。超声提示腹腔巨大囊肿，手术后病理报告为腹膜间皮细胞瘤。

分析：

1. 关于胆总管囊肿　胆总管囊肿（choledochocyst）又称胆总管囊性扩张，是胆总管先天发育不良所引起的胆总管部分或全部的囊性扩张。病因多在胚胎期。当胆总管为实心的索条状时，原始胆总管上皮细胞增生不协调，再管道化时，某一部分管壁变弱并发育不良，在胆总管远端有部分梗阻（缩窄、成角）的情况下，便可发生胆总管的部分或全部的囊性扩张。此病在日本发病率较高，在中国亦不少，多见于女性（占 80%），常在 2 岁以前出现症状，少数在成年出现症状。典型症状是上腹囊性肿块、黄疸和腹痛。本病也可能合并肝内胆管囊性扩张及先天性肝脏硬化。本病分 3 型，憩室型和十二指肠内胆总管囊肿均少见，最常见者（80%以上）为胆总管梭形扩张，肝内胆管一般正常，囊肿大小不一，内径为 2 ～ 25cm，容量为数毫升至万余毫升。超声显像右上腹梭形或椭圆形囊性肿物，正常胆总管显示不清，仔细检查可发现肝内胆管与囊相通，囊肿远端胆总管狭窄或囊肿压迫而成角度（引流不畅），有时囊内可发现结石，黄疸为间歇性或进行性，可有腹痛和肿块，以上 3 种病状均可间歇出现。与胆总管囊肿需鉴别的是位于胰头区的假性胰腺囊肿、右上腹膜后间隙囊性畸胎瘤、右侧巨大肾积水或巨大右肾囊肿。

2. 关于卵巢囊肿

（1）浆液性囊腺瘤（serous cystadenoma）：为卵巢最常见的良性肿瘤，约占卵巢良性肿瘤的 30%，大部分发生于育龄妇女，多为单侧性，亦可双侧发生（约占 20%）。浆液性囊腺瘤为充满清亮浆液的囊肿，呈圆形或卵圆形，大小不等，小者直径数厘米，大者可达儿头大或更大，表面光滑，多为单房，少数可为多房。囊内壁大多光滑，被覆上皮为单层低立方或柱状上皮细胞。浆液性乳头状囊腺瘤可见数量不等、细小或粗大的乳头状凸起突入囊腔，有的充盈整个囊腔。有时在囊壁和乳头间质内可见圆形钙化小体（沙粒体）。

浆液性囊腺瘤超声显像显示为：

①圆形或椭圆形多房或单房囊性无回声，多房内可见细光带间隔。

②囊壁大多光滑，壁内可见大小不等的局限型光斑或乳头状光团突向囊内。

③乳头状突起之间常有钙化小体，呈强回声光点。

④囊腺瘤自行破裂后可并发腹水，显示为片状无回声区。

单纯性浆液性囊腺瘤大多为球形，中等大小，外表光滑。单房或多房，壁甚薄，仅由一层能分泌浆液的柱状或立方上皮构成。超声显像显示为典型的囊性无回声，其内无乳头光团。所谓交界性浆液性囊腺瘤属低度恶性癌，超声显像表现与浆液性囊腺瘤相似，并无明确的指标可以诊断，只是超声显像显示囊肿内乳头状光团较多，瘤体常呈双侧发生。

(2)黏液性囊腺瘤(mucinous cystadenoma)：较浆液性囊腺瘤少，约占卵巢良性肿瘤的20%。其发生可能来源于苗勒管，多发生于30～50岁妇女。囊性肿块常较大，大部分为15～30cm，大者可达50cm，小者仅1cm，大多为单侧，双侧者约占5%，常为多房性。囊肿表面光滑，内为浓稠黏液，内壁光滑，偶见小乳头突向囊腔。囊内壁被覆单层柱状上皮。如有破裂可引起腹膜种植，产生大量黏液，称腹膜黏液瘤。

超声显像显示：

①黏液性囊腺瘤为圆形或椭圆形，囊性无回声，多为单侧性。

②肿瘤边缘光滑，轮廓清晰，囊壁呈均匀厚壁型(＞5mm)，囊性无回声区内可见散在细小光点及间隔光带回声，为多房结构，房腔大小不等。

③肿瘤体积较大，直径多在10cm以上，巨大者占满全腹。

④少数肿瘤可有乳头状物生长，囊壁上可见乳头状光团突向囊内。

囊内壁显示较多乳头状凸起及包膜增厚者则为交界性黏液性囊腺瘤的可能。

3. 关于间皮细胞瘤　间皮(mesothelium)细胞是胸膜、腹膜、心包膜、睾丸固有膜、输卵管浆膜等浆膜面的覆盖细胞。由间皮细胞发生的肿瘤称为间皮细胞瘤。浆膜在人体内的分布范围甚广，间皮细胞瘤亦时有发生。胸膜或腹膜自内向外依次分为间皮细胞层、间皮下间质结缔组织层、内薄层弹力纤维层、外间质结缔组织层和厚弹力纤维层等共5层。正常时胸膜各层分界不明显，间皮细胞层厚度约为1μm，在受到损伤时，间皮细胞可发生强烈反应，可出现肥大和增生，此时间皮细胞层增厚并伴有明显的间皮细胞数目增多。

间皮细胞瘤组织内通常含有间叶性纤维组织和管状或乳头样排列的上皮细胞两种成分。间皮细胞来源于体腔上皮，当胚胎发育的早期，中胚层分裂为两层，两层之间所形成的间隙即其后发育成为体腔(浆液腔)，而间隙两侧表层的中胚层细胞即为演变成覆盖于体腔的间皮细胞。由间皮细胞所发生的间皮瘤既可分化显示出纤维母细胞的性状，而形成纤维性肿瘤，又可分化成具有上皮样排列(腺管样结构)的肿瘤，而通常间皮细胞瘤兼有以上两种结构。来源于胸膜间皮细胞的肿瘤称为胸膜间皮瘤，临床颇为少见；而来源于腹膜间皮细胞的肿瘤称为腹膜间皮细胞瘤，则更为罕见。

胸膜间皮瘤较为少见，其发病率为0.02%～0.4%，患者多为老年人。胸膜间皮瘤分为限局型和弥漫型，限局型生长缓慢，不浸润、不转移；弥漫型多见，恶性程度高，有时发生转移。限局型肿瘤呈孤立的结节状，有完整包膜；弥漫型瘤组织覆盖或包围部分或整个肺脏，呈灰白色、片块状，胸膜脏层与壁层紧密粘连。组织学检查限局型瘤细胞呈梭形，大小一致，分化良好，有时其中可见小岛状上皮细胞；而弥漫型则同时有“上皮”及间叶组织两种成分。瘤细胞有的呈梭形，排列成片，如成纤维细胞或纤维细胞。常见核分裂象。诊断时应注意：①病变被覆于胸膜表面；②身体其他部位无原发灶；③肿瘤由纤维成分与上皮样成分所组成。

腹膜间皮瘤颇为罕见，其良性者常为单发性，最常见于输卵管及子宫顶部的腹膜，其他部位均少见。组织学上分两种类型，即纤维硬化型和假性腺泡型，前者为覆盖一层间皮细胞的结缔组织结节，后者为由增生的间皮细胞所覆盖，恶性间皮细胞瘤大多为弥漫性，覆盖全部或部分腹膜的肿瘤，或呈弥漫结节性播散。腹水为浆液纤维素性或血性。本病较胸膜间皮细胞瘤少见，有时可与其同存，男性发病率略高于女性，多见于40～60岁者，其病因与接触石棉有关，腹膜间皮细胞瘤临床表现主要为腹痛、腹水和消化功能紊乱。全身情况在较长时间内很少变化，食欲可正常、消瘦不明显，无发热，血沉大多正常，有时可发生自发性低血糖，胃肠道X线检查正常，或有消化道外来压迫征象。

超声显像图例见图14-181-1～14-181-14。

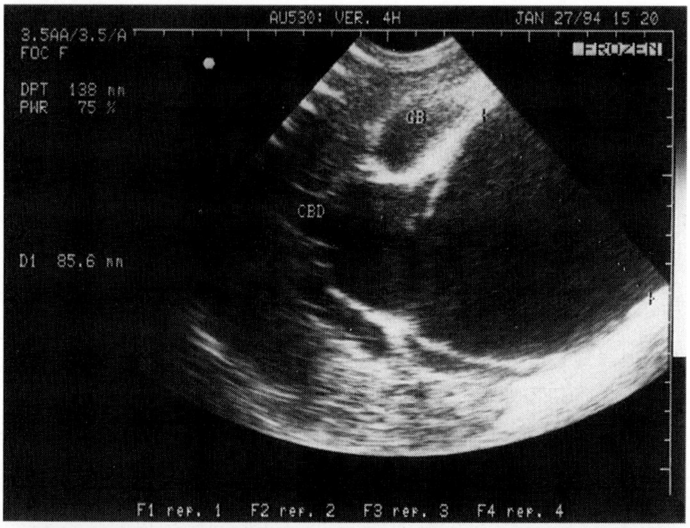

图 14-181-1　腹腔巨大囊肿(胆总管囊肿)(一)

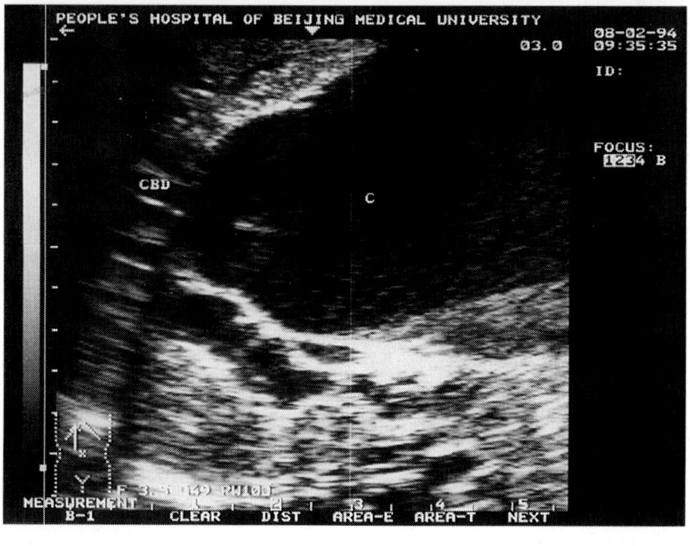

图 14-181-2　腹腔巨大囊肿(胆总管囊肿)(二)

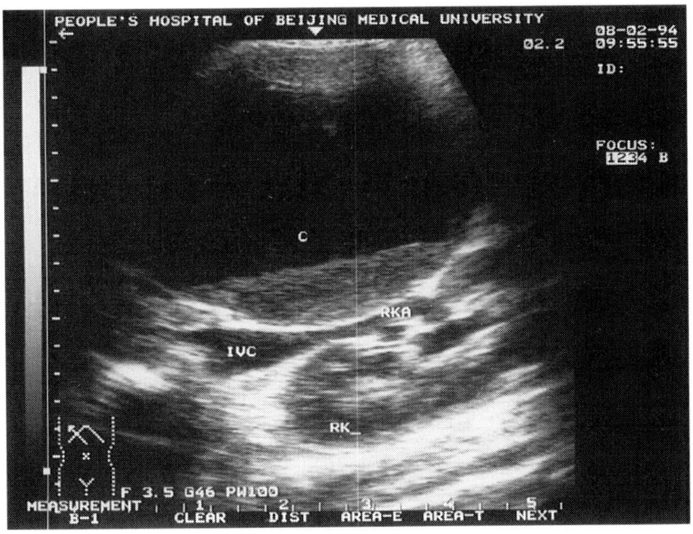

图 14-181-3 腹腔巨大囊肿（胆总管囊肿）（三）

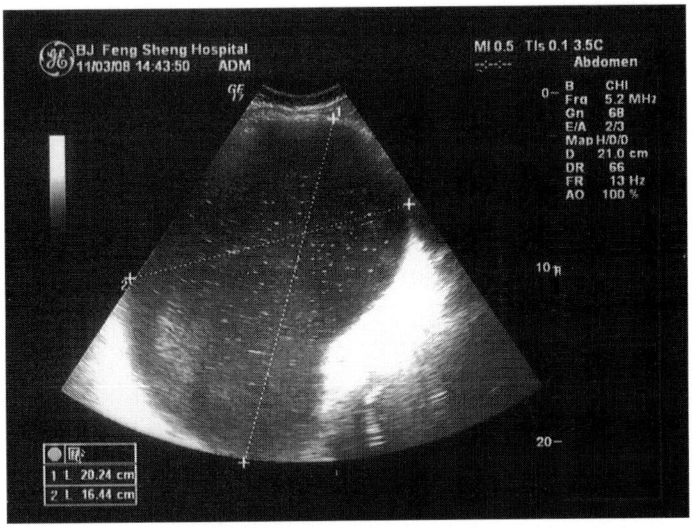

图 14-181-4 腹腔巨大囊肿（巨大卵巢囊肿）（一）

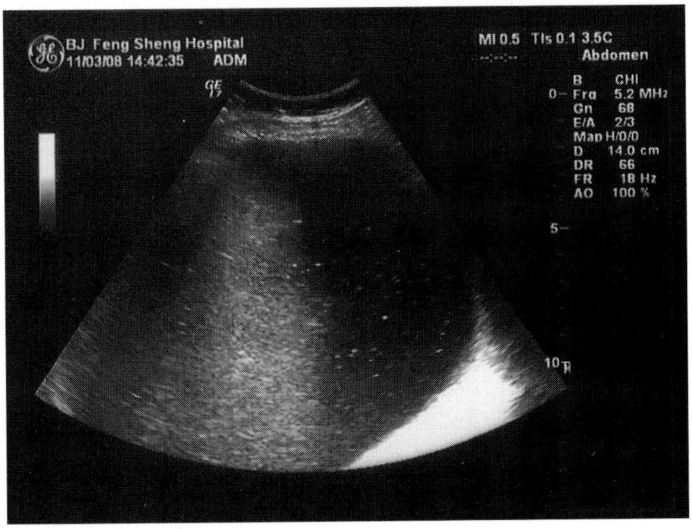

图 14-181-5 腹腔巨大囊肿（巨大卵巢囊肿）（二）

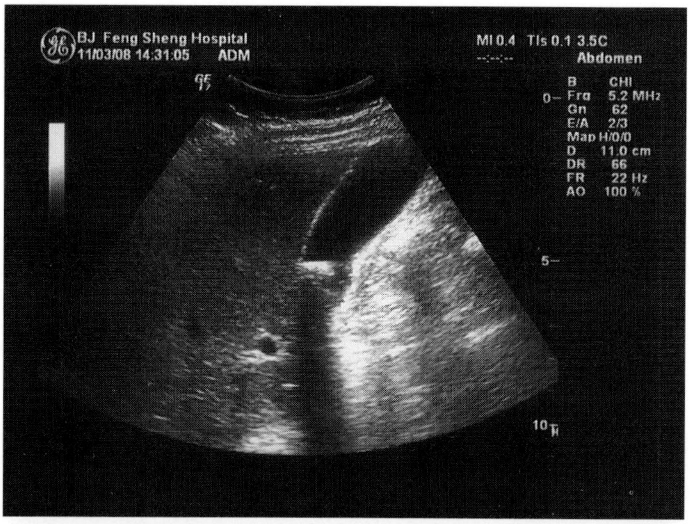

图 14-181-6　腹腔巨大囊肿(胆囊结石,肝脏正常)

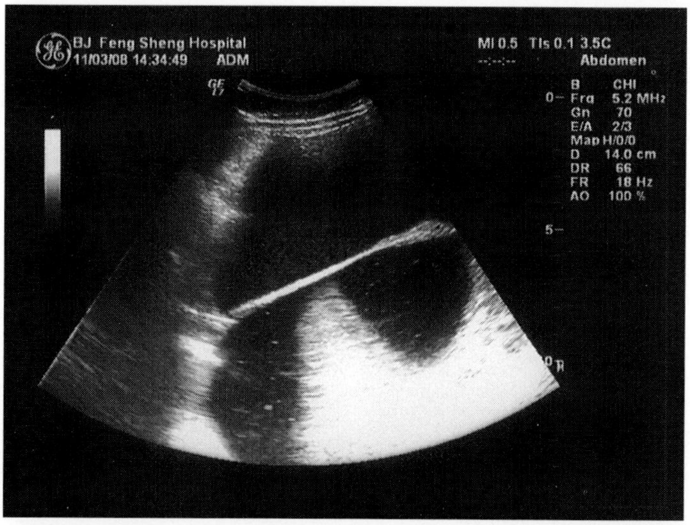

图 14-181-7　腹腔巨大囊肿(巨大卵巢囊肿,其中有分隔)(一)

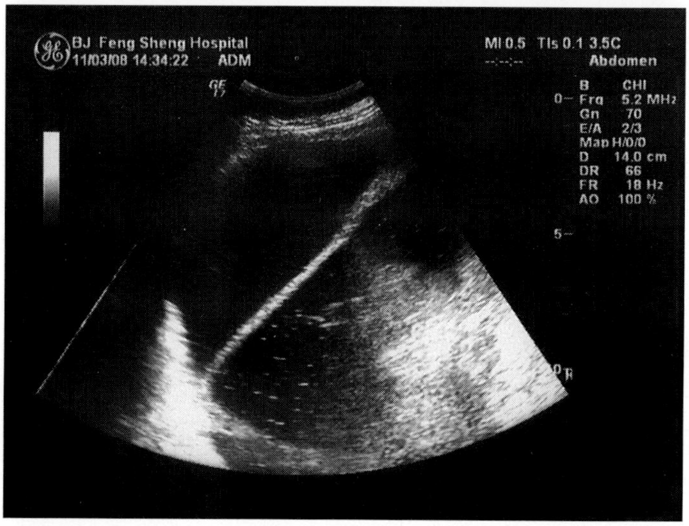

图 14-181-8　腹腔巨大囊肿(巨大卵巢囊肿,其中有分隔)(二)

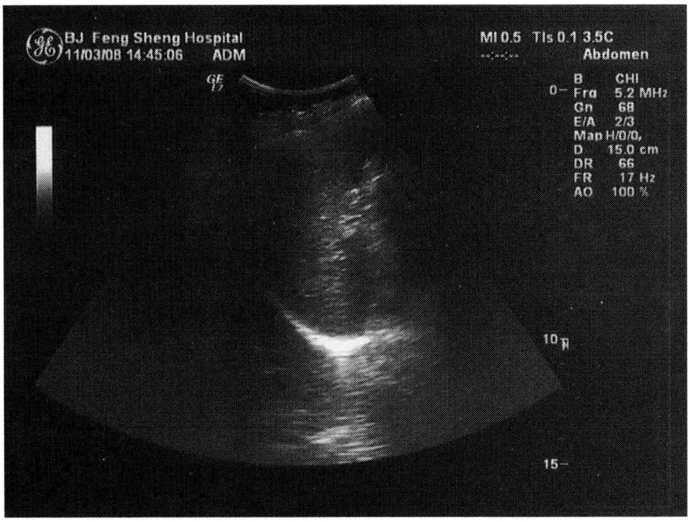

图 14-181-9　腹腔巨大囊肿（脾脏正常）

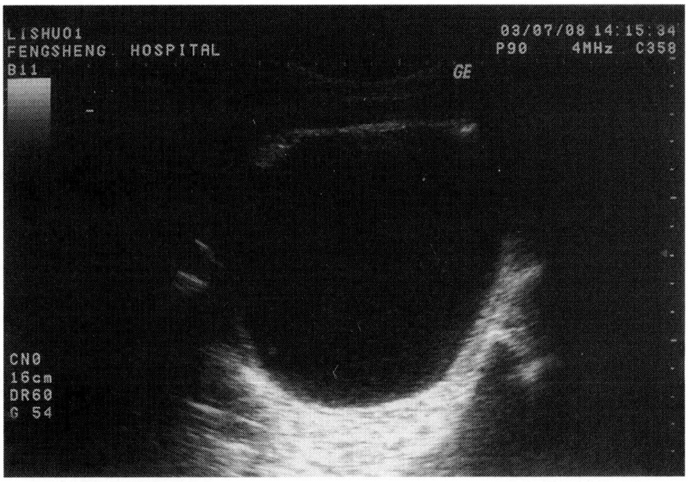

图 14-181-10　腹腔巨大囊肿（巨大卵巢囊肿）（三）

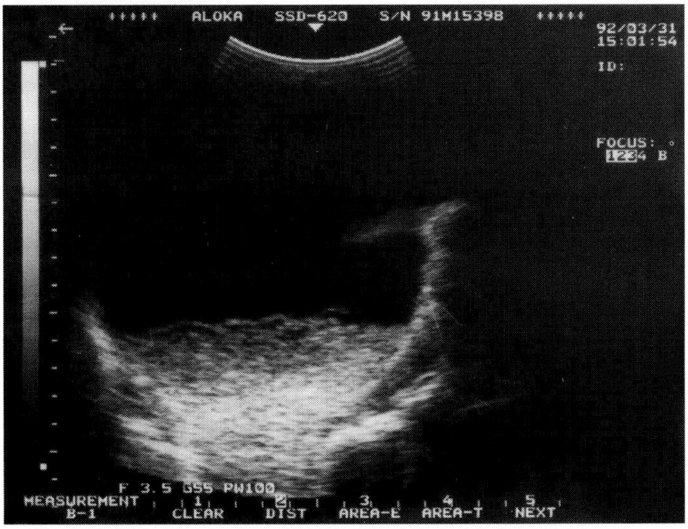

图 14-181-11　腹腔巨大囊肿（巨大卵巢囊肿）（四）

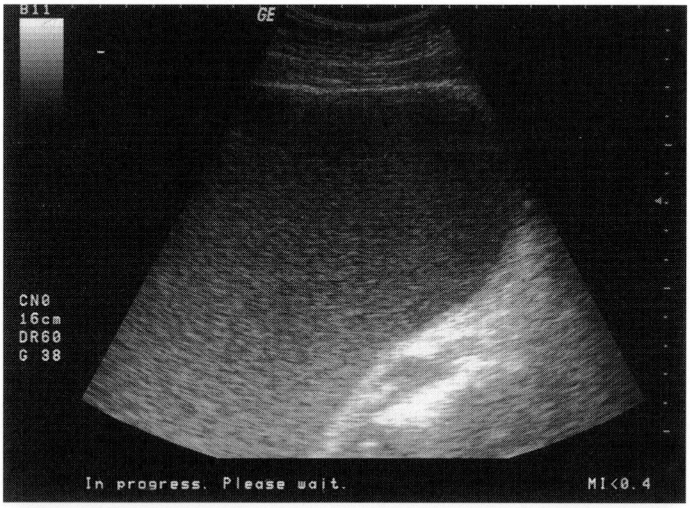

图 14-181-12 腹腔巨大囊肿（间皮细胞瘤）（一）

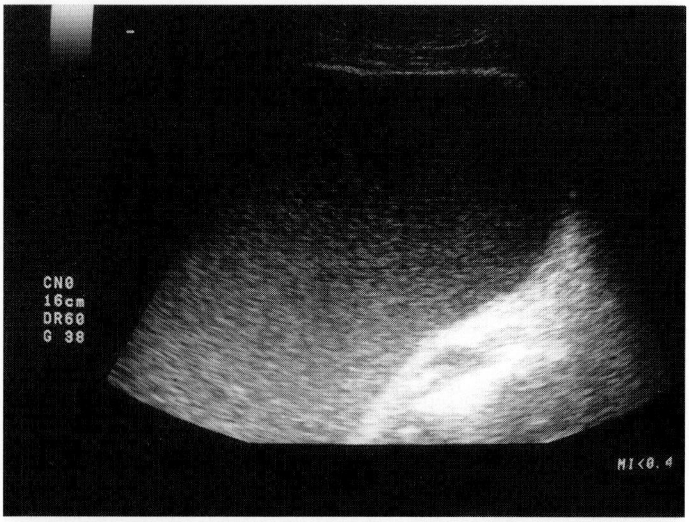

图 14-181-13 腹腔巨大囊肿（间皮细胞瘤）（二）

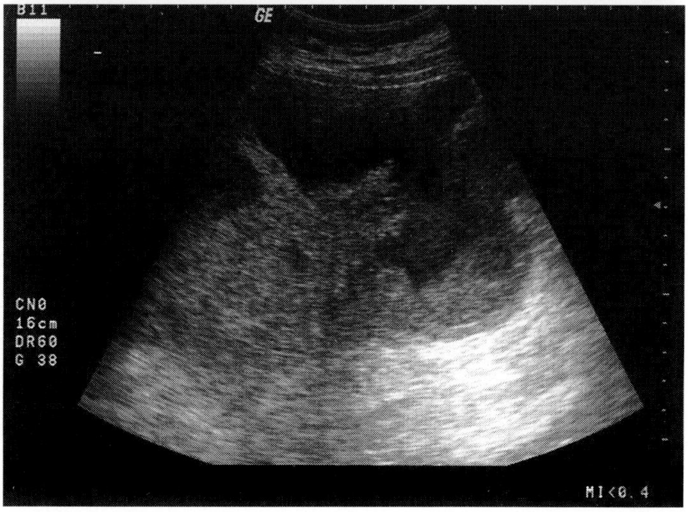

图 14-181-14 腹腔巨大囊肿（间皮细胞瘤）（三）

（富京山 徐 阳）

第182例 腹水、肝硬化——二尖瓣狭窄、全心扩大、心力衰竭

患者，男性，68岁。2年来无诱因自觉全身乏力、头昏、食欲欠佳，无发热。近半年来全身无力、头昏加重、腹胀、腹部明显增大、尿少，伴下肢水肿，无腹痛、腰痛及血尿，劳累后有心悸、气短。既往体健，无肝炎及结核病史，无高血压和心脏病史。

查体：体温、血压、脉搏、呼吸均正常。发育正常，面色尚好，巩膜、皮肤无黄染。颈静脉有怒张，腹部膨隆呈"蛙形"，肝脾触及不满意，腹部无压痛、反跳痛及包块，移动性浊音阳性，双下肢轻度水肿。

实验室检查：血、尿、便常规及血沉、肝功能均正常。

超声显像检查：肝脏缩小，肝被膜不光滑(无肝炎后肝硬化的肝被膜锯齿样改变)，肝实质回声轻度弥漫性增强，门静脉略宽(1.25cm)，尾叶增大(3.2cm)，肝静脉及下腔静脉增宽，脾不大，并发现腹腔内大量腹水。根据以上超声表现判定该患者所患的肝硬化不是临床常见的肝炎后肝硬化，而是淤血性肝硬化。当即给患者行心脏超声检查，发现患者二尖瓣狭窄，左心房、左心室、右心房、右心室均明显扩大，并有明显的心力衰竭表现。超声诊断为风湿性心脏病、二尖瓣狭窄伴关闭不全、全心扩大及心力衰竭。

分析：

1. 关于肝硬化和肝硬化的鉴别诊断　肝硬化(cirrhosis)为一种常见的慢性进行性肝病，是一种或多种病因长期反复损害肝脏所致。在病理组织学上有广泛的肝细胞变性坏死、纤维组织增生与间隔形成，以及肝细胞呈结节性增生，致使正常肝脏结构破坏，假小叶形成。肝内血管改建与血液循环紊乱，肝实质总量减少，肝脏萎缩变硬。临床上有多系统受累，主要有肝功能损害、代谢障碍、门静脉高压、内分泌和免疫功能异常。晚期出现上消化道出血、肝昏迷、肝肾综合征和继发感染等严重并发症。在我国病毒性肝炎是引起肝硬化的主要原因，其中主要是乙型肝炎。酒精中毒所致肝硬化目前也有上升趋势。其次，胆汁淤积、血吸虫病、药物及工业毒物、循环障碍、代谢紊乱、营养不良等亦是导致肝硬化的重要因素。

我国肝硬化患者以20～50岁男性多见。青壮年患病多与病毒性肝炎有关。肝硬化的发病和病程一般较慢，可能隐伏数年至十数年之久，平均3～5年。起病时可无症状，病情逐渐发展，到后期出现两大类主要症状即肝功能减退和门静脉高压。此时可出现黄疸、腹水、消化道出血及肝性脑病等并发症。临床以是否出现上述症状而将肝硬化划分为失代偿期和代偿期。无上述临床表现者为肝硬化的代偿期。无症状者占30%～40%，常在超声体检或其他疾病手术时，甚至尸体解剖时才被发现。也有无特异性症状者，如低热、乏力、恶心、体重下降、血白细胞与血小板下降等。失代偿期肝硬化因胃肠淤阻性充血、胃肠道分泌和吸收功能紊乱造成食欲下降、恶心、乏力和体重下降。患者主诉腹胀，超声显像检查常发现少量腹水，中等量以上腹水在临床体检时可发现，常伴下肢水肿。5%～10%腹水患者可合并胸腔积液，常见于右侧，占70%，亦可有双侧或左侧胸腔积液及仅有胸腔积液而无腹水者。患者出现黄疸是由于肝细胞排泄胆红素功能衰竭，是严重肝功能不全的表现。患者常有发热，是肝脏灭活致热激素能力下降或继发感染所致。此外，患者还常有贫血及出血倾向、男性女性化及性功能下降。

以上各类型肝硬化在临床和超声显像均有共同表现及各自特点。其共同的超声显像表现为：

(1)肝脏体积缩小，边缘变钝，尾叶有不同程度增大。

(2)肝脏被膜不光滑,可呈锯齿状。

(3)肝实质回声弥漫增强,可呈网状样改变(肝炎后肝硬化最为明显)。

(4)肝内血管不清晰,走行失常,扭曲甚至闭塞。

(5)门静脉主干内径>1.4cm,可诊断门静脉高压。>1.7cm者,表明2/3患者可于近期发生消化道出血。部分患者可有门静脉血栓。彩色多普勒血流显像表现门静脉血流依病情程度可显示流速减低、双向,甚至完全反流。

(6)胆囊壁水肿可呈双边影,胆囊内常合并结石及胆囊萎缩、胆囊壁增厚等慢性胆囊炎表现。

(7)脾增大,脾静脉增宽、扭曲呈串珠样改变。

(8)腹水。少量腹水存在于肝肾间隙及盆腔,呈液性无回声区;中等量腹水存在于上述部位和胆囊周围、网膜囊、脾周围,示液性无回声区;大量腹水在腹腔两侧、肝脾周围、肠管之间存在,呈大片液性无回声区,肠襻浮游于腹水中。

(9)侧支循环形成(脐静脉开放,胃左静脉增宽呈串珠状)。

(10)病毒性肝炎后肝硬化可发生原发性肝癌,呈现原发性肝癌的超声表现。

本例患者为老年男性,不是临床常见的肝炎后肝硬化的发病年龄(40～50岁男性)。超声显像图像特点亦与肝炎后肝硬化不同,其肝被膜不光滑但无锯齿样改变,后者为肝炎后肝硬化的显著特点。本病例门静脉增宽不明显(仅1.25cm),脾也不大,并没有门脉高压,但有大量腹水,超声显像显示肝静脉和下腔静脉增宽,超声提示为淤血性肝硬化。淤血性肝硬化(stasis cirrosis)系由于肝内长期淤血缺氧,以致肝小叶中心区肝细胞坏死、萎缩和消失,网状支架塌陷及呈芒状纤维化所致。炎症反应较轻,肝功能损害不很严重。常见病因有慢性充血性心力衰竭(多见于二尖瓣狭窄和三尖瓣关闭不全)、慢性缩窄性心包炎、心肌病及肝静脉阻塞综合征(BuddChiarisyndrome)。临床上将心脏病引起的肝硬化称为心源性肝硬化(Cardiac cirrosis)。本病常见表现为肝脏大、下肢水肿及腹水等,同时具有原发病症的表现。发病早期肝脏显示为淤血肝,即肝脏增大、肝静脉及下腔静脉扩张,但均为可逆性。若病程在半年以上且病情发展,肝脏长期淤血,肝细胞缺氧,肝窦扩张后压力增加,挤压肝细胞,导致发生营养及代谢障碍,以致肝细胞变性、坏死、纤维增生而发生淤血性肝硬化。淤血肝的超声显像十分清晰,表现为肝脏增大、肝实质回声减低、肝静脉与下腔静脉增宽。脾亦可显示为增大。淤血性肝硬化的超声显像则显示为比淤血肝小,但比一般肝硬化的肝脏为大,肝实质回声均匀增强,肝静脉与下腔静脉清晰、增宽,脾亦增大。

2. *关于水肿、腹水及胸腔积液* 本例患者有下肢水肿、大量腹水和胸腔积液,超声显像胸腔积液、腹水特征为"干净胸腔积液、腹水",应属漏出液。水肿是充血性心力衰竭的重要体征。在正常情况时,毛细血管和组织间隙的体液处于动态平衡状态,毛细血管的静水压驱使液体向组织间隙渗透,而胶体渗透压使组织间隙内的液体回吸收到毛细血管内,在充血性心力衰竭时,心排血量明显减少,肾血流量亦减少,水、钠潴留,血容量增加,毛细血管的静水压亦增加。静水压和渗透压失去平衡,液体向组织间隙渗透增加,形成水肿。由于重力的作用,充血性心力衰竭病人下肢脚踝部位水肿尤为明显;卧床病人其水肿多见于腰骶部,如水、钠潴留进一步加重,水肿可蔓延到腿部、生殖器及内脏。肝大可导致腹部不适,如肝功能异常可发生黄疸及恶心等消化系统症状。肝功能恶化可使肝脏白蛋白合成障碍、血浆渗透压进一步降低,而出现腹水、胸腔积液及心包积液。

3. *关于二尖瓣狭窄* 二尖瓣狭窄是风湿热的遗患,约半数以上的病例有明显的风湿热病史。多次风湿热发作或持续性风湿热引起二尖瓣狭窄的机会较一次发作者大。二尖瓣狭窄往往伴有不同程度的二尖瓣关闭不全。正常二尖瓣质地柔软，其口径面积约为 $4cm^2$，约容纳 3 个手指。休息时每分钟约有 5L 血液在舒张期通过二尖瓣口，二尖瓣狭窄的程度为正常的 50%时，临床上才引起症状，此时血流从左心房进入左心室时遇有阻力而引起左心房压力升高，血液通过二尖瓣口时发生血流紊乱。严重的机械性循环障碍通常发生在二尖瓣口面积缩小到正常的 1/4(即缩小到 $1cm^2$ 或以下，或 1.75cm×0.85cm 及以下)时。二尖瓣狭窄的主要病理解剖改变为瓣叶在交界处的互相粘连和融合，但瓣膜的增厚、粗糙、硬化及腱索缩短和相互粘连等也是造成二尖瓣狭窄的重要因素。严重狭窄时瓣口成为一个裂隙样的孔洞，其形状与鱼嘴相似。二尖瓣狭窄病理生理改变可分为两个阶段：

(1)慢性肺充血期，即肺静脉和肺毛细血管高压期。二尖瓣狭窄使在舒张期由左心房进入左心室的血流受阻，而使左心房压力首先升高，产生左心房-左心室压力差，同时左心房发生扩张。左心房与肺静脉之间无瓣膜，故随着左心房的压力增高，肺静脉压和肺毛细血管压也同时升高，肺静脉和肺毛细血管发生扩张和淤血，造成慢性肺脏阻塞性充血。此期患者在休息时无明显症状，但在劳力时因肺静脉和肺毛细血管内血容量的增加使肺的顺应性减低和呼吸道通气的阻力增加而引起劳力性呼吸困难、阵发性呼吸困难或咯血等。

(2)肺动脉高压期(右心室增大或衰竭期)。严重的肺静脉高压可通过三种机制引起肺动脉高压：①肺动脉压力“被动性”的增高；②肺小动脉痉挛；③肺小动脉由功能性收缩演变为器质性狭窄及硬化。当肺循环的血容量长期超过肺循环代偿的容量时，肺动脉压则逐渐升高。

心脏超声显像是诊断二尖瓣狭窄最敏感和特异的无创性检查，其可直接显示二尖瓣形态及狭窄程度，可测定瓣口面积和跨瓣压差，藉以判定病变的程度、决定手术方法及评估手术疗效及对心功能随访均有很大价值，其中以二维心脏超声显像较为敏感。二维心脏超声血流动力学改变：当二尖瓣狭窄时，左心房血流进入左心室受阻，左心房阻力负荷增大，左心房压力明显增高，导致肺静脉、肺毛细血管扩张淤血、压力升高。肺循环血容量长期超负荷，导致肺动脉压升高，肺小动脉痉挛硬化，肺循环阻力增加，晚期右心室负荷亦可加重。中度以上狭窄时，右心房及瓣环增大明显，左心室因充盈不足，一般无增大，主动脉亦变窄，此时应仔细测量左心房大小。当发生肺循环压力增高时，右心房、右心室增大，右心室流出道及肺动脉增宽。当伴二尖瓣大量反流及以二尖瓣反流为主时，左心室容量负荷增加，左心室扩大。

二尖瓣狭窄在二维超声显像检查中可见二尖瓣瓣叶增厚、形态不规则、回声增强，有的可见斑点状或斑块状钙化强回声；舒张期前叶呈“圆隆样”凸向左心室流出道，向前运动明显受限，瓣尖的前后叶距离明显缩短。中度以上狭窄，瓣叶增厚明显，回声增强，活动幅度减小。后叶同后壁呈近似直角且活动固定。瓣膜结合部粘连，但前后部并不一致。左心室二尖瓣瓣口水平短轴切面可见瓣口开放明显缩小，似“鱼口状”。部分瓣口不规则。M 型超声心动图检查可见二尖瓣前叶 E-F 斜率减低、A 波减小或消失，前叶运动曲线增厚且为“城垛样”改变。狭窄程度较重时，可见后叶呈从属于前叶的同向运动。二尖瓣狭窄伴关闭不全者，其前后瓣叶闭合错位或不能合拢。

二尖瓣中度狭窄者，二维超声显像检查可见瓣下近端腱索可增粗或缩短，回声增强。严重狭窄者瓣下全部腱索增粗、缩短、回声增强、运动减弱、乳头肌相互明显接近。

二尖瓣狭窄患者其左心房血栓发生率为 25%，多在左心耳形成。大动脉底轴非标准切面显示左心耳内血栓(TH)，2DE 有一定的假阴性，TEE 检出率高达 100%。血栓可成片附在房壁上，也可呈球形。偶尔在巨大的左心房内可见云雾状回声，其成因不明，应与血流速度减慢、血球凝集等因素有关。对左心房增大明显及房颤者和高龄患者应注意观察有无血栓回声。

多数二尖瓣狭窄患者 EF 值升高或运动后升高。病情严重者左心室功能障碍表现为静息状态时 EF 值和其他收缩功能指标正常，运动后反而下降。右心失代偿后功能降低。

4. *关于充血性心力衰竭* 当各种原因导致心肌负荷过度或心肌丧失时，循环功能的立即短暂调节有赖于神经激素系统的血流动力学效应，而长期调节则依赖心肌机械负荷诱发的与神经激素系统介导的心肌重构和心室重塑。如果机体通过上述调节尚能维持静息和运动时心排血量正常，或静息时正常而运动时略有不足，则为适应良好，心泵功能代偿，但心脏储备已减少。若经上述调节仍出现左心室输缩功能障碍，则为适应不良。如果仅有左心室输缩功能障碍而无自觉症状，是为无症状左心室功能障碍，或称无症状心力衰竭。左心室功能障碍发展到心排血量不足以维持全身代谢需要，且出现由于心排血量下降和左心室充盈压增高，肺循环或体循环淤血及水、钠潴留等心力衰竭表现时，称为有症状心力衰竭。有症状心力衰竭阶段神经激素系统激活使外周血管阻力增加，后负荷增加，收缩期室壁应力增高，也使容量血管收缩，水、钠潴留，前负荷与舒张期室壁应力随之增高，而心排血量进一步下降，这样形成的恶性循环使心力衰竭持续进行性恶化。收缩性心功能不全以心室射血分数降低为特征，舒张性心功能不全时，心室射血分数正常，但心室充盈障碍，或者同样引起肺淤血和心排血量下降，临床上则表现有呼吸困难和疲乏无力。充血性心力衰竭的病理解剖学的改变包括：①心脏本身的代偿性病理改变，如心肌肥厚和心腔扩大等；②长期静脉压增高所引起的多器官充血性病理改变；③心房、心室附壁血栓、静脉血栓形成，动脉栓塞和器官梗死。长期左心室或左心房衰竭的患者，其肺毛细血管充血，肺动脉和肺静脉中层肥厚、内膜纤维化，肺泡间含铁血黄素的吞噬细胞增多，肺泡壁增厚，弹性减退。长期右心衰竭的患者内脏器官毛细血管和静脉淤血、肝小叶中央血窦淤血，严重时可导致肝细胞坏死和结缔组织增生，形成心源性肝硬化。

传统观念认为心力衰竭患者均有器官淤血症状，因而统称为充血性心力衰竭，而近来研究认为心功能不全可分为无症状和有症状两个阶段。无症状阶段有心室功能障碍的客观证据（如左心室射血分数降低），但无典型的充血性心力衰竭症状，为有症状心力衰竭的前期。此时如不进行有效治疗，迟早会发展成有症状的心功能不全。心脏病变引起心脏增大，而充血性心力衰竭是心脏增大过程中的最后结果，因此，充血性心力衰竭就是增大的心脏发生了功能衰竭。引起充血性心力衰竭的基础病因为：①心肌收缩力减弱，包括冠心病、心肌病及心肌炎等。②心脏负荷过重，如瓣膜关闭不全、心内或大血管的左向右分流使心脏的容量负荷过重。高血压、肺动脉高压、左右心室流出道狭窄、主动脉或肺动脉瓣狭窄使心室压力负荷过重。③心室舒张充盈受限。二尖瓣和三尖瓣狭窄使心脏舒张期血流充盈心室受阻。肥厚性心肌病、冠心病、高血压性心脏病和心肌肥厚、大量心包积液、缩窄性心包炎、限制性心肌病等都会使舒张期心室的充盈发生障碍。发生充血性心力衰竭的诱发因素有：感染（最常见的为呼吸道感染），过重的体力劳动或情绪激动；钠盐摄入过多，严重的心律失常，妊娠分娩，严重贫血和大量失血，输血、输液过快、过多，心肌抑制药物应用不合理。由于心脏收缩功能减弱不能排出足够的血量，使舒张期心室内残留血液增多或心脏舒张功能受损，心室的舒张末压力升高，使循环血液回流心脏受阻，左心衰竭是肺淤血的后果，而右心衰竭是体循环淤血的后果。

左心衰竭的主要症状是呼吸困难，初期仅发生在重体力劳动时，休息后即消失。随病情发展，较轻体力劳动亦可发生呼吸困难，病情严重者休息时也发生呼吸困难。病人常取半坐位，严重时被迫坐起，以减轻呼吸困难，即为端坐呼吸。阵发性夜间呼吸困难是左心衰竭的早期典型表现。病人于熟睡时突感窒息而醒，被迫坐起，呼吸急促、咳嗽。轻者坐起片刻，症状消失后又复入睡。重者出现发绀、冷汗、咳粉红色泡沫痰、肺部出现哮鸣音和水泡音，称心源性哮喘。心尖部可闻及奔马律，心率增快或心律失常，肺部啰音由肺充血水肿引起，其分布随体位变化而变化，主要出现在下垂的部位。右心功能不全时，由于胃、肠、肝、脾等腹腔内脏淤血，病人感觉上腹部胀满、食欲缺乏、恶心呕吐、上腹部压痛和肝大。全身静脉回流衰竭的右心受阻，颈静脉充盈明显为颈静脉怒张。压迫充血水肿的肝脏，颈静脉怒张更为明显。身体下垂部水肿，起床活动时脚、踝和下肢明显，卧床病人的腰骶部和阴囊处明显，严重时可出现胸腔积液、腹水。

本例病人为老年男性，为风湿性心脏病二尖瓣狭窄。长期无明显症状，病情进展较慢，亦未行常规体检，因此一直未能发现风心病（女性风心病患者，可因妊娠而发现）。半年前因“肝病”住某院内科，但未能发现风心病。

超声显像图示见图 14-182-1～14-182-17。

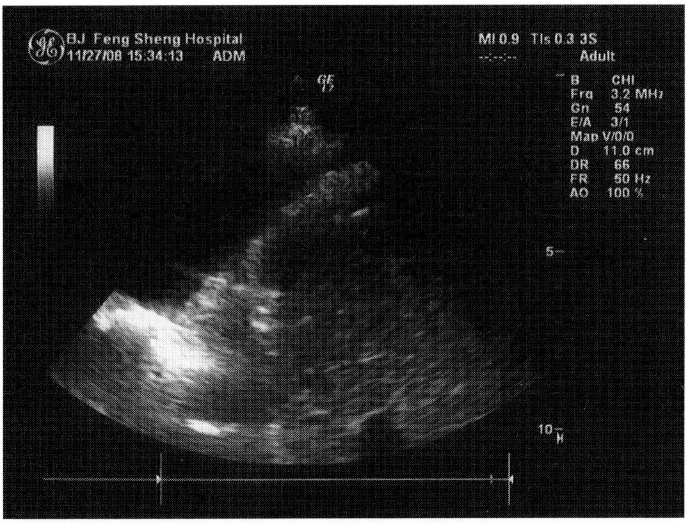

图 14-182-1 二尖瓣狭窄，心力衰竭，右侧胸腔积液

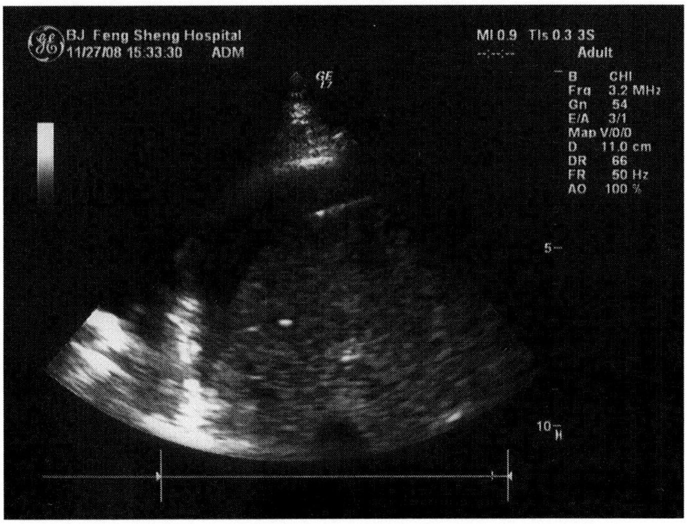

图 14-182-2 二尖瓣狭窄，心力衰竭，肝硬化，腹水

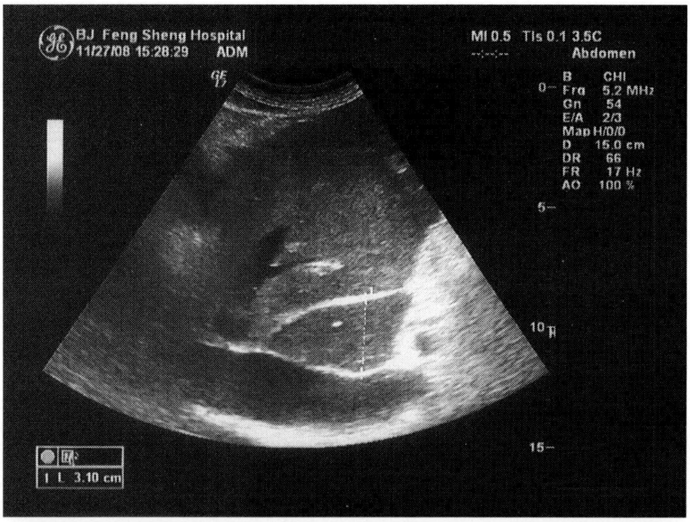

图 14-182-3 二尖瓣狭窄，心力衰竭，肝硬化，尾叶增大（不如肝炎后肝硬化尾叶增大明显）

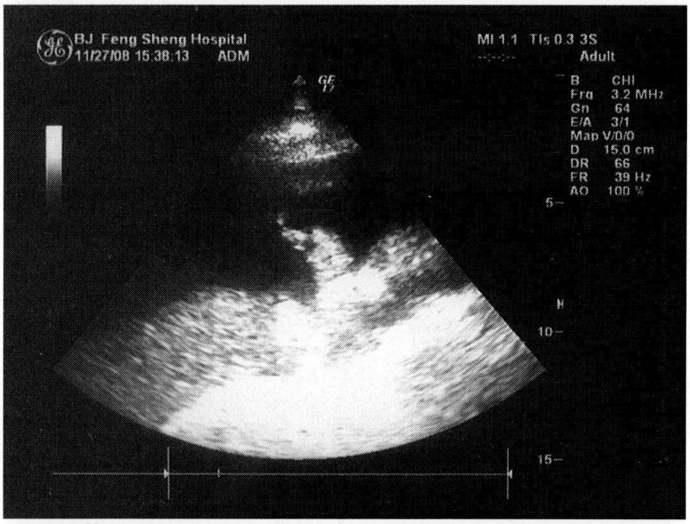

图 14-182-4 二尖瓣狭窄心力衰竭，大量腹水

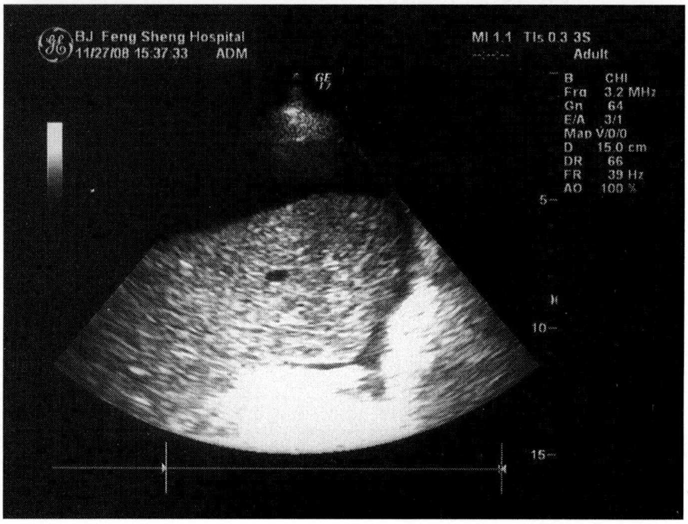

图 14-182-5 二尖瓣狭窄，心力衰竭，肝硬化，腹水

其肝脏被膜不光滑，但无肝炎后肝硬化（坏死后肝硬化）肝被膜的锯齿状改变

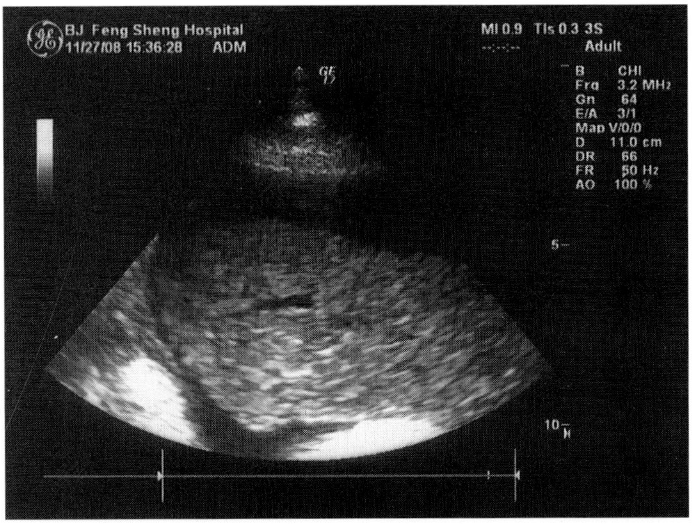

图 14-182-6 二尖瓣狭窄，心力衰竭，肝硬化，腹水（为淤血性或心源性肝硬化）

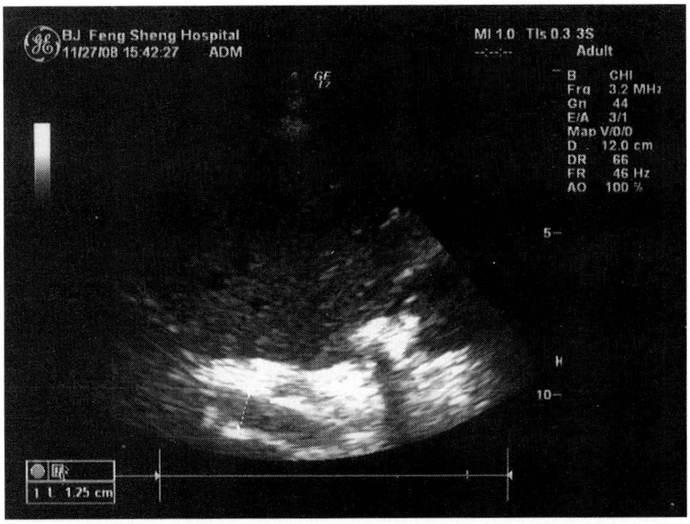

图 14-182-7 二尖瓣狭窄，心力衰竭，肝脏门静脉略增宽仅 1.25cm，尚无门静脉高压，但患者有大量腹水

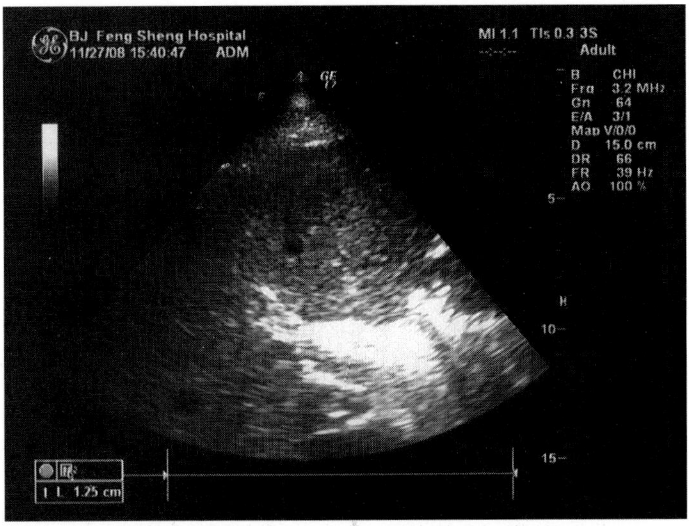

图 14-182-8 二尖瓣狭窄，心力衰竭，胆总管壁增厚，为慢性胆总管炎

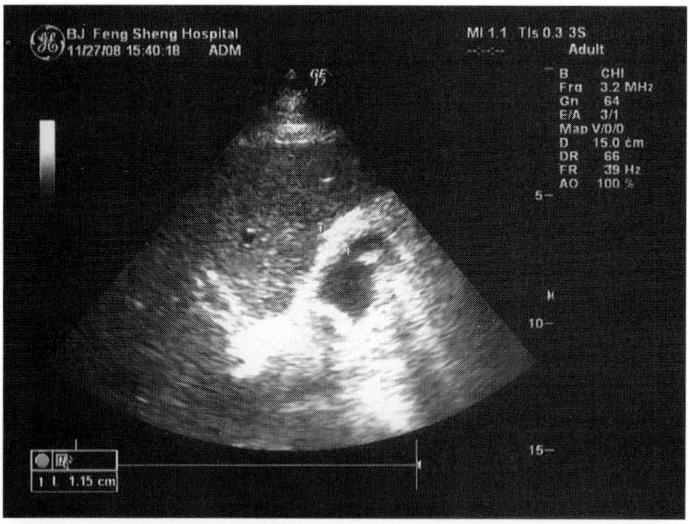

图 14-182-9 二尖瓣狭窄，心力衰竭，慢性胆囊炎，胆囊结石

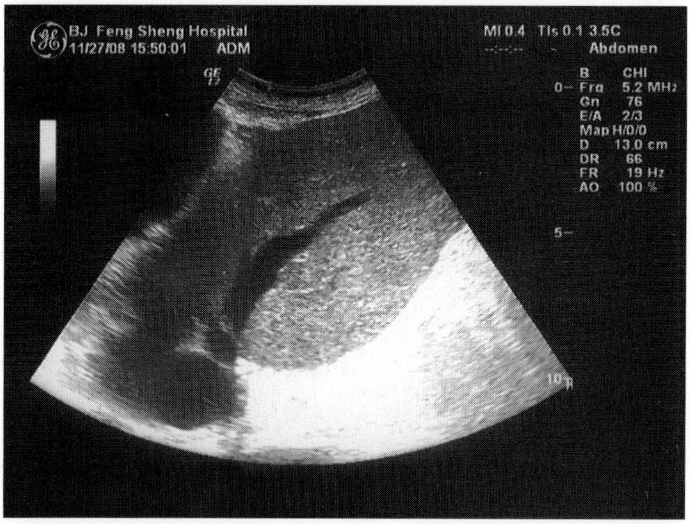

图 14-182-10 二尖瓣狭窄，心力衰竭，肝静脉增宽(肝脏淤血表现)

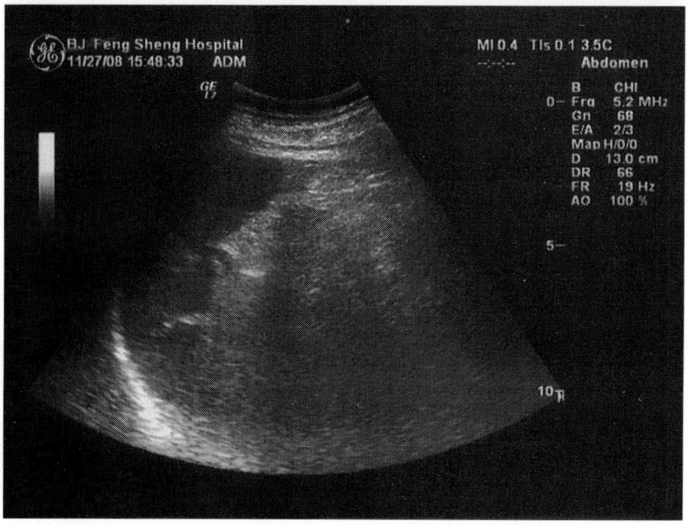

图 14-182-11 二尖瓣狭窄，心力衰竭，脾不大(进一步证实无门静脉高压，与常见的肝炎后肝硬化不同)

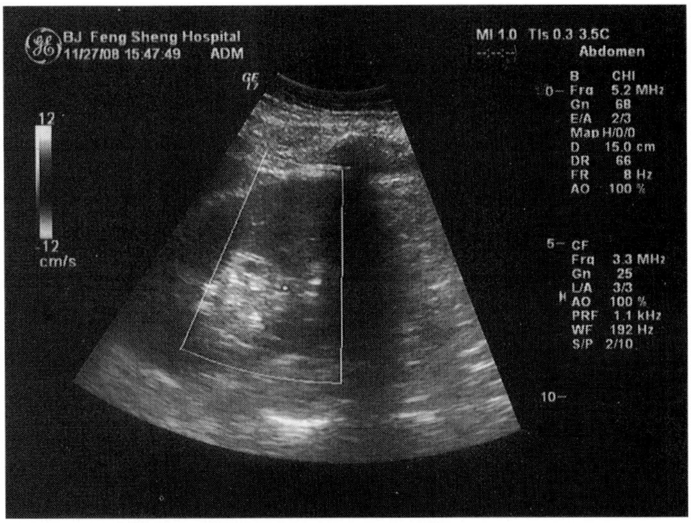

图 14-182-12 二尖瓣狭窄,心力衰竭,肾脏轻度增大,肾血液明显减少,为心衰肾脏淤血表现(患者尿量少)

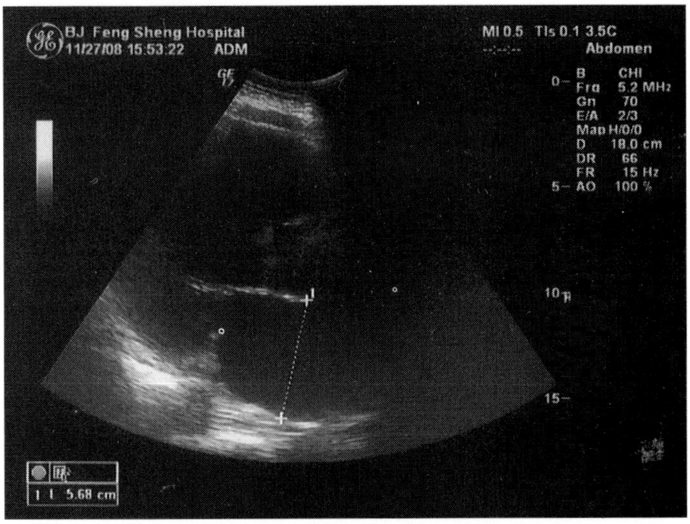

图 14-182-13 二尖瓣狭窄,心力衰竭,左心房明显增大

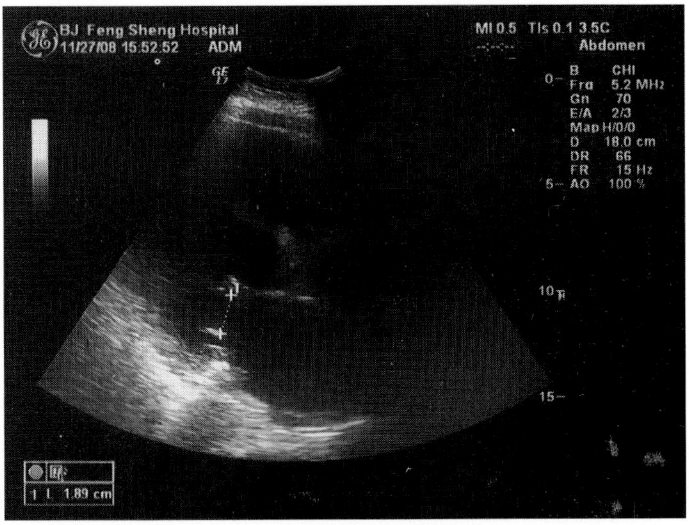

图 14-182-14 二尖瓣狭窄,心力衰竭

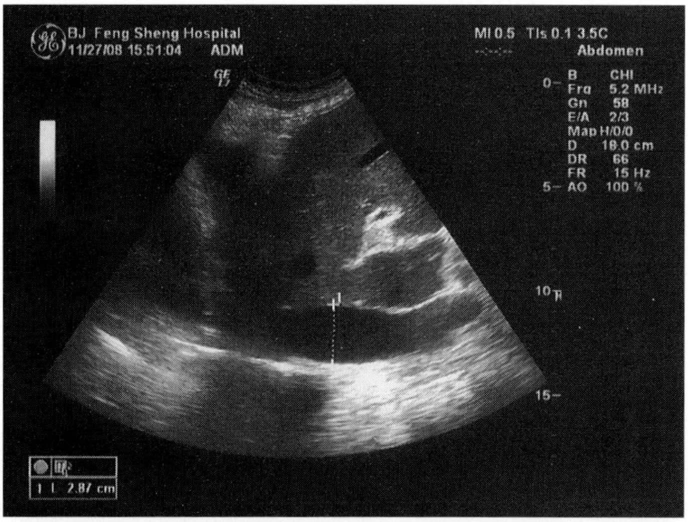

图 14-182-15 二尖瓣狭窄，心力衰竭，下腔静脉增宽

说明该患者有慢性充血性心力衰竭

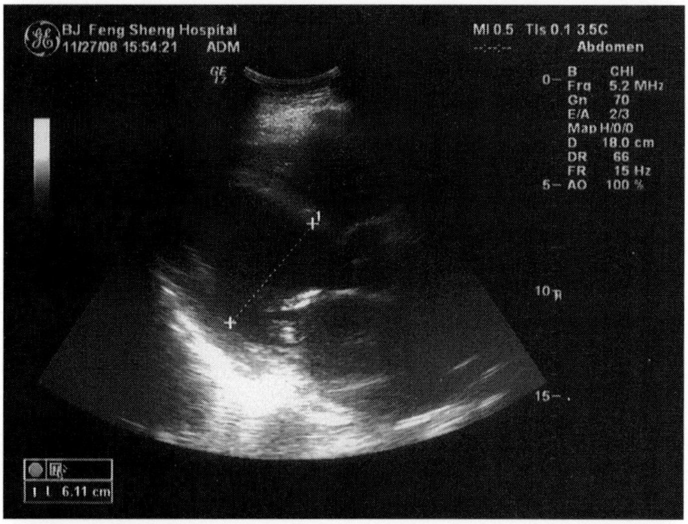

图 14-182-16 二尖瓣狭窄，心力衰竭，左心室扩大

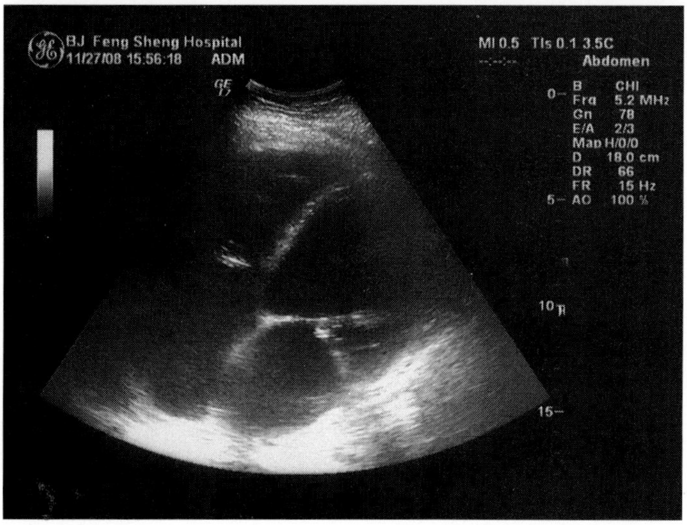

图 14-182-17 二尖瓣狭窄，心力衰竭，全心（腔）扩大，球形心脏、全心衰竭

最后判定其肝硬化腹水由风湿性心脏病、二尖瓣狭窄、心力衰竭所引起，肝硬化为淤血性（心源性）肝硬化，而不是临床常见的肝炎后肝硬化

（富京山）

第183例 超声显像诊断慢性淋巴细胞性甲状腺炎相关肾脏病变1例报告

患者，女性，42岁。因肾功能不全[血肌酐(SCr)207μmol/L，血尿素氮9.8mmol/L]就诊。超声显像检查左肾7.11cm×3.36cm，右肾7.93cm×3.85cm，肾被膜不光滑，肾皮质、髓质分界清楚。左肾肾皮质厚0.65cm，髓质厚0.89cm。右肾肾皮质厚0.69cm，髓质厚0.74cm。双肾肾皮质(包括肾柱)回声弥漫性增强，肾盂肾盏不扩张。彩色多普勒血流显像双侧肾脏血流明显减少。询问病史，患者数年多次尿检均阴性(无蛋白、管型及细胞)。近5年有高血压病史，血压在140～165/90～95mmHg。现服降压药后血压可维持正常。8年前妊娠期曾有血压增高，但尿检正常。超声显像检查显示双侧肾脏缩小，肾皮质回声弥漫性增强，超声提示为双肾弥漫性萎缩性病变。其超声图像与慢性肾小球肾炎及慢性肾功能衰竭相似，但患者无蛋白尿，作者考虑是否为免疫性疾病，其中，甲状腺疾病相关肾脏病变的蛋白尿特点为非肾病性(少量或微量蛋白尿)，蛋白尿与肾脏病变程度不平行。随后的超声显像检查中发现肝脏弥漫性病变，类似于慢性肝炎，但患者乙型肝炎病毒标志物阴性，肝功能正常，进一步提示免疫疾病可能。再次询问病史，患者有怕冷、不出汗、心率慢(60/min)、明显脱发及贫血等症状。笔者当即给患者做甲状腺超声显像检查，超声显像显示甲状腺左右叶轻度增大，其被膜不光滑。甲状腺实质回声弥漫性增强，彩色多普勒血流显像显示甲状腺血流明显减少。

超声提示：

1. 甲状腺弥漫性病变(慢性淋巴细胞性甲状腺炎)。
2. 双肾弥漫性萎缩性病变(慢性淋巴细胞性甲状腺炎相关肾脏病变)。
3. 肝脏弥漫性病变。

嘱患者做有关甲状腺疾病实验室检查，2d后报告为：

抗甲状腺球蛋白抗体 TGAb 38.6 U/ml(<40U/ml)

抗甲状腺过氧化物酶抗体 TMAb>1 000 U/ml(<35U/ml)

总三碘甲状腺原氨酸 TT_3 1.07ng/ml(0.60～1.81ng/ml)

总甲状腺素 TT_4 8.30ng/ml(4.50～10.9ng/ml)

游离三碘甲状腺原氨酸 FT_3 2.47ng/ml(2.3～4.2ng/ml)

游离甲状腺素 FT_4 1.07ng/ml(0.89～1.80ng/ml)

促甲状腺素 TSH 0.12μU/ml(0.35～5.50μU/ml)

证实了患者患有慢性淋巴细胞性甲状腺炎相关肾脏病变。

分析

1. 关于慢性淋巴细胞性甲状腺炎　慢性淋巴细胞性甲状腺炎(chronic lymphocytic thyroiditis)又称自身免疫性甲状腺炎或桥本病(Hashimoto)及桥本炎。其临床分类如下。

Ⅰ型：自身免疫性甲状腺炎(桥本病1型)。

ⅠA型：伴甲状腺肿大。

ⅠB型：甲状腺不肿大。

特征：甲状腺功能与TSH水平正常，抗Tg和抗TPO抗体阳性。

Ⅱ型：自身免疫性甲状腺炎(桥本病2型)。

ⅡA 型：伴甲状腺肿大（典型桥本病）。

ⅡB 型：甲状腺不肿大（原发性黏液性水肿，萎缩性甲状腺炎）。

特征：持久性甲状腺功能减退、TSH 水平升高，抗 Tg 和抗 TPO 抗体阳性。

ⅡC 型：甲状腺炎短期加重，如产后甲状腺炎、寂静性（或无痛性）甲状腺炎，也称为桥本甲亢。

特征：部分病人发病时有短暂性甲亢表现，血清甲状腺激素水平升高，甲状腺吸碘率减低，并出现暂短性甲状腺功能减退，抗 Tg 和抗 TPO 抗体阳性。

慢性淋巴细胞性甲状腺炎是一种自身免疫性疾病，患者血清中可检出效价很高的抗甲状腺各种成分的自身抗体，如抗甲状腺微粒体抗体/抗 TPO 抗体，甲状腺球蛋白抗体（抗 Ig）等。甲状腺组织中存在大量的浆细胞和淋巴细胞浸润以及淋巴滤泡形成。本病患者 T 淋巴细胞是有致敏活性的，相应的主要自身抗原是甲状腺细胞膜。有的患者可同时伴有其他自身免疫性疾病，如恶性贫血、系统性红斑狼疮、类风湿关节炎及 1 型糖尿病等。遗传因素与自身免疫性疾病的发病机制密切相关。本病有家族聚集现象且女性多发（90%以上），好发年龄为 30 ～ 50 岁，男性较女性发病年龄晚 10 ～ 15 岁。促使本病中甲状腺组织受损的机制尚不明确，可能是抑制性 T 淋巴细胞、遗传缺陷、对 B 淋巴细胞功能缺失正常的抑制作用，导致甲状腺自身抗体的产生，并对甲状腺细胞起毒性作用。本病甲状腺大多呈弥漫性肿大，质地坚实，表面苍白，切面均匀呈分叶状，无坏死。疾病初期至中期甲状腺腺泡上皮呈炎症性破坏，基膜断裂，并有淋巴细胞、浆细胞浸润及纤维化形成。后期甲状腺出现广泛的纤维化及大量淋巴细胞、浆细胞浸润以及淋巴滤泡形成，滤泡上皮细胞被破坏。

本病多见于中年女性，其临床表现为甲状腺肿（早中期肿大，晚期缩小），起病缓慢，甲状腺质地坚韧而有弹性如橡皮，其表面较光滑，无结节，无压痛，与周围组织无粘连。本病发展缓慢，有时甲状腺几年内无明显变化，疾病初期甲状腺功能正常，部分病例可出现甲状腺功能亢进，大部分病例出现甲状腺功能减退。凡中年妇女（或中老年男性，但少见）有较坚实的弥漫型甲状腺肿并伴有锥体叶增大，无论甲状腺功能如何均应该疑为本病，并测定甲状腺球蛋白抗体（70%～80%为阳性）和甲状腺微粒体（抗 TPO）抗体（约 90%为阳性）。核素扫描显示甲状腺肿并同时有摄碘或摄锝功能减低。随着病情发展淋巴或纤维进行性替代甲状腺实质至甲状腺衰竭。首先是 TSH 升高为亚临床甲状腺功能减退，随后 T_4 下降，随后 T_3 下降而成为临床甲状腺功能减退。超声显像显示早中期甲状腺弥漫性增大，回声不均匀，晚期甲状腺弥漫性萎缩性病变。甲状腺细针穿刺细胞图片中可见成堆淋巴细胞。

慢性淋巴细胞性甲状腺炎的超声显像显示甲状腺两侧叶弥漫性、对称性、轻-中度肿大，表面尚光滑，边界完整，峡部明显增大。内部回声较正常为低，呈不均匀低回声。彩色多普勒血流显像可见血流减少，血流速度减慢。本病后期超声显像显示双侧甲状腺弥漫性缩小，被膜不光滑。甲状腺实质回声不均匀增强，呈现两侧甲状腺弥漫性萎缩性病变。彩色血流明显减少。

2. 关于慢性淋巴细胞性甲状腺炎相关肾脏病变　自身免疫甲状腺疾病（autoimmue thyroid disease，AITD）包括慢性淋巴细胞性甲状腺炎或称桥本病（Hashimoto thyroiditis，HT）、弥漫性毒性甲状腺肿（Graves disease，GD）和原发性甲状腺功能减退症。AITD 可与肾脏病变相关，但长期以来，对自身免疫性甲状腺疾病引起的肾脏病变了解甚少，并未能引起足够重视。AITD 是一种慢性的免疫性疾病，其血清中可以发现抗原、自身抗体和免疫复合物。AITD 病人血清中抗原抗体形成免疫复合物，呈颗粒状沉积于肾小球系膜、内皮下和上皮下。系膜和内皮下免疫复合物的形成有可能由肾脏原位抗原抗体结合形成。目前关于AITD相关肾脏病变均为散在病例报道。早在1952年就有学者发现11%的AITD可合并蛋白尿。AITD相关肾脏病变患者以轻度蛋白尿为主要表现，部分可以表现为肾病综合征，少数可有肾功能损害，甚至表现为急性肾小球肾炎。肾脏损害可于甲状腺疾病症状出现前、后或同时存在。病理表现以膜性肾病最多见，也可见系膜增生性肾小球肾炎、IgA肾病、膜增生性肾小球肾炎、局灶阶段性肾小球硬化、新月体肾炎、轻微病变及微小病变，个别病例可伴有严重的肾小管间质肾炎。此外，有报道AITD相关肾脏病变病理表现为混合型，如系膜增生并膜性肾病或毛细血管内增生并膜性肾病等。AITD病人临床表现为少量蛋白尿即蛋白尿为非肾病性(蛋白尿与肾脏病变程度不平行)，仅少数病人为大量蛋白尿。AITD相关肾脏病变的临床表现主要与肾脏病变的病理类型相关，如膜性肾病无血尿、高血压及肾功能损害；系膜增生性肾炎和局灶性肾小球硬化则可有血尿、高血压及肾功能损害。该病尽管常有前驱的甲状腺疾病史，但可能数月或数年后才发生蛋白尿或肾功能不全，故极易被忽视。国外文献报道，轻度蛋白尿有可能是AITD的早期表现。因此，对全身水肿有蛋白尿的甲状腺疾病患者，要动态观察尿蛋白的变化，尽早做肾脏超声显像和CDFI检查，并争取做肾脏免疫病理学检查。对有肾功能不全者也应常规行有关的甲状腺功能检查和甲状腺超声显像及CDFI检查。对可疑患者还应检测甲状腺球蛋白抗体(TGA)和甲状腺微粒体抗体(MCA)以及免疫学指标的变化，以助诊断。

3. 关于甲状腺功能减退对肾脏的损害　甲状腺功能减退可引起肾脏血流动力学和肾脏排泄功能的变化。动物实验中甲状腺功能减退对肾脏功能的改变包括：①尿流率和水摄入量增加；②肾小球滤过率和肾血流量减少；③尿液浓缩和稀释功能障碍；④肾髓质乳头尿素浓度梯度减少；⑤尿酸化功能受损；⑥近端肾小管对水和磷的重吸收减少等。甲状腺功能减退病人或实验动物的肾功能可以出现不同程度的变化。病人可以出现黏液性水肿合并肾小球和肾小管基底膜增厚，导致肾血流量和肾小球滤过率减少。临床上约15%的病人可以出现水、电解质紊乱。补充甲状腺激素一般可以逆转。

长期甲状腺功能低下的小鼠，近端肾小管钠的重吸收减少，推测发生机制与近端肾小管直径减少和肾小管数量减少有关，并与甲状腺素缺乏有直接关系。尝试应用甲状腺素治疗后大部分恢复。

甲状腺功能减退引起血尿素氮、肌酐、尿酸增高的病例较少。国内曾有散在病例报道甲状腺功能减退病人既往无肾脏病史及引起肾脏损害的其他疾病的病人出现血尿素氮、肌酐、尿酸增高，经甲状腺激素替代治疗后恢复正常。研究显示甲状腺功能减退时肾血流量减少，肾小球滤过率下降，肾小管重吸收和最大分泌能力改变，尿量减少。随病程延长逐渐导致血肌酐和尿素氮增高。

目前的研究普遍认为甲状腺功能减退时尿素氮、肌酐和尿酸的增高是可逆的，甲状腺激素治疗可以逆转和部分恢复病人的肾脏功能。但是，对于病程长、肾功能损害重的病人将导致不可逆的肾功能不全。因此，甲状腺功能减退症合并肾脏损害的治疗关键在于早发现、早诊断和早治疗。

超声显像图例见图14-183-1～14-183-14。

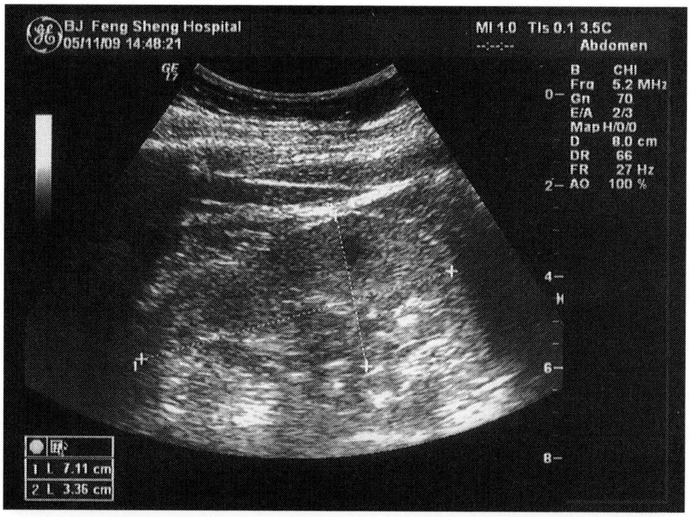

图 14-183-1 慢性淋巴细胞性甲状腺炎相关肾脏病变(一)

左肾萎缩,大小为 7.11cm×3.36cm

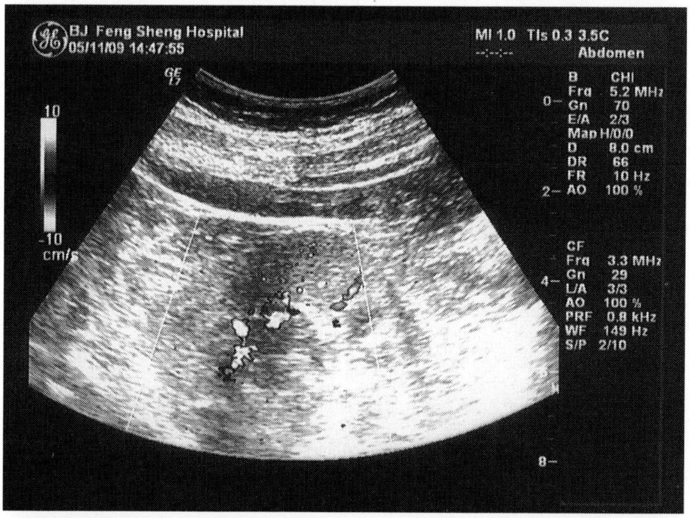

图 14-183-2 慢性淋巴细胞性甲状腺炎相关肾脏病变(二)

左肾血流明显减少

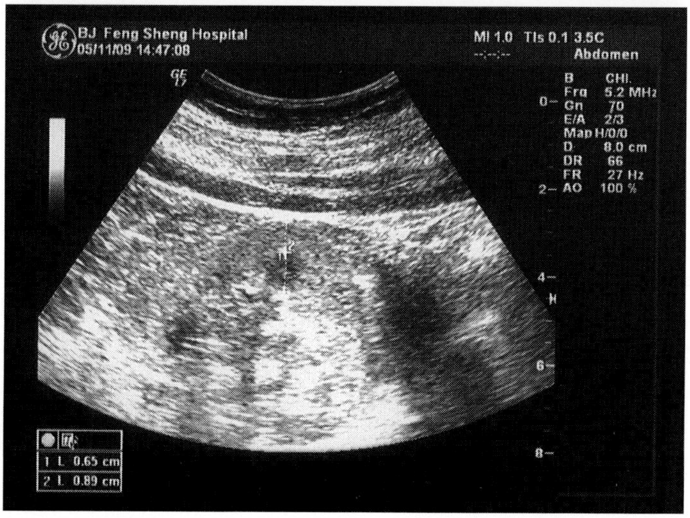

图 14-183-3 慢性淋巴细胞性甲状腺炎相关肾脏病变(三)

左肾皮质回声弥漫性增强,皮质厚 0.65cm,髓质厚 0.89cm,肾皮质、髓质分界清楚

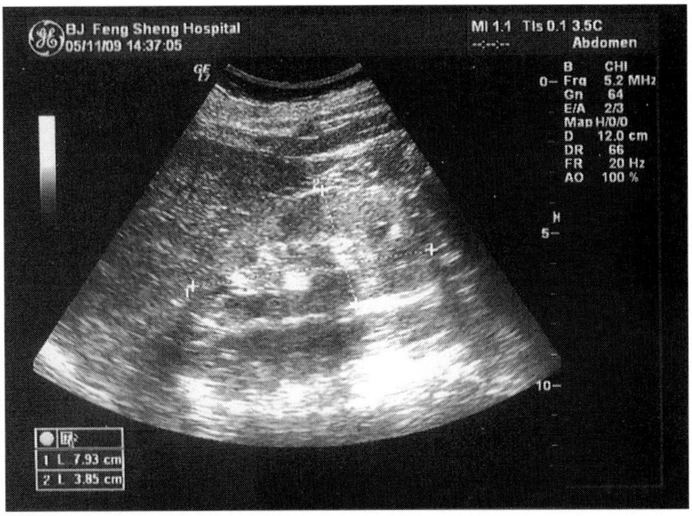

图 14-183-4 慢性淋巴细胞性甲状腺炎相关肾脏病变(四)

左肾萎缩,大小为 7.93cm×3.85cm

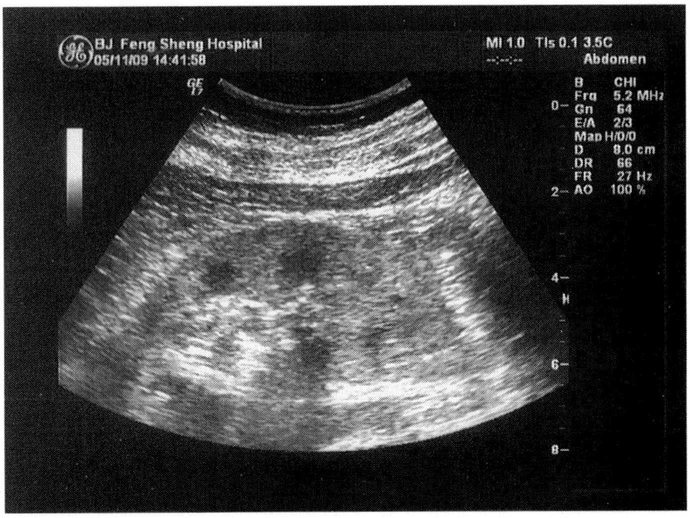

图 14-183-5 慢性淋巴细胞性甲状腺炎相关肾脏病变(五)

右肾皮质(包括肾柱)回声弥漫性增强

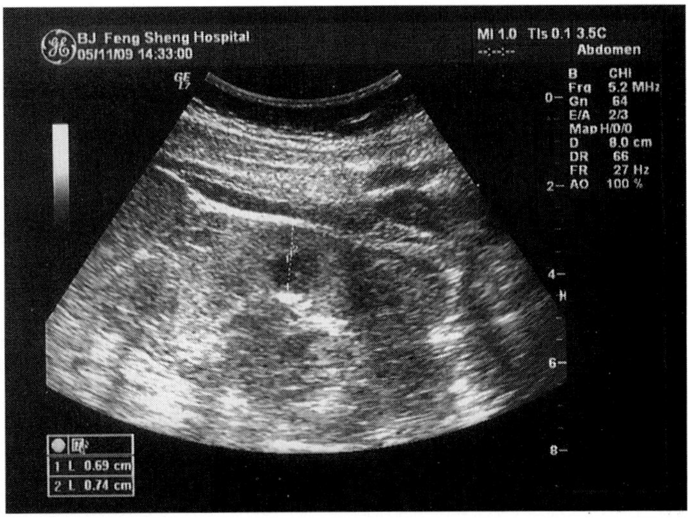

图 14-183-6 慢性淋巴细胞性甲状腺炎相关肾脏病变(六)

右肾,肾皮质厚 0.69cm,肾髓质厚 0.74cm,肾皮质,髓质分界清楚

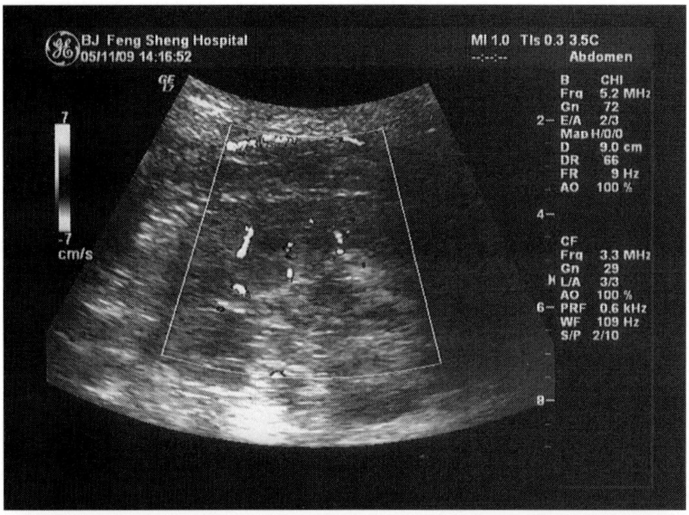

图 14-183-7　慢性淋巴细胞性甲状腺炎相关肾脏病变(七)

右肾血流明显减少

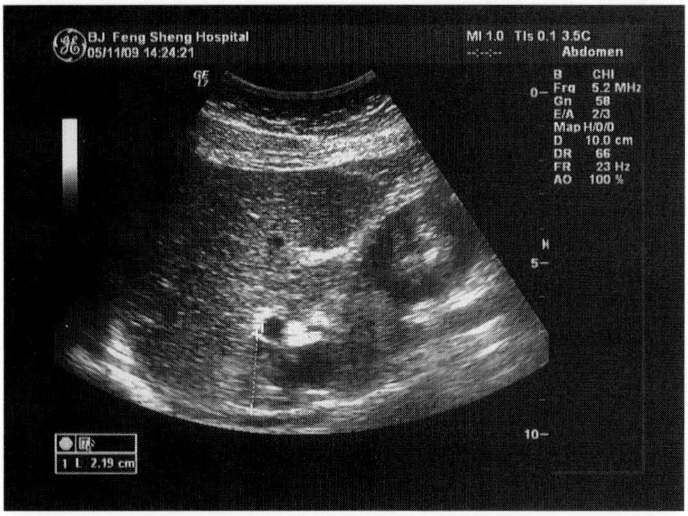

图 14-183-8　慢性淋巴细胞性甲状腺炎相关肾脏病变(八)

肝脏弥漫性病变,尾叶饱满

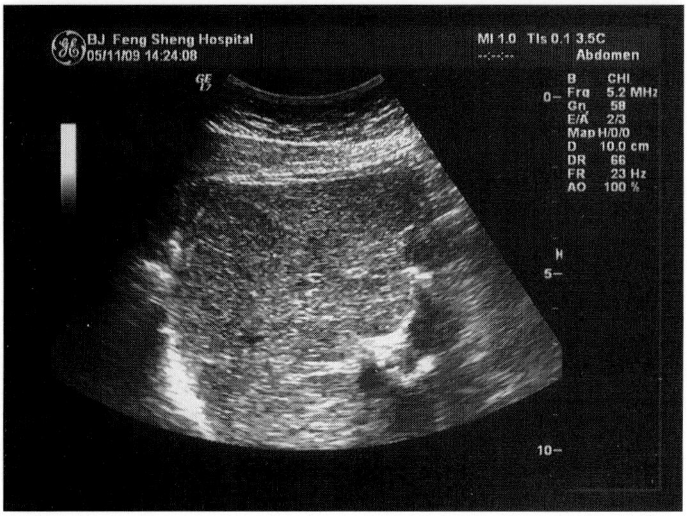

图 14-183-9　慢性淋巴细胞性甲状腺炎相关肾脏病变(九)

肝脏弥漫性病变[乙型肝炎标志物(一)及肝功能正常]

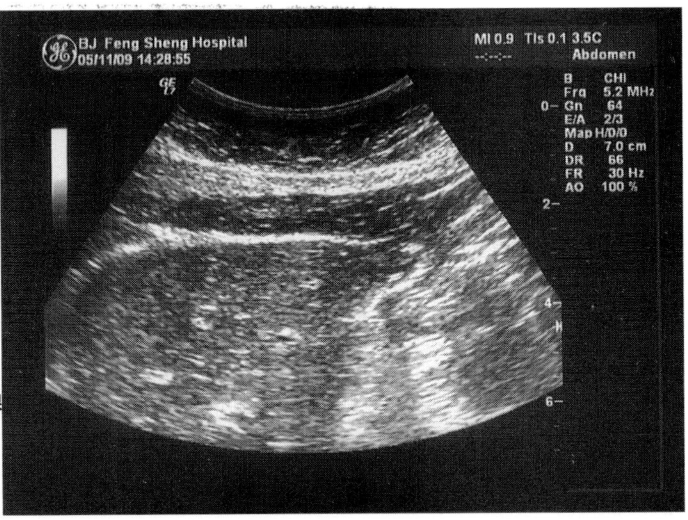

图 14-183-10 慢性淋巴细胞性甲状腺炎相关肾脏病变(十)

肝被膜不光滑,肝实质回声弥漫性增强

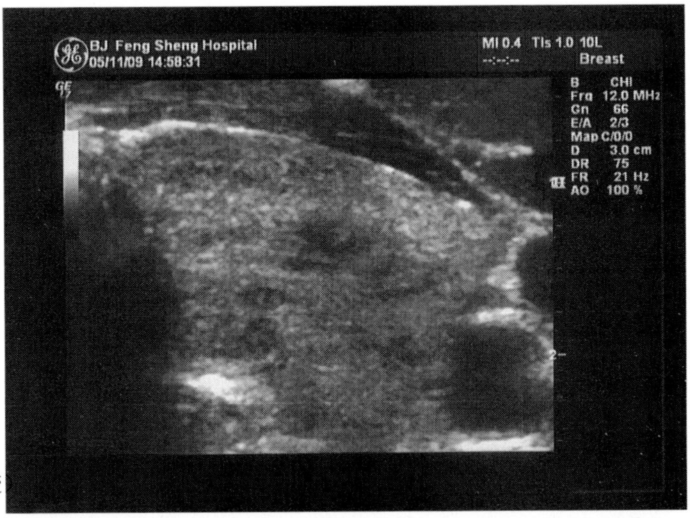

图 14-183-11 慢性淋巴细胞性甲状腺炎相关肾脏病变(十一)

甲状腺左叶轻度增大,被膜不光滑,甲状腺实质回声弥漫性增强(炎症改变)

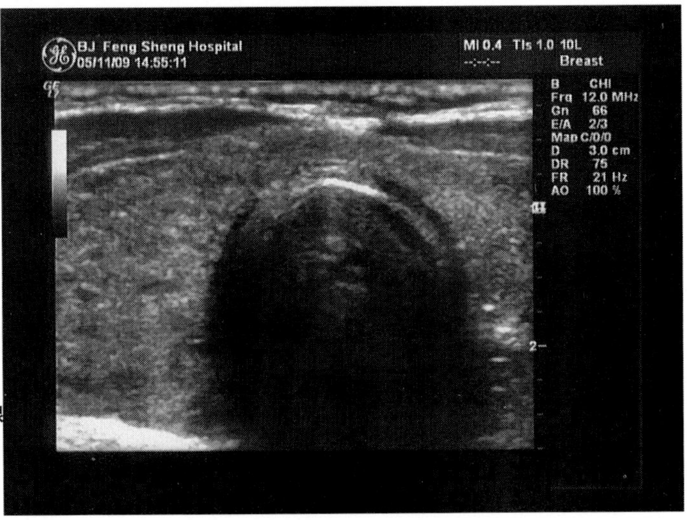

图 14-183-12 慢性淋巴细胞性甲状腺炎相关肾脏病变(十二)

甲状腺左、右叶及峡部均增大(轻度)

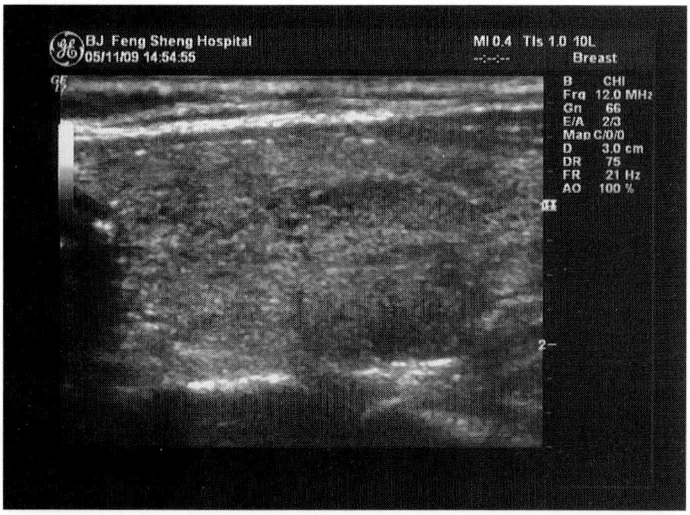

图 14-183-13 慢性淋巴细胞性甲状腺炎相关肾脏病变(十三)

甲状腺左叶增大(轻度)被膜不光滑,甲状腺实质回声弥漫性增强

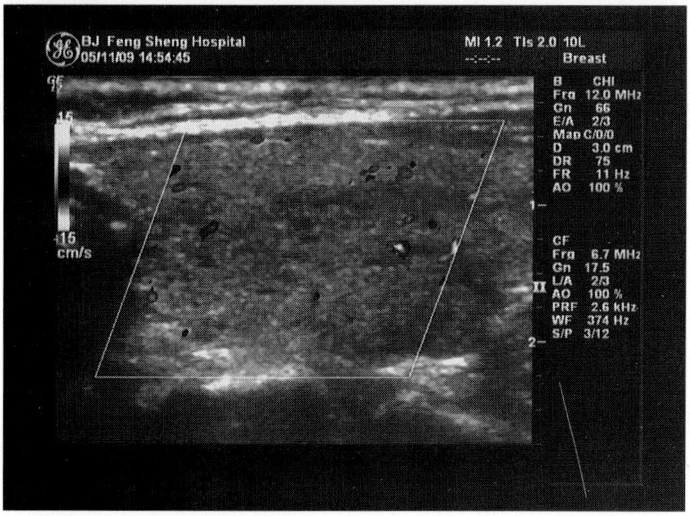

图 14-183-14 慢性淋巴细胞性甲状腺炎相关肾脏病变

甲状腺内血流甚少,超声提示为:慢性淋巴细胞性甲状腺炎(桥本病)(肾脏病变由桥本病继发)

(富京山)

附录 A　腹部断层解剖与超声断层图像

腹部超声显像又称腹部超声显像断层，其显示的图像为超声显像断层图像。临床超声显像诊断以超声断层图像为依据，超声断层图像又以人体断层解剖为基础。因此，为保障超声显像诊断的质量和水平，超声医师必须掌握有关超声断层解剖和人体断层解剖的知识，熟悉正常人体超声断层图像，辨别异常病变，最后结合临床做出正确的诊断。

现代医学图像技术如 CT、磁共振(MRI)和超声显像皆为断层图像显示，均以人体断层解剖为基础，根据解剖断面图像研究人体各脏器的结构、功能以及相互关系，并准确判断病变的部位和性质(图附 A-1～A-26)。

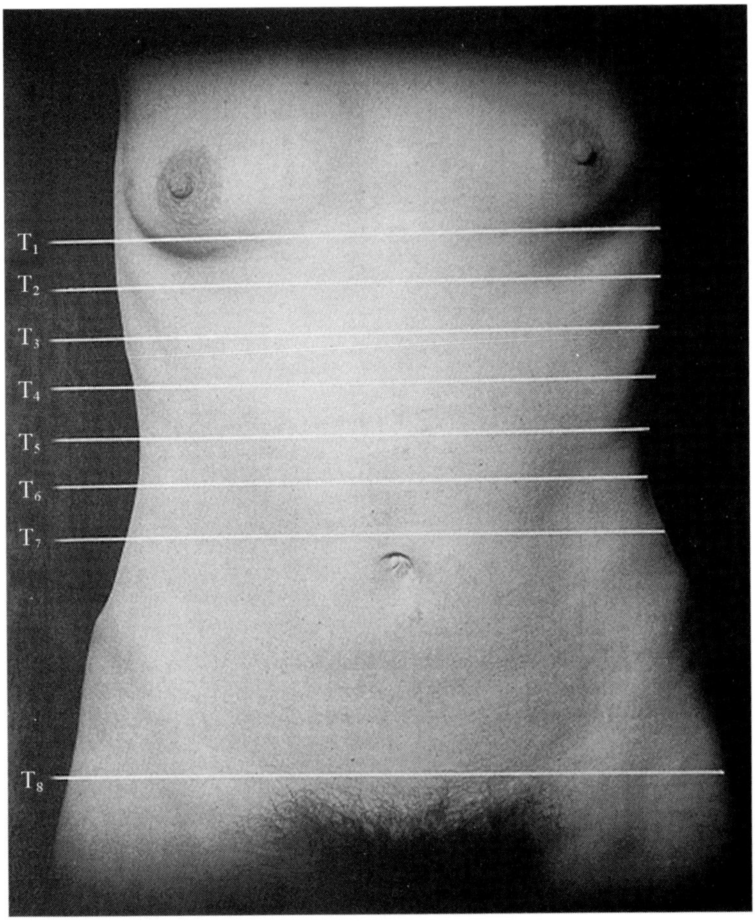

图附 A-1　腹部横切面顺序(图)

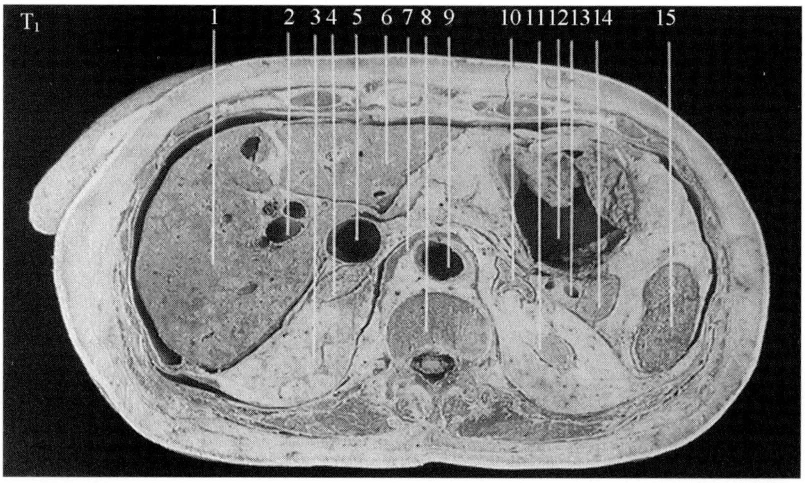

图附 A-2 腹部横断层(一)

1. 肝右叶;2. 门静脉;3. 腹膜后脂肪;4. 右侧肾上腺;5. 下腔静脉;6. 肝左叶;7. 横膈右脚;8. 椎体;9. 主动脉;10. 左侧肾上腺;11. 左肾上极;12. 胃;13. 脾静脉;14. 胰尾部;15. 脾

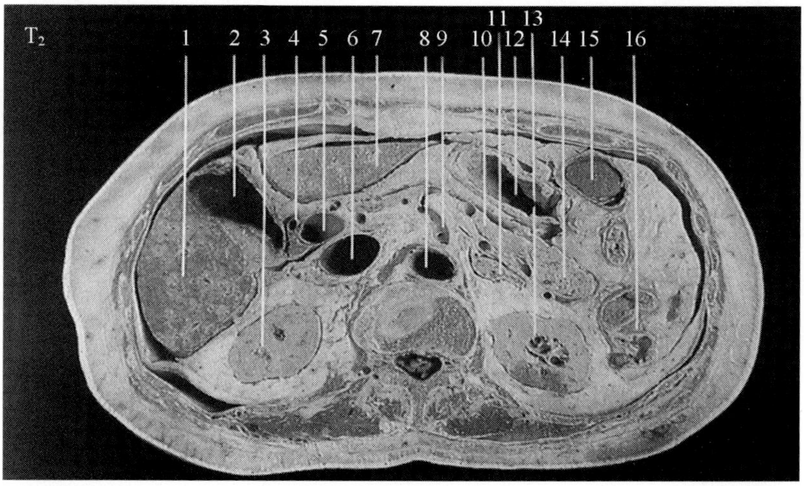

图附 A-3 腹部横断层(二)

1. 肝右叶;2. 胆囊;3. 右肾上极;4. 胆总管;5. 门静脉;6. 下腔静脉;7. 肝左叶;8. 腹主动脉;9. 腹腔动脉干;10. 胰腺体部;11. 左侧肾上腺;12. 胃;13. 左肾;14. 胰尾部;15. 结肠;16. 结肠左曲

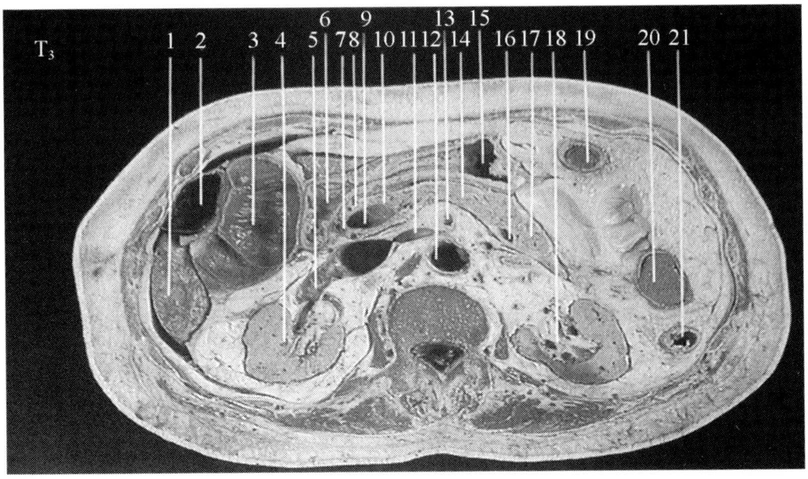

图附 A-4 腹部横断层(三)

1. 肝右叶;2. 胆囊;3. 结肠右曲;4. 右肾;5. 右肾静脉;6. 十二指肠球部;7. 胆总管;8. 肝动脉;9. 门静脉;10. 胰头;11. 左肾静脉;12. 主动脉;13. 肠系膜上动脉;14. 胰体部;15. 胃;16. 脾静脉;17. 胰尾;18. 左肾;19. 结肠;20. 横结肠;21. 降结肠

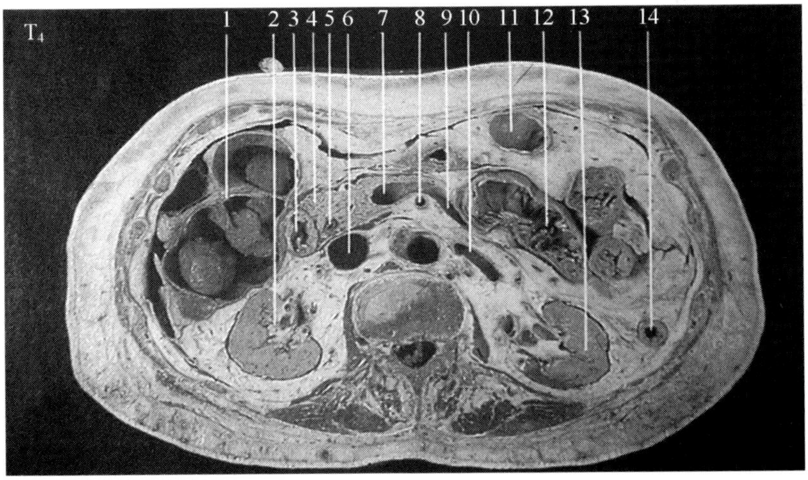

图附 A-5 腹部横断层(四)

1. 结肠;2. 右肾;3. 十二指肠;4. 胰头;5. 胆总管;6. 下腔静脉;7. 脾静脉与肠系膜上静脉汇合处;8. 肠系膜上动脉;9. 脾静脉;10. 左肾静脉;11. 结肠;12. 十二指肠空肠曲;13. 左肾;14. 降结肠

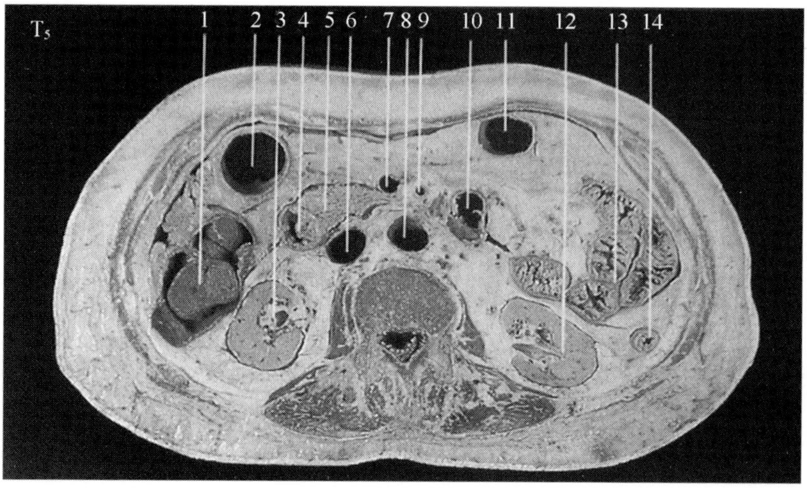

图附 A-6　腹部横断层(五)

1. 升结肠;2. 横结肠;3. 右肾;4. 十二指肠;5. 胰头部;6. 下腔静脉;7. 肠系膜上静脉;8. 腹主动脉;9. 肠系膜上动脉;10. 小肠;11. 结肠;12. 左肾;13. 小肠;14. 降结肠

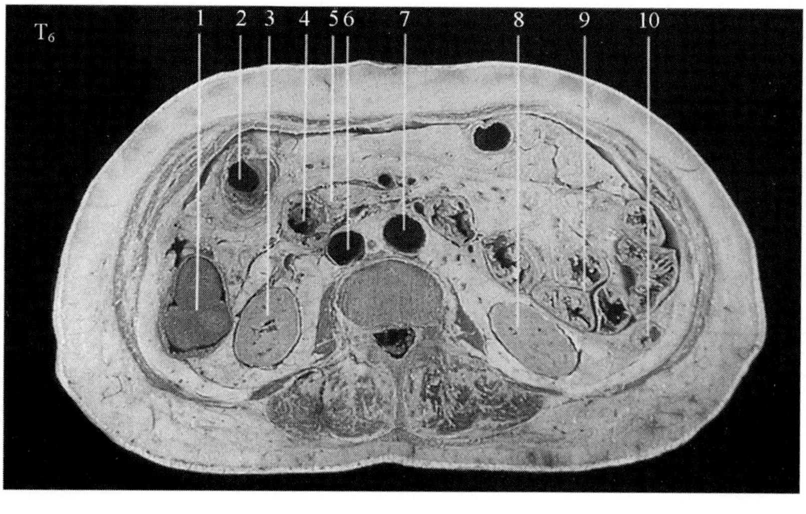

图附 A-7　腹部横断层(六)

1. 升结肠;2. 横结肠;3. 右肾;4. 十二指肠;5. 胰腺钩突部;6. 下腔静脉;7. 腹主动脉;8. 左肾;9. 小肠;10. 降结肠

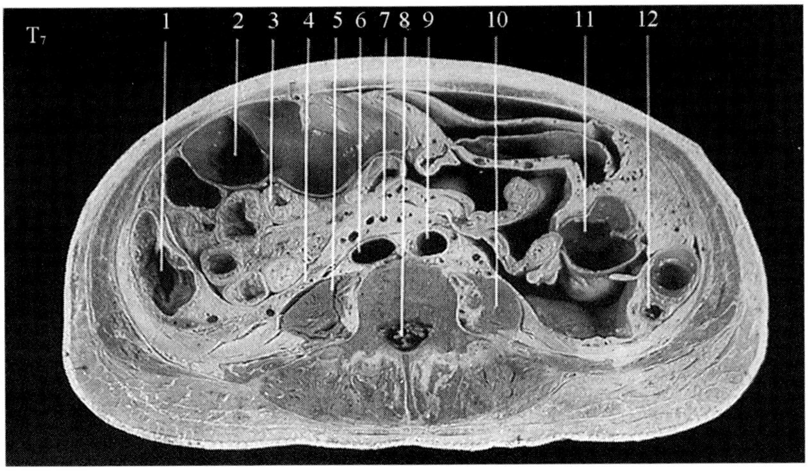

图附 A-8 腹部横断层(七)

1. 回盲部;2. 结肠;3. 小肠;4. 右输尿管;5. 右腰大肌;6. 下腔静脉;7. 肠系膜;8. 椎管;9. 腹主动脉;10. 左腰大肌;11. 结肠;12. 降结肠

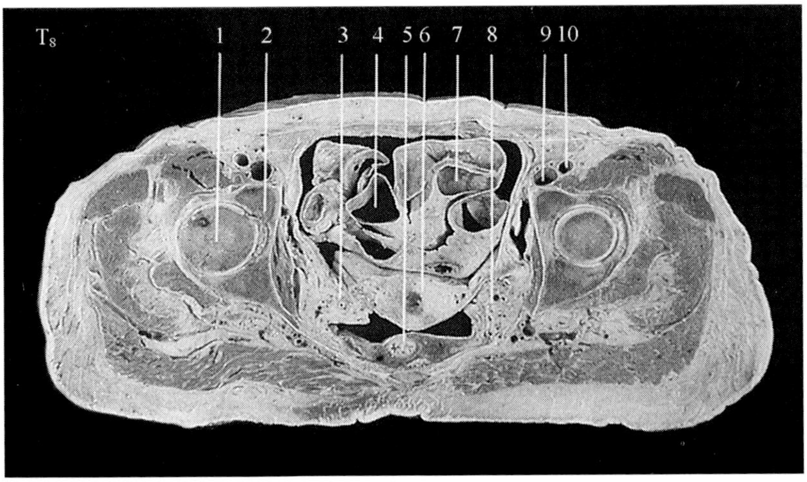

图附 A-9 腹部横断层(八)

1. 股骨头;2. 髋血;3. 子宫右侧阔韧带;4. 小肠;5. 直肠;6. 子宫;7. 小肠;8. 左侧卵巢;9. 左股静脉;10. 左股动脉

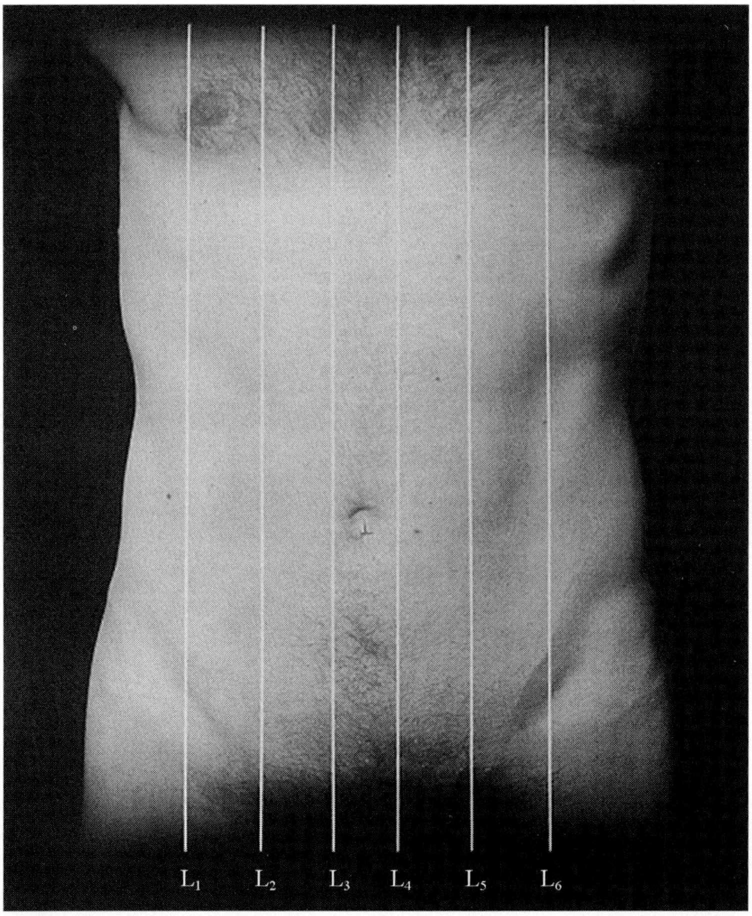

图附 A-10　腹部纵切面顺序图

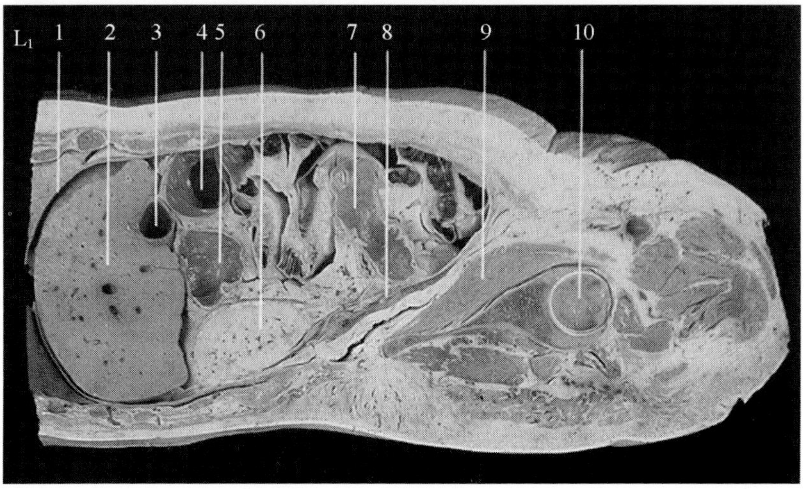

图附 A-11　腹部纵断层(一)

1. 横膈;2. 肝右叶;3. 胆囊;4. 横结肠;5. 结肠右曲;6. 右肾;7. 小肠;8. 腰大肌;9. 髂肌;10. 股骨头

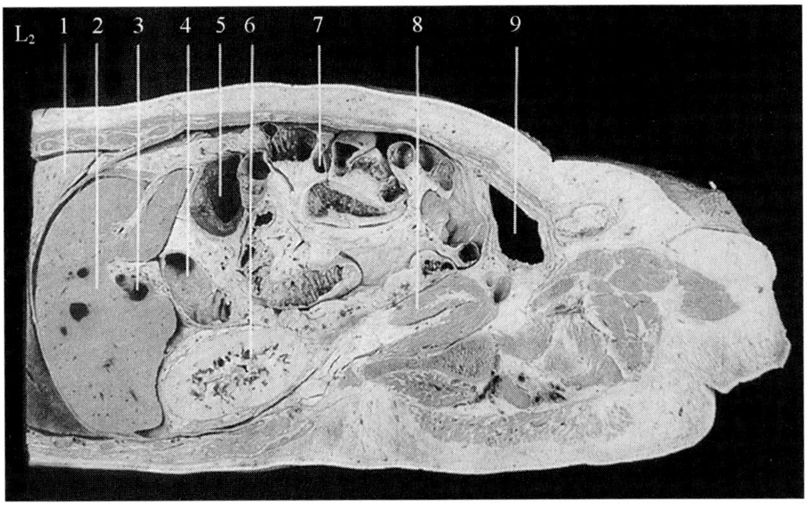

图附 A-12 腹部纵断层(二)

1. 右肺;2. 肝右叶;3. 门静脉;4. 十二指肠;5. 横结肠;6. 右肾;7. 小肠;8. 腰肌;9. 膀胱

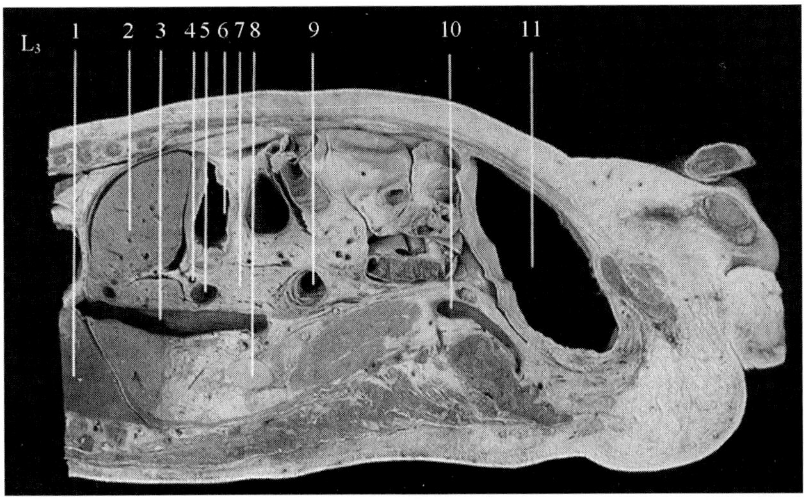

图附 A-13 腹部纵断层(三)

1. 右肺;2. 肝右叶;3. 下腔静脉;4. 胆总管;5. 门静脉;6. 胃;7. 胰头;8. 左肾下极;9. 十二指肠;10. 右髂总静脉;11. 膀胱

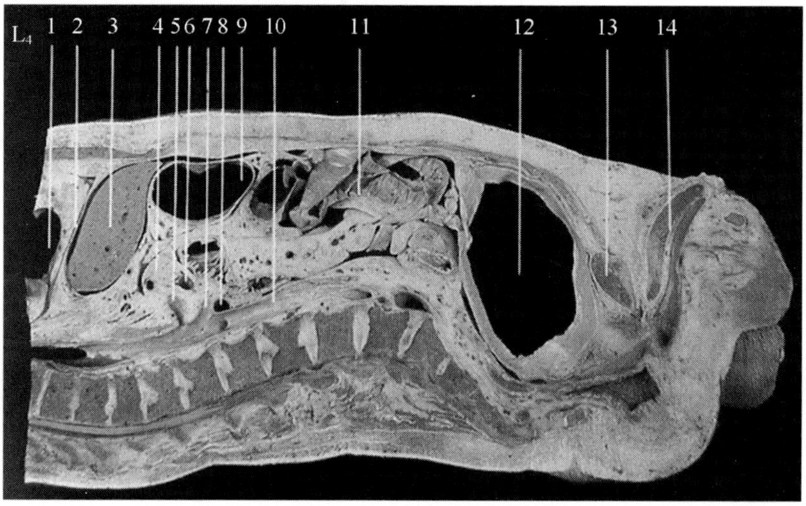

图附 A-14 腹部纵断层(四)

1. 左心室;2. 横膈;3. 肝左叶;4. 胰体部;5. 腹腔动脉干;6. 脾静脉;7. 肠系膜上动脉;8. 左肾静脉;9. 结肠;10. 腹主动脉;11. 小肠;12. 膀胱;13. 耻骨联合;14. 阴茎

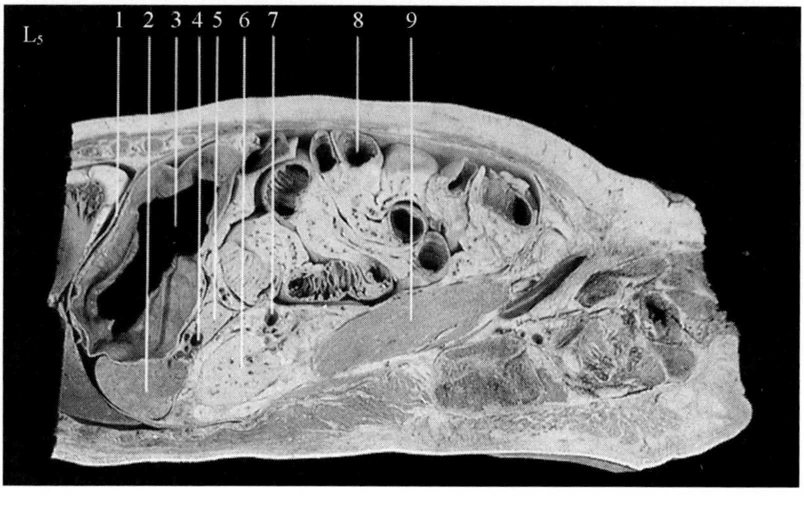

图附 A-15 腹部纵断层(五)

1. 横膈;2. 脾;3. 胃;4. 脾静脉;5. 胰尾;6. 左肾;7. 左肾静脉;8. 小肠;9. 腰肌

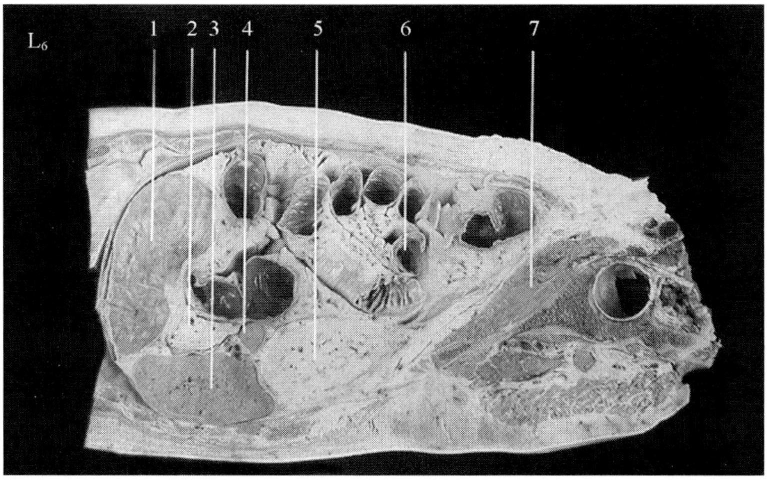

图附 A-16 腹部纵断层(六)

1. 胃;2. 胰尾;3. 脾;4. 左肾上腺;5. 左肾;6. 小肠;7. 髂肌

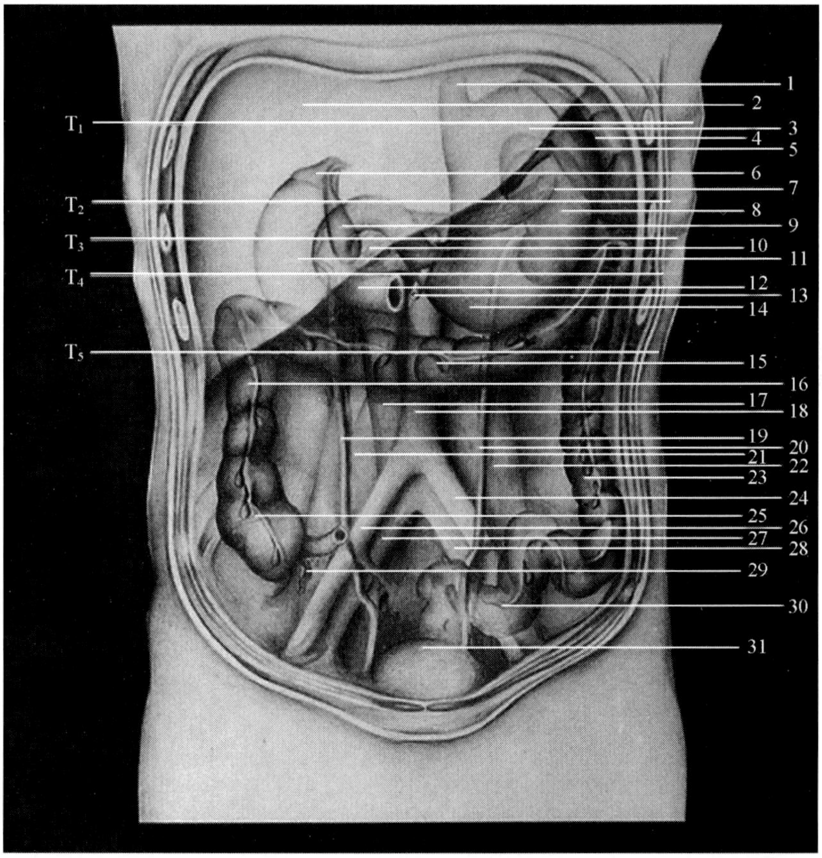

图附 A-17 腹部器官横切面顺序图

1. 食管;2. 肝脏;3. 胃底;4. 脾;5. 左肾上腺;6. 右肾上腺;7. 胰尾;8. 左肾;9. 胆囊;10. 胰头;11. 右肾;12. 十二指肠;13. 肠系膜上动脉;14. 胃窦;15. 横结肠;16. 升结肠;17. 下腔静脉;18. 腹主动脉;19. 右输尿管;20. 左输尿管;21. 右腰大肌;22. 左腰大肌;23. 降结肠;24. 左髂动脉;25. 回盲部;26. 右髂动脉;27. 右髂静脉;28. 左髂静脉;29. 阑尾;30. 乙状结肠;31. 膀胱

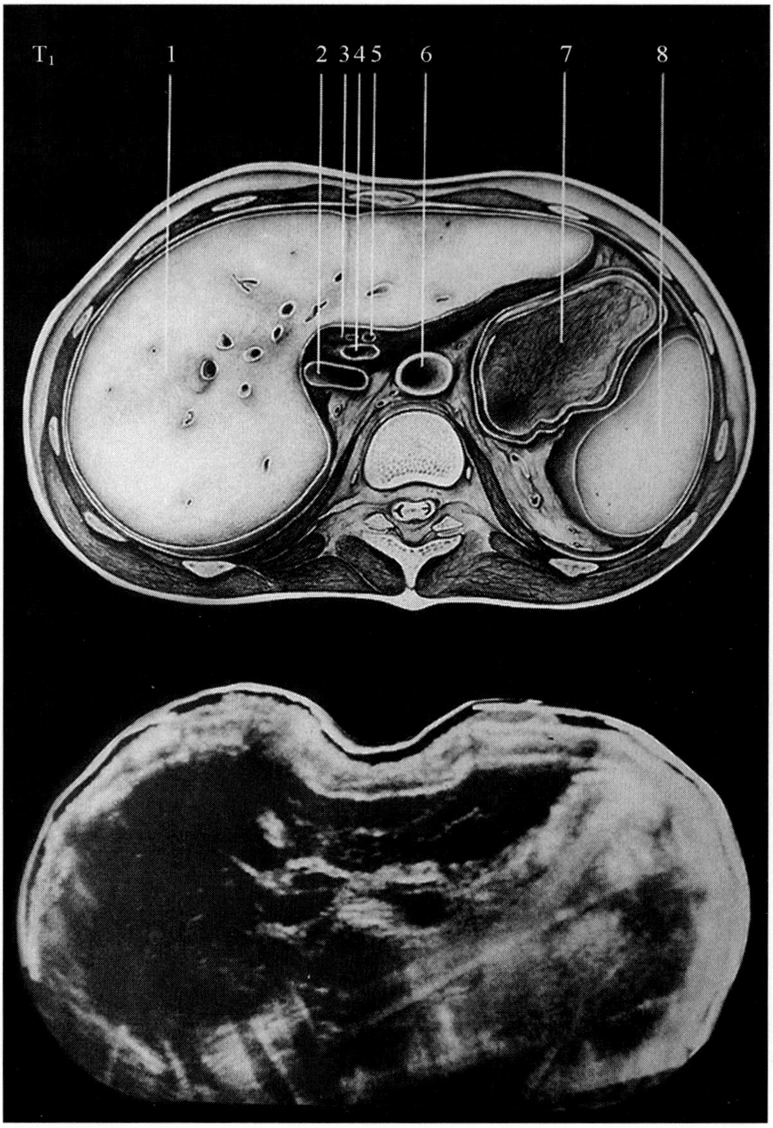

图附 A-18　腹部横切面(一)

1. 肝脏;2. 下腔静脉;3. 胆总管;4. 门静脉;5. 肝动脉;6. 腹主动脉;7. 胃;8. 脾

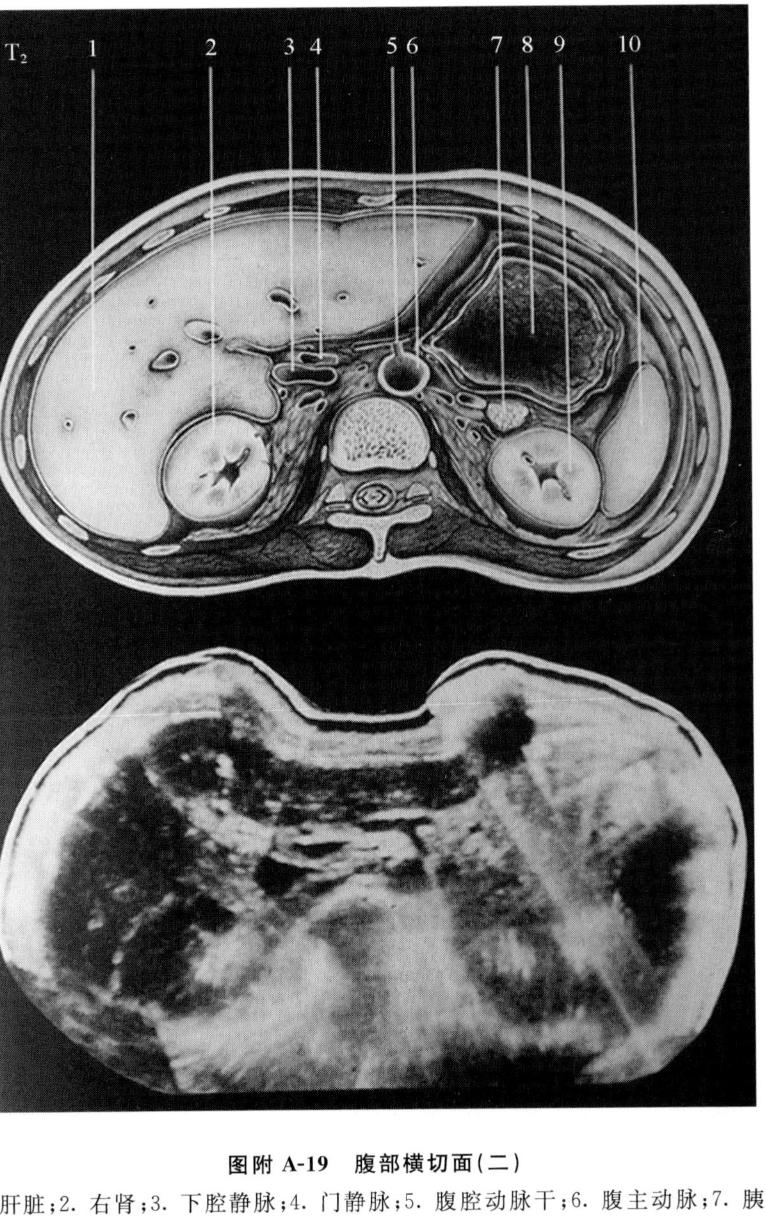

图附 A-19 腹部横切面(二)

1. 肝脏;2. 右肾;3. 下腔静脉;4. 门静脉;5. 腹腔动脉干;6. 腹主动脉;7. 胰尾;8. 胃;9. 左肾;10. 脾

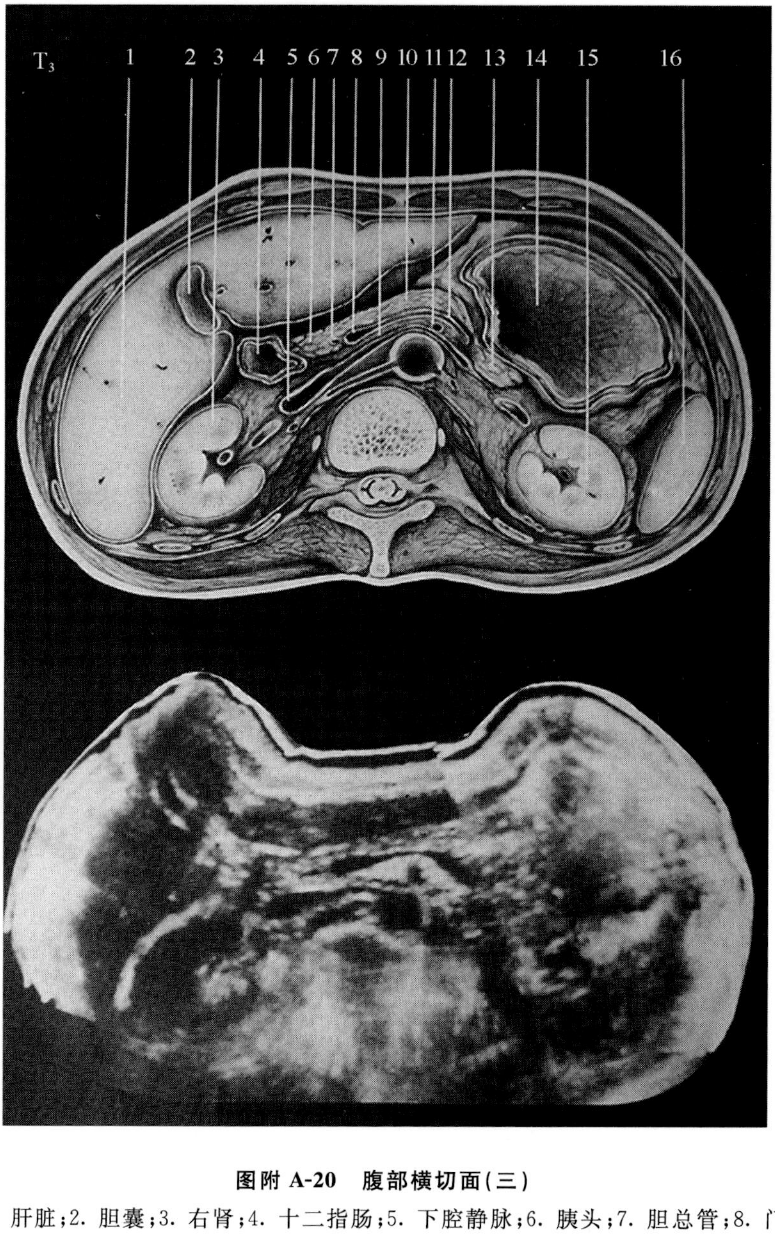

图附 A-20 腹部横切面(三)

1. 肝脏;2. 胆囊;3. 右肾;4. 十二指肠;5. 下腔静脉;6. 胰头;7. 胆总管;8. 门静脉起始部;9. 左肾静脉;10. 胰体;11. 肠系膜上动脉;12. 脾静脉;13. 胰尾;14. 胃;15. 左肾;16. 脾

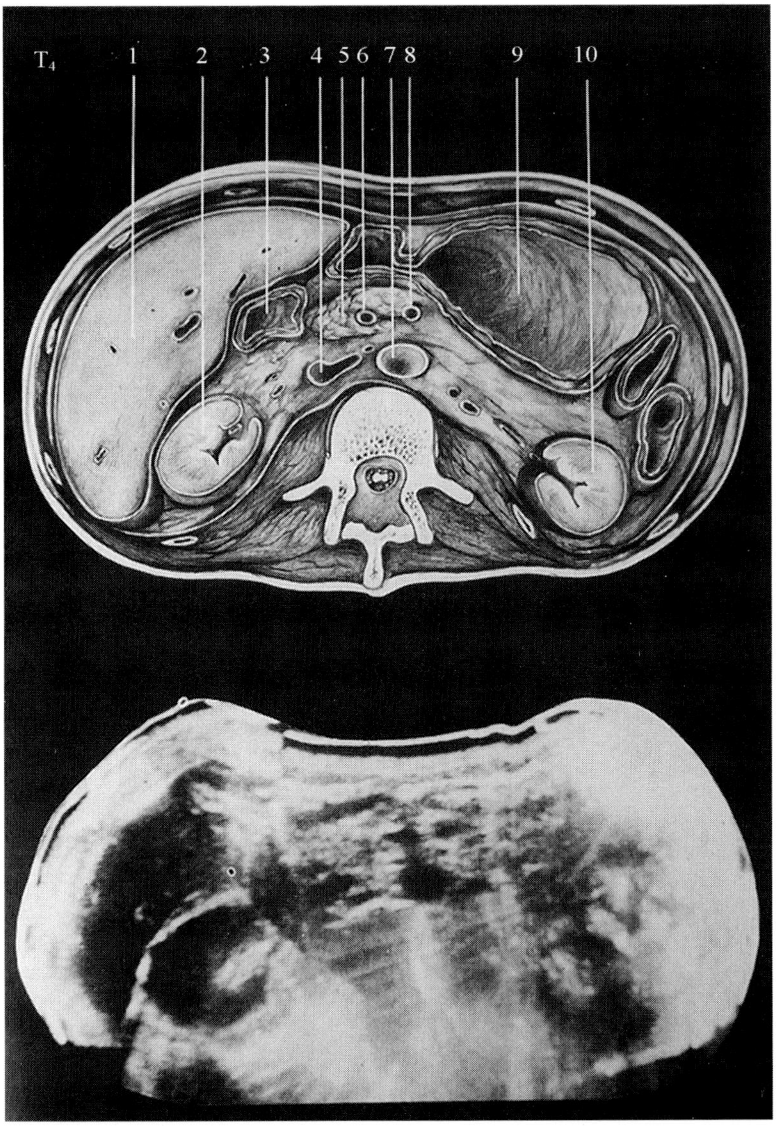

图附 A-21　腹部横切面(四)

1. 肝脏;2. 右肾;3. 十二指肠;4. 下腔静脉;5. 胰头;6. 肠系膜上静脉;7. 腹主动脉;8. 肠系膜上动脉;9. 胃;10. 左肾

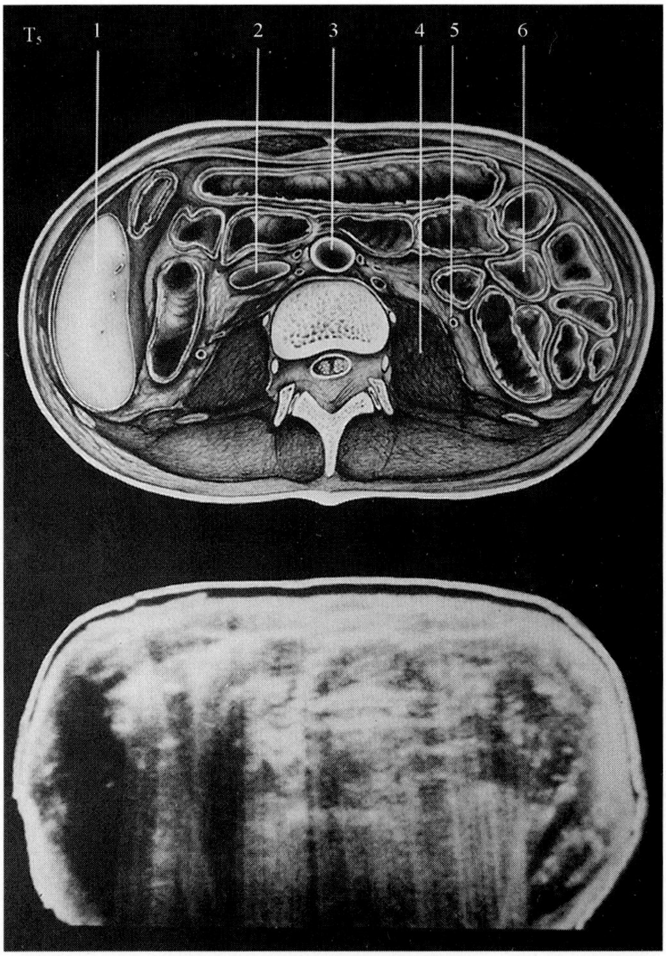

图附 A-22　腹部横切面(五)

1. 肝脏;2. 下腔静脉;3. 腹主动脉;4. 左腰大肌;5. 左输尿管;6. 小肠

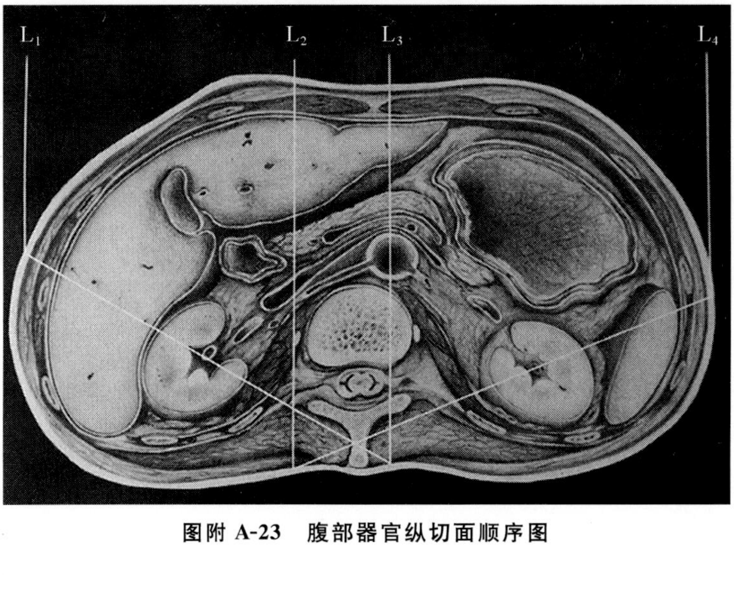

图附 A-23　腹部器官纵切面顺序图

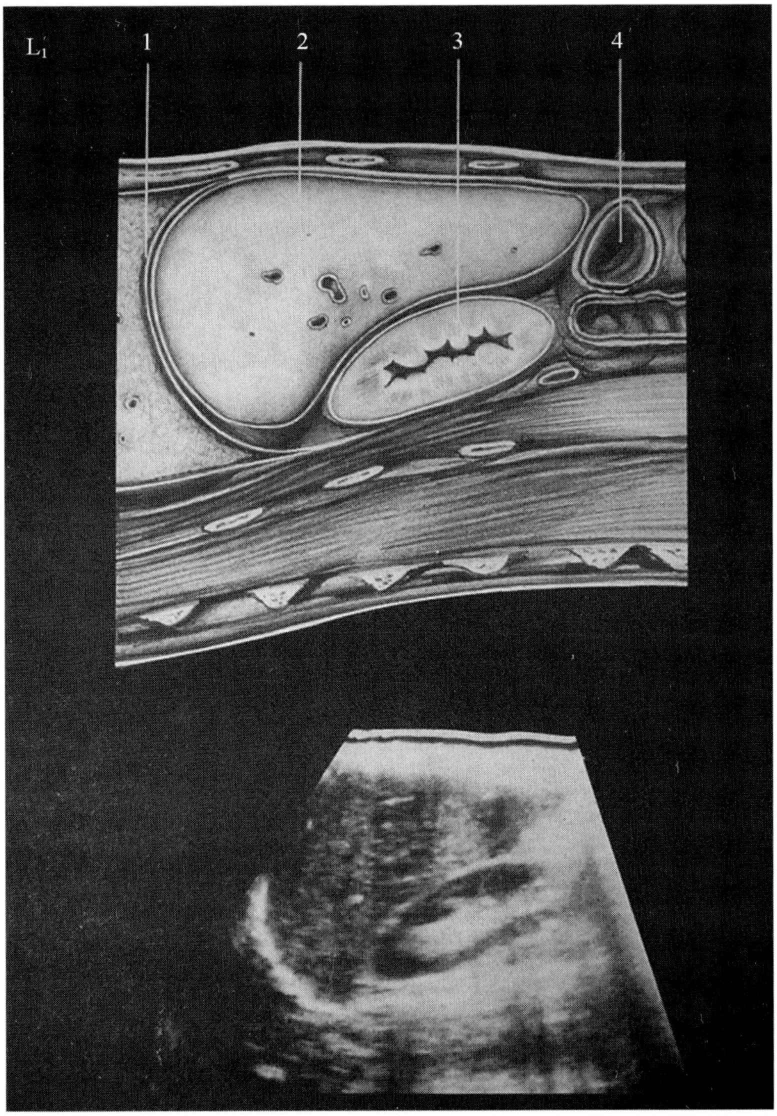

图附 A-24 腹部纵切面(一)

1. 横膈;2. 肝右叶;3. 右肾;4. 横结肠

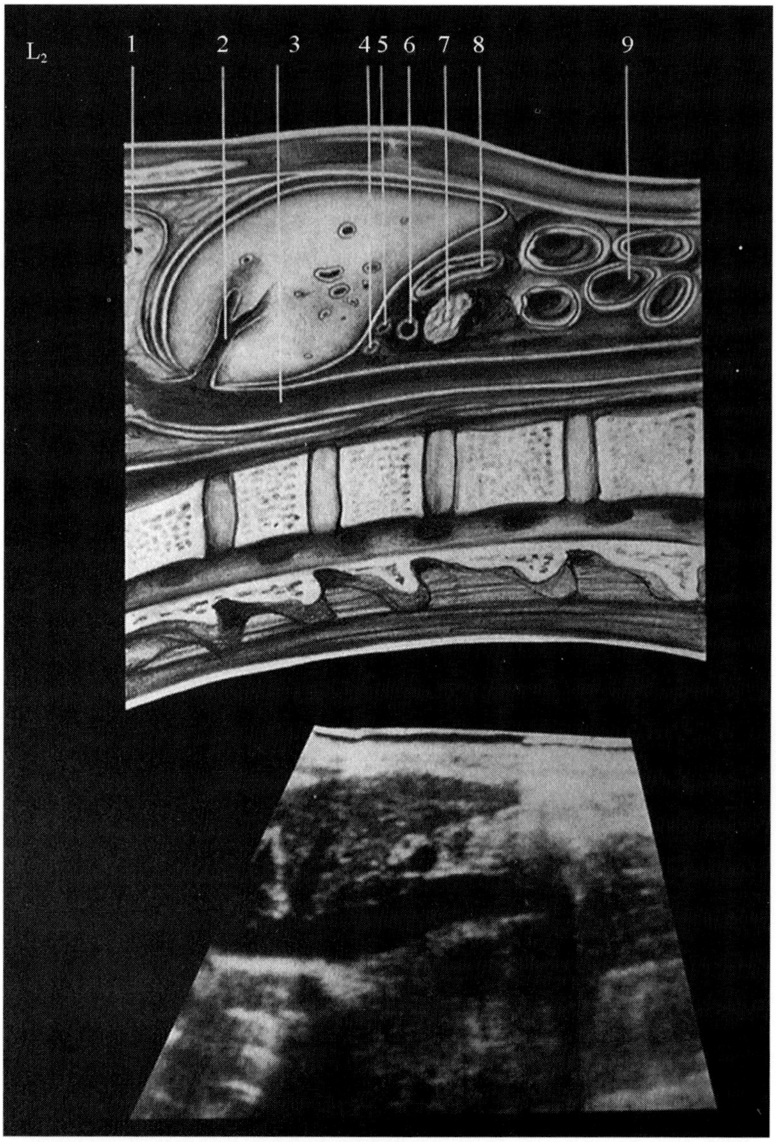

图附 A-25　腹部纵切面(二)

1. 右心房;2. 肝静脉;3. 下腔静脉;4. 肝总动脉;5. 胆总管;6. 门静脉;7. 胰头;8. 胃窦;9. 小肠

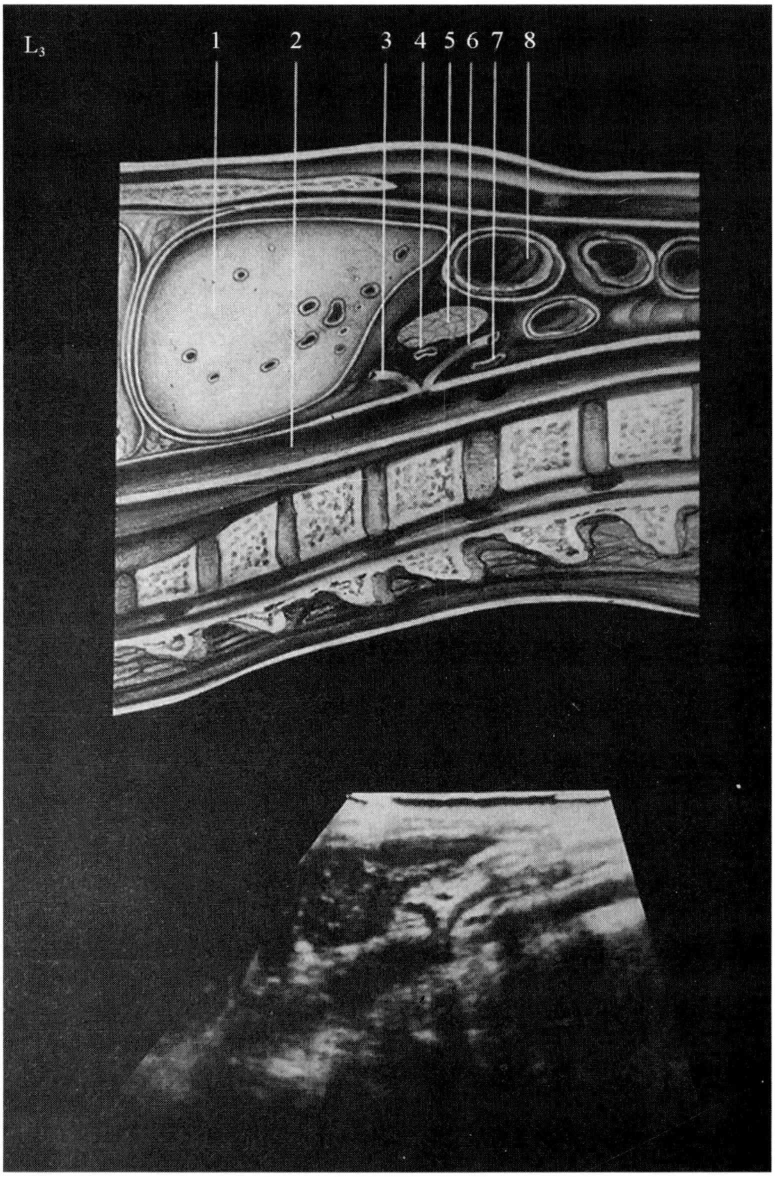

图附 A-26 腹部纵切面(三)

1. 肝左叶;2. 腹主动脉;3. 腹腔动脉干;4. 脾静脉;5. 胰体;6. 肠系膜上动脉;7. 左肾静脉;8. 横结肠

疑难疾病超声诊断彩色图像

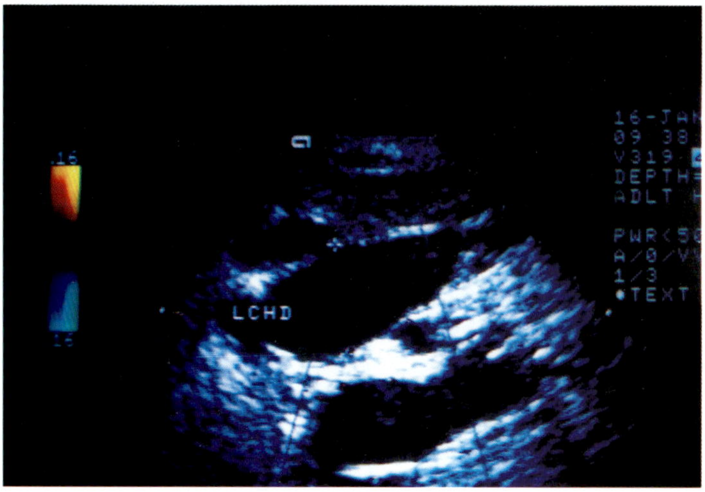

彩图 1
Caroli 病，左肝内胆管囊性扩张

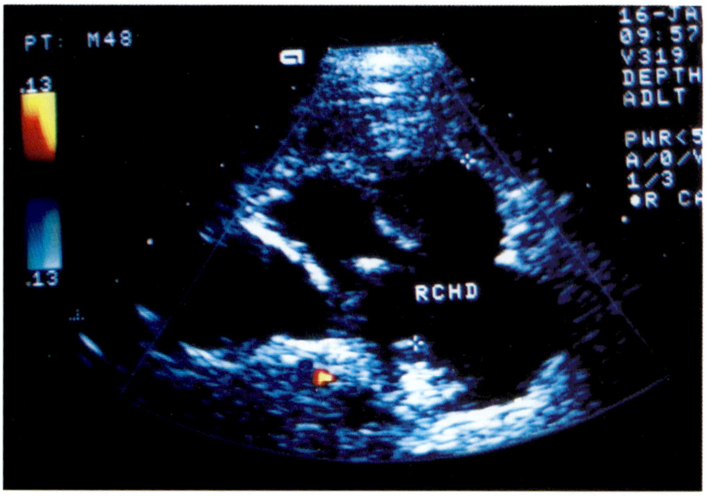

彩图 2
Caroli 病，右肝内胆管囊性扩张

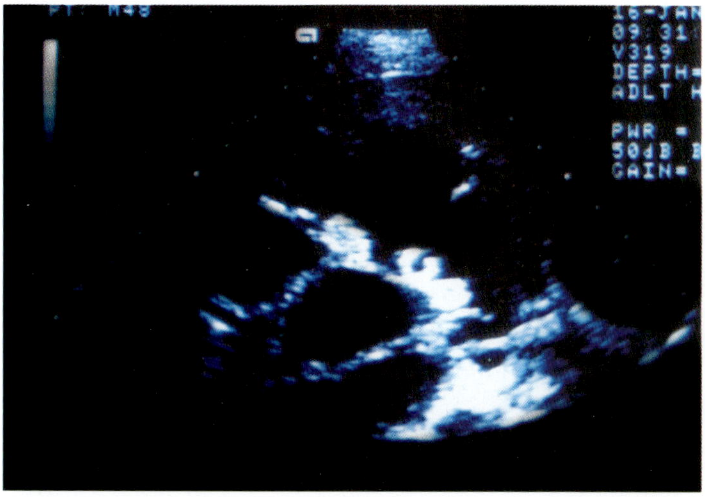

彩图 3
Caroli 病，肝内胆管囊性扩张

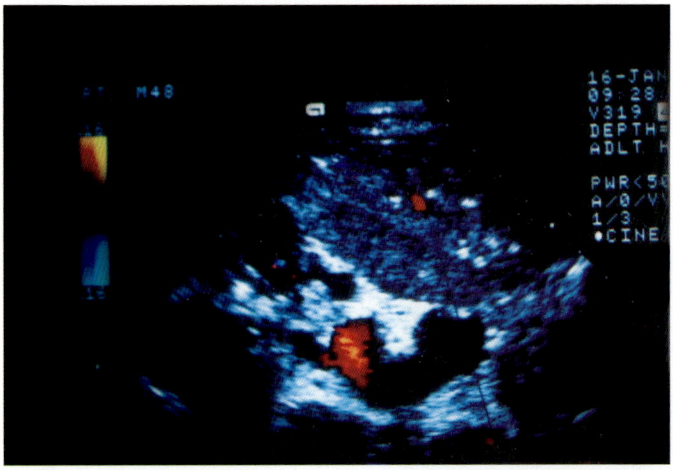

彩图 4
Caroli 病，肝内胆管囊性扩张伴肝脏纤维化、门静脉主干扩张（高压）

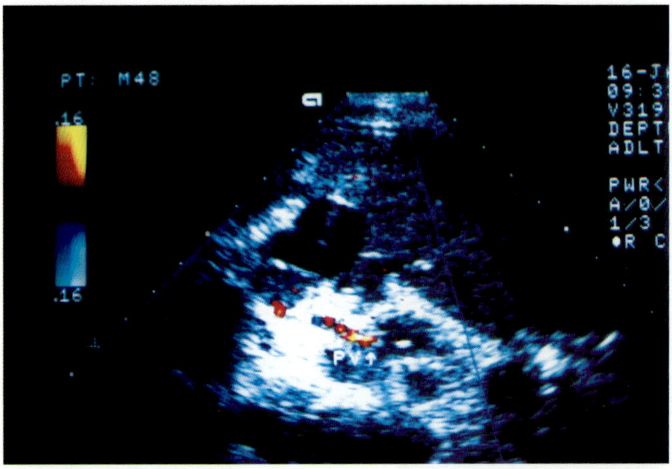

彩图 5
Caroli 病，肝内胆管囊性扩张伴肝脏纤维化

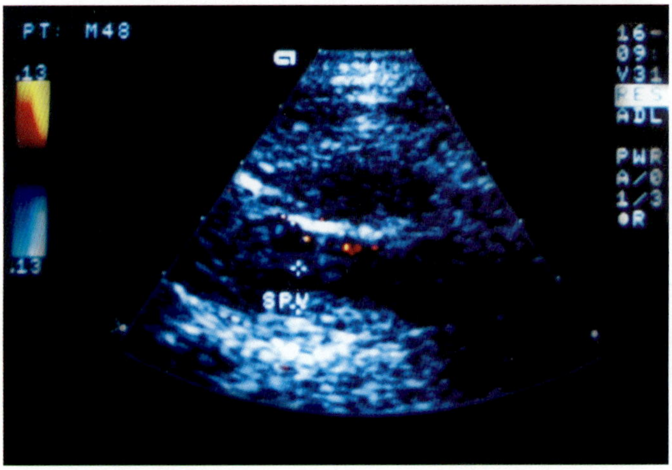

彩图 6
Caroli 病，肝内胆管囊性扩张伴肝脏纤维化延续到门静脉

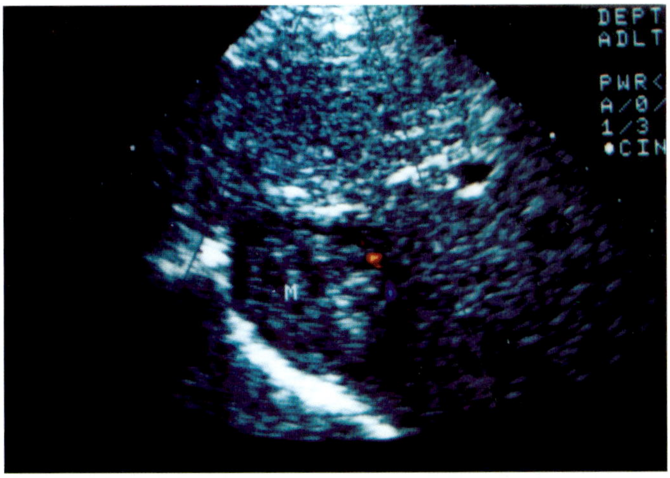

彩图 7
肝炎后肝硬化，原发性肝癌（示血流）

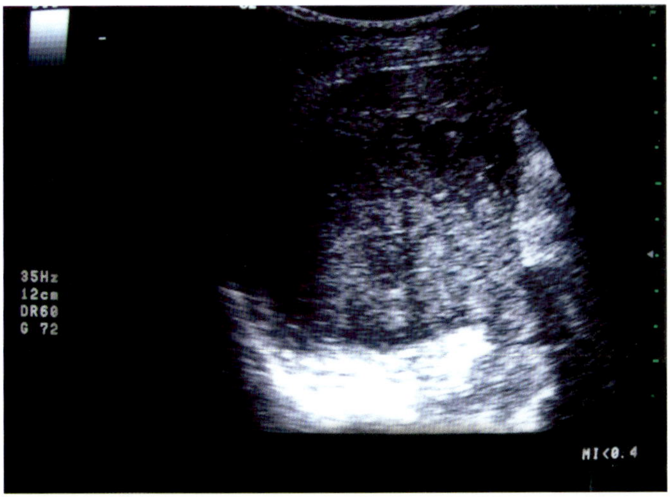

彩图 8
肝炎后肝硬化，原发性肝癌（一）

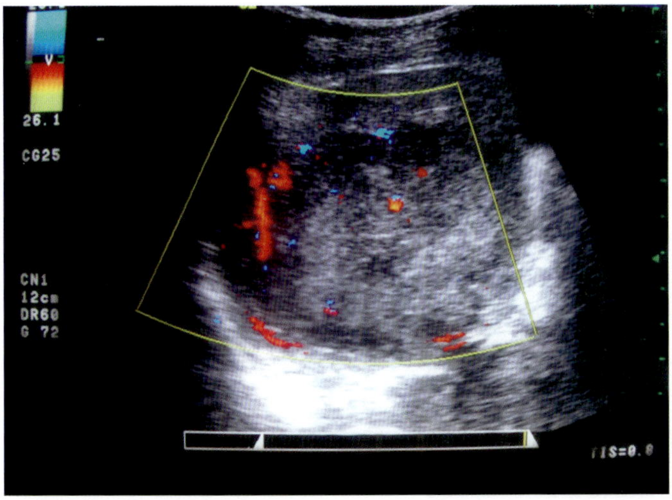

彩图 9
肝炎后肝硬化，原发性肝癌（二）

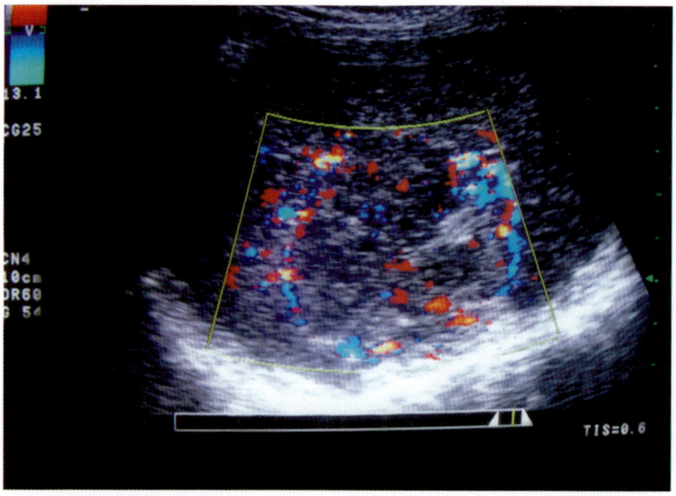

彩图 10
肝炎后原发性肝癌（彩色血流丰富）

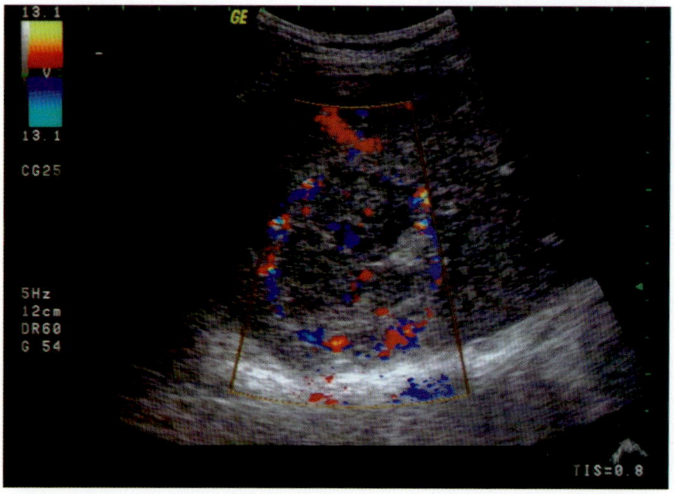

彩图 11
肝炎后原发性肝癌（血流丰富）

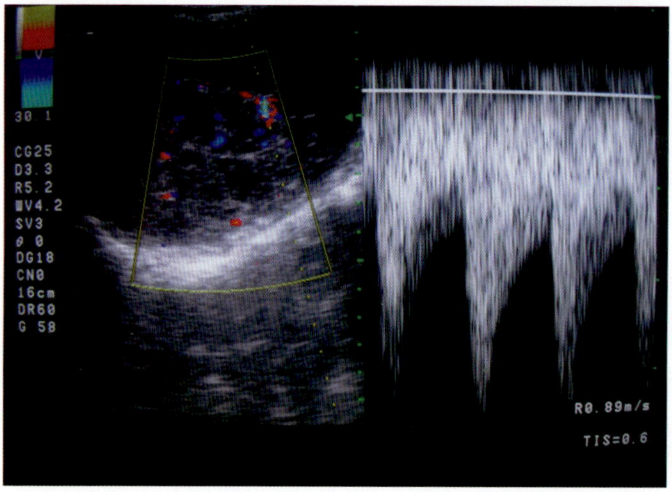

彩图 12
肝炎后原发性肝癌（示搏动性血流频谱）

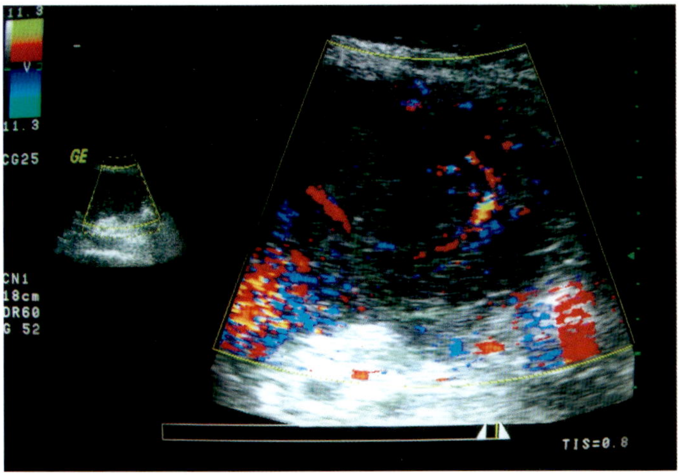

彩图 13
转移性肝癌（原发灶为胰体癌）

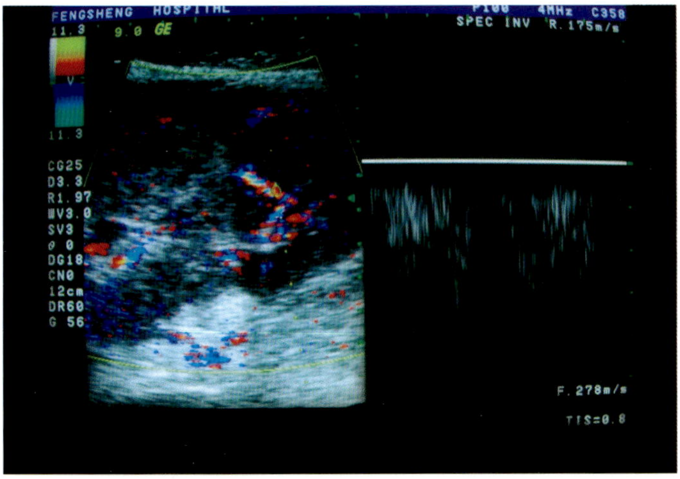

彩图 14
转移性肝癌（图示胰腺癌血流频谱）

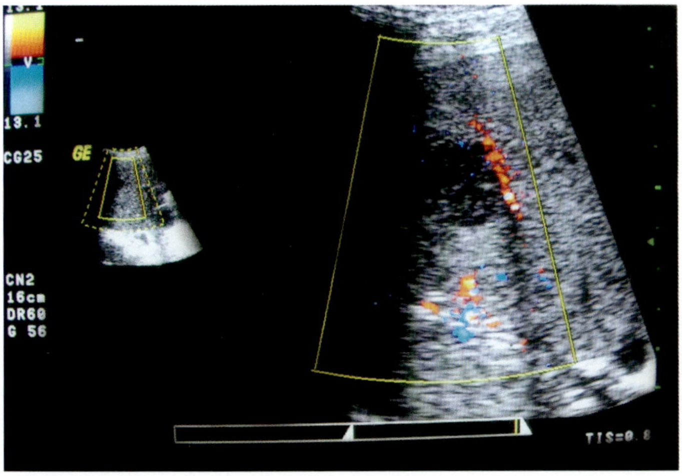

彩图 15
转移性肝癌

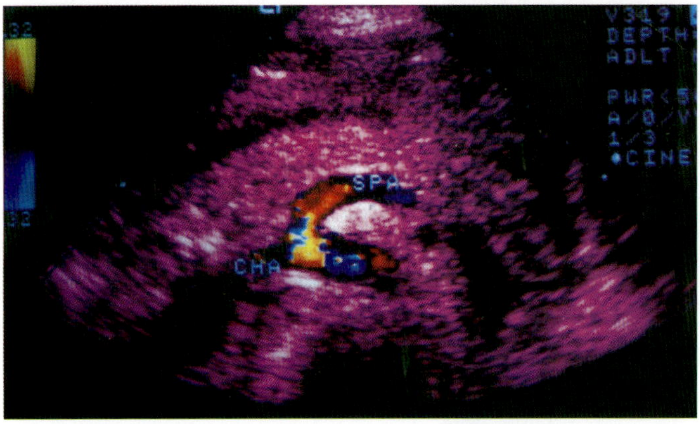

彩图 16
肝硬化腹水，小网膜囊积液

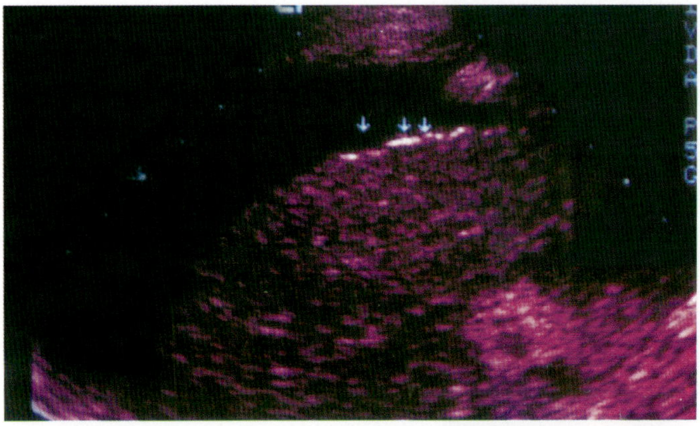

彩图 17
肝硬化腹水，肝被膜呈锯齿状改变，为肝炎后（坏死后）肝硬化特征

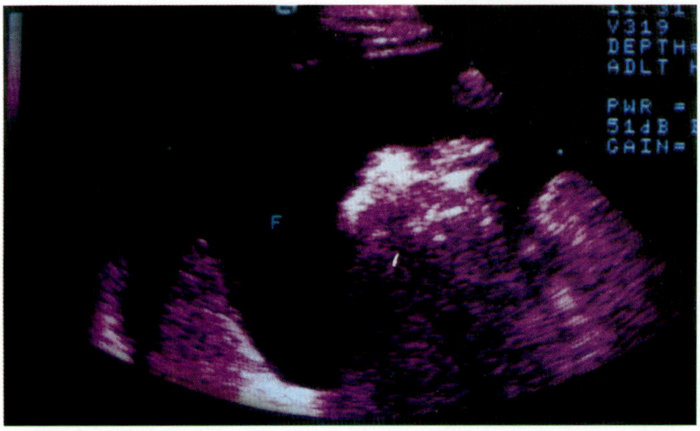

彩图 18
肝硬化腹水，肝硬化，腹腔明显积液，所谓“干净腹水”为漏出液特征

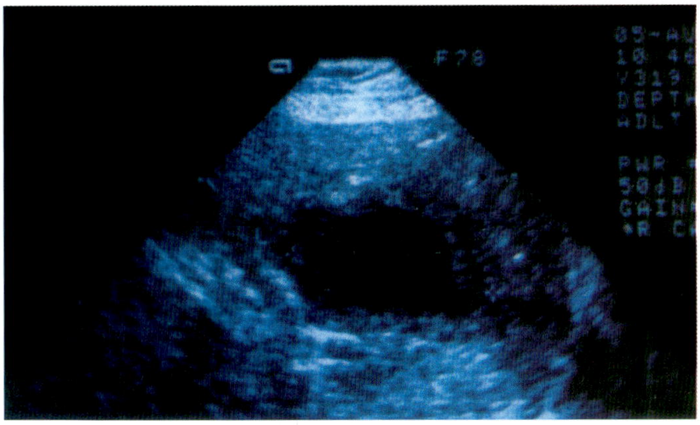

彩图 19
肝脓肿，肝内厚壁无回声区

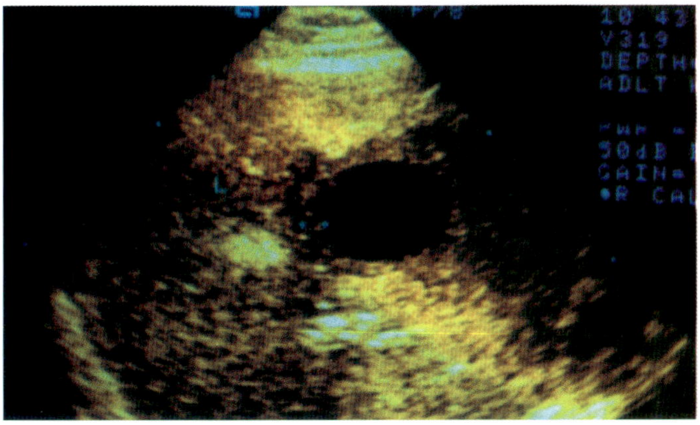

彩图 20
肝脓肿，肝内厚壁无回声区（本图显示壁厚）

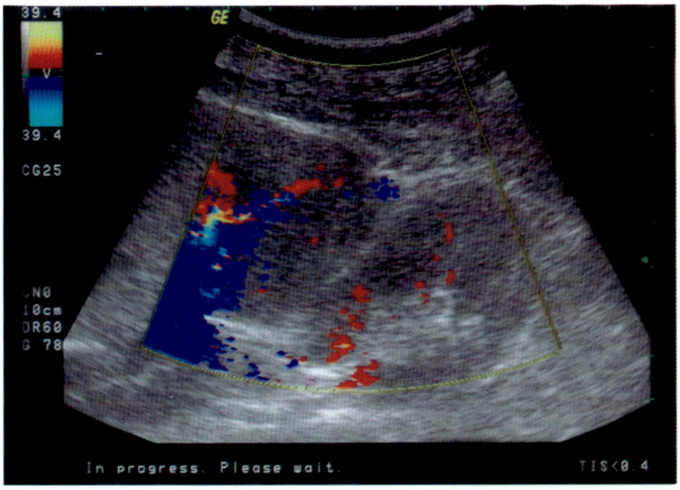

彩图 21
脾大压迫左肾

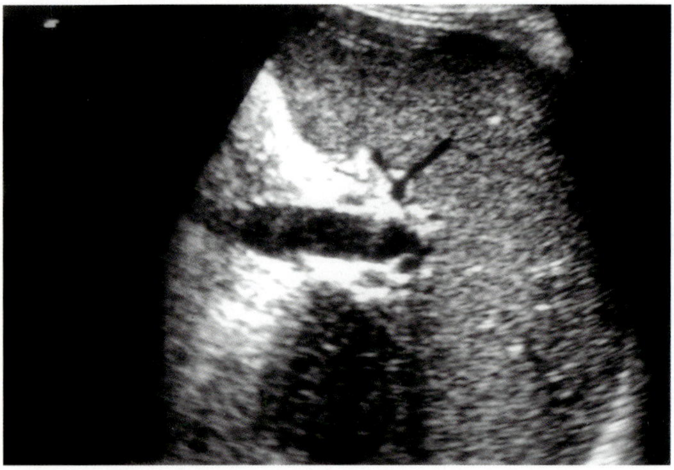

彩图 22
脾增大

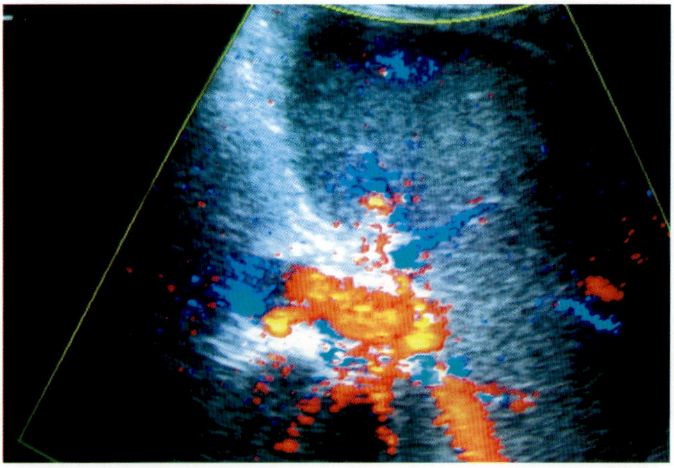

彩图 23
脾增大（示血流）

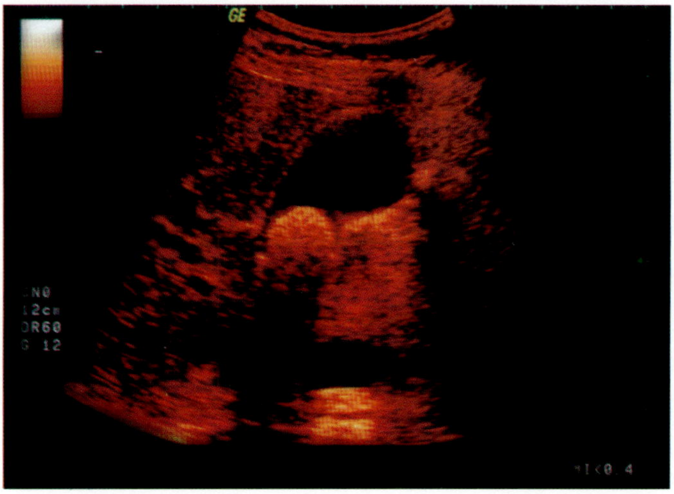

彩图 24
胆囊结石

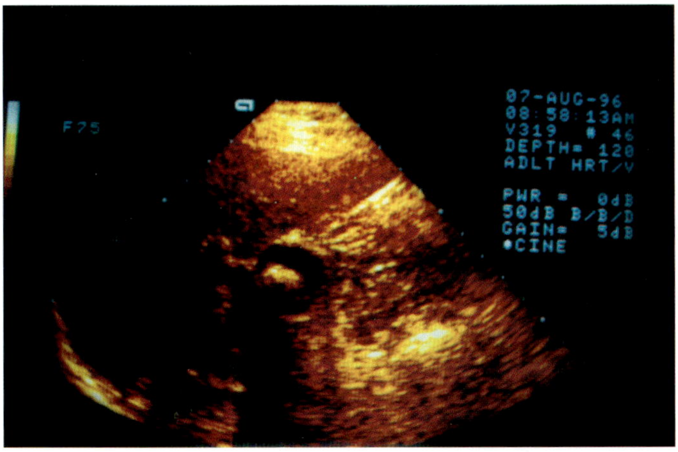

彩图 25
胆囊切除术后残留胆囊管结石

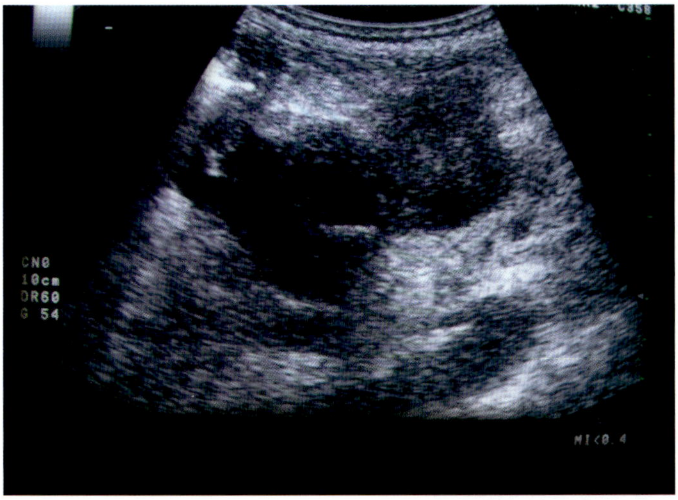

彩图 26
胰体癌

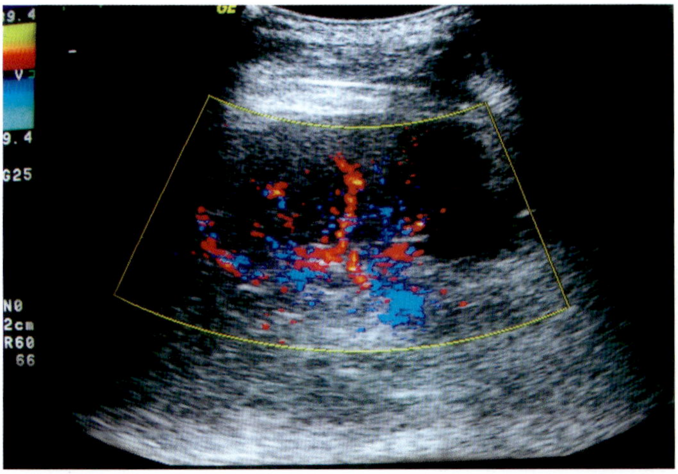

彩图 27
胰体癌（血流丰富）

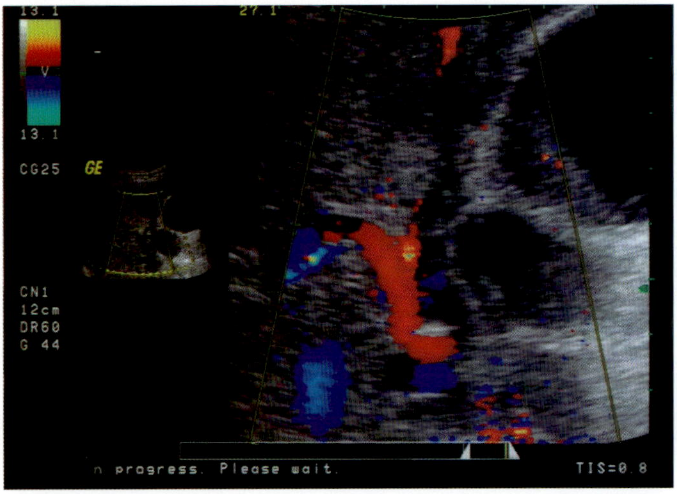

彩图 28
胰体癌肝转移，肝动脉血流明显增多

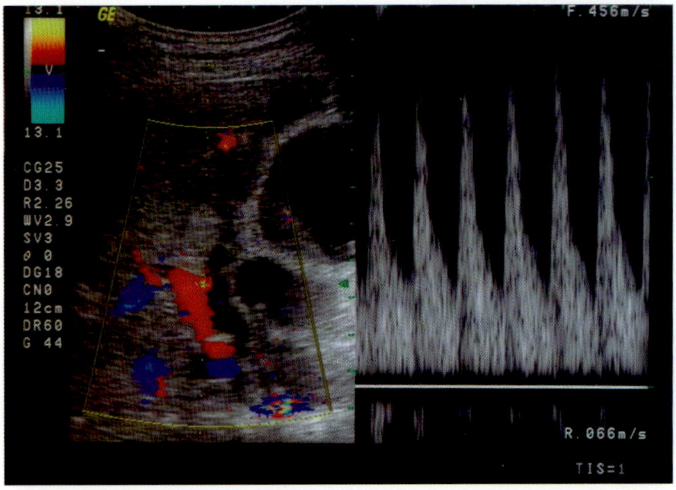

彩图 29
胰体癌肝转移，图示肝动脉血流频谱

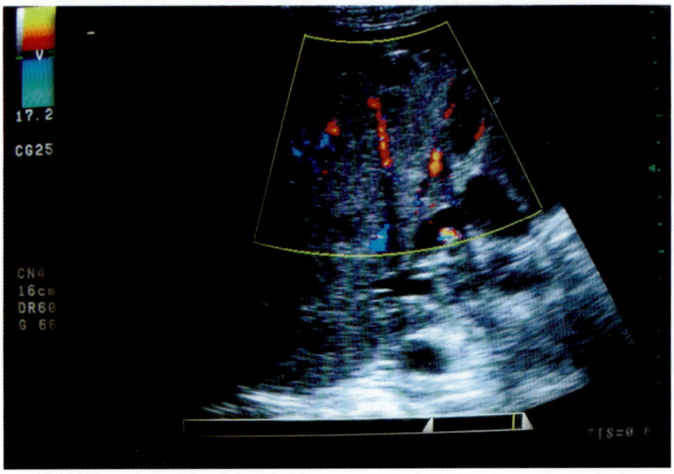

彩图 30
胰体癌肝转移（一）
肝内多发大小不等形态相似的低回声结节

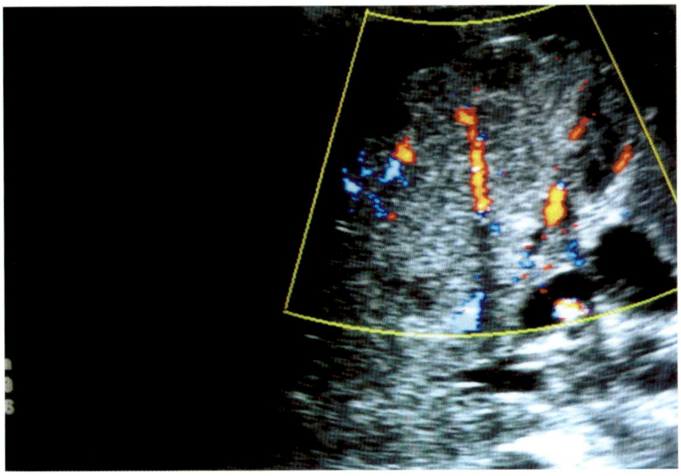

彩图 31
胰体癌肝转移（二）
肝内多个低回声转移灶

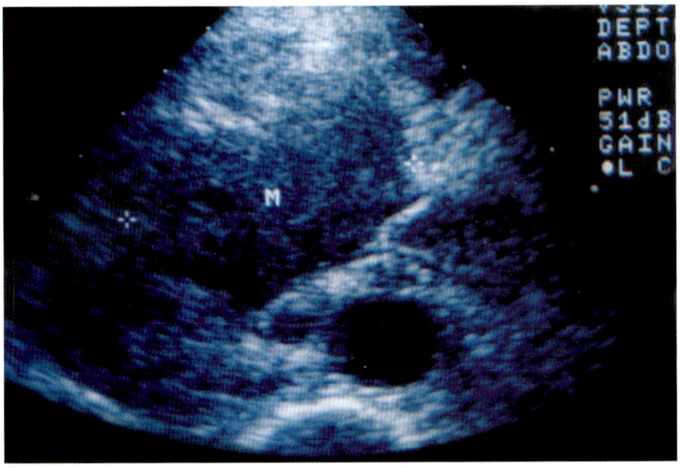

彩图 32
胰体尾癌（一）

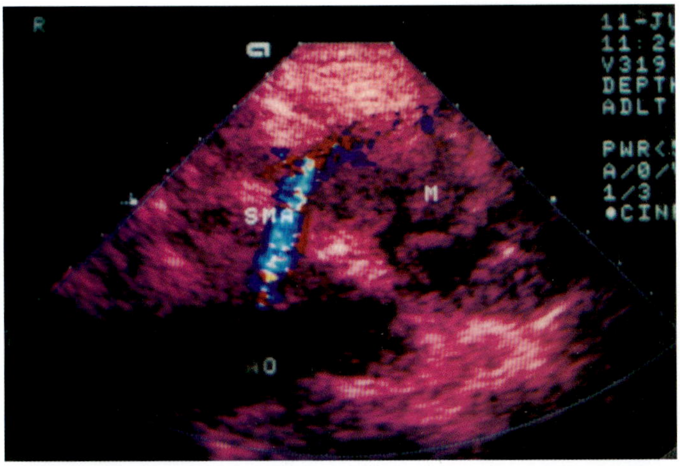

彩图 33
胰体尾癌（二）

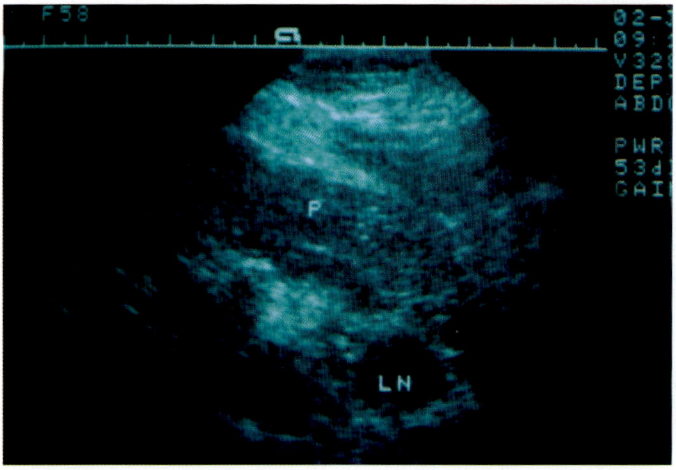

彩图 34
胰体尾癌（三）

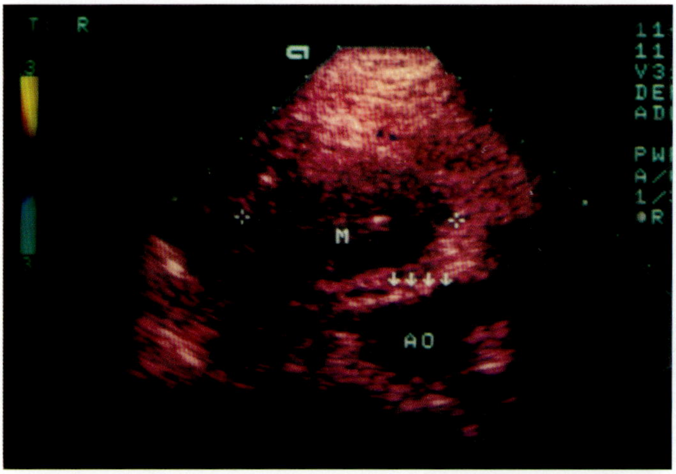

彩图 35
胰体尾癌（四）

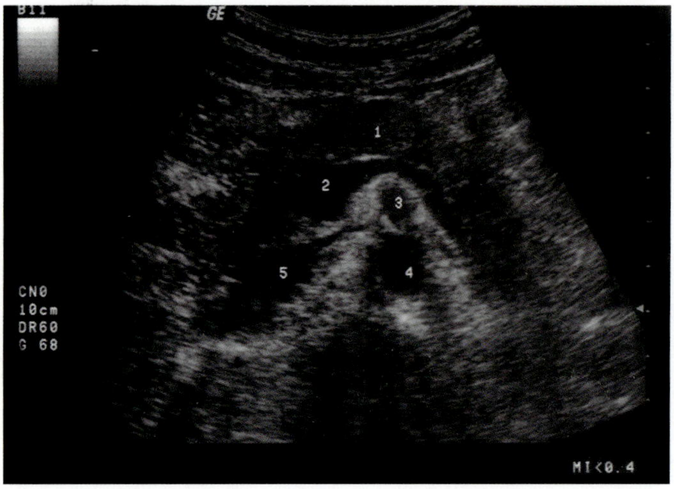

彩图 36
正常胰腺及周围结构
1. 胰腺
2. 脾静脉
3. 肠系膜上动脉
4. 腹主动脉
5. 下腔静脉

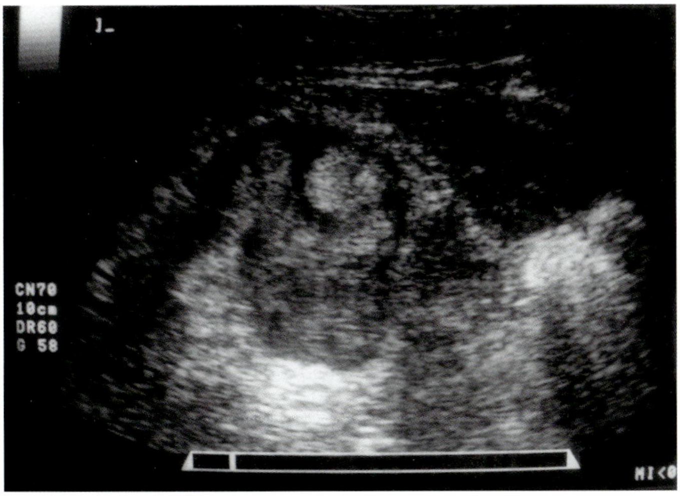

彩图 37
左肾癌（一）

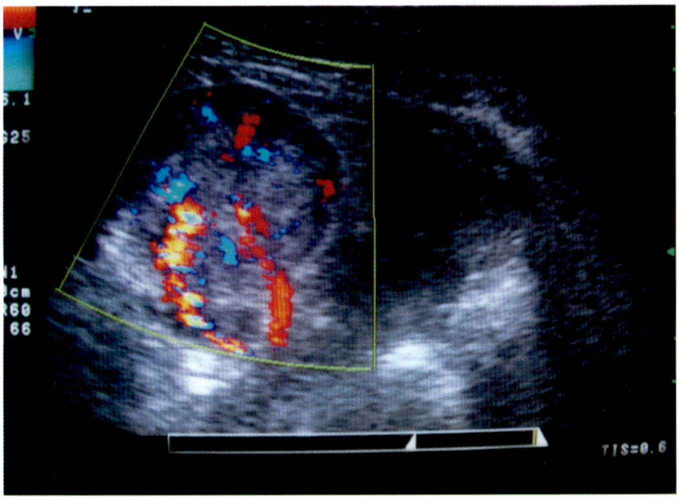

彩图 38
左肾癌，血流丰富（一）

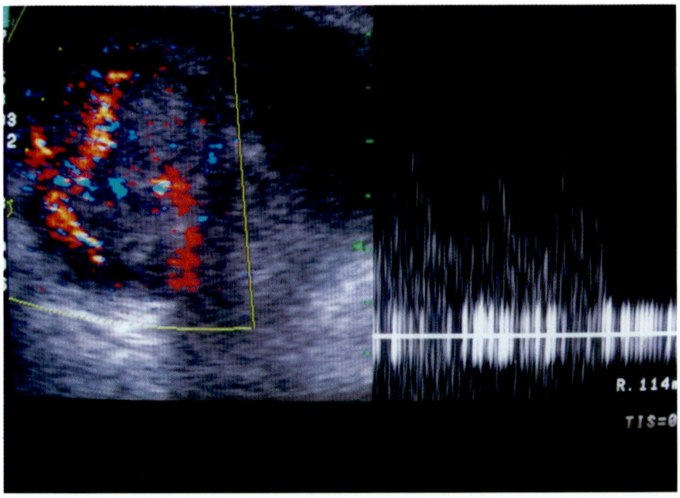

彩图 39
左肾癌，图示多普勒血流频谱（一）

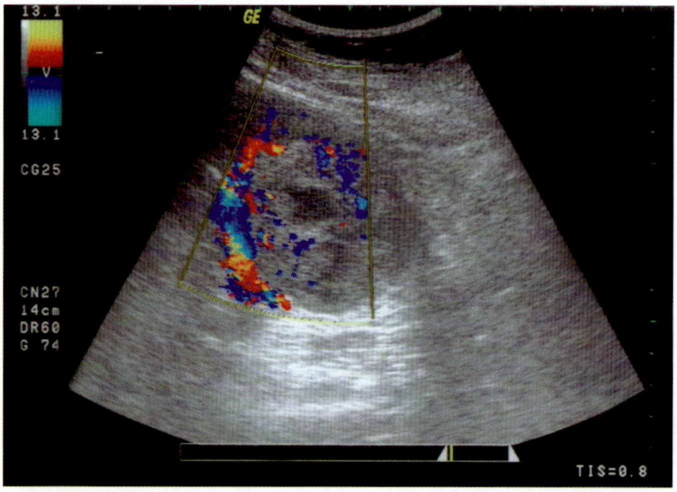

彩图 40
左肾癌，血流丰富（二）

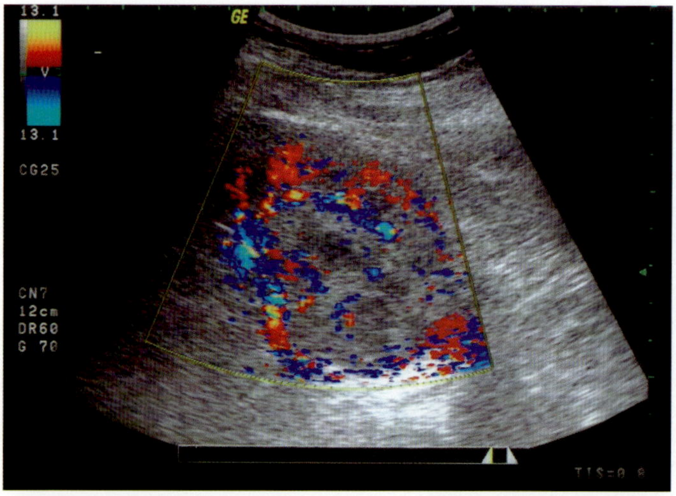

彩图 41
左肾癌，血流丰富（三）

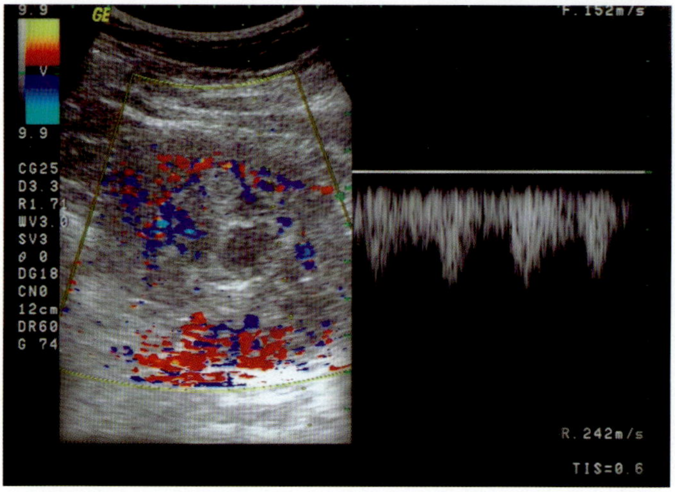

彩图 42
左肾癌，图示多普勒血流频谱（二）

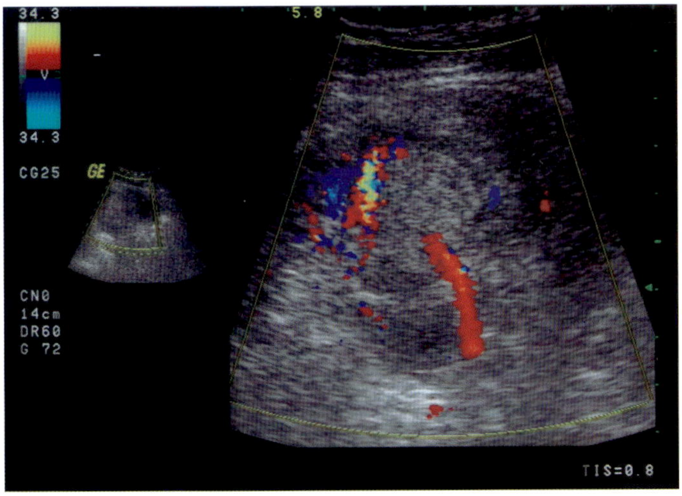

彩图 43
左肾癌（二）

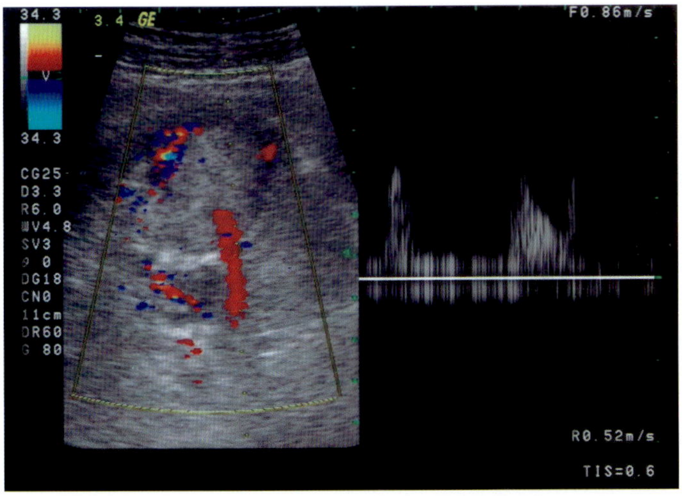

彩图 44
左肾癌，图示多普勒血流频谱（三）

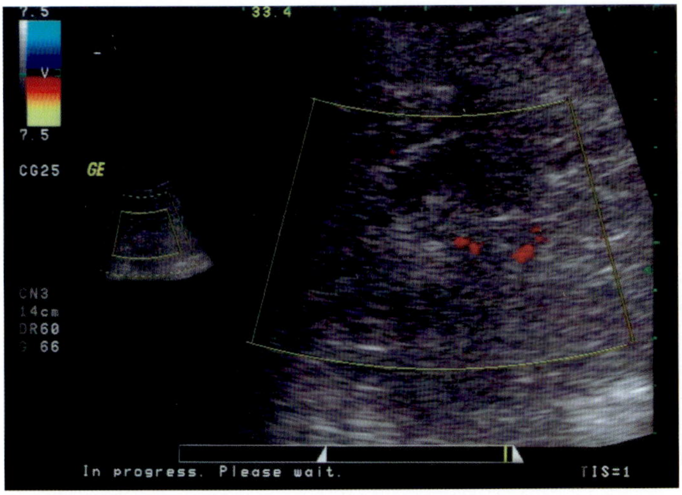

彩图 45
慢性肾衰竭，肾脏萎缩血流明显减少

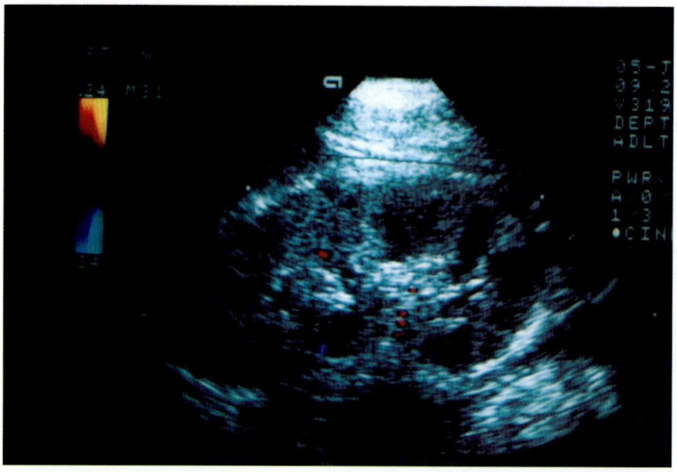

彩图 46
慢性肾衰竭，肾脏血流明显减少

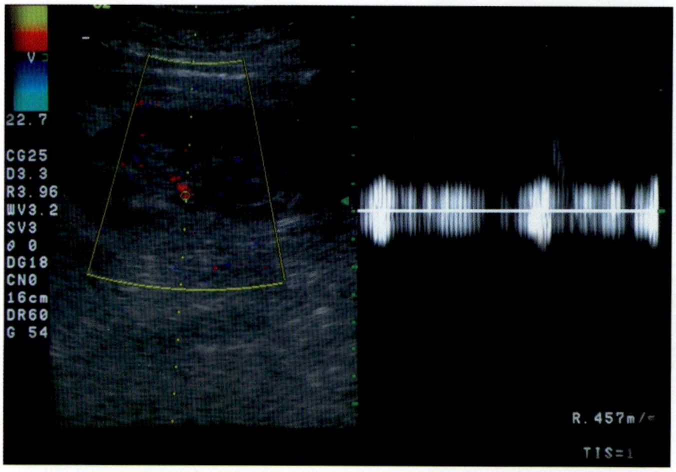

彩图 47
慢性肾衰竭，图示多普勒血流频谱

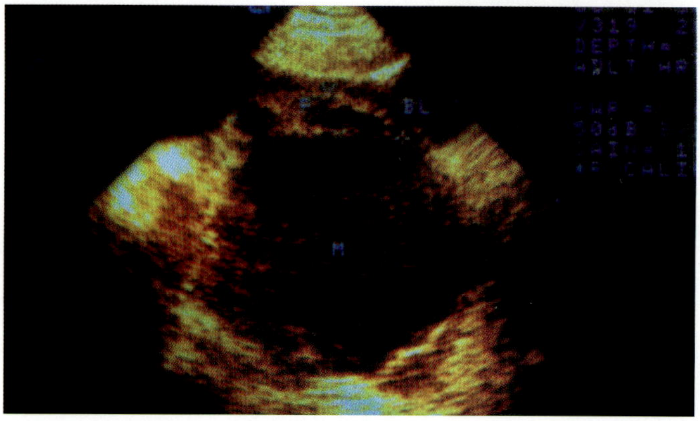

彩图 48
前列腺脓肿（一）
盆腔正中切面示前列腺厚壁囊性无回声区，其内有密点状低回声

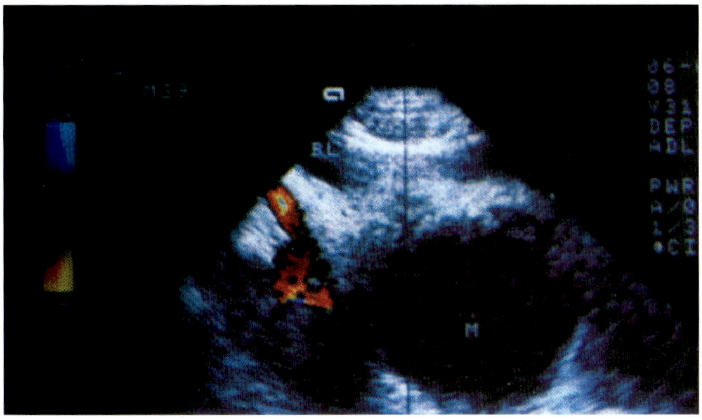

彩图 49
前列腺脓肿（二）
脓肿内无血流显示

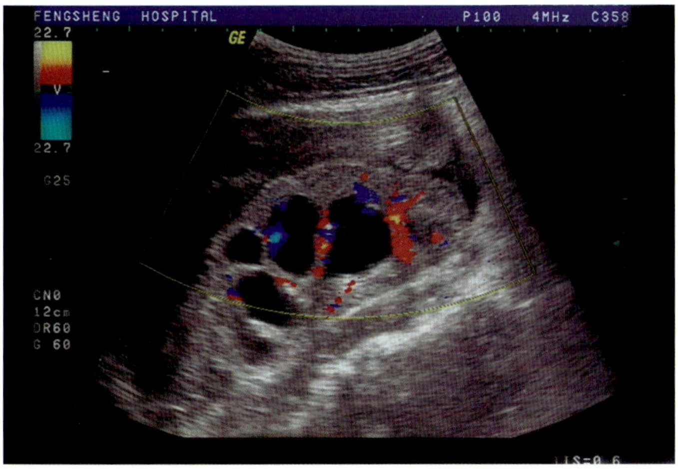

彩图 50
右输尿管结石致右肾囊性病变（图示血流）

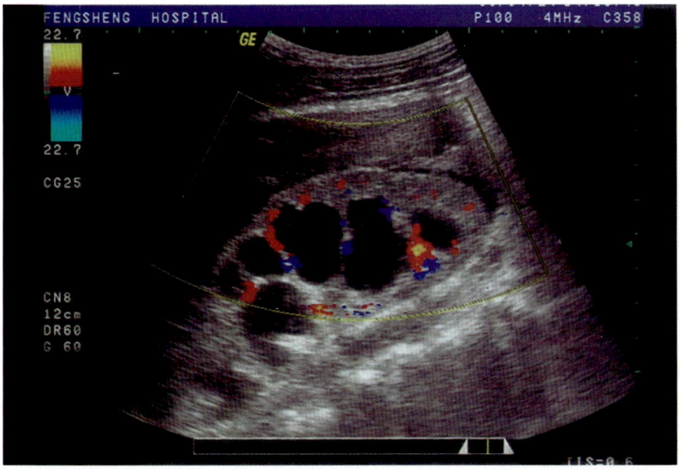

彩图 51
右输尿管结石，肾实质血流甚少（肾功能明显减退）

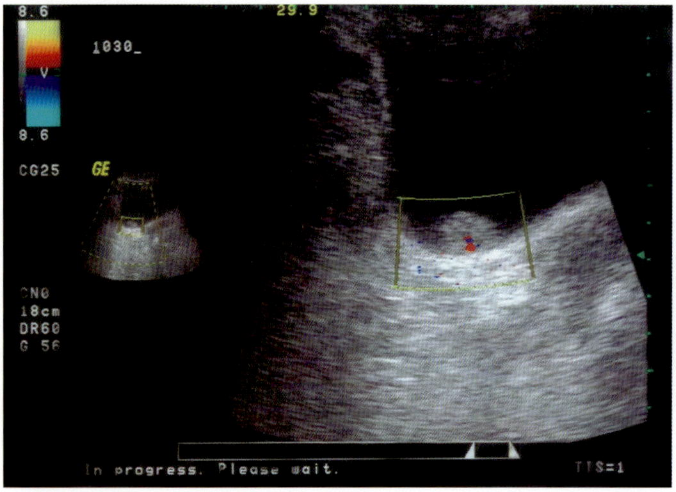

彩图 52
膀胱癌，图示血流

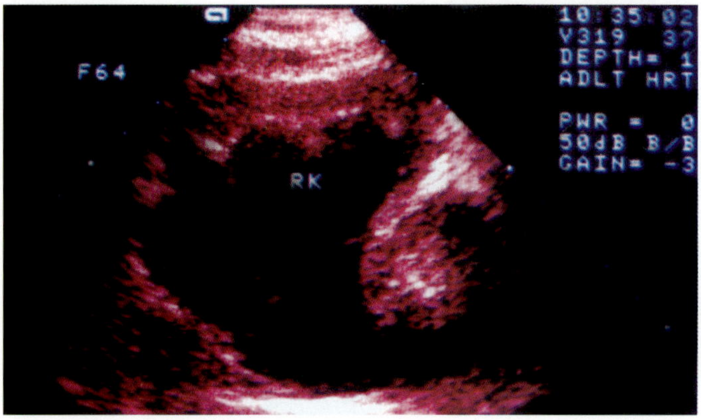

彩图 53
右肾盂积水（一）

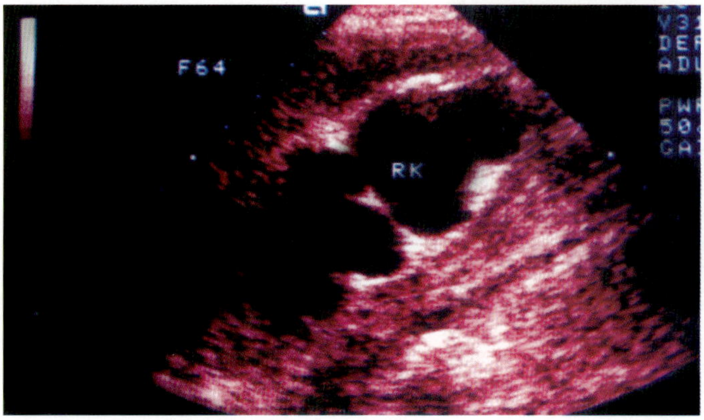

彩图 54
右肾盂积水（二）

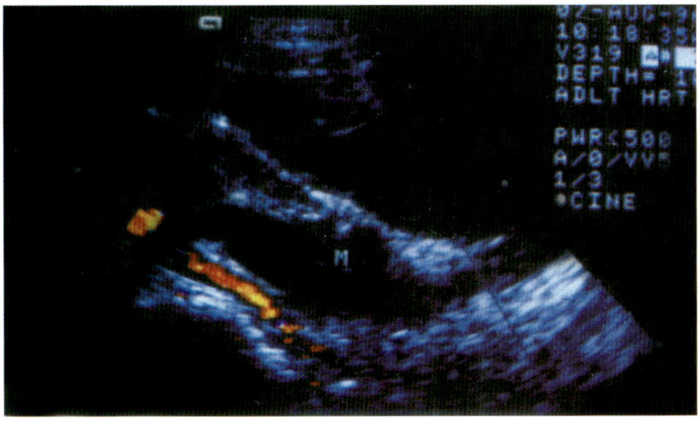

彩图55
输尿管癌
右肾盂积水由输尿管癌引起

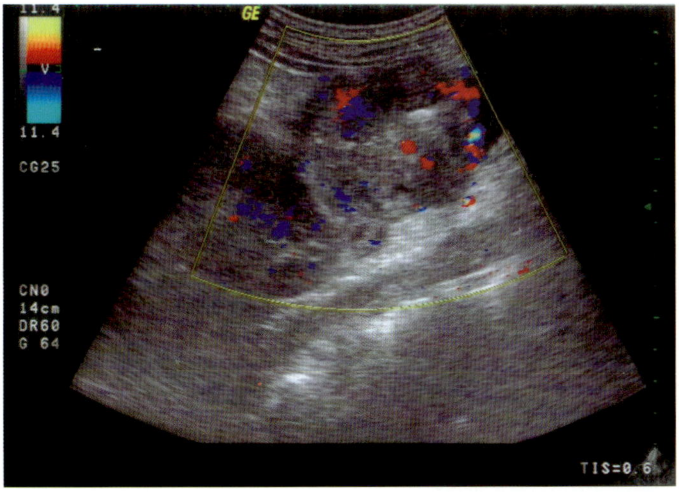

彩图56
结肠癌，血流丰富（一）

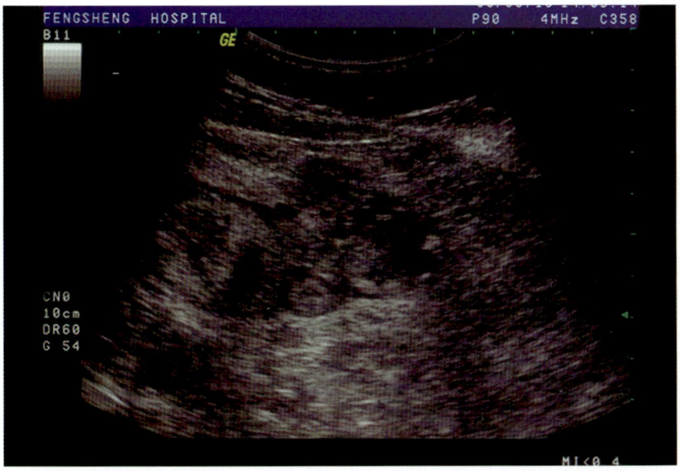

彩图57
结肠癌

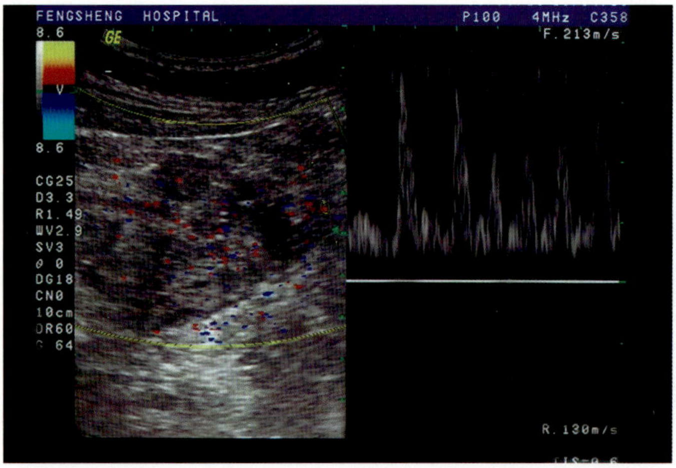

彩图 58
结肠癌血流频谱

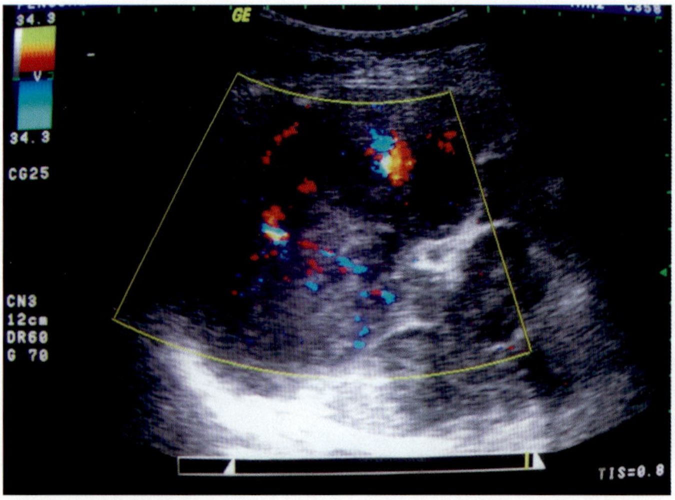

彩图 59
结肠癌，血流丰富（二）

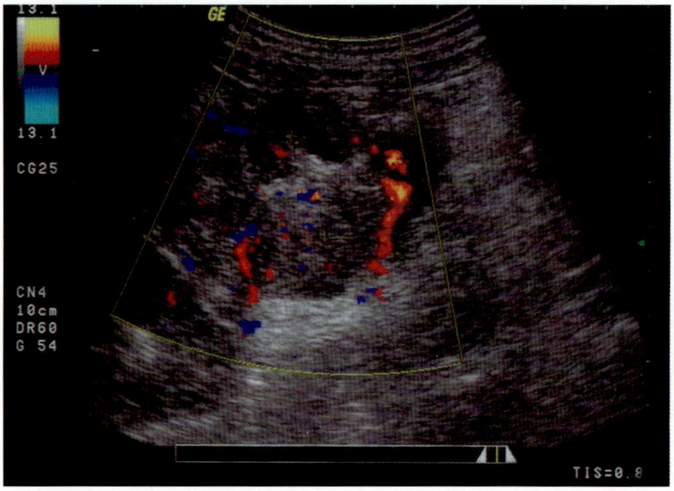

彩图 60
结肠癌，血流丰富（三）

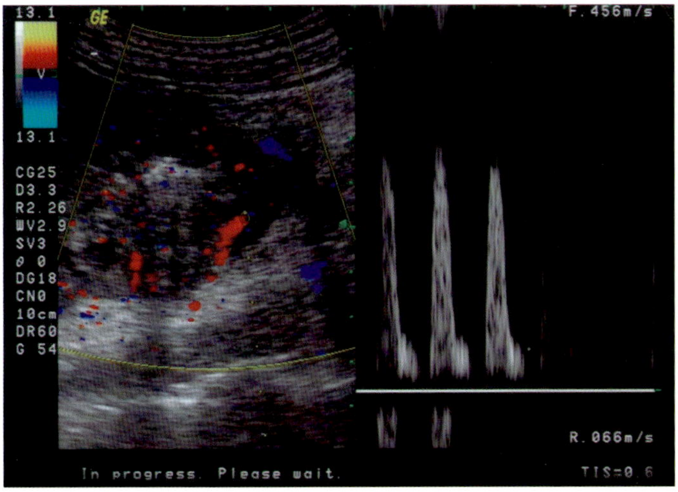

彩图 61
结肠癌，多普勒血流频谱

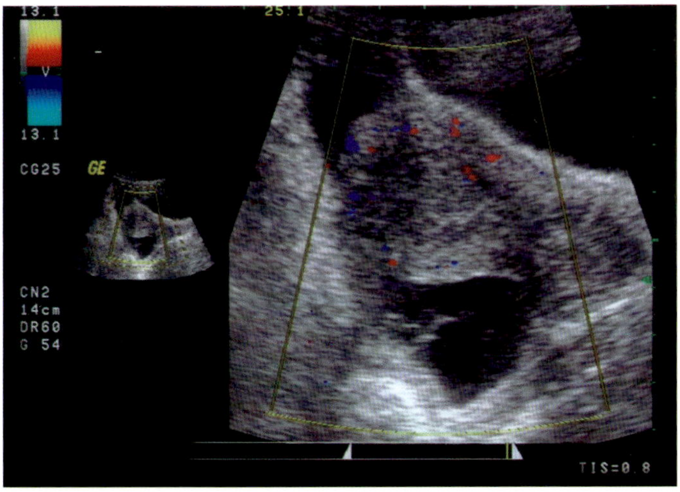

彩图 62
结核性腹膜炎，腹水

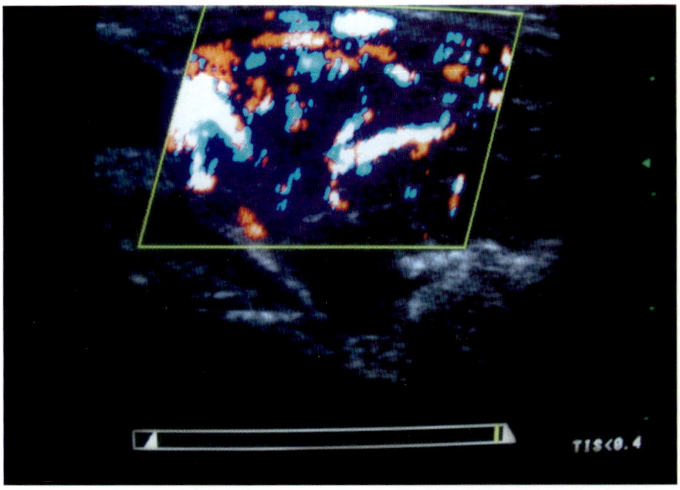

彩图 63
甲状腺功能亢进
甲状腺弥漫性增大，血流极为丰富，为“甲状腺火海”

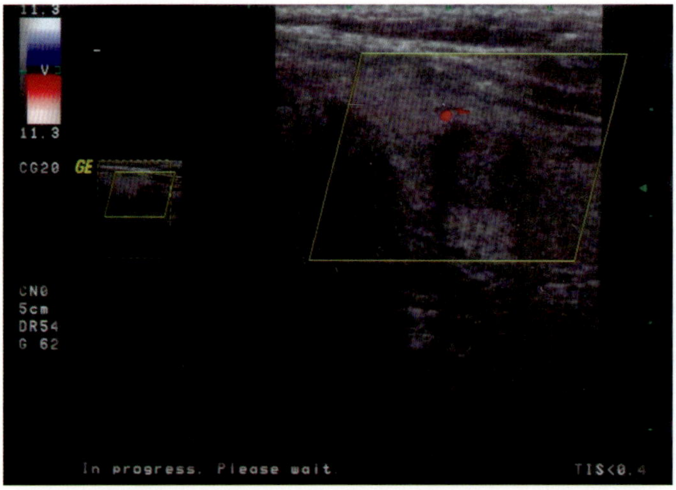

彩图 64
甲状腺腺瘤（一）

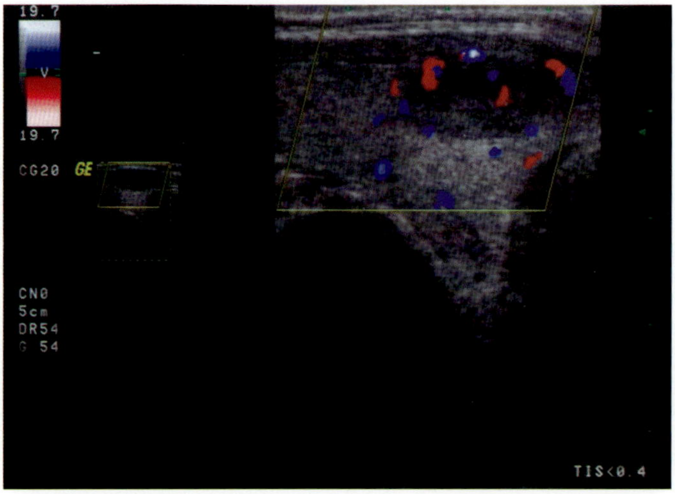

彩图 65
甲状腺腺瘤（二）

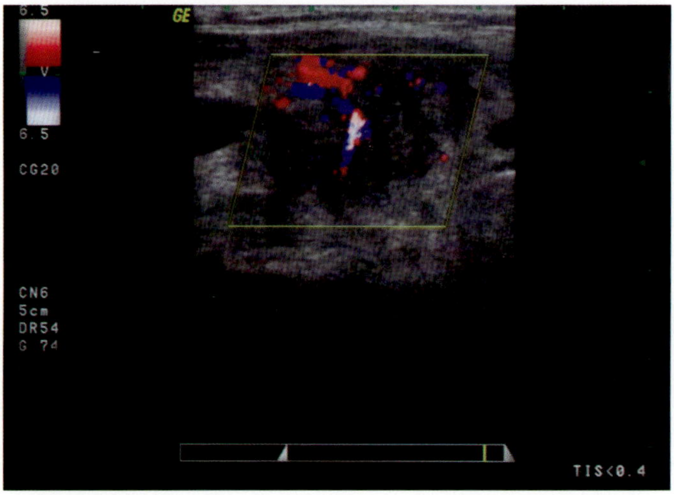

彩图 66
甲状腺腺瘤（三）

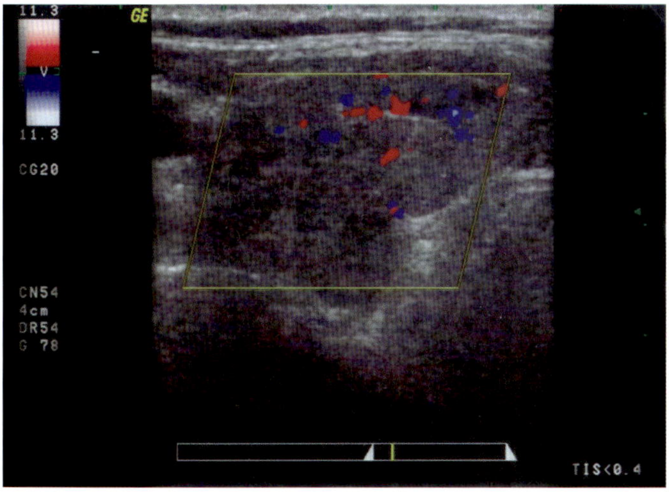

彩图 67
结节性甲状腺肿（一）
甲状腺内血流甚少

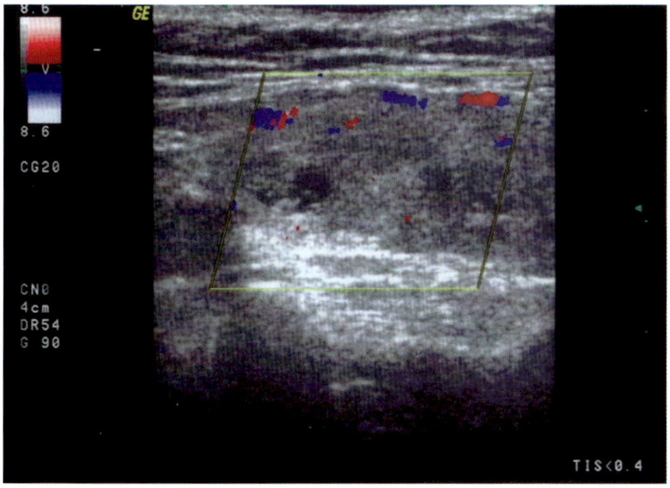

彩图 68
结节性甲状腺肿（二）
甲状腺内血流甚少

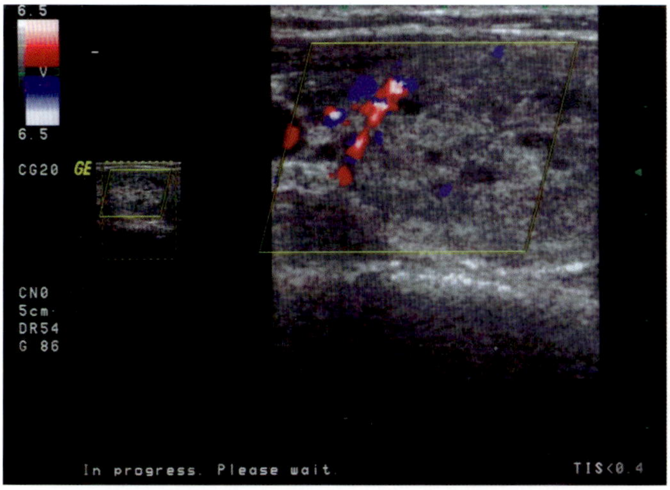

彩图 69
结节性甲状腺肿（三）
甲状腺内血流甚少

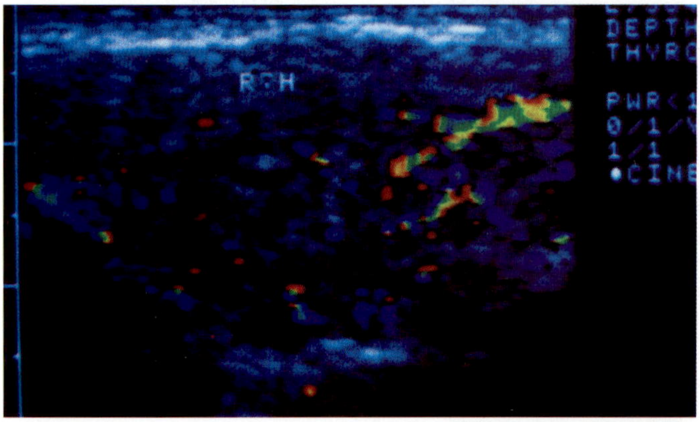

彩图 70
甲状腺功能亢进
甲状腺弥漫性增大，其内血流丰富

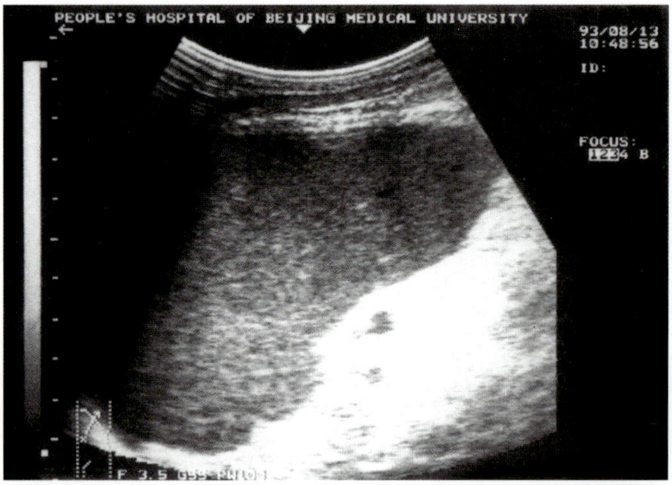

彩图 71
甲状腺功能亢进伴脾功能亢进

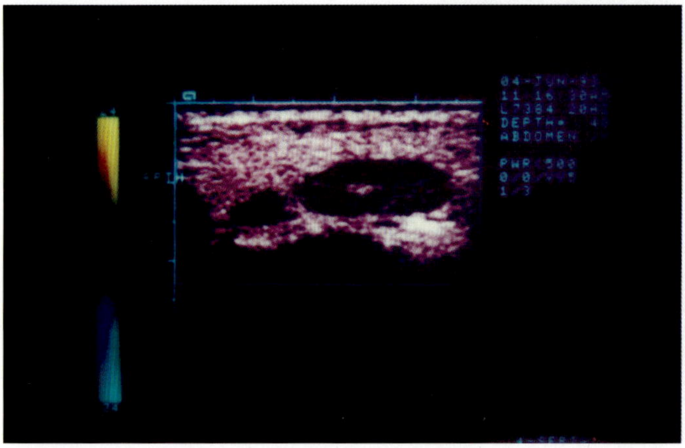

彩图 72
原发性甲状旁腺功能亢进症，甲状旁腺腺瘤（一）

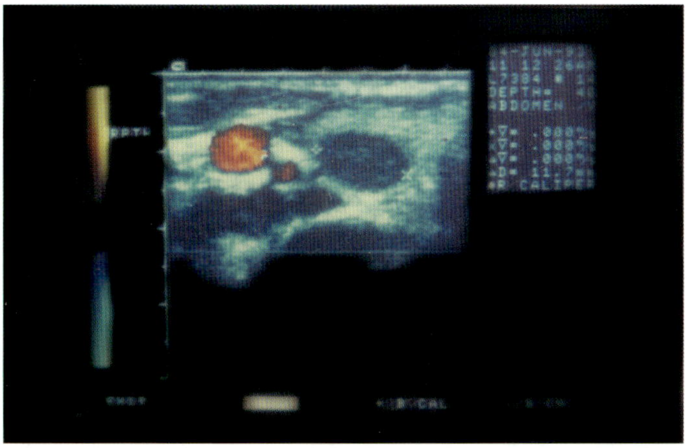

彩图 73
原发性甲状旁腺功能亢进症，甲状旁腺腺瘤（二）

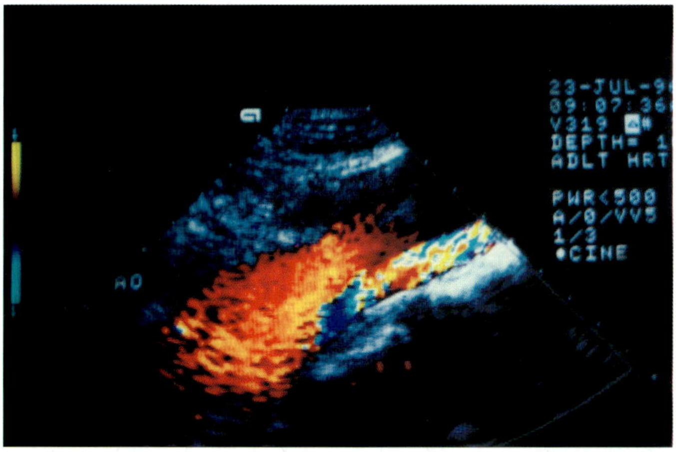

彩图 74
主动脉夹层（图示血流）

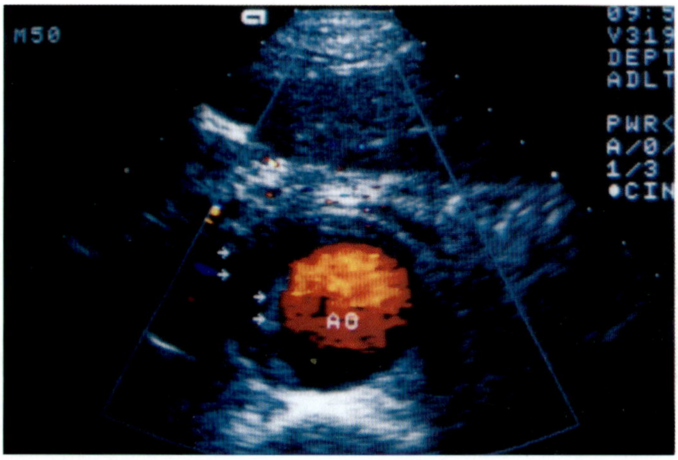

彩图 75
主动脉夹层（横切）

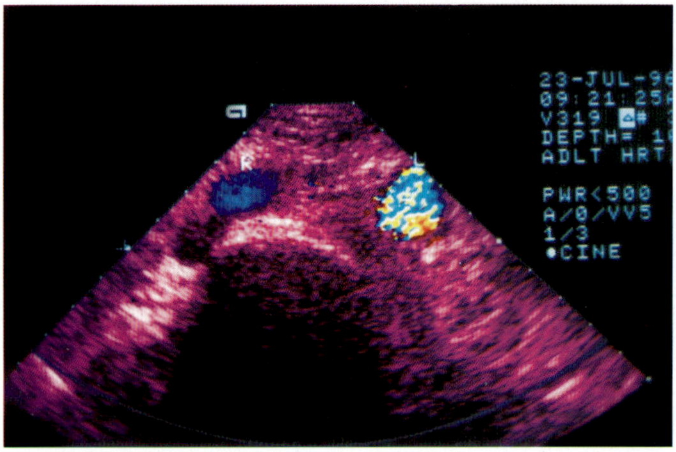

彩图 76
主动脉夹层（一直延续到左髂总动脉）

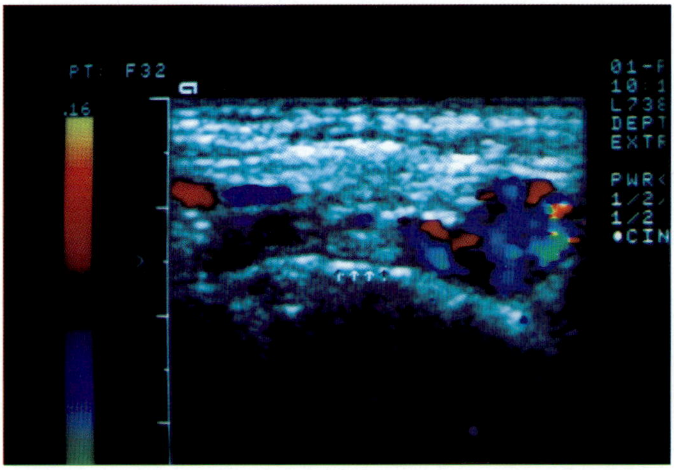

彩图 77
多发性大动脉炎头臂干部分闭塞

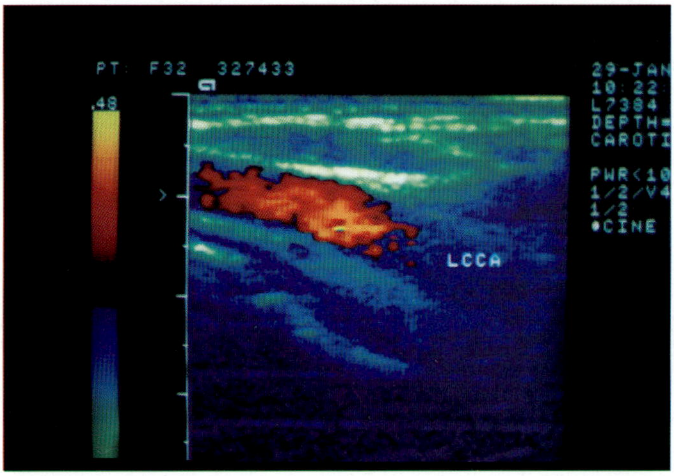

彩图 78
多发性大动脉炎左颈总动脉血流尚正常

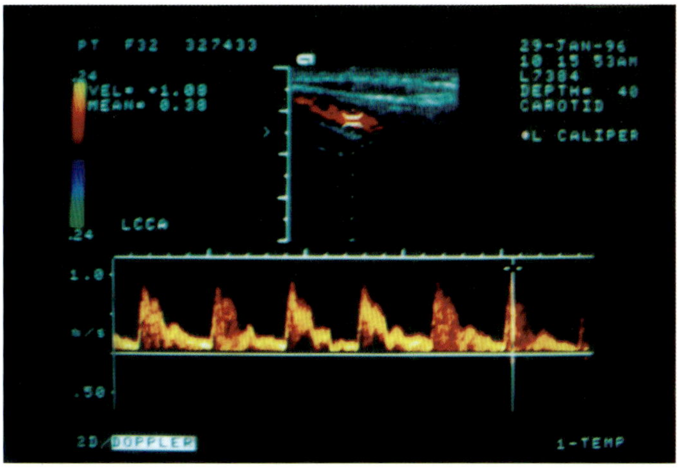

彩图 79
多发性大动脉炎，左颈总动脉血流频谱

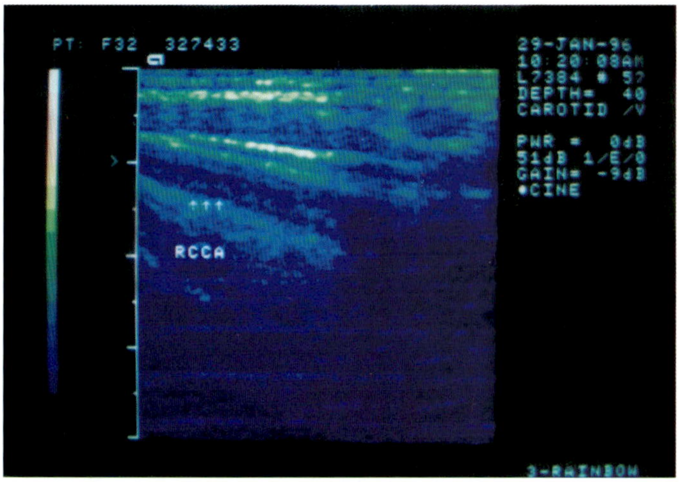

彩图 80
多发性大动脉炎，右颈总动脉闭塞

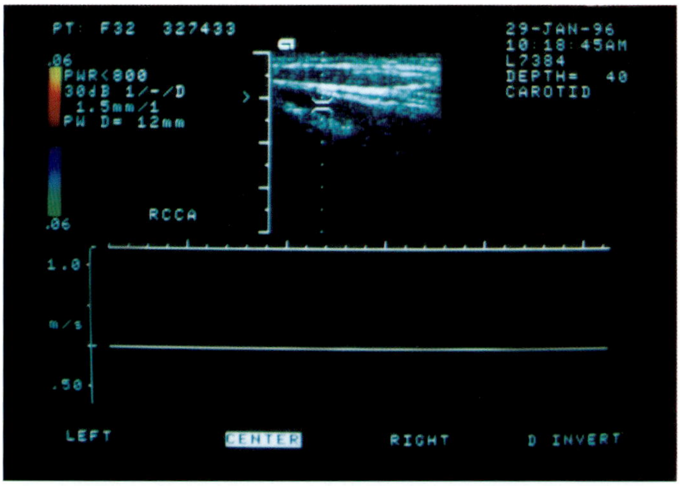

彩图 81
多发性大动脉炎，右颈总动脉无血流通过（无血流频谱）

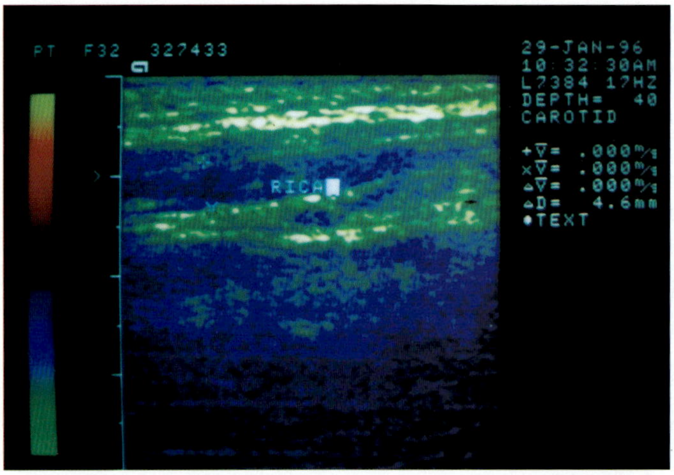

彩图 82
多发性大动脉炎，右颈内动脉无血流显示

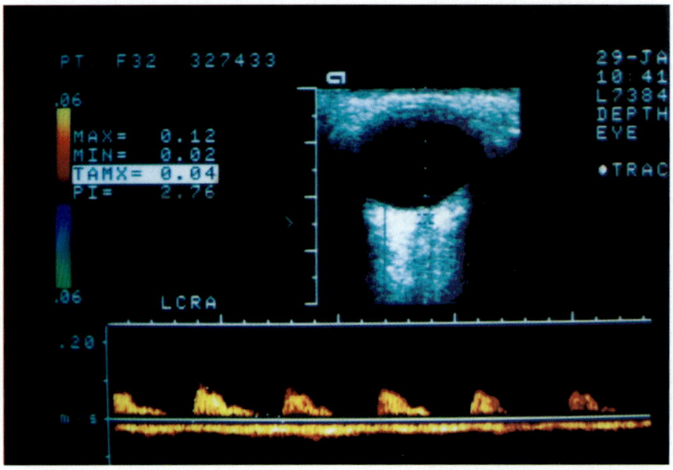

彩图 83
多发性大动脉炎，左眼视网膜中央动脉血流正常

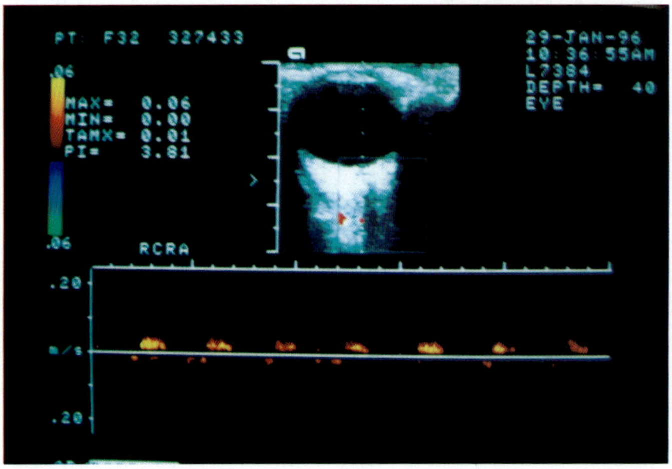

彩图 84
多发性大动脉炎，右眼视网膜中央动脉血流明显减少

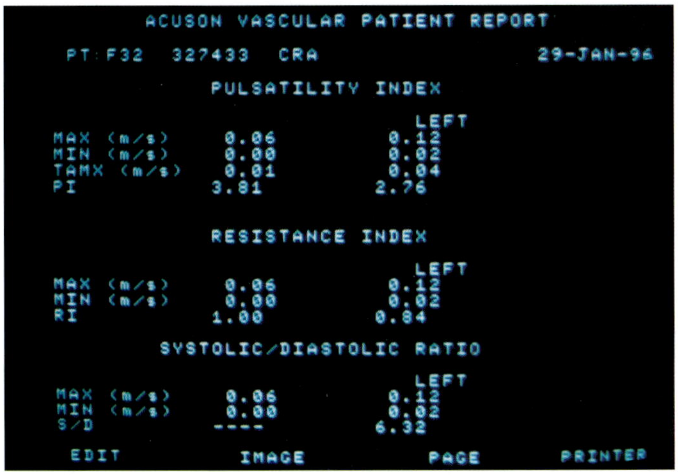

彩图 85
多发性大动脉炎，双眼视网膜中央动脉血流参数比较

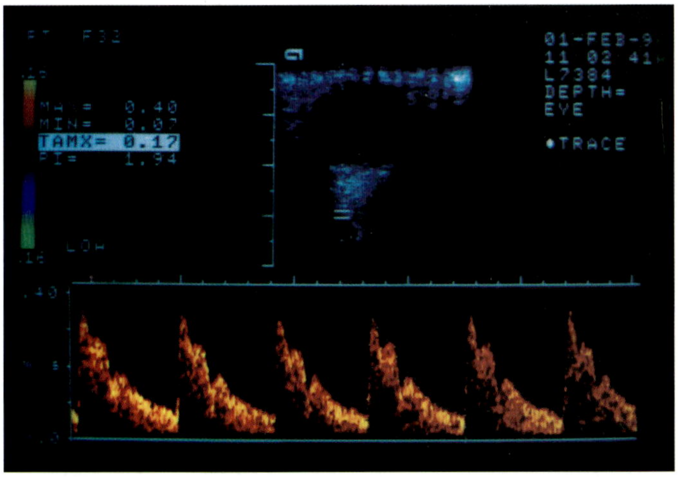

彩图 86
多发性大动脉炎，左眼动脉血流正常

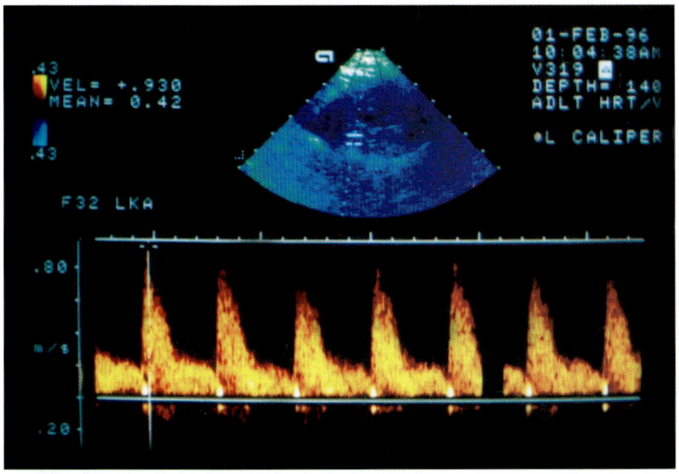

彩图 87
多发性大动脉炎，左肾动脉血流频谱

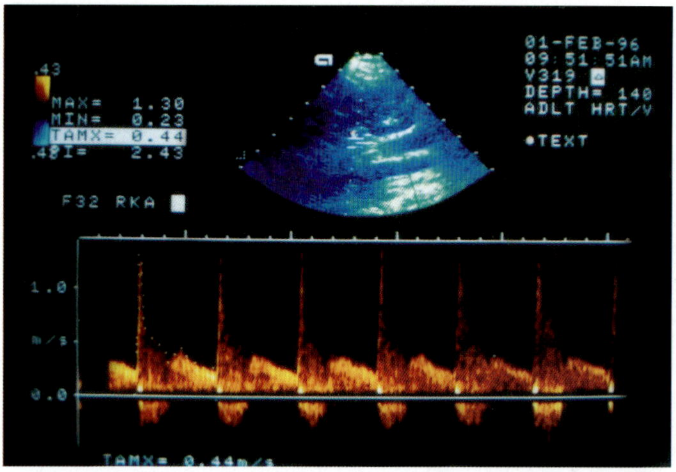

彩图 88
多发性大动脉炎，右肾动脉血流频谱

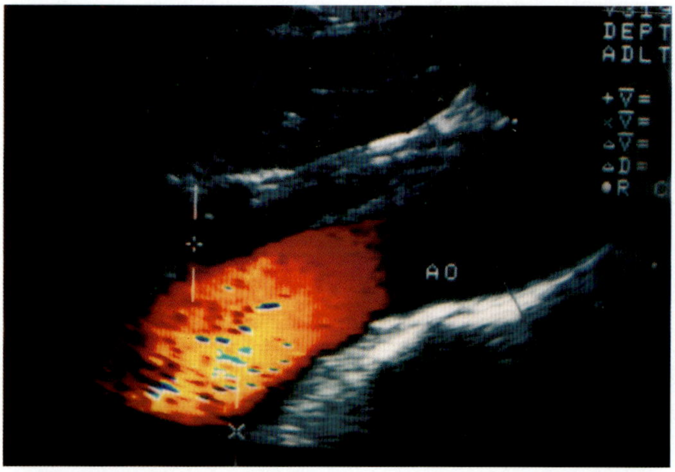

彩图 89
腹主动脉瘤

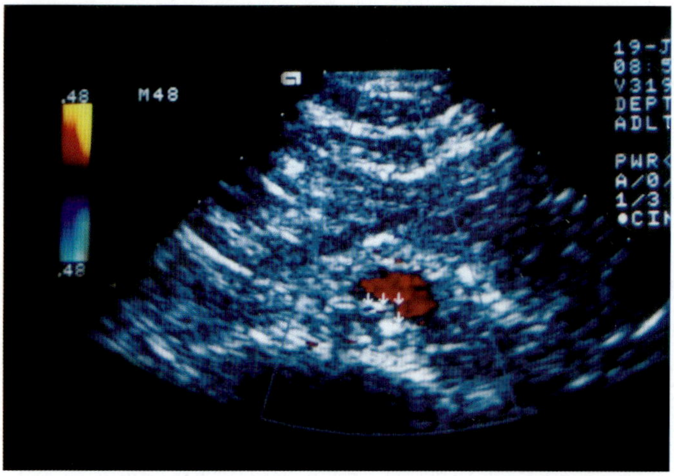

彩图 90
动脉粥样硬化（腹主动脉斑块）

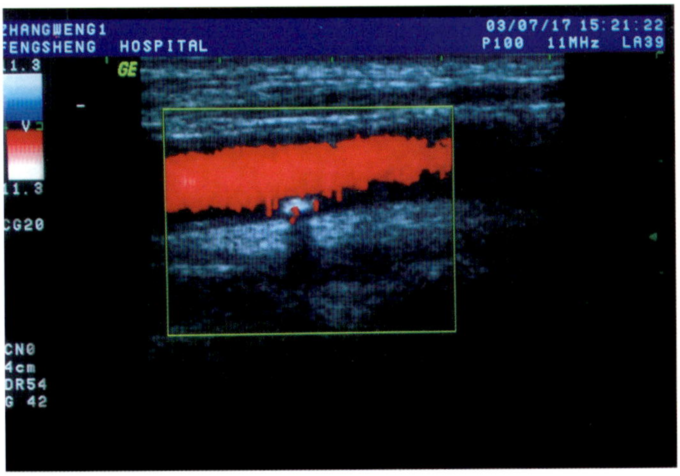

彩图91
动脉粥样硬化（颈动脉斑块）

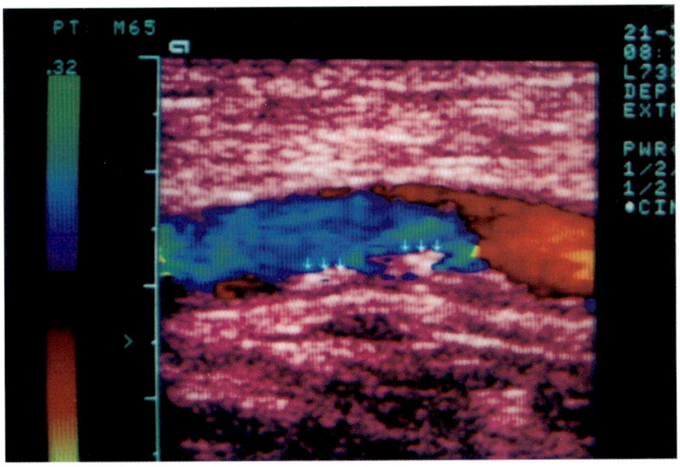

彩图92
动脉粥样硬化（股动脉斑块）（一）

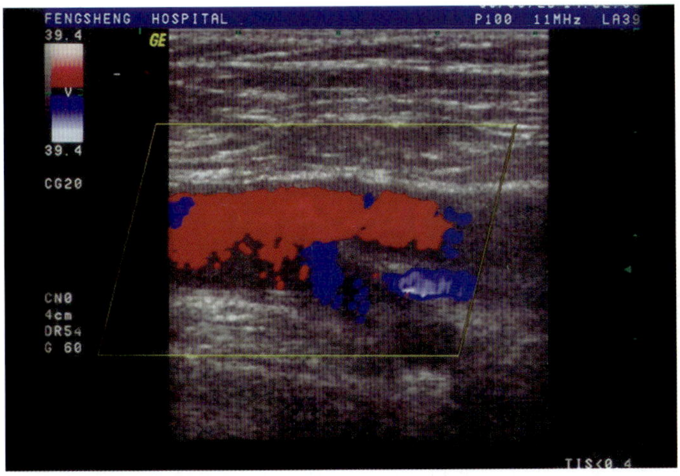

彩图93
动脉粥样硬化（股动脉斑块）（二）

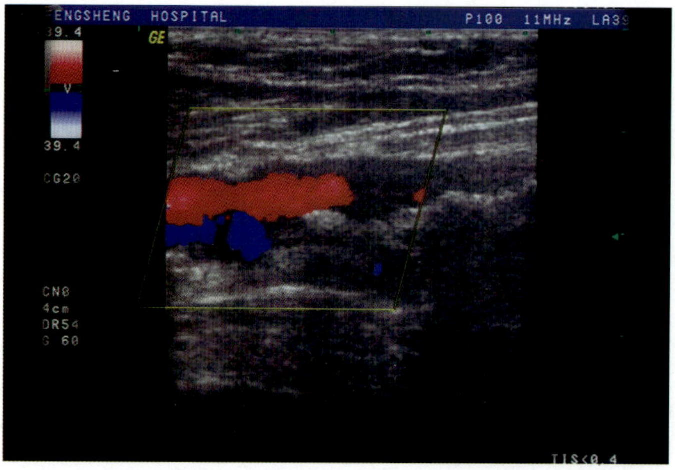

彩图94
动脉粥样硬化（股动脉斑块）（三）

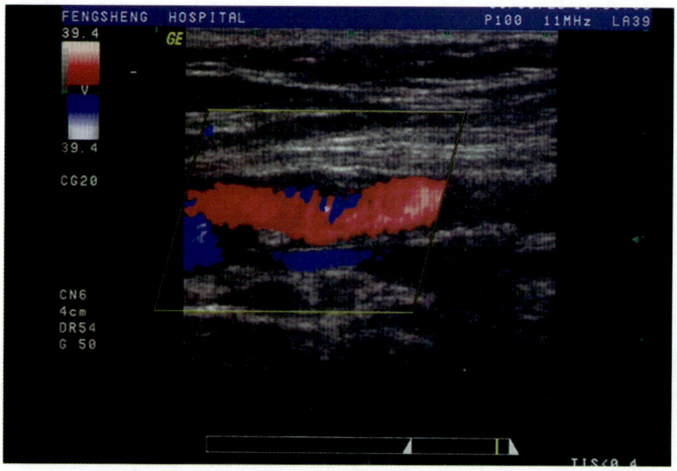

彩图95
动脉粥样硬化（股动脉斑块）（四）

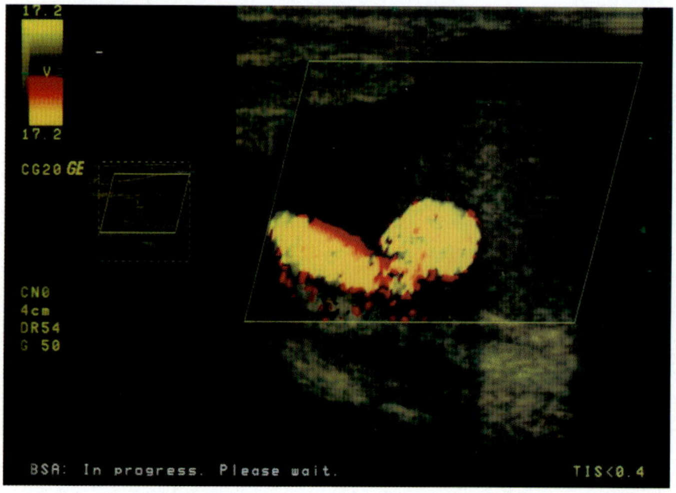

彩图96
周围动脉假性动脉瘤（一）

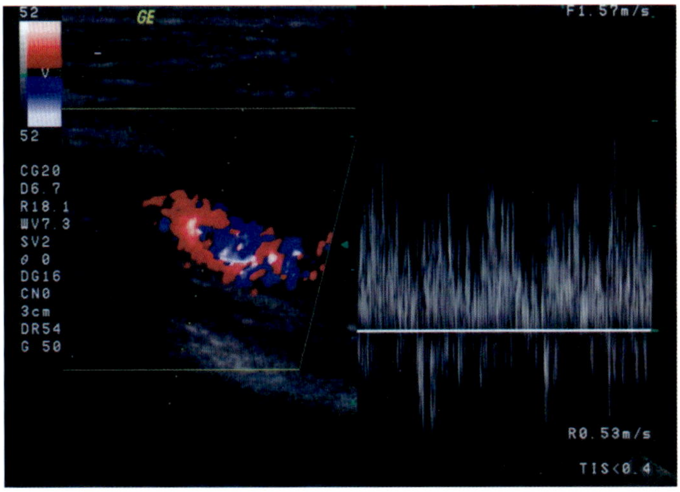

彩图 97
周围动脉假性动脉瘤血流频谱

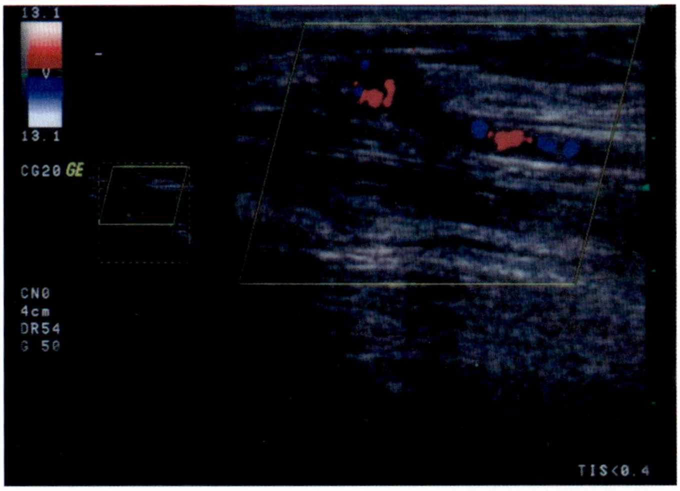

彩图 98
周围动脉假性动脉瘤（二）

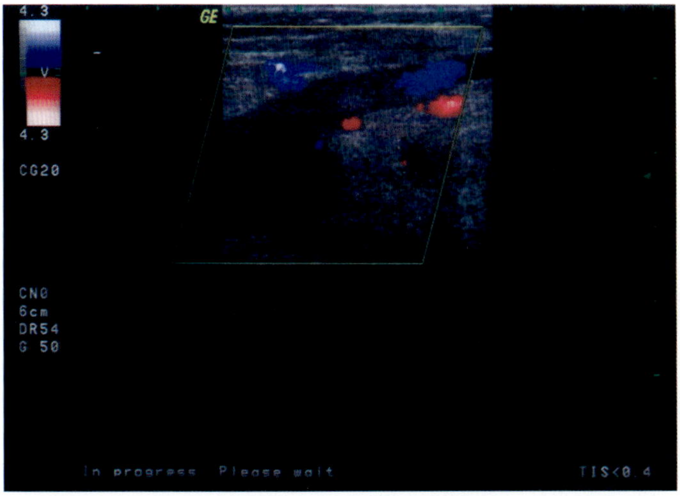

彩图 99
大隐静脉近股静脉部位血栓形成，远端可见血流

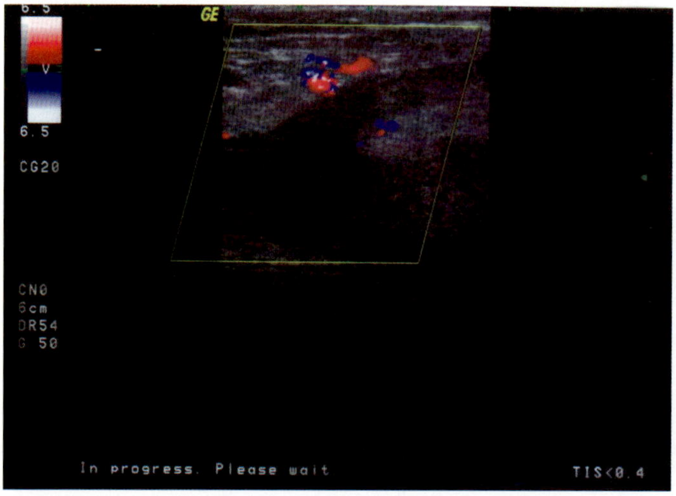

彩图 100
大隐静脉血栓形成

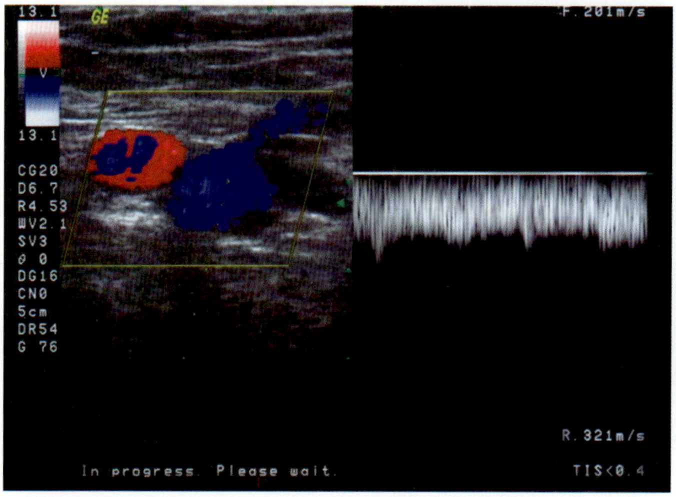

彩图 101
大隐静脉血栓形成，股深静脉血流频谱（血流正常）

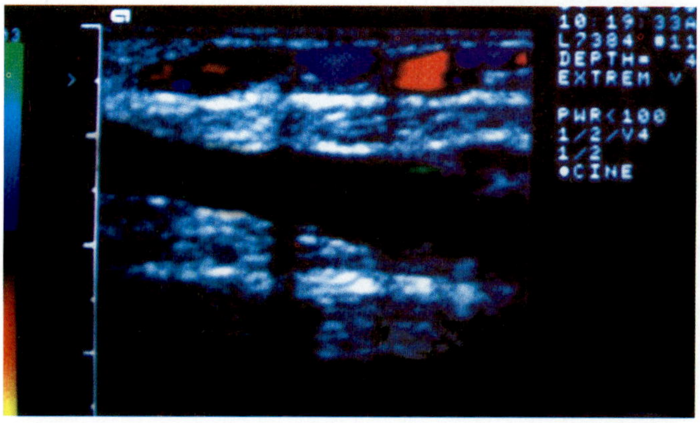

彩图 102
左下肢浅静脉曲张（一）

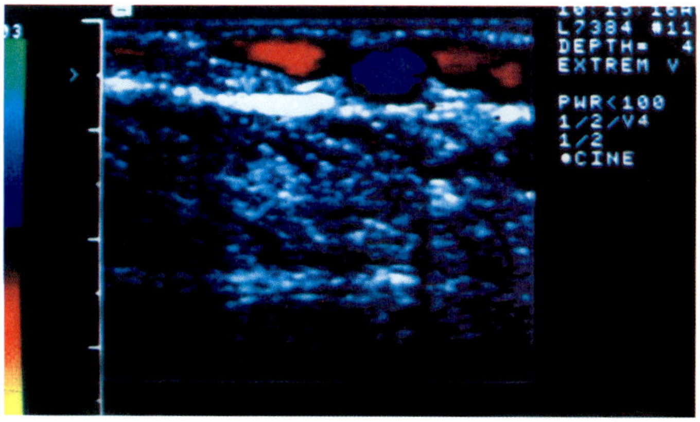

彩图 103
左下肢浅静脉曲张（二）

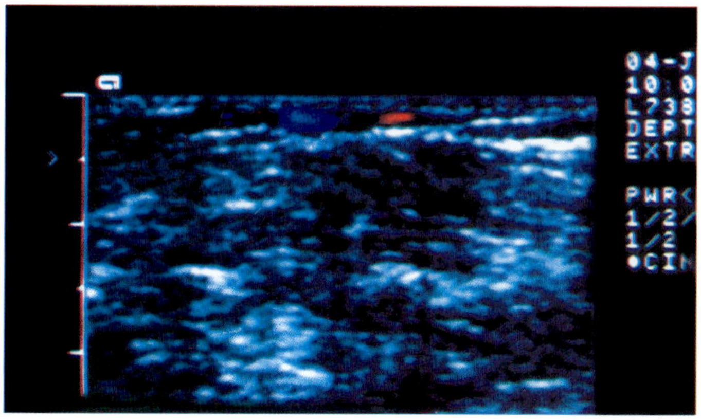

彩图 104
左下肢浅静脉曲张（三）

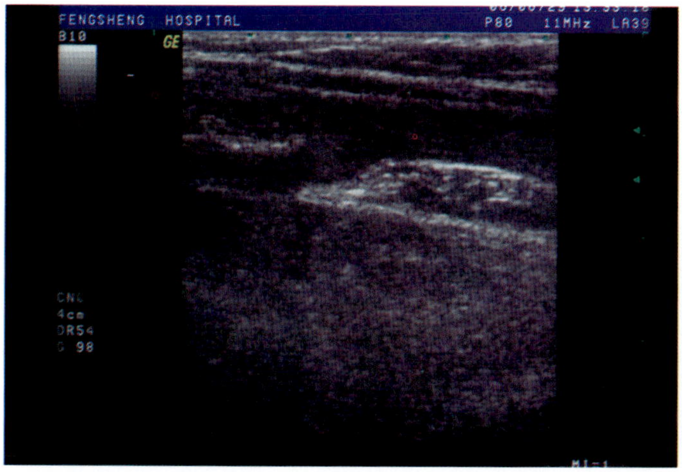

彩图 105
高脂蛋白血症，左大隐静脉无血流显示，可见中等点状回声移动如“泥石流”（一）

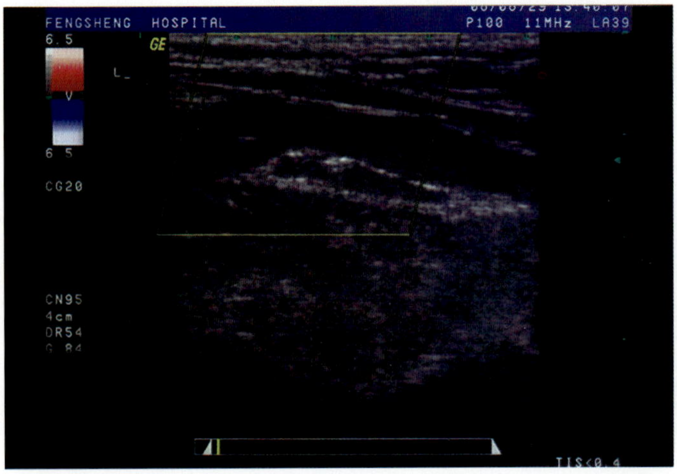

彩图 106
高脂蛋白血症，左大隐静脉无血流显示，可见中等点状回声移动如“泥石流”（二）

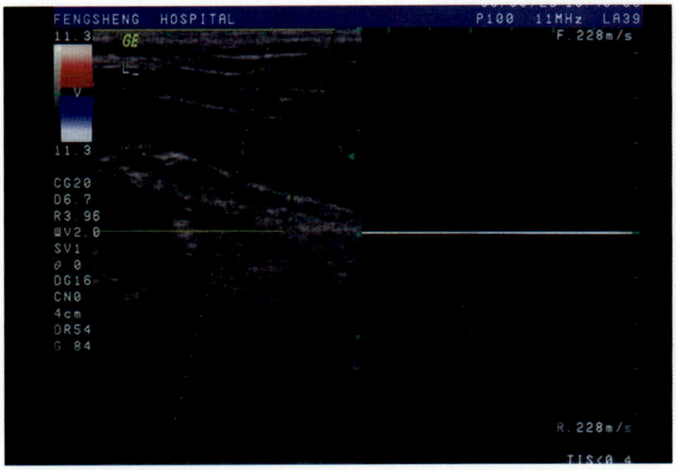

彩图 107
高脂蛋白血症，彩色多普勒血流显示无血流频谱

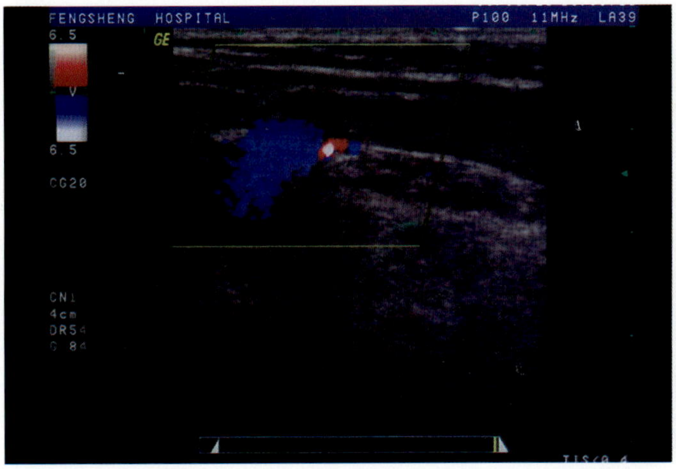

彩图 108
高脂蛋白血症，右大隐静脉内有少量血流显示（一）

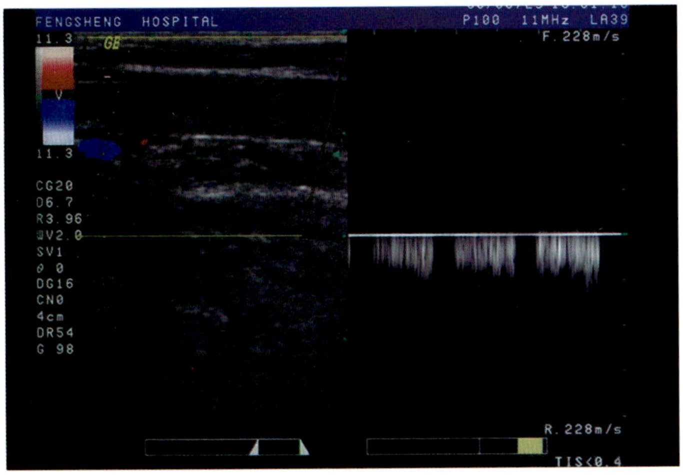

彩图 109
高脂蛋白血症，多普勒血流显示有少量断续的血流频谱

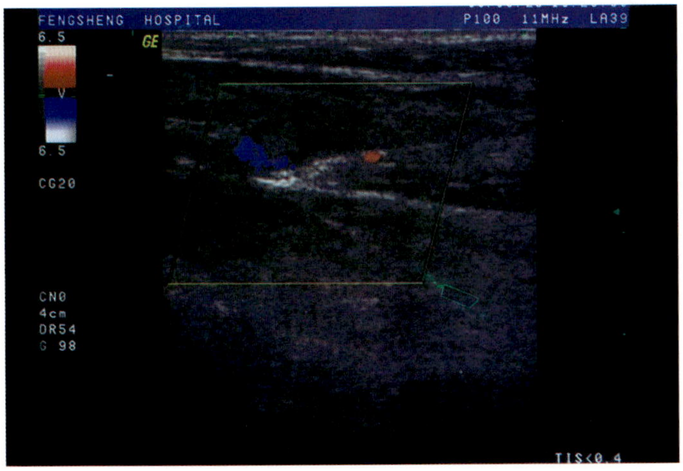

彩图 110
高脂蛋白血症，右大隐静脉内有少量血流显示（二）

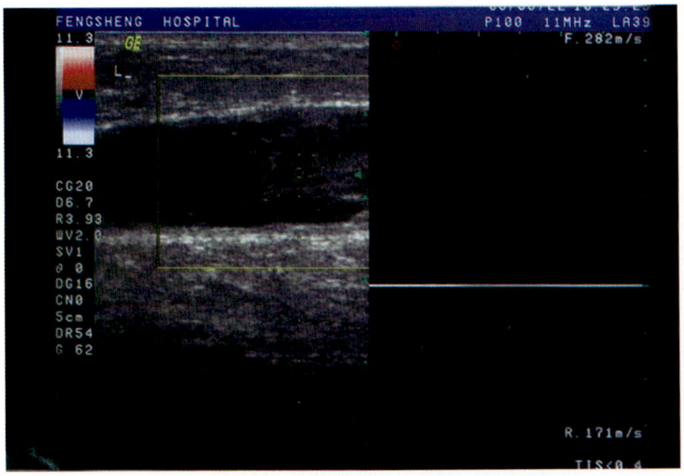

彩图 111
外伤性静脉炎，静脉内无血流通过

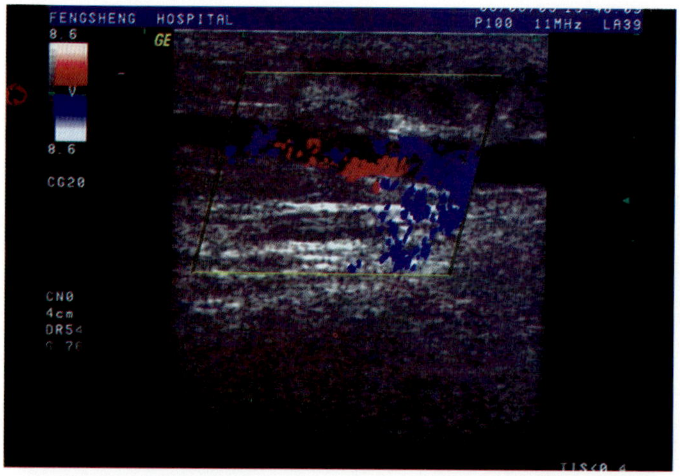

彩图 112
外伤性静脉炎，其上端有部分血流

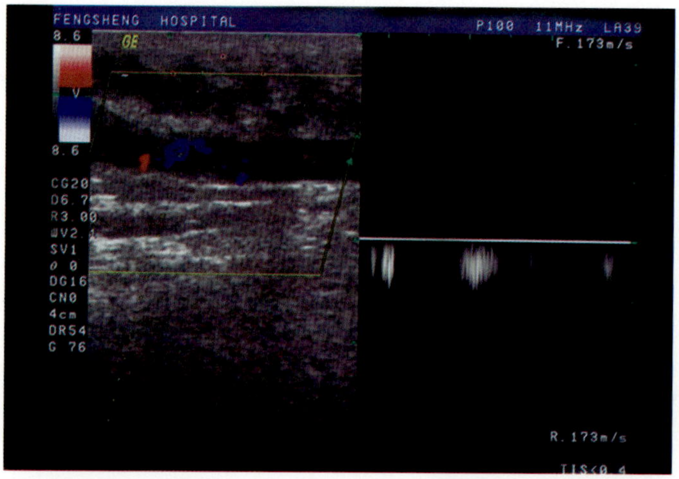

彩图 113
外伤性静脉炎，有间断性血流频谱显示

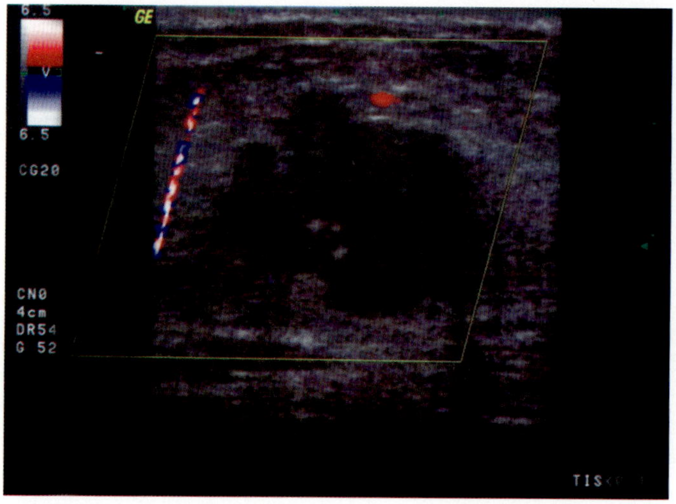

彩图 114
乳腺癌（一）

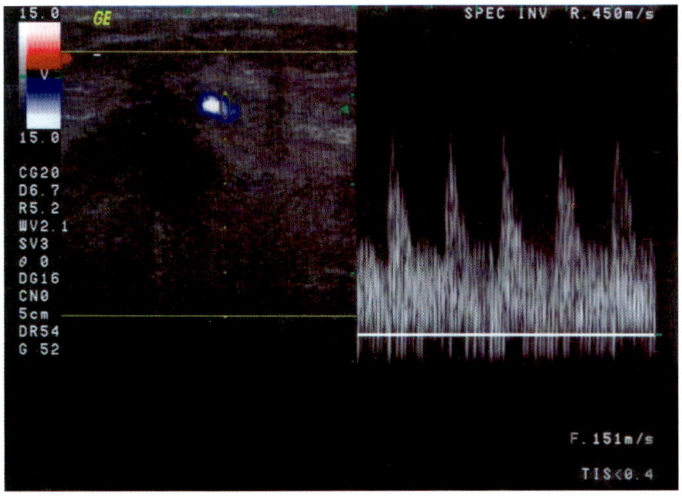

彩图 115
乳腺癌，肿块周边血流频谱

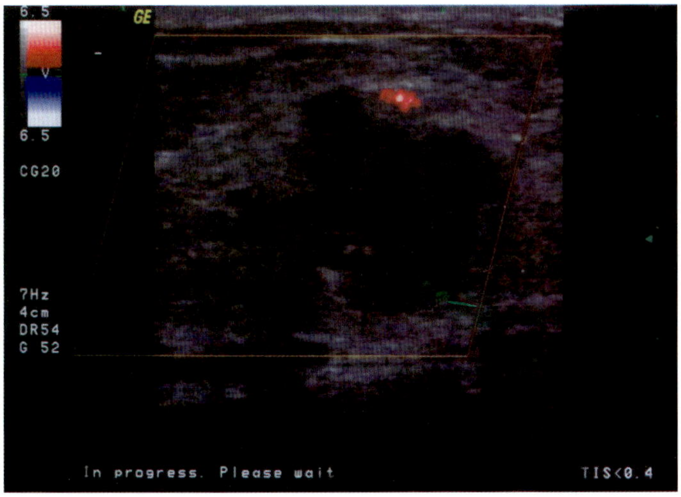

彩图 116
乳腺癌（二）
左乳乳头上方不规则均匀低回声肿块

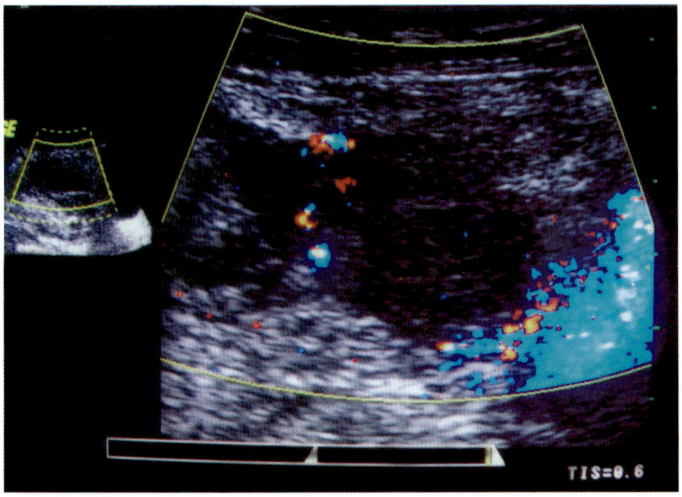

彩图 117
卵巢癌肝转移
根据转移性肝癌来源于腺体，又根据中老年女性腹水第 1 位病因是卵巢癌的临床经验当即给病人做盆腔超声显像诊断，做到“一次性”诊断卵巢癌（左侧）

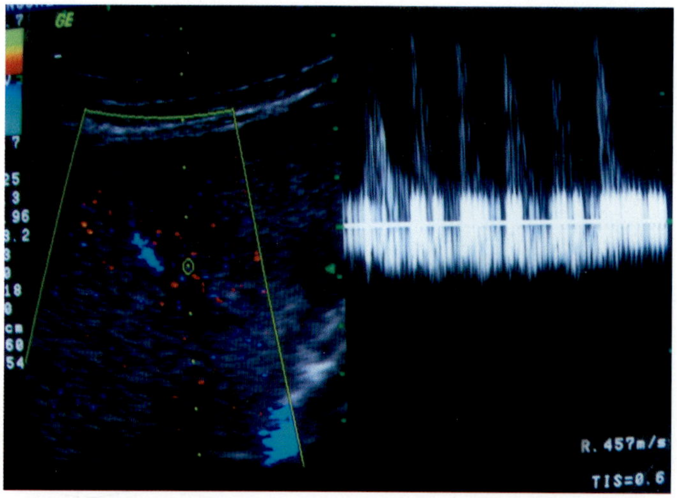

彩图 118
卵巢癌肝转移癌，血流非常丰富

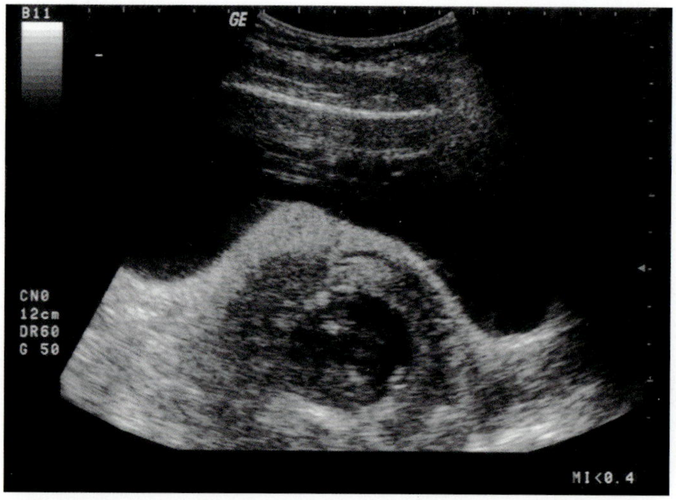

彩图 119
急性盆腔炎，盆腔脓肿

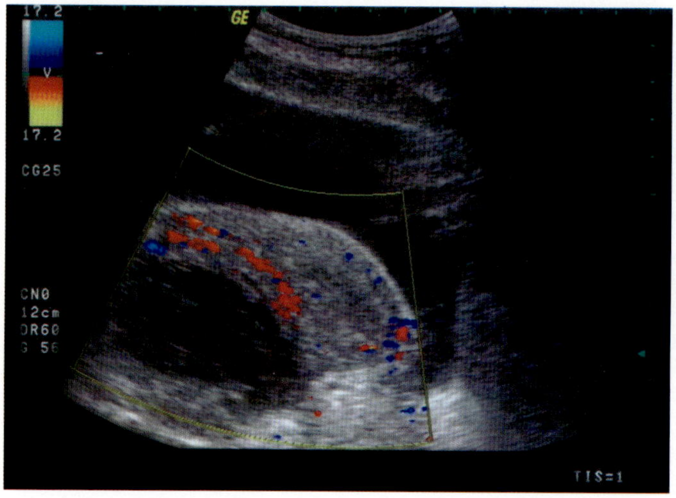

彩图 120
急性盆腔炎，盆腔脓肿，其周血流丰富（一）

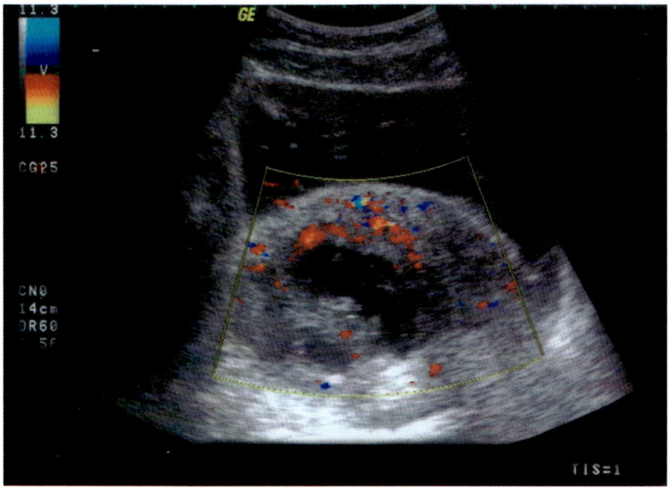

彩图 121
急性盆腔炎，盆腔脓肿，其周血流丰富（二）

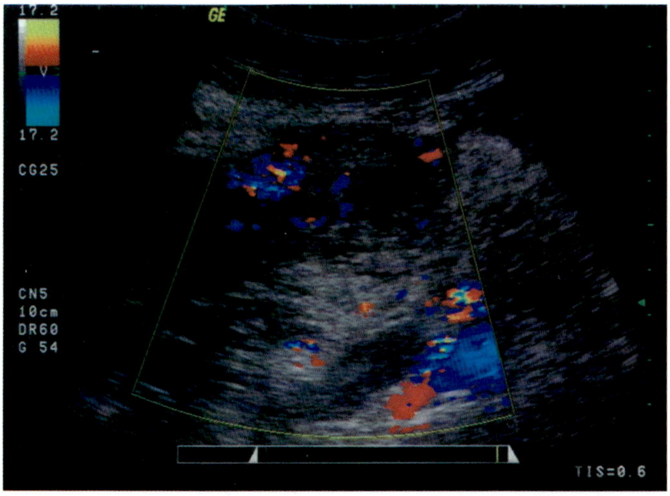

彩图 122
卵巢癌，血流丰富（一）

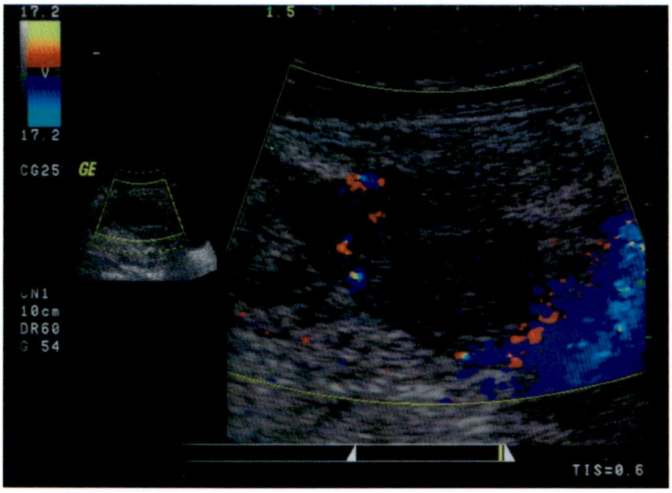

彩图 123
卵巢癌，血流丰富（二）

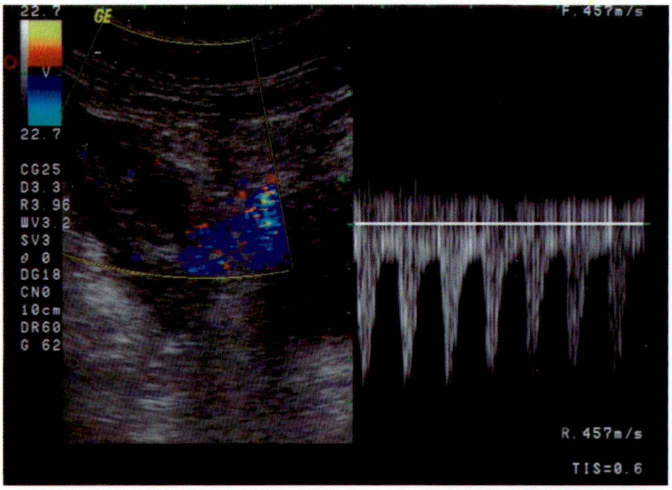

彩图 124
卵巢癌，可引起搏动性血流频谱

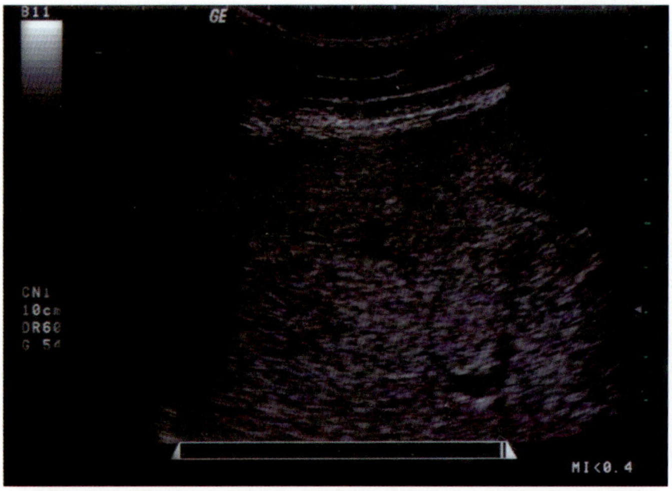

彩图 125
卵巢癌，肝转移癌

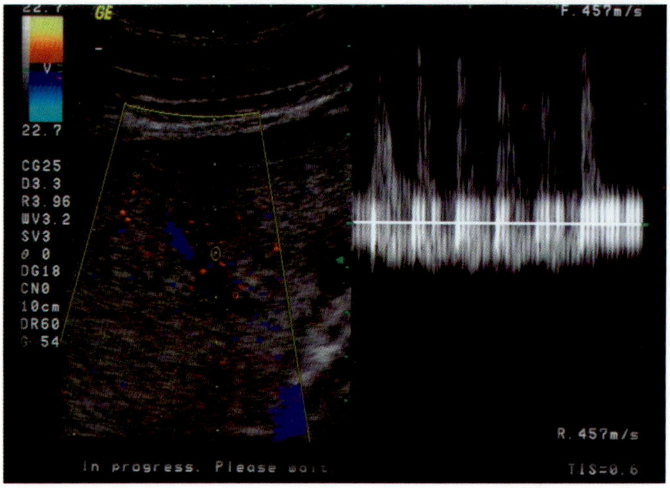

彩图 126
卵巢癌，肝转移癌血流频谱

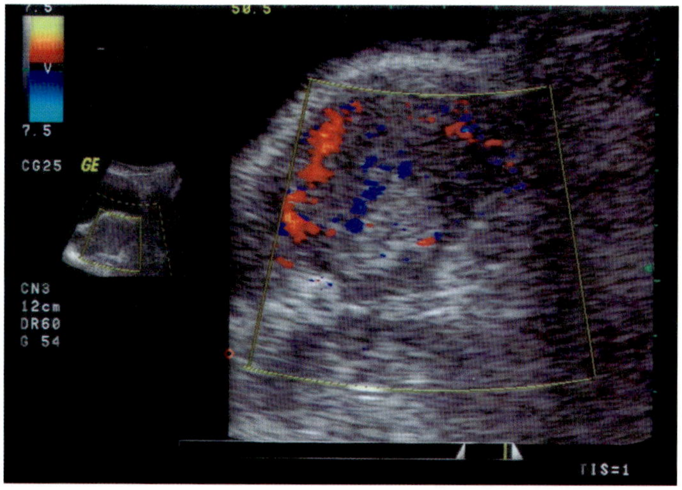

彩图 127
子宫腺肌病

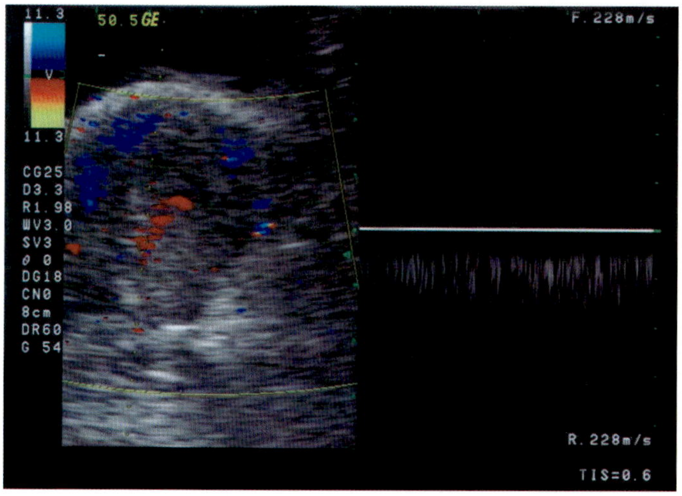

彩图 128
子宫腺肌病（示血流）

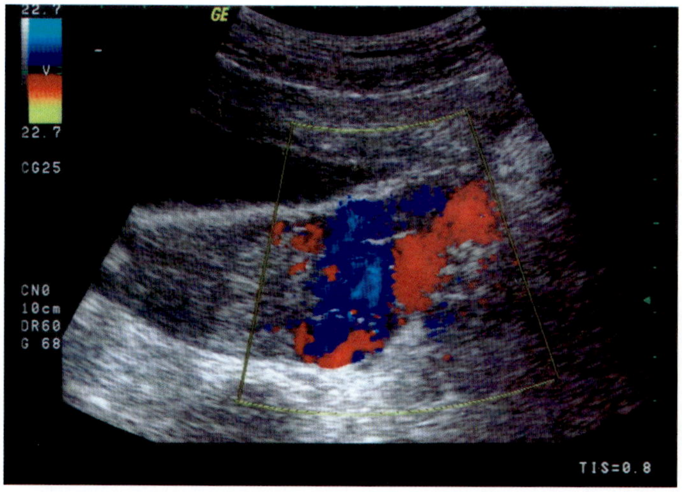

彩图 129
盆腔淤血综合征（一）
盆腔淤血

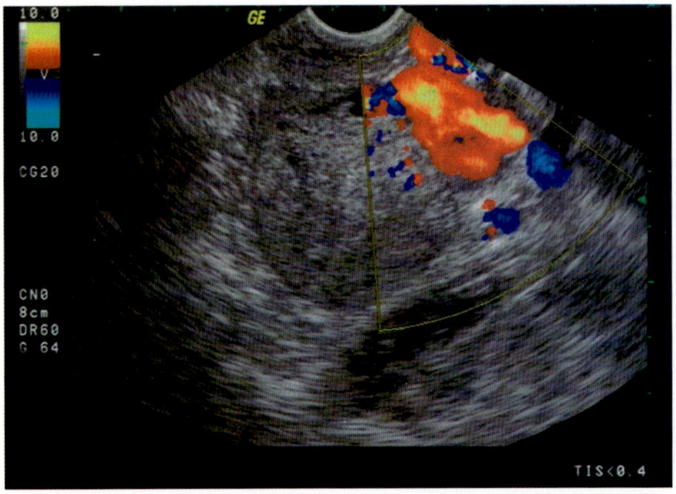

彩图 130
盆腔淤血综合征（二）
盆腔淤血

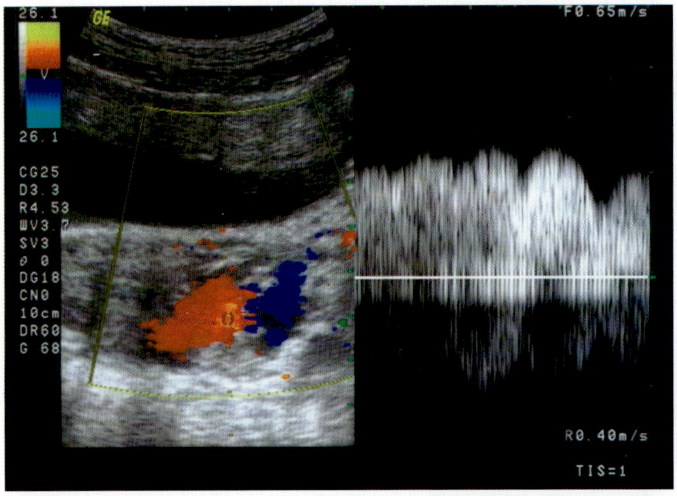

彩图 131
盆腔淤血综合征（图示静脉血流频谱）

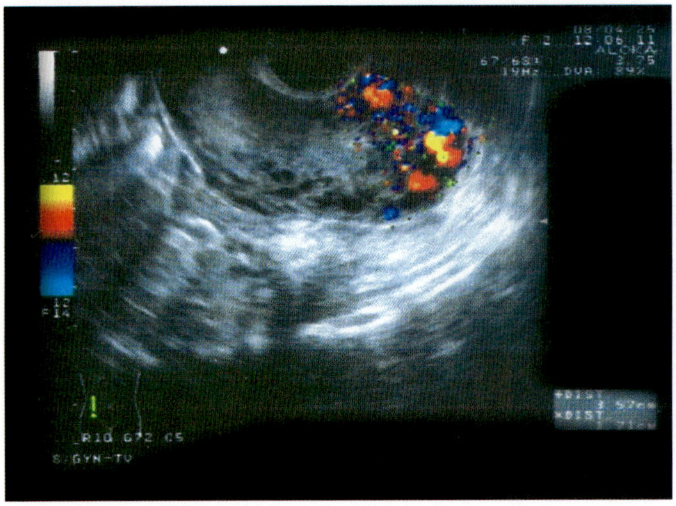

彩图 132
绒毛膜上皮癌（一）

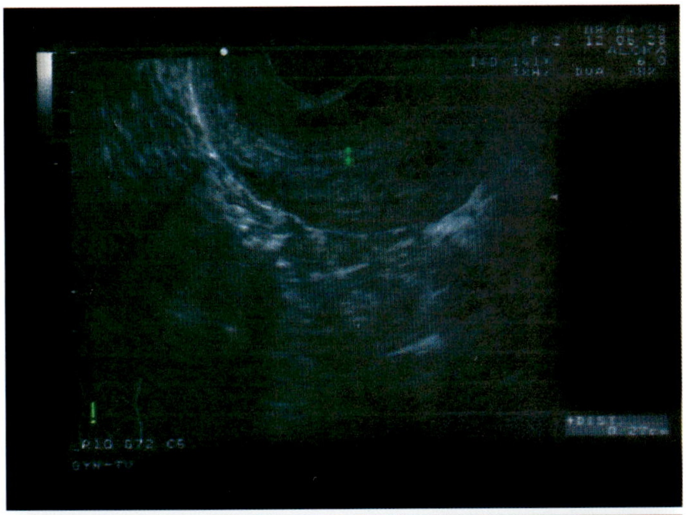

彩图 133
绒毛膜上皮癌（二）

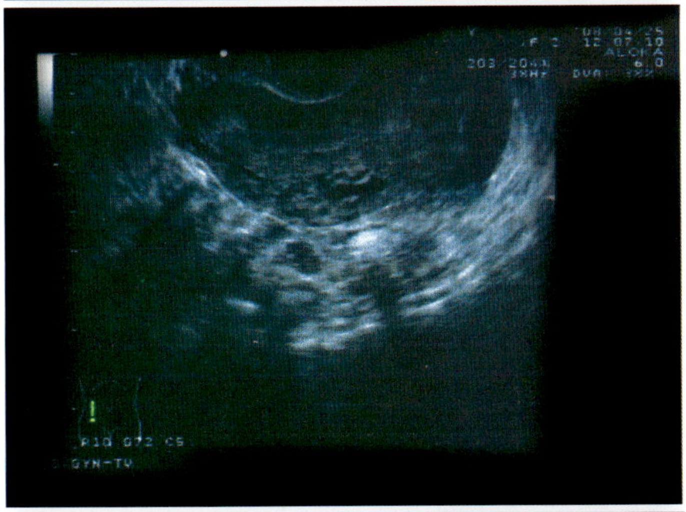

彩图 134
绒毛膜上皮癌（三）

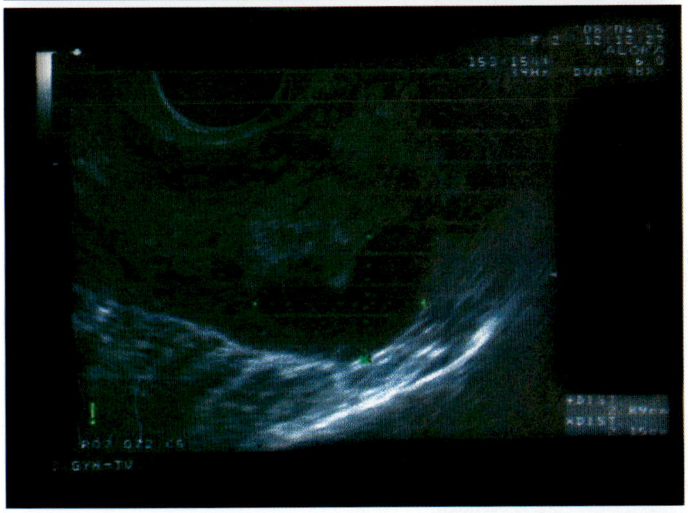

彩图 135
绒毛膜上皮癌（四）

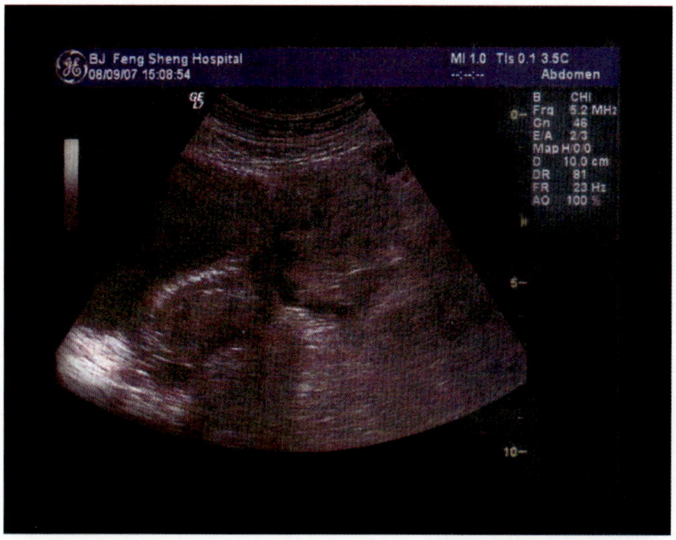

彩图 136
陈旧包块型宫外孕

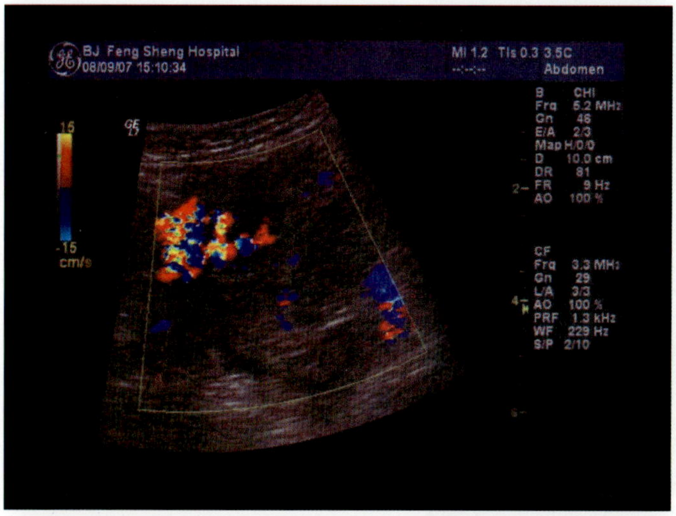

彩图 137
陈旧包块型宫外孕（图示血流）

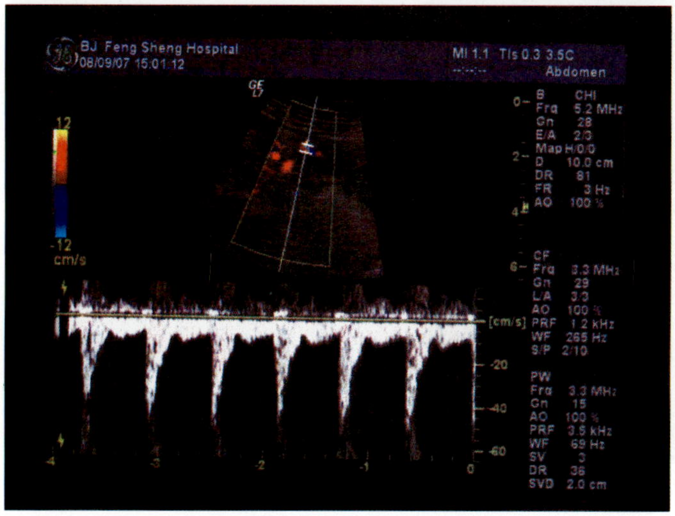

彩图 138
陈旧包块型宫外孕（图示血流频谱）

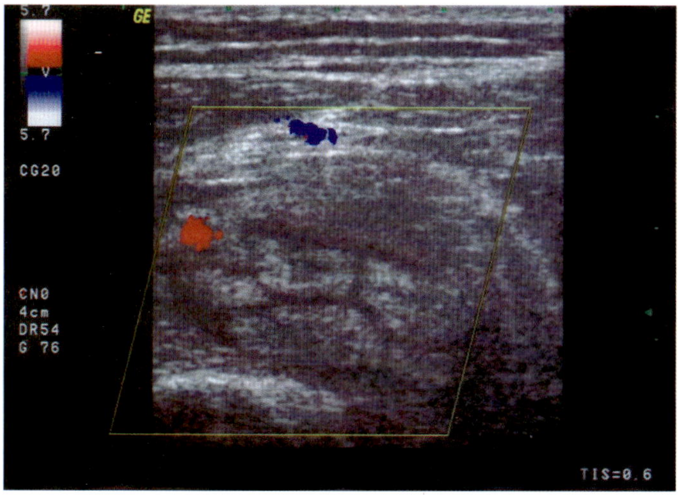

彩图 139
右大腿肌肉肿物——增生性肌炎

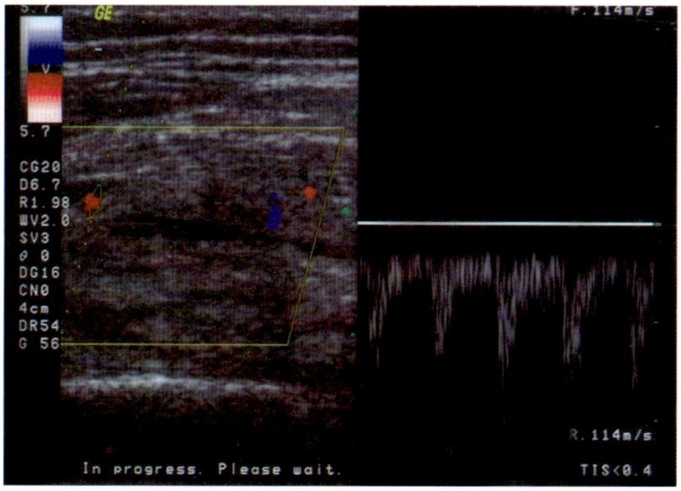

彩图 140
增生性肌炎（图示血流频谱）

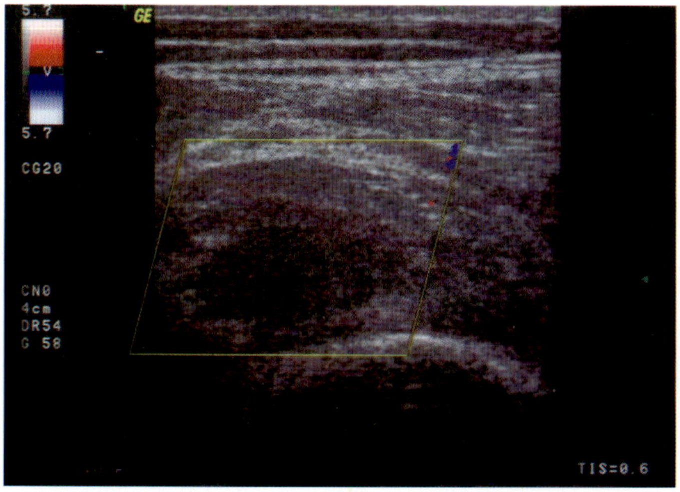

彩图 141
增生性肌炎 2 周后复查图像

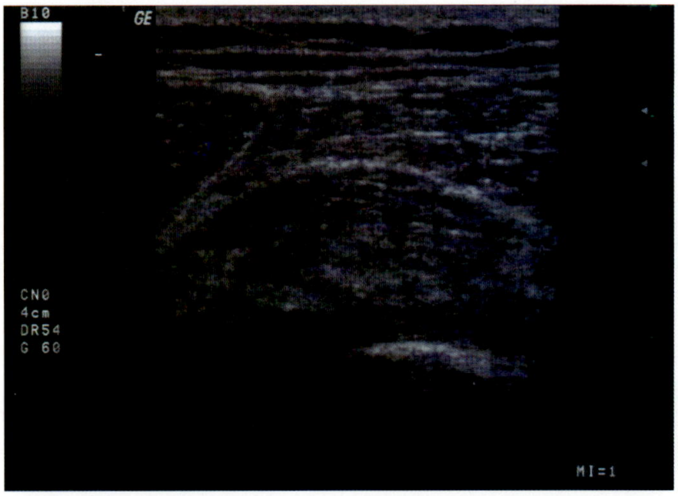

彩图 142
增生性肌炎 1 个月后复查图像

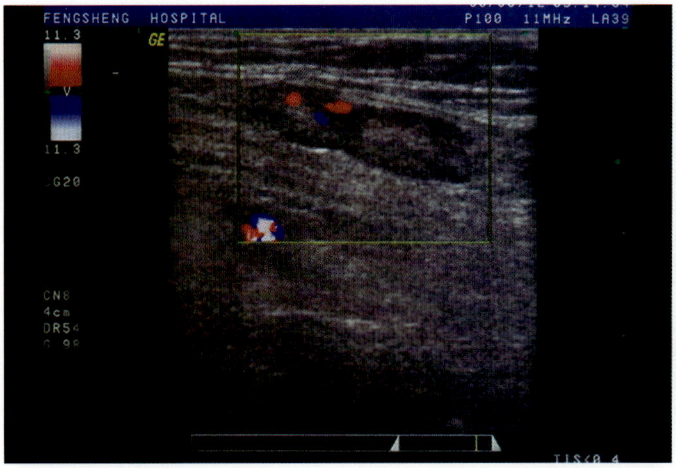

彩图 143
慢性淋巴结炎

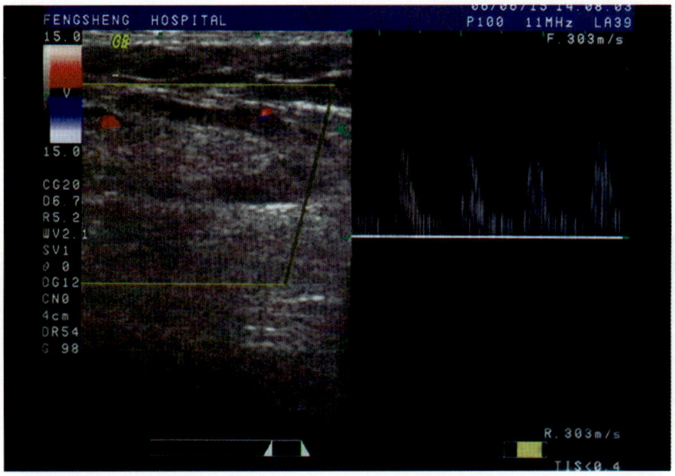

彩图 144
慢性淋巴结炎，淋巴结血流频谱

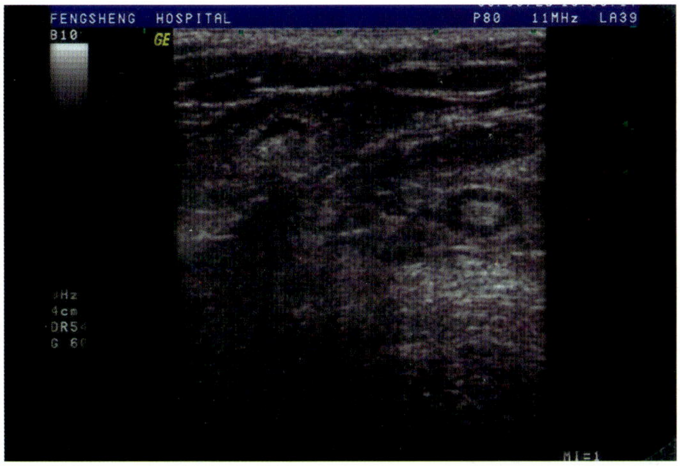

彩图 145
正常淋巴结

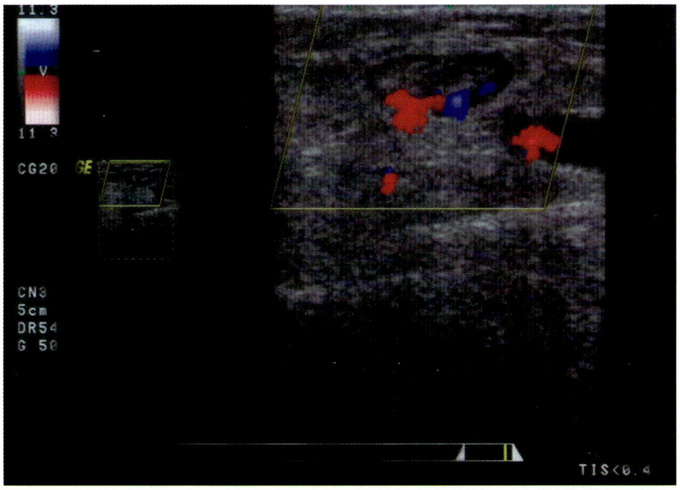

彩图 146
正常淋巴结血流

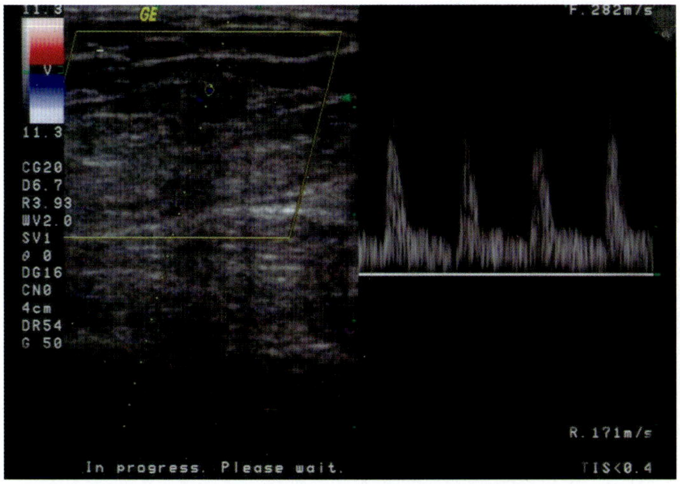

彩图 147
正常淋巴结血流频谱

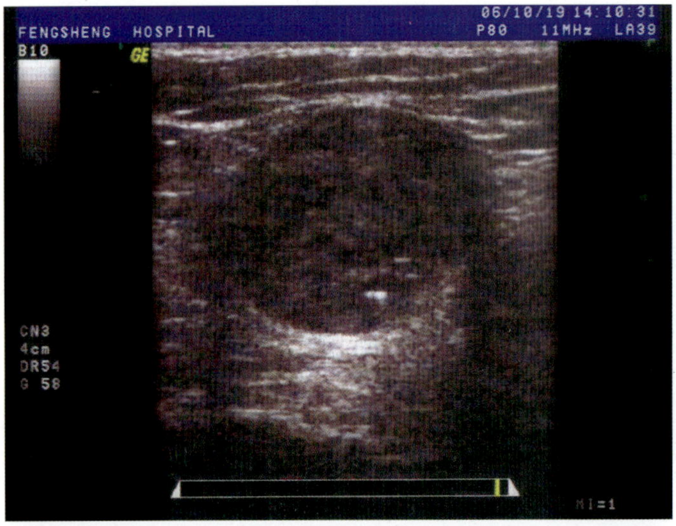

彩图 148
左下肢神经鞘瘤
呈边界清楚的均匀低回声肿块，为良性肿瘤表现

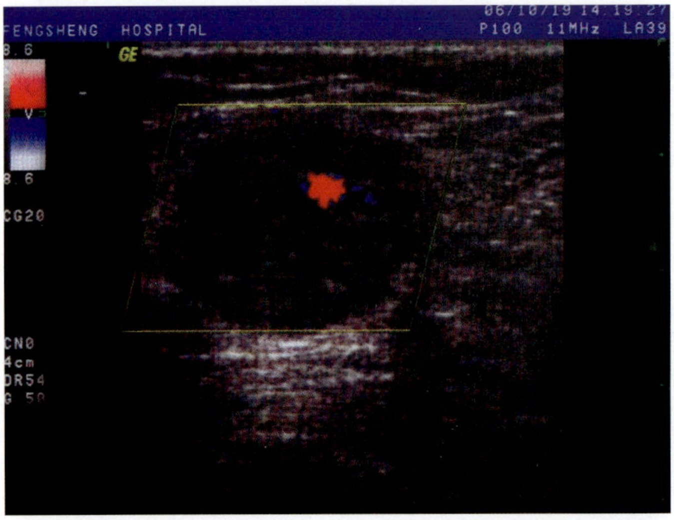

彩图 149
左下肢神经鞘瘤血流断面

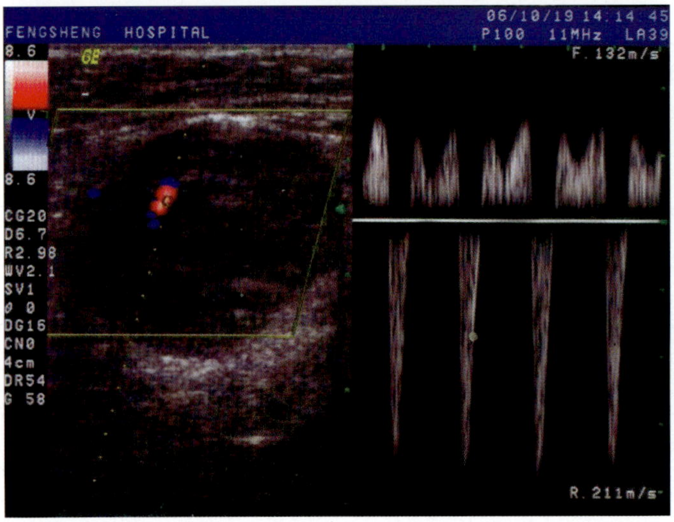

彩图 150
左下肢神经鞘瘤血流多普勒频谱
显示原因有血管、并非新生血管，进一步判定该肿瘤为良性

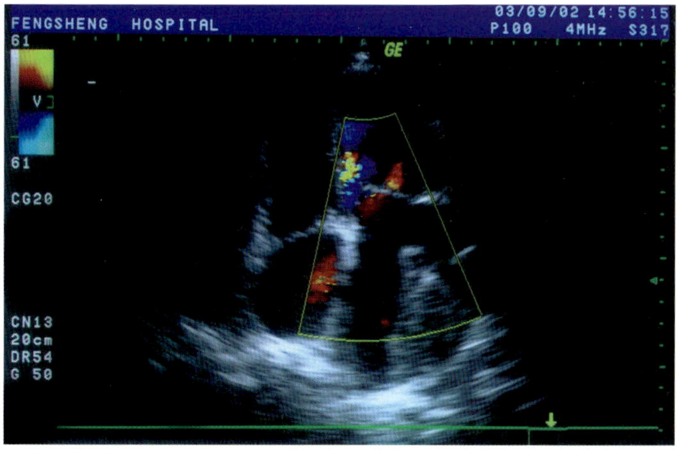

彩图 151
左心房血栓

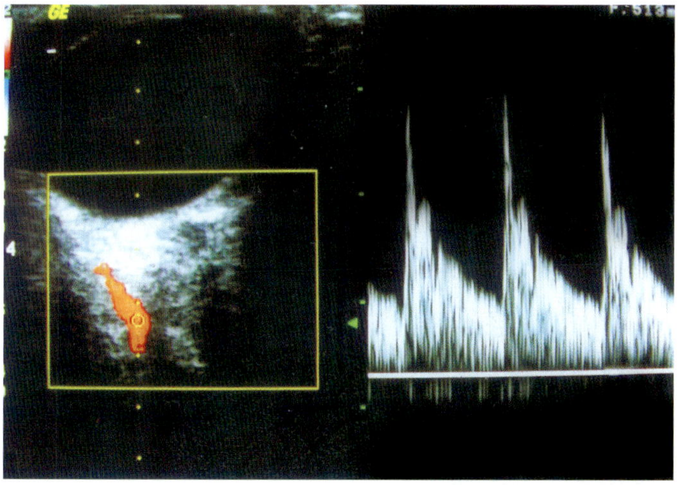

彩图 152
正常眼动脉及血流频谱

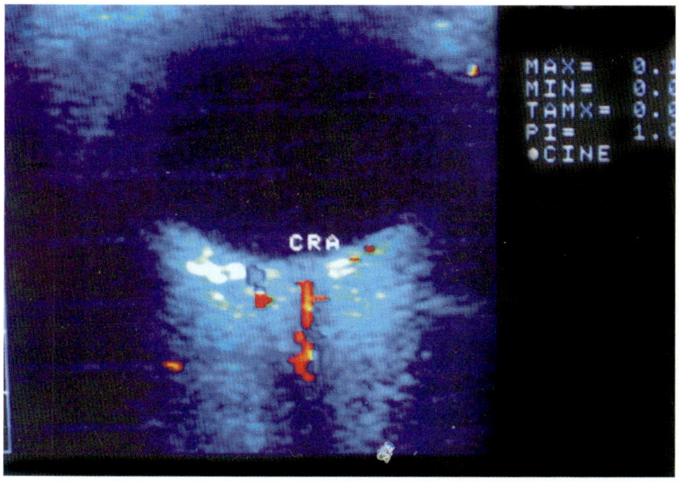

彩图 153
正常眼视网膜中央动脉（CRA）

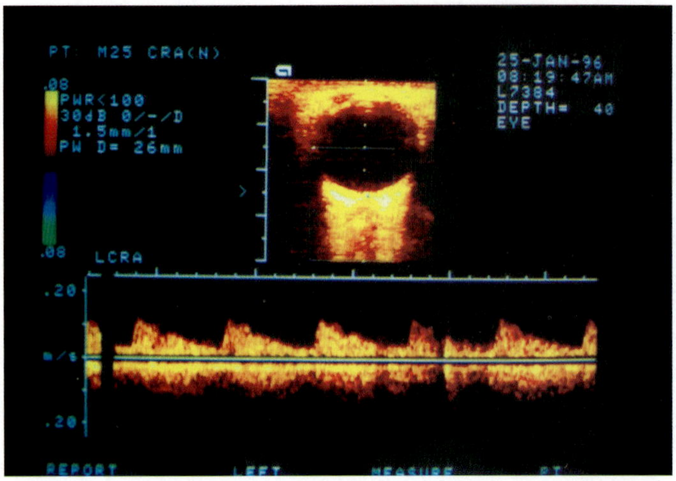

彩图 154
青年人正常眼视网膜中央动脉血流频谱

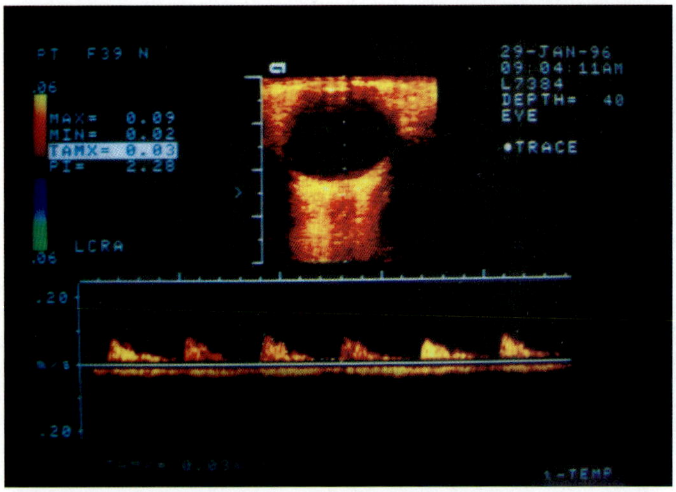

彩图 155
中年人正常眼视网膜中央动脉血流频谱

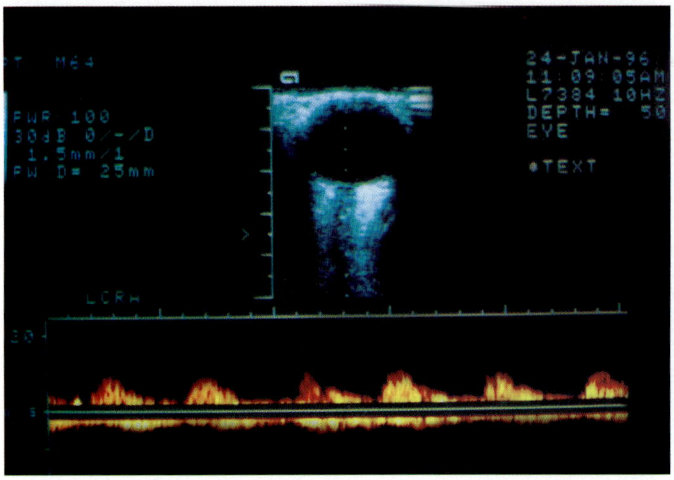

彩图 156
老年人正常左眼视网膜中央动脉血流频谱

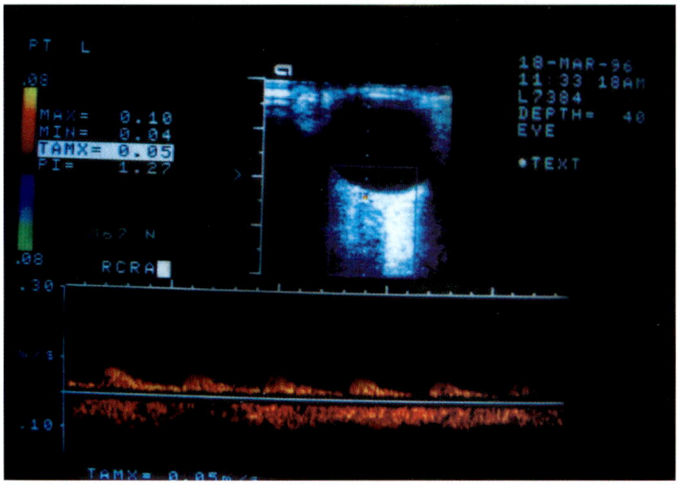

彩图 157
老年人正常右眼视网膜中央动脉血流频谱

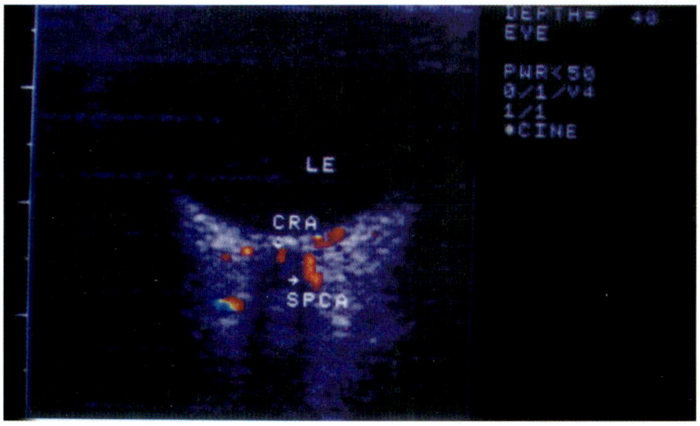

彩图 158
正常眼睫状后短动脉

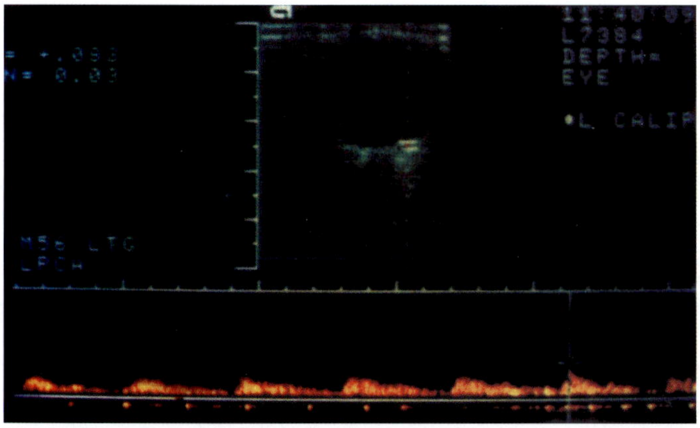

彩图 159
低压性青光眼睫状后短动脉血流频谱（左眼）示血流减低

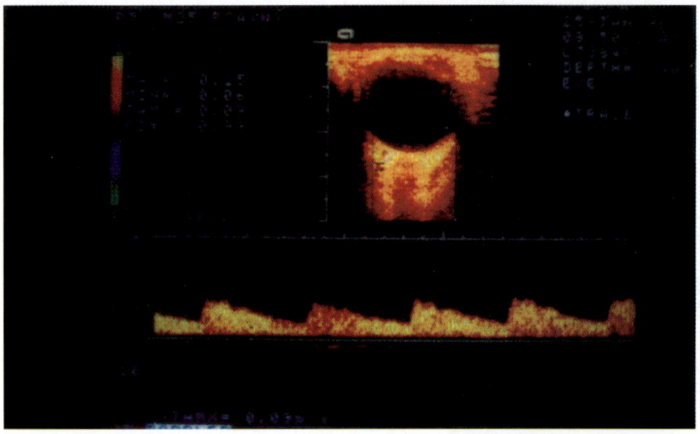

彩图 160
正常人睫状后短动脉血流频谱（右眼）

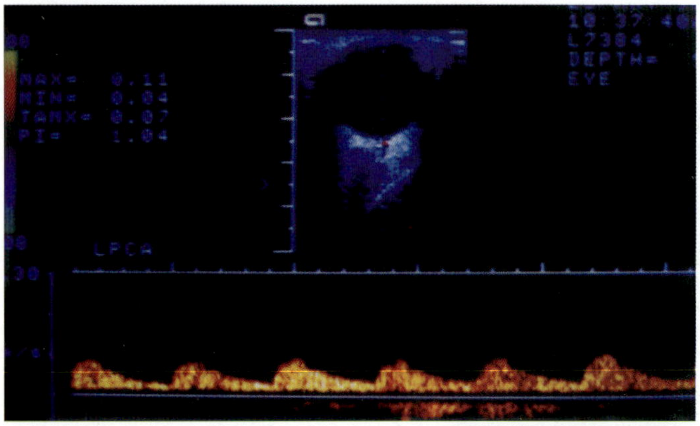

彩图 161
正常人睫状后短动脉血流频谱（左眼）

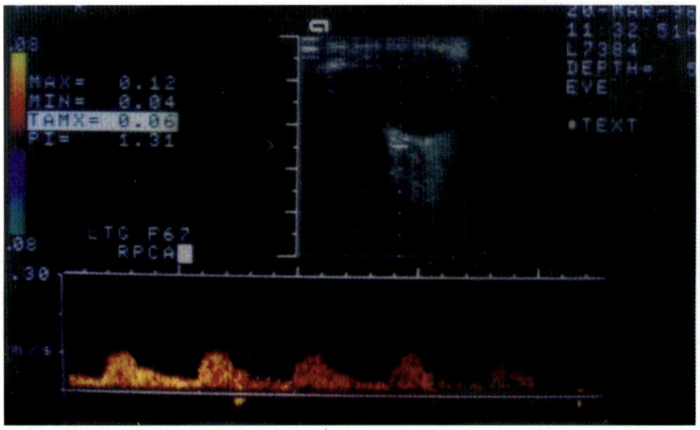

彩图 162
低压性青光眼睫状后短动脉血流频谱（右眼）示血流减低

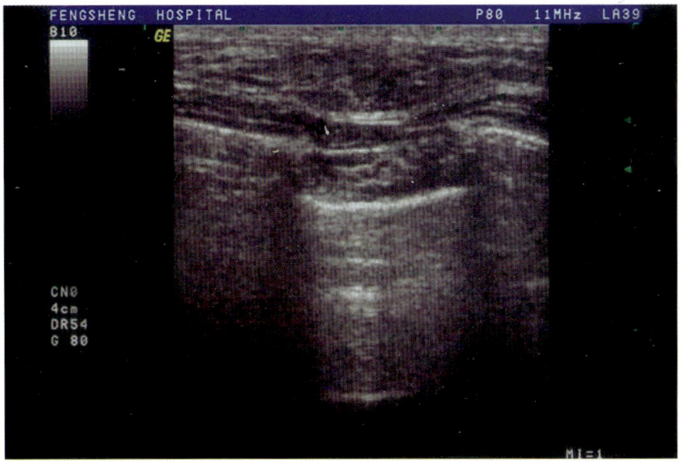

彩图 163
男性乳房发育症，男性乳腺发育

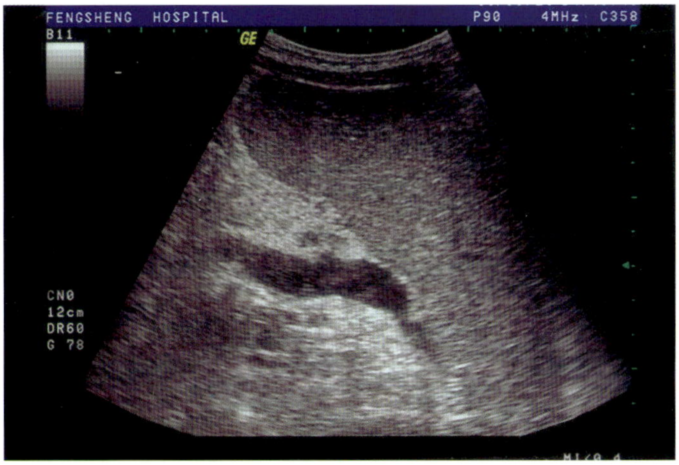

彩图 164
男性乳房发育症，脾大

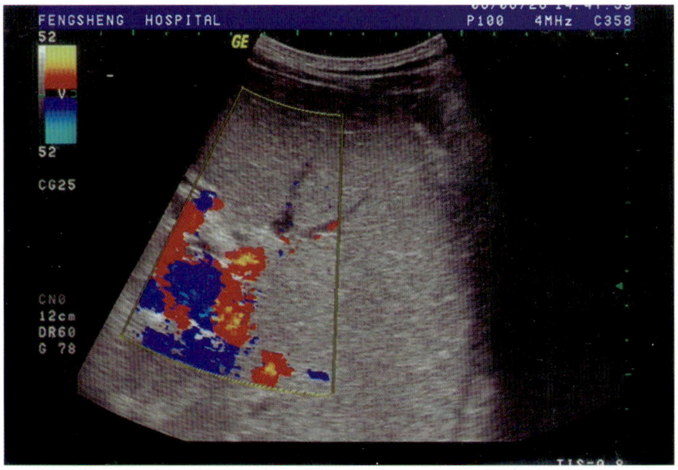

彩图 165
男性乳房发育症，脾大，图示脾血流

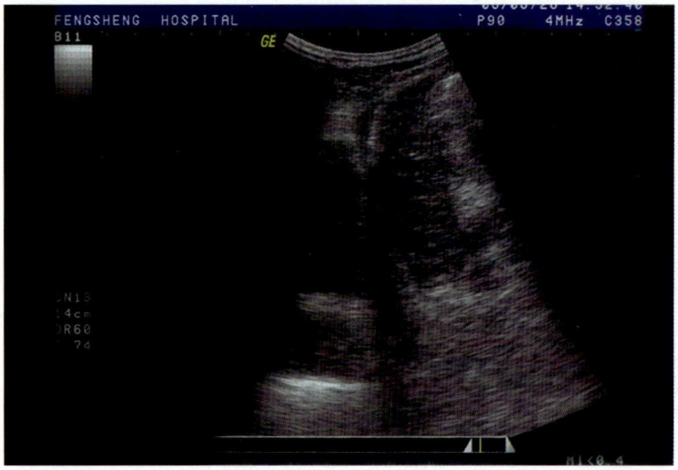

彩图 166
男性乳房发育症
此患者为肝硬化，脾大、肝脏灭活雌激素能力减低，其体内雌激素水平相对升高，而引发乳腺发育